総合内科
999の謎

999 Wonders of General Internal Medicine

編集

清田雅智
飯塚病院総合診療科

八重樫牧人
亀田総合病院総合内科

from
Hospitalist

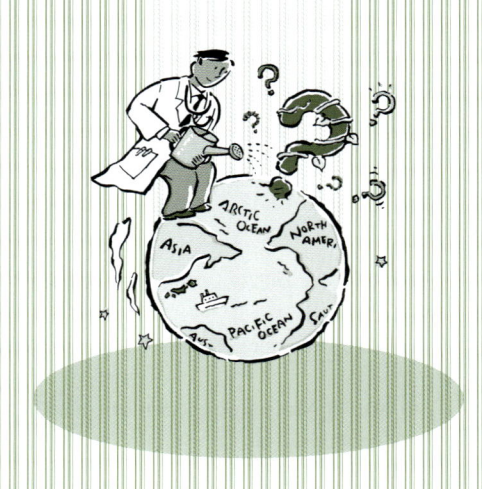

メディカル・サイエンス・インターナショナル

999 Wonders of General Internal Medicine
First Edition
Edited by Masatomo Kiyota and Makito Yaegashi

© 2015 by Medical Sciences International, Ltd., Tokyo
All rights reserved.
ISBN 978-4-89592-821-2

Printed and Bound in Japan

編者序文

　医学・医療の知識は莫大かつ広大だ。進歩も早い。それらをどう生かして、患者に有益な臨床家となるかは臨床医の永遠の課題で、自己研鑽が常に必要だ。そのなかで、自分の知識がどの領域で不足しているかを認識していないと、よい結果が出ない状態になりうるが、その状態をどうしたら改善できるのかは、自分ではわからないであろう。一方で、知識の不足に「気づいて」いれば、そこを勉強すれば自分の知識・能力が向上する。「気づき」は自分の苦手分野を克服できる「宝物」となりうるのである。その「気づき」を増やす最良の方法の1つに、よい質問をすることがある。実際に、医師卒後教育の現場でも、質問は教育そのものとして用いられたり、教育の受け手の理解度を確認したり、さまざまな方法で用いられている。

　本書には多くのエキスパートが厳選した、総合内科医に知っておいてほしい良問が満載だ。その解答を読んでいるだけで自分の知識不足部分に気づき、知識を磨くことができる。日本独自の事情・診断法・治療法・予防法についての問いも多く、訳本では出せない、日本独自の本書ならではの味わいとなっている。誰もが知っていなければいけない問題をA、専門医向けの問題をB、トリビア的な問題をCとし、バランスよく構成したことで、初期研修医からベテランまで、広い範囲の読者にとって、それぞれの知識欲を満たしながら、さらに知識が増えるものとなるよう心掛けた。

　出版するなら、素晴らしい内容の本を出さなければ意味がない。そのために私だけでは力不足と考え、自分の弱点を補ってくれる強力なパートナーとして、「文献ソムリエ」とも称される清田先生に白羽の矢を立てた。魅力的かつ有益な出題の玉手箱となって活躍・貢献をしていただいたことに感謝したい。各章の執筆者も素晴らしい先生方に原稿を書いていただき光栄であるとともに、その原稿を読むのを楽しみにしていたが、予想を上回る原稿で、興味深いのでスラスラと読めて勉強になり、専門家の知識の懐の深さに改めて驚いた。感謝の意を表したい。また、仕事が亀のように遅い私に、適切な催促をして敏腕プロデューサーのように我々を動かしてくれた編集の佐々木さん、宗像さんなしでは本書が出版されることはなかった。感謝します。最後に、私が診療しながら本書の監修をするのを助けてくれた職場の皆様、そして、いつも支えてくれた妻、そして娘と息子に感謝したい。

　そのようにして生まれた本書を皆様が楽しみながら活用し、患者さんのニーズに応えることができる幅広い知識・技能をもった医師になる一助となれば幸いである。

2015年5月

八重樫　牧人

編者序文

八重樫先生から「Hospitalist」の編集会議のなかで，この本の編集を手伝ってもらえないかという話が振られたとき，一瞬，戸惑ったのを覚えている．私に打診があったのは，この書籍シリーズのコンセプトの原型である『感染症999の謎』（2010年，岩田健太郎編集）に執筆者として参加していた経験を買われてのことであった．当時の私はこの執筆に3か月くらいの時間を要し，締め切り前の数週間は，毎朝早起きしてモーツァルトのピアノ協奏曲23番を聞きながら，苦労してなんとか書き上げた．この苦しかった記憶がまだ鮮明に残っていたため，逡巡した次第である．

とはいっても，飯塚病院の研修医の1つの文化である「迷ったらゴー」の精神から受けることを決めた．依頼原稿をこれまでいろいろと書いてきたが，本の編者の経験はなかったので，勉強にもなると考えた．

今回，編者として大した提案をした記憶はないが，個人的な過去の執筆の記憶から，忙しくなるほど明確なゴール設定があることで仕事は進むものだと考えていたので，設問数をきっかり999にするという点にだけはこだわらせていただいた．

実際に監修作業を通じて感じたことは，各執筆者のおのおのの分野での見識の高さである．専門的な領域については，やはり専門家に聞くのがいちばんであることを当たり前に実感し，総合内科というのは深みを求め出すとどこまでも深くなることに改めて気づかされた．特に気をつかったのは，内容に誤りがないか，参考文献にあたって確認する作業であり，これは予想以上にたいへんであった．適切な参考文献は書かれた内容の担保のために必須と考え，原稿の質を保つ努力を編者として行ったつもりである．この本に書かれている内容が普通に理解できている医師であれば，立派な総合内科医と名乗ってよいのではないかと密かに思っている．ぜひ，将来を背負う若い医師には，この内容を当然の知識として身につけていただくことを希望したい．そうすれば，日本の総合内科は安泰であろう．

高齢化社会を迎えて，1人の患者さんが複数の疾病を罹患することが当たり前となり，さらに心理社会的問題もからまって，病態の理解にはさまざまな領域からのアプローチが必要な時代になった．専門家が複数かかわる従来型のケアでは，コーディネートの問題が困難になりがちであり，かといって総合内科医が1人で問題を解決できるほど問題は単純ではなくなりつつある．日々の診療に際しては，1つの領域だけにこだわらず，浅くてもよいので，隣の領域への関心を保つことが，あらゆる医師に求められるようになってきたと思える．

ふと学生時代の記憶が蘇ってきた．ある病院を見学したときに，その図書室にあった分厚い本の一部を読んだことを思い出したのである．東京大学で内科の専門分化を主張して神経内科学や老年病学の設立に尽力し，1963年の大学退官時に教授在任中の誤診率が14.2％だったことを発表した沖中重雄先生が書かれた本である．専門医

を提唱していた先生自身が，専門以外の広い領域の裾野のうえに専門性をもってこそ，初めて専門医であるということを主張されていたのが，当時学生だった私には驚きだったので深く記憶にとどまっていた．昔から医師として求められていることは，実は変わらないのかもしれない．このような専門医の感覚をもつことが，これからの医師の課題であろう．他の専門医と異なり，総合内科医の専門性というのは，専門医よりも非専門分野の裾野は広いが，専門領域は専門医ほど高くないというイメージであろう．裾野を広げるのには自学もよいが，専門医との連携はさらに必要になるであろう．

　専門医と総合内科医は本来，対立軸ではないはず，患者ケアの観点からは同じ土俵に立っている．私事ではあるが，島根大学でがんのセミナーの講演をする機会があった．米国で准教授をしているがん専門医の昔の教え子と，全くがんに関しては素人に近い私と，大学の先生方とjoint sessionを行ったのだが，お互いによい刺激を与え，また，もらったと感じた．このような専門性の違う職種との連携が，さらにお互いを高みに導くのではないかと思った．これができたのも縁結びの神様がいる土地柄なのか．

　この本は各分野の専門医と総合内科医との連携の結晶であり，まさに総合内科医の醍醐味を示している本ともいえよう．読者にその一端を感じていただければ望外の喜びである．

　　　2015年4月　新しい何かが起こりそうな出雲において

　　　　　　　　　　　　　　　　　　　　　　　　　　　　　　清田　雅智

編者紹介

清田雅智（きよた　まさとも）
飯塚病院総合診療科診療部長
1970年熊本県生まれ。済々黌高等学校卒（くりぃむしちゅーの同級生）。1995年長崎大学医学部卒。1995〜1998年，飯塚病院初期研修医，後期研修医（放射線科9か月，麻酔科7か月，循環器内科5か月，総合内科4か月，皮膚科3か月，脳外科2か月，小児科2か月，産婦人科1か月，ワシントンDCジョージタウン大学内科1か月）を経て，1999年より飯塚病院総合診療科スタッフ。2005〜2006年，ミネソタ州メイヨークリック感染症科に3か月，Visiting clinician，自治医科大学感染症科に1か月，亀田総合病院感染症総合内科に1か月留学。2010年より現職。15年以上飯塚病院の研修医の指導に携わり，2002，2009年の飯塚病院 Best doctor of the yearに選出。2014年2月より文部科学省「未来医療研究人材養成拠点形成事業」にて島根大学に院外講師として招聘。2015年より福島県立医科大学寄付講座白河総合診療アカデミー特任教授。
『感染症999の謎』（2010年，メディカル・サイエンス・インターナショナル）では「12. 眼科関連および耳鼻科関連の感染症」を執筆。2013年よりメディカル・サイエンス・インターナショナル刊「Hospitalist」編集委員。同誌に「気楽に学ぼう身体所見」を連載中。

八重樫牧人（やえがし　まきと）
亀田総合病院総合内科部長
1972年東京都生まれ。都立立川高校出身。苦手だった英語が2次試験にはなかった弘前大学医学部に進学し，1997年卒業。同年，亀田総合病院にて初期研修を始め，当時の教育専任医師 Gerald H. Stein 先生に感化されて米国臨床留学を志す。1999〜2000年，在沖縄米国海軍病院シニアインターン。東京海上日動火災N-programの紹介で2000〜2003年にニューヨークのコロンビア大学関連病院（当時）St. Luke's-Roosevelt病院で内科研修。同プログラムの2学年上に岩田健太郎先生（『感染症999の謎』の編者），1学年上に田中竜馬先生（『集中治療999の謎』の編者）がいた。沖縄・ニューヨークでベストレジデント賞を3年連続で受賞する。その後，2003〜2005年に，ニューヨーク州立大学ダウンステート校大学病院にて呼吸器フェロー研修，2005〜2006年にピッツバーグ大学集中治療科にて集中治療フェロー研修。内科・呼吸器内科・集中治療科の米国専門医。本物のジェネラリストを数多く育成することが，高齢化が進んだ日本の医療が生き残る道！と考えて，次世代のリーダーを育成すべく，2006年から亀田総合病院，総合診療・感染症科（のちに総合内科と改称）にて，初期研修医・後期研修医を熱く指導しながら，泥臭く臨床を行っている。「Hospitalist」編集委員で，他の著書に『呼吸器診療シークレット』（2008年，メディカル・サイエンス・インターナショナル，監訳），『とことん症例から学ぶ呼吸器疾患』（2010年，メディカル・サイエンス・インターナショナル，監訳），『総合診療・感染症科マニュアル（ザ・亀マニュ！）』（2011年，医学書院，監修）がある。自他ともに認める親バカ。

執筆者一覧 (執筆順)

清田雅智	飯塚病院総合診療科診療部長
八重樫牧人	亀田総合病院総合内科部長
大杉 満	東芝病院代謝内分泌内科部長
小船井光太郎	東京ベイ・浦安市川医療センター循環器内科部長
神尾恭弘	東京ベイ・浦安市川医療センター循環器内科
福井 悠	東京ベイ・浦安市川医療センター循環器内科
岡本 耕	Infectious Diseases Fellow, Rush University Medical Center / Stroger Hospital of Cook County, Chicago, IL, USA
山田 徹	東京ベイ・浦安市川医療センター総合内科プログラムディレクター・消化器内科医長
平松綾子	亀田総合病院腫瘍内科
成田健太郎	亀田総合病院腫瘍内科
原田陽平	亀田総合病院腫瘍内科
大山 優	亀田総合病院腫瘍内科部長
小山隆文	亀田総合病院腫瘍内科部長代理
長谷川依子	亀田総合病院腫瘍内科
藤澤孝夫	亀田総合病院腫瘍内科
久松春佳	亀田総合病院腫瘍内科
高橋康一	Assistant Professor, Department of Leukemia, UT MD Anderson Cancer Center, Houston, TX, USA
内田大介	聖マリアンナ医科大学川崎市立多摩病院腎臓高血圧内科
今井直彦	聖マリアンナ医科大学横浜市西部病院腎臓高血圧内科
三枝孝充	Assistant Professor of Medicine, Division of Nephrology, Department of Medicine, Medical University of South Carolina, Charleston, SC, USA
是永葉子	Attending Physician, Hematology / Oncology, Frisbie Memorial Hospital, Rochester NH, USA
福永真由子	Assistant Professor, Division of Pulmonary, Critical Care and Sleep Medicine, Chest Medicine Associates, Maine Medical Center, Tufts University School of Medicine, Portland, ME, USA
加藤 宏	Instructor of Medicine, Division of Rheumatology, Department of Medicine, SUNY Health Science Center at Syracuse, Syracuse, NY, USA
森本佳和	医療法人和光会山田メディカルクリニック院長
青柳有紀	Clinical Assistant Professor of Medicine, Geisel School of Medicine at Dartmouth / Human Resources for Health Program in Rwanda, Rwanda

執筆者一覧

成相宏樹	Pediatric Neurology Fellow, Department of Neurology, Albert Einstein College of Medicine, Montefiore Medical Center, Bronx, NY, USA
石山貴章	新潟大学地域医療教育センター / 魚沼基幹病院総合診療科
桑間雄一郎	Medical Director, Associate Professor of Medicine, Japanese Medical Practice at Mount Sinai Beth Israel, NY, USA
岩田 勲	Assistant Professor, Division of Geriatric Medicine, University of North Carolina at Chapel Hill, NC, USA
洪 英在（ほん よんぢぇ）	三重大学大学院医学系研究科津地域医療学講座 / 三重県立一志病院家庭医療科
小林正樹	栃木医療センター内科
綱分信二	静岡家庭医養成プログラム 菊川市立総合病院 / 菊川市家庭医療センター
文 鐘玉（ぶん しょうぎょく）	公徳会佐藤病院精神科

目次

1	総合診療	1
2	内分泌	41
3	循環器	61
4	感染症	101
5	消化器	125
6	腫瘍	163
7	腎	201
8	酸塩基電解質	237
9	血液	269
10	呼吸器	297
11	膠原病	333
12	アレルギー	371
13	HIV感染症	395
14	神経	423
15	内科コンサルト	451
16	健診	489
17	老年医学	517
18	精神科	553

カラー写真 ——— 579
索引 和文索引 ——— 581
　　　 欧文索引 ——— 624

本書を読むにあたって

1. 本書では，編者および執筆者が，問題の難易度によって，以下のように，A，B，Cの3つのランクに分類した．
   A：誰もが知っていなければならない質問
   B：専門医向け
   C：トリビア的な内容の質問
2. 本書の専門用語は，原則として編者が検討し決定した用語に従った．適宜，日本医学会 医学用語辞典を参照した．
3. 本書では，原則として，薬剤名のカナ表記は独立行政法人 医薬品医療機器総合機構の医薬品医療機器情報提供ホームページに従い記述し，日本で未承認の薬剤については例外を除き，原語表記とした．

注意

本書に記載した情報に関しては，正確を期し，一般臨床で広く受け入れられている方法を記載するよう注意を払った．しかしながら，編者・著者ならびに出版社は，本書の情報を用いた結果生じたいかなる不都合に対しても責任を負うものではない．本書の内容の特定な状況への適用に関しての責任は，医師各自のうちにある．

　編者・著者ならびに出版社は，本書に記載した薬物の選択，用量については，出版時の最新の推奨，および臨床状況に基づいていることを確認するよう努力を払っている．しかし，医学は日進月歩で進んでおり，政府の規制は変わり，薬物療法や薬物反応に関する情報は常に変化している．読者は，薬物の使用にあたっては個々の薬物の添付文書を参照し，適応，用量，付加された注意・警告に関する変化を常に確認することを怠ってはならない．これは，推奨された薬物が新しいものであったり，汎用されるものではない場合に，特に重要である．

1 総合診療

清田雅智, 八重樫牧人

総論

A 総合内科医の役割とは何か？

プライマリ・ケアはすべての臨床医に必要な能力とされるが, これを専門に扱う医師とはいったい誰であろうか？ 英国ではGP[★1], 米国では家庭医(family medicine)がその役割を果たす代表的な医師とされている. これらの専門家は, どちらかというと外来に軸足をおいて, 地域を視点においたケアを行ってきた. 一方, 米国のGIM[★2]も, 内科全般の入院, 外来のケアを行いつつ, 内科の初期研修の指導の中心的な役割を果たしてきた. 前述の2つの専門職は, 小児や妊婦(出産), 小外科も診療対象・内容とする点が総合内科医とは少し異なるが, 広い視点でみると, いずれの立場も特定の臓器や疾患に特化しないという点で, generalistという共通の役割をもっている. ACP[★3]では, 総合内科医は成人患者のプライマリ・ケア医師(doctors for adults)であるとしている. その守備範囲は, 旧来の日本の内科医よりも広く, 軽症・中等症のうつ病, 骨粗鬆症や腰痛, 予防医療も含む. 内科医のうち, 専門分化せずに内科医本来の幅広い業務を行う医師を総合内科医という. そのニーズは高く, 米国では, 入院が必要な患者のうち, 手術が必要でない患者, つまり大多数は(総合)内科に入院し, 総合内科医が必要に応じて専門科コンサルトを行い, 併診した専門科医師が必要に応じて検査・手技を行う.

その後高度に専門分化が進むと, GIMが行ってきた入院と外来の両方ではなく, 入院に特化したホスピタリスト(hospitalist)が1996年以降登場してきた. この提唱者のWatcherらは, ホスピタリストを『プライマリ・ケア医が責任をもって外来患者を管理するのと同様に, 責任をもって入院患者を管理する, 病院内内科管理のスペシャリスト』といっている.

これらのコンセプトを敷衍すると, 患者のニーズに応じて, 入院・外来にこだわらず, 必要に応じて専門医と協力し, 予防を含めた広い範囲で医療を提供することが, 総合内科医には求められるのであろう.

米国では, 内科医となるためには3年間の内科研修を修了する必要がある. その後, 約半数がホスピタリストを含む総合内科医として働き, 残りの半数が循環器内科や感染症内科等の内科系専門科の研修(フェローシップ)を修了し, 内科医かつ内科系専門科の医師となる. 日本での総合内科医のための専門医制度は, 「新・内科専門医」(現：総合内科専門医)であり, 日本専門医機構が認定する新制度が2017年の後期研修より開始予定である. 取得には卒後5年(現：最短6年)の研修が必要とされるが, 初期研修2年も含まれるので, その後の内科研修は3年(現：4年)である. その後に内科系専門科に進む医師は専門科の研修を始めることとなる. 制度的にも, 今後育成

されるすべての内科系医師が，総合内科医としての知識・技能を習得することが望まれている。　　　　　　　　　　　　　　　　　　　　　　　＜清田雅智，八重樫牧人＞

2013年 Vol.1 No.1（第1号）「ホスピタリスト宣言」（hospitalist.jp/wp/wp-content/themes/generalist/img/magazin/1-digest.pdf）．閲覧日：2015/5/15
日本内科学会．新しい内科専門医の研修に関する捉え方．『研修カリキュラム』，『研修手帳』，『研修プログラム要件』等について（www.naika.or.jp/info/info_pdf/info_141224_slide.pdf）．閲覧日：2015/5/15
ACP. About Internal Medicine. What's an "Internist"? （www.acponline.org/patients_families/about_internal_medicine/）．閲覧日：2015/5/15

★1 ── GP　総合診療医（general practitioner）
★2 ── GIM　総合内科（general internal medicine）
★3 ── ACP　米国内科学会（American College of Physicians）

B　medical ecology とは何か？

medical ecology とは，人間の健康に直接影響をもっている環境の側面をみる学問である．一般人口で何人が医療機関にかかるのかという疫学を知らないと，しばしば自分の診療している範囲を知ることができない．そもそも新しい医学的な知見は，顧客である国民に効果的に行き渡っているのかという疑問から，米国で1961年に，Ecology of Medical Care という，一般人口あたりの医療機関への受診率の調査が報告された．英国の1928〜31年のデータと米国のノースカロライナ州の1946〜50年にかけてのデータを使い，16歳以上の住民1,000人が1か月あたり何人，どのような医療機関を受診しているのかを試算したものである．さらに，1996年の米国だけのデータで同様の調査をしたところ，似通った分布になったことが2001年に報告された．

　一方，2005年に福井次矢らにより，日本でのmedical ecologyの調査が行われた．米国と比較して，より外来受診が多く，診療所よりは病院に行く傾向が指摘されている．その結果は1,000人の住民で1か月あたり，862人は何かしらの症状を訴え，307人が医師を受診（232人が開業医の外来），88人が病院の外来受診，10人が救急外来を受診，7人が入院，3人が在宅ケアや往診を受ける，というものであった．大学病院の診療に関していえば，6人が外来受診し入院は0.3人であった．どの医療機関でどのような仕事を担っているかで提供する医療の中身が変わることに気づかせられる疫学情報である．　　　　　　　　　　　　　　　　　　　　　　　　＜清田雅智＞

White KL, Williams TF, Greenberg BG. The ecology of medical care. N Engl J Med 1961；265；885-92．PMID：14006536
Green LA, Fryer GE Jr, Yawn BP, et al. The ecology of medical care revisited. N Engl J Med 2001；344：2021-5．PMID：11430334
Fukui T, Rhaman M, Takahashi O, et al. The ecology of medical care in Japan. Japan Med Assoc J 2005；48：163-7（www.med.or.jp/english/pdf/2005_04/163_167.pdf）．閲覧日：2015/3/29

C　安楽死が認められている国を挙げよ．

通常，安楽死（euthanasia）は積極的安楽死のことを指す．安楽死はあくまで患者の死亡によって苦痛を緩和する方法であり，患者の死亡が意図とされる．そのため，患者の苦痛を和らげる薬剤ではなく，患者を死に至らしめる薬剤（カリウム製剤や筋弛緩薬など）が投与される．2015年の執筆時時点で，安楽死を認めている国は，オランダ，

ベルギー，ルクセンブルグ，スイスのみで，米国の州では，オレゴン州，ワシントン州，バーモント州，モンタナ州である。　　　　　　　　　　　　　　　　　＜八重樫牧人＞

関根龍一. ホスピタリストにも必須となる緩和ケアの知識：基本用語，必須要素，新しい概念. Hospitalist 2014；2：877-85.
Assisted suicide in the United States. Wikipedia, the free encyclopedia.（en.wikipedia.org/wiki/Assisted_suicide_in_the_United_States）．閲覧日：2015/4/15

A 総死亡数のうち，予防可能な死亡の割合はどれくらいか？

がんや冠動脈疾患，脳血管障害といった各疾患による死亡ではなく，その原因となった予防可能な死亡原因について述べる。2000年の米国では，Mokdadらの論文で，全死亡のうち予防可能な死亡原因の各因子による死亡リスク上昇分は，喫煙が18.1％，食生活の偏りと運動不足が16.6％，飲酒関連が3.5％，病原菌が3.1％，毒物が2.3％，交通事故が1.8％，銃が1.2％，性交渉関連が0.8％，違法薬物が0.7％となっている。日本では，Ikedaらの論文で，年間96万人の全死亡のうち死亡リスク上昇分は，喫煙が13.4％（12.9万人），高血圧が10.8％，運動不足が5.4％，高血糖が3.5％，食塩摂取過多が3.5％，飲酒関連が3.2％となっており，喫煙・高血圧による予防可能な死亡が多い。単純に加算すると全死亡のうち30.8％が予防可能な死因となるが，これらは複数の原因があることがあり，単純加算はできない。人口全体の40歳からの余命は，これらの死亡リスクが適切にコントロールされれば1.4年延びるとされている。　　　　　　　　　　　　　　　　　　　　　　　　　　　＜八重樫牧人＞

Mokdad AH, Marks JS, Stroup DF, et al. Actual causes of death in the United States, 2000. JAMA 2004；291：1238-45.　PMID：15010446
Ikeda N, Inoue M, Iso H, et al. Adult mortality attributable to preventable risk factors for non-communicable diseases and injuries in Japan：a comparative risk assessment. PLoS Med 2012；9：e1001160.　PMID：22291576

医療倫理

B 患者の意思決定能力（decision making capacity）の有無はどのように評価するか？〔18章の「(decision making) capacityとは何か？」（574ページ）も参照〕

患者が高齢だからといって意思決定能力がないと決めつけてはいけない。医学的な判断を患者自身ができないと結論づける前に，患者の意思決定能力を評価する必要がある。一方で，一見，意思決定能力がありそうな患者でも，数分後に説明したことを聞いてみると全く覚えておらず，意思決定能力がない患者もいる。米国では，患者に意思決定能力があるかどうかを判断するために精神科医にコンサルトする場合も多いが，意思決定能力があるかどうかを判断するのは，主治医・担当医が望ましい。後述のポイントを理解していれば，主治医・担当医が意思決定能力の有無を判断できる。患者は以下のことができると医師が確認できれば，ベッドサイドで医師は患者に意思決定能力があると判断できる。
　以下のように，CURVESの略語を用いると記憶しやすいだろう。

- **C**hoose と **C**ommunicate：患者が各判断事項や選択肢について**意思疎通**できて**選ぶ**ことができるか判断する
- **U**nderstand：患者がその選択肢について**理解**しているか判断する（危険性，利益，代替選択肢，予想される結果）
- **R**eason：患者に判断した**理由**をいってもらう。理由が理路整然としているか，医師も評価する。必ずしも同意できる理由である必要はない
- **V**alue：患者が選んだ選択肢や理由が，患者の以前からの**価値観**に一致しているか評価する
- **E**mergency と **S**urrogate：上記の4項目が満たされない場合は，医師は今回判断を緊急にしなければいけないのか，**代理人**と連絡可能かを判断する

さらに簡単にいうと，患者への説明後，各選択肢の利点・欠点をどのように理解しているかを聞くと，患者が説明した事柄について，意思疎通・理解しているのかがわかる。それが複雑で困難な場合にのみ，精神科や倫理委員会にコンサルトするとよいだろう。　　　　　　　　　　　　　　　　　　　　　　　　　　　　＜八重樫牧人＞

Chow GV, Czarny MJ, Hughes MT, et al. CURVES：a mnemonic for determining medical decision-making capacity and providing emergency treatment in the acute setting. Chest 2010；137：421-7. PMID：20133288

A shared decision making とは何で，インフォームドコンセントとどこが違うのか？

インフォームドコンセント（説明と同意）は「正しい情報を得たうえでの合意」を意味する概念である。特に，患者が医療行為（治療・検査・治験等）の内容についてよく説明を受け，十分理解したうえで（informed），対象者が自らの自由意思に基づいて医療従事者と方針において合意する（consent）ことである。単なる同意だけでなく，説明を受けたうえで医療行為を拒否することもインフォームドコンセントに含まれる。説明の内容としては，対象となる行為の名称・内容・予想される結果のみだけではなく，代替治療，副作用や成功率，費用，予後までも含んだ正確な情報が与えられることが望まれている。過去の医療はパターナリズムに基づき提供されていたが，現在では，患者中心の医療を提供するための重要な概念とされている。一方で，医師の医学知識量・経験数と患者のそれには差が大きく，それを十分に理解しないまま選択してしまう懸念はある。

　shared decision making は患者と医師が，知識と直感だけではなく，「判断」することも一緒に行う概念である。どの選択をどんな理由で勧めるか，医師からの推奨も伝えたうえで，患者と対話して，患者の価値観（倫理観，宗教観等），個人的嗜好（より痛くても意識清明でありたい等）に最も合致する判断を行うプロセスである。米国内科学会（American College of Physicians）の Ethics Manual でも，どの選択肢を医師が勧めるかの「推奨」があったほうがよいとしている。医師からの推奨を伝えることで，患者が多大な労力をかけたのに本人の価値観に合わない意思決定をしてしまうこともあるインフォームドコンセントの欠点が出にくくなる。医師からの推奨を伝えることで患者・家族を誘導してしまう懸念があれば，「私からのお勧めを聞きたいですか？」と聞くのも手であり，筆者はそうしている。　　　　　　　　　＜八重樫牧人＞

Whitney SN, McGuire AL, McCullough LB. A typology of shared decision making, informed consent, and simple consent. Ann Intern Med 2004 ; 140 : 54-9.　PMID : 14706973
Snyder L ; American College of Physicians Ethics, Professionalism, and Human Rights Committee. American College of Physicians Ethics Manual : sixth edition. Ann Intern Med 2012 ; 156 : 73-104. PMID : 22213573
インフォームド・コンセント．ウィキペディア フリー百科事典（ja.wikipedia.org/wiki/インフォームドコンセント）．閲覧日：2015/4/15

B　ACP★（アドバンス・ケア・プランニング）と事前指示の違いは何か？

　事前指示は，患者本人が意思決定能力をなくした状態で，患者の意向を尊重するために，どのような治療行為を希望するかしないかを事前に書面として残すことである．治療行為としては，心肺蘇生や，人工呼吸管理，経管栄養，人工的栄養・水分補給，手術，透析，化学療法，侵襲的検査，輸血，抗菌薬，検査，鎮痛薬等がある（内容指向型の事前指示）．また，意思決定能力をなくした場合の，代理意思決定者（代理人，キーパーソン）を決めることも，代理人指示型の事前指示である．内容指向型の事前指示では予想しなかった状態にもフレキシブルに対応できるのが，代理人指示型の利点である．

　ACPとは，意思決定能力低下に備えての対応プロセス全体を指す．患者の価値を確認し，個々の治療の選択だけでなく，全体的な目標を明確にさせることを目的にしたケアの取り組み全体のことである．インフォームドコンセントが同意書をとることだけでないように，ACPは事前指示の書面を作成することのみではない．患者が治療を受けながら，将来，もし患者に意思決定能力がなくなっても，自身が語ったことや書き残したものから，自身の意思が尊重され，医療従事者や家族が，自身にとって最善の医療を選択してくれるだろうと患者が思えるようなケアを提供することである．ACPを作成することは，米国老年医学会（American Geriatrics Society）も推奨しており，医療の質の評価にも用いられている．　　　　　　　　　　　　　＜八重樫牧人＞

Wenger NS, Roth CP, Shekelle P ; ACOVE Investigators. Introduction to the assessing care of vulnerable elders-3 quality indicator measurement set. J Am Geriatr Soc 2007 ; 55 : S247-52. PMID : 17910544

★── ACP　アドバンス・ケア・プランニング（advanced care planning）

C　POLSTとは何か？

POLSTとは，Physician Orders for Life-Sustaining Treatment（生命維持治療に関する医師指示）の略であり，患者中心のケアの目標と，shared decision makingによる意思決定に焦点をあてた終末期への移行プログラムである．重症の患者が侵襲的な治療を受けるか受けないかについて行ったこの意思決定は，転院しても共有される．POLSTは重症患者が終末期に受ける医療の質を向上させる目的で開発され，余命が1年以内，もしくは高齢で終末期に自分の思うとおりのケアを受けたい患者が対象である．

　POLSTは，4つのパートから構成される．

（1） CPR★：脈拍がなく呼吸が停止している状態で，蘇生をするかどうかの2択
（2） 医学的処置：緩和ケアのみ（症状を和らげる処置だけを行う）か，非侵襲的な治療

まで行うか，病院に搬送して適応があるすべての治療を行うかの3択
(3) 人工的栄養水分補給：なしか，期間限定か，長期でも人工的栄養水分補給を行うかの3択
(4) 患者側の代表者と医師の両方のサインが必要である

こうした書類を，医師と患者か患者の代理人が相談して作成し，指示書として用いる。
　ACPとの違いは，POLSTが医師指示であることである。POLSTの書式*自体は，選択肢をチェックするだけの非常に簡単なものになっているし，医学的処置も簡潔になっており，より短時間で記載できる。POLSTは米国で急速に普及しており，全50州のうち，42州にはPOLSTプログラムがあるか製作中である。従来の事前指示に比較して，老人ホームでは，望まれない延命治療を減らすことができたという報告もある。今後，日本でもPOLSTが普及する可能性が大いにある。今後，日本で病院ごとの事前指示書を作成する際にも，POLSTを参考に作成すると有用であろう。

<八重樫牧人>

POLST (www.polst.org/). 閲覧日：2015/4/15
Hickman SE, Nelson CA, Moss AH, et al. The consistency between treatments provided to nursing facility residents and orders on the physician orders for life-sustaining treatment form. J Am Geriatr Soc 2011；59：2091-9. PMID：22092007

★— CPR　心肺蘇生術（cardiopulmonary resuscitation）

*—注　日本臨床倫理学会のホームページより日本語のPOLSTの書式がダウンロード可能（www.j-ethics.jp/pdf/POLST書式.pdf）．閲覧日：2015/5/21

B 治療を差し控える（withhold）のと，中止する（withdraw）のは，医療倫理上，どう異なるか？

人工栄養や補液，抗菌薬や輸血，人工呼吸器管理など，既に開始されている何らかの治療行為を継続することが，はたして患者・家族の目標・希望に沿っており適切なのかどうか，と悩む場面に直面することは多いであろう。また，それらの治療が導入されていない場合に治療を開始すべきか，あるいは治療の導入自体を差し控えるべきか，と悩む場面にも医療従事者は遭遇しうる。
　米国や英国などの諸外国では，治療中止（withdrawal）も差し控え（withhold）も法的な扱いに変わりはなく，患者が望まない治療は適切な手続きを経て中止することができる。米国では，1985年の"Uniform Rights of the Terminally Ill Act"で生命維持治療の差し控えまたは中止に関する事前指示が認められ，"Patient Self-Determination Act"（1990年），"Uniform Health Care Decision Act"（1993年）により，事前指示の実行に伴う問題を解決するための法制度が整備されている。
　一方，2004年の羽幌病院（北海道）の事例が当初書類送検されたことからも，日本では終末期の人工呼吸器の取り外し・中止に関しては，法的に他の延命治療中止と同列に扱われていない。人工呼吸器による延命中止により死に至る可能性が高い場合には，日本では刑事訴追される可能性がある。医師が刑事訴追を受けないような法的枠組みの整備が，医師の立場からは望まれる。そのような状況を踏まえ，延命が患者の利益にそぐわない場合に延命の中止（withdrawal）が可能となるように，さまざまな学会・研究会・厚生労働省からガイドラインが公表されている。その主なものには，厚生労働省（2007年），日本医師会（2008年），日本老年医学会（2012年），日本集中

治療医学会・日本循環器学会・日本救急医学会3学会合同(2014年)のガイドラインがあり、終末期における治療の差し控え・中止等に関して、医療・ケアチームにより慎重に判断すべきとしているものが多く、「チーム」による手続きを強調している。

<八重樫牧人>

黛 芽衣子.緩和ケアと医療倫理・法的側面:臨床家として理解しておくべき現状. Hospitalist 2014 ; 2 : 953-62.

patient care

A オスラーの3原則とは何か？

ウイリアム・オスラー〔William Osler(1849～1919年)〕が示した、患者を目の前にして常に念頭におくべきとした心構えである。すなわち、(1)患者はどのような問題でやってきているのか？、(2)それに対して何ができるのか？、(3)そうした場合に、患者のこれからの人生はどうなるのか？、である。これは「医学は科学で解決する」という医学教育が行われがちであるなか、「臨床医学の心」を示すものである。オスラーが記した教科書"The Principles and Practice of Medicine"の第17版以降のいくつかの版のForewordに、この3原則が記載されている。1892～1919年の8版まではOslerの生前に書かれたものであるが、そこにはこの3原則の記載はない。このことから、厳密にはオスラーが記したものではないようであるが、ペンシルバニア大学(University of Pennsylvania)*の教育システムでは、この言葉を受け継いでいるようで、シラバスにも書かれている。

<清田雅智>

2012年「第2回日本オスラー協会総会・講演会」講演:等身大のオスラー. 日本オスラー協会ニュース No.3 (2013) (www.osler.jp/app/download/7140326415/news069.pdf). 閲覧日:2014/4/20

*―注 Oslerは1884年からジョンズホプキンス大学(Johns Hopkins University)に移籍するまで、臨床医学教授として在籍。

A Prochaskaの行動変容のステージとは何か？

行動変容とは、生まれてから培われてきた行動パターンを変えていくことである。禁煙、禁酒、食生活の改善、定期的な運動等、行動パターンを健康的で望ましいものに変えていく。それには、ストレスを伴い、抵抗がつきものである。Prochaskaの行動変容のステージでは、人が行動を変える場合は、「前熟考期(無関心期)」→「熟考期(関心期)」→「準備期」→「実行期」→「維持期」の5つのステージを通ると考える。「再発」は1つ前以上のステージに退行することである。当初は禁煙の研究から導かれたモデルであるが、その後、食事や運動をはじめ、いろいろな健康に関する行動について幅広く研究と実践が進められている。喫煙を例にとると、喫煙が健康上の問題だと考えていない(前熟考期)人が、医療従事者の働きかけにより禁煙はしたいが踏ん切りがつかない状態(熟考期)に変わり、親の肺がんをきっかけに禁煙しようと思い始め(準備期)、この気持ちが熟して、遂に禁煙が成功し(行動期)、その後も禁煙を続けている(維持期)、といったものである。前熟考期の患者では、介入で効果が生まれることは少なく、「タバコを止めることを考えたことがありますか？」、「タバコの害について知っていますか？」等、情報提供・簡潔な介入にとどめ、熟考期以降のステー

ジになったときに時間をかけて介入する等，ステージごとに効果的な介入が異なる。
<八重樫牧人>

Prochaska JO, DiClemente CC. Transtheoretical therapy : Toward a more integrative model of change. Psychotherapy : Theory, Research and Practice 1982 ; 19 : 276-88.
Prochaska JO, Velicer WF. Misinterpretations and misapplications of the transtheoretical model. Am J Health Promot 1997 ; 12 : 11-2.　PMID : 10170428

A　緩和ケアにおける二重効果（double effect）の原則とは何か？

終末期における苦痛緩和の二重効果の原則とは，考えられる行為すべてで好ましくない効果の可能性がある場合に，好ましい効果を意図した行為が，以下の4つの条件を満たすときに，たとえ好ましくない効果をもたらす可能性があってもそれを許容しようとすることである。

（1）行為が道徳に反しないこと
（2）治療の意図が好ましい効果であること。好ましくない効果がもたらされる可能性があっても，それを狙いとするところではないこと
（3）好ましい効果が好ましくない効果によってもたらされるのではないこと
（4）好ましくない効果を許容できる相応の理由があること

すなわち，他の手段では緩和される見込みのない著しい苦痛が患者にあり，死期が差し迫っている場合，かつ意識レベルの低下や生命予後を短縮する可能性はあったとしても，苦痛緩和という好ましい効果が狙いである場合，かつ患者の状態，予測される好ましい効果／好ましくない効果を考慮に入れて，すべてのとりうる選択肢のなかで鎮静が最も相応な行為である場合には，倫理的に妥当であるとする考え方である。
<八重樫牧人>

Quill TE, Lee BC, Nunn S. Palliative treatments of last resort : choosing the least harmful alternative. University of Pennsylvania Center for Bioethics Assisted Suicide Consensus Panel. Ann Intern Med 2000 ; 132 : 488-93.　PMID : 10733450
黛 芽衣子. 緩和ケアと医療倫理・法的側面：臨床家として理解しておくべき現状. Hospitalist 2014 ; 2 : 953-62.

A　妊娠中の女性の画像検査は何を心配するか？

妊娠中の画像検査で最も気にすべきことは，放射線の被曝である。実際に問題となるのは，（1）流産や胎児仮死，（2）奇形，（3）発達や成長の障害，（4）発がんや変異のリスク，である。影響を正確に測ることは難しい。胎児の被曝量と妊娠週数が重要になるが，最後はいつもリスクとベネフィットで判断をすべきである。

　胎児被曝については，現時点では，50 mGyの妊娠中の累積被曝は許容できるとされ，奇形の発生は200 mGy以下であれば増加しないと考えられている。表1-1に各検査ごとの胎児の被曝量を示すが，多くの検査がこの数値を超える。同じ単純X線検査でも胸部と骨盤では影響が違うことに留意する必要がある。

　妊娠週数は重要な要素である。妊娠14日以内は"embryo"の状態で，放射線の影響を受けやすいものの，その結果は明確で，"all or none" phenomenonといわれている。出れば妊娠が成立しないし，出なければ影響はなく，つまり，奇形の心配や発達の問題などは考慮する必要がない時期である。一方，器官形成期である2〜8週（最

表 1-1　検査と胎児の被曝量

検査の種類	胎児の被曝量(mGy)
非常に少量の検査(＜0.1 mGy)	
頸椎 X-P[*1](正面，側面)	＜0.001
いかなる四肢の X-P	＜0.001
マンモグラフィー(2方向)	0.001〜0.01
胸部 X-P(2方向)	0.0005〜0.01
少量から中等量の検査(0.1〜10 mGy)	
腹部 X-P	0.1〜3.0
腰椎 X-P	1.0〜10
IVP[*2]	5〜10
消化管二重造影	1.0〜20
頭部もしくは頸部 CT	1.0〜10
胸部 CT もしくは CT 肺動脈造影	0.01〜0.66
限定的な CT 骨盤撮影(大腿骨頭の一断面)	＜1
少量の血流シンチグラフィー	0.1〜0.5
^{99m}TC 骨シンチグラフィー	4〜5
肺 DSA[*3]	0.5
高容量の検査(10〜50 mGy)	
腹部 CT	1.3〜35
骨盤 CT	10〜50
^{18}F-FDG[*4]-PET[*5]/CT 全身骨シンチグラフィー	10〜50

(Tremblay E, Thérasse E, Thomassin-Naggara I, et al. Quality initiatives : guidelines for use of medical imaging during pregnancy and lactation. Radiographics 2012 ; 32 : 897-911. の Table 1 より転載)

[*1] ― X-P　X線検査(X-ray photography)
[*2] ― IVP　静脈性尿路造影法(intravenous urography)
[*3] ― DSA　ディジタルサブトラクション血管造影法(digital subtraction angiography)
[*4] ― FDG　フルオロデオキシグルコース(fluorodeoxyglucose)
[*5] ― PET　ポジトロン断層撮影(positron emission tomography)

終月経の4〜10週後)は，特にX線を使う検査は避けるべきである。中枢神経系への影響は10〜17週が最も強く，発達遅滞など影響があると考えられている。

妊娠中の画像検査は，安全性の観点からはUS[★1]が最も安全である。しかし，軟部組織などの疾患を検出する能力に劣る。次に安全なのはMRIであり，これは軟部組織に強い検査でありUSの補完になる。ガドリニウムの造影は妊婦には禁忌ではない。MRIは妊娠週数に関係なく安全と考えられてきたが，動物の研究で（ヒトでの研究は明確でない），妊娠前期での安全性が疑問視されたため，英国では，妊娠の最初の3か月は控えたほうがよいかもしれないとしている。一方ACR[★2]は，どの週数でもリスクを上回ると判断したら使用可能としている。たとえば，妊娠前期の虫垂炎の患者がUSで確定できないときのMRI使用の判断で重要な問題となる。現時点で，少なくとも妊娠中期，後期での3テスラ以下のMRIは安全とされている。　　＜清田雅智＞

Austin LM, Frush DP. Compendium of national guidelines for imaging the pregnant patient. AJR Am J Roentgenol 2011 ; 197 : W737-46.　PMID : 21940547
Patenaude Y, Pugash D, Lim K, et al. The use of magnetic resonance imaging in the obstetric patient. J Obstet Gynaecol Can 2014 ; 36 : 349-63.　PMID : 24798674

★1 — US　超音波検査（ultrasonography）
★2 — ACR　米国放射線医学会（American College of Radiology）

Ⓑ 疼痛がある日本人患者は我慢しすぎている，というのは本当か？

他国での診療経験がある医師は，実感として上記を真実だと感じていることが多いだろうが，上記を支持する根拠を示す。

緩和ケア水準の指標である医療用麻薬消費量（人口100万人あたりを経口モルヒネに換算）は，日本はG7諸国の最下位（1位の米国の約1/17，G7平均の1/9，6位のイタリアの約1/3）で，アジア地域でも韓国に次いで第2位に転落している。

このことからも，日本人患者は我慢しすぎており，入院患者も外来患者にも疼痛の評価をし，介入をすることが切望される。　　＜八重樫牧人＞

国立がん研究センター→がん対策情報センター→がん情報サービス（ganjoho.jp/data/professional/statistics/backnumber/2012/data13.pdf）．閲覧日：2015/4/15

Ⓑ 家庭内暴力を疑ったとき，医師はどうしたらよいか？

最近では，彼氏，彼女等の関係での暴力をも含む，家庭内暴力より適切な用語として，IPV[★1]を用いることが多い。米国では，生涯でIPVを経験するのは，女性31％，男性26％，そのうち，最重症のIPVを経験するのは，女性25％，男性14％である。そのコモンな問題に対し，USPSTF[★2]（16章を参照）では，IPVのスクリーニングを妊娠可能女性では推奨度Bで推奨している。日本でも，配偶者から身体的な暴力を受けた経験があるのは，女性23.7％，男性16.6％であり，交際相手からの被害経験は女性19.1％，男性10.6％と多い。日本でも，DV[★3]防止法として知られる「配偶者からの暴力の防止及び被害者の保護等に関する法律」が2001年より施行されている。医療従事者は日常業務を行うなかで，DVを発見しやすい立場にあることから，警察や配偶者暴力相談支援センター等への通報や情報提供により，被害者の早期支援へとつなげる役割が期待されている。本人の同意を得たうえでの通報が基本であるが，被害者の身体や生命に重大な危害が差し迫っていることが明らかな場合は，被害者の同意がなくても通報できる。医療関係者は通報により守秘義務違反に問われることはな

いとされる。被害者に相談窓口を紹介する際には，被害者が家庭内暴力について相談したことが加害者に知られ，被害者がさらなる暴力を受けることがないよう，十分に配慮しなければならない。詳細について，SW★4がいる病院では，SWに相談するのも手であろう。　　　　　　　　　　　　　　　　　　　　　　　　＜八重樫牧人＞

内閣府男女共同参画局.「男女間における暴力に関する調査」報告書＜概要版＞, 平成27年3月(www.gender.go.jp/e-vaw/chousa/images/pdf/h26danjokan-gaiyo.pdf). 閲覧日：2015/4/15
Moyer VA ; U.S. Preventive Services Task Force. Screening for intimate partner violence and abuse of elderly and vulnerable adults : U.S. preventive services task force recommendation statement. Ann Intern Med 2013 ; 158 : 478-86.　PMID：23338828
配偶者からの暴力被害者支援情報(www.gender.go.jp/e-vaw/index.html). 閲覧日：2015/4/15

★1 ― IPV　親密なパートナーの暴力(intimate partner violence)
★2 ― USPSTF　米国予防医療専門委員会(U.S. Preventive Services Task Force)
★3 ― DV　家庭内暴力(domestic violence)
★4 ― SW　ソーシャルワーカー(social worker)

B 米国では，狭心症に非典型的な胸痛がある患者が，心電図が正常でもトロポニンが陰性でも入院させられるのはなぜか？

米国では，救急外来受診目的で2番目に多い主訴が胸痛で，そのうち12〜15％がACS★である。胸痛で救急外来に受診した患者には，来院10分以内の12誘導心電図施行が推奨されている。病歴・身体所見から判断してACSの可能性が2％以上であれば，高感度トロポニンも測定される。その結果，典型的な狭心痛や心不全徴候がなく，心電図でST上昇や下降がなく，トロポニン陰性でも，ACSが除外できない患者は，胸痛ユニットに入院する(救急に付設する場合と，内科病棟に付設する場合，内科病棟がその役割を担う場合など多様である)。上記の低リスクと見積もられた患者でも，そのうち10％にはACSがあるとされるからである。たとえば，トロポニン陰性であっても，不安定狭心症等は除外できない。胸痛ユニットの主な機能は，(1)2回目の心電図とトロポニン検査〔発症から3〜6時間以降で心筋梗塞は除外可能とされるが，使用する心筋マーカーによる(高感度トロポニン vs. 通常トロポニン等)〕，(2)心電図モニタリング(心室細動等の致死性不整脈を早期に同定し除細動するため)，(3)非侵襲的検査(負荷試験)，である。再度のトロポニン検査で異常がなく，胸痛もない患者に，基本は退院前に，トレッドミル検査・薬物負荷心筋シンチグラフィー・ドブタミン負荷心エコーを行い，不安定狭心症や安定狭心症等の冠動脈疾患も除外する。欧米では，冠動脈疾患が日本に比べて多く，ACSは致死性かつ，見逃して死亡率が上昇するので，見逃しを少なくするためにこのようなアプローチがとられる。少なくとも，日本で医療を行ううえでも，心電図やトロポニンでACSが除外できないことは認識したほうがよいだろう。　　　　　　　　　＜八重樫牧人＞

Amsterdam EA, Wenger NK, Brindis RG, et al ; ACC / AHA Task Force Members. 2014 AHA / ACC guideline for the management of patients with non-ST-elevation acute coronary syndromes : executive summary : a report of the American College of Cardiology / American Heart Association Task Force on Practice Guidelines. Circulation 2014 ; 130 : 2354-94.　PMID：25249586
Kline JA, Johnson CL, Pollack CV Jr, et al. Pretest probability assessment derived from attribute matching. BMC Med Inform Decis Mak 2005 ; 5 : 26.　PMID：16095534

★ ― ACS　急性冠症候群(acute coronary syndrome)

Ⓑ 心筋梗塞や脳梗塞のリスクが高い日本人に，アスピリンを一次予防のために用いることは推奨されるか？

米国の USPSTF（16章を参照）では，45〜79歳の男性，55〜79歳の女性で，心筋梗塞（男性）や脳梗塞（女性）のリスクが消化管出血のリスクよりも高ければ，一次予防のためにアスピリンを内服することを推奨している。死・心血管イベント・脳梗塞の複合イベントの可能性が 0.57/年から 0.51/年と低下し，この利益は消化管や他部位からの大出血が 0.07/年から 0.10/年に上昇する不利益に上回るからである。心血管イベントが米国よりも少ない日本人ではどうだろうか？ 現時点で最良のエビデンスはJPPP[*1]研究である。この研究は，高血圧・高脂血症・糖尿病等で心血管リスクが高い 14,464人の日本人をアスピリン群と対照群で比較した無作為化比較試験である。この研究では，アスピリン群で5年間の複合イベントは 2.96％，対照群で 2.77％であり，有意差なしであった。サブグループ解析で，アスピリン群では，非致死性の心筋梗塞（オッズ比 0.58）と，TIA[*2]（オッズ比 0.57）の減少は認められたが，輸血や入院が必要な出血のリスクは上昇した（オッズ比 1.85）。よって，日本人には，薬剤費と手間暇をかけて心筋梗塞や脳梗塞の一次予防目的でアスピリン内服をお勧めしない。ただし，冠動脈疾患や脳梗塞等があり，二次予防でアスピリンを内服することは強く推奨される。 ＜八重樫牧人＞

US Preventive Services Task Force. Aspirin for the prevention of cardiovascular disease : U.S. Preventive Services Task Force recommendation statement. Ann Intern Med 2009 ; 150 : 396-404. PMID : 19293072
Ikeda Y, Shimada K, Teramoto T, et al. Low-dose aspirin for primary prevention of cardiovascular events in Japanese patients 60 years or older with atherosclerotic risk factors : a randomized clinical trial. JAMA 2014 ; 312 : 2510-20 PMID : 25401325

★1 ― JPPP　Japanese Primary Prevention Project
★2 ― TIA　一過性脳虚血性発作（transient ischemic attack）

Ⓑ 糖尿病患者が心筋梗塞や脳梗塞を予防するためにアスピリンを内服することは欧米のガイドラインで推奨されている。日本人ではどうか？

ADA[*1]の糖尿病ガイドラインでは，大多数の糖尿病患者に心血管イベントの一次予防目的で，低用量アスピリンの内服を推奨している。心血管リスクが糖尿病のほかに1つ以上ある50歳以上の男性と60歳以上の女性の糖尿病患者がこれに該当する。この命題の日本人における現時点での最良のエビデンスはJPAD[*2]研究である。この無作為化比較試験では，日本人の2型糖尿病患者 2,539人が動脈硬化性疾患の一次予防として低用量アスピリンを投与する群と対照群に割りつけられた。中央値 4.37年間の経過観察で，一次アウトカムである虚血性心疾患，脳卒中，TIA，末梢動脈疾患の複合エンドポイント（1,000人年あたり）は，アスピリン群で 13.6，対照群で 17.0であり，ハザード比が 0.80（95％ 信頼区間は 0.58〜1.10）と統計学的に有意な低下は認めなかった。アスピリン群では，消化管出血と網膜出血が増加していた（アスピリン群 4/1,000人年，対照群 1.6/1,000人年）。複合エンドポイントが予想の約 1/4しか発症しなかったため，統計学的な検出力が不足した，とも考察されている。サブグループ解析ではあるが，致死性の冠動脈疾患・脳梗塞の合計はハザード比 0.10と低下していた。それでも，日本人では欧米人よりも動脈硬化性疾患が少ないので，無

症状の糖尿病患者がアスピリンを内服する利益は労力・不利益に見合うものではないだろう。さらに保険適応もなく，もし，出血等の有害事象が発生した場合には，患者の心情的にも好ましくないだろう。この目的でアスピリンを内服することを，筆者は糖尿病患者に現時点では勧めない。 ＜八重樫牧人＞

Standards of medical care in diabetes—2015 : summary of revisions. Diabetes Care 2015 ; 38 : S4. PMID : 25537706
Ogawa H, Nakayama M, Morimoto T, et al. Low-dose aspirin for primary prevention of atherosclerotic events in patients with type 2 diabetes : a randomized controlled trial. JAMA 2008 ; 300 : 2134-41. PMID : 18997198

★1― ADA 米国糖尿病学会（American Diabetes Association）
★2― JPAD Japanese Primary Prevention of Atherosclerosis with Aspirin for Diabeetes

Ⓑ 脳梗塞の再発予防に，アスピリンではなくシロスタゾールを用いることはできるか？

"Yes"である。脳梗塞の再発予防に用いる標準的な薬剤はアスピリンである。シロスタゾールはホスホジエステラーゼ3を阻害することで細胞内 cAMP[★1] 濃度を上昇させ，血小板凝集を抑制する。無作為化比較試験である CSPS 2[★2] で，日本人の非心原性虚血性脳梗塞患者 2,757 人がシロスタゾール群とアスピリン群に割りつけされた。平均29か月の経過観察期間で，脳梗塞はシロスタゾール群で年間 2.76％，アスピリン群で年間 3.71％発症し，非劣性が示された。脳出血，くも膜下出血，入院を要する出血はシロスタゾール群で少なかった。逆に，頭痛（23％），下痢（12％），動機（12％），ふらつき（10％），頻脈（7％）はシロスタゾール群で有意に多かった。シロスタゾールを再発予防に用いることは日本のガイドラインでも推奨されており，出血等でアスピリンが使用しづらい脳梗塞患者に考慮してもよいだろう。逆に，コスト面とエビデンスの質・量を考えると，脳梗塞の再発予防の第1選択薬がアスピリンであることには変わりない。 ＜八重樫牧人＞

Shinohara Y, Katayama Y, Uchiyama S, et al. Cilostazol for prevention of secondary stroke (CSPS 2) : an aspirin-controlled, double-blind, randomised non-inferiority trial. Lancet Neurol 2010 ; 9 : 959-68. PMID : 20833591

★1― cAMP 環状アデノシン一リン酸（cyclic adenosine monophosphate）
★2― CSPS 2 Cilostazol Stroke Prevention Study 2

Ⓒ 進行肺がん患者を緩和ケアにコンサルトする影響をみた研究では，なぜ，死亡率が減ったのか？

2010年に米国の Temel らは，非小細胞肺がんで遠隔転移のある患者を対象とした無作為化比較試験の結果を報告した。その試験では，緩和ケアチームががん治療医の初診時から併診で定期的にアセスメントを行うことにより，一次アウトカムである患者の QOL[★1] や抑うつ等の症状が有意に改善していただけでなく，数か月の延命効果も二次アウトカムとして示唆された。この研究での緩和ケア介入群，非介入群の両群で化学療法に大きな差はなく，緩和ケアチーム介入群で死亡直前の化学療法が減少し，患者の病状認識が改善されていた（表1-2）。ホスピス・緩和ケア研究における患者の QOL に関連したアウトカム指標として，「死亡直前期に化学療法を行っていないこと」がよく用いられる。この研究分析でも，緩和ケア介入群で死亡60日以内までの

化学療法実施率が有意に低下していたことは，この指標が終末期がん患者のQOL向上と関連していることが裏づけられた形となった．予後がおよそ2か月以下であると考えられる非小細胞がん患者では，これ以上抗がん治療を行わないほうが，患者のQOLや生存期間を延ばす可能性が高いということである．米国内科学会がサポートする啓発キャンペーンchoosing wiselyは，抗がん治療に関する啓発項目の第1項目に，「PS[*2]が3または4の全身状態不良で，治療抵抗性で確固たる治療のエビデンスのない固形がん患者には，原則として抗がん治療は行わない」，という内容を挙げている．抗がん治療医が本研究の結果を受け，緩和的抗がん治療のいきすぎへの反省を示すようになった現れとも受け取れる．このことは，日本のがん患者の化学療法にとっても対岸の火事ではない．

表1-2 緩和ケア介入群と非介入群での死亡直前の化学療法実施率(％)

死亡前	介入群	非介入群
60日前	24.2	46.3
30日前	11.3	23.9
2週間前	1.6	10.4

(Greer JA, Pirl WF, Jackson VA, et al. Effect of early palliative care on chemotherapy use and end-of-life care in patients with metastatic non-small-cell lung cancer. J Clin Oncol 2012；30：394-400. のFig 3をもとに作成)

＜八重樫牧人＞

Temel JS, Greer JA, Muzikansky A, et al. Early palliative care for patients with metastatic non-small-cell lung cancer. N Engl J Med 2010；363：733-42. PMID：20818875
Greer JA, Pirl WF, Jackson VA, et al. Effect of early palliative care on chemotherapy use and end-of-life care in patients with metastatic non-small-cell lung cancer. J Clin Oncol 2012；30：394-400. PMID：22203758
関根龍一．ホスピタリストにも必須となる緩和ケアの知識：基本用語，必須要素，新しい概念．Hospitalist 2014；2：877-85.

[*1] — QOL　生活の質(quality of life)
[*2] — PS　全身状態(performance status)

C 日本で帯状疱疹予防のために使用できるワクチンはあるか？

水痘ワクチンを用いることができるが，有害事象が起こった際の制度上の問題がある．

　米国では，2008年からACIP[*1]が帯状疱疹を発症していない60歳以上の男女に帯状疱疹ワクチンを推奨している．下記のOxmanらの研究で，帯状疱疹ワクチン接種により帯状疱疹が51.3％低下し，帯状疱疹後神経痛は66.5％低下することが示された．米国には，小児の水痘予防のために接種するVarivax®と，高齢者の帯状疱疹を予防するために接種するZostavax®の2種類がある．対して，日本にあるワクチンは水痘ワクチン「ビケン」1種類のみである．Varivax®とZostavax®では，入っているウイルス量が異なる．Varivax®には1,350 PFU[*2]の抗原が入っているのに対し，Zostavax®には最低19,400 PFUの抗原が入っている．日本の水痘ワクチンの抗原量を測定した報告があり，これでは「平均42,000～67,000 PFUであり，Zostavax®に匹敵する力価である」と記載されている．日本でも，水痘ワクチンを接種すると水

痘帯状疱疹ウイルス特異的細胞性免疫が有意に高くなったとの報告もある。帯状疱疹予防目的で日本の水痘ワクチンを用いることは，医学的には可能で有用である。

一方で，制度上の問題はある。添付文書の「水痘に感受性のある成人」の項で，水痘ウイルスに対する免疫能が低下した高齢者も接種対象として書いてあるものの，あくまでも水痘ワクチンであり，帯状疱疹ワクチンではないので，帯状疱疹ワクチンは「適応外」の使用である。水痘ワクチンを帯状疱疹ワクチンで接種後に重篤な健康被害を生じた場合，予防接種健康被害救済制度や医薬品副作用被害救済制度を用いて保障されるかどうかは，議論が分かれる。生ワクチンなので免疫抑制患者・妊婦には禁忌である。利益・不利益に関して患者とよく相談して接種を判断する必要がある。

<八重樫牧人>

Hales CM, Harpaz R, Ortega-Sanchez I, et al；Centers for Disease Control and Prevention (CDC). Update on recommendations for use of herpes zoster vaccine. MMWR Morb Mortal Wkly Rep 2014；63：729-31. PMID：25144544
Oxman MN, Levin MJ, Johnson GR, et al；Shingles Prevention Study G. A vaccine to prevent herpes zoster and postherpetic neuralgia in older adults. N Engl J Med 2005；352：2271-84. PMID：15930418
CDC. Vaccines containing varicella virus (www.cdc.gov/vaccines/pubs/pinkbook/varicella.html#virus). 閲覧日：2015/4/15
神谷 齊, 浅野喜造, 尾崎隆男ほか. 水痘ワクチンの力価と流通時のワクチン力価の安定性. 感染症学雑誌 20；85：161-5.
Takahashi M, Okada S, Miyagawa H, et al. Enhancement of immunity against VZV by giving live varicella vaccine to the elderly assessed by VZV skin test and IAHA, gpELISA antibody assay. Vaccine 2003；21：3845-53. PMID：12922118

★1― ACIP　ワクチン接種に関する諮問委員会(Advisory Committee on Immunization Practices)
★2― PFU　plaque-forming units

医療安全

A 医療エラーのスイスチーズモデルとは何か？

ほとんどの医療エラーには複数の潜在的な誘因がある。そして，ほとんどの医療エラーは，「一生懸命働いている優秀な医療従事者」によって引き起こされる。エラーの発生機序を説明するモデルに，「スイスチーズモデル」がある。

チーズのスライス1枚1枚は，「医師」や「担当看護師」，「投与プロトコール」など，エラー発生を防ぐ機構を表す。それぞれの機構には「穴」があり，100％の防止機能はもたないが，何重もの防止機構により，ほとんどのエラーは患者に害を及ぼすまでに至らない。何らかのきっかけですべての穴が1列に揃ったときのみ，エラーが防止機構をすり抜け，医療エラーの発生につながる。医療エラーの発生は，それぞれの防止機構の精度に依存し，スライスの穴が小さいほど，医療エラーが起きる可能性は低くなる。ただたとえば，「担当看護師」という防止機構の精度は，看護師の疲労度や気分，業務量に影響され一定しない。したがってエラー防止には，穴を小さくすることに加え，スライスの枚数を増やし，穴が揃う可能性を低めることが重要になる。医療安全の大きな目標は「エラーの起こりにくいシステム」をつくり上げ，医療エラーに見舞われる医療従事者や患者の数をできる限り減らすことである。必要なのは，エ

ラーが発生する仕組みを理解し，個人に責任を押しつけることなく，「なぜエラーが起きたのか」を考え，同じ事例を防ぐためのより安全な仕組みを構築することである．

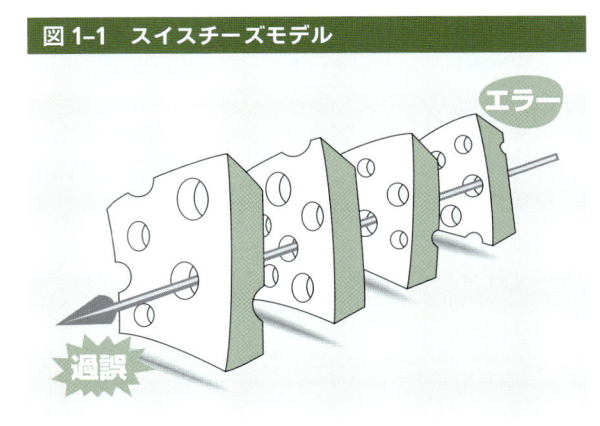

図1-1　スイスチーズモデル

<八重樫牧人>

Reason J. Human error : models and management. BMJ 2000 ; 320 : 768-70.　PMID：10720363
反田篤志．レジデントのための「医療の質」向上委員会 ■第2回：安全性(2)医療過誤は，誰のせいで起こる？ 東京：医学書院 医学界新聞 第3112号 2015年2月9日号(www.igaku-shoin.co.jp/paperDetail.do?id=PA03112_03)．閲覧日：2015/4/15

Ⓑ 医療の質向上のためのPDSAサイクルとは何か？

PDSAサイクルは，もともとは事業活動における生産管理や品質管理などの管理業務を円滑に進める手法の1つ．現在では，医療の質向上にも幅広く導入されている．Plan（計画）→ Do（実行）→ Study（評価）→ Act（処置・改善）の4段階を繰り返すことによって，業務を継続的に改善する．第二次世界大戦後，品質管理を構築したウォルター・シューハート〔Walter Shewhart(1891～1967年)〕，エドワーズ・デミング〔Edwards Deming(1900～1993年)〕らが提唱した．PDCAサイクルと呼ばれることも多い（CはcheckのC）．

(1) **P**lan（計画）：従来の実績や将来の予測などをもとにして業務計画を作成する
(2) **D**o（実行）：計画に沿って業務を行う
(3) **S**tudy（評価）：業務の実施が計画に沿っているかどうかを確認する
(4) **A**ct（処置・改善）：実施が計画に沿っていない部分を調べて処置をする

この4段階を順次行って1周したら，最後のActを次のPDSAサイクルにつなげ，螺旋を描くように1周ごとにサイクルを向上（スパイラルアップ，spiral up）させて，継続的に業務改善する．

<八重樫牧人>

Taylor MJ, McNicholas C, Nicolay C, et al. Systematic review of the application of the plan-do-study-act method to improve quality in healthcare. BMJ Qual Saf 2014 ; 23 : 290-8.　PMID：24025320

図1-2 PDSAサイクル

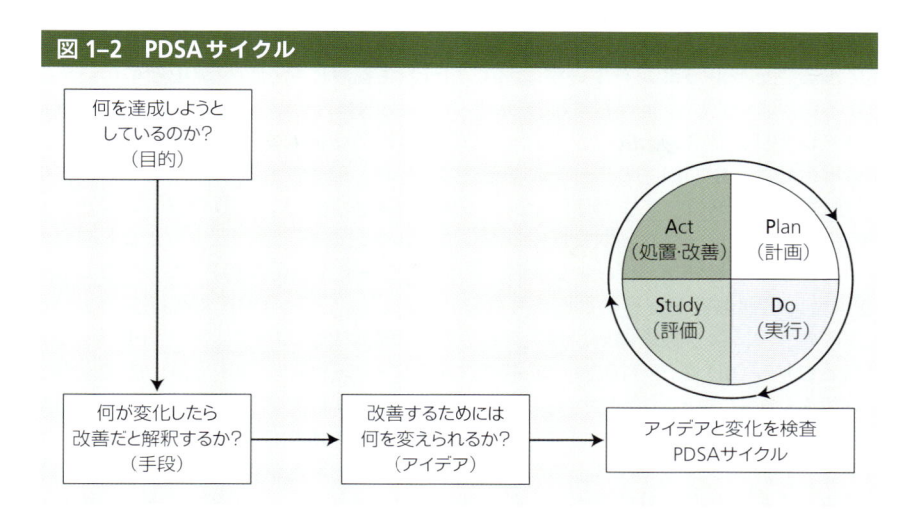

(Patient Safety. In : Tabas GH, Ende J, Aronowitz PB, et al. MKSAP 16 General Internal Medicine. Philadelphia : American College of Physicians, 2013. を改変して転載)

Ⓑ ADE[★1]（薬物有害事象）はどれくらいの頻度で起き，どれくらいが予防可能か？

ADEは「薬物治療に伴って生じたすべての好ましくない反応」，と米国FDA[★2]は定義している。2007年のIOM[★3]の報告では，米国で毎年150万件ほどのADEが生じ，そのうち38万～45万件は予防可能であるとされている。それぞれのADEで，約59万円（1ドル100円で換算）の損害が生じているとされる。日本では，Morimotoらが，3,459人の三次医療機関に入院した患者の研究において，100人の入院患者につき29件のADEが発生しており，そのうち14%は予防可能であると推定している。ADEがコモンかつ予防可能なものも多く，ADEを予防できるシステムを構築することが非常に重要である。　　　　　　　　　　　　　　　　　　　　　　　＜八重樫牧人＞

Aspden P, Wolcott JA, Bootman JL, et al. Preventing Medication Errors : Quality Chasm Series. Washington, DC : The National Academic Press, 2007.
Morimoto T, Sakuma M, Matsui K, et al. Incidence of adverse drug events and medication errors in Japan : the JADE study. J Gen Intern Med 2011 ; 26 : 148-53.　PMID : 20872082

★1 — ADE　薬物有害事象（adverse drug event）
★2 — FDA　米国食品医薬品局（Food and Drug Administration）
★3 — IOM　米国医学研究所 IOM（Institute of Medicine）

Ⓑ 抗がん剤以外で，血管外に漏出したら組織破壊が多い薬剤は何か？

抗がん剤以外でも，血管外に漏出した場合に重篤な組織傷害を起こす可能性がある注射薬があり，注意が必要である。それらの血管外漏出による組織傷害は，(1) 血管収縮，(2) 浸透圧性，(3) pH関連，(4) 細胞傷害性，の4つに分類される。(1) 血管収縮作用による組織傷害を起こす薬剤としては，アドレナリン，ノルアドレナリン，ドパミン，ドブタミン（高用量），フェニレフリン，バソプレシン等がある。これらの薬剤

が漏出した場合には，後述する一般的な処置に加え，漏出直後に拮抗薬かつ血管拡張薬であるフェントラミンを生理食塩水で1 mg/mL程度に希釈し，漏出部位に皮下注射するのがよいという報告もある(テルブタリンも同様)。血管収縮薬による壊死はノルアドレナリンで46〜60％，ドパミンで68％との報告もあり，昇圧薬を長期使用する場合には，中心静脈カテーテルを使用する。(2)浸透圧が高い薬剤としては，中心静脈栄養用の高張ブドウ糖液，マンニトール，高張食塩水，カリウム，アンピシリン，炭酸水素ナトリウム，プロピレングリコールを含むジアゼパム・フルニトラゼパム・ニトログリセリン・ジゴキシン等，造影剤(ヨード系造影剤等)，カルシウム製剤(遅延性に組織傷害が出ることもあり注意！)がある。(3) pH関連で組織傷害を起こす薬剤のうち，より組織傷害が強いアルカリ性薬剤には，フェニトイン(pH 約12)，ダントロレン(pH 9.0〜10.5)，エポプロステノール(pH 11.3〜12)，炭酸水素ナトリウム(pH 7〜8.5)，チオペンタール(pH 10〜11)，アシクロビル(pH 11)等がある。酸性薬剤には，バンコマイシン(pH 4)，アミオダロン(pH 3.5〜4.5)，ガベキサートメシル酸塩(pH 4〜5.5)，ナファモスタットメシル酸塩(pH 3.5〜4)等がある。これらが血管外に漏出したことを疑った場合，(1)血管内カテーテル留置したままで，すぐに薬剤の投与を中止する，(2)血管外に漏出した薬液を吸引するために，カテーテルより3〜5 mLの血液を含めた点滴ライン内の薬液をすべて吸引する，(3)薬剤によっては拮抗薬の投与，(4)カテーテルの抜去，(5)患肢の挙上(血管収縮薬の場合は挙上を行わない)，(6)漏出部分の冷却または温熱(薬剤により異なる)，(7)翌日以降も漏出部位を随時観察し，必要に応じてデブリードマン等の外科処置を考慮する，といった対応が必要で，重篤化が予想される場合には，早期に形成外科や皮膚科へのコンサルトが必要である。6章の「抗がん剤の血管外漏出時の対処法を述べよ」(193ページ)も参照。　　　　　　　　　　　　　　　　　　　　　　　　　　　　　　　　＜八重樫牧人＞

Reynolds PM, MacLaren R, Mueller SW, et al. Management of extravasation injuries : a focused evaluation of noncytotoxic medications. Pharmacotherapy 2014 ; 34 : 617-32.　PMID : 24420913
山形大病院薬剤部医薬品情報室. (1995) 当院における医薬品情報の実際. 薬局 1995 ; 46 : 107-9.

臨床推論

A　臨床推論(clinical reasoning)のプロセスにはどのようなものがあるか？

1970年前後からの研究により，仮説演繹法(hypothetico-deductive approach)，徹底検討法(strategy of exhaustion)，パターン認識(pattern recognition)などが知られていた。

　仮説演繹法とは，患者の面接の比較的早期にいくつかの診断仮説を思い浮かべ，それに基づき情報収集を重ね，診断に至るというプロセスである。これは，ある程度の医学的な背景知識がないと適切な問いかけができず診断に至らない可能性を秘めている。

　一方，**徹底検討法**とは，主に問診や身体診察に関して網羅的に進め，その後で診断に関する議論を煮詰めるような診断プロセスである。たとえば，痛みについてOPQRSTA[*1]といった項目で網羅的に聞き取ったり，病理学的な原因をVINDICATE[*2]というカテゴリーで鑑別していくような診断プロセスである。徹底検討法は医学生や研修医などのトレーニングに向いているやり方であるが，経験豊富な医師も仮説演繹

法で診断推論がうまく働かない場合にはこの方法に切り替えるとされる。

　これらと異なり，熟達した臨床医は**パターン認識**を実際にはしていることが多いらしい。経験を踏まえ，診断過程が長期記憶から直接検索されたような形で診断を下すというやり方である。パターン認識と関連が深い心理学的な概念としてヒューリステックがある。次項を参照のこと。　　　　　　　　　　　　　　　　　　　　＜清田雅智＞

大西弘高編. The臨床推論 研修医よ, 診断のプロを目指そう！東京：南山堂, 2012：8-19.

★1── OPQRSTA　Onset, Position, Quantity / Quality, Radiation, Sequence, Timing, Association（発症様式，場所，質/程度，放散，経過，タイミング，随伴症状）
★2── VINDICATE　血管系（vascular），感染症（infectious），良性・悪性新生物（neoplasma），変性疾患（degenerative），医原性（iatrogenic），先天性（congenital），自己免疫・膠原病（autoimmune），外傷（trauma），内分泌系（endocrine）

C　ヒューリスティックスとは何か？　3つに分けて述べよ。

「臨床推論」と一般に呼ばれる診断のプロセスは，直感的思考と分析的思考の2つの思考過程からなるとされる。そのうちの直感的思考は，医師が豊富な臨床経験に照らし合わせた潜在意識下で行われる直感的メンタルシミュレーションに基づく診断であり，認知心理学ではヒューリスティックスとも呼ばれるものだ。「パターン認識」，「クリニカルパール」，「スナップショット診断」等がそれにあたる。必ず正しい答えを導けるわけではないが，ある程度のレベルで正解に近い解を得ることができる方法である。答えの精度が保証されない代わりに，回答に至るまでの時間が短いという特徴がある。これらの種類を理解し，診断エラーにつながらないようにそれぞれの弱点を認知したうえで，臨床推論に活用することが重要である。

- **利用可能性ヒューリスティックス（availability heuristics）**：想起しやすい事柄や事項を優先して評価しやすい意思決定プロセス。最近その疾患の患者を診た等に影響され，最も可能性が高い診断ではなく，医師が最も想起しやすい疾患と誤診しやすい欠点がある
- **代表性ヒューリスティックス（representative heuristics）**：特定のカテゴリーに典型的と思われる事項の確率を過大に評価しやすい意思決定プロセス。パターン認識の応用である。患者の臨床像が「典型的な」症例に一致するので，早まって今回もその疾患の症例と誤診しやすい欠点がある
- **係留性ヒューリスティックス（anchoring heuristics）**：最初に与えられた情報を基準として，それに調整を加えることで判断し，最初の情報に現れた特定の特徴を極端に重視しやすい意思決定プロセス。初期の診断を否定するデータや他の診断に一致するデータが出たにもかかわらず，初期の診断を変えずに誤診しやすい欠点がある。「一度初期診断をつけてしまうと，それ以降の鑑別をしなくなる」という診断の認知エラー（premature closure）もほぼ同義である。

＜八重樫牧人＞

志水太郎, 松本謙太郎, 徳田安春. 直感的診断の可能性 DEM International Conferenceに参加して. 東京：医学書院 医学界新聞 第2965号 2012年2月13日号（www.igaku-shoin.co.jp/paperDetail.do?id=PA02965_02）．閲覧日：2015/4/15
Patient Safety. In：Tabas GH, Ende J, Aronowitz PB, et al. MKSAP 16 General Internal Medicine. Philadelphia：American College of Physicians, 2013.

疾患の鑑別

B 熱型で診断できる病気は何か？

一般に、熱型だけでは病気の診断は困難とされている。しかし、例として、麻疹の2峰性発熱と皮疹、Koplik斑のような他の症状との相関によって診断が可能になることがある。また、1日に2回のピークをもつ double quotidian fever は、成人 Still 病、内臓リーシュマニア症に特徴的とされるのでヒントになるかもしれない。

一方、完全に熱型が重要な疾患は、周期性をもって発熱と解熱期を繰り返すものであり、マラリアや周期性発熱症候群の診断で重要となる。後者の代表例の家族性地中海熱は小児に多いが、成人での報告もまれながらある。日本では少ないとされていたが、近年、症例報告が増えているので注意が必要である。典型的には、3〜5日間の発熱があるが、無治療でも解熱する。これが概ね1か月に1回程度出る場合には、強く疑う必要がある。ほかに熱の周期性が診断に役立つものとして、Pel-Ebstein 熱は Hodgkin 病に特徴的であるとされており、発熱期に脾腫やリンパ節が腫大していないかを確認することが重要となる。小児で問題となる周期性好中球減少症は 21 日ごとに起こる。いずれもまれな病気であるが、特徴的であるため、考慮は必要である。

<清田雅智>

Musher DM, Fainstein V, Young E, et al. Fever pattern : Their lack of clinical significance. Arch Intern Med 1979 ; 139 : 1225-8. PMID：574377
Cunha BA. The clinical significance of fever patterns. Infect Dis Clin North Am 1996 ; 10 : 33-44. PMID：8698993

B 発熱と高体温の違いは何か？〔4章の「発熱は 38℃以上と最初に定義したのは誰か？」（110 ページ）も参照〕

体温が上昇するという現象は、すぐに病的であるという判断にはならない。たとえば、ワクチン接種時の健常人の 18〜40 歳の口腔温を調べた研究では、38℃台の女性も健常人として存在していることが示されている。体温は基礎代謝と関連が強く、運動や緊張、ホルモンの影響などで生理的に上昇する。発熱(fever)とは、感冒や自己免疫疾患などのような、外因性および外因性発熱物質が関与して起こる体温の上昇である。一方、高体温(hyperthermia)は、環境温度の上昇や、内因性の熱産生に対する熱防御反応の障害があるために起こるもので、熱中症などが代表的な疾患である。fever に対しては解熱薬で治療を行うが、hyperthermia に対しては無効で、この場合は cooling が重要である。体温上昇をみたら fever であることが実臨床では多いが、特に原因が不明だと思うときには、まず、この区別をすることが臨床的に重要である。

<清田雅智>

Mackowiak PA, Wasserman SS, Levine MM. A critical appraisal of 98.6 degrees F, the upper limit of the normal body temperature, and other legacies of Carl Reinhold August Wunderlich. JAMA 1992 ; 268 : 1578-80. PMID：1302471
Mackowiak PA. Concepts of fever. Arch Intern Med 1998 ; 158 : 1870-81. PMID：9759682

B 脾臓を摘出した人で考えるべき疾患は何か？

脾臓は異常赤血球や老廃赤血球の除去、免疫グロブリンの産生、IgM[*1]メモリーB細

胞に関連する臓器である．脾臓をとってしまっただけでは一見何も問題はないようにみえるが，特殊な免疫不全状態である．莢膜を持つ細菌の感染リスクが上がり，主に肺炎球菌（Streptococcus pneumoniae），インフルエンザ桿菌（Haemophilus influenzae），髄膜炎菌（Neisseria meningitidis）の感染が問題となる．そのほかにも，イヌに噛まれた場合にカプノサイトファガ（Capnocytophaga），海外渡航時にマラリアに罹患した場合重篤になりやすいとされる．特に，感染症エマージェンシーの1つとされるOPSI[★2]は，発症して数時間後にショックやDIC[★3]のような状態となりうる病態で致死率が高い．OPSIは，脾臓摘出（脾摘）後，半数は2年以内に発症しており，10年で90％近く発症しているが，リスクは一生あるとされる．脾機能低下症例や脾摘後の患者に対してのワクチンの推奨は，海外では，肺炎球菌ワクチン〔PPSV23[★4]（ニューモバックス®）＋8週間空けてPCV[★5]13（プレベナー13®）〕，Hib[★6]ワクチン（アクトヒブ®），髄膜炎菌ワクチン（メナクトラ®）である．

　日本では，脾摘患者へのワクチン使用の明確な推奨はないが，PPSV23（ニューモバックス®）のみ保険適応がある．筆者の考えでは，OPSIの発症頻度からも5年ごとにニューモバックス®の再接種を行い，保険適応はないがプレベナー13®も追加で考慮すべきであると考える．Hibは5歳以降での発症がまれで，成人では血清型がnon-typableが多い．したがって，成人の場合はワクチンの有効性において不明な点もあるが，過去にHibワクチンの使用がない人には1回だけ勧めてよいであろう．髄膜炎菌は日本での発症が極端に少ないため，どこまで強く推奨すべきか不明であるが，少なくともアフリカの流行地への旅行などには強く推奨すべきと考える．

＜清田雅智＞

清田雅智．特集　エマージェンシーの予兆を察知する―リスクを評価し危機に備える．リスクの組み合わせから隠れた危険を察知する　脾摘後＋発熱．medicina 2013；50：635-7.
Rubin LG, Schaffner W. Clinical practice. Care of the asplenic patient. N Engl J Med 2014；371：349-56.　PMID：25054718

- [★1]— IgM　免疫グロブリンM（immunoglobulin M）
- [★2]— OPSI　脾摘後重症感染症（overwhelming post splenectomy infection）
- [★3]— DIC　播種性血管内凝固（disseminated intravascular coagulation）
- [★4]— PPSV23　23価肺炎球菌多糖体ワクチン（23-valent pneumococcal polysaccharide vaccine）
- [★5]— PCV　肺炎球菌結合型ワクチン（pneumococcal conjugate vaccine）
- [★6]— Hib　インフルエンザ桿菌b型（Haemophilus influenzae type b）

Ⓑ　血沈＞100 mm/時，または＜1 mm/時になる疾患は何か？

血沈は簡便に測定でき，赤血球同士のゼータ電位（zeta-potential）による反発で血球が浮遊するのを，γグロブリンやフィブリノゲンの増加，アルブミンの低下など，炎症で起こる血清蛋白量の変化から，その沈降が速まる原理を利用する炎症の1つの指標であるが，一般に疾患特異性がない．

　また，基準値の範囲の設定が難しい．血沈の数値は，年齢やヘマトクリット値で変動するが，クエン酸採血で行う古典的なWestergren法を用いた場合，6,500人の測定値の98％が入る上限値を基準値とした場合，男性＝年齢÷2，女性＝（年齢＋10）÷2という式で近似された．1996年の3,910人を対象とした研究では，女性と高齢者では同様に測定値が延びる傾向があり，計測値の上限は40 mm/時に至るが，95％は15 mm以下に収まるため，この補正の必要性が疑問視されている．さらに，現在

では，より簡便さを求めて EDTA*採血や，1時間を測定せず短時間の検査から推定する Westergren 変法が用いられている施設が増えており，基準値近辺での数値の解釈をより困難としている．

1967年のメイヨー・クリニック(Mayo Clinic)の報告で，血沈が＞100 mm/時以上の場合，58％は悪性腫瘍(特に，腎がんと転移性骨腫瘍が古典的には診断困難とされていた)であったという報告があり，この数値は特に注目されていた．実際には，さまざまな疾患がこの値をとりうるようで，表1-3に示した．

1965年に，やはりメイヨー・クリニックから，逆に血沈が1 mm/時以下になる場合の報告もある．古典的には，真性多血症や二次性多血症，先天性心疾患との関連が疑われていた．4か月間の21,404人の検査で358人の患者にみられ，そのうちの137人には特別な異常は見当たらず，先述の疾患は6.1％にみられたのみであった．こちらは病的な意義は少ないようである．

表1-3 血沈＞100 mm/時，または＜1 mm/時の疾患

疾患群 (過去の例での比率)	血沈＞100 mm/時 263人の患者 274疾患(数) (Mayo Clinic, 1967)	FUO[1]を伴う場合の疾患 (Cunha, 2007)	血沈＜1 mm/時 358人の患者(数) (Mayo Clinic, 1965)
感染症 (8～44％)	合計 22 肺炎(7) 急性中耳炎(5) 亜急性心内膜炎(2) 化膿性憩室炎(2) 活動性肺結核(2) その他(4)	亜急性心内膜炎 (特に，ブルセラ症，Q熱) 骨髄炎 膿瘍	尿路感染症(7)
膠原病 (5～28％)	合計 34 関節リウマチ(15) 巨細胞性動脈炎(8) SLE(3) Sjögren症候群(2) 脊椎炎(1) その他(5)	成人 Still病 リウマチ性多発筋痛症 巨細胞性動脈炎 高齢発症関節リウマチ 高安動脈炎 SLE 結節性動脈炎 菊池病 家族性地中海熱	
腫瘍 (12～58％)	合計 168 血液悪性腫瘍 (小計 69) 　悪性リンパ腫(30) 　多発性骨髄腫(11) 　など 固形腫瘍(小計 99) 　大腸直腸(16) 　乳がん(15)など	多発性骨髄腫 非 Hodgkin白血病 腎細胞がん	真性多血症(8) 多発性骨髄腫(1) 骨髄増殖性疾患(1) 慢性リンパ球性白血病(1)

その他	合計 50 肝硬変(3) 胆汁性肝硬変(2) 肝炎(3) 糖尿病性腎症(7) その他(35)	あらゆる悪性腫瘍 薬剤熱 亜急性甲状腺炎 深部静脈血栓症	137人には異常はなかった

(Wyler DJ. Diagnostic implications of markedly elevated erythrocyte sedimentation rate : a reevaluation. South Med J 1977 ; 70 : 1428-30. および, Zacharski LR, Kyle R. Significance of extremely elevation of erythrocyte sedimentation rate. JAMA 1967 ; 202 ; 264-6., Cunha BA. Fever of unknown origin : focused diagnostic approach based on clinical clues from the history, physical examination, and laboratory tests. Infect Dis Clin N Am 2007 ; 21 : 1137-87., Zacharski LR, Kyle R. Low erythrocyte sedimentation rate : clinical significance in 358 cases. Am J Med Sci 1965 ; 250 : 208-11. をもとに作成)

★1— FUO　不明熱(fever of unknown origin)

<清田雅智>

Zacharski LR, Kyle R. Significance of extremely elevation of erythrocyte sedimentation rate. JAMA 1967 ; 202 ; 264-6.　PMID : 6072299
Zacharski LR, Kyle R. Low erythrocyte sedimentation rate : clinical significance in 358 cases. Am J Med Sci 1965 ; 250 : 208-11.　PMID : 14331954
Wetteland P, Røger M, Solberg HE, et al. Population-based erythrocyte sedimentation rates in 3910 subjectively healthy Norwegian adults. A statistical study based on men and women from the Oslo area. J Intern Med 240 : 1996 ; 125-31.　PMID : 8862121

★— EDTA　エチレンジアミン四酢酸(ethylene diamine tetraacetic acid)

C referred scrotal painがあるときに考える鑑別疾患は何か？

referred scrotal painとは，精巣自体に異常がないにもかかわらず，他の原因により精巣に痛みが出現するというまれな関連痛である．多くは陰部大腿神経が関与するため，この神経走行の近傍の問題がその原因となる．鑑別すべき疾患は表1-4に示した．古くはWilliam Oslerが1905年に腹部大動脈瘤の症例で4例，報告していたが，

表1-4　精巣の痛み

精巣病変による精巣痛	精巣放散痛(関与する神経)
●精巣捻転症 ●副精巣炎 ●精巣炎 ●精巣腫瘍 ●結節性多発動脈炎 ●腹部疾患の波及 ●その他	●腹部大動脈瘤(陰部大腿神経) ●盲腸後虫垂炎(陰部大腿神経) ●腎疝痛(陰部大腿神経) ●神経根痛，骨痛(S1神経根 後大腿皮神経) ●後腹膜腫瘍(陰部大腿神経) ●ヘルニア整復術後(陰部大腿神経±腸骨鼠径神経) ●前立腺痛(後陰嚢神経) ●てんかん(大脳皮質) ●感染性心内膜炎(不明) ●後腹膜線維症(不明) ●糖尿病性の食後の痛み(不明)

(McGee SR. Diagnosis of scrotal pain. Med Rounds 1988 ; 1 : 280-9.のTable 1と, McGee SR. Referred scrotal pain : case reports and review. J Gen Intern Med 1993 ; 8 : 694-701.のTable 1をもとに作成)

高齢者では，おそらく最も重要な鑑別疾患である。一方若年者では，虫垂炎が重要で，その場合は右精巣の牽引痛を訴えることが多い。急性腹症の教科書として有名な，Sir Vincent Zachary Copeの"Early diagnosis of the acute abdomen"の急性虫垂炎のなかにも実は掲載されている。注意深い観察を昔の臨床医はしていたのであろう。

<清田雅智>

McGee SR. Referred scrotal pain : case reports and review. J Gen Intern Med 1993 ; 8 : 694-701. PMID : 8120689
Osler W. Aneurysm of the abdominal aorta. Lancet 1905 ; 2 : 1089-96.

身体所見

A 脾腫をみるのに役立つ身体診察は何か？

脾臓の身体所見は，Salvatore Mangioneにいわせると，身体診察項目全体のなかで最も習得が困難とされるものである。本来，脾臓は背側にある臓器であり，胸郭内に存在するため，直接触れることができない。また，呼吸により移動をするため，呼吸の位相も重要となる。触診でわかるためには，腹部側に突出するような大きな脾臓でなければならない。そこで，軽度の脾腫の確認には，Castell's spotの打診を行うことが重要となる。正常な脾臓は通常，中腋窩線を越えることはまれで，前腋窩線上，最下位の肋間（第8か第9肋間）では，胃や腸のため鼓音が正常である。脾腫があると，この部位の打診で吸気呼気ともに濁音となるという特徴がある。1967年に米国の内科医Donald Castellによって報告された手技である。 <清田雅智>

清田雅智. 気楽に学ぼう身体所見：第1回 脾腫. Hospitalist 2013 ; 1 : 134-8.
Castell DO. The spleen percussion sign. A useful diagnostic technique. Ann Intern Med 1967 ; 67 : 1265-7. PMID : 6061941

B がんを疑う場合に，身体所見にて確認したいと思う場所はどこか？

左鎖骨上のリンパ節（Virchowリンパ節）の腫脹と臍の腫瘤（SMJN★）がないかを確認すべきである。前者は，左鎖骨上リンパ節腫脹であり，解剖学的に腹腔内，縦隔内の臓器のリンパ流が胸管を通り95％が左静脈角に流入するために，このリンパ節転移は全身疾患の"Sentinel node"とみなされるからである。小児でも，このリンパ節腫脹は悪性腫瘍の関与の可能性を高くするために生検を考慮する必要がある。1848年に，ドイツの医師 ルードルフ・ルートヴィヒ・カール・フィルヒョウ〔Rudolph Virchow（1821〜1902年）〕が胃がんの患者で報告したことに由来するが，フランスではTroisierリンパ節と呼ばれている。

後者は臍に出来る転移性の腫瘤であり，主に消化管や婦人科がんなどの転移がこの部位に起こる。SMJNの平均余命は約10か月とされているが，原発巣により予後も異なるため，全身の検索が必要となる。 <清田雅智>

Abu-Hilal M, Newman JS. Sister Mary Joseph and her nodule : historical and clinical perspective. Am J Med Sci 2009 ; 337 : 271-3. PMID : 19365173

★— SMJN Sister Mary Joseph nodule

Ⓑ 結節性紅斑の原因は何か？〔11章の「結節性紅斑がしばしば全身性疾患診断の鍵となる背景を説明せよ」(335ページ)も参照〕

BEDRESTである。すなわち，B：**B**ehçet disease，E：**E**strogen，D：**D**rugs，R：**R**ecent infection，E：**E**nteropathies，S：**S**arcoidosis，T：**T**uberculosisの語呂で，治療としてベッド安静(bed rest)が重要ということを示している。結節性紅斑は血管炎を伴わない皮膚の限局性脂肪織炎(septal panniculitis)と定義されており，10万人あたり年間1～5例発症し，15～40歳の女性に多く，約半数は原因が特定できない。BEDRESTを補足すると，recent infectionというのは，溶連菌感染後がよく知られている原因であるが，結核やレンサ球菌以外の感染症でも報告されている。drugsではエストロゲンが有名だが，抗菌薬やB型肝炎ワクチンなどでの報告もある。enteopathiesとは炎症性腸疾患〔Crohn病，潰瘍性大腸炎(ulcerative colitiss)〕であり，sarcoidosis(サルコイドーシス)は，急性の関節痛とぶどう膜炎で発症するLöfgren症候群が該当する。内科医としては，これらの鑑別疾患を行うことが重要である。　　＜清田雅智＞

Lebwohl MG. Atras of the Skin and Systemic Disease. New York : Churchill Livingstone, 1995 : 29.

Ⓑ Schamroth diamondとは何か？

Leo Schamroth(1924～1988年)は，南アフリカ共和国の循環器内科医である。自身が感染性心内膜炎に罹患した際に簡便にばち指(clubbing)を確認する方法に気づいた(図1-3)。図のように指を合わせるとdiamond(ひし形)が出来るのが正常で，消失していればばち指があるということになる。さらに，彼自身の観察で治療2か月後にdiamondが再出現して，8か月後に元の指に戻ったのを報告した。ばち指は治りうるのである。日本では，ばち指はチアノーゼ性の心疾患などで起こると教わるが，実際にはさまざまな疾患で起こることが知られている。特に，臨床的に重要なのは新

図1-3　ばち指の確認法

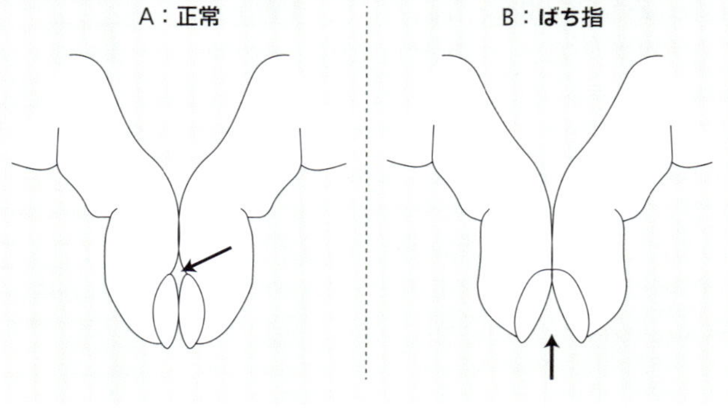

A：正常　　　　　　　　B：ばち指

Schamroth自身が感染性心内膜炎に罹患したときにばち指(clubbing)が出現した。治療後2か月でdiamondが再出現して，8か月後に元の指に戻ったことを報告
(Schamroth L. Personal experience. S Afr Med J 1976 ; 50 : 297-300.　PMID : 1265563より転載)

規に発症する場合で，これで肺がんをみつけた報告もある。Shamroth diamondの消失がばち指を診断できる精度は，感度87％，特異度90％，LR*（＋）8.4，LR（－）0.14と報告され，これだけでほぼ診断をrule in，rule outできるという優れものである。　　　　　　　　　　　　　　　　　　　　　　　　　　　　　　＜清田雅智＞

Schamroth L. Personal experience. S Afr Med J 1976 ; 50 : 297-300.　PMID : 1265563
Faller BA, Atkinson JP. Images in clinical medicine. New-onset clubbing associated with lung cancer. N Engl J Med 2008 ; 359 : 13 : e15.　PMID : 18815393
Pallarés-Sanmartín A, Leiro-Fernández V, Cebreiro TL, et al. Validity and reliability of the Schamroth sign for the diagnosis of clubbing. JAMA 2010 ; 304 : 159-61.　PMID : 20628128

★— LR　尤度比（likelihood ratio）

マンシェットを巻き血圧を測定すると徐脈になるときに考えることは何か？

Branham signが陽性であり，その四肢に動静脈瘻があることを示唆している。1890年に囚人が銃で大腿を誤射して出来た動静脈瘻を圧迫した際に，脈拍数が80回/分から40回/分程度の徐脈となった現象を，米国の外科医 Harris Miller Branham（1862～1936年）が報告したことに由来し，米国の外科医 ルドルフ・マタス〔Rudolf Matas（1860～1957年）〕が1923年に引用して知られるようになった。大きな動静脈瘻を圧迫もしくは切除すると徐脈になるのは，静脈還流が増えると心拍数が増加するというBainbrige反射が抑制されるためと説明されている。血圧は必ずしも低下しない。
　他の可能性は，痛みや緊張などから誘発される血管迷走神経反射であるが，この場合は血圧が低下し，顔面が蒼白になったり，気分不良を訴えるであろう。＜清田雅智＞

Sealy WC. Classics in thoracic surgery. On the care and preservation of eponyms : the case of Branham's sign. Ann Thorac Surg 1985 ; 40 : 311-4.　PMID : 3899031

referred otalgiaとは何か？

referred otalgiaとは，耳痛を訴えているにもかかわらず，外耳にも内耳にも原因が同定されないという一種の関連痛である。1950年代頃から文献上，この単語が出てくる。1960年に米国の Joseph C. Eliaが，141人の患者をレビューしているが，感染症が58％，歯の異常が25％，悪性腫瘍10％，その他7％と報告している。耳の感覚神経支配は複雑で，C2，C3，三叉神経，顔面神経，舌咽神経，迷走神経が関連する。このため，referred otalgiaをきたす疾患は，意外と広範な領域の疾患と関連がある。口腔内の異常，歯の病気，顎関節疾患，Ramsay Hunt症候群などは比較的理解できる。興味深いのは迷走神経が介在すると考えられている，亜急性甲状腺炎や虚血性心疾患での報告があることだ。また，舌扁桃炎（lingual tonsilitis：Eliaの報告では最多の原因であった）や梨状陥凹に発生する口腔がんなどが原因である場合は体表から確認することが困難で，耳鼻科にコンサルトしないと多くの医師は見逃すかもしれない。
　　　　　　　　　　　　　　　　　　　　　　　　　　　　　　　　　　＜清田雅智＞

Elia JC. Management of referred otalgia. J Int Coll Surg 1960 ; 33 : 446-56.　PMID : 13819907
Charlett SD, Coatesworth AP. Referred otalgia : a structured approach to diagnosis and treatment. Int J Clin Pract 2007 ; 61 : 1015-21.　PMID : 17504363

Pemberton's signがある患者で確認する身体所見は何か？

甲状腺の触診である。Pemberton's signとは，1946年に英国の内科医 Hugh Spear Pemberton（1890～1956年）により報告された異所性甲状腺（胸骨下甲状腺）を確認するためのもので，両手を挙上して3分程度で顔面の紅潮や気分不良，耳閉感などが出現すると陽性となる。胸郭の入り口に何かしらの異常構造物があると，上肢の挙上によって外頸静脈が圧迫されうっ血が起こるため，この徴候が出現する。Pemberton's signが陽性となるものとしては，甲状腺腫，鎖骨下静脈血栓症，肺がん，リンパ腫，胸腺腫，動脈瘤などが知られている。このなかで甲状腺腫と異所性甲状腺は，甲状腺の触診で診断することが可能である。異所性甲状腺の場合は，8～18%の患者では頸部や胸郭の皮静脈の拡張があり，これを本来の位置に甲状腺がないことと併せて診察することで，身体所見で診断に近づくことができる。　　＜清田雅智＞

Pemberton HS. Sign of submerged goitre. Lancet 1946 ; 248 : 509.
De Filippis EA, Sabet A, Sun MR, et al. Pemberton's sign : explained nearly 70 years later. J Clin Endocrinol Metab 2014 ; 99 : 1949-54.　PMID：24646105
Wallace C, Siminoski K. The Pemberton sign. Ann Intern Med 1996 ; 125 : 568-9.　PMID：8815756

爪をみて診断できる疾患は何か？

爪は，実はさまざまな情報を与えてくれることが知られている。みるべきものはIDA*のspoon nailだけではない。表1-5に，疾患との相関が強いとされる爪の所見を記す。一般に，爪の所見だけで疾患を特異的に診断することは難しいが，爪の所見がきっかけになり関連疾患を想起させ，病歴や他の身体所見から疾患を特定するのに役立つという意味では，重要な体の診察部位である。詳細な研究結果をまとめているのが，参考文献に示している2冊の本である。高額な本ではあるが，爪は実は詳細な検証がされていることがわかるだろう。

表1-5 爪の所見と関連疾患

	成因	関連疾患
形態異常		
匙状爪（koilonychia：spoon nail）	不詳　加重が関連か？	先天異常，鉄欠乏性貧血，多血症，ヘモクロマトーシス，Raynaud病　甲状腺疾患，生理的（子どもの足）
ばち指（clubbing）	爪床基始部の血管増生	肺がん，膿胸，肺線維症，肺動静脈瘻，感染性心内膜炎，炎症性腸疾患，胆汁性肝硬変，甲状腺疾患
爪形成過程の異常		
ボー線条（Beau's line）	一時的な栄養障害か？	感染症（肺炎，猩紅熱，麻疹，ムンプスなど），抗がん剤，皮膚疾患（湿疹，天疱瘡など），外傷

ミーズ線(Mees' line)	白線部分は爪の fragmentation	ヒ素中毒, タリウム中毒, 抗がん剤, 心不全, 腎不全
爪甲点状凹窩(nail pitting)	爪基質の病変による爪甲表面の脱落	乾癬, 慢性湿疹, 円形脱毛症, 扁平苔癬

色の変化

テリー爪(Terry's nail)	爪床の変化(近位部血管収縮と遠位部血管拡張)	肝硬変(特に50歳以下), 慢性うっ血性心不全, 成人発症糖尿病
Linsay's nail(half and half nail)	不詳(爪近位の色素消失, 遠位の色素沈着か?)	慢性腎不全
ミュルケ線条(Muehrcke's lines)	不詳(爪床の局所的な浮腫による血管圧迫?)	低アルブミン血症(ネフローゼ症候群, 肝硬変, 消化管吸収不良), 化学療法
赤い半月(red lunula)	不詳(圧迫にて消失するが血管増生はなし)	心不全, 円形脱毛症, 自己免疫疾患(SLE★)
青い半月(azure lunula)	不詳	Wilson病, 銀中毒, 感染症, 薬物治療〔quinacrine hydrochloride, フェノールスルホンフタレイン(phenolphthalein)〕
黄色爪(yellow nail)	おそらく, リンパうっ滞による爪甲の伸長遅延と肥厚	黄色爪症候群(yellow nail syndrome)(慢性肺疾患, 胸水貯留, リンパ浮腫)
変形を伴う黄色爪〔Bazex症候群(syndrome)〕	不詳(手足, 耳など体の遠位の皮膚落屑を伴う過角化を伴う)	咽喉頭がん, 肺がん, 食道がん
緑色爪(green nail)	菌が産生する色素の爪甲への沈着	緑膿菌感染症

nail fold capillary の異常

爪上皮出血	血管ループの拡張 出血 血管構造の破綻消失	全身性強皮症(systemic sclerosis), SLE, 皮膚筋炎(dermatomyositis)

(Baran R, de Berker DAR, Holzberg M, et al. Baran and Dawber's Diseases of the Nails and their Management, 2nd ed. Chichester : Wiley-Blackwell, および Zaias N. The nail in health and disease, 2nd ed, Connecticut : Appleton and Lange, 1990., 東 禹彦. 爪 基礎から臨床まで. 東京 : 金原出版, 2004. をもとに作成)
★━ SLE　全身性エリテマトーデス(systemic lupus erythematosus)

<清田雅智>

東 禹彦. 爪 基礎から臨床まで. 東京：金原出版, 2004.
Baran R, de Berker DAR, Holzberg M, et al. Baran and Dawber's Diseases of the Nails and their Management, 4th ed. Chichester : Wiley-Blackwell, 2012.

★― IDA　鉄欠乏性貧血（iron-deficiency anemia）

Hamman's signとは何か？

特発性縦隔気腫症の際にみられる心音に一致して起こる擦れるような雑音である。1937年にジョンズホプキンス大学のLouis Hamman（1877～1946年）によって報告された徴候で、古い報告では、50～80％にみられるとされてきた。縦隔気腫のみならず、まれに気胸の患者での報告もある。特発性縦隔気腫は若い年齢層に多く、嘔吐や喘息、怒責など胸腔内圧が上昇するような誘因があり、気胸とは異なり、肺胞が血管気管側に破れるために起こると考えられている。多くは自然軽快するため、軽症だと気づかれないかもしれない。近年の特発性縦隔気腫症の報告では、Hamman's signがほとんどないとされているが、おそらく見逃されているのであろう。上記のような病歴があるときには、呼吸音を聴取する際に注意深い確認を要する。

　肺音の国際的な分類は、ILSA★が1987年に「Chest」に発表しているが、Hamman's signは分類されていなかった。この会合の取りまとめを行った三上理一郎（1925～2014年）は、三上案として副雑音（adventitious sounds）のラ音に分類されない、その他（miscellaneous）のなかに、Hamman's signを分類していた。　　　　＜清田雅智＞

Hamman L. Spontaneous mediastinal emphysema. Bull Johns Hopkins Hosp. 1939 ; 64 : 1-21.
Maunder RJ, Pierson DJ, Hudson LD. Subcutaneous and mediastinal emphysema. Pathophysiology, diagnosis, and management. Arch Intern Med 1984 ; 144 : 1447-53.　PMID : 6375617
三上理一郎. 肺の聴診に関する国際シンポジウム. ラ音の分類と命名. 日医師会誌 1985 ; 94 : 2050-5.

★― ILSA　国際肺音学会（International Lung Sounds Association）

bendopneaとは何か？

bendopneaとは、たとえば、靴や靴下を履くときのように、座っている姿勢で前かがみになったときに、30秒以内に起こる呼吸困難や不快な頭重感のことをいう。別名"Flexo-dyspnea"とも記述され、心エコーでは、左室充満圧の上昇と相関があるとされている。実際に、bendopneaは、102人の収縮不全型の心不全患者の28％にみられ、前かがみになって7～11秒後に出現していたという報告がある。また、bendopneaの有無で比較すると、この症状は右房圧や肺動脈楔入圧の上昇と相関があったが、cardiac indexはあまり変わりがなかった。

　もともと、心不全の疫学を調査するために、1971年にFramingham Heart studyの診断基準が設定され、運動時の呼吸困難、起座呼吸、発作性夜間呼吸困難が心不全徴候とされていたが、bendopneaは知られていなかった。しかし、2010年頃にある医師が、心不全の患者が前かがみになるときにのみ特異的に息切れを訴えることに気づき、心不全の症状ではないかと考えたという。いつの時代も、患者の徴候を注意深く観察することと、患者の訴えに耳を傾けることが重要であることを銘記されたい。

＜清田雅智＞

Thibodeau JT, Turer AT, Gualano SK, et al. Characterization of a novel symptom of advanced heart failure : bendopnea. JACC Heart Fail 2014 ; 2 : 24-31.　PMID : 24622115
Norhia A, Stevenson LW. Observation is never obsolete. JACC Heart Fail 2014 ; 2 : 32-4.　PMID :

24622116

C jolt accentuation(JA) testとは何か？

髄膜炎は，病歴と身体所見から疾患をrule inする方法が確立されておらず，疑ったらLP★1によるrule in, rule outを要する．頭痛，発熱というのは，髄膜炎の症状として多いものの，それは感冒でも起こる症状であり，特異性に欠ける〔Spin★2：特異度(specificity)が高い検査はrule inに有用〕．一方，髄膜刺激に特徴的とされるKernig徴候，neck stiffness(項部硬直)は1割程度の出現率であるため，感度が低すぎて除外診断に使えない．髄膜炎に対して感度の高い徴候がないことがわかれば〔Snout★3：感度(sensitivity)が高い検査はrule outに有用〕，LPを避けることできるはずである．

1991年，旭中央病院の内原俊記は，卒後5年目にみた髄膜炎の患者で「歩くと頭痛が響く」という訴えをしていたことをヒントに，「1分間に2～3回の周期で首を横に振ってもらう，または他動的に振って増悪する」というJAが診断に役立つのでは，と考えた．そこで，(1)最近2週間以内に発症した頭痛，(2)37℃以上の発熱，(3)意識障害や神経学的異常を伴わない54人を前向きに調査し，LPの所見とJAとの相関を調べた．細菌性髄膜炎やくも膜下血腫でみられるような意識障害が重篤な症例は除外されていることが重要で，どちらかというと，無菌性髄膜炎を疑ったシナリオでの検証である．髄液細胞数は34人(30人が髄膜炎で無菌性が28人，細菌性が1人，結核性が1人)で上昇した．この34人中33人がJA陽性で，感度97.1％であった．このことから，髄膜炎の除外に使えるテストではないかと注目され，1999年，JAMAのrational clinical examinationでも大きく取り上げられた．

その後，2010年に190人〔髄液細胞増加(pleocytosis) 111人：無菌性62人，結核性30人，細菌性7人〕，2014年に230人(pleocytosis 47人)の前向き調査で，JAは再評価され，感度はおのおの6％，21％と報告された．ただし，厳密な意味では，1991年のinclusion criteriaを採用していない集団での検討である．研究を読むときには，内的妥当性，外的妥当性をよく考えないと誤った判断につながりかねないことを示している．　　　　　　　　　　　　　　　　　　　　　　　　　　　＜清田雅智＞

Uchihara T, Tsukagoshi H. Jolt accentuation of headache : the most sensitive sign of CSF pleocytosis. Headache 1991 ; 31 : 167-71.　PMID : 2071396
Nakao JH, Jafri FN, Shah K, et al. Jolt accentuation of headache and other clinical signs : poor predictors of meningitis in adults. Am J Emerg Med 2014 ; 32 : 24-8.　PMID : 24139448
【寄稿】内原俊記. Jolt accentuation再考. 東京：医学書院 医学界新聞 第3086号 2004年7月28日号(www.igaku-shoin.co.jp/paperDetail.do?id=PA03086_02)．閲覧日：2015/3/29

★1― LP　腰椎穿刺(lumbar puncture)
★2― Spin　specificity rule in
★3― Snout　sensitivity rule out

EBM

A 検査における基準値とカットオフ値とは何が異なるのか？

検査に正常値というのはあるのであろうか？　採血のデータで一般に「正常」とみな

している数値の範囲は，健康と考えられる人を集めてサンプルをとり，その95パーセンタイルに入る数値を「基準値」と定義している．つまり，検査値でこの基準値を外れることは上下の2.5パーセンタイルに入るまれな健常人である可能性もあることを意味しており，基準値外＝異常と言い切れるものではない．

　一方，疾患の存在を決めるため，検査陽性と陰性を分ける値がカットオフ値（cut off point）である．カットオフ値は恣意的に変わりうるものである．たとえば，高齢者のIDA（鉄欠乏性貧血）の研究を例にとると，骨髄生検で鉄欠乏の所見があることをゴールドスタンダードとして，フェリチンとトランスフェリン飽和度（鉄／TIBC[★1]），MCV[★2]などでどれが有用な検査かを証明した研究がある．フェリチンのカットオフ値を18 ng/mLとすると，IDA診断のSn[★3] 55.3％，Sp[★4] 98.7％である．同様に，カットオフ値45 ng/mLでは，Sn 27.4％，Sp 91.3％，100 ng/dLでSn 9.5％，Sp 28％となる．感度を縦軸に1－特異度を横軸にして，これらの数字をプロットするとROC[★5]曲線が引ける．同様に，トランスフェリチン飽和度やMCVなどでもROC曲線を引くことで，フェリチンの診断精度がより高いことが検証された．

　つまり，フェリチン値の基準値は，男性10〜220 ng/mL，女性10〜85 ng/mLであるが，カットオフ値である18 ng/dL以下という数字は基準値内の数字であっても，鉄欠乏であるとほぼ診断してよいということになる．　　　　　　　　　＜清田雅智＞

一般社団法人日本衛生検査所協会．臨床検査とは　ご自分の健康時の値（個人の基準値）を知っていますか？（www.jrcla.or.jp/atoz/wexm_06.html）　閲覧日：2015/4/20
Guyatt GH, Patterson C, Ali M, et al. Diagnosis of iron-deficiency anemia in the elderly. Am J Med 1990；88：205-9.　PMID：2178409

★1── TIBC　総鉄結合能（total iron binding capacity）
★2── MCV　平均赤血球容積（mean corpuscular volume）
★3── Sn　感度（sensitivity）
★4── Sp　特異度（specificity）
★5── ROC　受信者動作特定曲線（receiver operating characteristic curve）

A　CPR★（臨床予測ルール）を知る意義は何か？

臨床症状から病気を診断したり，検査を計画することは，患者のケアでは日常的に行われることである．一方，経験の浅い臨床医にとって，病歴だけで疾患を診断したり検査を思い浮かべることは至難の業であり，自らの臨床経験値を上げる努力が必要である．これらの臨床判断を，より客観的に予測することができるようにつくられているのがCPRである．たとえば，扁桃炎に対して抗菌薬を投与するかどうかを決めるCentor criteriaなどが代表である．不要な検査を減らしたり，臨床徴候で着目すべき因子を認識できるようになるために，この概念を知ることが重要である．

　実際に，どの程度まで予測が可能なのかについては，さまざまな研究がなされており，それらをまとめた本もあるので参考にされるとよい．　　　　　　　　　＜清田雅智＞

Ebell MH. Evidence-Based Diagnosis：a handbook of clinical prediction rules. New York：Springer, 2001：212.
Wasson JH, Sox HC, Neff RK, et al. Clinical prediction rules. Applications and methodological standards. N Engl J Med 1985；313：793-9.　PMID：3897864

★── CPR　臨床予測ルール（clinical prediction rule）

A 無作為化比較試験が統計的有意差なしという結果であった。症例数が少ないから有意差がないのか，本当に有意差がないのかをどう判別するか？

サンプルサイズの計算がされているか，つまり，power calculationがなされているかに注目して判別する。

統計学的に有意差を示せなかった場合，「本当に差がない」か「症例数が少ない」かを見極める必要がある。通常，臨床試験では研究開始前に，治療効果の差を検出するために必要な症例数をサンプルサイズとして計算する。この本当の差を検出する力が，(統計的)検出力(power)であり，それを計算することがpower calculationである。ちなみに，powerとβエラーを起こす確率，βレベルとの関係は，power＝1－βである。たとえば，症例数が少なすぎると，本当は治療効果があるにもかかわらず，統計学的には差がないとみなされてしまう。したがって，無作為化比較試験の結果を解釈する際に，結果に有意差があったときは症例数が十分といえるが，結果に差がなかったときには，サンプルサイズが十分であったかどうかを検討する必要がある。サンプルサイズの計算は，論文の方法(methods)の統計学的解釈(statistical analysis)の項に記載されていることが多い。たとえば，powerが80％の研究において，研究結果が有意差なしとなった場合，本当は差があるのに，20％の確率で差がないという結果が出てしまう。研究のpowerは，(1) サンプルサイズのほかに，(2) 対照群のイベント発生率(高いほどpowerも高くなる)，(3) 介入をした場合に期待される効果(イベント減少効果が大きいほど，powerも高くなる)，(4) αレベル(αエラーを起こす確率，つまり，本当は差がないのに，差があると勘違いしてしまう誤り，0.05を用いることが多い)で決まってくるので，一定値以上のpower(80％が多く用いられるが，絶対的な値ではない)をもつサンプルサイズを研究開始前に決める必要がある。

また，その研究が優越性試験か非劣性試験なのかにも注目する。非劣性試験のほうが「差がない」ことを証明するのに適している。優越性試験では既定の有意水準(たとえば$P<0.05$)なら介入のほうが優れていることを示し，非劣性試験なら，既定の有意水準，たとえば$P<0.05$なら介入群が対照群に劣らないこと，つまり，同じ$P<0.05$でも逆の意味を示すことにも注意されたい。　　　　　　　　　　　＜八重樫牧人＞

The SPELLホームページ(南郷栄秀先生)(spell.umin.jp/). 閲覧日：2015/4/15
Glossary of common biostatistical and epidemiological terms. UpToDate (www.uptodate.com/contents/glossary-of-common-biostatistical-and-epidemiological-terms). 閲覧日：2015/4/15

B PS★(propensity score) matchingを用いた論文があれば，無作為化比較試験は不要か？

近年，PS(propensity score)を用いた論文数が指数関数的に増えている。この手法では，観察的データのみから無作為化比較試験に近い結果を得ることができる。また，無作為化比較試験と比べて，低コスト・倫理的で，無作為化が不可能な解析も可能である。PSを用いた論文では，治療・検査が行われる傾向(propensity)を確率として0〜1の間のPSを算出する。PSが同等であると，検査・治療が行われる確率は同等となる。そのなかで，治療群と対照群でPSが同等の患者のペアをつくると(マッチング)，マッチングされた患者群は背景因子のバランスがとれた群となる。なぜなら，

たとえば，死亡のリスクが低い患者には治療をしないため，治療群には低リスク患者は少ないが，その少ない数に合わせると，非治療群（対照群）の低リスク患者は多数除外され，高リスク患者は治療群で多く対照群で少ないが，対照群で多く除外されるからである。PS matchingは，この方法で，治療群と対照群でのアウトカムを比較し，観察的データでありながら選択バイアスや交絡因子等の影響を排除しようとした研究デザインである。

ただし，下記の欠点もあることを認識する必要がある。(1) 多くは後ろ向き解析であること，(2) サンプルサイズの計算が困難であること，(3) PSの構成変数を決める標準的な手法は確立していないこと，つまり筆者のバイアスが入りやすくなること，(4) 介入前の背景因子がPSを構成するため計算困難な場合があること，(5) 未知の背景因子は十分に調整できないこと，(6) マッチングできなかった対象を除外するため，検出力(power)が低下したり，PSの重なり合いが少ない介入の解析は困難であること，(7) 欠測値に脆弱で，さらに検出力が低下すること，などがある。love plotにて，すべての背景因子のマッチング後の差が0.1未満であることを確認するなどして，マッチバランスを確認する必要がある。前途有望な手法であるが，研究の質はまだ低いのが現状であり，現時点で無作為化比較試験の代用となる手法ではなさそうである。　　　　　　　　　　　　　　　　　　　　　　　　　　　　　　　　　＜八重樫牧人＞

Baek S, Park SH, Won E, et al. Propensity Score Matching : A Conceptual Review for Radiology Researchers. Korean J Radiol 2015 ; 16 : 286-96.　PMID : 25741190
Austin PC. An Introduction to Propensity Score Methods for Reducing the Effects of Confounding in Observational Studies. Multivariate Behav Res 2011 ; 46 : 399-424.　PMID : 21818162

★── PS　propensity score

その他

A　ステロイド外用薬の強さについて説明せよ。

ステロイド外用薬は，アトピー性皮膚炎など多くの皮膚疾患で有用な薬であるが，ステロイドという名前を聞くことで患者が副作用を心配するあまり，しばしば誤解を受けやすい。医療従事者側もよく理解して誤解を避けることが必要である。一般に，顔面，前頸部，外陰部には弱い，もしくは少量のステロイドを使い，頭皮，手掌，足底など皮膚が厚い部分には強めのものを使用する。乳幼児には弱めのものを選択する。特に，長期使用による，痤瘡，紅潮，皮膚萎縮，血管拡張などの局所の副作用を考慮した治療計画を立てるべきである。

ステロイド外用薬の強さは，血管収縮度を指標とした国際分類で7型，国内分類で5型あり，表1-6に示す。一般に，外用薬の基剤により病変に作用するステロイドの量が変わり，軟膏(ointment)，クリーム(cleam)，ローション(lotion)の順に，効果が高く出やすいとされる。この表の分類はあまり厳密ではないことがわかると思われるが，比較的新しいステロイド外用薬である，モメタゾンフランカルボン酸エステル（フルメタ®）は1日1回でも十分な治療効果があることが報告されている。アドヒアランスを考慮するとフルメタクリームの利便性がよさそうで，重症度により夜のみフルメタ®軟膏，眼瞼部のみ他の部位に塗布したのちにわずかに指腹に残ったクリームを伸ばすなどの工夫がある。具体的な使用法は参考文献を参照されたい。　＜清田雅智＞

表1-6 ステロイド外用薬の分類(国際分類との対応)

国内分類		国際分類	
薬効	一般名	薬効	一般名
I群:ストロンゲスト	クロベタゾールプロピオン酸エステル, ジフロラゾン酢酸エステル	CLASS 1:SUPERPOTENT	クロベタゾールプロピオン酸エステル, ジフロラゾン酢酸エステル
II群:ベリーストロング	**モメタゾンフランカルボン酸エステル**, ベタメタゾン酪酸エステル, プロピオン酸エステル, フルオシノニド, ベタメタゾンジプロピオン酸エステル, ジフルプレドナート, ブデソニド, アムシノニド, ジフルコルトロン, 酪酸プロピオン酸ヒドロコルチゾン	CLASS 2:HIGH POTENT	ベタメタゾンジプロピオン酸エステル(O[1])(C[2]), ハルシノニド, フルオシノニド, アムシノニド(O)(C)(L[3])
III群:ストロング	デプロドンプロピオン酸エステル, デキサメタゾンプロピオン酸エステル, デキサメタゾン吉草酸エステル, ハルシノニド(漢方), ベタメタゾン吉草酸エステル, ベクロメタゾンプロピオン酸エステル, フルオシノロンアセトニド	CLASS 3:UPPER MID-STRENGTH	ベタメタゾンジプロピオン酸エステル(C), アムシノニド(L), ベタメタゾン吉草酸エステル(O), **モメタゾンフランカルボン酸エステル(O)**
IV群:ミディアム	プレドニゾロン吉草酸エステル酢酸エステル, **トリアムシノロンアセトニド**, ピバル酸フルメタゾン, アルクロメタゾンプロピオン酸エステル, クロベタゾン酪酸エステル, ヒドロコルチゾン酪酸エステル	CLASS 4:MID-STRENGTH	**モメタゾンフランカルボン酸エステル(C)(L), フルオシノロンアセトニド(O), トリアムシノロンアセトニド(O)**
V群:ウィーク	プレドニゾロン, 酢酸ヒドロコルチゾン	CLASS 5:LOWER MID-STRENGTH	ベタメタゾン吉草酸エステル(C)(L), フルオシノロンアセトニド(C), トリアムシノロンアセトニド(C)

Ⅵ群	CLASS 6 : LOW POTENT	アルクロメタゾンプロピオン酸エステル, ベタメタゾン吉草酸エステル(C)
Ⅶ群	CLASS 7 : LEAST POTENT	酢酸ヒドロコルチゾン

(岡田正人. レジデントのためのアレルギー疾患診療マニュアル 第2版. 東京：医学書院, 2014：329-34および, Jacob SE, Steele T. Corticosteroid classes : a quick reference guide including patch test substance and cross-reactivity. JAAD 2006；54：723-7. PMID：6546601をもとに作成)
★1— O　軟膏(ointment)
★2— C　クリーム(cleam)
★3— L　ローション(lotion)

岡田正人. レジデントのためのアレルギー疾患診療マニュアル 第2版. 東京：医学書院, 2014：329-34.

B 日本以外では主な疾患の昔ながらの第1選択薬であるにもかかわらず，日本で認可されていない薬剤にはどのようなものがあるか？

世界の他国で新たな治療薬が開発されてから，日本で実際に患者の診療に使用できるようになるまでの時間差を，日本におけるドラッグラグという。2004年には平均3.9年もあり，世界38位であった。それを解消するため，厚生労働省は2006年に委員会を発足し，現在では「医療上の必要性の高い未承認薬・適応外薬検討会議」で，諸外国では使用が認められているが，国内では承認されていない薬剤・適応について，学会等から要望された品目に対し，医療上の必要性を評価し，その必要性が高い薬剤に関して，開発企業を募集し，企業に開発を要請している。それによると，世界的には何らかの疾患の第1選択薬としての適応疾患があり10年以上前から用いられているが，日本では認可されていない薬剤の代表例には表1-7のものがある。スペースの都合上，希少疾患に対する薬剤は割愛する(厚生労働省のウェブサイトを参照)。この10年でかなりドラッグラグは改善したが，梅毒の治療のpenicillin G benzathine，MSSA★に対するnafcillin，SLEに対するhydroxychloroquine(ヒドロキシクロロキン)(個人輸入で用いている患者も多いと聞く)等，世界的に第1選択とされる長い歴史で効果が証明されている薬剤で，日本で用いることができない薬剤はまだまだ存在し，今後の改善に期待される。　　　　　　　　　　　　　　　　　　　　　　　　＜八重樫牧人＞

表1-7　日本で認可されていない昔ながらの第1選択薬(抜粋)

薬剤名	適応
sulfadiazine(スルファジアジン)経口[*1]	トキソプラズマ症
penicillin G benzathine筋注	梅毒
metyrosine	切除不能な褐色細胞腫
primaquine(プリマキン)[*2]	三日熱マラリア・卵形マラリア

artemether / lumefantrine(アーテメター / ルメファントリン)*2	急性熱帯マラリア
colistin(コリスチン)静注*3, 吸入	多剤耐性グラム陰性菌による各種感染症
hydromorphone	がん性疼痛
nafcillin	MSSA による感染症
cisatracurium	筋弛緩
levothyroxine(レボチロキシン)静注*3	経口摂取不能な甲状腺機能低下症
hydroxychloroquine(ヒドロキシクロロキン)	SLE

〔厚生労働省. 医療上の必要性の高い未承認薬・適応外薬検討会議(www.mhlw.go.jp/stf/shingi/other-iyaku.html?tid=128701). を抜粋して作成〕
*1—注 日本には,経口薬なし.
*2—注 熱帯病治療薬研究班の保管薬剤.
*3—注 2015年5月現在,申請中.

厚生労働省. 医療上の必要性の高い未承認薬・適応外薬検討会議(www.mhlw.go.jp/stf/shingi/other-iyaku.html?tid=128701). 閲覧日:2015/4/15

★── MSSA メチシリン感受性黄色ブドウ球菌(methicillin-susceptible *Staphylococcus aureus*)

B numbered disease とは何か?

発熱と皮疹を伴う伝播性の感染症をどのように鑑別するのであろうか? 紀元10世紀頃には,Rhazesは,天然痘と麻疹を区別できたという.しかし麻疹は,1536年まではチフスとの,また,1553年までは猩紅熱との,区別ができなかった.1627年になり,Döringが詳細な臨床観察により麻疹と猩紅熱を区別した.麻疹には2度罹らないことから,1881年にCheadleが自分の子どもに起こった麻疹様の2度目の感染がRötheln = German measles(のちにrubellaと呼ばれた:3日はしか/風疹)であり,麻疹と猩紅熱とは異なることを示した.1900年,英国のClement Dukesが,これらの知見を踏まえ,小児の発熱と皮疹が出る疾患に番号をつけるように提唱し,first disease = 麻疹,second disease = 猩紅熱,third disease = 風疹,そして,自ら報告した猩紅熱とも風疹ともつかない病気をfourth disease,と呼んだ.これは臨床徴候のみしか記述されておらず現在では検証が難しいが,1979年にPowellは,黄色ブドウ球菌(*Staphylococus aureus*)の毒素が原因だったのではと推測している.その後,1905年に,フランスの医師Cheinisseが報告したerythema infectiosumがfifth disease〔のちにパルボウイルス(parvovirus)B19と判明〕,1910年に,米国の小児科医John Zahorskyが報告したRoseola infantilisがsixth disease〔のちにヒトヘルペスウイルス(human herpesvirus)6と判明〕と呼ばれるようになった.現在では,fifth diseaseをリンゴ病の別称としてまれに呼ばれること以外は使われなくなった.20世紀に入って微生物学の発達により,病原体と臨床症状との関連が明確になったため,番号を振る必要がなくなったためであろう.

<清田雅智>

Morens DM, Kataz AR. The "fourth disease" of childhood : reevaluation of a nonsexistent disease. Am J Epidemiol 1991 ; 134 : 628-40.　PMID：1951267
Weisse ME. The fourth disease, 1900-2000. Lancet 2001 ; 357 : 299-301.　PMID：11214144

Ⓑ internist tumorとは何か？

腎がんのことである。1966年，メイヨー・クリニックのJoseph Kiely（1924 〜 2013年）は，多様な臨床症状を呈した11例の腎がんの症例を報告する際に，以前には梅毒を指して使われた"The Great Imitator"という言葉に値する疾患であることを示すために，internist tumorという言葉を使った。現在では，腎がんの約20％に傍腫瘍症状が出現をすることがわかっている。具体的には，血沈亢進（55.6％），高血圧（37.5％），貧血（36.3％），悪液質（cachexia）/体重減少（34.5％），発熱（17.2％），肝機能異常（Stauffer症候群：14.4％），高カルシウム血症（4.9％），多血症（3.5％），神経筋症状（3.2％），アミロイドーシス（2.0％）といったようにおおよそ腎がんとすぐには結びつかない症状が起こるのである。ほかにも，左精巣静脈瘤（左精巣静脈血栓による），Numb Chin症候群（下顎の感覚鈍磨），右房内腫瘍進展に伴うtrepopnea（側臥位呼吸困難），乳汁分泌（異所性プロラクチン産生腫瘍）といったまれな症状も起こることがある。古典的三徴とされる側腹痛，血尿，腹部腫瘤触知は滅多にみられず，むしろ"too late triad"とまでいわれている。つまり，内科医が上記のような症状を考える際には，鑑別疾患の片隅に腎がんをおいておく必要がある。現在では，CTの普及により腎がんは無症状な状態でみつかることが多くなっており，"radiologist's tumor"とも呼ばれるようになっている。内科医としてはがんばりたいところである。

〈清田雅智〉

Kiely JM. Hypernephroma—the internist's tumor. Med Clin North Am 1966 ; 50 : 1067-83.　PMID：5936721
Gold PJ, Fefer A, Tohompson JA. Paraneoplastic manifestations of renal cell carcinoma. Semin Urol Oncol 1996 ; 14 : 216-22.　PMID：8946620
Jayson M, Sanders H. Increased incidence of serendipitously discovered renal cell carcinoma. Urology 1998 ; 51 : 203-5.　PMID：9495698

Ⓑ 適度な飲酒をする人のほうが長生きする。飲まない人も飲酒を始めたほうがよいのか？〔16章の「飲酒と健康度の関係について述べよ」（509ページ）も参照〕

少量から中等量の適度な飲酒をする人は全く飲酒しない人に比較して総死亡の相対リスクが約20％低い。心血管死の相対リスクが25％低いことが，その主な要因とされている。適度に飲酒をする日本人でも，脳梗塞と冠動脈疾患による死亡の相対リスクが同様に低いことが示されている。

　では，飲酒をしない人は適度な飲酒を開始したほうがよいのか？　最もその質問の解答に近い現存のデータを示す。Kingらは米国での前向きコホート研究で7,697人のもともと飲酒をしない参加者のうち442人（6％）の適量飲酒を開始した群に注目した。6年のフォローアップ期間で，飲酒開始群は非飲酒群に比較して新規心血管イベントを発症する確率が38％低かった。総死亡のオッズ比が0.71（95％信頼区間が0.31 〜 1.64）であったが，有意差はなかった。総死亡はサンプルサイズが小さくて有意差を検出できなかった可能性が大きいにある。この結果をもとに，飲酒をしない人

に適量の飲酒を勧めるべきか？　その論文以前の2006年のAHA★の声明でも，心血管イベントの減少を目的に飲酒を勧めるべきでないとしている。また，この結果は介入試験ではなく観察試験であり，交絡因子の影響の可能性がある。さらに日本人では，冠動脈疾患と脳梗塞の割合が米国と異なること，アセトアルデヒド脱水素酵素の突然変異が多いこと等，その結果を日本人に応用してよいか，という外的妥当性も問題となる。面白いデータではあるが，これを根拠に飲酒開始を推奨するのは時期尚早と筆者は考える。逆に，適量の飲酒を止める理由は医学的にはない。　＜八重樫牧人＞

Thun MJ, Peto R, Lopez AD, et al. Alcohol consumption and mortality among middle-aged and elderly U.S. adults. N Engl J Med 1997；337：1705-14.　PMID：9392695
Ronksley PE, Brien SE, Turner BJ, et al. Association of alcohol consumption with selected cardiovascular disease outcomes：a systematic review and meta-analysis. BMJ 2011；342：d671. PMID：21343207
Ikehara S, Iso H, Toyoshima H, et al；Japan Collaborative Cohort Study Group. Alcohol consumption and mortality from stroke and coronary heart disease among Japanese men and women：the Japan collaborative cohort study. Stroke 2008；39：2936-42.　PMID：18617651
King DE, Mainous AG 3rd, Geesey ME. Adopting moderate alcohol consumption in middle age：subsequent cardiovascular events. Am J Med 2008；121：201-6.　PMID：18328303

★── AHA　米国心臓協会（American Heart Association）

great mimickerとは何か？

梅毒は，性感染症の局所所見を示す第1期から，全身の皮疹やリンパ節腫大のような全身症状を示す第2期，血管炎や神経障害などの第3期といったように，多彩な病状がそれこそ全身に起こることから，他の疾患と間違われることがあり，昔からgreat masqueraderと呼ばれてきた。現在では，頻度が低下してきているが，この梅毒のような多くの臓器に起こりうる疾患は，鑑別診断で考慮が必要になる疾患である。似て非なる病態をみつけると，梅毒の例を敷衍して，great imitatorやgreat mimickerという表現をする文献上の記載がある。Jone G Sotosは"Zebra Cards：an aid to obscure diagnosis"という本に，下記のようなgreat imitatorsをまとめている。

- **感染症**：亜急性心内膜炎，Whipple病，結核，播種性真菌症，Lyme病，ブルセラ症
- **血管内疾患**：亜急性心内膜炎，心臓粘液腫，血管炎，感染性動脈瘤，大動脈解離，粥腫塞栓症
- **腫瘍と雑録**：腎がん，リンパ腫，白血病，アミロイドーシス，中毒，その他

＜清田雅智＞

Zebra Cards（www.zebracards.com/GE-000.html）．　閲覧日：2015/3/29

聴診器で最も重要な部位はどこか？

イヤーピースの間である。つまりは器具の性能以上にそれを聞き分けようとする医師の能力が最も重要であるという洒落である。Sapiraの身体所見の本に書かれている。実際に留意が必要なことはチューブの選択と管理であろう。一般に，チューブが左右で分離しているもののほうが，音を立体的に拾うことができ，ヘッドも低調と高調を聞き分けるために2つ付いているものがよい。また，チューブは特に天然ゴム製のも

のは劣化するので，定期的に交換を要する。通常，長さは12インチ（30 cm以上）あるが，理論的には，音が減衰するのでより短いほうがよいとされる。しかし，短すぎると逆に使い勝手が悪くなる。自分の体格に合わせて，使いやすい長さに切ることが重要である。

＜清田雅智＞

須藤 博, 藤田芳郎, 徳田安春ほか監訳. サパイラ 身体診察のアートとサイエンス. 東京：医学書院, 2014：4-5, 24.

C 米国で，内科医が眼底をみるように勧めたのは誰か？〔15章の「急性閉塞隅角緑内障に関して，総合内科医として知っておくべきことは何か？」（458ページ）も参照〕

William Oslerである。Oslerは，1872年にカナダのマギル大学（McGill University）を卒業後，母校にとどまることを望んでいたが，生計を立てるのは困難があった。専門医になる必要性があると考えた彼は，モントリオールに専門医がいなかった眼科医になることに最初は関心を払っていた。当時の北米の医学生の多くがしたようにヨーロッパに留学し，ロンドン滞在中には眼科医になるべくMoorfields Eye Hospitalで研鑽を積んだが，マギル大学の他の卒業生と英国人専門医がモントリオールで眼科を開業する計画を知り，キャリアプランを変更したという。

　後年，ジョンズホプキンス大学の内科教授となった際に，すべての内科の患者に対して眼底検査をルーチンの身体診察の一部分として行うことを学生に対して強調し，また，自身もそのように診療していたという。このことが米国の臨床医の数世代にわたり影響を与えたという。Oslerは内科医として，全身をみることの重要性を説いていたのである。

＜清田雅智＞

Chumbley LC. Ophthalmology in internal Medicine. Philadelphia：WB Saunders, 1981：見開きページ.
梶 龍兒監訳. ウイリアム・オスラー ある臨床医の生涯. 東京：メディカル・サイエンス・インターナショナル, 2012：74-6.

2 内分泌

大杉 満

糖尿病

A 入院中の患者の血糖コントロールに最善のインスリン注射法は何か？

各食前の血糖値に合わせて速効型・超速効型のインスリン量を調整するいわゆるスライディングスケール・インスリンでは，血糖コントロールや血糖値の変動が抑えられないことが示されているが，いまだに広く使われている。持効型インスリンと食前の速効型・超速効型インスリン注射による頻回注射療法が最善と考えられるが，低血糖への懸念やインスリン注射量の調節が煩雑であるとの印象をもたれ，広くは普及していない。さらに，折衷案として持効型インスリン注射を継続し，食前の超速効型インスリン注射をスライディングスケールで用いる方法でも，頻回注射療法と血糖コントロールが同等で，古典的スライディングスケール法よりは血糖コントロールがよくなることが報告されている。これは頻回注射療法が不要であることを意味するわけではなく，持効型インスリンを追加することが血糖コントロールを安定させ，改善するという以前からの報告を支持しているにすぎない。

Umpierrez GE, Hellman R, Korytkowski MT, et al. Management of hyperglycemia in hospitalized patients in non-critical care setting : an endocrine society clinical practice guideline. J Clin Endocrinol Metab 2012 ; 97 : 16-38.　PMID : 22223765
Umpierrez GE, Smiley D, Hermayer K, et al. Randomized study comparing a Basal-bolus with a basal plus correction insulin regimen for the hospital management of medical and surgical patients with type 2 diabetes : basal plus trial. Diabetes Care 2013 ; 36 : 2169-74.　PMID : 23435159

B 糖尿病性ケトアシドーシスで，ケトン体検査（血中，尿中）は必ず陽性になるか？

適切に治療されていない糖尿病性ケトアシドーシスでは，血中，尿中のケトン体は主に β ヒドロキシ酪酸であり，これは通常の検査法では検出されない（アセト酢酸と酢酸は容易に検出される。特に尿の試験紙法では誤りやすい。最近の血中測定では，β ヒドロキシ酪酸を検出するものも普及し出している）。そのため，ケトアシドーシスが疑われる患者で，血中や尿中のケトン体陰性を根拠にケトアシドーシスを否定するのは大きな誤りである。また，糖尿病性ケトアシドーシスを治療した経過でケトン体はアセト酢酸が増加するために，一見すると，ケトーシスが悪化したように判断されることがあるが，これも誤りである。

Kitabchi AE, Umpierrez GE, Miles JM, et al. Hyperglycemic crises in adult patients with diabetes. Diabetes Care 2009 ; 32 : 1335-43.　PMID : 19564476

B 劇症1型糖尿病と通常の1型糖尿病(急性発症1型糖尿病)は何が異なるのか?

劇症1型糖尿病は,多くの症例で上気道炎症状や消化器症状が先行し,口渇,多尿などの糖尿病症状の発症から1週間程度でケトーシス・ケトアシドーシスに至る疾患で,診断時にはインスリン分泌が枯渇している。いわゆる急性発症1型糖尿病とは異なり,劇症1型糖尿病では,GAD[*1]抗体などの自己抗体が検出されるのは例外的である。そのため,多くの症例でケトアシドーシスの症状,高血糖が認められるが,HbA1c[*2]はそれほど上昇していない(HbA1c 8.5%未満が診断基準である)。日本で確立された疾患概念で,今のところほとんどがアジアから,ないしアジア人種の患者で報告されている。

Imagawa A, Hanafusa T, Miyagawa J, et al. A novel subtype of type 1 diabetes mellitus characterized by a rapid onset and an absence of diabetes-related antibodies. Osaka IDDM Study Group. N Engl J Med 2000 ; 342 : 301-7. PMID : 10655528
今川彰久,花房俊昭,栗田卓也ほか. 劇症1型糖尿病の新しい診断基準(2012). 糖尿病 2012 ; 55 : 815-20.

[*1] ─ GAD　グルタミン酸脱炭酸酵素(gulitamic acid decarboxylase)
[*2] ─ HbA1c　ヘモグロビン A1c(hemoglobin A1c)

C 日本で歴史上,糖尿病患者と認定できる最初の患者は誰か?

藤原道長(966～1027年)は摂政,太政大臣を務め,位人臣を極め権勢を振るった。1018年に,自分の孫にあたる後一条天皇に娘の威子を中宮として立后させた祝宴で「この世をばわが世とぞ思ふ望月の欠けたることもなしと思へば」という歌を詠んだと伝えられる(『小右記』)。しかしながら,その2年前の1016年,51歳時には,口渇,多飲などの症状を訴え,体重減少もあったことが『御堂関白記』,『小右記』などの資料に残されている。その後には視力減弱の記載もある。62歳で背中の皮膚の感染から敗血症で亡くなったと推測されており,上記,『御堂関白記』,『小右記』の資料性から,日本で確実に記載された初めての糖尿病患者と考えられる。さらには,叔父の藤原伊尹,兄の道隆,その子の伊周,孫の後一条天皇も現代の糖尿病にあたる当時の「飲水病」であったことが推測され,糖尿病の家族歴も濃厚であったことがうかがえる。

堀田 饒. 切手にみる,糖尿病の歴史(10) 1. 記録の時代:平安時代の藤原道長に2型糖尿病の典型をみる. 月刊糖尿病ライフ「さかえ」2008年2月号.

A 糖尿病を患う女性が妊娠する前に血糖を十分にコントロールする意義は何か?

妊娠に先立つ血糖コントロールと,妊娠初期の血糖コントロールが,母体と胎児への妊娠・出産のさまざまなアウトカム(胎児先天奇形,早産,妊娠高血圧,巨大児,周産期胎児死亡率)を改善することが結論づけられている。特に胎児先天奇形は,妊娠が診断される前のきわめて早期のHbA1cと強く相関することがわかっており,妊娠前から血糖コントロールを良好に保つ必要がある。さらには,母体に糖尿病網膜症や糖尿病性腎症が合併する場合,これらが悪化する可能性もあるため,糖尿病罹患の女性には,妊娠前に十分なカウンセリング,血糖コントロール,合併症精査が必要であ

る。望ましい血糖コントロールは，理想的には，正常血糖である HbA1c 6.2％未満が望ましいが，低血糖を回避したいことや現実に達成できる血糖コントロール目標として，日本では，コンセンサスとして 7.0％未満が推奨される。

Wahabi HA, Alzeidan RA, Bawazeer GA, et al. Preconception care for diabetic women for improving maternal and fetal outcomes : a systematic review and meta-analysis. BMC Pregnancy Childbirth 2010 ; 10 : 63. PMID : 20946676
16 妊婦の糖代謝異常. In：日本糖尿病学会. 科学的根拠に基づく糖尿病診療ガイドライン 2013（www.jds.or.jp/modules/publication/?content_id=4). 閲覧日：2015/4/14

Ⓑ 無自覚性低血糖症とは何か？ そして，この改善法は何か？

低血糖が起こると，グルカゴンやアドレナリン・ノルアドレナリンなどの拮抗ホルモン分泌を通じて血糖値を維持しようとするが，低血糖が頻発すると，それらのホルモン分泌が開始される血糖の閾値が低下し，低血糖による中枢神経症状が出る血糖値になっても拮抗ホルモンが分泌されない状態になる。すなわち，昏迷や昏睡など重篤な中枢神経症状が出るまで，患者自身が低血糖に気がつくことなく経過してしまう状態になる。これを無自覚性低血糖症といい，糖尿病治療などによる医原性に引き起こされる状態である。この状態に対しては，血糖コントロール目標を緩め，低血糖を避けることを続けると，早ければ数週間で低血糖に対する拮抗反応が部分的にせよ戻ることが示されている。

Seaquist ER, Anderson J, Childs B, et al. Hypoglycemia and diabetes : a report of a workgroup of the American Diabetes Association and the Endocrine Society. Diabetes Care 2013 ; 36 : 1384-95. PMID : 23589542

Ⓑ 妊娠中に経口血糖降下薬は使用できるか？

日本では使用されない。だが，欧米では，グリベンクラミドとメトホルミンを妊娠中の糖尿病治療・妊娠糖尿病の治療に用いる無作為化比較試験が報告されていて，治療としては一定の評価がなされ，適応の承認は得られていないが欧米の産科ガイドラインにも記載がなされている。これは，インスリン治療が費用や実施面での困難から治療が進まないよりも，経口薬で治療して血糖コントロールを改善する現実面を重視している考え方である。臨床試験の報告からは，少なくとも妊娠，出産，産後早期の胎児への経口薬による影響はないことになっているが，児の長期予後などが今後の検討課題である。

Balsells M, García-Patterson A, Solà I, et al. Glibenclamide, metformin, and insulin for the treatment of gestational diabetes : a systematic review and meta-analysis. BMJ 2015 ; 350 : h102. PMID : 25609400

Ⓑ 糖尿病患者でよくみられる皮膚所見には，どのようなものがあるか？

糖尿病性水疱，リポイド類壊死症，黒色表皮腫，扁平苔癬，後天性反応性穿孔性膠原線維症などはまれな皮膚所見ではあるが，認められた場合，糖尿病との関連は強いと考えられている。尖端線維性軟肬，顔面潮紅，糖尿病性浮腫性硬化症，皮膚硬化，皮膚黄色化，爪黄色化などは健常人でもみられる可能性がある。一方，糖尿病患者にみられる皮膚所見はより多く，程度問題ではあるが，少なく見積もっても30％の糖尿病患者，小さな異常まで含めれば，事実上100％の患者に皮膚所見がみられる。また，

疾患として捉えられないが，皮膚乾燥も糖尿病患者によくみられる所見で，これがさまざまな皮膚障害の一因とも考えられている。

Ferringer T, Miller F 3rd. Cutaneous manifestations of diabetes mellitus. Dermatol Clin 2002 ; 20 : 483-92. PMID : 12170881

Ⓐ 糖尿病患者でみられる真菌感染症にはどのようなものがあり，なかでも悪性度の高いものは何か？

最も頻度が高いものはカンジダ症であり，女性の腟炎，皮膚白癬，爪白癬の原因菌となりうる。悪性度の高いものとしてはムコール症が知られており，原因菌のムコール目の真菌は酸性環境を好み，ブドウ糖やケトン体を栄養素として増殖することができるため，糖尿病，なかでもケトアシドーシス患者でムコール症がみられる。まれな疾患ではあるが，患者のもともとの状態が重篤なことに加え，頭頸部の副鼻腔感染などを起こすことがあり，感染コントロールが難しく致死率の高い疾患である。

Van Hattem S, Bootsma AH, Thio HB. Skin manifestations of diabetes. Cleve Clin J Med 2008 ; 75 : 772, 774, 776-7. PMID : 19068958

Ⓐ 入院中の患者の血糖コントロール目標はどれくらいか？

外科手術後の患者が大半の症例で，集中治療室で血糖値 80～120 mg/dL という非常に厳格な血糖コントロールを行うと入院中の死亡率を低下させうる，という臨床試験が報告されて以来，入院中でも厳格な血糖コントロールが推奨された時期があったが，それ以降の臨床試験では，むしろ厳格血糖コントロール群で死亡率上昇などが報告されており，厳格血糖コントロールに伴う低血糖によりむしろ悪影響が出ていると推察されている。入院患者の高血糖放置も問題であるが，低血糖を伴う治療も推奨されず，現在では，140～180 mg/dL，もし，低血糖を伴わない治療で血糖が改善できるのであれば，110～140 mg/dL を血糖コントロール目標に推奨している。

Moghissi ES, Korytkowski MT, DiNardo M, et al ; American Association of Clinical Endocrinologists ; American Diabetes Association. American Association of Clinical Endocrinologists and American Diabetes Association consensus statement on inpatient glycemic control. Diabetes Care 2009 ; 32 : 1119-31. PMID : 19429873
Umpierrez GE, Hellman R, Korytkowski MT, et al ; Endocrine Society. Management of hyperglycemia in hospitalized patients in non-critical care setting : an endocrine society clinical practice guideline. J Clin Endocrinol Metab 2012 ; 97 : 16-38. PMID : 22223765

脂質

Ⓑ 家族性Ⅲ型高脂血症で特徴的な身体所見，ならびに臨床検査所見は何か？

家族性Ⅲ型高脂血症は apoE[*1] 遺伝形質が E2/2 型を示す劣性遺伝型の遺伝性脂質異常症である。1万人に2～3人程度と推測されているが，糖尿病などに続発する脂質異常症，家族性複合型脂質異常症，家族性高コレステロール血症等に次いで多い脂質異常症と考えられている。apoE2/2リポ蛋白は，LDL[*2] 受容体への親和性が低く，カイロミクロン・レムナント，VLDL[*3] レムナントが血中で上昇し，中性脂肪高値が

みられる。発疹状黄色腫（eruptive xanthoma），手掌線状黄色腫（xanthoma striatum palmare）が特徴的な身体所見である。検査所見では，コレステロール，中性脂肪がともに上昇するが，血症リポ蛋白電気泳動でVLDLからLDLへの連続性のブロードβパターンがみられる。さらに，apoE／総コレステロール比の上昇（0.5以上），VLDLコレステロール／中性脂肪比上昇（0.25以上）など特徴的な臨床・検査所見が古くから記述されている脂質異常症である。罹患者は心血管イベントの高リスク群であり，早期発見，フィブラート薬による治療が必要である。

Walden CC, Hegele RA. Apolipoprotein E in hyperlipidemia. Ann Intern Med 1994 ; 120 : 1026-36. PMID：8185231

★1 — apoE　アポリポ蛋白E（apolipoprotein E）
★2 — LDL　低比重リポ蛋白（low-density lipoprotein）
★3 — VLDL　超低比重リポ蛋白質（very low density lipoprotein）

A スタチン（HMG-CoA*還元酵素阻害薬）の作用機序を述べよ。また，スタチンの量を倍増したときLDLコレステロールがどれほど低下するか？

スタチンは，HMG-CoAをメバロン酸に変換する酵素，HMG-CoA還元酵素を阻害する。この酵素は肝臓でのコレステロール生合成の律速段階であり，コレステロール合成が阻害される。この結果，肝臓でのLDL受容体の発現が上昇し，肝臓でのLDLコレステロール取り込みが促進され，血中コレステロールが低下する。

　スタチンは開始量・最少量で最もコレステロール低下に効果があり，LDLコレステロールは20〜50％低下する。それ以上スタチンの量を倍増させても，概ね追加で6％程度LDLコレステロールが低下するだけであることが経験的に知られている。

Jones P, Kafonek S, Laurora I, et al. Comparative dose efficacy study of atorvastatin versus simvastatin, pravastatin, lovastatin, and fluvastatin in patients with hypercholesterolemia (the CURVES study). Am J Cardiol 1998 ; 81 : 582-7.　PMID：9514454

★ — HMG-CoA　ヒドロキシ・メチルグルタリル・コエンザイムA（hydroxymethylglutaryl-coenzyme A）

骨・カルシウム

B ステロイドを長期使用する患者に骨粗鬆症の治療薬を開始する基準は何か？

日本の場合，既存脆弱性骨折（脊椎圧迫骨折など）があれば，骨粗鬆症の治療を開始する。経口ステロイドを3か月使用したり使用予定である場合，1日のステロイド使用量がプレドニゾロン換算で7.5 mg以上である，もしくは骨密度を測定してYAM*の70％未満の場合，そして，年齢が65歳以上のいずれの場合でも，薬物治療を開始する。(1) 骨密度YAM 70％以上80％未満，(2) プレドニゾロン換算1日5 mg以上7.5 mg未満，(3) 50歳以上65歳未満，の3項目のうち，いずれか2つを満たしても，薬物治療の対象となる。基準値は欧米のガイドラインと多少異なるが，比較的少量・短期間のステロイド投与でも骨折リスクが上昇する高リスク群と捉えているところは同様である。

Grossman JM, Gordon R, Ranganath VK, et al. American College of Rheumatology 2010 recommendations for the prevention and treatment of glucocorticoid-induced osteoporosis. Arthritis Care Res (Hoboken) 2010 ; 62 : 1515-26.　PMID : 20662044
Suzuki Y, Nawata H, Soen S, et al. Guidelines on the Management and Treatment of Glucocorticoid-induced Osteoporosis of the Japanese Society for Bone and Mineral Research : 2014 update. J Bone Miner Metab 2014 ; 32 : 337-50.　PMID : 24818875

★─ YAM　若年者平均値（young adult mean）

C ベートーベンが患っていたと推測される内分泌疾患は何か？

骨Paget病と推測される。主に，破骨細胞の活性化により異常な骨吸収と過剰な骨形成が生じる疾患で，同じジェームス・パジェット〔James Paget（1814～1899年）〕が記載した乳房Paget病，乳房外Paget病とは別の疾患である。欧米で有病率が高いため，Paget diseaseといえば骨Paget病を指すが，アジア圏では有病率がきわめて低いと考えられている。ベートーベン〔Ludwig van Beethoven（1770～1827年）〕は死後剖検されており，剖検では頭蓋骨の肥大化，それに伴うと考えられる聴神経の萎縮が認められている。さらに近年では，骨Paget病が内耳を侵した場合，難聴をきたすことが知られており，その頻度は以前考えられていたよりも高いことが報告されているため，ベートーベンが骨Paget病を患っていた蓋然性は高い。

Sellars SL. Beethoven's deafness. S Afr Med J 1974 ; 48 : 1585-8.　PMID : 4604147
Falchetti A, Masi L, Brandi ML. Paget's disease of bone : there's more than the affected skeletal—a clinical review and suggestions for the clinical practice. Curr Opin Rheumatol 2010 ; 22 : 410-23. PMID : 20520551

B 副甲状腺機能亢進症で骨量が減少するのは体のどの部分か？

PTH★が持続的に増加する場合，破骨細胞が活性化され，特に，皮質骨での骨密度が低下する。海綿骨の骨密度は比較的保たれる。すなわち，上腕や大腿骨頭の骨密度は低下するが，椎体の骨密度は比較的保たれることが多い。ならばなぜ，PTHそのものであるテリパラチドが骨粗鬆症の治療薬となりうるのか？　テリパラチド注射のように間欠的にPTH濃度を上昇させると，短期的には骨芽細胞の増殖を促し，骨形成を亢進させる。このことが骨密度上昇につながる。しかしながら，テリパラチド注射でも長期的には破骨細胞活性化による骨密度低下につながると考えられている。

Silverberg SJ, Shane E, de la Cruz L, et al. Skeletal disease in primary hyperparathyroidism. J Bone Miner Res 1989 ; 4 : 283-91.　PMID : 2763869

★─ PTH　副甲状腺ホルモン（parathyroid hormone）

B 副甲状腺機能亢進症で，治療のため手術を考慮するのはどのような場合か？

副甲状腺機能亢進症の古典的症候がある場合，すなわち，尿路結石ないし骨密度低下が認められる場合は，副甲状腺摘除を第1選択に考慮すべきである。次に，それら古典的症候が認められない場合の手術適応として，米国のガイドラインでは，（1）血清カルシウム濃度が基準値上限より1.0 mg/dL以上の上昇がみられる，（2）糸球体濾過量60 mL/分/1.73 m^{2}未満，（3）骨密度Tスコア 2.5 SD★以上の低下（日本では，骨量

のYAMとの比較で行う），ないし脆弱性骨折の既往，(4) 50歳未満等，が条件とされている。ただし，高カルシウム血症に由来する全身倦怠感などの精神・神経症状は手術によって改善したかどうか判定が難しいことがあり，これらの症状の改善を狙って手術を勧める根拠としないこと，となっている。

Bilezikian JP, Khan AA, Potts JT Jr ; Third International Workshop on the Management of Asymptomatic Primary Hyperthyroidism. Guidelines for the management of asymptomatic primary hyperparathyroidism : summary statement from the third international workshop. J Clin Endocrinol Metab 2009 ; 94 : 335-9.　PMID : 19193908

★― SD　標準偏差（standard deviation）

A 高カルシウム血症の治療で留意すべき点は何か？

循環血液量の改善（通常は生理的食塩水，ないし開始液を用いる），カルシトニン，ビスホスホネート静注（2番目に用いてもよい），グルココルチコイドの使用，の順番で治療を行う。ループ利尿薬は尿へのカルシウム排泄亢進を狙った治療であり，現在でもさまざまな成書やレビューで取り上げられている治療であるが，もともとが症例報告を主体にしていること，大量の輸液・大量フロセミド投与を行うこと，ビスホスホネート製剤が容易に用いられるようになったことから，現代的価値が議論されるべき治療と考える。なお，ビスホスホネート静注治療後数日から1週間程度の段階で低カルシウム血症をきたすことがあることに留意されたい。

Carroll R, Matfin G. Endocrine and metabolic emergencies : hypercalcaemia. Ther Adv Endocrinol Metab 2010 ; 1 : 225-34.　PMID : 231481660
LeGrand SB, Leskuski D, Zama I. Narrative review : furosemide for hypercalcemia : an unproven yet common practice. Ann Intern Med 2008 ; 149 : 259-63.　PMID : 18711156

A 副甲状腺機能亢進症を診断する際，ほかに合併する疾患として考えるべきものは何か？

副甲状腺機能亢進症は，MEN★1型（下垂体腫瘍，副甲状腺腫，膵神経内分泌腫瘍）や2A型（甲状腺髄様がん，褐色細胞腫，副甲状腺腫）の一環として発症することがある。ただし，MEN1型では，副甲状腺腫・副甲状腺機能亢進症が他の腫瘍に先んじて第1にみつかることが多く，経過中に実質上全例で副甲状腺機能亢進症がみられる。また，MEN1型での副甲状腺腫はほとんどが副甲状腺肥大型で，単一の腺腫はまれであり，副甲状腺の3＋1/2摘除が行われるが，残存腺腫が増大することが多い。MEN2Aでは，全症例の40％程度に副甲状腺機能亢進症・腺腫がみられ，また単一の腺腫のことが多い。

Thakker RV, Newey PJ, Walls GV, et al ; Endocrine Society. Clinical practice guidelines for multiple endocrine neoplasia type 1（MEN1）. J Clin Endocrinol Metab 2012 ; 97 : 2990-3011.　PMID : 22723327
Brandi ML, Gagel RF, Angeli A, et al. Guidelines for diagnosis and therapy of MEN type 1 and type 2. J Clin Endocrinol Metab 2001 ; 86 : 5658-71.　PMID : 11739416

★― MEN　多発内分泌腫瘍症候群（multiple endocrine neoplasia）

A 慢性の低カルシウム血症（副甲状腺機能低下症や腎不全を原因とする）の治療の第1選択は何か？

活性型ビタミン D_3 製剤の投与である。$1,25\text{-}(OH)_2$ ビタミン D が十分に存在する場合には小腸からの Ca 吸収が亢進し，骨芽細胞の RANKL★発現亢進を通じて，破骨細胞の成熟を促し，骨吸収が促進する。これも血中カルシウム濃度が上昇するメカニズムである。副甲状腺機能低下症では，PTH 分泌が低下し，腎臓での 1α 水酸化酵素の誘導が低下することによりビタミン D の活性化が障害される。慢性腎不全でも同様で，両者の状態に伴う低カルシウム血症に活性型ビタミン D_3 製剤が用いられる。

Cooper MS, Gittoes NJ. Diagnosis and management of hypocalcaemia. BMJ 2008 ; 336 : 1298-302. PMID：18535072

★― RANKL　receptor activator of nuclear factor kappa-B ligand

C 排尿時に頭痛と動悸を起こす疾患とは何か？

副腎外の褐色細胞腫を傍神経節腫瘍（paraganglioma）と呼ぶことがあり，腹腔内にみつかることが多いが，頭部から鼠径部・精巣までの交感神経節のどこでも発生しうる。好発部位は，大動脈周辺，膀胱，胸腔が大部分を占め，残りが頭部，頸部，骨盤に発生する。膀胱に傍神経節腫瘍が発生した場合，排尿時に頭痛や動悸をきたすことがある。

Whalen RK, Althausen AF, Daniels GH. Extra-adrenal pheochromocytoma. J Urol 1992 ; 147 : 1-10. PMID：1729490
Raper AJ, Jessee EF, Texter JH Jr, et al. Pheochromocytoma of the urinary bladder : a broad clinical spectrum. Am J Cardiol 1977 ; 40 : 820-4.　PMID：920620

C Carney triad とは何か？

Carney triad は若い女性にみられる多発がんで，消化管間質腫瘍，肺軟骨腫，傍神経節腫の合併を古典的三徴とする。このほか，副腎腺腫，食道平滑筋腫の合併も報告されている。

　なお，心臓粘液腫，皮膚の色素斑，内分泌機能亢進（女性化乳房，骨粗鬆症，Cushing 症候群，思春期早発症，先端巨大症・巨人症，内分泌腺腫瘍がみられる。Cushing 症候群が最多と報告されている）の合併がみられるものは，Carney 複合（Carney Complex）であり，全く別の疾患である。

Carney JA. Carney triad : a syndrome featuring paraganglionic, adrenocortical, and possibly other endocrine tumors. J Clin Endocrinol Metab 2009 ; 94 : 3656-62.　PMID：19723753

C 陽性尤度比（positive likelihood ratio）が 115 もある，Cushing 症候群でみられる身体所見は何か？

手甲の皮膚厚（skin fold thickness）を心電図用のキャリパーなどで測る方法がある。生殖可能年齢の女性の皮膚厚は 1.8 mm 以上だが（男性は＋0.2 mm といわれる），この値未満の場合には Cushing 症候群である陽性尤度比が 115.6 にものぼるという報告がある。ただし，これらは男性化徴候を示す月経不順の女性の症例集積の報告に依拠しており，必ずしも全例にはあてはまらない。正確さには欠くが手甲の皮膚で皺を

つくり，形状を目視で薄い・ないし皺の本数が多いことが内因性・外因性グルココルチコイド過剰状態の身体所見の1つのヒントである。

Streeten DH, Stevenson CT, Dalakos TG, et al. The diagnosis of hypercortisolism. Biochemical criteria differentiating patients from lean and obese normal subjects and from females on oral contraceptives. J Clin Endocrinol Metab 1969 ; 29 : 1191-211. PMID : 5808526

C Schmidt症候群とは何か？ 治療の際に重要なホルモンの補充の順番を述べよ。

古典的に自己免疫性副腎不全に甲状腺機能低下症を合併するものを Schmidt 症候群と称する。現在では，APS★2型(Type2)として捉えられる症候群であり，出現頻度の順に，副腎不全，自己免疫性甲状腺疾患(機能亢進，機能低下両方がありうる)，1型糖尿病，原発性性腺機能低下がみられる疾患群である。出現頻度とは異なり，症候群のうち1型糖尿病，もしくは甲状腺疾患で発見されることが多く，副腎不全が顕在化していない症例が存在することを念頭におく。副腎不全の症状が漠然としているため，気がつかれないまま経過することが多く，そのような甲状腺機能低下症の治療を先行した場合に全身のステロイド代謝が亢進し，食欲不振，全身倦怠感，立ちくらみなどの症状を発現して，副腎不全が顕在化することがある。同様に，甲状腺ホルモン補充で副腎不全が顕在化することは汎下垂体機能低下症の治療の際にもみられうる。

Neufeld M, Maclaren NK, Blizzard RM. Two types of autoimmune Addison's disease associated with different polyglandular autoimmune (PGA) syndromes. Medicine (Baltimore) 1981 ; 60 : 355-62. PMID : 7024719

Dittmar M, Kahaly GJ. Polyglandular autoimmune syndromes : immunogenetics and long-term follow-up. J Clin Endocrinol Metab 2003 ; 88 : 2983-92. PMID : 12843130

★── APS　自己免疫性多腺性内分泌不全症候群(autoimmune polyglandular failure syndrome)

視床・下垂体

B プロラクチノーマ(プロラクチン産生下垂体腫瘍)とほぼ断定してよい血中プロラクチンのカットオフ値はどのくらいか？

血中プロラクチン値とプロラクチン産生腫瘍の大きさは比例し，1 cmを超える腫瘍はほぼ 200 ng/mL 以上のプロラクチン値を呈する。一方で，さまざまな原因で血中プロラクチン値は上昇するが，一部の薬剤(リスペリドン，メトクロプラミド)以外，100 ng/mL 以上に上昇する原因は，プロラクチノーマを除いては実質上ない。そのため，それら原因薬剤を内服していなければ，250 ng/mL 以上であればほぼプロラクチノーマと断定してよい。100 〜 250 ng/mL の値はグレーゾーンであり，下垂体を MRI 撮影して腫瘍の有無を評価する際に，プロラクチノーマによるものか，原因薬剤に下垂体偶発腫瘍が併存したものかの判定が困難な場合があることを念頭におき，慎重に判断する必要がある。

Melmed S, Casanueva FF, Hoffman AR, et al ; Endocrine Society. Diagnosis and treatment of hyperprolactinemia : an Endocrine Society clinical practice guideline. J Clin Endocrinol Metab 2011 ; 96 : 273-88. PMID : 21296991

Kearns AE, Goff DC, Hayden DL, et al. Risperidone-associated hyperprolactinemia. Endocr Pract

2000 ; 6 : 425-9.　PMID : 11155212

A 先端巨大症をスクリーニングするのに最適な検査は何か？

IGF[*1]-1（ソマトメジンC）である。GH[*2]は日内変動が大きく，かつブドウ糖負荷後の底値を測定する方法でなければ十分に判断を下すことができない。それに対してIGF-1は，日内変動がほとんどなく，薬剤などの影響を受けず，また健常人と先端巨大症患者との測定値で重なりがなく，スクリーニングに用いるのに適した検査である。

Melmed S, Colao A, Barkan A, et al. Guidelines for acromegaly management : an update. J Clin Endocrinol Metab 2009 ; 94 : 1509-17.　PMID : 19208732

★1 ─ IGF　インスリン様成長因子（insulin-like growth factor）
★2 ─ GH　成長ホルモン（growth hormone）

C 巨人症・先端巨大症で人間の身長はどこまで伸びるか？

ロバート・ワドロー〔Robert Wadlow（1918～1940年）〕は，22歳で亡くなる直前に身長272 cmに到達していたことが確認されている。現在のところ，正確な記録が残っている，人類の最高身長と考えられている。イリノイ州のアルトンで育ったため，「アルトンの巨人」，「イリノイの巨人」とも称され，等身大の銅像が建立されている。

de Herder WW. Acromegaly and gigantism in the medical literature. Case descriptions in the era before and the early years after the initial publication of Pierre Marie（1886）. Pituitary 2009 ; 12 : 236-44.　PMID : 18683056

B Cushing病（ACTH*産生下垂体腫瘍）の頭部CTもしくはMRIで下垂体腫瘍がみつかった。これ以上の検査をせず腫瘍の摘出術を行うべきか？

いわゆる下垂体偶発腫瘍が健常人でもみつかることは10％程度はあると考えられている。一方で，ACTH依存Cushing症候群の診断がついていて，下垂体MRIに異常があれば，およそ90％で病変がみつかる，また残りの10％程度は下垂体MRIで映し出された病変はCushing症候群の主座ではないことがある。そのため，海綿静脈洞サンプリングを行い，Cushing病であること（すなわち，異所性ACTH産生でないこと）を確認することで手術により確実性がもたらされる。

Nieman LK, Biller BM, Findling JW, et al. The diagnosis of Cushing's syndrome : an Endocrine Society Clinical Practice Guideline. J Clin Endocrinol Metab 2008 ; 93 : 1526-40.　PMID : 18334580
Boscaro M, Arnaldi G. Approach to the patient with possible Cushing's syndrome. J Clin Endocrinol Metab 2009 ; 94 : 3121-31.　PMID : 19734443

★─ ACTH　副腎皮質刺激ホルモン（adrenocorticotropic hormone）

A 何らかの理由でステロイドを内服していた患者が徐々にステロイドを漸減する場合，視床・下垂体・副腎が正常に働くまでどれくらいの期間を要するか？

ステロイドの量，種類，内服期間によるが，内服していたステロイドを漸減していっても，視床・下垂体・副腎が正常に働くまでには早くても数か月かかり，時には1年以上を要することがある。ステロイド治療を要する原疾患の病勢，副腎抑制による症

状を臨床的に経過を追いながら、ステロイドを漸減するしかない。血症コルチゾール値を参考にする方法もあるが、あくまで参考値として扱うしかない。

Richter B, Neises G, Clar C. Glucocorticoid withdrawal schemes in chronic medical disorders. A systematic review. Endocrinol Metab Clin North Am 2002 ; 31 : 751-78.　PMID : 12227130

副腎

Ⓐ 高血圧患者のうち、原発性アルドステロン症はどれくらいの頻度でみられるか？

疫学調査でもどのような集団を対象にするかによってその頻度は変わるが、以前に信じられていた一般集団で数％程度という有病率をはるかに超えて、原発性アルドステロン症は10％を超える率で存在すると考えられている。

Funder JW, Carey RM, Fardella C, et al ; Endocrine Society. Case detection, diagnosis, and treatment of patients with primary aldosteronism : an endocrine society clinical practice guideline. J Clin Endocrinol Metab 2008 ; 93 : 3266-81.　PMID : 18552288

Ⓑ 原発性アルドステロン症患者のCT検査で片側の副腎腫瘍が発見された。このまま、その副腎腫瘍の外科的摘出術を行うのが適切か？

患者の年齢にもよる。非機能性の副腎腫瘍（いわゆる副腎偶発腫瘍）がみつかる確率は40歳以上で上昇する。そのため、原発性アルドステロン症の患者でCT検査で片側の副腎腫瘍が発見されても、それがホルモン分泌腫瘍でない確率は残る。そのため、副腎静脈サンプリングを行って、CTで発見された腫瘍がアルドステロン産生か、また、片側性か（CTで片側副腎腫瘍が発見されても、両側の副腎肥大である可能性はまだ残っている）どうかを確認した後に、外科的摘除術を行うべきである。

Nishikawa T, Omura M, Satoh F, et al ; Task Force Committee on Primary Aldosteronism, The Japan Endocrine Society. Guidelines for the diagnosis and treatment of primary aldosteronism—the Japan Endocrine Society 2009. Endocr J 2011 ; 58 : 711-21.　PMID : 21828936

Ⓐ 褐色細胞腫は「10％病」といわれるが、これはなぜか？

褐色細胞腫の5〜10％が複数か所（たとえば、両副腎など）にみられること、10〜15％が副腎外にみられる（傍神経節腫瘍と称せられる）こと、そしておよそ10％が悪性であり、さらに10％以上（一説には30％程度）に家族性の腫瘍症候群（von Hippel-Lindau症候群、MEN2、1型神経線維腫）が認められることから、「10％病」といわれる。褐色細胞腫を強く疑った場合、これらの特性を考慮に入れて鑑別や腫瘍の検索を行う必要がある。

Lenders JW, Duh QY, Eisenhofer G, et al. Pheochromocytoma and paraganglioma : an endocrine society clinical practice guideline. J Clin Endocrinol Metab 2014 ; 99 : 1915-42.　PMID : 24893135

Ⓐ 副腎腫瘍で、悪性度が高いと考えられる臨床的・検査上の特徴は何か？

ホルモン産生腫瘍の場合で、女性や子どもの場合、男性型多毛や男性化徴候が急速にみられたり、思春期早発症がみられる場合も、悪性副腎腫瘍を念頭におく。腫瘍径が大きい場合（古典的には6cm以上、最近では3cm以上）、腫瘍内の濃度不正、石灰化、

境界の不正，近傍への浸潤，周辺リンパ節の腫脹が挙げられる。造影前，造影直後，造影 10 分後の腹部 CT を撮影し，10 分経過でどれだけ造影直後に比して造影剤がウォッシュアウトされているかを計算する。悪性腫瘍では，この低下率が 50％未満であることが多い。

Lacroix A. Approach to the patient with adrenocortical carcinoma. J Clin Endocrinol Metab 2010 ; 95 : 4812-22. PMID : 21051577

A 副腎機能低下症を考えるべき，病歴，臨床症状は何か？

体重減少，疲労感，脱力，食思不振，などが主要症状で，消化器症状（嘔気，嘔吐），低血圧，起立性低血圧，低ナトリウム血症，高カリウム血症，低血糖などがみられる。
　臨床症状や徴候ははっきりしたものではなく，いくつかが重なってみられたときに，副腎機能低下症を想起することが診断への道である。

Neary N, Nieman L. Adrenal insufficiency : etiology, diagnosis and treatment. Curr Opin Endocrinol Diabetes Obes 2010 ; 17 : 217-23. PMID : 20375886

B 副腎機能検査（迅速 ACTH 負荷試験）の結果・解釈に影響を与える状態は何か？

当然のことながら，グルココルチコイドの使用の頻度が高い。海外文献も含めてよく記載されている薬剤は日本未承認のものも含めて，etomidate（麻酔薬。気管内挿管時などに使用されるが，一時的に副腎機能抑制をきたすことが知られている），suramin（スラミン：抗寄生虫薬），ミトタン（副腎がんの治療薬），メチラポン（ステロイドホルモン合成の阻害薬），aminoglutethimide（アロマターゼ阻害薬），megestrol acetate（プロゲステロン類薬，食欲増進剤として用いる。グルココルチコイド過剰状態とともに使用中止で副腎不全をきたしうる），アゾール系抗真菌薬（ケトコナゾールが有名），麻薬の使用でも副腎抑制がみられることがある。このほか，敗血症/敗血症性ショック，慢性アルコール中毒，肝不全でも副腎コルチゾールの低反応がみられることがある。逆に，低用量ピルなどの女性ホルモンはコルチゾール結合グロブリンの増加をきたし，一見すると，副腎機能検査での過剰反応がみられることがある。

Bornstein SR. Predisposing factors for adrenal insufficiency. N Engl J Med 2009 ; 360 : 2328-39. PMID : 19474430

A 副腎クリーゼをどのような状況で疑い，どのように治療するか？

既に副腎不全の診断がついている患者で感染などの重篤疾患に罹患した場合や，グルココルチコイドを使用している患者でステロイドを使用しなくなった・使用できなくなった状況では，副腎クリーゼを想定しやすい。それ以外に未診断の副腎不全の罹患者が感染など重篤な疾患を罹患する場合，また，副腎機能は正常であっても敗血症性ショックになっている場合などに副腎クリーゼが起こりうる。
　このような状態での主要徴候としては，ショック，血圧低下が最も重大な徴候である。そのほか，食欲不振，嘔吐，腹痛，脱力，疲労感，傾眠傾向，発熱，昏迷，昏睡がみられることがある。
　治療では，副腎クリーゼを疑った際には，即刻治療を開始することである。診断を待つ必要はなく，デキサメタゾン静注（1～4 mg）であれば，血中コルチゾール検査

と干渉はしないため，コルチゾール・ACTH測定と，迅速ACTH刺激試験を同時に行いながら，治療を進めることができる．結果が出るまで，ヒドロコルチゾン静注の治療を継続すればよい．

Bouillon R. Acute adrenal insufficiency. Endocrinol Metab Clin North Am 2006 ; 35 : 767-75. PMID : 17127145

甲状腺

A 甲状腺機能異常症（亢進症・低下症）でみられる精神症状はどんなものか？

甲状腺機能低下症では，うつ状態（意欲減退，快楽減少，性欲減退，体重減少，食欲低下，嗜眠傾向，疲労，記憶力低下，認知機能低下，集中力欠如）がみられることがある一方で，甲状腺機能亢進では，不安感，焦燥感，感情不安定，躁状態がみられることが多い．高齢者の場合，甲状腺機能亢進症でうつ状態に陥ることがあることは有名である．

Hennessey JV, Ivor J. The interface between thyroid hormones and psychiatry. Endocrinologist 1996 ; 6.

B 甲状腺炎を引き起こしうる薬剤は何か？

アミオダロンはヨードを含む薬剤で，使用頻度も比較的高いことから，日常みかけやすい甲状腺炎の原因薬剤である．リチウムは甲状腺炎を引き起こし，甲状腺機能亢進・低下のどちらも引き起こす可能性がある．また，甲状腺腫の原因薬剤として古典的なものである．ただし，精神科領域で使われる頻度は以前ほどではないようなので，目にする可能性は低いかもしれない．インターフェロンやインターロイキン2も甲状腺炎を起こし，甲状腺機能亢進・低下のどちらもきたしうる．チロシンキナーゼ阻害薬のスニチニブ，ソラフェニブも甲状腺機能低下をきたすことが報告されている．

Pearce EN, Farwell AP, Braverman LE. Thyroiditis. N Engl J Med 2003 ; 348 : 2646-55. PMID : 12826640
Feldt S, Schüssel K, Quinzler R, et al. Incidence of thyroid hormone therapy in patients treated with sunitinib or sorafenib : a cohort study. Eur J Cancer 2012 ; 48 : 974-81. PMID : 22382202

C Basedow病とGraves病はどちらの名称が妥当なのか？

甲状腺腫と眼球突出を認める疾患に関し，アイルランドのRobert James Graves（1796〜1853年）が1835年に，ドイツのKarl Adolph von Basedow（1799〜1854年）が1840年に発表している．慣例として英語圏では，Graves病と呼ぶが，ヨーロッパ圏や日本では，Basedow病が用いられることが多い．最初の報告をもって病気の正式名称とするのなら，Graves病が「正しい」ことになるが，Gravesに先んじて，Flajina，Testa，Parryらの医師による報告があるため，Gravesによる発表ですら第1報告でなくなる．そのためか，上記のような慣例に従って病名を呼び習わすことになっている．ちなみに，graveには「墓」や「重大な」という意味があり，病名を告げられた患者が無用な混乱をきたさぬために，医師の名前にちなんで病名がつけられ

Duntas LH. A tribute to Carl Adolph von Basedow : to commemorate 150 years since his death. Hormones 2004 ; 3 : 208-9. PMID : 16982595

A 甲状腺クリーゼとは何か？ どのような患者でこの状態を疑うか？

甲状腺クリーゼ（thyroid stormないし thyroid crisis）は通常，診断されていない甲状腺疾患を背景疾患としてもつ患者が，手術，感染症，外傷，出産，造影剤使用などを契機として発症する状態であり，致死率が現在でもまだ高い．高熱，頻脈，不整脈，心不全がみられ，嘔気，嘔吐，下痢などの消化器症状もみられる．さらに，中枢神経症状も頻繁にみられ，多動，精神病状態，昏睡など重篤な状態がみられることがある．感染症などの明白な原因がみつからない症例で，発熱，頻脈・不整脈，中枢神経症状が認められる場合は疑うことが重要である．

Bahn Chair RS, Burch HB, Cooper DS, et al ; American Thyroid Association and American Association of Clinical Endocrinologists. Hyperthyroidism and other causes of thyrotoxicosis : management guidelines of the American Thyroid Association and American Association of Clinical Endocrinologists. Thyroid 2011 ; 21 : 593-646. PMID : 21510801

B 粘液水腫とは何か？ どのようにこの状態を治療するか？ もう1つ「粘液水腫」の名前がついた状態があるが，それは何か？

粘液水腫性昏睡（myxedema coma）の多くは高齢者に発症し，甲状腺機能低下症が診断・治療されぬまま経過した状態で，手術や他の疾患などを契機として甲状腺機能低下症が顕在化する状態である．低体温，呼吸不全，循環不全，電解質異常（低ナトリウム血症）により中枢神経系の機能障害をきたす病態で，致死率が現在でも高い疾患である．呼吸，循環の補助療法とともに，甲状腺ホルモンの補充（T_4[★1]製剤，T_3[★2]製剤のどちらか，もしくは両方を使うのかについて最善の方法は定まっていない．また日本では，注射製剤がないため，経鼻胃管で投与することになる），グルココルチコイドの補充も同時に必要になる．さらには，感染症など誘発疾患の治療も同時に進める．

　脛骨前粘液水腫（pretibial myxedema）は同じ粘液水腫と名前がついているが，粘液水腫性昏睡とは全く異なり，表皮にグリコサミノグリカンが沈着することで起こる皮膚疾患である．ほとんどが Basedow 病にみられるが，甲状腺疾患がみられない患者や，橋本病の患者にもまれにみられる疾患である．

Kwaku MP, Burman KD. Myxedema coma. J Intensive Care Med 2007 ; 22 : 224-31. PMID : 17712058
Fatourechi V. Thyroid dermopathy and acropachy. Best Pract Res Clin Endocrinol Metab 2012 ; 26 : 553-65. PMID : 22863396

★1 ― T_4　サイロキシン（thyroxine）
★2 ― T_3　サイロニン（thyronine）

A 非甲状腺疾患症候群（euthyroid sick syndromeやlow T_3 syndromeと呼ばれることもあり）とはどんな状態で，どのように治療するか？

非甲状腺疾患症候群とは，甲状腺疾患以外の全身疾患に伴い，TSH[★]，T_4やT_3，もしくは組織レベルでのT_4やT_3濃度が通常の状態から変化する状態を指す．背景疾患の

状態，全身の反応，その回復状態に応じて，TSH，T_4，T_3が取りうる値はさまざまであり，1回の測定では甲状腺機能がどのような状態か，判断が難しい場合が多い。この状態で，原疾患の治療に加えて甲状腺ホルモンを補充するかどうかについては決定的な臨床研究がない。唯一，心機能は改善するかもしれないが，死亡率は改善しないとの見解があり，専門家でも意見が分かれる領域である。

Kaptein EM, Sanchez A, Beale E, et al. Clinical review : Thyroid hormone therapy for postoperative nonthyroidal illnesses : a systematic review and synthesis. J Clin Endocrinol Metab 2010 ; 95 : 4526-34. PMID : 20668034

★── TSH　甲状腺刺激ホルモン（thyroid stimulating hormone）

B Basedow病に罹患している女性が妊娠した。どのように治療方針を立てるか？

甲状腺機能亢進症をBasedow病で代表させると，症状を呈する甲状腺機能亢進症が未治療であれば，流産，早産，妊娠高血圧などのリスクが上昇し，甲状腺クリーゼも報告されているので治療しなければならない。妊娠前から抗甲状腺薬を内服している場合，チアマゾール内服で胎児奇形がみられやすいという懸念があるため，妊娠前期では，プロピルチオウラシル（PTU）に変更することを勧められる。しかし，欧米のガイドラインでは，PTUによる重篤な肝障害の懸念から，妊娠中期以降にチアマゾールに変更することを勧めている。抗甲状腺薬の量は母体の甲状腺機能を抑制して，遊離T_4の正常上限程度を目標にし，最少量を使って胎児の甲状腺機能低下を防ぐことが重要である。さらに，Basedow病は妊娠中に自然寛解・病勢改善することが多いため，甲状腺機能のモニタリングは注意深く行う必要がある。放射性ヨード治療は，もともと日本であまり用いられない治療ではあるが，妊娠中では絶対禁忌である。抗甲状腺薬で副作用が出た場合には最終手段として甲状腺摘除を考慮するが，妊娠中期以降がより安全に行える。

Bahn Chair RS, Burch HB, Cooper DS, et al ; American Thyroid Association ; American Association of Clinical Endocrinologists. Hyperthyroidism and other causes of thyrotoxicosis : management guidelines of the American Thyroid Association and American Association of Clinical Endocrinologists. Thyroid 2011 ; 21 : 593-646.　PMID : 21510801
De Groot L, Abalovich M, Alexander EK, et al. Management of thyroid dysfunction during pregnancy and postpartum : an Endocrine Society clinical practice guideline. J Clin Endocrinol Metab 2012 ; 97 : 2543-65.　PMID : 22869843

A 潜在性甲状腺機能亢進症，潜在性甲状腺機能低下症はどのように診断，治療するか？

潜在性甲状腺機能低下症は，血漿遊離T_3，T_4が正常でTSHが上昇した状態である。動脈硬化などの心血管疾患や患者の主観的健康度などと関連があると考えられており，TSHが10 mIU/Lを超す状態であれば，甲状腺ホルモンを用いて治療することがコンセンサスとなっている。しかし，4.5〜10 mIU/Lの患者では，甲状腺機能低下の症状がある，ないし自己抗体陽性（特に抗TPO★抗体）の場合，治療を考慮する。生殖可能年齢の女性の場合，治療決定のためのTSHのカットオフ値は異なり，妊娠中，妊娠前，排卵障害，不妊の女性には，2.5 mIU/Lを超えれば，治療を開始すべきとの

意見が強い。これは，これら女性の場合，TSH高値と不妊，流産，早産，児の発達障害が関連する可能性が指摘されているからである。

　血漿遊離 T_3, T_4 が正常で，TSHが 0.5 mIU/L 未満を潜在性甲状腺機能亢進症とする。甲状腺ホルモンの補充療法，機能性甲状腺腺腫が代表的な原因疾患であり，心房細動発症リスクが上昇し，特に閉経後女性で骨密度低下が加速される。甲状腺ホルモン補充は TSH が 0.5 〜 5.0 mIU/L を目標に調整する。ただし，甲状腺がんや甲状腺結節の治療の一環で甲状腺ホルモンを用いている場合，潜在性甲状腺機能亢進症は不可避である。高齢者などで TSH 0.1 mIU/L 未満の場合，治療が勧められ，0.1 〜 0.5 mIU/L であって，かつ骨密度低下や，機能性甲状腺腫がある場合にも治療が考慮される。

Garber JR, Cobin RH, Gharib H, et al ; American Association Of Clinical Endocrinologists and American Thyroid Association Taskforce On Hypothyroidism In Adults. Clinical practice guidelines for hypothyroidism in adults : cosponsored by the American Association of Clinical Endocrinologists and the American Thyroid Association. Thyroid 2012 ; 22 : 1200-35.　PMID : 22954017
Surks MI, Ortiz E, Daniels GH, et al. Subclinical thyroid disease : scientific review and guidelines for diagnosis and management. JAMA 2004 ; 291 : 228-38.　PMID : 14722150

★── TPO　甲状腺ペルオキシダーゼ（thyroid peroxidase）

Ⓑ 分化型甲状腺悪性腫瘍（乳頭がん，濾胞がん）の手術後の患者が甲状腺ホルモン補充を受けている。TSHが低値の場合，補充量が多すぎると考えて甲状腺ホルモンを減量するのが正しいだろうか？

TSHは甲状腺濾胞の成長ホルモンとして働くため，甲状腺ホルモンを補充してTSHを抑制することで，分化型甲状腺悪性腫瘍の手術後の患者の予後を改善する。よって，甲状腺悪性腫瘍のステージなどにも左右されるが，少なくとも正常下限を下回る程度に抑制することを目標にする。よって，この問いで甲状腺ホルモンを減量するのは誤りである。

Biondi B, Cooper DS. Benefits of thyrotropin suppression versus the risks of adverse effects in differentiated thyroid cancer. Thyroid 2010 ; 20 : 135-46.　PMID : 20151821

Ⓑ プロラクチノーマと混同されやすい内分泌疾患は何か？

内分泌疾患としては，まれではあるが甲状腺機能低下症が，プロラクチノーマと似た疾患像を呈することがある。甲状腺機能低下症に伴い TRH★ が上昇し，これにより下垂体の TSH 産生細胞，プロラクチン産生細胞が増大する。これにより，下垂体の増大と血漿プロラクチン上昇をきたすことがある。甲状腺機能低下症の治療とともにこれらの状態は改善する。

　下垂体後葉のプロラクチン産生細胞は，視床下部から下垂体茎を通り，神経終末があるドパミン産生細胞により抑制される。そのため，(1) 外傷，手術，腫瘍，浸潤性疾患などによる下垂体茎の障害，(2) 薬剤によるドパミンの抑制（フェノチアジン，三環系抗うつ薬，メトクロプラミドなど），(3) 肝・腎不全，(4) 胸壁の外傷，帯状疱疹，などが血漿プロラクチン上昇につながる状態である。

Grubb MR, Chakeres D, Malarkey WB. Patients with primary hypothyroidism presenting as prolactinomas. Am J Med 1987 ; 83 : 765-9.　PMID : 3674063

★── TRH　甲状腺刺激ホルモン放出ホルモン（thyrotropin-releasing hormone）

Ⓑ 精神科領域で使われる薬剤が甲状腺機能に与える影響はどんなものか？

リチウムに関しては前述のとおりである（53ページの「甲状腺炎を引き起こしうる薬剤は何か？」を参照）。抗てんかん薬は甲状腺機能に影響を与えうる。フェニトインはまれではあるが，総 T_4，遊離 T_4 の低下をきたすことがある。ほとんどの場合，TSH は正常で治療を要さない。カルバマゼピン，バルプロ酸でも同様の甲状腺機能の変化がみられることがある。アンフェタミンが TSH 分泌を促し，甲状腺機能亢進をきたすことがある。

Kundra P, Burman KD. The effect of medications on thyroid function tests. Med Clin North Am 2012 ; 96 : 283-95. PMID : 22443976

Ⓑ 女性化乳房の診断をする際に，病歴，身体所見上，特に留意すべき点は何か？

男性でも乳がんは発症し，「女性化乳房」として精査を依頼されることがある。悪性を示唆する古典的所見は，片側性，自発痛・圧痛なし，血漿性乳汁，皮膚潰瘍，可動性不良，などである。女性化乳房は通常，症状を伴わないが，自発痛や圧痛がある場合は乳腺が急速に増大していることを意味し，原因検索は重要である。乳腺が非常に硬い，ないし大きい場合にも，原因検索は重要になる。女性化乳房は，肝疾患や甲状腺機能低下症の結果，みられることがあるので，それら原因疾患を念頭においた病歴・身体所見を取る必要がある。

　精巣腫瘍が hCG★ を産生し，エストラジオール産生を促して女性化乳房をきたすことがある。Leydig 細胞腫からも直接エストラジオールが分泌されることがある。そのほか，膵臓，胃，肺，膀胱，腎臓の各がんで hCG 産生から女性化乳房をきたすことがあり，肝がんでもアロマターゼ活性の亢進から女性化乳房をきたすことがある。これらまれな原因も，念頭におくべきである。

Carlson HE. Approach to the patient with gynecomastia. J Clin Endocrinol Metab 2011 ; 96 : 15-21. PMID : 21209041

★— hCG　ヒト絨毛性性腺刺激ホルモン（human chorionic gonadotropin）

Ⓒ 耳介の石灰化をきたす内分泌疾患とは何か？

以前は耳介の結節であれば，痛風が頻度の高い疾患であったが，今ではスクリーニング・治療が徹底し，耳介痛風結節がみられることはまれである。耳介の石灰化はまれな身体所見だが，多くの場合，凍傷や耳介のけがの後にみられることがある。さらにまれではあるが，副腎不全（原発性，二次性ともに報告がある）に伴う耳介の石灰化は比較的知られた古典的身体所見である。このほかに，耳介石灰化と関連づけて報告された内分泌疾患には，糖尿病，甲状腺機能低下症，先端巨大症，がある。

Mastronikolis NS, Zampakis P, Kalogeropoulou C, et al. Bilateral ossification of the auricles : an unusual entity and review of the literature. Head Face Med 2009 ; 5 : 17. PMID : 19796391

Ⓒ Henry S. Plummer とは誰か？　彼の名を冠した病気（disease），症候群（syndrome），臨床所見は何か？

ヘンリー・スタンリー・プラマー〔Henry S. Plummer（1874 〜 1936年）〕は，メイ

ヨー・クリニック(Mayo clinic)の医師で，甲状腺領域での業績で名高い。甲状腺機能亢進患者から摘出された甲状腺の観察より，Basedow病以外に，甲状腺結節により甲状腺機能亢進症をきたすことを提唱した。厳密には，単一の自律性機能性甲状腺結節を Plummer病といい，同じ機能性結節性甲状腺腫である中毒性多結節性甲状腺腫(toxic multinodular goiter)とは区別される。このほか，ヨードを含んだルゴール液を用いて甲状腺機能を抑制し，甲状腺機能亢進症における周術期の死亡率の低下をもたらした。慢性の鉄欠乏性貧血に伴う嚥下障害である Plummer-Vinson 症候群の名のもとであり(Plummerが食道の拡張器を改良した)，プラマー爪(Plummer nail：特に，第4指から始まる甲状腺機能亢進症の爪甲剥離症)などに医学史に名を残している。このほか，臨床検査部を確立したり，カルテシステムなどにおいて現代医学への貢献が大きい。

Luria MN, Asper SP Jr. Onycholysis in hyperthyroidism. Ann Intern Med 1958 ; 49 : 102-8. PMID : 13545736
Novacek G. Plummer-Vinson syndrome. Orphanet J Rare Dis 2006 ; 1 : 36. PMID : 16978405

性ホルモン

Ⓑ 男性型多毛や男性化(痤瘡，声の低音化，筋肉の肥大など)をきたした患者の診断をつける際に，見逃していけない疾患は何か？

男性型多毛や男性化徴候をきたす疾患で，まれではあるが(0.2%程度)，卵巣や副腎の男性ホルモン産生腫瘍がその原因であることは必ず念頭におくこと。なぜなら，原因疾患のなかではまれであるが，存在した場合，50%以上が悪性腫瘍であると報告されているため，すみやかな診断と治療が必要とされる。

Escobar-Morreale HF, Carmina E, Dewailly D, et al. Epidemiology, diagnosis and management of hirsutism : a consensus statement by the Androgen Excess and Polycystic Ovary Syndrome Society. Hum Reprod Update 2012 ; 18 : 146-70. PMID : 22064667

Ⓐ 閉経後女性のホルモン補充療法はどのような状況で，どれくらいの期間行うべきか？

閉経後のホルモン補充療法を大きく変えたのは，2002年，2004年に発表された Women's Health Initiative 試験である。16,608人が参加し，エストロゲンとプロゲステロンの治療では，大腸がんと大腿骨頭骨折が減少する一方で，乳がん，冠動脈疾患，肺塞栓，脳卒中が増加した。エストロゲンのみでの治療でも，冠動脈疾患は減少せず，脳卒中と肺塞栓が増加した。この試験結果発表後は，エストロゲンを用いたホルモン補充療法は長い期間続けることはせず，60歳未満で主に顔面潮紅の症状改善を目的に1年程度の短期間用いること，とされている。

Grady D. Clinical practice. Management of menopausal symptoms. N Engl J Med 2006 ; 355 : 2338-47. PMID : 17135587

Ⓑ カルチノイド腫瘍が血中カルチノイド亢進による症状を表すとき，考えることは何か？

カルチノイド腫瘍は多くが消化管に発生し，気管支・肺に発生するものが1/3程度と

考えられている。カルチノイド腫瘍は，ホルモンによる皮膚潮紅，下痢，喘息様喘鳴などをきたすことがあるが，消化管カルチノイドは，ほとんどのホルモンが肝代謝を受けるため，相当量の腫瘍が肝転移を起こしていない限り症状を呈さない。それとは異なり，気管支・肺カルチノイド，卵巣カルチノイドなどは，肝転移なしでもカルチノイド症候群を呈する。

de Herder WW. Tumours of the midgut (jejunum, ileum and ascending colon, including carcinoid syndrome). Best Pract Res Clin Gastroenterol 2005 ; 19 : 705-15. PMID : 16253895

その他

スティーブ・ジョブズの早世から学ぶ，内分泌疾患の重要な点は何か？

本人・家族が病気や死因を公表していないが，スティーブ・ジョブズ〔Steven Paul "Steve" Jobs(1955～2011年)〕本人も協力した伝記によれば，膵臓神経内分泌腫瘍，なかでもグルカゴンを産生するタイプに罹患していたようである。ジョブズの腫瘍は偶発的に発見されたが，その後の確定診断，腫瘍摘出までは，本人の強い意向で1年近くの時間がかかったようである(自然食療法や代替医療を試したと伝えられる)。それが影響したか定かではないが，一度は完全切除と考えられたようだが(自身が有名なスタンフォード大学卒業式での演説で「私は治った!」と述べているが，最初の手術で完全切除できなかったとの報告もある)，再発・肝転移がみつかり，肝移植に踏み切ったものの，さらなる再発がみつかった。そして，さまざまな実験的治療も試したが，最終的には腫瘍の発見から8年後の2011年に亡くなっている。膵臓神経内分泌腫瘍に関しては現在のところ，(1) もともと増殖スピードが遅く，ホルモン産生腫瘍でそれに関連する症状があったとしても発見・診断までに時間がかかる，(2) 腫瘍の外科的切除が第1選択の治療である，(3) 完全切除・転移なしと考えられる症例でも再発・転移がかなり後になってみつかることがある，(4) 手術以外に確実に予後を改善する治療はない，とされる。スティーブ・ジョブズの早世から膵臓神経内分泌腫瘍の治療・予後に関する重要な点が浮き彫りにされる。

Chapter 35, 37, 39, 41, 42. In : Issacson W. Steve Jobs. New York : Simon & Schuste, 2011.
Jensen RT, Cadiot G, Brandi ML, et al. ENETS Consensus Guidelines for the management of patients with digestive neuroendocrine neoplasms : functional pancreatic endocrine tumor syndromes. Neuroendocrinology 2012 ; 95 : 98-119. PMID : 22261919
Falconi M, Bartsch DK, Eriksson B, et al. ENETS Consensus Guidelines for the management of patients with digestive neuroendocrine neoplasms of the digestive system : well-differentiated pancreatic non-functioning tumors. Neuroendocrinology 2012 ; 95 : 120-34. PMID : 22261872

米国大統領が罹患した内分泌疾患はどのようなものか？

ジョージ・ブッシュ〔George Herbert Walker Bush(1924年～):第41代米国大統領〕。大統領在任中の1991年に心房細動を発症し，その原因疾患としてBasedow病がみつかった。妻のバーバラ・ブッシュ〔Barbara Pierce Bush(1925年～)〕もBasedow病を患い，かつBasedow眼症でステロイド治療，放射線治療を要した。このため，ホワイトハウスなどの水質調査が行われてヨードやリチウムなどの混入がないかどうかが検索された。

ジョン・F・ケネディ〔John Fitzgerald Kennedy(1917 〜 1963年)：第35代米国大統領〕はAddison病に加え，甲状腺機能低下症も発症していることから，APS2型であった蓋然性は非常に高いと考えられている。

Thyroid Australia Ltd. The Heart of the Matter. The Experiecnes of George and Barbara Bush with Hyperthyroidism(thyroid.org.au/ThySoc/ThySocBush.html).　閲覧日：2015/4/14
Mandel LR. Endocrine and autoimmune aspects of the health history of John F. Kennedy. Ann Intern Med 2009；151：350-4.　PMID：19721023

C Fuller Albrightとは何者か？　彼の名前を冠した徴候，症候群とは何か？

Fuller Albright(1900 〜 1969年)は内分泌・カルシウム代謝領域の医学史における巨人である。カルシウム，リン，ビタミンDの作用，原発性副甲状腺機能亢進症，悪性腫瘍に伴う高カルシウム血症，偽性副甲状腺機能低下症，偽性偽性副甲状腺機能低下症，閉経後の骨粗鬆症，Klinefelter症候群，Turner症候群，尿細管アシドーシス，ミルク・アルカリ症候群，Cushing症候群の病態など，多数の貢献をしている。彼の名前を冠した症候群としては，McCune-Albright症候群(線維性骨異形成症，皮膚カフェオレ斑，思春期早発症)，Albright Hereditary Osteodistrophy(偽性副甲状腺機能低下症，偽性偽性副甲状腺機能低下症にみられる，低身長，円形顔貌，皮下骨症，精神発達遅滞，手の第3から第5中手骨の短縮)，がある。

Leaf A. Fuller Albright. In：Office of the Home Secretary, National Academy of Sciences. Biographical Memoirs V. 48. Washington, D.C：National Academy Press, 1976：2-23.
Kleeman CR, Levine BS, Felsenfeld AJ. Fuller Albright：the consummate clinical investigator. Clin J Am Soc Nephrol 2009；4：1541-6.　PMID：19808238

C 日本甲状腺学会のロゴマークになっているのは誰か？

日本人の名前がついた病気には，橋本病，川崎病，高安病，菊池病，がある。慢性甲状腺炎は現在の九州大学医学部を卒業した橋本策により提唱され，1912年に海外へ文献発表されている。自己免疫疾患で北米や日本などヨード不足のみられない地域では，甲状腺機能低下症で最多の原因疾患である。この功績から，日本甲状腺学会ではロゴマークに橋本策の肖像を取り入れている。

図 2-1　日本甲状腺学会のロゴ

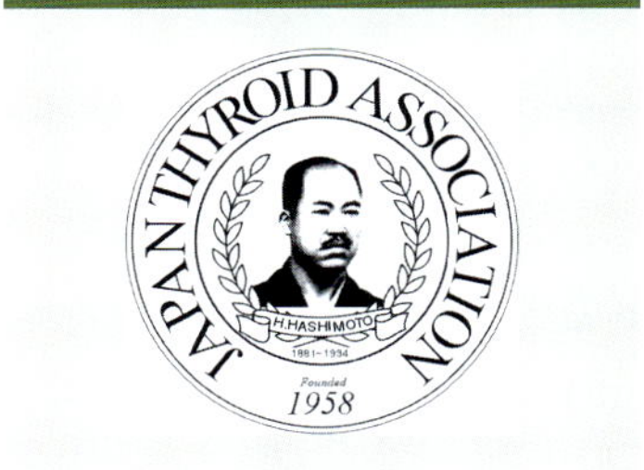

(日本甲状腺学会のご厚意による)

Sawin CT. The heritage of Dr. Hakaru Hashimoto(1881-1934). Endocr J 2002；49：399-403. PMID：12402970

3 循環器

小船井光太郎，神尾恭弘，福井 悠

不整脈

A 緊急で除細動が必要なのはどういう状況か？

緊急電気的除細動は，二次心肺蘇生の一環として捉えられる。すなわち，除細動可能な不整脈によって，心停止に至っている，または今後の心停止が予測される場合に除細動を考慮すべきである。米国心臓病学会の Advanced Cardiovascular Life Support のガイドライン 2010 年度版では緊急電気的除細動の適応を以下のようにまとめている。

- 心室細動／無脈性心室頻拍
- 血行動態の不安定な頻脈性不整脈（低血圧，心原性ショック，心筋虚血を疑わせる胸痛，心不全，急性の意識低下など）

<福井 悠>

Hazinski MF, Nolan JP, Billi JE, et al. Part 1 : Executive summary : 2010 International Consensus on Cardiopulmonary Resuscitation and Emergency Cardiovascular Care Science With Treatment Recommendations. Circulation 2010 ; 122 : S250-75. PMID : 20956249

B AF[*1]（心房細動）に対して待機的に除細動をするときの脳梗塞対策はどうすればいいか？

AFを有する患者の血栓塞栓症リスクは $CHADS_2$[*2] スコアなどにより層別化されるが，電気的除細動による洞調律復帰も塞栓症のリスクを上昇させることが知られている。

AF発症後 48 時間以内での除細動では血栓塞栓症のリスクはさほど高くない。発症後 48 時間以内に除細動により洞調律に復帰した AF 症例を対象とした観察研究では，357 人中 3 人（0.8％）に塞栓症が認められ，いずれも 2 日以内の発症であった。一方，48 時間以上持続する AF に対し除細動を行い洞調律に復帰した症例 332 人を対象とした観察研究によると，抗凝固療法中でない 179 人中 6 人（3.4％）に塞栓症を認め，いずれも 7 日以内の発症であった。抗凝固療法中の 153 人では観察期間中塞栓症の発症は認められず，除細動前の抗凝固療法の有無は塞栓イベントと有意に関連していた（$P=0.026$）。

ESC[*3] のガイドラインでは，48 時間以内の症例には必ずしも事前の抗凝固療法は必要ないとしており，除細動後は $CHADS_2$ スコアなどにより長期的塞栓症リスクが高いと規定される症例に，少なくとも 4 週間の抗凝固療法を行うことを推奨している。48 時間以上持続する AF に除細動を行う際は 3 週間の抗凝固療法を先行させ，除細動後も少なくとも 4 週間の抗凝固療法を継続することを強く推奨しているが，これ

は除細動後も心房収縮はしばらく回復せず，血栓形成および塞栓症のリスクが遷延することによる．また，48時間以上持続しているAF症例で除細動前に経食道心エコー図により心房内血栓がないことを確認できれば，事前の抗凝固療法を省略しても除細動後の血栓塞栓症発症リスクは上昇しないことを示す無作為化試験も報告されている．なお，この報告によると，48時間以上持続するAFで抗凝固療法を行っていない症例の13.8％に心房内血栓が認められている． ＜福井 悠＞

Weigner MJ, Caulfield TA, Danias PG, et al. Risk for clinical thromboembolism associated with conversion to sinus rhythm in patients with atrial fibrillation lasting less than 48 hours. Ann Intern Med 1997；126：615-20. PMID：9103128

Arnold AZ, Mick MJ, Mazurek RP, et al. Role of prophylactic anticoagulation for direct current cardioversion in patients with atrial fibrillation or atrial flutter. J Am Coll Cardiol 1992；19：851-5. PMID：1545081

European Heart Rhythm Association ; European Association for Cardio-Thoracic Surgery ; Camm AJ, Kirchhof P, Lip GY, et al. Guidelines for the management of atrial fibrillation : the Task Force for the Management of Atrial Fibrillation of the European Society of Cardiology (ESC). Eur Heart J 2010；31：2369-429. PMID：20802247

Klein AL, Grimm RA, Murray RD, et al ; Assessment of Cardioversion Using Transesophageal Echocardiography Investigators. Use of transesophageal echocardiography to guide cardioversion in patients with atrial fibrillation. N Engl J Med 2001；344：1411-20. PMID：11346805

★1— AF　心房細動（atrial fibrillation）
★2— CHADS$_2$　congestive heart failure, hypertension, age≧75 years, diabetes, prior stroke or TIA
★3— ESC　欧州心臓病学会（European Society of Cardiology）

C 欧米にはAFの除細動のための薬剤があるか？

AFに対して除細動を行う際，通常は直流通電による電気的除細動が行われ，洞調律復帰の成功率は一般的には90％以上とされている．この高い成功率もあり，一般的には電気的除細動でこと足りるのであるが，麻酔処置が高リスクである患者や，電気的除細動を望まない患者，電気的除細動が無効な患者などでは，薬物的除細動が行われることがある．日本でも使用できる薬剤としては，AFの除細動の用途ではないが，抗不整脈薬Ic群のフレカイニド，プロパフェノンなどが挙げられ，AF発症後間もない場合は比較的高い洞調律復帰率を示す．ある研究では，発症48時間以内のAF患者268人中210人（78％）において6時間以内の除細動に成功したことが報告されている．このような患者では，発作時の患者主導の内服，いわゆる"pill-in-the-pocket"アプローチも有用であるが，虚血性心疾患合併症例，心機能低下例では原則使用を控えるべきである．このような器質的心疾患合併症例や発症後経過の長い症例では，除細動目的に開発されたⅢ群薬が有効である．静注薬であるibutilideは，発症48時間以内での除細動成功率が78％，発症90日以内では31〜44％であるが，作用発現は投与後約30分と早い．ibutilideではQT延長作用があり，投与された約4％にトルサード・ド・ポアント（torsades de pointes）が認められ，投与後少なくとも4時間の心電図モニタリングが必要とされている．欧州で近年認可されたvernakalantは，発症7日以内での除細動率が51％で，平均の作用発現時間は8分とさらに短くなっている．作用の心房特異性が比較的高いとされており，torsades de pointesなどの心室性不整脈の低減が期待されているが，安全性の検証にはさらなる時間が要される．

＜小船井光太郎＞

Alboni P, Botto GL, Baldi N, et al. Outpatient treatment of recent-onset atrial fibrillation with the "pill-in-the-pocket" approach. N Engl J Med 2004；351：2384-91.　PMID：15575054
Kafkas NV, Patsilinakos SP, Mertzanos GA, et al. Conversion efficacy of intravenous ibutilide compared with intravenous amiodarone in patients with recent-onset atrial fibrillation and atrial flutter. Int J Cardiol 2007；118：321-5.　PMID：17049640
Pratt CM, Roy D, Torp-Petersen C, et al；Atrial Arrhythmia Conversion Trial（ACT-Ⅲ）Investigators. Usefulness of vernakalant hydrochloride injection for rapid conversion of atrial fibrillation. Am J Cardiol 2010；106：1277-83.　PMID：21029824

Ⓑ 心電図から心室頻拍と上室性頻拍の鑑別はできるか？

専門の科を問わず，wide QRS tachycardiaの心電図に緊張感を覚えたことのない医師はいないであろう．迷わず電気的除細動を行うという選択肢もあるが，1枚の心電図を大勢で取り囲み，心室頻拍の是非について議論を重ねる様子は医師の原風景の1つなのかもしれない．

　この疑問に対し，かのBrugada 3兄弟の長男であるPedro Brugadaらが1つの答えを提出した．Brugadaらは554人のwide QRS tachycardiaの心電図を対象に，4つの要素からなるプロトコール，いわゆるBrugada基準（図3-1）を用いて心室頻拍と上室性頻拍の鑑別を試みたところ，4つの基準とも満たさない場合の上室性頻拍に対する感度・特異度は，それぞれ96.5%・98.7%と驚異的な診断能を示した．それぞれの基準自体が心室頻拍に対してきわめて高い特異度を有しており，心室頻拍の診断に対しても有用である．

　Brugadaらの基準のほかにもR波の傾斜に着目した基準などが考案されているので，心室頻拍心電図の解釈に深みをもたせたい方には，以下の文献の一読をお勧めする．

<福井 悠>

Brugada P, Brugada J, Mont L, et al. A new approach to the differential diagnosis of a regular tachycardia with a wide QRS complex. Circulation 1991；83：1649-59.　PMID：2022022
Vereckei A, Duray G, Szénási G, et al. Application of a new algorithm in the differential diagnosis of wide QRS complex tachycardia. Eur Heart J 2007；28：589-600.　PMID：17272358

Ⓐ 心原性失神を疑うのはどのような状況か？

診断のつかない失神患者516人を対象にした前向きコホート研究では，以下の6つが心原性失神を予測する因子として抽出された．それぞれの予測因子に−1〜+4までの点数を割りつけたEGSYS* scoreの心原性失神に対する診断能も調査されており，3点以上での心原性失神に対する感度・特異度は，それぞれ92%・69%と報告された．平均観察期間614日間における死亡も有意に高かった（21% vs. 2%，$P<0.001$）．実臨床でEGSYS scoreをルーチンとすべきかどうかはともかく，失神直前の動悸の有無や失神時の状況，既往歴は詳細に聴取すべきであろう．

EGSYS score
- 失神直前の動悸：+4
- 心電図異常/心疾患既往：+3
- 労作時の失神：+3
- 臥位での失神：+2
- 自律神経系の前駆症状[*1]がある：−1

● 誘発増悪因子*2がある：−1

<福井 悠>

Del Rosso A, Ungar A, Maggi R, et al. Clinical predictors of cardiac syncope at initial evaluation in patients referred urgently to a general hospital : the EGSYS score. Heart 2008 ; 94 : 1620-6. PMID : 18519550

★── EGSYS　Evaluation of Guidelines in Syncope Study

*1─注　嘔気 / 嘔吐
*2─注　混雑した場所 / 長時間の立位 / 感情への刺激

図 3-1　Brugada基準

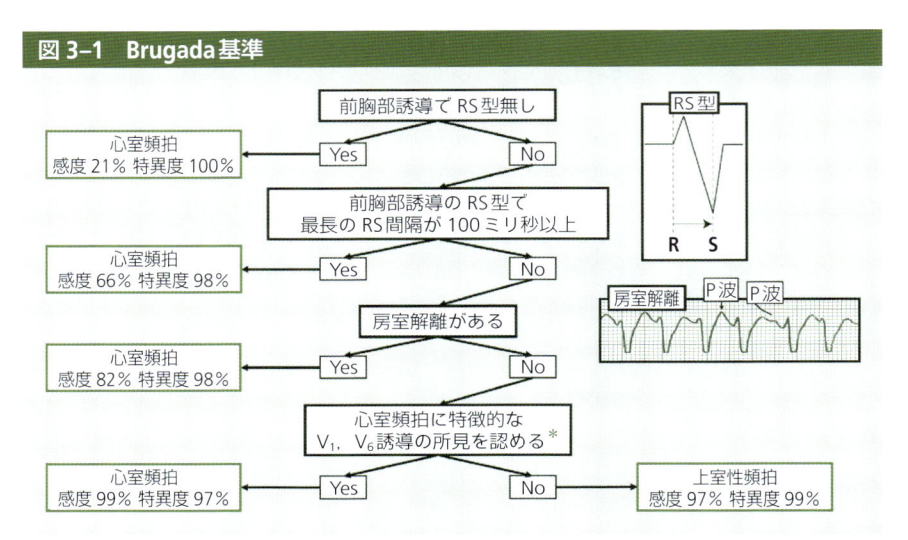

```
前胸部誘導で RS 型無し
  Yes → 心室頻拍 感度 21％ 特異度 100％
  No ↓
前胸部誘導の RS 型で最長の RS 間隔が 100 ミリ秒以上
  Yes → 心室頻拍 感度 66％ 特異度 98％
  No ↓
房室解離がある
  Yes → 心室頻拍 感度 82％ 特異度 98％
  No ↓
心室頻拍に特徴的な V1, V6 誘導の所見を認める*
  Yes → 心室頻拍 感度 99％ 特異度 97％
  No → 上室性頻拍 感度 97％ 特異度 99％
```

（Brugada P, Brugada J, Mont L, et al. A new approach to the differential diagnosis of a regular tachycardia with a wide QRS complex. Circulation 1991 ; 83 : 1649-59. を改変して転載）

*─注　心室頻拍に特徴的な V1, V6 誘導の所見については，図 3-2 を参照。

図 3-2　心室頻拍に特徴的な V1, V6 誘導の所見

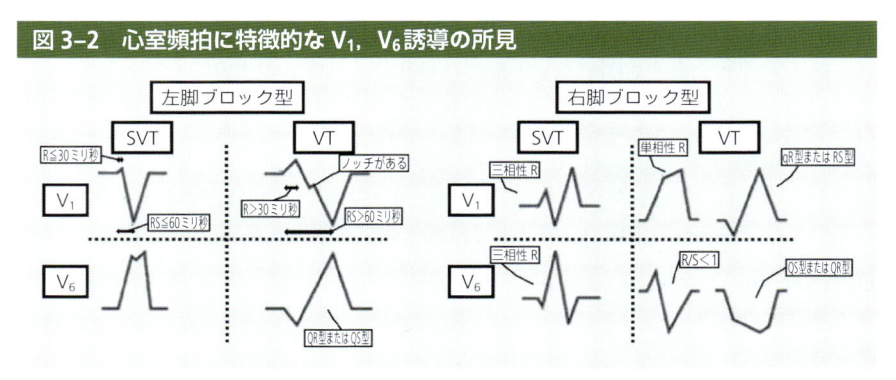

左脚ブロック型
- SVT：V1（RS≦30ミリ秒），V6（RS≦60ミリ秒）
- VT：V1（ノッチがある，R>30ミリ秒，RS>60ミリ秒），V6（QR型またはQS型）

右脚ブロック型
- SVT：V1（三相性 R），V6（三相性 R）
- VT：V1（単相性 R，QR型またはRS型），V6（R/S<1，QS型またはQR型）

（Eckardt L, Breithardt G, Kirchhof P. Approach to wide complex tachycardias in patients without structural heart disease. Heart ; 92 : 704-11, ©2006 を BMJ Publishing Group Ltd. より許可を得て転載）

Ⓑ Brugada型心電図とは何か？

1992年に，スペイン・バルセロナ大学（Universitat de Barcelona）のBrugadaらにより，Brugada症候群の臨床像が報告された。壮年期の男性に多く，特徴的な心電図波形と繰り返す失神歴，突然死の家族歴を有し，時に致死的な不整脈をきたすこの疾患は，その後の調査により心筋のチャネル異常に基づく症候群であることが明らかにされた。原因となるチャネルは複数報告されており，最も多い*SCN5A*遺伝子の異常はBrugada症候群の18～30％を占めるとされる。HRS[★1]とEHRA[★2]の2005年のコンセンサスレポートに掲載されているBrugada症候群の診断基準は，下記の2つの臨床像に基づいており，両方の臨床像を満たすことを診断の十分条件としている。

1. 特徴的な心電図異常（coved型，saddle back型）
2. 致死的不整脈による症状，または致死的不整脈による突然死の家族歴

特徴的な心電図異常はBrugada型心電図と呼称され，Brugada症候群の診断に必要とされるものの，日本人の0.7～1.0％に認めるとする報告がある。同報告は大阪府守口市の健診データ13,929人を対象としており，Brugada型心電図を有する群98人の平均2.6年の観察期間での全死亡は1人（1.0％），Brugada型心電図を有さない群13,831人の同期間の全死亡は139人（1.0％）と，両群の間に有意差を認めなかった（$P=0.9943$，log-rank検定）。Brugada型心電図を有するが失神などの症状や多形性心室頻拍・心室細動を起こしていない無症候例123人の予後調査では，平均観察期間40か月において1人（0.8％）のみに不整脈事故が認められており，無症候例の予後は良好であると結論されている。　　　　　　　　　　　　　　　　　　＜福井 悠＞

Antzelevitch C, Brugada P, Borggrefe M, et al. Brugada syndrome : report of the second consensus conference : endorsed by the Heart Rhythm Society and the European Heart Rhythm Association. Circulation 2005 ; 111 : 659-70.　PMID : 15655131
Miyasaka Y, Tsuji H, Yamada K, et al. Prevalence and mortality of the Brugada-type electrocardiogram in one city in Japan. J Am Coll Cardiol 2001 ; 38 : 771-4.　PMID : 11527631
Eckardt L, Probst V, Smits JP, et al. Long-term prognosis of individuals with right precordial ST-segment-elevation Brugada syndrome. Circulation 2005 ; 111 : 257-63.　PMID : 15642768

★1— HRS　米国不整脈学会（Heart Rhythm Society）
★2— EHRA　欧州不整脈学会（European Heart Rhythm Association）

Ⓑ ペースメーカーのDDDは何を意味しているか？

VVIやDDDなど，3つのアルファベットによって表記されるペースメーカーのモードは，revised NASPE[★1]/BPEG[★2] generic codeによって規定されるものである。本来はローマ数字の順番によりⅠ～Ⅴまでの5文字のcodeで規定されるが，慣用的には表3-1に示すとおり，Ⅰ～Ⅲまでの3つのcodeで表記されることが多い。

Ⅰ：ペーシングされる部位
Ⅱ：センシングされる部位
Ⅲ：センシングされたときの応答

理論的には，codeの組み合わせの数だけペースメーカーのモードが存在することになるが，臨床で用いられるモードはVVIとDDDが大半である。まず，VVIを例に挙

表3-1 revised NASPE/BPEG generic codeで規定されるペースメーカーのモード

記号の位置		
Ⅰ	Ⅱ	Ⅲ
ペーシング部位	センシング部位	センスに対する応答
O：なし	O：なし	O：なし
A：心房	A：心房	T：同期
V：心室	V：心室	I：抑制
D：A+V	D：A+V	

(Bernstein AD, Daubert JC, Fletcher RD, et al. The revised NASPE/BPEG generic code for antibradycardia, adaptive-rate, and multisite pacing. North American Society of Pacing and Electrophysiology/British Pacing and Electrophysiology Group. Pacing Clin Electrophysiol 2002；25：260-4. を改変して転載)

げ解説する。VVIの正式名称は"ventricular inhibited pacing（心室抑制ペーシング）"である。VVIは「心室（Ventricle：V）の興奮をセンシングした際、Vのペーシングを抑制する（Inhibit：I）」設定となっており、Vの興奮がセンシングされない限りは事前に設定されたレートで心室ペーシングを行うモードである。一方、DDDはVVIに比べるとやや複雑なモードといえる。DDDの正式名称は"dual-chamber pacing and sensing with inhibition and tracking（心房心室同期ペーシング）"であり、以下の3つの応答パターンを有している。

1. 直前のVの興奮から一定時間[*]を経過しても心房（Atrium：A）の興奮をセンシングしない場合、Aのペーシングを同期する（Trigger：T）
2. Aの興奮をセンシングし、事前に設定されたAV delayを過ぎてもVをセンシングしない場合、Vのペーシングを同期する
3. Aの興奮をセンシングし、事前に設定されたAV delayの間にVをセンシングした場合、Vのペーシングを抑制する

<福井 悠>

Bernstein AD, Daubert JC, Fletcher RD, et al. The revised NASPE / BPEG generic code for antibradycardia, adaptive-rate, and multisite pacing. North American Society of Pacing and Electrophysiology / British Pacing and Electrophysiology Group. Pacing Clin Electrophysiol 2002；25：260-4.　PMID：11916002
Bonow RO, Mann DL, Zipes DP, et al. Braunwald's Heart Disease：A Textbook of Cardiovascular Medicine, 9th ed. Philadelphia：WB Saunders, 2011：1201-2

★1── NASPE　North American Society for Pacing and Electrophysiology
★2── BPEC　British Pacing and Electrophysiology Group

*一注　事前に設定されたback up rateの逆数に相当する。

C "frog sign" とは何か？

PSVT[★1]のうち最も多いAVNRT[★2]では，心房収縮開始直後に心室が収縮するため，三尖弁が早期に閉鎖し，心房内圧，ひいては頸静脈圧が急激に上昇する．AVNRTが規則的に頸静脈圧を上昇させる機序は，臨床的には非常に間隔の短い頸静脈拍動として観察される．患者は胸部だけでなく頸部の動悸として自覚することもある．

1993年の「Lancet」での報告では，動悸を訴える患者の規則的な頸静脈拍動は"frog positive"と記述されており，以後この所見は"frog sign"と呼称されるに至ったようである．"frog sign"のPSVTに対する診断特性についての調査はほとんど行われていないが，身体所見のみで緊急度を把握できることから，不整脈診療には欠かせない所見といえるだろう． ＜福井 悠＞

Brugada P, Gürsoy S, Brugada J, et al. Investigation of palpitations. Lancet 1993 ; 341 : 1254-8. PMID : 8098401

★1 ─ PSVT　発作性上室性頻拍（paroxysmal supraventricular tachycardia）
★2 ─ AVNRT　房室結節リエントリー頻拍（atrioventricular nodal reentry tachycardia）

A ペースメーカーが入っている人はCTやMRIを撮れるか？

まずCTについて述べる．植え込み型ペースメーカー，ICD★の本体にX線束が連続的に照射されるとオーバーセンシングが起き，その結果，ペーシングの中断や不適切なショック治療が起こる可能性がある．そのため，ペースメーカーの場合には，植え込み部位にX線束を5秒以上連続照射しない．また，ICDの場合には，植え込み部位へのX線束照射を避ける対策が必要である．診療上，やむをえず検査が必要な場合は，両腕を挙上させるなどして照射部位からずらすことを検討する．しかし，現在は，通常の検査プロトコールで1点に5秒の照射が行われることは考えにくいが，X線透視下での検査や治療など長時間の照射が避けられない場合は，設定の変更，脈拍のモニタリング等が必要になるため，循環器科医に連絡するなど各施設で定められた対応を確認する必要がある．

MRI検査では，リードの発熱，電磁波による相互干渉，ペースメーカーのリセット等が起こる可能性があり，MRI検査はペースメーカー植え込み患者には禁忌である．しかし，日本国内において2012年10月よりMRI対応ペースメーカーが使用可能になっており，条件を満たせばMRI検査が可能になっている．ただ，実際にMRI検査を行うためには，(1)リードを含めたペーシングシステムすべてがMRI対応である，(2)施設基準を満たした施設で所定の研修を修了した循環器内科医が施行する，(3)検査中はプログラムをMRI対応用に変更する，などの手続きを踏む必要があるため，検査の前に各施設で定められた対応の確認が必須である．なお，MRI検査でペースメーカーが大きく動くと誤解している人もいるかもしれないが，ペースメーカーシステムには，強磁性金属はほとんどなく，通常のMRI検査においてペースメーカーが動くという心配はない． ＜神尾恭弘＞

医薬品・医療機器等安全性情報 No.221（www.jadia.or.jp/pdf/PMDSI221.pdf）．閲覧日：2014/12/26
医薬品・医療機器等安全性情報 No.303（www.jadia.or.jp/pdf/PMDSI303.pdf）．閲覧日：2014/12/26
日本循環器学会，日本胸部外科学会，日本産業衛生学会ほか．ペースメーカ，ICD, CRTを受けた患者の社会復帰・就学・就労に関するガイドライン（2013年）．

★― ICD　植え込み型除細動器(implantable cardioverter-defibrillator)

B　アミオダロンは副作用が多くて危険な薬剤であるか？

アミオダロンは注意して使用しなければならない薬剤であるが，非常に有用な薬でもある。総合内科病棟でも第1選択となる状況が頻繁にあるため，循環器内科医だけでなく総合内科医もその使い方について知っておくべきである。アミオダロンには，徐脈，QT延長，torsades de pointes，肝機能障害，甲状腺機能障害，肺障害，光線過敏，角膜微小沈着などさまざまな副作用がある。このなかには torsades de pointes，肺障害など致死的になりうる副作用も多い。しかし，このような副作用は経口アミオダロンの長期投与例に多く，静注の場合は重篤な副作用が少なく比較的安全に使用できる。静注の場合の副作用は，torsades de pointes が1%未満で，肺障害はさらにまれである。ただ，高度の徐脈が2%未満，肝障害が5%未満，2 mg/mLを超える濃度で末梢から投与すると静脈炎が生じる可能性があるなど注意が必要である。それでは，静注のアミオダロンが活躍する場面はどのようなときか？　さまざまな適応があるが，総合内科医が単独で使用しうる最も多い状況は，心機能が低下した頻脈性心房細動の脈拍コントロールであろう。頻脈性心房細動の脈拍コントロールにジルチアゼムなどの非ジヒドロピリジン系カルシウム拮抗薬を使用することが多いが，心機能が低下している場合には低血圧になりやすく禁忌である。このような場合に，アミオダロンの静注が第1選択になる。アミオダロンは脈拍コントロールに有効で，そのうえ血圧を低下させず心拍出量を増加させる。また，除細動効果があり除細動後の洞調律の維持にも有効である。　　　　　　　　　　　　　　　　　　　　　　　＜神尾恭弘＞

Zimetbaum P. Amiodarone for atrial fibrillation. N Engl J Med 2007；356：935-41.　PMID：17329700
Vassallo P, Trohman RG. Prescribing amiodarone：an evidence-based review of clinical indications. JAMA 2007；298：1312-22.　PMID：17878423
Kowey PR, Marinchak RA, Rials SJ, et al. Intravenous amiodarone. J Am Coll Cardiol 1997；29：1190-8.　PMID：9137212

C　ベスト型の着る除細動器はあるか？

SCD[★1]のリスクが高い患者において，ICD治療はSCDの一次予防と二次予防の両方において効果が認められている。しかし，ICDの医学的適応はあるが，実際に植え込みができない状況も臨床現場では発生しうる。現時点で唯一の着用型除細動器であるLifeVest®（図3-3）が開発された米国では，独特の医療事情が背景として存在する。一般的に左室収縮能低下例，特にEF[★2] 35%未満の場合はSCDのリスクは高まるとされるが，ICDの植え込みは薬物治療や血行再建を行って一定期間経過後に再評価すべきとの考えがある。これは，DINAMIT[★3]，IRIS[★4]研究，CABG[★5] Patch研究で，ICDによる早期生存率改善を示せなかったことに基づき，実際に米国では，心筋梗塞後で40日，新規の心筋症後で3か月，バイパス術後でも3か月の経過以降でなければ，ICDに対する保険償還は認められない。ICD植え込みがまず間違いなく必要であろうと思われる高リスク例では，この期間のSCDを防ぐため，LifeVest®の処方を受け退院となることがある。

　LifeVest®が心室頻拍や心室細動など，除細動が必要な心電波形を検出すると，警告音とバイブレーションで知らせる。このとき着用者に意識があれば，解除ボタンを

押すことで電気ショックを回避できる．警告音が一定時間鳴っても応答がない場合は，電極内の導電性ジェルが放出され，電気ショックによる除細動が行われる．除細動の成功率は99％であると報告されている．

2014年からは日本でも保険適用となり，ICD植え込み確定者の植え込み手術までの待機期間，感染によるICD摘出から再植え込みまでの待機期間，ICD植え込み適応不確定期間などに活用されると思われる． <小船井光太郎>

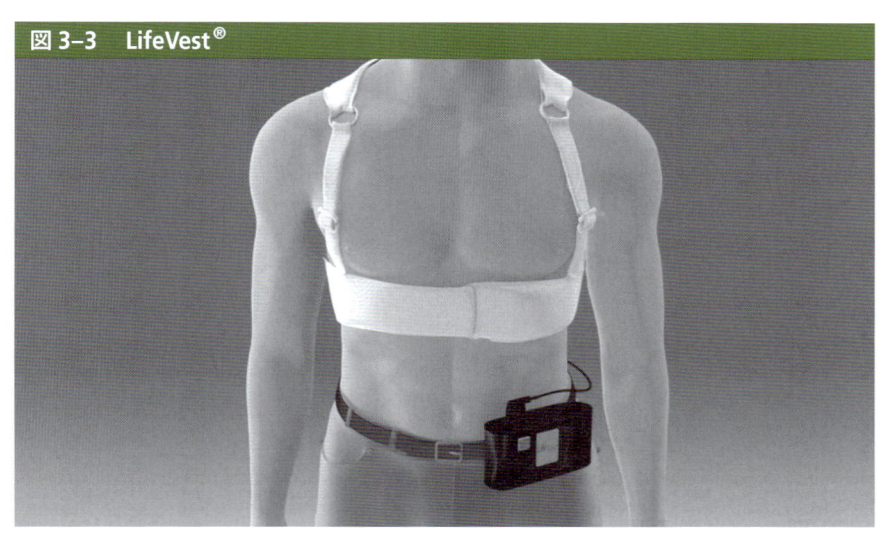

図 3-3　LifeVest®

〔Zoll. LifeVest®（lifevest.zoll.com/patients）．のご厚意による〕

Hohnloser SH, Kuck KH, Dorian P, et al. Prophylactic use of an implantable cardioverter-defibrillator after acute myocardial infarction. N Engl J Med 2004 ; 351 : 2481-8.　PMID : 15590950
Steinbeck G, Andresen D, Seidl K, et al ; IRIS Investigators. Defibrillator implantation early after myocardial infarction. N Engl J Med 2009 ; 361 : 1427-36.　PMID : 19812399
Bigger JT Jr. Prophylactic use of implanted cardiac defibrillators in patients at high risk for ventricular arrhythmias after coronary-artery bypass graft surgery. Coronary Artery Bypass Graft（CABG）Patch Trial Investigators. N Engl J Med 1997 ; 337 : 1569-75.　PMID : 9371853
Chung MK, Szymkiewicz SJ, Shao M, et al. Aggregate national experience with the wearable cardioverter-defibrillator : event rates, compliance, and survival. J Am Coll Cardiol 2010 ; 56 : 194-203.　PMID : 20620738

★1─ SCD　心臓突然死（sudden cardiac death）
★2─ EF　駆出率（ejection fraction）
★3─ DINAMIT　Defibrillator in Acute Myocardial Infarction Trial
★4─ IRIS　Insulin Resistance Intervention after Stroke
★5─ CABG　Coronary Artery Bypass Graft

C　透析患者もAF（心房細動）になったら抗凝固療法を行うべきか？

実は結論の出ていない命題である．AFを有する透析患者を対象として抗凝固療法の血栓塞栓症予防効果を検証した無作為化試験は存在せず，現在存在するいくつかの観察研究でも一定の結論には至っていない．

Shahらはこの問題を調査すべく，AFを有する65歳以上の透析患者1,626人を対象に後ろ向き観察研究を行い，ワルファリン投与群756人(46%)とワルファリン非投与群870人(54%)の虚血性脳卒中と大出血の頻度を検証した。その結果，ワルファリン投与は虚血性脳卒中を減少せず(補正ハザード比＝1.14，95%信頼区間[0.78～1.67])，大出血を有意に増加させた(補正ハザード比＝1.44，95%信頼区間[1.13～1.85])。

　一般人口ではAFは脳卒中を4～5倍増加させるため，AFによる治療効果は高く，抗凝固療法の重要性が強調されてきた。それに対して透析患者ではAFの有無と脳卒中の頻度に有意差がない，という驚くべき報告が複数認められている。その一方で，AFが心血管死亡のリスク上昇に与える影響も顕著に大きく(ハザード比＝2.15，95%信頼区間[1.27～3.64])，通常のAF患者に通じる前提や常識は透析患者には当てはまらない。このように，透析患者では抗凝固療法の血栓塞栓症予防効果が得られにくい可能性がある。また，慢性腎臓病患者では，ワルファリン投与により動脈石灰化が進行し，虚血性脳卒中のリスクを高める可能性も指摘されている。無作為化試験による検証が待たれるが，エビデンスが確立していない現状では，出血リスクや併存疾患に規定される予後を個々に吟味したうえで，抗凝固療法の実施を検討すべきであろう。
　　　　　　　　　　　　　　　　　　　　　　　　　　　　　　　　　　　＜福井 悠＞

Shah M, Avgil Tsadok M, Jackevicius CA, et al. Warfarin use and the risk for stroke and bleeding in patients with atrial fibrillation undergoing dialysis. Circulation 2014 ; 129 : 1196-203.　PMID : 24452752
Genovesi S, Vincenti A, Rossi E, et al. Atrial fibrillation and morbidity and mortality in a cohort of long-term hemodialysis patients. Am J Kidney Dis 2008 ; 51 : 255-62.　PMID : 18215703
Danziger J. Vitamin K-dependent proteins, warfarin, and vascular calcification. Clin J Am Soc Nephrol 2008 ; 3 : 1504-10.　PMID : 18495950

心不全

A 心不全患者に水分制限，塩分制限は必要なのか？

心不全入院患者に考えなしにルーチンの水分，塩分制限を行ってはいないだろうか？ 実はこの分野はエビデンスに乏しく明確な答えはないのであるが，制限することは間違いかもしれない。2013年の「JAMA」で報告された論文では，制限に否定的な結果を示している。急性非代償性心不全患者75人を塩分制限(2 g/日)＋水分制限(800 mL/日)を行った群と制限なしの群に割りつけて比較したところ，体重変化，うっ血所見，退院時の採血データ等で有意差を認めず，制限ありの群で有意に口渇感が強かった。ちなみに，2013年のACCF[★1]/AHA[★2]の心不全ガイドラインでは塩分制限は推奨されているが，ルーチンの水分制限は推奨されていない。エビデンスに乏しいが，水分制限が推奨されているのは，ステージDの心不全患者(重症心不全で，ほとんどの入院患者に該当しない)だけである。しかも，水分制限量は1.5～2 L/日程度で，そこまで厳しい制限量ではない。これを機に心不全患者における水分制限について再検討することが必要かもしれない。
　　　　　　　　　　　　　　　　　　　　　　　　　　　　　　　　　　　＜神尾恭弘＞

Aliti GB, Rabelo ER, Clausell N, et al. Aggressive fluid and sodium restriction in acute decompensated heart failure : a randomized clinical trial. JAMA Intern Med 2013 ; 173 : 1058-64.

PMID：23689381

★1 — ACCF　米国心臓病学会財団（American College of Cardiology Foundation）
★2 — AHA　米国心臓協会（American Heart Association）

A　HfpEF[★1]（駆出率が保たれた心不全）とは何か？　その治療法は何か？

心不全患者の心臓について思い浮かべる一般的なイメージとはどういったものだろうか？　大きくて動きの悪い心臓だろうか？　このイメージの半分は正しいが，半分は間違っている。心不全は左心室の駆出率が低下したHFrEF[★2]（ヘフレフ）と駆出率が保たれたHFpEF（ヘフペフ）の大きく2つに分かれる。つまり，EFが正常でも心不全の場合がある。すなわち，収縮能が保たれていても，拡張能が障害されているために心不全を発症するのである。しかも，HFpEFは少数派ではなく心不全の約半数を占めており，多くの人が心不全といわれてイメージするであろうHFrEFと同程度である。HFpEFは高血圧の既往のある高齢女性に多いという特徴がある。肥満，冠動脈疾患，糖尿病，脂質異常症，AFなど多くの因子がHFpEFと関連しているが，高血圧が最も重要な原因であり，60〜89％ともいわれている。このHFpEFは高齢化により増加しており，有効な治療法がないという大きな問題を抱えている。これまでに，HFrEFで有効性が証明されている，β遮断薬，ACE[★3]阻害薬，アルドステロン拮抗薬などがHFpEFの治療法として検討されてきたが，いずれも有効性は乏しかった。現時点の心不全ガイドラインでは，高血圧があれば高血圧の，AFがあればAFの，冠動脈疾患があれば冠動脈疾患のガイドラインに従った治療を行うよう推奨されているのみである。HFpEFに特異的な治療の確立が待たれる。　　　　　　　　　　＜神尾恭弘＞

Yancy CW, Jessup M, Bozkurt B, et al ; American College of Cardiology Foundation ; American Heart Association Task Force on Practice Guidelines. 2013 ACCF / AHA guideline for the management of heart failure. J Am Coll Cardiol 2013 ; 62 : e147-239.　PMID：23747642
Komajda M, Lam CS. Heart failure with preserved ejection fraction : a clinical dilemma. Eur Heart J 2014 ; 35 : 1022-32.　PMID：24618346

★1 — HFpEF　駆出率が保たれた心不全（heart failure with preserved ejection fraction）
★2 — HFrEF　駆出率が低下した心不全（heart failure with reduced ejection fraction）
★3 — ACE　アンジオテンシン変換酵素（angiotensin converting enzyme）

A　ジギタリスの適応と使用上の注意点は何か？

ジギタリスは欧州原産のゴマノハグサ科の一種で，当時の医学では不治とされた重症水腫の患者に効果がある一方，激しい嘔吐を伴う危険なものであり「魔女の秘薬」といわれていた。1776年に英国のウィリアム・ウィザリング〔William Withering（1741〜1799年）〕が強心薬としての薬効を発表して以来，心不全治療薬として広く使用されている。ジギタリスは正しく使用すれば有用な薬物であるが，安全域と中毒域が近くジギタリス中毒に注意が必要である。また，適切に使用しないと予後を悪くする可能性もあり，ジギタリスの効能が広く知れ渡った影響で，内服している患者に頻繁に遭遇するが不適切使用されていることも多い。高齢者介護施設に入所している人の19％にジギタリスが処方され，そのうち実に47％が適応のない処方であったというデータもある。現在のジギタリスの適応は心不全とAFの脈拍コントロールであるが，いずれも第1選択ではない。心不全の場合は，EFが低下した症例で，β遮断薬，ACE阻害薬またはARB，利尿薬を適切に使用してもNYHA[★]分類Ⅱ〜Ⅳ度の症状があ

る場合に適応となる。注意すべき点は有効かつ安全に使用できるジゴキシンの血中濃度は 0.5 ～ 0.8 ng/mL であり，これ以上の濃度の場合は予後が悪化するため，定期的な血中濃度の測定と投与量の調整が必要である。AFの脈拍コントロールの場合は，β遮断薬，カルシウム拮抗薬が第1選択であり，適切に使用してもコントロールが困難なときに適応になる。ちなみに，ジギタリスは安静時の脈拍コントロールには有効だが，労作時など交感神経優位のときには効果がない。　　　　　　　　　　＜神尾恭弘＞

木下武司（帝京大学薬学部附属薬用植物園）．強心薬ジギタリスのお話．（www2.odn.ne.jp/had26900/about_souyaku/about_digitaris.html）　閲覧日：2015/3/2
Eade E, Cooper R, Mitchell AR. Digoxin-time to take the gloves off? Int J Cardiol 2013 ; 164 : 365-7.　PMID : 21807421

★── NYHA　ニューヨーク心臓協会（New York Heart Association）

A　BNP★（脳性ナトリウム利尿ペプチド）は心不全以外でも上昇するか？

BNPは，正常心筋にはほとんど含有されないが，心筋に機械的ストレスがかかることで合成，分泌されるペプチドである。血中BNP値の測定は心不全の診断に有用とされるが，心筋にストレスがかかる病態では，血中BNP値は上昇しうることが知られている。臨床的に心不全と診断されない症例でも，急性冠症候群や安定狭心症のほか，慢性腎不全，弁膜症，収縮性心膜炎，肺高血圧症，敗血症などの病態では血中BNP値の上昇が認められることがある。非心不全患者3,346人を対象とした前向き観察研究によると，80パーセンタイルを超える血中BNP値上昇（男性 20.0 pg/mL，女性 23.3 pg/mL 以上）は，従来のリスク因子で補正後も死亡と心血管イベントのリスクと関連すると報告されている。　　　　　　　　　　　　　　　　　　＜福井 悠＞

Cataliotti A, Malatino LS, Jougasaki M, et al. Circulating natriuretic peptide concentrations in patients with end-stage renal disease : role of brain natriuretic peptide as a biomarker for ventricular remodeling. Mayo Clin Proc 2001 ; 76 : 1111-9.　PMID : 11702899
Gerber IL, Stewart RA, Legget ME, et al. Increased plasma natriuretic peptide levels reflect symptom onset in aortic stenosis. Circulation 2003 ; 107 : 1884-90.　PMID : 12668523
Leya FS, Arab D, Joyal D, et al. The efficacy of brain natriuretic peptide levels in differentiating constrictive pericarditis from restrictive cardiomyopathy. J Am Coll Cardiol 2005 ; 45 : 1900-2. PMID : 15936624
Leuchte HH, Holzapfel M, Baumgartner RA, et al. Clinical significance of brain natriuretic peptide in primary pulmonary hypertension. J Am Coll Cardiol 2004 ; 43 : 764-70.　PMID : 14998614
Rudiger A, Gasser S, Fischler M, et al. Comparable increase of B-type natriuretic peptide and amino-terminal pro-B-type natriuretic peptide levels in patients with severe sepsis, septic shock, and acute heart failure. Crit Care Med 2006 ; 34 : 2140-4.　PMID : 16763507
Wang TJ, Larson MG, Levy D, et al. Plasma natriuretic peptide levels and the risk of cardiovascular events and death. N Engl J Med 2004 ; 350 : 655-63.　PMID : 14960742

★── BNP　脳性ナトリウム利尿ペプチド（brain natriuretic peptide）

B　心筋生検したほうがよい症例とはどのような症例か？

心筋生検が強く推奨されているのは，巨細胞性心筋炎，壊死性好酸球性心筋炎を疑うときである。2007年のAHA / ACC★ / ESCの声明では，「2週間以内の経過で新規発症した，血行動態が不安定で左室サイズが正常か拡張した心不全」，「2週間～3か月の経過で新規発症した，拡張した左室で，新規の心室性不整脈，2～3度ブロック，

1〜2週間の通常の治療に反応しない、のいずれかを有する心不全」が、巨細胞性心筋炎や壊死性好酸球性心筋炎を疑う状況で心筋生検がクラスⅠで推奨されている。この疾患は予後が非常に悪く、通常の心不全治療と異なりステロイドが予後を改善する可能性があり、また早期の心移植、補助人工心臓を検討する必要があるため、心筋生検により確定診断することが重要である。そのほかにも、サルコイドーシス、アミロイドーシス、心臓腫瘍などが疑われる場合に心筋生検が考慮されるが、MRIなどの非侵襲的な画像診断の進歩のため、以前ほど心筋生検を行う必要がなくなってきており、推奨度も低くなっている。なお、心移植が少ない日本では、限られた施設でしか出合う機会がないが、心移植後の拒絶反応のモニタリング目的で心筋生検の適応がある。致死的な合併症は1％以下といわれているが、いずれの適応でも心筋生検を行う場合は手技に習熟した術者が行い、適切な病理診断が行える環境が必須である。

<神尾恭弘>

Cooper LT, Baughman KL, Feldman AM, et al ; American Heart Association ; American College of Cardiology ; European Society of Cardiology ; Heart Failure Society of America ; Heart Failure Association of the European Society of Cardiology. The role of endomyocardial biopsy in the management of cardiovascular disease : a scientific statement from the American Heart Association, the American College of Cardiology, and the European Society of Cardiology. Endorsed by the Heart Failure Society of America and the Heart Failure Association of the European Society of Cardiology. J Am Coll Cardiol 2007 ; 50 : 1914-31.　PMID : 17980265

From AM, Maleszewski JJ, Rihal CS. Current status of endomyocardial biopsy. Mayo Clin Proc 2011 ; 86 : 1095-102.　PMID : 22033254

★— ACC　米国心臓病学会（American College of Cardiology）

C 経皮的左室補助装置にはどのようなものがあるか？

急性心筋梗塞などによる心原性ショックの患者においては、しばしば循環補助装置が必要となる。カテーテル室で使用可能な装置としては、IABP[★1]（図3-4A）がまず挙げられ、その留置の簡易さより頻用されてきた。しかしながら、重度の心機能低下によるショックの場合、IABPでは心拍出サポートが不十分で血行動態の維持が不可能な場合があり、カテーテル室で使用可能な経皮的左室補助装置が必要となる。日本では、このような場面でPCPS[★2]が使われるが、これは静脈血の酸素化を含む全身の循環サポートシステムであり、厳密には左室補助装置の分類には入らない。また心臓の後負荷増大、重度合併症がまれでないこと、煩雑な管理が必要なことなどから、多くの限界も知られている。

　海外ではカテーテル室で留置可能な経皮的左室補助装置が数種類存在する。Impella® 2.5デバイス（図3-4B）は、ピッグテールカテーテルの形状をしており、内部にある小型プロペラポンプを高速回転して駆動する。大腿動脈より挿入し逆行性に大動脈弁を通過し、カテーテル先端を左心室内に留置することにより、左室から血液を吸引し上行大動脈に駆出する。このことより、左心室の後負荷軽減、心拍出量増加（最大2.5 L/分の補助）、血圧上昇などの効果が認められる。TandemHeart™デバイス（図3-4C）は、透視下で、経心房中隔的に脱血管を左心房に、送血管を大腿動脈に留置することにより、遠心ポンプで約4Lの循環サポートを行うことができる。Impella® 2.5デバイスは5日間、TandemHeart™デバイスは14日間までの留置とされているがさらに長い使用報告もある。今後、日本でも普及が期待される分野のデバ

イスである。

図3-4 経皮的左室補助装置

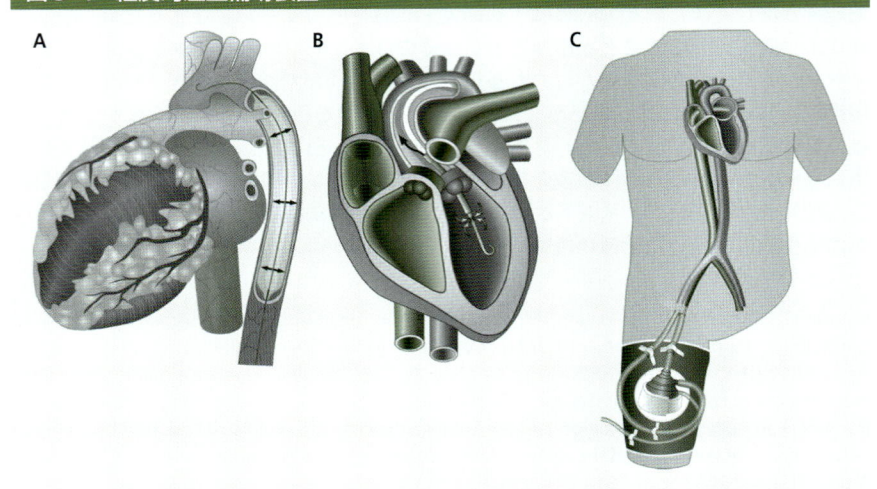

〔Desai NR, Bhatt DL. Evaluating percutaneous support for cardiogenic shock data shock and sticker shock. Eur Heart J 2009；30(30)：2074をEuropean Society of Cardiology.より許可を得て転載〕

<小船井光太郎>

Naidu SS. novel percutaneous cardiac assist devices : the science of and indications for hemodynamic support. Circulation 2011；123：533-543. PMID：21300961

★1 — IABP　大動脈内バルーンパンピング（intra-aortic balloon pump）
★2 — PCPS　経皮的心肺補助装置（percutaneous cardiopulmonary support）

A スワンガンツ(Swan-Ganz)カテーテルはどのような症例で使うべきか？

血行動態が不安定な患者にスワンガンツカテーテル（肺動脈カテーテル）が使われることが多く，以前は頻繁に使用されていた。しかし，2005年の「JAMA」に，重症患者を肺動脈カテーテルで管理しても予後を変えないというメタアナリシスの結果が発表されて以来，使用される機会は減ってきている。予後を変えないため，肺動脈カテーテルの明確な適応はなく，患者の状態と担当医の裁量により適応が決められているのが現状である。ルーチンでの使用は，感染，動脈穿刺，気胸，不整脈，肺塞栓，心筋穿孔など多くの合併症があるため推奨されない。身体所見，臨床経過，経胸壁心エコー図などの非侵襲的な検査でも血行動態が把握できず，肺動脈カテーテルの結果で治療方針が変わりうる場合のみ使用を考慮すべきである。適応となりうるのは，ショック患者の管理，術後患者の管理，肺高血圧の評価，左右シャントの診断などである。

<神尾恭弘>

Shah MR, Hasselblad V, Stevenson LW, et al. Impact of the pulmonary artery catheter in critically ill patients : meta-analysis of randomized clinical trials. JAMA 2005；294：1664-70.　PMID：16204666
Mueller HS, Chatterjee K, Davis KB, et al. ACC expert consensus document. Present use of bedside

right heart catheterization in patients with cardiac disease. American College of Cardiology. J Am Coll Cardiol 1998 ; 32 : 840-64. PMID : 9741535

C 心不全患者でTSH★(甲状腺刺激ホルモン)値が高い場合は甲状腺ホルモンを補充すべきか？

甲状腺機能低下症の症状を伴わない心不全患者に甲状腺のスクリーニングを行うと，甲状腺ホルモン値は保たれているが，TSH値が上昇している症例を経験することがある．

　表題の件を考察するにあたり，現時点で必読の文献を1つご紹介する．Barisらは6件の前向きコホート研究を解析し，甲状腺ホルモン値が正常の25,390人を，TSH値により甲状腺機能正常(TSH 0.45〜4.49 mIU/L)，潜在性甲状腺機能低下症(TSH 4.5〜19.9 mIU/L)，潜在性甲状腺機能亢進症(TSH＜0.45 mIU/L)と定義し，TSH値別に心不全イベントの発生率を調査した．TSH＞10 mIU/LおよびTSH＜0.10 mIU/Lの集団で心不全イベントは有意に多かった．

- TSH＝10〜19.9 mIU/Lでは，ハザード比＝1.86(95％信頼区間[1.27〜2.72]，$P<0.01$)
- TSH＜0.10 mIU/Lでは，ハザード比＝1.94(95％信頼区間[1.01〜3.72]，$P=0.047$)

したがって，心不全患者ではTSH＞10 mIU/Lは心血管イベントのリスクといえる．原則的にTSH＞10 mIU/Lの潜在性甲状腺機能低下症患者では甲状腺ホルモンを投与すべきとするexpert opinionもあるが，心不全の合併症例に対する甲状腺ホルモンの補充療法が予後の改善につながることを示すエビデンスはなく，やはり今後の検証が待たれるところであろう． ＜福井 悠＞

Surks MI, Ortiz E, Daniels GH, et al. Subclinical thyroid disease : scientific review and guidelines for diagnosis and management. JAMA 2004 ; 291 : 228-38. PMID : 14722150
Gencer B, Collet TH, Virgini V, et al ; Thyroid Studies Collaboration. Subclinical thyroid dysfunction and the risk of heart failure events : an individual participant data analysis from 6 prospective cohorts. Circulation 2012 ; 126 : 1040-9. PMID : 22821943

★― TSH　甲状腺刺激ホルモン(thyroid stimulating hormone)

弁膜症

B AS★(大動脈弁狭窄症)の内科的な管理はどうするか？

症候性の重症ASの患者では，総じて大動脈弁置換術を検討する必要がある．というのも，症候性のASの患者の予後を改善する内科的治療がないからである．しかし実際には，患者の希望，全身状態，社会性などで外科的な介入ができない場合はよくあり，このような場合には至適内科的治療を検討することになる．

　大動脈弁狭窄の患者の多くは高血圧を合併しており，左室にとって，弁の狭窄と体血管抵抗という2つの抵抗"double-load"にさらされている状態である．弁には手を出せないため，体血管抵抗を下げる治療を行うことになる．β遮断薬，カルシウム拮抗薬，利尿薬は陰性変力作用，前負荷の低下など血行動態上好ましくない作用を起

こす可能性があるため，ACE阻害薬またはARBが第1選択薬になる．少量から開始して徐々に増量するのが使用上のポイントである．そのほかにも，本人と家族への予想される経過の説明，緩和治療の準備，インフルエンザと肺炎球菌ワクチンの予防接種を忘れないようにしたい． ＜神尾恭弘＞

Carabello BA, Paulus WJ. Aortic stenosis. Lancet 2009；373：956-66. PMID：19232707

★── AS　大動脈弁狭窄症(aortic stenosis)

Ⓑ TAVI★（経カテーテル大動脈弁植え込み術）のよい適応は何か？

症候性の重症ASは内科的治療のみでは予後が悪く，外科的大動脈弁置換術により症状と生命予後の改善が得られることが証明されている．しかし，適応があっても高齢やリスクが高く外科手術が行われない患者が，全患者の少なくとも3割以上いるということが多くの研究によりわかっている．これらの患者の予後改善のために，より低侵襲な方法としてTAVIが開発され，2013年10月より日本でも認可された．現時点では，重症ASは手術適応となるが，手術が高リスクの患者ではTAVIの適応となり，一般に80歳以上の超高齢者，または以下のような合併症併発患者が主な適応となる．

- 上行大動脈の高度石灰化
- 胸部への放射線照射の既往
- 開胸手術の既往
- 高度肺気腫，肝硬変

欧米のこれまでのTAVIの歴史に鑑みると，TAVIの適応はデバイス普及とともに低リスク層へ広がる傾向にあり，今もって流動的である．日本でのTAVIにまつわる今後の注目点としては，周術期成績，中長期成績，低リスク層への適応拡大，超高齢者への治療における医療経済面の分析，現時点では適応外とされている透析患者への適応の可否などが挙げられよう． ＜小船井光太郎＞

Gilard M, Eltchaninoff H, Iung B ; FRANCE 2 Investigators. Registry of transcatheter aortic-valve implantation in high-risk patients. N Engl J Med 2012；366：1705-15. PMID：22551129

★── TAVI　経カテーテル大動脈弁植え込み術(transcatheter aortic valveimplantation)

Ⓑ 圧較差が小さいのに重症ASと診断される患者もいるがなぜか？

AHA / ACCのガイドラインによると，弁口面積1.0 cm^{2}以下が重症ASである．症状のあるAS患者の多くは，大動脈弁の流速が4.0 m/秒以上，平均圧較差が40 mmHg以上である．しかし，それ以下でも重症ASの場合がある．それが，LF-LG★重症ASである（図3-5）．

　大動脈弁の圧較差は，弁口面積と流速により規定され，流速は1回拍出量と収縮時間の影響を受ける．そのため，1回拍出量が少ない場合には，心エコー図上，流速や圧較差の数値がそれほど高くないLF-LG重症ASの診断になりうる．1回拍出量が少ないのは，図に示すように心肥大などにより左室内腔が小さい場合と，EFが低下している場合である．前者は重症ASの10～25％，後者は5～10％を占める．LF-LG重症ASは診断が難しいうえ，予後が悪く，手術リスクも高い．

　あなたが診ている患者で実は重症ASなのに，LF-LGのために軽症と判断されてい

る人がいるかもしれない。重症ASは弁置換により予後改善が見込める病態であり，そのなかでもLF-LGのような病態もあることを知って，適切なマネージメントを心掛けるべきである。　　　　　　　　　　　　　　　　　　　　　　　　＜神尾恭弘＞

図3-5　流量，圧較差，左室形成による重症大動脈弁狭窄症の種類

LVEF★正常	LVEF正常	LVEF低下
Normal Flow High Gradient	'Paradoxical' LF-LG AS	'Classical' LF-LG AS

拡張期

収縮期

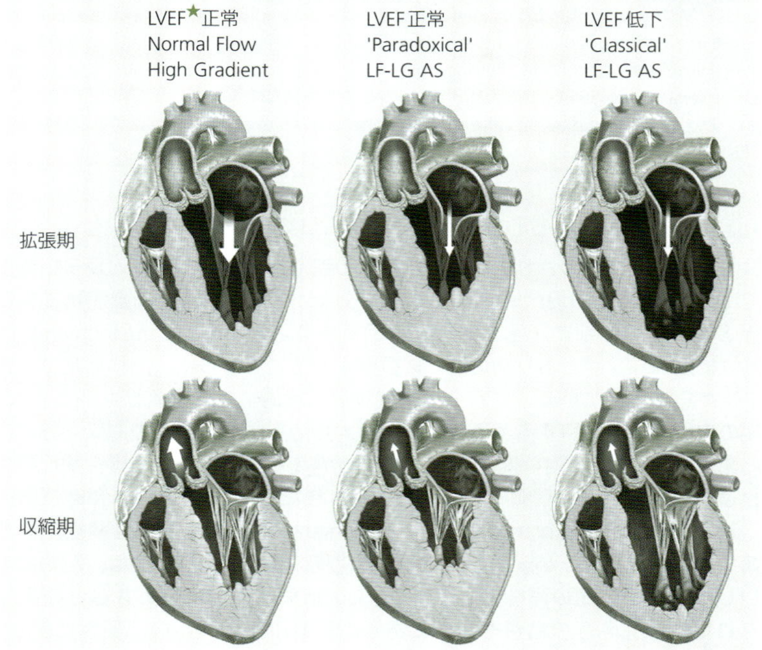

(Pibarot P, Dumesnil JG. Low-flow, low-gradient aortic stenosis with normal and depressed left ventricular ejection fraction. J Am Coll Cardiol 2012 ; 60 : 1845-53.を改変して転載)
★── LVEF　左室駆出率(left ventricular ejection fraction)

Nishimura RA, Otto CM, Bonow RO, et al ; American College of Cardiology / American Heart Association Task Force on Practice Guidelines. 2014 AHA / ACC guideline for the management of patients with valvular heart disease : a report of the American College of Cardiology / American Heart Association Task Force on Practice Guidelines. J Am Coll Cardiol 2014 ; 63 : e57-185.　PMID：24603191

★── LF-LG　低流量低圧較差(low-flow, low-gradient)

大動脈弁には二尖弁のほかにも，一尖弁や四尖弁もあるか？

先天性大動脈弁形成異常としては，一尖弁(単尖弁)，二尖弁，四尖弁，そしてなんと五尖弁まで存在することが知られている。これらはいずれも胎生期における大動脈弁形成期の異常によって発生すると考えられ，総動脈幹が大動脈と肺動脈に分かれる際に交連の形成不全や弁尖の癒合が起こった場合に一尖弁や二尖弁が形成され，総動脈幹内に動脈幹隆起の過剰増殖を生じた場合に四尖弁あるいは五尖弁が形成される。発生頻度は，二尖弁が最も多く約1%との見方が一般的である。一尖弁はそれに次ぐ頻

度ではあるが経胸壁心エコー施行例の0.02％にとどまる。四尖弁は経胸壁心エコー施行例の0.013％とさらにまれであり，五尖弁に至っては現在までに数例の報告があるのみである。一尖弁と二尖弁に起因する弁膜症としては，大動脈弁狭窄が中心であり閉鎖不全症を伴うことも多い。それに対して，四尖弁や五尖弁では狭窄症（9％）より閉鎖不全症（80〜90％）が圧倒的に多いとされている。　　　　　　　<小船井光太郎>

Novaro GM, Mishra M, Griffin BP. Incidence and echocardiographic features of congenital unicuspid aortic valve in an adult population. J Heart Valve Dis 2003；12：674-678.　PMID：14658804
Kuroki H, Hirooka K, Ohnuki M. Pentacuspid aortic valve causing severe aortic regurgitation. J Thorac Cardiovasc Surg 2012；143：e11-12.　PMID：22104681
Tutarel O. The quadricuspid aortic valve：a comprehensive review. J Heart Valve Dis 2004；13：534-537.　PMID：15311857

Ⓒ 心エコーでみつかる心臓の発生遺残物とは何か？

心エコーで偶発的に指摘され，血栓や腫瘍との鑑別が問題となることが多い発生遺残物にChiari網とeustachian弁がある。これらはいずれも静脈弁の遺残物であり，下大静脈と右房の接合部に起始するのが特徴である。Chiari網はeustachian弁に比して可動性に富み，文字どおり網のように観察されることが多い。剖検に基づく報告では約2％に認められている。これらの構造物は一般的に病的意義がないとされるが，胎生期の血行動態を維持するように下大静脈から心房中隔方向への血流を導くことによる，卵円孔開存，心房中隔瘤などとの関連が考えられている。奇異性塞栓症の症例で経食道心エコー図により卵円孔開存を指摘された98人を対象とした観察研究によると，73.4％に巨大なChiari網ないしeustachian弁を認め，奇異性塞栓症との関連も指摘されている。したがって，右心系の異常構造物を認める場合は，起始部や性状に着目して血栓や腫瘍の可能性を除外し，Chiari網やeustachian弁などの発生遺残物であれば卵円孔開存の合併も念頭におく。それ以上の検索の必要性に関しては，個々の症例に沿って専門的見地から行うのが望ましく，総合内科医としては循環器内科医に相談し，ともにマネージメントに携わるべきと考える。　　　　　　<福井 悠>

Schneider B, Hofmann T, Justen MH, et al. Chiari's network：normal anatomic variant or risk factor for arterial embolic events? J Am Coll Cardiol 1995；26：203-10.　PMID：7797753
Rigatelli G, Dell'avvocata F, Braggion G, et al. Persistent venous valves correlate with increased shunt and multiple preceding cryptogenic embolic events in patients with patent foramen ovale：an intracardiac echocardiographic study. Catheter Cardiovasc Interv 2008；72：973-6.　PMID：19021284

抗血栓療法

Ⓑ 人工弁置換術，弁形成術，冠動脈バイパス術後の抗血栓薬の使い方について述べよ。

人工弁置換術後の抗血栓薬の使い方は，機械弁か生体弁かで異なる。機械弁の患者の年間の塞栓症の発症率は，ワルファリン群で約1％，アスピリン群で約2％，抗血栓薬なしで約4％といわれている。また，僧帽弁のほうが大動脈弁と比較して塞栓症のリスクが約2倍高い。推奨内容は，ガイドライン，リスク因子の有無，機械弁か生体

弁かで多少異なるが，大まかにまとめると，大動脈弁位の機械弁の場合は，PT-INR[★1] 2.0～3.0，僧帽弁位の機械弁の場合は，PT-INR 2.5～3.5（日本循環器学会は僧帽弁位でもPT-INR 2.0～3.0）でのワルファリン療法を無期限に行うことが推奨されている。生体弁の場合は，PT-INR 2.0～3.0でのワルファリン療法を3か月間と，それ以降のアスピリン75～100 mgが推奨されている。注意すべき点は，近年，AFの抗凝固療法で適応になっている新規経口抗凝固薬を人工弁患者に使用してはいけないことである。弁置換ではなく弁形成術後の場合は，エビデンスが乏しくガイドラインによって推奨が大きく異なっている。2012年のESCガイドラインや2014年のACC/AHAガイドラインでは，人工弁輪を使用した僧帽弁形成術の場合は，術後3か月のワルファリンの使用を推奨しているが，2012年のACCP[★2]ガイドラインでは，僧帽弁形成術，大動脈弁形成術いずれの場合もワルファリンよりアスピリンの3か月の使用を推奨している。冠動脈バイパス術後はアスピリン75～162 mgの無期限の使用が推奨されている。なお，上記のようにワルファリンを内服している患者に出血を伴う処置が必要な場合に，ワルファリンを中断していいか悩む状況によく遭遇する。2012年の日本のガイドラインでは，歯科処置の場合は中止せずに処置を行い，外科手術の場合は72時間前までに中止し，PT-INR 2.0以下になったらヘパリンの持続点滴を行い，手術までブリッジするよう推奨している。　　　　　　　　　＜神尾恭弘＞

Nishimura RA, Otto CM, Bonow RO, et al ; 2014 AHA / ACC guideline for the management of patients with valvular heart disease : a report of the American College of Cardiology/American Heart Association Task Force on Practice Guidelines. J Thorac Cardiovasc Surg 2014 ; 148 : e1-e132. PMID : 24939033

Whitlock RP, Sun JC, Fremes SE, et al ; American College of Chest Physicians. Antithrombotic and thrombolytic therapy for valvular disease : Antithrombotic Therapy and Prevention of Thrombosis, 9th ed : American College of Chest Physicians Evidence-Based Clinical Practice Guidelines. Chest 2012 ; 141 : e576S-600S.　PMID : 22315272

Joint Task Force on the Management of Valvular Heart Disease of the European Society of Cardiology (ESC) ; European Association for Cardio-Thoracic Surgery (EACTS) ; Vahanian A, Alfieri O, Andreotti F, et al. Guidelines on the management of valvular heart disease (version 2012). Eur Heart J 2012 ; 33 : 2451-96.　PMID : 22922415

Hillis LD, Smith PK, Anderson JL, et al. 2011 ACCF / AHA Guideline for Coronary Artery Bypass Graft Surgery : a report of the American College of Cardiology Foundation/American Heart Association Task Force on Practice Guidelines. Circulation 2011 ; 124 : e652-735.　PMID : 22064599

日本循環器学会，日本胸部外科学会，日本心臓血管外科学会ほか．弁膜疾患の非薬物治療に関するガイドライン（2012年改訂版）．

★1― PT-INR　プロトロンビン時間国際標準化比（prothrombin time international normalized ratio）
★2― ACCP　米国胸部疾患学会議（American College of Chest Physicians）

Ⓑ AFのある患者に冠動脈ステントを留置したら3剤併用するか？

抗血小板薬と抗凝固薬は，患者にはどちらも「血をサラサラにする薬」と説明しているが，ステント血栓症予防効果の確立されたDAPT[★1]はAFの塞栓予防には効果が低く，抗凝固薬であるワルファリンではステント血栓症の予防効果は低い。しかし，DAPT＋ワルファリンの3剤併用療法では，出血リスクはワルファリン単剤に比べて3.7倍という報告もある。

　このジレンマに一石を投じたのがWOEST[★2]研究である。573人のAF患者にPCI[★3]が行われ，アスピリンを抜いたクロピドグレル＋ワルファリンの2剤併用療法群と

DAPT＋ワルファリンの3剤併用療法群に振り分けられた。フォローアップでは心血管イベントのエンドポイントに差異はなかったが，2剤併用療法群で出血合併症の有意な減少を認めた。この1つの研究のみで2剤併用療法が肯定され，3剤併用療法が否定されたりすることはないが，出血リスクの高い場合は2剤併用療法（またはDAPTのみ），それ以外は3剤併用療法とすべきと思われる。2014年にESCがコンセンサスドキュメントを発表した。ここで，患者のステント血栓症のリスク・脳梗塞リスク・出血リスクに基づいて，3剤併用・2剤併用・DAPTの使用推奨がアルゴリズムにまとめられ，これが現時点では最もエビデンスに基づいたマネージメントと考えられる。 ＜小船井光太郎＞

ACTIVE Writing Group of the ACTIVE Investigators, Connolly S, Pogue J, Hart R, et al. Clopidogrel plus aspirin versus oral anticoagulation for atrial fibrillation in the Atrial fibrillation Clopidogrel Trial with Irbesartan for prevention of Vascular Events (ACTIVE W) : a randomised controlled trial. Lancet 2006 ; 367 : 1903-12.　PMID : 16765759

Leon MB, Baim DS, Popma JJ, et al. A clinical trial comparing three antithrombotic-drug regimens after coronary-artery stenting. Stent Anticoagulation Restenosis Study Investigators. N Engl J Med 1998 ; 339 : 1665-71.　PMID : 9834303

Dewilde WJ, Oirbans T, Verheugt FW, et al ; WOEST study investigators. Use of clopidogrel with or without aspirin in patients taking oral anticoagulant therapy and undergoing percutaneous coronary intervention : an open-label, randomised, controlled trial. Lancet 2013 ; 381 : 1107-15.　PMID : 23415013

Lip GY, Windecker S, Huber K, et al. Management of antithrombotic therapy in atrial fibrillation patients presenting with acute coronary syndrome and/or undergoing percutaneous coronary or valve interventions : a joint consensus document of the European Society of Cardiology Working Group on Thrombosis, European Heart Rhythm Association (EHRA), European Association of Percutaneous Cardiovascular Interventions (EAPCI) and European Association of Acute Cardiac Care (ACCA) endorsed by the Heart Rhythm Society (HRS) and Asia-Pacific Heart Rhythm Society (APHRS). Eur Heart J 2014 ; 35 : 3155-79.　PMID : 25154388

★1— DAPT　抗血小板薬2剤併用療法(dual antiplatelet therapy)
★2— WOEST　What is the Optimal antiplatElet and anticoagulant therapy in patients with oral anticoagulation and coronary StenTing
★3— PCI　経皮的冠動脈形成術(percutaneous coronary intervention)

Ⓑ 冠動脈ステント留置後のDAPTはいつまで継続が必要か？

BMS★1の時代では，ステント留置後1か月程度でステントが新生内膜に被覆されるので，その後のステント血栓症は非常にまれであった。しかし，BMSはステント内再狭窄率が非常に高く，この問題の解決のためにDES★2が開発され再狭窄率は著しく低下した。それと同時に，薬剤による新生内膜増殖抑制のため，ステントが内膜に覆われにくくなり，留置1か月以降に起こる遅発性のステント血栓症が問題になった。その予防のために，DES留置後はアスピリンとチエノピリジン系抗血小板薬による長期のDAPTが行われる。

　2011年の日本循環器学会のガイドラインでは，BMSの場合は少なくとも1か月間，DESの場合は少なくとも12か月間のDAPTが推奨されている。しかし，適切なDAPT期間はいまだに明らかになっておらず，これまでにさまざまな研究が行われている。2015年にDAPT期間を比較した10個のRCTのメタアナリシスが発表された。その結果，12か月間と比較して12か月未満では出血合併症が減り，全死亡は変わらな

かった．一方，12か月以上では心筋梗塞とステント血栓症は減ったが，出血合併症と全死亡は増加した．このように出血合併症とステント血栓症はトレードオフの関係にあるため，個々の患者の出血リスクとステント血栓症を起こしたときの影響の大きさを考慮して，12か月間を基準に DAPT 期間を適宜増減するのが現時点で最も適切な対応だと思われる．具体的には，高齢，透析，胃潰瘍の既往など出血リスクが高い場合は DAPT 期間を短くし，LMT★3 や LAD★4 近位部にステントが留置されているような場合はステント血栓症が致死的になるため DAPT 期間を長くするというような配慮が必要になる． 〈神尾恭弘〉

日本循環器学会，日本冠疾患学会，日本冠動脈外科学会ほか．安定冠動脈疾患における待機的 PCI のガイドライン（2011年改訂版）．
Navarese EP, Andreotti F, Schulze V, et al. Optimal duration of dual antiplatelet therapy after percutaneous coronary intervention with drug eluting stents : meta-analysis of randomised controlled trials. BMJ 2015 ; 350 : h1618.　PMID：25883067

- ★1 — BMS　ベアメタルステント（bare metal stent）
- ★2 — DES　薬剤溶出性ステント（drug-eluting stent）
- ★3 — LMT　左冠動脈主幹部（left main trunk）
- ★4 — LAD　左前下行枝（left anterior descending coronary artery）

ワルファリンはもともと殺鼠剤であったか？

1920年頃，米国北部やカナダの酪農家の間でウシに新しい伝染病が発生したと大きな騒ぎになった．それまで元気で食欲旺盛であったウシが，急に出血が止まらなくなりバタバタ死んでいったのである．普通に行われる角切りを行った22頭のウシのうち，21頭が出血で死んでしまったという逸話も残されている．その後の調査で，痩せた土地でもよく育つと欧州から持ち込まれて広まったスイートクローバーという牧草の，サイロで保管され腐ったものをウシが食べると異常出血が起こることがわかった．1940年頃にウィスコンシン大学（University of Wisconsin）の化学者 Link らは腐ったスイートクローバーから，クマリン由来の抗凝固物質を抽出し，dicoumarol と名づけた．1948年には Link はさらに効果の高い誘導体の合成に成功し，それまでの彼の研究を支えた Wisconsin Alumni Research Foundation の頭文字の WARF とクマリン（coumarin）の語尾の ARIN をつなげてワルファリン（warfarin）と名づけたのである．ワルファリンは当初は殺鼠剤としてのみ使用されていたが，1951年にワルファリン 567 mg を自殺目的で内服した米国陸軍の徴収兵が病院に運ばれ，そのときすでに解毒薬と知られたビタミン K の投与などが行われ，完全回復したことをきっかけに，ヒトでの治療用抗凝固薬としての研究が始まった．1954年には治療用抗凝固薬として承認され，1955年には当時の米国合衆国大統領であったドワイト・D・アイゼンハワー〔Dwight D. Eisenhower（1890～1969年）〕が心筋梗塞を発症した際にも投与が行われた． 〈小船井光太郎〉

Wikipedia. Warfarin（en.wikipedia.org/wiki/Warfarin）．閲覧日：2015/3/2

米国では医者が PT-INR のコントロールをしないのか？

抗凝固療法のテーラーメイドや，さじ加減は循環器内科を含む内科医の腕の見せ所と考える向きも多いであろう．日本で医療をしている限りは，医者以外がワルファリン

の投与量を決めたり変更したりするなんて考えることもないだろうが，実際には多くの国で行われているのである．たとえば，米国では，トレーニングを受けた看護師や薬剤師による抗凝固クリニック(anti-coagulation clinicまたはcoumadin clinicと呼ばれる)で抗凝固療法のマネージメントを行うことが一般的である．その理由の1つとして，米国では病院勤務医師の外来予約は約3か月に1度が一般的であり，特にワルファリンによる抗凝固療法を始めたばかりの患者を医師による外来で頻回のフォローアップを行うことが困難であることが挙げられる．ワルファリン開始時には，外来主治医は患者の適応疾患，目標とするPT-INRを含めた情報を添えて抗凝固クリニックに紹介する．抗凝固クリニックのスタッフは適切な間隔で患者を来院させ，PT-INR測定，問診，教育，ワルファリン投与量の調節，処方再診予約の流れで診察を行う．投与量やフォローアップ間隔の決定はそのクリニックにおけるプロトコールに基づき，PT-INRが5.0など非常に高い場合には外来主治医にただちに連絡することが定められている．PT-INRを治療域に保つことの重要性は近年特に強調されてきているが，ある研究によるとPT-INRが治療域であった割合は医師による外来フォローアップでは57％であったのに対し，抗凝固クリニックでは66％と有意に高いことが報告されている． <小船井光太郎>

van Walraven C, Jennings A, Oake N, et al. Effect of study setting on anticoagulation control : a systematic review and metaregression. Chest 2006 ; 129 : 1155-66. PMID : 16685005

虚血性心疾患

A ニトロ(ニトログリセリン)が有効な胸痛は狭心症と考えてよいか？

ニトログリセリンを筆頭とする種々の硝酸薬は，全身の血管および冠動脈を拡張させ，心臓の前負荷，後負荷を軽減し，心筋血流を増大させる．硝酸薬の投与により酸素の需給バランスが改善すると，心筋虚血によりもたらされた息切れや胸痛などの症状が軽快する．ESCの安定冠動脈疾患ガイドライン2013年版によると，「硝酸薬の投与によって改善しない胸痛は非心原性の要因を疑う根拠となる」との記載があるが，硝酸薬投与後の症状軽快は狭心症の診断には寄与しないとする観察研究が複数報告されており，これに基づきAHAは2010年のScientific Statementにおいて「硝酸薬投与後の症状軽快を狭心症の診断に用いるべきではない」と明言している．

ニトログリセリンによる虚血性心疾患の治療的診断が推奨されないのは次のような理由がある．一般外来を訪れる胸痛患者の原因疾患は，筋骨格系疾患(36％)に次いで消化器疾患(19％)が多く，胸痛をきたす食道疾患として胃食道逆流症のほか，食道けいれんや食道アカラシアなどの食道運動障害が含まれる．下部食道の痛覚神経は，心筋と同様にC線維を多く含んでおり，食道運動障害による胸痛は狭心痛に類似した症状を呈するために狭心症として治療されやすい．加えて，ニトログリセリンなどの硝酸薬は食道平滑筋を弛緩させ，食道運動障害の症状を軽快させるためにさらなる誤解につながりうるとされる． <福井 悠>

Task Force Members ; Montalescot G, Sechtem U, Achenbach S, et al. 2013 ESC guidelines on the management of stable coronary artery disease : the Task Force on the management of stable coronary artery disease of the European Society of Cardiology. Eur Heart J 2013 ; 34 : 2949-3003. PMID : 23996286

Henrikson CA, Howell EE, Bush DE, et al. Chest pain relief by nitroglycerin does not predict active coronary artery disease. Ann Intern Med 2003 ; 139 : 979-86.　PMID : 14678917
Diercks DB, Boghos E, Guzman H, et al. Changes in the numeric descriptive scale for pain after sublingual nitroglycerin do not predict cardiac etiology of chest pain. Ann Emerg Med 2005 ; 45 : 581-5.　PMID : 15940087
Amsterdam EA, Kirk JD, Bluemke DA, et al ; American Heart Association Exercise, Cardiac Rehabilitation, and Prevention Committee of the Council on Clinical Cardiology, Council on Cardiovascular Nursing, and Interdisciplinary Council on Quality of Care and Outcomes Research. Testing of low-risk patients presenting to the emergency department with chest pain: a scientific statement from the American Heart Association. Circulation 2010 ; 122 : 1756-76.　PMID : 20660809
Klinkman MS, Stevens D, Gorenflo DW. Episodes of care for chest pain : a preliminary report from MIRNET. Michigan Research Network. J Fam Pract 1994 ; 38 : 345-52.　PMID : 8163958
Richard S. Active CAD and Chest Pain Relief with Nitroglycerin. Am Fam Physician 2004 ; 70 : 182.

Ⓐ PCI（経皮的冠動脈形成術）前の虚血評価はなぜ重要なのか？

　冠動脈疾患の検査には，「解剖学的（狭窄）評価」と「機能的（虚血）評価」の2つのアプローチがある．最近はCTによる冠動脈造影が外来で気軽に行えるようになり，解剖学的異常所見，つまり冠動脈狭窄病変が容易に検出できるようになった．しかし，冠動脈CTやカテーテル検査によって「有意狭窄」と判定された病変が，すべて虚血を引き起こす病変とはいえないことは知っておくべきである．
　冠動脈造影上の狭窄率とプレッシャーワイヤーによって測定されるFFR★の相関関係が検討され，造影上，有意狭窄と考えられる71〜90％の病変のうち2割は虚血を起こさない病変であることが示されている．このように，ゴールドスタンダードとして用いられてきたカテーテルによる冠動脈造影は，「有意狭窄＝虚血を起こす狭窄」という意味からはゴールドスタンダードになりえないともいえよう．
　虚血を起こさない病変に対してステント留置を行っても，症状の改善，予後の改善が認められないばかりか，ステント再狭窄，ステント血栓症，DAPTによる重篤な副作用など，リスクの上昇につながる可能性すらある．
　PCIやバイパス手術などの血行再建術を行う前には，「解剖学的評価」と「機能的評価」の両方を行い，どちらも異常で一致した場合に血行再建術の適応がある，と考えることが原則である．機能的評価には，負荷心筋血流シンチグラム，運動負荷心エコー，精度では劣るものの運動負荷心電図などが代表的である．　　＜小船井光太郎＞

Tonino PA, Fearon WF, De Bruyne B, et al. Angiographic versus functional severity of coronary artery stenoses in the FAME study fractional flow reserve versus angiography in multivessel evaluation. J Am Coll Cardiol 2010 ; 55 : 2816-21.　PMID : 20579537

★── FFR　冠血流予備量比（fractional flow reserve）

Ⓑ 安定狭心症で内科的治療よりも血行再建のほうが生命予後が改善されるのは，どのような場合か？

　安定した虚血性心疾患に対する血行再建の意義は何か？　これは症状の改善と予後の改善の2つの効果に分けて考えると整理しやすい．前者だと硝酸薬やβ遮断薬などの内科的治療に抵抗性の狭心症は血行再建の適応と考えられる．では，後者の予後改善に関しては，どのような症例で生命予後改善の観点から血行再建を考慮したほうがよ

いのであろうか？　Hachamovitzらは1万人以上の心筋シンチグラムを受けた患者のデータを分析し，心筋虚血の範囲（正常心筋のうち虚血陽性心筋の割合），治療法（薬物治療 vs. 血行再建），生命予後の相関について報告した（図3-6）。虚血心筋範囲が広いほど生命予後は不良であるのは当然だが，虚血心筋範囲が広い場合（特に20％以上）は薬物治療群よりも血行再建群のほうが予後は良好で，また虚血心筋範囲が狭い（5〜10％程度）場合は血行再建群よりも薬物治療群のほうが予後良好であった。その境界は10.0〜12.5％とされ，血行再建適応決定の1つの基準として覚えておくべきである。　　　　　　　　　　　　　　　　　　　　　　　　＜小船井光太郎＞

Hachamovitch R, Hayes SW, Friedman JD, et al. Comparison of the Short-Term Survival Benefit Associated With Revascularization Compared With Medical Therapy in Patients With No Prior Coronary Artery Disease Undergoing Stress Myocardial Perfusion Single Photon Emission Computed Tomography. Circulation 2003 ; 107 : 2900-7.　PMID：12771008

Ⓑ 狭い冠動脈は全部PCIをしたほうがいいか？

2007年に発表されたCOURAGE[★1]研究を紹介する。冠動脈狭窄と検査上心筋虚血が証明された患者2,287人が，OMT[★2]群とPCI群に無作為に振り分けられた。平均4.6年間の追跡調査の結果，死亡または心筋梗塞の発生率はPCI群では19％，OMT群では18.5％と差は認められず，PCIでは有意な予後改善効果が証明されないと結論づけられた。また，OMT群に比べてPCI群のほうが治療後の狭心症の有病率は低くなったが，その差は5年時点では有意ではなくなるという結果も報告された。この結論に対して，スクリーニングされた患者の1割しか実際に研究に登録されていない，患者重症度が全体的に低すぎる，OMTのアドヒアランスが実際の臨床現場での状況よりも高すぎる，追跡期間中にOMT患者の32％がPCIを受けている，DESが使われていない，その他多くの批判の声が冠動脈治療を行う専門医から上がり，多くの議論を引き起こした。このようなCOURAGE研究であるが，安定した（軽度）虚血性心疾患はまずOMTで治療し，治療抵抗性の狭心症や重度虚血が認められた場合はPCIを検討するというマネージメントの妥当性，そしてOMTを徹底的に行うことの重要性，の2点に関して再確認された貴重な研究と考えられる。　　　　　　　　＜小船井光太郎＞

Boden WE, O'Rourke RA, Teo KK, et al ; COURAGE Trial Research Group. Optimal medical therapy with or without PCI for stable coronary disease. N Engl J Med 2007 ; 356 : 1503-16.　PMID：17387127
Kereiakes DJ, Teirstein PS, Sarembock IJ, et al. The truth and consequences of the COURAGE trial. J Am Coll Cardiol 2007 ; 50 : 1598-603.　PMID：17936161

★1 — COURAGE　Clinical Outcomes Utilizing Revascularization and Aggressive Drug Evaluation
★2 — OMT　至適薬物治療（optimal medical therapy）

Ⓑ BMS（ベアメタルステント）とDES（薬剤溶出性ステント）の使い分けについて述べよ。

1990年頃から臨床使用されてきたBMSでは，留置後6か月での再狭窄率は30％程度と高く，再狭窄率低下のためにDESが開発された。日本でも第1世代シロリムス溶出性ステントであるCypherステント®が2004年に認可され，日本のJ-Cypher研究によると，1年後の再狭窄による再血行再建率は7.3％と大きな改善を認めている。現在使用されている第2世代DESでは，第1世代DESの問題点であったステント血

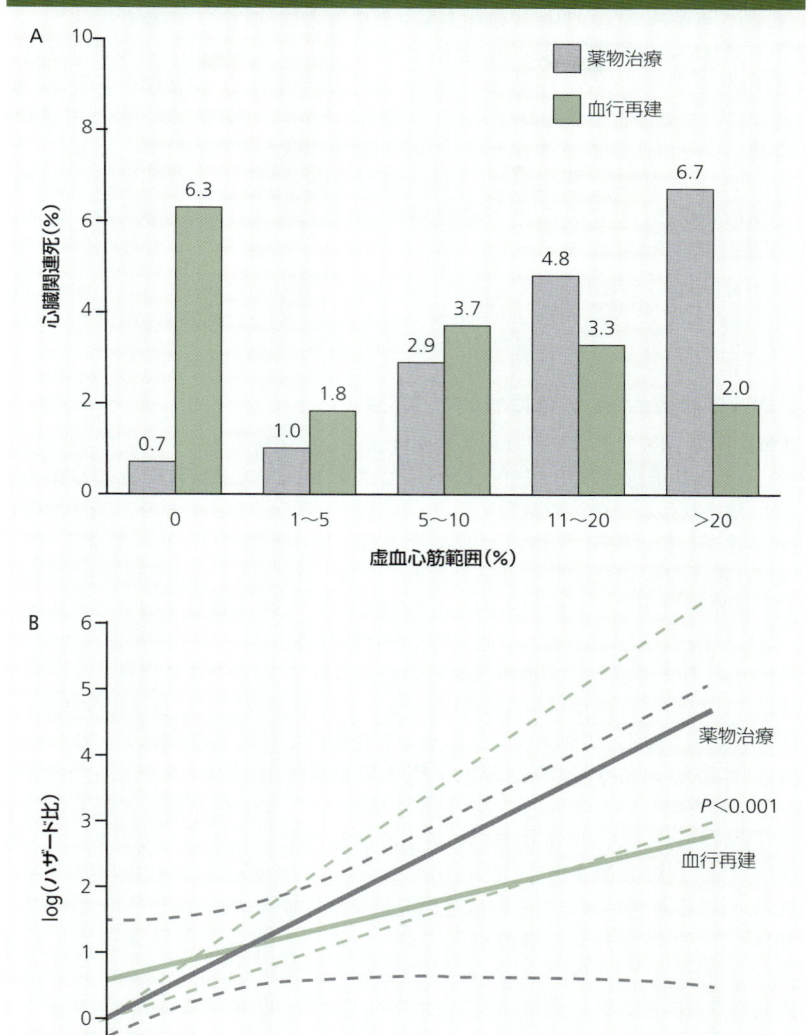

図3-6 それぞれの治療法(薬物療法 vs. 血行再建)における虚血心筋範囲と生命予後の相関

A

心臓関連死(%)

虚血心筋範囲(%)	薬物治療	血行再建
0	0.7	6.3
1〜5	1.0	1.8
5〜10	2.9	3.7
11〜20	4.8	3.3
>20	6.7	2.0

B

log(ハザード比) vs 虚血心筋範囲(%)

薬物治療
血行再建
$P<0.001$

(Hachamovitch R, Hayes SW, Friedman JD, et al. Comparison of the Short-Term Survival Benefit Associated With Revascularization Compared With Medical Therapy in Patients With No Prior Coronary Artery Disease Undergoing Stress Myocardial Perfusion Single Photon Emission Computed Tomography. Circulation 2003;107:2900-7.より転載)

栓症の発症を抑えるため，再狭窄予防のための薬剤や薬剤溶出のためのポリマーの変更をはじめとした改良により，安全性の改善を達成している．現時点では，「DESはBMSと比べるとステント血栓症の発生率などの安全性は同等であるが，ステント再狭窄率とそれによる再血行再建の必要性は格段に低い」といえる．このような状況であえてBMSを使うのはどのような状況のときであろうか？ 2種類のステントの大きな違いは，留置後に継続必要なDAPTの期間であり，一般的には，BMSではDAPTを1か月，第2世代DESでは6か月が標準的継続期間と考えられる．つまり，服薬アドヒアランスの問題，易出血性，抗凝固薬の内服，数か月以内の手術や侵襲的検査・治療の必要性，などでDAPTの長期継続が困難と考えられる症例では，いまだにBMSが選択される傾向にある． <小船井光太郎>

Kimura T, Morimoto T, Nakagawa Y, et al. Very late stent thrombosis and late target lesion revascularization after sirolimus-eluting stent implantation : five-year outcome of the j-Cypher Registry. Circulation 2012 ; 125 : 584-91. PMID : 22203694

Ⓑ DESの種類と使い分けについて述べよ．

2004年に初のDESであるシロリムス溶出性ステント（Cypherステント®）が日本で承認され，続いて承認されたPES[*1]（TAXUSエクスプレスステント®）と並び第1世代DESと分類される．その後の改良で第2・第3世代のDESが発売され，第1世代DESの販売は終了した．現在，日本で使用できるDESは4種類あり，すべて第2・第3世代である（表3-2）．DESを形成する要素としては，（1）新生内膜増殖抑制のための薬剤，（2）薬剤の溶出コントロールのためのポリマー，（3）金属ステントとバルーンなどのデリバリーシステム，の3つに大きく分けられる．

　それでは，DESのなかにも優劣はあるのだろうか？ 2012年に異種ステント同士を比較した77の無作為化試験を集めたネットワークメタアナリシスが発表された．これによると，TAXUSエクスプレスステントを除いたすべてのDESで，BMSに比べて優れた有効性（再血行再建の必要性など）と安全性（心筋梗塞やステント血栓症発生率など）が示された．この分析では，EES[*2]が有効性・安全性に関して最も優れていると結論づけられ，ステント血栓症の発生率はBMSに比べて約半分であった．別の観察研究でも，EESは第1世代DESに比べて，ステント血栓症，特に留置後1年以上経過して起こる遅発性ステント血栓症の発生率が有意に低い（ハザード比＝0.33，$P<0.001$）ことが示された．他の研究では，ゾタロリムス溶出性ステントであるResolute Integrity™やバイオリムスA9溶出性ステントであるNobori®ステントとEESの同等性が示唆され，現在日本で使用されているDESの間に優劣を示すようなエビデンスは存在しない． <小船井光太郎>

Bangalore S, Kumar S, Fusaro M, et al. Short- and long-term outcomes with drug-eluting and bare-metal coronary stents : a mixed-treatment comparison analysis of 117 762 patient-years of follow-up from randomized trials. Circulation 2012 ; 125 : 2873-91. PMID : 22586281
Räber L, Magro M, Stefanini GG, et al. Very late coronary stent thrombosis of a newer-generation everolimus-eluting stent compared with early-generation drug-eluting stents : a prospective cohort study. Circulation 2012 ; 125 : 1110-21. PMID : 22302840
Silber S, Windecker S, Vranckx P, et al ; RESOLUTE All Comers investigators. Unrestricted randomised use of two new generation drug-eluting coronary stents : 2-year patient-related versus stent-related outcomes from the RESOLUTE All Comers trial. Lancet 2011 ; 377 : 1241-7. PMID : 21459430
Smits PC, Hofma S, Togni M, et al. Abluminal biodegradable polymer biolimus-eluting stent versus

表3-2 日本で使用できるDES

商品名（薬剤名）	製造元（本社所在国）	ポリマー	ステントの材質	添付文書推奨DAPT継続期間
XIENCE Xpedition®（エベロリムス）	アボットバスキュラー（米国）	フルオロポリマー	コバルトクロム	12か月
Promus PREMIER™（エベロリムス）	ボストンサイエンティフィック（米国）	フルオロポリマー	プラチナクロム	6か月以上
Resolute Integrity™（ゾタロリムス）	メドトロニック（米国）	バイオリンクス	コバルトクロム	6か月以上
Nobori®（バイオリムス A9）	テルモ（日本）	ポリ-DL-乳酸	ステンレススチール	6か月以上

durable polymer everolimus-eluting stent (COMPARE II): a randomised, controlled, non-inferiority trial. Lancet 2013 ; 381 : 651-60. PMID : 23374650

★1 ─ PES　パクリタキセル溶出性ステント（paclitaxel-eluting stent）
★2 ─ EES　エベロリムス溶出性ステント（everolimus-eluting stent）

A 冠動脈ステントが入っている人にMRI検査を行ってもいいのか？

検査可能である。以前はステント留置後2〜3か月間など，一定期間空けることを推奨されることもあったが，現在はステントの種類（BMS，DES），ステントの留置時期によらずに安全に検査可能であることが明らかになっている。ただし，ステント周囲の画像に影響が出る可能性があるため，検査部位によっては注意が必要である。なお，従来の1.5テスラのMRIより高解像度の画像が得られる3.0テスラのMRIを使用している施設も多くなってきているが，こちらに関しても同様に検査可能である。

＜神尾恭弘＞

Patel MR, Albert TS, Kandzari DE, et al. Acute myocardial infarction : safety of cardiac MR imaging after percutaneous revascularization with stents. Radiology 2006 ; 240 : 674-80. PMID : 16926324

B 冠動脈ステント留置後の確認カテーテルは必要か？

日本では，冠動脈ステント留置の6〜12か月後に，フォローアップという名目で無症状でも再度の冠動脈造影が多くの施設で一般的に行われている。確かにBMSの時代は再狭窄率も高く，虚血を起こしうる再狭窄が生じてないか，また，ステント留置後の経過はどうか，とカテーテル検査を再度行うことは妥当であったかもしれない。しかし，DESの時代になり10年が経過し，1年後の再狭窄率は1割以下といわれている。DESの時代でもフォローアップカテーテルをサポートするエビデンスはあるのだろうか？　内田らは，PESとBMSの無作為化試験からの5年間のフォローアップデータを解析し，無症状でも確認カテーテルが行われたアンギオフォローアップ群

と，症状出現などに限って確認カテーテルを行うクリニカルフォローアップ群に分け検討を行った。その結果，再血行再建率はアンギオフォローアップ群で有意に高く，特にPES留置が行われた患者ではクリニカルフォローアップ群に比べて2倍に上ることがわかった（15.9 vs. 7.4％，$P<0.001$）。さらに，アンギオフォローアップ群とクリニカルフォローアップ群を比べると，心筋梗塞，総死亡などのハードエンドポイントに差異は認められないことが示された。

　いわゆるステント留置後の確認カテーテルを行うことは，症状改善，予後改善につながらない不必要な再血行再建を増加させることが裏づけられた。2005年のACC / AHAガイドラインでは左主幹部にステント留置が行われた場合に限ってフォローアップカテーテルが推奨されたが，2009年のアップデートからはその記述は認められない。また，日本のガイドラインでも，ルーチンのフォローアップカテーテルは推奨されていない。　　　　　　　　　　　　　　　　　　　　　　　　　＜小船井光太郎＞

Uchida T, Popma J, Stone GW, et al. The clinical impact of routine angiographic follow-up in randomized trials of drug-eluting stents : A critical assessment of "oculostenotic" reintervention in patients with intermediate lesions. J Am Coll Cardiol Intv 2010 ; 3 : 403-11.　PMID : 20398868

B　心筋のバイアビリティーとは何か？

冠動脈疾患により心筋への血流が著しく低下すると心筋が障害されるが，このときの心筋の状態は大きく3つに分類される。冬眠心筋（hibernating myocardium），気絶心筋（stunned myocardium），そして心筋壊死とリモデリング（myocardial necrosis and remodeling）である。このうち，心筋壊死とリモデリングは不可逆な状態であり，血行再建を行っても心筋の回復は望めない。しかし，冬眠心筋と気絶心筋は心筋が生存しており，血行再建により心筋の回復を望むことができる。このような状態の心筋はバイアビリティーがあると表現される。

　2002年に発表された研究では，バイアビリティーのある患者での血行再建は，薬物治療のみより死亡率を79.6％/年も低下させ，一方，バイアビリティーがない患者での血行再建は死亡率を低下させなかった。この報告により，血行再建前のバイアビリティーの評価の重要性が強調された。しかし，その後の2011年のSTICH★試験では，バイアビリティーの有無にかかわらず，CABGによる血行再建と内科的治療では予後が変わらなかった，という驚くべき結果が報告された。このような結果になった原因は明らかではないが，適切な内科的治療の進歩と普及は我々が考えているより有効で，場合によっては血行再建と同程度の効果がある可能性を示唆している。

　大事なことは，すべての虚血性心疾患の患者に血行再建が必要なわけではなく，適切な内科的治療も選択肢になりうることを知っておくことである。血行再建のリスクが低くバイアビリティーがある場合は積極的に血行再建を検討し，リスクが高くバイアビリティーに乏しい場合は血行再建ではなく適切な内科的治療を考慮すべきである。バイアビリティーの評価方法には，負荷心エコー図，心臓核医学検査，心臓MRIなどがあるが，いずれも専門医の介入が必要なため，治療方針を含めて循環器内科医と協議することが望ましい。　　　　　　　　　　　　　　　　　　　　＜神尾恭弘＞

Allman KC, Shaw LJ, Hachamovitch R, et al. Myocardial viability testing and impact of revascularization on prognosis in patients with coronary artery disease and left ventricular dysfunction : a meta-analysis. J Am Coll Cardiol 2002 ; 39 : 1151-8.　PMID : 11923039
Bonow RO, Maurer G, Lee KL, et al ; STICH Trial Investigators. Myocardial viability and survival in

ischemic left ventricular dysfunction. N Engl J Med 2011 ; 364 : 1617. PMID : 21463153

★— STICH　Surgical Treatment for Ischemic Heart Failure

Ⓑ 右側誘導と背部誘導の意義とその取り方について述べよ.

標準12誘導心電図により体表面から心臓の電気的活動を捉えることで多くの情報を得ることができるのだが，電極位置の関係で情報が得にくい部分がある．それが心臓の右室側と背面(後壁)側であり，それを補うのが右側誘導と背部誘導である．2013年の日本循環器学会のガイドラインでは，急性下壁梗塞患者に対する右側胸部誘導(V_4R)の記録が推奨度Ⅰ，エビデンスレベルBとされている．200人の下壁心筋梗塞症例における検討では，V_4Rの1mm(0.1mV)以上のST上昇の右室梗塞診断精度は，感度88%，特異度78%であった．また，初回心電図で診断できない場合でも，急性心筋梗塞が強く疑われる患者に対する背部誘導($V_7 \sim V_9$)の記録が推奨度Ⅱa，エビデンスレベルBとされている．これは，純後壁梗塞の場合はST上昇を認めないことが多く，背部誘導でST上昇が観察されることがあるためである．それでは，右側誘導と背部誘導はどこに電極をつけるのか？　図3-7に示すように，右側誘導は胸部誘導を正中線対称に右前胸部につけたもので，$V_3 \sim V_6$がそれぞれ$V_3R \sim V_6R$に対応する．背部誘導は$V_4 \sim V_6$を同じ高さで背部につけたもので，V_7は後腋下線，V_8は左肩甲骨中線，V_9は脊椎左縁に電極をつければよい．少し検査に手間はかかるが，適切な症例を選択すれば，右側誘導と背部誘導はとても有用である．

図3-7　右側誘導と背部誘導での電極をつける位置

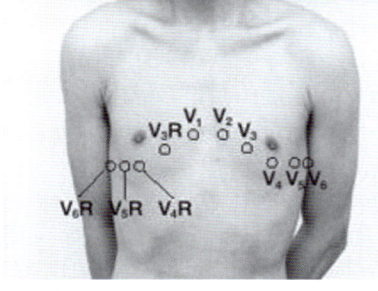

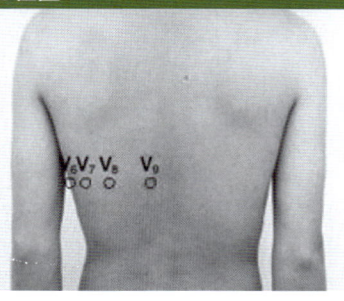

(松岡 健. OSCEなんてこわくない―医学生・研修医のための診察教室. 週刊医学界新聞 2002 ; 2511. より転載)

＜神尾恭弘＞

日本循環器学会, 日本冠疾患学会, 日本救急医学会ほか. ST上昇型心筋梗塞の診療に関するガイドライン(2013年改訂版).
Zehender M, Kasper W, Kauder E, et al. Right ventricular infarction as an independent predictor of prognosis after acute inferior myocardial infarction. N Engl J Med 1993 ; 328 : 981-8. PMID : 8450875

Ⓐ STEMI[*1](ST上昇を伴う急性心筋梗塞)におけるDBT[*2](入院から再灌流までの時間)とは何か？

STEMIに対する治療として血栓溶解療法が主流であった時代，発症から再灌流までの

時間は死亡を予測する因子であることが知られていた。しかし，PCIが普及するにつれ，発症から再灌流までの時間は死亡と関連せず，病院に到着してからPCIにより再灌流が行われるまでの時間，すなわち，DBTこそが死亡を予測する因子であると考えられてきた。2006年，DBTと死亡の関連性を検証する目的で，29,222人のSTEMI症例を対象にした観察研究が行われ，DBTが90分以内である群と比べ，90分を超える群では院内死亡率が有意に上昇（オッズ比＝1.42，95％信頼区間［1.24～1.62］）していることが示された。この結果を受け，ACC／AHAガイドラインでは90分以内のDBTを目標とすることを強く推奨する（推奨度Ⅰ）に至った。

　この流れを一転させたのが2013年に「NEJM」に報告された観察研究である。96,738人のSTEMI症例を対象としてDBTと入院後30日間の死亡の関連性を検証したこの研究によると，前期（2005～2006年）のDBTの中央値は83分（90分以内は59.7％），後期（2008～2009年）のDBTの中央値は67分（90分以内は83.1％）と，前期に比し後期でDBTが有意に短縮された（$P<0.001$）にもかかわらず，入院後30日間の死亡率に有意差は認められなかった。

　この結果はDBTの短縮に向けられた努力を否定するものではないが，STEMIの短期予後を改善するにはもはやDBTの短縮だけでは不十分である時代に突入していることを示唆している。 ＜福井 悠＞

McNamara RL, Wang Y, Herrin J, et al ; NRMI Investigators. Effect of door-to-balloon time on mortality in patients with ST-segment elevation myocardial infarction. J Am Coll Cardiol 2006 ; 47 : 2180-6.　PMID：16750682
Menees DS, Peterson ED, Wang Y, et al. Door-to-balloon time and mortality among patients undergoing primary PCI. N Engl J Med 2013 ; 369 : 901-9.　PMID：24004117

★1─ STEMI　ST上昇を伴う心筋梗塞（ST-elevation myocardial infarction）
★2─ DBT　入院から再灌流までの時間（door-to-balloon time）

B　STEMIにおける再灌流成功の指標は何か？

STEMIに対する治療が血栓溶解療法からPCIへと変遷するのに伴い，再灌流成功を示唆する指標も時代の洗礼を受けることとなった。たとえば，再灌流後に高頻度に出現する促進性心室固有調律はかつて再灌流成功の指標と考えられていたが，入院時の心筋トロポニン値が高い症例で多く認められるという報告もあり，心筋障害の進行を反映する所見と考察されたことから，患者の予後の改善を見据えた再灌流「成功」の指標とはもはや捉えられていない。現在，有用とされる再灌流成功の指標として以下の2つを紹介する。

1. TIMI*分類
TIMI分類は冠動脈造影所見に基づいた再灌流の指標である（表3–3）。3,362人のSTEMI症例を対象に行われた観察研究によると，6.9％に相当する232人がPCI後にTIMI grade 2以下となり，TIMI grade 3が得られた群に比して院内死亡（15％ vs. 2％）および重篤な心血管合併症（20％ vs. 6％）が有意に多かった。1年間の死亡も有意に多い結果（ハザード比＝3.8，95％信頼区間［2.5～5.7］）であり，TIMI分類は予後予測を反映した再灌流成功指標として捉えられている。

2. ST segment resolution
血栓溶解療法時代のデータではあるが，心電図上のST上昇が再灌流後に改善する所

見 "ST segment resolution" もまた重要な再灌流成功の指標である。ST segment resolution は，後の冠動脈造影で TIMI grade 3 と有意に関連（$P<0.001$）しており，30日間以内の死亡，1年間以内の死亡，30日間以内の心不全発症とも有意に関連していた。PCI が行われた症例を主な対象として，ST segment resolution の再灌流成功指標の妥当性を検証した報告は少なく，今後の報告が待たれる。

表3-3 TIMI分類

grade 0	責任病変より遠位に造影剤が流れない
grade 1	責任病変より遠位に造影剤が流れるが，責任冠動脈全体が造影されるに至らない
grade 2	責任冠動脈全体が造影されるものの，正常冠動脈に比して造影遅延がある
grade 3	正常冠動脈と同じ速さで責任冠動脈全体が造影される

<福井 悠>

Bonnemeier H, Wiegand UK, Giannitsis E, et al. Temporal repolarization inhomogeneity and reperfusion arrhythmias in patients undergoing successful primary percutaneous coronary intervention for acute ST-segment elevation myocardial infarction : impact of admission troponin T. Am Heart J 2003 ; 145 : 484-92. PMID : 12660672
Mehta RH, Harjai KJ, Cox D, et al ; Primary Angioplasty in Myocardial Infarction (PAMI) Investigators. Clinical and angiographic correlates and outcomes of suboptimal coronary flow inpatients with acute myocardial infarction undergoing primary percutaneous coronary intervention. J Am Coll Cardiol 2003 ; 42 : 1739-46. PMID : 14642681
de Lemos JA, Braunwald E. ST segment resolution as a tool for assessing the efficacy of reperfusion therapy. J Am Coll Cardiol 2001 ; 38 : 1283-94. PMID : 11691496

★― TIMI　thrombolysis in myocardial infarction

B　NSTE-ACS★（ST上昇を伴わない急性冠症候群）では，いつカテーテル検査を行うべきか？

STEMIでは迅速な心臓カテーテル検査と再灌流こそが患者の予後を決定づける因子であることは前の設問で説明したが，NSTE-ACSではいつ心臓カテーテル検査を行うべきなのであろうか？

　この疑問に一定の結論を下した無作為化試験を紹介する。NSTE-ACSの症例2,220人が以下の2群に無作為に割りつけられ，さらにNSTE-ACSの短期予後を予測するTIMI risk scoreを用いて層別化を行い，一次エンドポイント（全死亡，非致死的心筋梗塞，急性冠症候群による再入院）が評価された。

1. early invasive strategy群
NSTE-ACSと診断された後，4〜48時間以内にカテーテル検査を行う群
2. conservative strategy群

内科的治療を優先し状態が安定していたら運動負荷試験を行い，心臓カテーテル検査を行う症例を選別する群（2014年のACC／AHA NSTE-ACSガイドラインアップデートでは"ischemia-guided strategy"の名称に変更となった）。

一次エンドポイントは，early invasive strategy群で有意に少なかった（15.9％ vs. 19.4％，オッズ比＝0.78）。現在は，early invasive strategyがNSTE-ACSにおけるマネージメントの主流となっており，夜間の発症では入院薬物治療を行って翌日に，週末の発症では月曜日に，カテーテル検査を行うことが一般的である。ただし，以下のような状況では短期・長期予後の不良が予測され，ただちにカテーテル検査を行い，すみやかに再灌流療法を含めた治療手段を決めることが必要である。

- 血行動態不安定
- 重度心機能低下，明らかな心不全
- 薬物治療抵抗性の虚血症状
- 著しい心電図 ST-T異常
- 機械的合併症（急性僧帽弁逆流，心室中隔破裂など）
- 持続性心室性不整脈

<福井 悠>

Cannon CP, Weintraub WS, Demopoulos LA, et al ; TACTICS（Treat Angina with Aggrastat and Determine Cost of Therapy with an Invasive or Conservative Strategy）— Thrombolysis in Myocardial Infarction 18 Investigators. Comparison of early invasive and conservative strategies in patients with unstable coronary syndromes treated with the glycoprotein Ⅱb/Ⅲa inhibitor tirofiban. N Engl J Med 2001 ; 344 : 1879-87.　PMID：11419424

Antman EM, Cohen M, Bernink PJ, et al. The TIMI risk score for unstable angina/non-ST elevation MI : A method for prognostication and therapeutic decision making. JAMA 2000 ; 284 : 835-42. PMID：10938172

★── NSTE-ACS　ST上昇を伴わない急性冠症候群（non ST-elevation acute coronary syndrome）

A 心筋梗塞の機械的合併症にはどのようなものがあるか？

心筋梗塞後の機械的合併症は，発症後24時間以内に多く，1週間を超えての発症はまれである。急性僧帽弁逆流はPCIを受けた症例の3.4％に認められる。乳頭筋の断裂，左室リモデリングに伴うテザリング，弁輪の拡大を発症機序とし，新規の心雑音と急激な血行動態の悪化を契機にこれを疑い，心エコーにより診断する。同様の経過で有意な僧帽弁逆流を指摘できない場合はcolor Doppler法により心室中隔を詳細に観察し，右室に貫通するジェットを認める場合は心室中隔破裂と診断する。左室自由壁破裂は劇的なバイタル変化，心囊液貯留や自由壁を貫通する血流のエコー所見をもって診断されることが多い。

一方，機械的合併症の発症率はPCIの普及や内科的治療の進歩に伴い減少し，発症後の予後も改善しつつある。Figuerasらは1977～1982年と2001～2006年のST上昇型心筋梗塞症例6,678人を比較し，機械的合併症およびその予後の変化を調査した。再灌流療法は時代を経て使用率が上昇し（0％ vs. 75.1％，$P<0.001$），心室中隔破裂や自由壁破裂などの機械的合併症は有意に減少した（6.2％ vs. 3.2％，$P<0.001$）。機械的合併症を発症した群の解析では，高齢化が進んだにもかかわらず（平

均年齢 66 歳 vs. 75 歳），機械的合併症による死亡率は有意に減少しており（94％ vs. 75％，$P<0.001$），収縮期血圧のコントロール（130 mmHg vs. 110 mmHg，$P<0.001$）や，ACE阻害薬内服（0％ vs. 38％，$P<0.001$），β遮断薬内服（0％ vs. 45％，$P<0.001$），アスピリン内服（0％ vs. 96％，$P<0.001$）の普及，ヘパリン使用の減少（99％ vs. 67％，$P<0.001$）も好ましい結果をもたらしていると結論している。

<福井 悠>

American College of Emergency Physicians ; Society for Cardiovascular Angiography and Interventions, O'Gara PT, Kushner FG, Ascheim DD, et al. 2013 ACCF / AHA guideline for the management of ST-elevation myocardial infarction : a report of the American College of Cardiology Foundation/American Heart Association Task Force on Practice Guidelines. J Am Coll Cardiol 2013 ; 61 : e78-140.　PMID : 23256914
Lavie CJ, Gersh BJ. Mechanical and electrical complications of acute myocardial infarction. Mayo Clin Proc 1990 ; 65 : 709.　PMID : 2190052
Figueras J, Alcalde O, Barrabés JA, et al. Changes in hospital mortality rates in 425 patients with acute ST-elevation myocardial infarction and cardiac rupture over a 30-year period. Circulation 2008 ; 118 : 2783-9.　PMID : 19064683

C　たこつぼ心筋症と急性心筋梗塞を心電図で見分けられるか？

たこつぼ心筋症の原因や病態は十分に解明されていないが，心電図変化を含む急性期の臨床像が急性冠症候群と類似しており，臨床家としては急性冠症候群との鑑別こそが重要な命題といえる。

2004年に Bybee らにより "Mayo criteria" が提唱されたが，この基準にも当然ながら「冠動脈疾患によらない心筋障害であると冠動脈造影検査で証明すること」が必要条件として盛り込まれており，たこつぼ心筋症の診断における冠動脈造影検査の位置づけは今後も不動のものと考えられる。このような背景を踏まえたうえで，表題について検討している文献を紹介する。

Kosuge らは，たこつぼ心筋症患者と急性前壁心筋梗塞患者の心電図を後ろ向きに解析し，次の2つの基準が鑑別に有用であると報告した。

（1）aV_R 誘導の ST 低下を認め，V_1 誘導の ST 上昇を認めない場合，感度91％，特異度96％で急性前壁心筋梗塞に対するたこつぼ型心筋症の診断確率を上昇させる
（2）aV_R 誘導で陽性 T 波を認め，V_1 誘導の陰性 T 波を認めない場合，感度94％，特異度95％で急性前壁心筋梗塞に対するたこつぼ型心筋症の診断確率を上昇させる

いずれも aV_R 誘導と V_1 誘導に着眼した基準であり，覚えやすく実用に耐えうるものである。たこつぼ型心筋症亜型との心電図での鑑別方法に関してはいまだ報告がない。

<福井 悠>

Kosuge M, Ebina T, Hibi K, et al. Simple and accurate electrocardiographic criteria to differentiate takotsubo cardiomyopathy from anterior acute myocardial infarction. J Am Coll Cardiol 2010 ; 55 : 2514-6.　PMID : 20510222
Kosuge M, Ebina T, Hibi K, et al. Differences in negative T waves between takotsubo cardiomyopathy and reperfused anterior acute myocardial infarction. Circ J 2012 ; 76 : 462-8.　PMID : 22133904

たこつぼ心筋症で心破裂が起こるというのは本当か？

185例のたこつぼ心筋症をまとめた報告では，1例（0.5％）に心破裂が起こっている。12例の心破裂症例を，非心破裂症例と比較検討したシステマティック・レビューでは，心破裂症例の特徴が報告されている。有意差があった所見は，年齢が高い，CK★高値，Ⅱ誘導でのST上昇，V_5誘導でT波の陰転化がない，ST上昇が持続，血圧高値，心収縮能が良好，などであった。また，驚くべきことに心破裂を起こした症例はすべて女性であった。ただし，たこつぼ心筋症を発症した人の93.5％は女性であったという報告もあり，性差の解釈には注意が必要である。たこつぼ心筋症は予後が良好だと油断していると，高血圧で心収縮能が良好な高齢女性の患者が心破裂を起こすかもしれないので油断は禁物である。　　　　　　　　　　　　　　　　　　　＜神尾恭弘＞

Donohue D, Movahed MR. Clinical characteristics, demographics and prognosis of transient left ventricular apical ballooning syndrome. Heart Fail Rev 2005；10：311-6.　PMID：16583180
Kumar S, Kaushik S, Nautiyal A, et.al. Cardiac rupture in takotsubo cardiomyopathy：a systematic review. Clin Cardiol 2011；34：672-6.　PMID：21919012

★― CK　クレアチンキナーゼ（creatine kinase）

心筋梗塞のリスクとなるあの危険なドラッグとは何か？

心臓にとって最も危険なドラッグといえばコカインである。コカインは米国ではマリファナに次いで最も多く使用され，12歳以上の国民の14％が使ったことがあるという驚くべき事実がある。このコカインであるが，心血管系を中心に多くの副（？）作用を起こすことはよく知られており，米国では毎年50万人以上がコカイン使用関連でERを受診する。その受診理由の約40％は胸痛であり，報告にもよるが，そのうちの1〜7％程度が心筋梗塞と診断される。コカインは交感神経のシナプス前終末でのノルアドレナリンやドパミンの再取り込みを阻害するため，シナプス後受容体でのカテコラミンが増加する。その結果，血圧上昇，頻脈，左室収縮能の上昇による心筋酸素消費の増大，特徴的な冠動脈攣縮，そして血小板凝集能や凝固能の亢進などが生じ，心筋梗塞を起こす条件すべてが整うと考えられている。不整脈，心不全合併もよくみられること，またβ遮断薬使用の是非について議論があることもつけ加えたい。日本ではコカイン使用は比較的まれと考えられるが，社会問題となっている危険ドラッグでも心血管イベントを起こす可能性を想定し，胸痛患者を診る際は違法薬物の使用も頭の片隅に置くべきであろう。　　　　　　　　　　　　　　　　　　　＜小船井光太郎＞

McCord J, Jneid H, Hollander JE, et al；American Heart Association Acute Cardiac Care Committee of the Council on Clinical Cardiology. Management of cocaine-associated chest pain and myocardial infarction：a scientific statement from the American Heart Association Acute Cardiac Care Committee of the Council on Clinical Cardiology. Circulation 2008；117：1897-1907.　PMID：18347214
Lange RA, Hillis LD. Cardiovascular complications of cocaine use. N Engl J Med 2001；345：351-8. PMID：11484693
Rangel C, Shu RG, Lazar LD, et al. Beta-blockers for chest pain associated with recent cocaine use. Arch Intern Med 2010；170：874-9.　PMID：20498415

検査

A トロポニンの感度・特異度はどのくらいであるか？

心筋トロポニンは，今や心筋虚血・心筋梗塞の病態を推し量るのに欠かせないバイオマーカーである．Kellerらは1,818人の胸痛患者を対象に高感度トロポニンⅠの測定を行い，急性心筋梗塞に対するその診断特性を調査した．高感度トロポニンⅠのカットオフ値を0.040 ng/mLとした場合の急性心筋梗塞に対する感度・特異度は，それぞれ90.7%，90.2%と結論され，この報告に基づき心筋トロポニンの測定は多くの医療機関に普及した．

ところで，一般に感度・特異度は疾患の有病率に影響を受けない「検査の固有値」であることはご存じであろうが，Kellerらにより報告された高感度トロポニンⅠの診断能はあくまで「胸痛患者」においてのみ保証されるものであることに注意していただきたい．非胸部症状患者を対象として心筋梗塞における心筋トロポニンの診断能を調査した研究は現在のところ存在せず，胸痛のない患者に対する心筋トロポニン測定の位置づけは未知数である．また，急性心筋梗塞以外で心筋トロポニンが上昇する病態も報告されており，その解釈については誰もが悩むところである．数値で割り切れない臨床の面白さがここにある． ＜福井 悠＞

Keller T, Zeller T, Peetz D, et al. Sensitive troponin I assay in early diagnosis of acute myocardial infarction. N Engl J Med 2009 ; 361 : 868-77.　PMID : 19710485
Agewall S, Giannitsis E, Jernberg T, et al. Troponin elevation in coronary vs. non-coronary disease. Eur Heart J 2011 ; 32 : 404-11.　PMID : 21169615

A トロポニンは心筋梗塞以外でも上昇するとあるが本当か？

トロポニンの上昇は心筋障害の指標として感度，特異度ともに非常に高い．しかし，心筋障害は必ずしも心筋梗塞（急性冠症候群，虚血による心筋壊死）によるものとは限らない．それは，図3-8に示すように心筋梗塞以外でも心筋が障害され，トロポニンが上昇する疾患が多くあるためである．高感度トロポニンの出現により，わずかにトロポニンが上昇する場合もみつけ出すことができるようになった．ほとんどの疾患は日常診療でよく出合う疾患であり，トロポニン上昇＝心筋梗塞ではない場面によく遭遇する．トロポニン上昇を正しく解釈するためには，どの検査にもいえることだが，検査前確率が非常に重要である．そして，検査前確率をできるだけ正確に判断するためには，やはり病歴が欠かせない．トロポニンの上昇は，原因によらず予後不良の指標であることがわかっており，上記のように心筋梗塞が原因ではないことも多いため，トロポニンが上昇している場合はその原因を考え対処することが必須である． ＜神尾恭弘＞

Newby LK, Jesse RL, Babb JD, et al. ACCF 2012 expert consensus document on practical clinical considerations in the interpretation of troponin elevations : a report of the American College of Cardiology Foundation task force on Clinical Expert Consensus Documents. J Am Coll Cardiol 2012 ; 60 : 2427-63.　PMID : 23154053

図3-8 トロポニンが上昇する原因

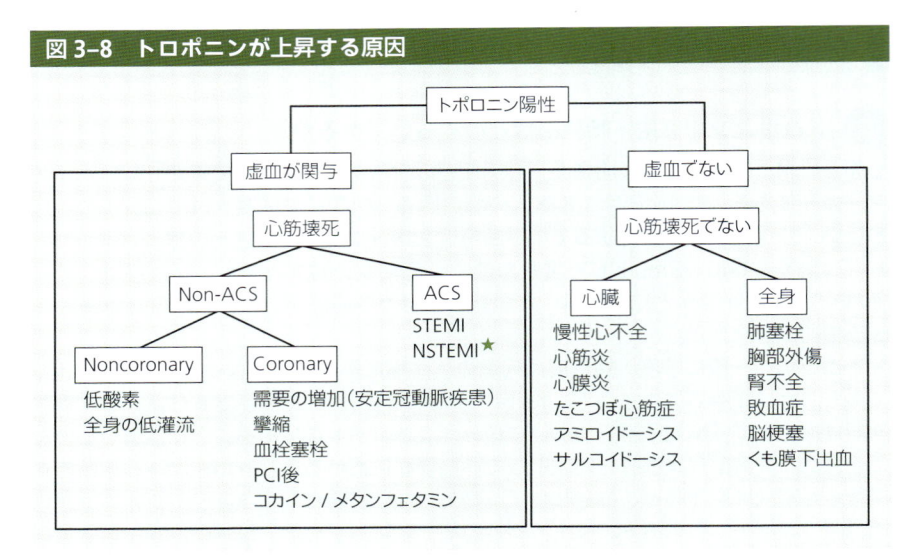

```
                        トロポニン陽性
            ┌───────────────┴───────────────┐
        虚血が関与                        虚血でない
            │                               │
         心筋壊死                        心筋壊死でない
      ┌─────┴─────┐                 ┌──────┴──────┐
   Non-ACS       ACS               心臓          全身
   ┌───┴───┐    STEMI            慢性心不全      肺塞栓
Noncoronary Coronary  NSTEMI★    心筋炎         胸部外傷
 低酸素   需要の増加(安定冠動脈疾患) 心膜炎       腎不全
 全身の低灌流 攣縮                 たこつぼ心筋症  敗血症
          血栓塞栓                 アミロイドーシス 脳梗塞
          PCI後                    サルコイドーシス くも膜下出血
          コカイン/メタンフェタミン
```

(Newby LK, Jesse RL, Babb JD, et al. ACCF 2012 expert consensus document on practical clinical considerations in the interpretation of troponin elevations : a report of the American College of Cardiology Foundation task force on Clinical Expert Consensus Documents. J Am Coll Cardiol 2012 ; 60 : 2427-63. を改変して転載)
★── NSTEMI　ST上昇を伴わない心筋梗塞(non ST-elevation myocardial infarction)

C 自動血圧計(オシロメトリー方式),手動の血圧測定,観血的血圧測定でどの程度の差があるか？

1733年,英国の生理学者 Stephen Hales(1677～1761年)がウマの頸動脈にガラス管を穿刺し,その高さにより血圧値を測定した。以来,1896年にイタリアのScipione Riva-Rocci(1863～1937年)によりカフ圧を用いた血圧測定が行われるまで,血圧測定とは観血的な方法を意味していた。その後,センシング工学の発達によりオシロメトリー方式の自動血圧計や,圧変化を電気抵抗に変換することでリアルタイムのモニタリングを可能とする測定系が開発され,外来からICU,手術室など用途別に使い分けられ,現在に至る。

　一般外来における自動血圧計(自動的に数回測定し平均を表示)と従来からの手動血圧測定を比較し,24時間血圧計での日中平均血圧をゴールドスタンダードとした研究では,手動測定が自動測定よりも有意に高く(149.5/81.4 mmHg vs. 135.6/77.7 mmHg, $P<0.001$),手動測定よりも自動測定のほうがよりゴールドスタンダードに近い結果となった。著者らは,自動血圧計測定により白衣高血圧の影響が避けられたことが原因の1つであると考察している。

　麻酔下の非心臓手術症例において観血的血圧測定のみ行った群と,非観血的自動測定を併用した群を比較した研究では,収縮期動脈圧が111 mmHgを下回る場合は非観血的血圧測定＜動脈圧となり,111 mmHgを上回る場合はその逆となることを示した。さらに,非観血的自動測定を併用した群では,昇圧薬の使用頻度が有意に低い結果となった(7% vs. 18%, $P<0.01$)。

　それぞれの方法の間で生じる血圧値の乖離については,すでに多くの議論がなされ

ているが，いずれの測定法が「真の血圧値」に最も近いものであるのかということについて議論しても実りは少なく，血圧に関するすべての議論は臨床的転帰に帰結すべきであることを最後に強調しておく。 ＜福井 悠＞

Myers MG, Godwin M, Dawes M, et al. Conventional versus automated measurement of blood pressure in primary care patients with systolic hypertension : randomised parallel design controlled trial. BMJ 2011 ; 342 : d286. PMID : 21300709

Wax DB, Lin HM, Leibowitz AB. Invasive and concomitant noninvasive intraoperative blood pressure monitoring : observed differences in measurements and associated therapeutic interventions. Anesthesiology 2011 ; 115 : 973-8. PMID : 21952254

その他

A 非心臓手術前の心血管評価のポイントは何か？

外科医から循環器内科医に手術予定の患者の術前評価依頼がよくあるが，評価のポイントをしっかり押さえていれば，多くの症例において総合内科医の判断で問題なくマネージメントが行える。

　非心臓手術前の心血管評価のポイントは何だろうか？　それは，(1) 手術の緊急性，(2) 心臓が不安定な状態かどうか，(3) 手術リスク，(4) 患者の運動耐用能，(5) 患者の心血管リスク，である。それぞれ簡単に概説する。(1) 消化管穿孔など救命のために緊急手術が必要な場合は，周術期の注意深い管理は必須だが，術前の心血管評価は行わず手術が必要である。(2) 手術が待てる場合は，心臓が不安定な状態であれば是正する。不安定な状態とは，急性冠症候群，急性心不全，有症状の弁膜症，重大な不整脈などである。(3) 心臓が不安定な状態でなければ，乳房手術，経尿道的前立腺切除など手術リスクが低い場合は手術可能である。(4) 消化管，整形外科手術など手術リスクが中等度以上の場合は患者の運動耐用能を評価する。4 METs★動けるかが大事である。3階まで歩いて登る，自転車に乗る，徒歩で通勤することが可能であれば4 METs以上動けると考えられ，手術リスクが中等度以上でも手術可能である。(5) 待機的手術，手術リスクが中等度以上，4 METs動けない場合は，患者の心血管リスクを考える。インスリンを必要とする糖尿病，クレアチニンクリアランス 60 mL/分以下の腎機能障害，虚血性心疾患の既往，脳血管障害の既往，心不全の既往，が心血管リスクである。3つ以上該当する場合は，心臓負荷試験を考慮する必要があり，循環器内科医への相談が必要である。2つ以下の場合は，経胸壁心エコー図で左室機能を評価することを考慮するが，基本的には手術可能である。以上簡単に述べたが，下記のガイドラインに評価法の流れをまとめた図があるので，ぜひ参照していただきたい。 ＜神尾恭弘＞

Kristensen SD, Knuuti J, Saraste A, et al ; Authors/Task Force Members. 2014 ESC/ESA Guidelines on non-cardiac surgery : cardiovascular assessment and management : The Joint Task Force on non-cardiac surgery : cardiovascular assessment and management of the European Society of Cardiology (ESC) and the European Society of Anaesthesiology (ESA). Eur Heart J 2014 ; 35 : 2383-431. PMID : 25086026

★── METs　代謝率(metabolic equivalents)

下大静脈を伝って心臓まで達する悪性腫瘍とは？

腎細胞がんが IVC★を伝わって心臓まで直接転移する悪性腫瘍の代表である。心臓への転移は通常リンパ行性に心膜へ、または血行性に心筋に転移することが典型的である。原発がんの頻度の高さより、肺がんや乳がんなどのリンパ行性の心臓転移が発見されることが多く、また肺がん・食道がんは心臓近傍原発であるため直接転移もまれではない。血管行性転移としては、肺がんの肺静脈から左房への転移、また表題にあるように腎細胞がんが IVC を上行して右房まで波及することがある。腎細胞がんの20％で静脈への転移が認められ、15％に IVC への転移が認められる。IVC を上行し右房まで達するのは全体の1％と報告されている。MRI は腎細胞がんの IVC 転移の到達度と静脈侵襲度を正確に評価し、摘除手術における人工心肺の必要性の判定や予後の推測に有用である。　　　　　　　　　　　　　　　　　　　　　　　　　＜小船井光太郎＞

Reynen K, Köckeritz U, Strasser RH. Metastases to the heart. Ann Oncol 2004 ; 15 : 375-81. PMID：14998838

Raj V, Alpendurada F, Christmas T, et al. Cardiovascular magnetic resonance imaging in assessment of intracaval and intracardiac extension of renal cell carcinoma. J Thorac Cardiovasc Surg 2012 ; 144 : 845-51.　PMID：22177095

★— IVC　下大静脈（infetior vena cava）

心臓カテーテル検査をやる医師は脳腫瘍になりやすいか？

心血管インターベンションをはじめ血管造影室でカテーテル治療を専門とする医師は、年間放射線被曝量が最も多いとされている。2012年にイスラエル人医師より、カテーテル室に長年勤務した医師で脳腫瘍を発症した世界各国 31 人に関するデータの分析結果が発表された。そのなかでも衝撃的であったのは、腫瘍の部位が判明した26人のうち、22人（85％）で腫瘍が脳の左側に認められたという事実である。カテーテル室の構造上、術者は線源の右側に立ち手技を行うことが通常であり、線源に近い体の左側は右側に比べて2倍の被曝量となることが知られているため、脳腫瘍の発症と放射線被曝の関連の可能性が大きく取り沙汰された。カテーテル室での放射線被曝と脳腫瘍の因果関係の検証は、対象者と発症者の絶対数が少なく証明は困難と考えられているが、この報告よりこれまでほとんど防御策がとられてこなかった頭部への放射線被曝の懸念、そして職業上の放射線被曝による発がんリスクに対しての懸念も再度認識された。使用放射線を最小限にとどめるために正しい知識と使用法を身につけ、そして正しい放射線防御を行うことの重要性に改めて立ち戻ることが大切である。さらには、カテーテル治療専門医の放射線被曝と健康被害に関するレジストリーの立ち上げ、また、ロボット技術の発達による遠隔操作によるカテーテル治療技術の開発が進行中である。　　　　　　　　　　　　　　　　　　　　　　　　　＜小船井光太郎＞

Roguin A, Goldstein J, Bar O, et al. Brain and neck tumors among physicians performing interventional procedures. Am J Cardiol 2013 ; 111 : 1368-72.　PMID：23419190

Frank 徴候とは何か？

耳朶の皺が冠動脈疾患と関連している可能性を、米国の呼吸器内科医である Sanders T. Frank（1938～1997年）が1973年の「NEJM」に報告した。この耳朶の所見は Frank 徴候と呼ばれるようになり、1998年には心疾患を指摘されていない集団を対

象とした前向き観察研究が行われ，Frank徴候の冠動脈疾患に対する感度，特異度はそれぞれ48％，88％と結論されている．心疾患のない集団における陽性的中率は16％と臨床における有用性は必ずしも高くないが，他の冠血管リスクに比して強い相関が観察されており，既往歴や喫煙歴の聴取とともに所見を拾うのも悪くないだろう．

<福井 悠>

Frank ST. Aural sign of coronary-artery disease. N Engl J Med 1973；289：327-8. PMID：4718047
Motamed M, Pelekoudas N. The predictive value of diagonal ear-lobe crease sign. Int J Clin Pract 1998；52：305-6. PMID：9796561

Ⓑ 妊娠で心筋症になることがあるか？

心疾患既往のない女性が妊娠産褥を契機に心不全を発症し，拡張型心筋症に類似した臨床経過をたどる，周産期心筋症は覚えておくべき疾患である．欧米では，妊産婦間接死亡原因の上位にある疾患と認識されており，分娩1,000〜15,000例に1例で認められ，心筋症による妊婦死亡の約70％を占める．高齢，多産，妊娠高血圧症候群，陣痛抑制薬使用，黒人，双胎がリスク因子とされている．分娩後1か月以内の発症が多く，約半数は分娩後6か月以内に正常心機能に回復するが，残り半数は慢性心不全，心臓移植ないし心臓死に至る．

Patternらは，妊娠がもたらす血管新生機構の障害により周産期心筋症を発症する可能性を報告した．ミトコンドリアの活性酸素除去酵素誘導蛋白を遺伝的に欠損させ，活性酸素に曝露されやすい状態にされたマウスでは，異型に切断されたプロラクチンが血管新生を阻害する．これらのマウスを妊娠させると，胎盤から分泌されるsFLT1★により血管内皮細胞増殖因子が抑制され，異形プロラクチンと相まって血管新生が阻害されることで，拡張型心筋症様の経過を経てほぼ全例が死亡することを示している．

Hatterらは，ブロモクリプチン投与による異型プロラクチンの制御が周産期心筋症の治療に有用である可能性を報告している．分娩から産褥1か月までに発症した周産期心筋症症例20人を標準治療群とブロモクリプチン投与群に無作為に割りつけ検証したところ，ブロモクリプチン投与群で複合エンドポイント（6か月後の死亡，NYHA分類Ⅲ・Ⅳ度，EF＜35％）の有意な改善（80％ vs. 10％）を認めた．

日本の報告では，分娩20,000例に1例と稀有な疾患であるが，不妊治療の普及により今後増加すると予測される．産科医との連携により疾患認識を高め，診断率の向上に努めたい．

<福井 悠>

Whitehead SJ, Berg CJ, Chang J. Pregnancy-related mortality due to cardiomyopathy：United States, 1991-1997. Obstet Gynecol 2003；102：1326-31. PMID：14662222
Sliwa K, Fett J, Elkayam U. Peripartum cardiomyopathy. Lancet 2006；368：687-93. PMID：16920474
Patten IS, Rana S, Shahul S, et al. Cardiac angiogenic imbalance leads to peripartum cardiomyopathy. Nature 2012；485：333-8. PMID：22596155
Sliwa K, Blauwet L, Tibazarwa K, et al. Evaluation of bromocriptine in the treatment of acute severe peripartum cardiomyopathy：a proof-of-concept pilot study. Circulation 2010；121：1465-73. PMID：20308616

★— sFLT1　soluble fms-like tyrosine kinase 1

地中海食は心血管にいいか？

地中海食とは，イタリア，スペイン，ポルトガル，ギリシャなどの国々の日常食である。オリーブオイル，果物，ナッツ，野菜，シリアルを多く含み，適量のワインとともに楽しまれることが多いが，地中海の沿岸地域の冠動脈疾患が北欧諸国に比して低いという観察研究の結果から，健康食として注目されてきた。

この地中海食の冠動脈疾患一次予防効果を検証した無作為化試験が2013年の「NEJM」に報告された。高い心血管リスクを有するが登録時には心血管疾患のない7,447人を，地中海食にエクストラバージンオリーブオイルを加えた群，従来の地中海食にナッツの摂取を加えた群，脂肪摂取量を減量するよう指導した対照群の3群に無作為に分け，心筋梗塞，脳卒中または心血管死を一次エンドポイントとしたところ，平均観察期間4.8年のリスク調整ハザード比は，オリーブオイル群で0.70（95％信頼区間［0.54〜0.92］，$P=0.009$），ナッツ群で0.72（95％信頼区間［0.54〜0.96］，$P=0.02$）となり，2つの介入群で心血管イベントの有意な減少が認められた。

オリーブオイルの摂取量は1日あたり大さじ3〜4杯（約50g）であり，日本の食生活で必要量を摂取するのも容易ではなさそうだが，約3割のリスク低下は魅力的である。高い健康意識をもっているにもかかわらず，高い心血管リスクを有する外来患者に地中海食を勧めてみるのも1つの選択肢なのかもしれない。　　　＜福井 悠＞

Estruch R, Ros E, Salas-Salvadó J, et al ; PREDIMED Study Investigators. Primary prevention of cardiovascular disease with a Mediterranean diet. N Engl J Med 2013 ; 368 : 1279-90.　PMID：23432189

4 感染症

岡本 耕

細菌学的検査

Q 発熱患者における血液培養の有用性について述べよ。

血液培養の陽性率は一般に約4〜7％で，その約半数はコンタミネーションによる偽陽性である。血液培養に対する閾値が比較的低いことが，高い偽陽性率に寄与している。免疫正常患者において，菌血症の検査前確率は背景疾患によって大きく異なる。蜂窩織炎，市中肺炎，入院を要する市中発症の発熱は低リスク(2〜13％)であるのに対し，腎盂腎炎は中等度リスク(19〜25％)，重症敗血症，敗血症性ショック，急性細菌性髄膜炎は高リスク(38〜69％)であることが知られている。発熱およびその程度は菌血症の予測にあまり有用でない(尤度比 1.4〜1.9)が，悪寒の有無(特に重度の場合)は有用かもしれない(尤度比 4.7)。発熱患者では，発熱だけでなく，その他の臨床因子(免疫不全の有無，感染のフォーカス，その他の症状)などをよく考慮して血液培養を採取するか決めるのが望ましい。

Coburn B, Morris AM, Tomlinson G, et al. Does this adult patient with suspected bacteremia require blood cultures？ JAMA 2012；308：502-11. PMID：22851117

Q 百日咳の診断について述べよ。

2週間以上続く咳嗽と，特徴的な臨床症状(発作性咳嗽，吸気性笛声，咳嗽後嘔吐)により診断される。しかし，非典型的な症状を呈する場合も多く，持続する咳嗽をみた際には，臨床的に疑うことが重要である。診断確定のための病原体検査には，培養のほかに，PCR★や抗体検査が用いられる。咳嗽の持続期間が2〜4週未満なら，培養もしくはPCRが適切である。培養の感度は12〜60％(2週以内が最も感度が高い)，特異度は100％である。培養には，菌種同定や感受性検査ができるなどの利点がある一方，検体の輸送および培地の選択に特別な配慮が必要であること，感度が低いこと，結果を得るまでに時間がかかること，などの欠点がある。PCRの感度は70〜99％，特異度は86〜100％である。PCRは感度が高く，迅速検査であるが，必ずしも活動性を反映しない(死菌を検出する)などの欠点もある。咳嗽の持続期間が4週以上なら，抗体検査が有用である。抗体検査の感度は50〜99％，特異度は90％以上である。

Leber AL. Pertussis：relevant species and diagnostic update. Clin Lab Med 2014；34：237-55. PMID：24856526

★─ PCR　ポリメラーゼ連鎖反応(polymerase chain reaction)

A 糖尿病性足病変の骨髄炎における創部培養の有用性について述べよ。

糖尿病性足病変の骨髄炎における原因微生物同定の確定診断は，骨生検検体の培養によってなされる。一方，実際の臨床現場で侵襲的検査である骨生検を行うのは容易でない。その結果，創部表面ぬぐい培養が代わりに提出されることが少なくない。足骨髄炎が疑われる糖尿病患者 約70例で，創部表面ぬぐい培養と針を用いた骨生検検体培養を比較した研究では，両培養の一致率は全体でわずか22.5％〔菌別では，黄色ブドウ球菌 (*Staphylococcus aureus*) で42.5％，レンサ球菌で25.8％，グラム陰性桿菌で28.5％〕であった。他の研究でも同様の結果が得られており，創部培養の結果をもって骨髄炎の原因微生物を推定する場合には注意を要する。

Senneville E, Melliez H, Beltrand E, et al. Culture of percutaneous bone biopsy specimens for diagnosis of diabetic foot osteomyelitis : concordance with ulcer swab cultures. Clin Infect Dis 2006 ; 42 : 57-62.　PMID：16323092

B ブレイクポイントとは何か？

ブレイクポイントとは，ある細菌による感染症に対して，臨床上治療が奏効する可能性が高いか低いかを区別するある抗菌薬の最小発育濃度(MIC[★1])を指す。臨床ブレイクポイントもしくは臨床カットオフとも呼ばれることもある。治療が奏効する可能性が高いか，低いか，あるいは状況によるか(感染部位，感染部位での抗菌薬濃度)によって，それぞれ感受性(Susceptible)，中間感受性(Intermediate)，耐性(Resistant)に分けられる[*]。野生株・非野生株のMICの分布状況，ヒトおよび動物でのPK[★2]/PD[★3]データ，臨床研究での臨床的および微生物学的奏効率などをもとに，専門家の会議によって定められる。CLSI[★4](米国)，EUCAST[★5](ヨーロッパ)によるものが代表的であり，それぞれ定期的に更新されている。解釈にあたって注意すべき点としては，(1)菌種，抗菌薬によって値は異なる，(2)同じ菌種・抗菌薬の組み合わせでも定めている団体によって値が異なることがある，(3)値を定める根拠であるデータは，標準的に使用される抗菌薬(投与量・投与経路)および厳密に指定された試験法(微量液体希釈法かそれ以外か，培地，菌の接種量，菌の濃度，培養条件)などをもとにしているので，それらが異なる場合は結果の解釈が容易でない，(4)主に血流感染を念頭において作成されており，他の感染部位ではその部位における抗菌薬の濃度を考慮しなければならない，などが挙げられる。

Turnidge J, Paterson DL. Setting and revising antibacterial susceptibility breakpoints. Clin Microbiol Rev 2007 ; 20 : 391-408.　PMID：17630331
Silley P. Susceptibility testing methods, resistance and breakpoints : what do these terms really mean? Rev Sci Tech 2012 ; 31 : 33-41.　PMID：22849266

★1— MIC　最小発育濃度(minimal inhibitory concentration)
★2— PK　薬物動態学(pharmacokinetics)
★3— PD　薬力学(pharmacodynamics)
★4— CLSI　臨床・検査標準協会(Clinical and Laboratory Standards Institute)
★5— EUCAST　抗菌薬感受性試験欧州委員会(European Committee for Antimicrobial Susceptibility Testing)

*―注　薬剤感受性試験の結果として，S，I，Rと報告されることも多い。

B AmpCとは何か？

AmpCはClass Cに属するβラクタマーゼで，典型的には，その遺伝子はエンテロバクター（*Enterobacter*），プロテウス（*Proteus*），セラチア（*Serattia*），シトロバクター（*Citrobacter*）をはじめとする腸内細菌属の染色体上に存在する。AmpCはペニシリン，セファロスポリン（セファゾリン，セフトリアキソンなど），βラクタム・βラクタマーゼ阻害薬などほとんどのβラクタム系抗菌薬に対する耐性の原因となる。最初の抗菌薬感受性検査で感受性という結果が出ても，治療中に抗菌薬への曝露に伴ってAmpC産生が誘導され，耐性を示すようになることがあり，臨床的に注意が必要である。AmpCを検出する検査は，まだ広く普及していない。AmpC産生菌による感染症の治療は，カルバペネムが第1選択である。おそらくセフェピムも有効であると考えられている。

Jacoby GA. AmpC beta-lactamases. Clin Microbiol Rev 2009 ; 22 : 161-82.　PMID : 19136439

病原微生物

A 重篤な感染性心内膜炎の原因となるコアグラーゼ陰性ブドウ球菌は何か？

スタフィロコッカス・ルグドゥネンシス（*Staphylococcus lugdunensis*）は，コアグラーゼ陰性ブドウ球菌であるが，黄色ブドウ球菌と類似した重篤な感染症を起こす病原性の高い菌である。特に心内膜炎は，弁破壊，弁周囲膿瘍，塞栓症，心不全を合併することがあり，*S. lugdunensis*菌血症の症例では，心内膜炎の除外が必要である。ほかにも，脳膿瘍，髄膜炎，脳室腹腔シャント感染，皮膚軟部阻止感染，トキシックショック症候群，腹膜炎，骨髄炎，関節炎，術後眼内炎などが報告されている。*S. lugdunensis*が，臨床検体から検出された場合，黄色ブドウ球菌と同様の診断および治療アプローチが必要となる。通常，多くの抗菌薬に感受性があるが，βラクタム系抗菌薬に特に感受性があれば，ペニシリンが第1選択である。

Babu E, Oropello J. Staphylococcus lugdunensis : the coagulase-negative staphylococcus you don't want to ignore. Expert Rev Anti Infect Ther 2011 ; 9 : 901-7.　PMID : 21973302

A 急速に進行する皮膚軟部組織感染症の原因となる微生物について述べよ。

急性皮膚軟部組織感染症は通常，数日の経過で進行する。しかしなかには，数時間のうちに急速に進行するものもある。表4-1に，主な鑑別と，重要な病歴上の手がかりをまとめた。

Vinh DC, Embil JM. Rapidly progressive soft tissue infections. Lancet Infect Dis 2005 ; 5 : 501-13.　PMID : 16048719

A 感染性関節炎の原因微生物について述べよ。

適切な抗菌薬治療のためには原因微生物を同定することが非常に重要である。黄色ブドウ球菌が最も多くみられるが，グラム陰性桿菌も5〜20％を占める。原因微生物は多岐にわたるが，代表的なものをその病歴および診察上の特徴とともに表4-2に

表 4-1 急速に進行する皮膚軟部組織感染症の鑑別診断

原因となる微生物	病歴上の手がかり
グラム陽性菌	
A群溶連菌(Streptococcus pyogenes)(GAS[★1])	皮膚外傷(軽度のものも含む),リンパ浮腫,慢性静脈不全,帯状疱疹との重複感染,糖尿病
B群溶連菌(S. agalactiae)	糖尿病,早産児
市中型黄色ブドウ球菌	特になし
クロストリジウム(Clostridium)	明らかな汚染創〔クロストリジウム・パーフリンジェンス(C. perfringens)〕,大腸腫瘍〔クロストリジウム・セプティカム(C. septicum)〕,静注薬物〔クロストリジウム・ソルデリー(C. sordellii),クロストリジウム・ノビー(C. noyvi)〕
グラム陰性菌	
パスツレラ(Pasturella)	イヌ咬傷〔パスツレラ・カニス(P. canis)〕,ネコ咬傷〔パスツレラ・ムルトシダ(P. multocida)〕
エロモナス(Aeromonas)〔エロモナス・ハイドロフィラ(A. hydrophilia)など〕	淡水,ヒルへの曝露
ビブリオ(Vibrio)〔ビブリオ・バルニフィカス(V. vulnificus)など〕	慢性肝疾患,海水への曝露(不十分に調理された甲殻類を含む)
肺炎桿菌(Klebsiella pneumoniae)	慢性肝疾患,糖尿病
大腸菌(Escherichia coli)	肝硬変
セラチア菌(Serratia marcescens)	慢性腎不全,糖尿病
緑膿菌(Pseudomonas aeruginosa)	好中球減少,血液悪性腫瘍,熱傷,HIV[★2]感染症,静注薬物使用

(Vinh DC, Embil JM. Rapidly progressive soft tissue infections. Lancet Infect Dis 2005;5:501-13. の504ページのTableより転載)

[★1] — GAS A群レンサ球菌(group A streptococcus)
[★2] — HIV ヒト免疫不全ウイルス(human immunodeficiency virus)

表 4-2 感染性関節炎の原因微生物

病歴	関節	原因微生物
蜂窩織炎，皮膚感染症	単もしくは多関節炎	黄色ブドウ球菌，レンサ球菌
性感染	多関節炎	淋菌(Neisseria gonorrhoeae)
尿路感染，皮膚損傷のある高齢患者	単関節炎	グラム陰性桿菌
静注薬物使用	肩鎖関節，仙腸関節，恥骨結合	緑膿菌，黄色ブドウ球菌
ガーデニング，植物のトゲによる外傷	単関節(膝関節，手，手関節)	パントエア・アグロメランス(Pantoea agglomerans)，ノカルジア・アステロイデス(Nocardia asteroids)，スポロトリックス・シェンキイ(Sporothrix schenckii)
関節リウマチ	単関節	黄色ブドウ球菌
抗TNF*抗体治療	単関節	サルモネラ菌(Salmonella)，リステリア(Listeria)
非殺菌乳製品	仙腸関節，単関節，少関節(指趾)	ブルセラ(Brucella)
動物咬傷	小関節(指趾)	Pasteurella multocida，カプノサイトファガ・カニモーサス(Capnocytophaga canimorsus)，口腔内嫌気・好気性菌
米国南西部，中南米への渡航，呼吸器症状	膝関節	コクシジオイデス・イミチス(Coccidioides immites)
ダニ咬傷，移動性紅斑，インフルエンザ様症状	少関節(膝，大関節)	Lyme病〔ボレリア・ブルグドルフェリ(Borrelia burgdoferi)〕

(Sharff KA, Richards EP, Townes JM. Clinical management of septic arthritis. Curr Rheumatol Rep 2013；15：332. の Table 1 より転載)
★―TNF　腫瘍壊死因子(tumor necrosis factor)

示す。

Sharff KA, Richards EP, Townes JM. Clinical management of septic arthritis. Curr Rheumatol Rep 2013 ; 15 : 332. PMID : 23591823

Ⓑ ぶどう膜と髄膜の両方を侵す病原微生物は何か？

ぶどう膜炎髄膜炎症候群（uveomeningeal syndrome）の原因は，炎症性（Vogt-小柳-原田病，サルコイドーシスなど），感染性，腫瘍性（リンパ腫など）に大きく分けられる。感染性の鑑別診断は，単純ヘルペスウイルス（herpes simplex virus），帯状疱疹ウイルス（herpes zoster virus），サイトメガロウイルス（cytomegalovirus），HIVなどのウイルス性，結核（結核菌），ネコひっかき病〔バルトネラ・ヘンセラエ（Bartonella henselae）〕，Whipple病（Tropheryma whippelii），梅毒（Treponema pallidum），Lyme病（Borrelia burgdorferi）などの細菌性，カンジダ（Candida），アスペルギルス（Aspergillus），クリプトコッカス（Cryptococcus），コクシジオイデス（Coccidioides）などの真菌性，トキソプラズマ（Toxoplasma）などの寄生虫性が挙げられる。

Ray R, Foroozan R. Uveo-meningeal syndromes. Int Ophthalmol Clin 2007 ; 47 : 131-49. PMID : 18049286

Ⓑ 台湾から最初に報告された侵襲性肝膿瘍の原因となる細菌は何か？

肺炎桿菌血清型 K1もしくは K2は，近年アジアを中心に報告されている細菌で，侵襲性感染症の原因となる。糖尿病が重要なリスク因子として知られている。hypermucoviscosity phenotypeとも呼ばれ，しばしば高い粘稠性を示す。莢膜血清型，magA遺伝子，rmpA遺伝子，アエロバクチンなどの存在により，マクロファージによる貪食，好中球による細胞内殺菌，補体による殺菌活性などに抵抗性であることが高病原性の原因と考えられている。肝膿瘍に加え，菌血症，髄膜炎，眼内炎，肺塞栓，肺膿瘍など，さまざまな肝外合併症・播種性病変を起こすことが知られている。臨床的・微生物学的に疑われたら，すみやかに肝外病変の検索を行うことが望ましい。治療は，セファロスポリンを中心とする感受性のある抗菌薬の使用，血糖管理，膿瘍のドレナージが中心となる。

Siu LK, Yeh KM, Lin JC, et al. Klebsiella pneumoniae liver abscess : a new invasive syndrome. Lancet Infect Dis 2012 ; 12 : 881-7. PMID : 23099082

Ⓑ SFTS★1（重症熱性血小板減少症候群）について述べよ。

SFTSは，ブンヤウイルス（Bunyaviridae）の一種である SFTSウイルスによって起こされるダニ媒介性出血熱である。2010年に中国から初めて報告されて以降，日本，韓国からも報告されている。中国では，これまで2,000例以上の報告例があり，日本でも2014年10月現在104例が報告されている。ダニに刺された後，約5～14日の潜伏期間を経て，急性に発熱，頭痛，全身倦怠感，筋肉痛，下痢などのインフルエンザ様症状を発症する。そのほか，意識障害，リンパ節腫脹，出血傾向を起こすことがある。その後，多臓器不全・凝固異常を発症し，死に至る場合もある（発症後平均9日）。回復する患者では，発症後約11～19日で回復期に至る。血液検査では，血小板減少，白血球減少，AST★2・ALT★3・LDH★4・CK★5上昇，凝固異常が特徴的である。診断は，血清抗体検出あるいは血液・咽頭ぬぐい液・尿からの病原体もしくはその遺伝子の検出（分離同定もしくは PCR法）による。SFTSウイルスに有効な抗ウイ

ルス薬はなく，治療は全身管理を中心とする対症療法である．死亡率は約 10 〜 30％とされる．ワクチンは今のところない．

Liu Q, He B, Huang SY, et al. Severe fever with thrombocytopenia syndrome, an emerging tick-borne zoonosis. Lancet Infect Dis 2014 ; 14 : 763-72.　PMID : 24837566
国立感染症研究所.重症熱性血小板減少症候（SFTS）(www.nih.go.jp/niid/ja/diseases/sa/sfts.html)．閲覧日：2014/10/24
国立国際医療研究センター 国際感染症センター国際感染症対策室.重症熱性血小板減少症候群（SFTS）診療の手引き 第 3 版. 2014 年 3 月(www.dcc-ncgm.info/topic-sfts/)．閲覧日：2014/10/24

★1― SFTS　重症熱性血小板減少症候群（severe fever with thrombocytopenia syndrome）
★2― AST　アスパラギン酸アミノトランスフェラーゼ（aspartate aminotransferase）
★3― ALT　アラニンアミノトランスフェラーゼ（alanine aminotransferase）
★4― LDH　乳酸脱水素酵素（lactate dehydrogenase）
★5― CK　クレアチンキナーゼ（creatine kinase）

B　チクングニヤ熱について述べよ．

チクングニヤ熱は，トガウイルス（Togaviridae）の一種であるチクングニヤウイルス（chikungunya virus）による感染症である．チクングニヤウイルスは，蚊〔ヤブカ属（Aedes spp.）〕に媒介される．1952 年にアフリカ・タンザニアのアウトブレイクで分離されて以来（チクングニヤとは，スワヒリ語もしくはマコンデ語で「よじれる」という意味），熱帯・亜熱帯のアフリカ，インド洋諸島，東南アジアに広がり，最近ではカリブ諸島でもアウトブレイクが起こった．不顕性感染はまれで，通常，蚊に咬まれて数日以内に，発熱，頭痛，筋肉痛，皮疹（典型的には，有熱期に数日間続く四肢の斑丘疹），関節痛を発症する．関節痛は特徴的で，多くの場合，患者は複数の関節（手指，手，足趾，足，肘，膝関節など）に腫脹を伴う痛みを訴える．関節痛は 1 〜 2 週間で改善するが，数か月あるいは数年持続することもある．診断は，臨床症状および微生物学的検査（ウイルスもしくは遺伝子の分離，IgM★抗体の検出）にて行う．デング熱やマラリアなど，他の熱帯病との鑑別が問題となる．チクングニヤウイルスに対する有効な抗ウイルス薬はなく，治療の基本は対症療法である．ワクチンはなく，蚊に刺されないことが最良の予防手段である．

Burt FJ, Rolph MS, Rulli NE, et al. Chikungunya : a re-emerging virus. Lancet 2012 ; 379 : 662-71. PMID : 22100854

★― IgM　免疫グロブリン M（immunoglobulin M）

C　ブタを扱うことに関連する髄膜炎を起こす細菌は何か？

ブタレンサ球菌（Streptococcus suis）である．S. suis は，ブタの上気道，生殖器，消化器に生息するグラム陽性の通性好気性球菌である．ヒトの感染は，S. suis を保菌する，もしくは S. suis に感染したブタと接触することで起こる．ヨーロッパ，アジア（中国では複数のアウトブレイクがあった）をはじめとする全世界に分布している．髄膜炎に加えて，菌血症，敗血症性ショック，心内膜炎，関節炎などを起こす．培養によって診断する．ペニシリン G と他の抗菌薬（セフトリアキソン，アンピシリン，ゲンタマイシン，クロラムフェニコールなど）との併用療法で治療されることが多い．敗血症性ショックを発症した場合は，適切な治療をもってしても死亡率は 70％を超える．

Lun ZR, Wang QP, Chen X, et al. Streptococcus suis : an emerging zoonotic pathogen. Lancet Infect Dis 2007 ; 7 : 201-9.　PMID : 17317601

緑膿菌が緑色を示すメカニズムについて述べよ。

緑膿菌がピオシアニン（青色）とピオベルディン（緑色）の色素を産生することによる。ちなみにピオルビン（深赤色）やピオメラニン（黒色）といった他の色素を産生する株もある。緑膿菌の学名である *Pseudomonas aeruginosa* の *aeruginosa* も，ラテン語で緑青あるいは銅のさび（緑青色）を意味する。

D'Agata. Pseudomonas aeruginosa and Other Pseudomonas Species. In : Mandell, Douglas, and Bennett's Principles and Practice of Infectious Diseases, 8th ed. Philadelphia : Elsevier / Saunders, 2014 ; 2518-31.

日本で最初に野兎病菌（*Fransisella turarensis*）を発見したのは誰か？

外科・耳鼻科臨床医であった大原八郎（1882〜1943年）が1925年に発見した。大原は，野兎病斃死ノウサギの心臓表面の血液を，志願者3人（大原の妻と，大原病院の職員2人）の手に付着させた。職員2人は約10分後に石鹸で手を洗い，昇汞水（塩化水銀溶液）で消毒したが，大原の妻は約20分後に石鹸で洗ったのみであった。すると，大原の妻は典型的な野兎病の症状を発症した。腫脹したリンパ節は摘出され，その検体から海軍軍医であった芳賀竹四郎が野兎病菌を分離した。2人は1925年9月26日に，「大原−芳賀球菌の生物学的検査」という共著論文を発表し，この日が日本における野兎病菌の発見日となった。米国では，1912年に菌が分離され，公衆衛生局医官であったFrancisが1921年にTularemiaと命名している。なお，野兎病という和名は，ノウサギとの接触による感染が多かったことをもとに，1926年に大原が命名している。

藤田博己. 野兎病. モダンメディア. 2004 ; 50 : 99-103.

聴診器にどれくらい細菌が付着しているか？

身体診察後の医師の手指と聴診器の細菌付着を比較したスイスの研究では，聴診器膜部の汚染の程度は，医師の利き手の手指先端よりは低かったものの，母指球，小指球，手背よりは高かった（医師の利き手の手指先端，母指球，小指球，手背，聴診器膜部の検体からの好気コロニー数の平均が，それぞれ467, 37, 34, 8, 89 CFU★/25 cm^2）。聴診器の汚染がアウトブレイクの原因になったというデータは乏しいが，この研究から身体診察によって聴診器にも相当量の細菌が付着することが示唆される。

Longtin Y, Schneider A, Tschopp C, et al. Contamination of stethoscopes and physicians' hands after a physical examination. Mayo Clin Proc 2014 ; 89 : 291-9.　PMID : 24582188

★ー CFU　コロニー形成単位（colony-forming unit）

感染症による臨床徴候

A ICU患者でよくみられる発熱の原因は何か？

ICU患者の発熱の約50％が感染性の原因による。医療機器関連感染症（中心静脈カテーテル関連血流感染症，人工呼吸器関連肺炎，尿道カテーテル関連尿路感染症，経鼻チューブ関連副鼻腔炎），クロストリジウム腸炎，手術部位感染症などの医療関連感染症が重要な鑑別となる。残りの約50％は，非感染性の原因による。主なものとして，高体温症候群（悪性高体温，セロトニン症候群，神経遮断薬による悪性症候群），薬剤熱，輸血に伴う発熱，生理的術後熱，脳梗塞，頭部外傷に伴う発熱，心筋梗塞，肺塞栓症・深部静脈血栓症，膵炎，無石性胆嚢炎，虚血性腸炎，結晶性関節炎，などがある。感染性の原因と非感染性の原因が同時に起こることもあるため，注意深い診察・検査が必要である。

Rehman T, Deboisblanc BP. Persistent fever in the ICU. Chest 2014 ; 145 : 158-65. PMID : 24394828

A 悪性外耳道炎について述べよ。

悪性外耳道炎は，外耳道および頭蓋底を含む周辺組織の進行性感染症である。高齢，糖尿病（悪性外耳道炎患者の90～100％が糖尿病を有している），免疫不全などのリスク因子をもつ患者にみられる。緑膿菌が主な原因となるが，HIV感染症患者などでは真菌も原因となる。主に，耳痛，耳漏，耳閉感，聴力障害を起こし，頭痛，顎関節痛，開口障害を伴うこともある。臨床所見（外耳道のポリープ状肉芽組織など），血液検査（炎症所見），画像検査（外耳道および周辺組織の炎症性変化）によって診断する。培養は適切な抗菌薬治療に重要であるが，原因微生物が同定されない場合もしばしばある。抗菌薬投与（エンピリックに緑膿菌をカバーするようにする），外耳道の洗浄・ドレナージ，厳密な血糖管理が治療の中心となる。

Hollis S, Evans K. Management of malignant (necrotising) otitis externa. J Laryngol Otol 2011 ; 125 : 1212-7. PMID : 22018203

A 海綿静脈洞血栓性静脈炎の症状とは何か？

海綿静脈洞は脳神経をはじめとするさまざまな重要構造物と接しているため，そこに炎症が起きると多彩な症状を示す。80～100％の患者で，発熱，眼瞼下垂，眼瞼突出，結膜充血，外眼筋麻痺などの脳神経障害がみられる。片側性に発症しても，通常，24～48時間以内に対側にも症状が出る。50～80％の患者で，倦怠感，頭痛，眼周囲の腫脹，乳頭浮腫がみられる。頭痛は，前頭，側頭部，もしくは眼窩の痛みであることが多い。視力障害，瞳孔反射の低下，眼瞼周囲の知覚障害，角膜反射低下，項部硬直は50％以下の患者でみられる。20％以下の患者では，複視，けいれん，片麻痺がみられる。急性発症の場合は，これらの症状がまとめて出現することもあるが，亜急性の発症の場合は，数日の経過で症状が徐々に出現する。

Ebright JR, Pace MT, Niazi AF. Septic thrombosis of the cavernous sinuses. Arch Intern Med 2001 ; 161 : 2671-6. PMID : 11732931

Ⓑ marantic endocarditis（衰弱性心内膜炎）とは何か？

NBTE★1の別名で，ほかにもLibmann-Sacks心内膜炎や疣贅性心内膜炎と呼ばれることもある。悪性腫瘍やSLE★2などの膠原病といった慢性の炎症を背景に，正常心臓弁に血栓性疣贅が形成されるのが特徴である。その疣贅は，主に左心系（左室側大動脈弁，左房側僧房弁）にみられ，感染性心内膜炎の疣贅と異なり，容易に弁から剥脱して高頻度に血栓性塞栓症を起こす。発熱など全身症状や弁破壊に伴う心不全症状はみられず，塞栓症により顕在化するまで明らかでないことが多い。心エコーによる疣贅の同定，感染の除外によって診断する。原疾患の治療と，ヘパリンによる抗凝固療法が治療の中心となる。

el-Shami K, Griffiths E, Streiff M. Nonbacterial thrombotic endocarditis in cancer patients : pathogenesis, diagnosis, and treatment. Oncologist 2007 ; 12 : 518-23. PMID : 17522239
Katsouli A, Massad MG. Current issues in the diagnosis and management of blood culture-negative infective and non-infective endocarditis. Ann Thorac Surg 2013 ; 95 : 1467-74. PMID : 23481702

★1— NBTE 非細菌性血栓性心内膜炎（nonbacterial thrombotic endocarditis）
★2— SLE 全身性エリテマトーデス（systemic lupus erythematosus）

Ⓑ 結核に感染した人のうち発症する人の割合は何％か？

約10％。結核に感染すると結核に感染した人の約5％が，感染から2年以内に発症し（潜在結核から活動性結核へと進展する），別の約5％がそれ以降に発症する。なお，多くの活動性結核は潜在結核から生じると考えられているが，特に免疫不全患者や濃厚に曝露した患者では，別株による再感染も起こりうる。

Small PM, Fujiwara PI. Management of tuberculosis in the United States. N Engl J Med 2001 ; 345 : 189-200. PMID : 11463015

Ⓑ 重症マラリアの特徴について述べよ。

熱帯熱マラリア（*Plasmodium falciparum*）に感染した赤血球は，他の感染赤血球・正常赤血球・血管壁に接着する。その結果，微小血管の閉塞および血管内皮の障害が起こり，脳をはじめとする重要臓器が障害されて，重症マラリアを起こす。臨床的には，全身衰弱，意識障害，けいれん，呼吸障害（肺浮腫），ショック，凝固異常，黄疸・肝機能異常，急性腎不全，重症貧血，低血糖，代謝性アシドーシス，高乳酸血症，高度寄生虫血症などがみられる。死亡率は約10〜15％である。

White NJ, Pukrittayakamee S, Hien TT, et al. Malaria. Lancet 2014 ; 383 : 723-35. PMID : 23953767
Rosenthal PJ. Artesunate for the treatment of severe falciparum malaria. N Engl J Med 2008 ; 358 : 1829-36. PMID : 18434652

Ⓒ 発熱は38℃以上と最初に定義したのは誰か？

ドイツの内科医 ヴンダーリヒ〔Wunderlich（1815〜1877年）〕が1871年に発表した"Medical Thermometry and Human Temperature"のなかで定義した。それによると，彼は1851年10月以降，自分が内科部長を務めていたデュービンゲン大学のクリニックで，22,500人以上の患者で，数百万に及ぶ測定を行った。その結果，37℃が正常体温，38℃以上が発熱と確信するに至ったと述べている。なお，その後の研

究でその定義には疑問が投げかけられているものの，いまだに広く使用されている。

Wunderlich CRA, Seguin E. Medical Thermometry and Human Temperature. New York：William Wood, 1871.
Mackowiak PA, Worden G. Carl Reinhold August Wunderlich and the evolution of clinical thermometry. Clin Infect Dis 1994；18：458-67. PMID：8011836

Lumpy jaw とは何か？

アクチノミセス（放線菌）（*Actinomyces*）による口腔頸部顔面感染症の別名。Lumpy jaw とは，直訳するとデコボコの顎という意味であるが，口腔頸部顔面アクチノミセス症は，しばしば，悪性腫瘍と間違われる顎角の慢性無痛性腫瘤として発症することが多いことに由来する。

Lerner PI. The lumpy jaw. Cervicofacial actinomycosis. Infect Dis Clin North Am 1988；2：203-20. PMID：3074108

Ludwig angina の名前の由来を述べよ。

1836年にドイツの外科医・産婦人科医のルードウィッヒ〔Ludwig（1843～1896年）〕が，頸部・口腔底の急速進行性壊疽性感染症を報告した。*angina* は，ラテン語で窒息を意味し，抗菌薬登場以前の患者は進行する感染症により気道浮腫・閉塞をきたし，死亡していたことに由来する。

Moreland LW, Corey J, McKenzie R. Ludwig's angina. Report of a case and review of the literature. Arch Intern Med 1988；148：461-6. PMID：3277567
Wasson J, Hopkins C, Bowdler D. Did Ludwig's angina kill Ludwig？ J Laryngol Otol 2006；120：363-5. PMID：16696873

最初に感染性心内膜炎の症例を定義したのは誰か？

Pelletier と Petersdorf は，1963～1972年までの間に米国シアトルのワシントン大学関連3病院で診断された感染性心内膜炎125例を後ろ向きに検討し，1977年に発表した。そのなかで，2人は心内膜炎の症例を"definite（確定例）"，"probable（推定例）"，"possible（疑い例）"の3つに分類することを提唱した。その"definite（確定例）"は，弁検体による組織学的診断例であり，現在標準的に用いられる2000年発表の改訂Duke分類における"Definite（確定例）"とは異なっている。

Pelletier LL Jr, Petersdorf RG. Infective endocarditis：a review of 125 cases from the University of Washington Hospitals, 1963-72. Medicine（Baltimore）1977；56：287-313. PMID：875718

熱帯性けい性不全対麻痺症とは何か？

HTLV*-1型もしくは2型感染症に伴って起こる緩徐進行性の下肢けい性麻痺を主徴とする脊髄症。HTLV-1型感染症患者の0.25～3％に起こる。HTLV-1型が神経細胞に感染する証拠は今のところなく，HTLV-1型感染に伴う免疫応答に伴い，脊髄の障害が起こると考えられているが，病態機序の詳細は未解明である。女性に多く，30代以降に好発する。背部痛，尿失禁，勃起障害がしばしば起こる。臨床症状に加え，血中もしくは髄液中の抗体によって診断する。抗ウイルス薬の有用性は証明されておらず，ステロイド，ダナゾール，インターフェロンが用いられることもあるが，確立した治療法はない。

Cooper SA, van der Loeff MS, Taylor GP. The neurology of HTLV-1 infection. Pract Neurol 2009 ; 9 : 16-26. PMID：19151234
Murphy EL, Bruhn RL. Human T-Lymphotropic Virus（HTLV）. In : Mandell, Douglas, and Bennett's Principles and Practice of Infectious Diseases, 8th ed. Philadelphia : Elsevier / Saunders, 2014 ; 2038-53.

★― HTLV　ヒトTリンパ球向性ウイルス（human T-lymphotropic virus）

Jarisch-Herxheimer反応とは何か？

スピロヘータの治療に際して起こる全身性反応。梅毒（75〜80％の症例で起こる），レプトスピラ症，Lyme病，ダニ媒介性回帰熱，シラミ媒介性回帰熱で報告されている。典型的には，治療後数時間以内に，頭痛，発熱，戦慄，全身倦怠感，血圧低下，発汗が起きる。通常，特別な治療はなくても，12〜24時間以内に軽快する。治療に伴ってスピロヘータからエンドトキシン様物質が放出されることによって炎症反応が惹起されることが原因と考えられている。なお，その名前は，JarischとHerxheimerがそれぞれ1895年と1902年に梅毒患者を水銀で治療した際にみられた反応を報告したことに由来している。

Pound MW, May DB. Proposed mechanisms and preventative options of Jarisch-Herxheimer reactions. J Clin Pharm Ther 2005 ; 30 : 291-5. PMID：15896248

片山熱について述べよ。

片山熱は，住血吸虫の初感染もしくは重度の再感染から約2週〜3か月後に起こる全身性過敏性反応である。ヒトの体内を移動する住血吸虫や虫卵に対するアレルギー反応が原因と考えられている。急性感染の多くは無症状だが，症状を呈する場合，発熱，全身倦怠感，筋肉痛，蕁麻疹，乾性咳嗽がみられる。検査では，好酸球血症，胸部X線でのまだらな浸潤影が特徴的である。多くの患者では，2〜10週間の経過で症状が自然軽快するが，体重減少，呼吸困難，下痢，腹痛，肝脾腫，全身皮疹などを伴って症状が遷延することもある。特に，流行地で淡水への曝露がある旅行者が上記の症状を訴えた場合には，疑う必要がある。診断は，血清抗体もしくは虫卵の検出によって行うが，感度は高くない。治療にはプラジカンテルが用いられる。なお，片山熱の片山とは，流行地であった広島県片山地区（現・福山市）に由来している。

Ross AG, Vickers D, Olds GR, et al. Katayama syndrome. Lancet Infect Dis 2007 ; 7 : 218-24. PMID：17317603
Tanaka H, Tsuji M. From discovery to eradication of schistosomiasis in Japan : 1847-1996. Int J Parasitol 1997 ; 27 : 1465-80. PMID：9467732

水槽肉芽腫とは何か？

非定型抗酸菌の1つであるマイコバクテリウム・マリナム（*Mycobacterium marinum*）により主に皮膚に起こる感染症。M. marinumは世界中の水生環境に広く分布し，魚や両生類に感染する。ヒトの感染は，水槽をもっている人の皮膚表面の微小な傷から菌が侵入し，皮膚の肉芽腫性感染症を起こすパターンが最も多い。免疫不全患者では，深部侵襲性感染症も起こしうる。皮膚浸出液もしくは生検検体の抗酸菌培養によって診断する。通常の数か月にわたる抗菌薬（クラリスロマイシンもしくはドキシサイクリンなど）を必要とすることが多い。

Petrini B. Mycobacterium marinum : ubiquitous agent of waterborne granulomatous skin infections. Eur J Clin Microbiol Infect Dis 2006 ; 25 : 609-13.　PMID : 17047903

感染症における鑑別疾患

A 無菌性髄膜炎の鑑別について述べよ。

無菌性髄膜炎は，髄液中に細菌が同定されない髄膜の炎症を伴う臨床症候群を指し，その鑑別は非常に広い。最も重要なのは，治療可能な細菌性髄膜炎の除外（特に，抗菌薬投与によって部分的に治療されているもの）である。頻度的には，コクサッキーウイルス（coxsackevirus）・エコーウイルス（echovirus）などを含むエンテロウイルス（enterovirus）や単純ヘルペスウイルス 2 型によるウイルス性，副鼻腔炎・中耳炎・蜂巣炎など髄膜近傍の細菌感染によるものが最も多い。そのほか，頻度が低い，あるいはまれな感染性の原因としては，その他のウイルス〔ムンプスウイルス（mumps virus），HIV，単純ヘルペスウイルス 1 型，帯状疱疹ウイルス，EB ウイルス（Epstein-Barr virus），麻疹ウイルス（measles virus），インフルエンザウイルス（influenza virus），パルボウイルス（parvovirus）B19〕，結核菌（*Mycobacterium tuberculosis*），マイコプラズマ（*Mycoplasma*），真菌〔クリプトコッカス（*Cryptococcus*）〕，がある。NSAIDs★などの薬剤，川崎病などの血管炎，SLE・Sjögren症候群などの膠原病，悪性腫瘍といった非感染性の原因もまれにみられる。

Irani DN. Aseptic meningitis and viral myelitis. Neurol Clin 2008 ; 26 : 635-55.　PMID : 18657719

★── NSAIDs　非ステロイド性抗炎症薬（nonsteroidal anti-inflammatory drugs）

A 眼窩隔膜前蜂窩織炎と眼窩蜂窩織炎の違いについて述べよ。

眼瞼と眼窩は眼窩隔と呼ばれる薄い線維状の膜によって隔てられる。眼窩隔膜前蜂窩織炎では眼瞼が侵されるのに対し，眼窩蜂窩織炎では眼窩内軟部組織（脂肪，筋）が侵されるため，より重篤な感染となる。両者で眼瞼は充血・腫脹する。発熱・白血球増加も両者でみられるが，成人より小児でその頻度は高い。眼窩隔膜前蜂窩織炎では，視神経障害はなく，視力は保たれる。外眼筋麻痺および痛みはなく，眼球突出もない。一方，眼窩蜂窩織炎では，外眼筋麻痺・眼球突出があり，しばしば眼痛および眼球運動痛を伴う。視力障害および視神経障害がみられる場合は，緊急の対応が必要となる。眼窩周辺構造の感染・炎症（眼窩膿瘍・海綿静脈洞血栓性静脈炎など）の評価のために画像検査が重要である。眼窩隔膜前蜂窩織炎では，場合によって経口抗菌薬でも治療可能なのに対し，眼窩蜂窩織炎では原則，静注抗菌薬で治療を行う。

Wald ER. Periorbital and orbital infections. Infect Dis Clin North Am 2007 ; 21 : 393-408.　PMID : 17561075
Durand ML. Periocular Infections. In : Mandell, Douglas, and Bennett's Principles and Practice of Infectious Diseases, 8th ed. Philadelphia : Elsevier / Saunders, 2014 ; 1432-8.

A 治療に反応しない市中肺炎の鑑別について述べよ。

市中肺炎の 6 〜 15％が抗菌薬治療に反応しない（臨床症状もしくは画像所見が改善しない）。鑑別は大きく感染性と非感染性に分かれる。感染性の鑑別診断は，（1）耐性

菌による感染(メチシリン耐性黄色ブドウ球菌，緑膿菌など)，(2) まれな微生物による感染〔結核菌，ノカルジア(Nocardia)，真菌，ニューモシスチス(Pneumocystis)など〕，(3) 合併症を伴う肺炎(膿胸，肺膿瘍，壊死性肺炎，心内膜炎，髄膜炎，関節炎)，が挙げられる。非感染性の鑑別診断は，腫瘍，肺水腫，肺塞栓，肺出血，器質性肺炎，好酸球性肺炎，急性呼吸窮迫症候群，サルコイドーシス，血管炎，などが挙げられる。72時間以内に改善がみられない場合は，上記の鑑別を念頭においた患者の再評価を考慮する。

Sialer S, Liapikou A, Torres A. What is the best approach to the nonresponding patient with community-acquired pneumonia? Infect Dis Clin North Am 2013；27：189-203. PMID：23398874

Ⓑ 類白血病反応の原因について述べよ。

類白血病反応は，一般に 25,000～50,000/μL を超える非血液悪性腫瘍性の白血球増加と定義され，原因は感染症をはじめとして多岐にわたる。イスラエルの教育病院で白血球数が 30,000/μL 以上であった 173 人の入院患者を調べた研究では，感染症〔主に敗血症，肺炎，尿路感染で，ほかには蜂窩織炎，壊疽，クロストリジウム・ディフィシル(Clostridium difficile)腸炎など〕が 47.9%，虚血・ストレスが 27.7%，炎症が 6.9%，産科疾患が 6.9%を占め，感染症以外が半数以上を占めていた。

Potasman I, Grupper M. Leukemoid reaction：spectrum and prognosis of 173 adult patients. Clin Infect Dis 2013；57：e177-81. PMID：23994818

Ⓑ 妊娠により感受性・重症度が増す感染症を述べよ。

妊娠の経過に伴い，T細胞・NK細胞(そしておそらくB細胞)の活性は低下する一方，単球・樹状細胞・多核球の活性は上昇する。妊娠により重症度・感受性が増すという有力なエビデンスがある感染症として，インフルエンザ(重症化)，E型肝炎(重症化)，単純ヘルペスウイルス初感染(重症化)，熱帯熱マラリア(感受性増加，重症化)，リステリア(感受性増加)がある。ほかにも，麻疹(重症化)，天然痘(重症化)，HIV感染症(感受性増加)，水痘(重症化)，コクシジオイデス症(重症化)も知られているが，エビデンスは限られている。

Kourtis AP, Read JS, Jamieson DJ. Pregnancy and infection. N Engl J Med 2014；370：2211-8. PMID：24897084

Ⓑ 認知症の原因となる感染症について述べよ。

有効な薬が登場する前は，神経梅毒，HIV関連認知症といった感染症が認知症の重要な原因の1つであった。しかし，その登場以後は感染症が認知症の原因となることは比較的まれになった。現在では，プリオン病およびHIV関連認知症が最も重要な感染性の原因である。AIDS[*]をきたした患者でみられることは少なくなったが，ウイルスがコントロールされている多くのHIV感染症患者で，(主に軽度で非進行性の)認知障害がみられる。服薬アドヒアランスの問題などで，HIVがコントロールされず，高度免疫不全状態になった場合は，HIV感染自体による進行性の重度認知症や進行性多巣性白質脳症(JCウイルス)，トキソプラズマ脳炎，クリプトコッカス髄膜炎，結核性髄膜炎，サイトメガロウイルス脳炎などの日和見感染症による認知症をきたしうる。そのほかには，神経梅毒，Lyme病(Borrelia burgdoferi)，ヘルペス脳炎，Whipple病

(Tropheryma whippelii)，亜急性硬化性全脳炎（麻疹ウイルス），急性散在性脳脊髄炎，神経嚢虫症〔有鉤条虫（Taenia solium）〕などが感染性の原因として挙げられる．

Almeida OP, Lautenschlager NT. Dementia associated with infectious diseases. Int Psychogeriatr 2005；17：S65-77.　PMID：16240484
Ironside JW, Bell JE. Infective dementias. Panminerva Med 2007；49：209-25.　PMID：18091673
Clifford DB, Ances BM. HIV-associated neurocognitive disorder. Lancet Infect Dis 2013；13：976-86.　PMID：24156898

★── AIDS　後天性免疫不全症候群（acquired immunodeficiency syndrome）

Ⓑ 脊髄炎の感染症アプローチについて述べよ．

発熱，意識障害，髄膜刺激症状，皮疹，全身症状，リンパ節腫脹，免疫不全の有無，再発性の性感染症，寄生虫感染症流行地域居住歴などが感染性脊髄炎を疑う手がかりになる．表4-3に，主な鑑別診断（太字は比較的頻度が高いもの）と検査についてまとめた．

Jacob A, Weinshenker BG. An approach to the diagnosis of acute transverse myelitis. Semin Neurol 2008；28：105-20.　PMID：18256991

Ⓑ 感染性直腸炎の鑑別について述べよ．

頻度の高いものとして，梅毒，単純ヘルペス，淋菌，クラミジア・トラコマチス（Chlamydia trachomatis 血清型A〜K）などの性感染症が挙げられ，肛門性交を行うHIV感染症患者では特にリスクが高い．ほかには，赤痢アメーバ（Entamoeba histolytica），カンピロバクター（Campylobacter），赤痢菌（Shigella）による感染症や，鼠径肉芽腫（C. trachomatis 血清型L1〜L3），サイトメガロウイルスなどの日和見感染症（主に免疫不全のあるHIV感染症患者）も直腸大腸炎を起こす．

Hoentjen F, Rubin DT. Infectious proctitis：when to suspect it is not inflammatory bowel disease. Dig Dis Sci 2012；57：269-73.　PMID：21994137
Workowski KA, Berman S；Centers for Disease Control and Prevention（CDC）. Sexually transmitted diseases treatment guidelines, 2010. MMWR Recomm Rep 2010；59：1-110.　PMID：21160459

Ⓑ 輸血によって起こる感染症について述べよ．

代表的なものとして，HCV[★1]，HBV[★2]，HIVがある．そのリスクは，50万〜200万件に1件と推定されている．ほかには，梅毒，細菌汚染〔黄色ブドウ球菌，エルシニア・エンテロコリティカ（Yersinia enterocolitica）など〕，HTLV-1，肝炎ウイルス（A型，E型），パルボウイルスB19など比較的知られたものに加え，ヘルペスウイルス〔サイトメガロウイルス，EBウイルス，ヒトヘルペス8型〕，アルボウイルス（arbovirus：節足動物媒介ウイルス）（ウエストナイルウイルス，デングウイルス，チクングンヤウイルス），寄生虫〔マラリア，バベシア（Babesia），クルーズ・トリパノソーマ（Trypanosoma cruzi），トキソプラズマ（Toxoplasma），リーシュマニア（Leishmania）〕，そのほかのダニ媒介性疾患（Lyme病，エーリキア症，アナプラズマ症），プリオン，などもある．なお，2012年に国内では輸血によるB型肝炎，E型肝炎，A群溶連菌感染症が報告されている．日本赤十字社では，血液製剤の安全対策として，(1)献血受付時の問診，(2)血清学的検査（HBs[★3]抗原，抗HBs抗体，抗HBc[★4]抗体，HCV抗体，HIV抗体，HTLV-1抗体，梅毒トレポネーマ抗体，パルボウイルスB19抗体），(3)核酸増幅検査

表 4-3 脊髄炎の感染症アプローチ*

主な鑑別診断

ウイルス	ヘルペスウイルス〔**単純ヘルペスウイルス2型**，**帯状疱疹ウイルス**，**サイトメガロウイルス**，**EBウイルス**，ヒトヘルペスウイルス(human herpes virus)6型，7型〕，フラビウイルス〔デングウイルス(dengue virus)，日本脳炎ウイルス(Japanese encephalitis virus)，セントルイス脳炎ウイルス(St.Louis encephalitis virus)，ダニ媒介性脳炎ウイルス(tick-borne encephalitis virus)，ウエストナイルウイルス(West Nile virus)〕，A型インフルエンザウイルス，パラミキソウイルス(麻疹ウイルス，ムンプスウイルス)，ピコルナウイルス〔コクサッキーウイルスA，B，エコーウイルス，エンテロウイルス70，71，A型肝炎ウイルス(hepatitis A virus)，HCV，ポリオウイルス(polio virus)〕，HIV，HTLV-1
細菌	全身感染の血行性播種に伴う脊髄膿瘍，マイコプラズマ肺炎，Lyme病，梅毒，結核，アクチノミセス症
真菌	ブラストミセス(*Blastomuyces*)，コクシジオイデス，アスペルギルス
寄生虫	神経嚢虫症，住血吸虫症，顎口虫症，住血線虫症

主な検査

髄液染色，髄液培養	グラム染色・細菌培養，抗酸菌染色・培養，墨汁染色・真菌培養，ウイルス培養
髄液 PCR	単純ヘルペスウイルス1型，2型，ヒトヘルペスウイルス6型，帯状疱疹ウイルス，サイトメガロウイルス，EBウイルス，エンテロウイルス，HTLV-1，*Borrelia burgdoferi*
血清抗体	単純ヘルペスウイルス，帯状疱疹ウイルス，HIV，HTLV-1，肝炎ウイルス(A型，B型，C型)，*B. burgdoferi*，*Treponema pallidum*，マイコプラズマ，寄生虫
その他	血液培養，胸部X線写真・CT

(Jacob A, Weinshenker BG. An approach to the diagnosis of acute transverse myelitis. Semin Neurol 2008 ; 28 : 105-20. © Georg Thieme Verlag KG の 112 ページの Table 6 より転載)
*一注 太字は比較的頻度が高いもの。

(HBV，HCV，HIV)，(4) 新鮮凍結血漿および血漿分画製剤の原料血漿の6か月貯留保管，などを行っている。

Perkins HA, Busch MP. Transfusion-associated infections : 50 years of relentless challenges and remarkable progress. Transfusion 2010 ; 50 : 2080-99.　PMID : 20738828
Otsubo H, Yamaguchi K. Current risks in blood transfusion in Japan. Jpn J Infect Dis 2008 ; 61 : 427-33.　PMID : 19050347
Dodd RY. Emerging pathogens and their implications for the blood supply and transfusion

transmitted infections. Br J Haematol 2012 ; 159 : 135-42.　PMID : 22924410
日本赤十字社. 0811-116 血液製剤の安全性の向上について. 2008年7月（www.jrc.or.jp/vcms_lf/iyakuhin_yuketuj0811-116_090805.pdf）. 閲覧日：2014/10/24
日本赤十字社. 1310-136 輸血用血液製剤との関連性が高いと考えられた感染症症例 —2012年—. 2013年11月（www.jrc.or.jp/mr/transfusion/pdf/iyakuhin_yuketuj1304-136_131121.pdf）. 閲覧日：2014/10/24

★1 — HCV　C型肝炎ウイルス（hepatitis C virus）
★2 — HBV　B型肝炎ウイルス（hepatitis B virus）
★3 — HBs　B型肝炎ウイルス表面（hepatitis B surface）
★4 — HBc　B型肝炎ウイルス核（hepatitis B core）

Ⓒ 微生物検査室で起こりうる感染症とは何か？

ブルセラ菌，赤痢菌，サルモネラ菌，結核菌，髄膜炎菌（Neisseria meningitidis）による感染症が最も多い。ほかにも，野兎病菌，炭疽菌（Bacillus anthracis），Clostridium difficile，大腸菌O157：H7などの細菌による感染症の報告もある。ウイルスでは，HBV，HCV，HIV，マールブルグウイルス（Marburg virus）（出血熱の原因）などがある。米国などの流行地では，ブラストミセス，ヒストプラズマ（Histoplasma），コクシジオイデスなどの二形性真菌が原因となることもある。さまざまな寄生虫による感染症が報告されているが，多くは研究施設や特殊検査を行っている施設でのもので，通常の微生物検査室で起こるのはまれである。

Singh K. Laboratory-acquired infections. Clin Infect Dis 2009 ; 49 : 142-7.　PMID : 19480580

Ⓒ 蛇食に伴う感染症について述べよ。

ヘビを含む爬虫類の多くは，サルモネラ菌を保菌していることが知られている。米国では，薬用にガラガラヘビを接種していたヒスパニック系住民にサルモネラ・エンテリカ（Salmonella enterica）subsp. arizonaeのアウトブレイクが起きた。ほかには，孤虫症，舌虫症，スピロメトラ症，顎口虫症，などが知られている。特に，スピロメトラ症，顎口虫症は日本から報告されている。

Magnino S, Colin P, Dei-Cas E, et al. Biological risks associated with consumption of reptile products. Int J Food Microbiol 2009 ; 134 : 163-75.　PMID : 19679367

Ⓒ リオ五輪を観戦してブラジルから帰国した人でみられることが予想される感染症は何か？

GeoSentinel Surveillance Network[*]が1997〜2013年までの間にブラジルから帰国した旅行者1,586人を検討した研究によれば，40％が皮膚症状，25％が下痢，19％が発熱を訴えた。皮膚症状の主な原因は皮膚幼虫移行症，ハエ蛆症，スナノミ症〔スナノミ（Tunga penetrans）というノミが皮膚に侵入して起こる〕，昆虫咬傷，その他の非特異的皮疹および皮膚軟部組織感染症，であった。下痢は，原因不明のものが最も多かったが，ジアルジア，カンピロバクターがそれぞれ9％，4％を占めていた。特定された発熱の原因で最も頻度が高く，かつ入院の原因となったのは，デング熱およびマラリア（主に三日熱マラリア）であった。なお，急性HIV感染症も28例あった。

Wilson ME, Chen LH, Han PV, et al. Illness in travelers returned from Brazil : the GeoSentinel experience and implications for the 2014 FIFA World Cup and the 2016 Summer Olympics. Clin

Infect Dis 2014 ; 58 : 1347-56. PMID : 24585698

*一注 世界中のトラベルクリニックから国際旅行に関連した疾患の情報を集めているネットワーク。

C クマ咬傷に伴う創部からみつかる細菌について述べよ。

クマによるヒトの襲撃は，世界中であり，カナダ・米国の国立公園では，年2件程度報告されている．限られた数の研究・症例報告によると，黄色ブドウ球菌，表皮ブドウ球菌(Staphylococcus epidermidis)，ストレプトコッカス・サングイス(Streptococcus sanguis)，エンテロコッカス・デュランス(Enterococcus durans)，セレウス菌(Bacillus cereus)といったグラム陽性菌，大腸菌，プロテウス・ブルガリス(Proteus vulgaris)，セラチア・フォンチコラ(Serratia fonticola)，セラチア菌，エロモナス・ハイドロフィラ(Aeromonas hydrophila)，シトロバクター・デヴェルズス(Citrobacter diversus)，ナイセリア・シッカ(Neisseria sicca)といったグラム陰性桿菌に加え，抗酸菌〔マイコバクテリウム・フォーチュイタム(Mycobacterium fortuitum)〕がみつかっている．

Abrahamian FM, Goldstein EJ. Microbiology of animal bite wound infections. Clin Microbiol Rev 2011 ; 24 : 231-46. PMID : 21482724

抗菌薬

A バイオアベイラビリティーの高い抗菌薬について述べよ。

セファドロキシル，セファレキシン，セファクロル，アモキシシリン，レボフロキサシン，シプロフロキサシン，モキシフロキサシン，クリンダマイシン，ドキシサイクリン，ミノサイクリン，リファンピシン，リネゾリド，スルファメトキサゾール・トリメトプリム(ST合剤)，メトロニダゾール，クロラムフェニコールなどが，70％以上のバイオアベイラビリティーをもつ抗菌薬として知られている．

O'Toole P, Osmon D, Soriano A, et al. Oral antibiotic therapy. J Orthop Res 2014 ; 32 : S152-7. PMID : 24464890
Cunha BA. Oral antibiotic therapy of serious systemic infections. Med Clin North Am 2006 ; 90 : 1197-222. PMID : 17116444
Gilbert DN, Chambers FN, Elipoulos GM, et al. The Sanford Guide To Antimicrobial Therapy 2014, 44th ed. Sperryville : Antimicrobial Therapy, 2014 : 82-90, Table 9A.

A 嫌気性菌感染症に用いられる抗菌薬について述べよ。

臨床上重要な嫌気性菌には，バクテロイデス(Bacteroides)属，ポルフィロモナス(Porphyromonas)属，プレボテラ(Prevotella)属，フゾバクテリウム(Fusobacterium)属などのグラム陰性菌とペプトストレプトコッカス(Peptostreptococcus)属，クロストリジウム属，アクチノミセス属などのグラム陽性菌が挙げられる．嫌気性菌を含む感染症の多くは好気性菌との混合感染であるため，抗菌薬選択の際には，好気性菌のカバーも考慮する必要がある．バクテロイデス属をはじめとする臨床上重要な嫌気性菌のほぼ100％が，カルバペネム系抗菌薬(メロペネム，イミペネムなど)，βラクタム・βラクタマーゼ阻害薬(アモキシシリン・クラブラン酸，アンピシリン・スルバクタム，ピペラシリン・タゾバクタム)，メトロニダゾール，クロラムフェニコール

に対して感受性を示す。クリンダマイシン，セファマイシン系抗菌薬(セフメタゾール，セフォテタン)，チゲサイクリン，モキシフロキサシンは，バクテロイデス属で耐性がみられるため，使用には注意が必要である。ペニシリンは，グラム陽性嫌気性菌の多くに有効である。アミノグリコシド，モノバクタム，ST合剤には嫌気性菌活性はない。

Brook I, Wexler HM, Goldstein EJ. Antianaerobic antimicrobials : spectrum and susceptibility testing. Clin Microbiol Rev 2013 ; 26 : 526-46.　PMID : 23824372
Cohen-Poradosu R, Kasper DL. Anaerobic Infections : General Concepts. In : Mandell, Douglas, and Bennett's Principles and Practice of Infectious Diseases, 8th ed. Philadelphia : Elsevier / Saunders, 2014 ; 2736-43.

A 腎機能による投与量調節が必要ない抗菌薬は何か？

表4-4に示すとおりである。

表4-4　腎機能による投与量調節が必要ない抗菌薬

抗菌薬	セフトリアキソン，アジスロマイシン，クリンダマイシン，ドキシサイクリン，ミノサイクリン，チゲサイクリン，リネゾリド，リファキシミン，クロラムフェニコール
抗真菌薬	ミカファンギン，ボリコナゾール(経口)，イトラコナゾール(内用液)，ケトコナゾール
抗結核薬	イソニアジド，リファンピシン，リファブチン，rifapentine，エチオナミド，bedaquiline
抗ウイルス薬	リバビリン，アバカビル，エファビレンツ，ネビラピン，アタザナビル，インジナビル，ダルナビル，ホスアンプレナビル，ロピナビル，ラルテグラビル

(Gilbert DN, Chambers FN, Elipoulos GM, et al. The Sanford Guide To Antimicrobial Therapy 2014, 44th ed. Sperryville : Antimicrobial Therapy, 2014. の219ページのTable 17B より転載)

Gilbert DN, Chambers FN, Elipoulos GM, et al. The Sanford Guide To Antimicrobial Therapy 2014, 44th ed. Sperryville : Antimicrobial Therapy, 2014 : 219.

B 光線過敏症の原因となる抗菌薬は何か？

抗菌薬のなかでは，テトラサイクリン，ドキシサイクリン，ボリコナゾールが最もよくみられる。そのほか，ミノサイクリン，キノロン系抗菌薬(シプロフロキサシン，レボフロキサシン，オフロキサシン，モキシフロキサシン)，βラクタム系抗菌薬(セフォタキシム，セフタジジム)，ダプソン(ジアフェニルスルホン)，トリメトプリム，抗結核薬(イソニアジド，ピラジナミド)，抗真菌薬(イトラコナゾール，ケトコナゾール)，抗マラリア薬(キニーネ，キニジン，ヒドロキシクロロキン)，抗HIV薬(エファビレンツ)も原因として報告されている。

Drucker AM, Rosen CF. Drug Saf Drug-induced photosensitivity : culprit drugs, management and prevention. 2011 ; 34 : 821-37.　PMID : 21879777

感染症治療

A 無症候性細菌尿の抗菌薬治療適応について述べよ。

無症候性細菌尿とは，「尿路感染によると考えられる症状，徴候のない患者から適切に採取された尿検体で，ある一定量以上の細菌が検出されること」を指す．尿路感染によると考えられる症状，徴候のない患者で，細菌尿のスクリーニングおよび抗菌薬治療が推奨されるのは，(1) 妊婦，および (2) 経尿道的前立腺切除もしくは粘膜出血が予想される泌尿器学的処置の施行前に限られる．それ以外の状況において，無症候性細菌尿のスクリーニングおよび抗菌薬治療が，有害な転帰を防ぐというエビデンスは乏しい．なお，無症候性細菌尿を伴う膿尿もそれ自体で抗菌薬治療の適応ではない．

Nicolle LE, Bradley S, Colgan R, et al. Infectious Diseases Society of America guidelines for the diagnosis and treatment of asymptomatic bacteriuria in adults. Clin Infect Dis 2005 ; 40 : 643-54. PMID : 15714408

A カンジダ菌血症の治療について述べよ。

カンジダ菌血症では，治療の遅れがわずか 12 〜 24 時間であっても，死亡率の上昇につながることが知られており，時機を逸せず治療を開始することが求められる．血液培養でカンジダが検出された場合，必ず，真の感染として治療する必要がある．施設によって差があるものの，近年，カンジダ・アルビカンス (*C. albicans*) 以外のカンジダ菌血症が増加している．特に，血行動態が不安定な場合や臓器合併症がある場合には，広域の抗カンジダ活性をもつミカファンギンが，菌種の同定を待つ間の第 1 選択となる．脂肪製剤を含むアムホテリシン B も代替薬として使用可能であるが，腎機能障害などの副作用が問題となる．*C. albicans* をはじめとするアゾール系抗真菌薬感受性のカンジダが同定された場合，通常，フルコナゾールへと変更する．カンジダ・グラブラータ (*C. glabrata*) もしくはカンジダ・クルーセイ (*C. krusei*) の場合，ミカファンギンを継続するか，ボリコナゾール (*C. glabrata* の場合は感受性の場合のみ) に変更する．治療期間は培養陰性化後 14 日間が標準的である．治療期間決定のためにも血液培養を繰り返し，陰性化を確認することが重要である．状態が安定していれば，点滴から経口アゾール系抗菌薬に変更して治療を完了することも可能である．抗真菌薬治療に加え，カテーテルなどの血管内異物の除去および眼科的診察 (カンジダ菌血症の 1.6 〜 14.4% で眼内炎もしくは脈絡網膜炎を合併するため) が必須である．

Mikulska M, Del Bono V, Ratto S, et al. Occurrence, presentation and treatment of candidemia. Expert Rev Clin Immunol 2012 ; 8 : 755-65. PMID : 23167687

A 抗インフルエンザ薬の適応について述べよ。

CDC★は，インフルエンザウイルス感染が疑われる，もしくは確認された患者で，以下の項目に該当する場合に，可及的すみやかに抗インフルエンザ薬を開始することを推奨している．

(1) 入院治療を要する場合

（2）重症，合併症がある，進行性の場合
（3）合併症のリスクが高い場合

（3）には，2歳以下の小児，65歳以上の高齢者，種々の背景疾患をもつ患者（喘息を含む慢性肺疾患，高血圧を除く心血管疾患，腎・肝・血液疾患，糖尿病を含む代謝疾患，神経疾患および神経発達障害），HIV感染症を含む免疫不全患者，妊娠中もしくは産後2週間以内の患者，19歳未満でアスピリン長期内服中の患者，老人ホームや長期療養型施設入所中の患者が含まれる。

Fiore AE, Fry A, Shay D, et al. Antiviral agents for the treatment and chemoprophylaxis of influenza — recommendations of the Advisory Committee on Immunization Practices (ACIP). MMWR Recomm Rep 2011 ; 60 : 1-24.　PMID : 21248682

★— CDC　米国疾病対策センター（Centers for Disease Control and Prevention）

A 外科手術における抗菌薬の予防投与はどれくらい続けるべきか？

手術部位感染症予防のための抗菌薬投与を最短どれくらいに短縮できるかはわかっていない。しかし，多くの研究で術後抗菌薬投与の有用性が証明されておらず，逆に，耐性菌の増加につながることが示されている。たいていの外科手術では，抗菌薬投与は術後24時間以内に終了することが推奨されている。胸部・心臓手術では，術後48時間まで慣習的に継続されることがあるが，それを支持するデータはなく，意見が分かれるところである。ドレーンや血管内カテーテル抜去まで抗菌薬投与を継続することを支持するデータもない。

Bratzler DW, Dellinger EP, Olsen KM, et al. Clinical practice guidelines for antimicrobial prophylaxis in surgery. Am J Health Syst Pharm 2013 ; 70 : 195-283.　PMID : 23327981

B 抗菌薬の併用が有用なグラム陰性桿菌感染症とは何か？

グラム陰性桿菌による重症感染症（敗血症，重症肺炎）や耐性菌の可能性が高いと推定される場合，原因微生物が判明する前にエンピリックに抗グラム陰性桿菌活性のある抗菌薬を併用することで，予後が改善することが示されている。しかし，感受性が良好だと判明した場合には，併用療法によってコストおよび副作用が増えることが広く知られている一方で，いくつかの例外的状況〔心内膜炎，あるいは多剤耐性緑膿菌，カルバペネム耐性腸内細菌，多剤耐性アシネトバクター（Acinetobacter）などの耐性菌〕を除き，予後改善や耐性予防といった有用性を示すエビデンスは乏しく，一般的に単剤療法が推奨される。

Kmeid JG, Youssef MM, Kanafani ZA, et al. Combination therapy for Gram-negative bacteria : what is the evidence? Expert Rev Anti Infect Ther 2013 ; 11 : 1355-62.　PMID : 24168069
Baddour LM, Wilson WR, Bayer AS, et al. Infective endocarditis : diagnosis, antimicrobial therapy, and management of complications : a statement for healthcare professionals from the Committee on Rheumatic Fever, Endocarditis, and Kawasaki Disease, Council on Cardiovascular Disease in the Young, and the Councils on Clinical Cardiology, Stroke, and Cardiovascular Surgery and Anesthesia, American Heart Association : endorsed by the Infectious Diseases Society of America. Circulation 2005 ; 111 : e394-434.　PMID : 15956145

B カテーテル関連感染症におけるカテーテル抜去の適応を述べよ。

以下の4つの場合がカテーテル抜去の適応となる。

1. 長期留置型カテーテルによるカテーテル関連血流感染症の患者
(1) 重症敗血症, (2) 化膿性血栓性静脈炎, (3) 感染性心内膜炎, (4) 有効な抗菌薬を投与しても72時間以上血流感染が持続する場合, (5) 黄色ブドウ球菌, 緑膿菌, 真菌, 抗酸菌による感染の場合

2. 短期留置型カテーテルによるカテーテル関連血流感染症の患者
グラム陰性桿菌, 黄色ブドウ球菌, 腸球菌, 真菌, 抗酸菌による感染の場合

3. カテーテル温存を試みる場合
適切な抗菌薬開始後72時間以降の血液培養(2セット/日；新生児であれば，1セットでもよい)も陽性の場合

4. 病原性が低くても除去することが難しい微生物〔例：バシラス(*Bacillus*)属，ミクロコッカス(*Micrococcus*)属，プロピオニバクテリア(*Propionibacterium*)属〕による長期留置型および短期留置型カテーテル関連血流感染
少なくとも末梢静脈から採取された1セットを含む複数回の血液培養陽性結果によりコンタミネーションが除外された場合

Mermel LA, Allon M, Bouza E, et al. Clinical practice guidelines for the diagnosis and management of intravascular catheter-related infection : 2009 Update by the Infectious Diseases Society of America. Clin Infect Dis 2009 ; 49 : 1-45. PMID : 19489710

B ESBL★産生腸内細菌による尿路感染症の治療について述べよ。

特に，腎盂腎炎などの上部尿路感染症の場合，カルバペネム系抗菌薬(メロペネム，イミペネムなど)が第1選択となる。下部尿路感染症の場合，感受性を示せば，ホスホマイシンが有用である。タゾバクタム・ピペラシリン，セフェピム，アミカシン，キノロン系抗菌薬，ST合剤も有効な可能性があるが，データに乏しい。

Pitout JD. Infections with extended-spectrum beta-lactamase-producing enterobacteriaceae : changing epidemiology and drug treatment choices. Drugs 2010 ; 70 : 313-33. PMID : 20166768
Retamar P, López-Cerero L, Muniain MA, et al. Impact of the MIC of piperacillin-tazobactam on the outcome of patients with bacteremia due to extended-spectrum-β-lactamase-producing Escherichia coli. Antimicrob Agents Chemother 2013 ; 57 : 3402-4. PMID : 23612190
Gupta K, Bhadelia N. Management of urinary tract infections from multidrug-resistant organisms. Infect Dis Clin North Am 2014 ; 28 : 49-59. PMID : 24484574

★— ESBL 基質特異性拡張型βラクタマーゼ(extended spectrum beta lactamase)

C クロストリジウム腸炎に対して用いられた初の便移植はいつか？

米国の外科医であるEisemanらが重症の偽膜性腸炎の患者4人に対して行った便移植を1958年に報告した。Eisemanらは，健康なドナーの便を使用して，停留浣腸を行ったところ，全例で症状が軽快した。興味深いことに，当時，*Clostridium difficile*が原因微生物だとは知られていなかった(判明したのは1978年)。Eisemanらは正常細菌叢の消失と黄色ブドウ球菌の異常増殖を原因として疑っており，便移植を試みたようである。

Eiseman B, Silen W, Bascom GS, et al. Fecal enema as an adjunct in the treatment of pseudomembranous enterocolitis. Surgery 1958 ; 44 : 854-9.　PMID : 13592638
Borody TJ, Campbell J. Fecal microbiota transplantation : techniques, applications, and issues. Gastroenterol Clin North Am 2012 ; 41 : 781-803.　PMID : 23101687

その他

院内感染防止目的に行われる隔離の欠点とは何か？

16の研究を調べたシステマティック・レビューでは，隔離によって，患者に抑うつ，不安，恐怖，敵意などの感情が増加し，患者満足度が下がるなど，ネガティブな心理的影響を与えることがわかった。加えて，直接的な患者ケアが減ったり，転倒・潰瘍形成の増加などの有害事象が増えたという研究もあり，患者ケアの質や安全性が損なわれる可能性が指摘されている。

Abad C, Fearday A, Safdar N. Adverse effects of isolation in hospitalised patients : a systematic review. J Hosp Infect 2010 ; 76 : 97-102.　PMID : 20619929

5 消化器

山田 徹

食道

A GERD*・逆流性食道炎・NERDの違いについて述べよ。

GERDは胃酸などの胃内容物が食道に逆流することにより，胸焼けなどのさまざまな症状を呈する病態の総称である。NERDは non-erosive reflex disease（非びらん性胃食道逆流症）の略であり，読んで字のごとく，胸焼けなどの逆流症状を伴うが内視鏡的にびらんなどの粘膜障害を認めないものである。つまり，GERDは内視鏡的に下部食道を中心に粘膜障害を認める逆流性食道炎と，粘膜障害を認めない NERD に分けられる。粘膜障害は内視鏡的に診断されるため，これらの鑑別には内視鏡検査が必須となる。世界的には粘膜障害の程度で Grade A 〜 D に分類した Los Angels分類（以下LA分類）が用いられているが，日本では，これに粘膜障害を認めない Grade N と色調変化のみ認める Grade M を追加した改変 LA 分類が広く用いられている。GERD には，以下の2つが含まれる。

- 逆流症状＋改変 LA 分類 grade A 〜 D（粘膜障害あり）＝逆流性食道炎
- 逆流症状＋改変 LA 分類 grade N 〜 M（粘膜障害なし，または色調変化）＝ NERD

日本消化器学会. 胃食道逆流症（GERD）診療ガイドライン. 東京：南江堂, 2009；12-19.

★— GERD　胃食道逆流症（gastroesophageal reflex disease）

B ピロリ菌（*Helicobacter pylori*）の除菌で逆流性食道炎は悪化するか？

2012年に「Gut」から発表された欧州の Consensus Report の推奨では「概ね GERD では，ピロリ菌の保菌状態は症状の重症度や再発や治療効果には影響がない。ピロリ菌の除菌はもともとある GERD や治療の効果の悪化にはつながらない」とあり，エビデンスレベル：Ⅰa，推奨度：A となっている。ピロリ菌の除菌による逆流性食道炎の悪化や治療への影響はないということである。過去の研究からピロリ菌の除菌はGERD の発症原因にも増悪原因にもならないため，除菌適応のある症例に GERD が原因で除菌を控えてはならないとされている。

Malfertheiner P, Megraud F, O'Morain CA, et al；European Helicobacter Study Group. Management of Helicobacter pylori infection—the Maastricht Ⅳ / Florence Consensus Report. Gut 2012；61：646-64.　PMID：22491499

B 食道胃静脈瘤に対する β 遮断薬の役割と適応について述べよ。

食道胃静脈瘤は門脈圧亢進症に伴って発症する。門脈圧亢進症の原因の 90％は肝硬

変であり，それ以外には Budd-Chiari 症候群，腫瘍や血栓などによる門脈閉塞，特発性門脈圧亢進症，などがある．食道胃静脈瘤に対する β 遮断薬の役割は門脈血流量の減少による門脈圧の低下である．β 遮断薬は初回出血と再出血の予防に有効であるため，適応は既に食道胃静脈瘤が認められ，かつ β 遮断薬の禁忌がない症例である．ちなみに，静脈瘤を認めていない状態での β 遮断薬内服による静脈瘤発生予防の効果は証明されておらず，副作用の点からも推奨されない．

　F1 程度の小さな静脈瘤のなかでも red color sign 陽性や Child-Pugh 分類 B・C の高度の肝硬変は，β 遮断薬のよい適応になる．F1 程度の小さな静脈瘤で red color sign 陰性や初期の肝硬変など出血リスクの低い場合は，静脈瘤の成長を遅らせることができるかもしれないと報告されているが，その有用性は意見が分かれるところとなっている．F2 以上の中等度から大きな静脈瘤では β 遮断薬は有効である．2007 年に 16 の RCT[★1] をまとめたレビューでも，EVL[★2] と比較して効果は同等であり，生存率も有意差はなかったと報告されている．β 遮断薬の利点は，内視鏡治療と比較してコストが安く，内視鏡治療のスキル・経験がなくても治療できること，PHG[★3] からの出血の予防にもなること，門脈圧を低下させ SBP[★4] の予防につながること，などが挙げられる．欠点は禁忌例があること，15 〜 20％の症例では無効であったり，副作用により中止せざるをえないこと，アドヒアランスの問題があり，きちんと内服しないと予防効果が得られないこと，などが挙げられる．EVL などの内視鏡治療は一度きちんと行ってしまえば半年から 1 年に 1 回程度の内視鏡のみで済むため，この点については内視鏡のほうが優れている．β 遮断薬のなかでは，非選択性のプロプラノールやナドロールが推奨されてきた．欧米では β 遮断薬が第 1 選択になってきているが，日本では内視鏡治療の普及率が高いことなどの背景もあり，EVL や EIS[★5] などの内視鏡治療が主流であり，β 遮断薬の位置づけは明確にはされていないようである．

　食道胃静脈瘤に対する β 遮断薬のポイントをまとめると，(1) 初回出血と再出血の予防には EVL と同程度に有用，(2) 未形成の静脈瘤の発生予防には無効，(3) コスト・手軽さ・PHG での出血や SBP 発症予防などの利点がある，(4) 禁忌例があり，また不耐例が 2 割程度みられる，などである．

Garcia-Tsao G, Bosch J. Management of varices and variceal hemorrhage in cirrhosis. N Engl J Med 2010；362：823-32．PMID：20200386
Biecker E. Portal hypertension and gastrointestinal bleeding：Diagnosis, prevention and management. World J Gastroenterol 2013；19：5035-50．PMID：23964137
Gluud LL, Klingenberg S, Nikolova D, et al. Banding ligation versus beta-blockers as primary prophylaxis in esophageal varices：systematic review of randomized trials. Am J Gastroenterol 2007；102：2842-8．PMID：18042114
小原勝敏, 鈴木博昭監修. 食道・胃静脈瘤, 改訂第 3 版. 東京：日本メディカルセンター, 2012；286-91.

★1— RCT　無作為化比較試験(randomized controlled trial)
★2— EVL　内視鏡的食道静脈瘤結紮術(endoscopic variceal ligation)
★3— PHG　門脈圧亢進症性胃症(portal hypertensive gastropathy)
★4— SBP　特発性細菌性腹膜炎(spontaneous bacterial peritonitis)
★5— EIS　内視鏡的静脈瘤硬化療法(endoscopic injection sclerotherapy)

胃十二指腸潰瘍とピロリ菌感染症

B びらんと潰瘍の違いについて述べよ。

胃壁構造の大枠は粘膜層・粘膜筋板・粘膜下層・筋層・漿膜層の5層構造に分けられる。びらんと潰瘍の違いはその粘膜損傷の深さで分類される。びらんは粘膜層までの組織欠損，潰瘍は粘膜筋板を越える組織欠損である。この損傷がさらに深くなると穿孔や穿通を起こす。また，もう1つの基準として，粘膜欠損の径が5mm未満をびらん，5mm以上を潰瘍とするものも存在する。この基準はしばしば臨床試験で使用されることがある。ただし，この粘膜欠損径による基準が病理学的な基準とどの程度相関しているかは不明である。

Malfertheiner P, Chan FK, McColl KE. Peptic ulcer disease. Lancet 2009；374：1449-61. PMID：19683340
Chan FK, Lau JYW. Treatment of peptic ulcer disease. In：Feldman M, Friedman LS, Brandt LJ, et al. Sleisenger and Fordtran's Gastrointestinal and Liver Disease, 9th ed. Philadelphia：Elsevier / Saunders, 2010：869-86.

A PUD[*1]をみつけたときに原因として考えることは何か？

PUDの原因は大きく，(1) NSAIDs[*2]，(2) ピロリ菌感染，(3) それ以外，の3つに分けられる。PUDの2大原因であるNSAIDsとピロリ菌感染の2つを合わせると，PUDの原因の70%以上，報告によっては90%程度を占めるとされている。そのため，NSAIDs内服歴なし，ピロリ菌感染の検査で陰性のため，他の原因を検索……とする前に，今一度この2つの原因について確認すべきである。NSAIDsについては他院からの処方・市販の鎮痛薬・抗血小板薬として処方されているアスピリンについても聞き漏らさないよう注意する。ピロリ菌感染については検査で陰性であったとしても，偽陰性ではないか，どのような状況でどの検査が行われたかについて再度確認すべきである。ピロリ菌感染の判定の注意点については別項で記載する。これらを含めたその他の原因を表5-1に挙げる。ただし，非常に多岐にわたるため代表的なもののみ記載する。

Malfertheiner P, Chan FK, McColl KE. Peptic ulcer disease. Lancet 2009；374：1449-61. PMID：19683340
Ramakrishnan K, Salinas RC. Peptic ulcer disease. Am Fam Physician 2007；76：1005-12. PMID：17956071
McColl KE. How I manage H. pylori-negative, NSAID/aspirin-negative peptic ulcers. Am J Gastroenterol 2009；104：190-3. PMID：19098868

[*1]— PUD　消化性潰瘍(peptic ulcer disease)
[*2]— NSAIDs　非ステロイド性抗炎症薬(nonsteroidal anti-inflammatory drugs)

A PUDの内服薬による治療期間は何週が適切か？

PUDの治療は，原因の除去と制酸薬による治療に分けられる。ここでは，NSAIDsによるものと，ピロリ菌感染によるものに分けて記載する。NSAIDsとピロリ菌感染以外を原因とするPUDについては紙面の都合によりここでは割愛する。

　NSAIDs内服歴のあるPUDでは，制酸薬投与とNSAIDsを中止することで高率に治

表 5–1 PUDの原因・疾患

分類	原因・疾患
感染	ピロリ菌，CMV，HSV[*1]，結核菌（Mycobacterium tuberculosis），ヘリコバクター・ヘイルマンニ（Helicobacter heilmannii）
薬剤	NSAIDsとアスピリン，高用量のアセトアミノフェン，ビスホスホネート，ステロイド，クロピドグレル，塩化カリウム，一部の抗がん剤
悪性腫瘍	胃がん，悪性リンパ腫，MALTリンパ腫，GIST[*2]，転移性腫瘍
酸分泌亢進	Zollinger-Ellison症候群（ガストリノーマ），全身性肥満細胞症，前庭G細胞機能亢進
術後	胃前庭部切除，胃バイパス術後
全身性疾患に伴うもの	敗血症，肝硬変，好酸球性胃腸症，Behçet病，Crohn病，その他重症疾患によるストレス性潰瘍
まれなもの・その他	サルコイドーシス，アミロイドーシス，腸管虚血，放射線治療後

(Ramakrishnan K, Salinas RC. Peptic ulcer disease. Am Fam Physician 2007；76：1005-12. と Malfertheiner P, Chan FK, McColl KE. Peptic ulcer disease. Lancet 2009；374：1449-61. と Epidemiology and etiology of peptic ulcer disease. UpToDate. をもとに作成)

[*1]— HSV　単純ヘルペスウイルス（herpes simplex virus）
[*2]— GIST　消化管間質腫瘍（gastrointestinal stromal tumor）

癒が見込める．NSAIDs潰瘍に対して，NSAIDsを中止のうえで通常量のH_2ブロッカーを内服した群と，NSAIDsを継続したままH_2ブロッカーを内服した群を比較した研究では，8週後の治癒率は胃潰瘍ではNSAIDs中止群で95％，NSAIDs継続群では63％，十二指腸潰瘍では中止群で100％，継続群で84％であった．ちなみに，NSAIDs内服歴があってもピロリ菌感染陽性であれば，再発率を減らすことがわかっているため，必ず除菌も行う．

　ピロリ菌感染陽性のPUDの治療期間は，合併症のない胃潰瘍では，除菌後に計4〜8週のPPI*治療が推奨されている．合併症のない十二指腸潰瘍では7〜14日間の除菌だけで潰瘍の治療としても十分なため，除菌後のPPI継続は不要である．ただし，出血などの合併症を伴うPUDでは，除菌後も内視鏡的に治癒が確認されるまでPPIを継続すべきとされている．

　上記のようにNSAIDs中止やピロリ菌除菌などの適切な原因除去が行われたうえで制酸薬による治療が行われれば，大半は8週以内には治癒するとされている．また，あるRCTのシステマティックレビューでは，十二指腸潰瘍に対してPPIを投与すると4週で95％が治癒し，胃潰瘍については8週で80〜90％が治癒したとの報告もある．これらより，PUDに対する制酸薬での治療期間は胃潰瘍で8週，十二指腸潰瘍で4週程度で十分と考えられ，それでも改善がない場合は難治性潰瘍の鑑別を考慮すべきである．

Malfertheiner P, Chan FK, McColl KE. Peptic ulcer disease. Lancet 2009 ; 374 : 1449-61. PMID : 19683340
Chan FK, Lau JYW. Treatment of peptic ulcer disease. In : Feldman M, Friedman LS, Brandt LJ, et al. Sleisenger and Fordtran's Gastrointestinal and Liver Disease, 9th ed. Philadelphia : Elsevier / Saunders, 2010 : 869-86.
Lancaster-Smith MJ, Jaderberg ME, Jackson DA. Ranitidine in the treatment of non-steroidal anti-inflammatory drug associated gastric and duodenal ulcers. Gut 1991 ; 32 : 252-5. PMID : 2013419
Vakil N, Fennerty MB. Direct comparative trials of the efficacy of proton pump inhibitors in the management of gastro-oesophageal reflux disease and peptic ulcer disease. Aliment Pharmacol Ther 2003 ; 18 : 559-68. PMID : 12969082

★― PPI　プロトンポンプ阻害薬(proton pump inhibitor)

Ⓑ PUDの治療後に内視鏡検査の再検は必要か？

PUDと診断され治療している症例に対してEGD★の再検を行う一番の目的は悪性腫瘍の除外である。胃潰瘍と十二指腸潰瘍では悪性腫瘍のリスクに大きな差があるため分けて記載する。

- **胃潰瘍**：胃潰瘍では悪性腫瘍の除外のために，全例でEGDの再検と生検をすべきであると記載されている教科書や文献は多いが，たとえば，米国の消化器病学会（American Gastroenterological Association）のように，胃潰瘍に対するルーチンのEGD再検を推奨していないところもある。推奨する側の理由としては，初回のEGDでは，肉眼的に良性と思われた胃潰瘍のうち数％の割合で悪性腫瘍がみつかることなどがあり，推奨しない側の理由としては，主に費用対効果がある。2010年の米国消化器内視鏡学会の委員会報告では，胃潰瘍に対する内視鏡的な所見は良性・悪性の鑑別に有用であるが，良性にみえるもののなかにも悪性が混じることがあるため各自の判断で生検せよ，とある。また，胃潰瘍に対するEGD再検は個別化して考えるべきであるとされており，具体的には以下のような例を挙げられている。
    - ・肉眼的に良性であり，若年でNSAIDsを内服していた場合のように明らかに悪性のリスクが低い場合には，EGDの再検と生検はしなくてもよいかもしれない
    - ・内視鏡的に悪性が疑われるが生検結果は良性であった場合は，生検による偽陰性は2〜5％あるため，EGDの再検と生検を行うべきである
    - ・8〜12週の治療で治癒しない潰瘍はEGDの再検と生検を行うべきである
    - ・生検結果が良性で適切な治療を行っているにもかかわらず，症状が改善しない胃潰瘍では，悪性腫瘍以外の他の原因の検索のためにもEGDを再検する
    - ・活動性出血や凝固障害など何らかの理由で初回のEGDで生検ができておらず，PUDの原因がはっきりしていない症例では，EGDの再検と生検を行うべきである
- **十二指腸潰瘍**：制酸薬内服とピロリ菌除菌，NSAIDs中止により症状が改善する場合は，悪性腫瘍の可能性はきわめて低いため，EGDの再検は不要である。十二指腸潰瘍の90％以上はPPI投与で4週以内に改善するとされているため，治療しても症状が持続する，特にほかに潰瘍の原因となりうるものがみつからない場合には，EGDの再検を考慮すべきである。

ASGE Standards of Practice Committee ; Banerjee S, Cash BD, Dominitz JA, et al. The role of endoscopy in the management of patients with peptic ulcer disease. Gastrointest Endosc 2010 ; 71 : 663-8.　PMID : 20363407
Chan FK, Lau JYW. Treatment of peptic ulcer disease. In : Feldman M, Friedman LS, Brandt LJ, et al. Sleisenger and Fordtran's Gastrointestinal and Liver Disease, 9th ed. Philadelphia : Elsevier / Saunders, 2010 : 869-86.

★― EGD　上部消化管内視鏡検査（esophagogastroduodenoscopy）

B 難治性のPUDをみたときに原因として考えることは何か？

PUDは適切な治療が開始されてから8週以内に大半が治癒するが，PPI内服後8〜12週経過してもPUDが改善しない，または再発を繰り返すような場合は，再発性・難治性潰瘍として以下の点をチェックする．

(1) ピロリ菌感染の適切な診断と除菌ができていないのではないか？
(2) NSAIDsや抗血小板薬としてのアスピリン，他のPUDの原因となりうる薬剤が継続されていないか？
(3) 巨大潰瘍（＞2 cm）のため治癒に時間がかかっているのではないか？
(4) 胃がん・悪性リンパ腫・MALT★1リンパ腫やその他の悪性腫瘍の可能性はないか？
(5) CMV★2などへの感染，IBD★3，好酸球性胃腸症など他の原因疾患はないか？
(6) PPIやH₂ブロッカーのような適切な内服薬が処方されているか？
(7) 服薬アドヒアランスに問題はないか？
(8) Zollinger-Ellison症候群のような酸分泌亢進をきたす疾患はないか？
(9) 潰瘍が肝臓や膵臓などに穿通を起こしていないか？
(10) 喫煙しているのであれば禁煙の指導を行う

ちなみに，PUDがありながらNSAIDs中止ができない症例では，PPI内服を継続しても，25％以上の症例が治癒までに8週以上かかるという報告もある．

Ramakrishnan K, Salinas RC. Peptic ulcer disease. Am Fam Physician 2007 ; 76 : 1005-12.　PMID : 17956071
Chan FK, Lau JYW. Treatment of peptic ulcer disease. In : Feldman M, Friedman LS, Brandt LJ, et al. Sleisenger and Fordtran's Gastrointestinal and Liver Disease, 9th ed. Philadelphia : Elsevier / Saunders, 2010 : 869-86.

★1― MALT　粘膜関連リンパ組織（mucosa-associated lymphoid tissue lymphoma）
★2― CMV　サイトメガロウイルス（cytomegalovirus）
★3― IBD　炎症性腸疾患（inflammatory bowel disease）

A ピロリ菌の除菌確認はいつ行うのか？　その注意点は何か？

ピロリ菌感染の代表的な検査として，内視鏡下に行うもの3つ（迅速ウレアーゼ試験，鏡検法，培養法）と，内視鏡を必要としないもの3つ（尿素呼気試験，血清抗ピロリ菌抗体検査，便中ピロリ菌抗原検査）が挙げられる．それぞれの検査の感度・特異度は表5–2のとおりである．

　除菌確認を行ううえで最も大切なポイントは「偽陰性率をいかに抑えるか」である．そのためには，各種検査の利点や欠点，抗菌薬やPPIなどの各種薬剤が除菌判定の検

査にどのような影響を与えるか，などを押さえておく必要がある。
　結論から先にいうと，除菌判定は除菌後4週以上空けてから行う。ポイントは以下のとおり。

- PPIや他の防御因子製剤，抗菌薬などの影響を受け，偽陰性になることがある。これらの薬剤の影響を受ける検査には，迅速ウレアーゼ検査，鏡検法，培養法，尿素呼気試験，便中ピロリ菌抗原検査がある
- 偽陰性を防ぐため，PPIは抗体検査以外の検査では，検査の2週間前には中止，抗菌薬とビスマス製剤は検査の4週前に中止しておくこと
- 最近の消化管出血の既往があれば，組織学的検査と迅速ウレアーゼ検査では偽陰性の可能性が上昇する
- 血清抗体検査はピロリ菌感染が予測され，かつ組織学的検査が陰性だった場合に有用である。PPIや他の防御因子製剤，抗菌薬などの影響を受けない。ただし，除菌成功後も抗体の陰性化または低下に1年以上を要することもあり，除菌判定には不向きである。それでも抗ピロリ抗体検査で除菌判定をする場合は，除菌前と除菌後6か月以上経過後の2回測定し，除菌後の抗体価が除菌前の半分以下になった場合に除菌成功と判定する
- 生検による検査はピロリ菌の胃内不均一性と前庭部での腸上皮化生による偽陰性を考慮し，前庭部大弯と体上部から中部大弯の2か所から行うことが望ましい

除菌判定は1種類の判定法を用いる場合には，尿素呼気試験または便中ピロリ菌抗原検査が推奨されるが，より正確な診断のためには，複数の検査法での判定が望ましい。2010年4月より診療報酬が改定され，除菌前・除菌後とも，まず1種類の検査を行い，陰性だった場合に限り，他の種類の検査を1項目のみ追加で算定することが可能になった。これに加えて，除菌前・除菌後とも以下の組み合わせに限り，2種類の検査を同時に行っても算定可能である。

- **除菌前**：迅速ウレアーゼ試験＋鏡検法，または尿素呼気試験，抗ピロリ抗体測定，便中ピロリ菌抗原測定の3種類のうちの2種類
- **除菌後**：尿素呼気試験，抗ピロリ抗体検査，便中ピロリ菌抗原検査の3種類のうちの2種類

日本ヘリコバクター学会ガイドライン作成委員会. H. pylori感染の診断と治療のガイドライン2009改訂版.

Ⓑ 胃がんの内視鏡的切除後のピロリ菌感染のチェックと除菌の意義は何か？

ピロリ菌感染が胃がんのリスク因子であり，その除菌により胃がんの発症率を押さえられることが明らかにされている。またピロリ菌感染に伴う慢性炎症により，萎縮性胃炎から腸上皮化生への進展が早期胃がんの発生母地として考えられている。つまり，早期胃がんが認められた胃は，胃がんに対するESD[★1]などの内視鏡的切除術を行い，治癒切除が得られたとしても，異時性発がんの高リスクである。こういった背景があるため，早期胃がんに対する内視鏡的切除術後の胃に対してピロリ菌感染のチェックとその除菌を行うことは，胃がんの異時性発症を抑えられるのではないかと考えられた。1997年に日本から早期胃がん切除後の除菌に対する研究が発表され，

表 5-2 ピロリ菌感染の代表的な検査とその感度および特異度

検査名		感度	特異度	内視鏡検査
迅速ウレアーゼ試験	除菌前	85〜95%	95〜100%	必要
	除菌後	61〜100%	91〜100%	
鏡検法	HE*染色	47〜99%	72〜100%	
	ギムザ染色	87〜96%	79〜99%	
培養法		68〜98%	100%	
尿素呼気試験	除菌前	95%	95%	不要
	除菌後	95%	95%	
抗ピロリ菌抗体測定	血清抗体法	91〜100%	50〜91%	
便中ピロリ菌抗原測定	除菌前	96%	97%	
	除菌後	95%	97%	

(日本ヘリコバクター学会ガイドライン作成委員会. H. pylori感染の診断と治療のガイドライン 2009改訂版. をもとに作成)
★— HE ヘマトキシリンエオジン(hematoxylin and eosin)

　その後，2008年に「Lancet」に open-label の RCT が発表されていた。これは，胃がんの内視鏡的治療後または治療予定の544人を272人ずつ除菌群と対照群に分け，3年間での胃がんの発症率を比較したものである。3年間で除菌群においては，胃がんの発症率は9人/272人であったのに対し，対照群では24人/272人であり，ITT[*2]解析の結果，オッズ比は 0.353($P=0.009$)であった。

　これらの背景より，早期胃がんの内視鏡的切除術後は，ピロリ菌感染の確認と除菌が推奨されている。

Malfertheiner P, Megraud F, O'Morain CA, et al ; European Helicobacter Study Group. Management of Helicobacter pylori infection — the Maastricht Ⅳ / Florence Consensus Report. Gut 2012 ; 61 : 646-64.　PMID : 22491499
Uemura N, Mukai T, Okamoto S, et al. Effect of Helicobacter pylori eradication on subsequent development of cancer after endoscopic resection of early gastric cancer. Cancer Epidemiol Biomarkers Prev 1997 ; 6 : 639-42.　PMID : 9264278
Fukase K, Kato M, Kikuchi S, et al ; Japan Gast Study Group. Effect of eradication of Helicobacter pylori on incidence of metachronous gastric carcinoma after endoscopic resection of early gastric cancer : an open-label, randomised controlled trial. Lancet 2008 ; 372 : 392-7.　PMID : 18675689
日本ヘリコバクター学会ガイドライン作成委員会. H. pylori感染の診断と治療のガイドライン 2009改訂版.

★1 — ESD　内視鏡的粘膜下層剥離術（endoscopic submucosal dissection）
★2 — ITT　intention-to-treat

A　GOO★とは何か？

GOOはPUDの最も頻度の低い合併症の1つであり，5〜8%に起こるとされている。PUDによる炎症・浮腫・幽門の攣縮や治癒後の粘膜の瘢痕・ひきつれにより幽門の狭窄をきたす。H₂ブロッカーが出現する以前では，PUDが主な原因とされていたが，現在ではGOOの原因で最も多いのは悪性腫瘍で約50%である。症状は食後早期の満腹感，未消化の食物嘔吐，多量嘔吐での胃液・体液喪失による電解質異常，摂食不良による体重減少などである。診断は，EGD，またはバリウムやガストログラフィンによる消化管造影で行う。GOOを疑った場合には，前述のとおり悪性腫瘍の除外が必須である。治療は絶食，輸液による体液と電解質補正，経鼻胃管による減圧，PPIやH₂ブロッカーによるPUDの治療で内科的に行う。炎症・浮腫・幽門攣縮の改善に伴い半数以上は改善するが，慢性狭窄になってしまった場合は，内視鏡的なバルーン拡張術や外科的切除が必要になることもある

Shone DN, Nikoomanesh P, Smith-Meek MM, et al. Malignancy is the most common cause of gastric outlet obstruction in the era of H2 blockers. Am J Gastroenterol 1995 ; 90 : 1769-70. PMID : 7572891
Behrman SW. Management of complicated peptic ulcer disease. Arch Surg 2005 ; 140 : 201-8. PMID : 15724004

★— GOO　胃流出路閉塞（gastric outlet obstruction）

上部消化管出血

A　上部消化管出血の原因とそれぞれの割合について述べよ。

上部消化管出血は，基本的にはTreitz靱帯より口側からの出血を指す。つまり，上部消化管出血の原因は，食道・胃・十二指腸の疾患が原因となりうる。そのため，十二指腸遠位部からの出血などであれば吐血をきたさないこともまれではなく，吐血がないからといって上部消化管出血を否定することはできない。

上部消化管出血の原因とその割合について2008年に発表されたレビューでは，1995年〜2004年までに発表された7つの論文がまとめてあり，それを以下に示す。

- 1位：胃十二指腸潰瘍：28〜59%
- 2位：粘膜障害（食道炎・胃炎・びらんなど）：16〜47%
- 3位：静脈瘤：4〜13%
- 4位：Mallory-Weiss症候群：4〜7%
- 5位：悪性腫瘍：2〜4%

論文によっては胃十二指腸潰瘍より胃炎などの粘膜異常のほうが多いと報告されているが，いずれにせよ，その2つで上部消化管出血の大半を占めるようである。

van Leerdam ME. Epidemiology of acute upper gastrointestinal bleeding. Best Pract Res Clin Gastroenterol 2008 ; 22 : 209-24.　PMID : 18346679

A 上部消化管出血を疑ったときにNGチューブ[★1]（経鼻胃管）を挿入する意義は何か？

上部消化管出血を疑う症例にNGチューブを挿入する目的としては，(1) 出血の有無の確認，(2) 胃洗浄を行い内視鏡施行時の視野を改善させる，(3) 冷水による洗浄で血管を収縮させ止血を促進させる，などが考えられている．では，それが実際に有効なのか，推奨度はどの程度かについて確認してみたい．

2003年に発表され，2010年に改訂された非静脈瘤性の上部消化管出血の国際コンセンサスガイドラインでは，NGチューブ挿入は，その所見が予後を示すかもしれないので，選ばれた患者にのみ考慮すべきとして，推奨度：B，エビデンスレベル：II-3で，2003年版から変わっていない．また，2012年にACG[★2]から発表されたガイドラインでは，リスクの高い臨床的特徴（たとえば，頻脈，低血圧，吐物や病院でのNG吸引が血性）のある患者では，臨床的なアウトカムが改善する可能性があるので，12時間以内に内視鏡を考慮すべきかもしれない（状況による推奨），としている．

これらの推奨は，下記の事実に基づくようである．

- **上部消化管出血の診断目的でのNGチューブからの吸引**：NGチューブ挿入により血液が吸引されれば上部消化管出血は確定でき，新鮮血であれば予後不良のサインや緊急内視鏡の適応に影響を与える可能性があるが，予後を変えなかったという報告も散見されるため，あまり強い推奨にはなっていないようである．また，上部消化管出血症例の18％以上でNGチューブでの吸引が血性でなかったとの報告もあるため，NGチューブの結果が血性ではないからといって上部消化管出血を否定してはならない．

- **NGチューブによる視野確保や止血目的での胃洗浄**：ACGの臨床ガイドラインでは，上部消化管出血の患者には，経鼻，もしくは経口の胃洗浄は，診断や予後や可視化や治療効果を目的としては必要としない（状況による推奨）とされており，推奨されていない．この理由としてはまず，NGチューブは径が細いため凝血塊を有効に吸引できないことが挙げられる．また，太い径の経口チューブでの胃洗浄は，洗浄例と非洗浄例を比較して視野は改善するが，出血原の確定にはそれほど差はなく，チューブが太いことによる挿入の手間や不快感から，ルーチンでは推奨されない．止血目的での冷水による洗浄はそもそも，上部消化管出血の大半が自然止血すること，冷水による体温低下の欠点などから推奨されない．

Barkun AN, Bardou M, Kuipers EJ, et al ; International Consensus Upper Gastrointestinal Bleeding Conference Group. International consensus recommendations on the management of patients with nonvariceal upper gastrointestinal bleeding. Ann Intern Med 2010 ; 152 : 101-13. PMID : 20083829

Barkun A, Bardou M, Marshall JK ; Nonvariceal Upper GI Bleeding Consensus Conference Group. Consensus Recommendations for Managing Patients with Nonvariceal Upper Gastrointestinal Bleeding. Ann Intern Med 2003 ; 139 : 843-57. PMID : 14623622

Laine L, Jensen DM. Management of patients with ulcer bleeding. Am J Gastroenterol 2012 ; 107 : 345-60. PMID : 22310222

★1 ─ NGチューブ　経鼻胃チューブ（経鼻胃管：nasogastric tube）
★2 ─ ACG　米国消化器病医会（American College of Gastroenterology）

Ⓑ 消化管出血に対する輸血の閾値について述べよ。

以前から集中治療領域では，輸血基準ヘモグロビン値 7 g/dL（Hb 7）群はヘモグロビン値 9 g/dL（Hb 9）群と同等かつ輸血の使用を抑えられるとされているが，これらの研究では活動性出血は除外されていた。また，出血による貧血に対して過剰な輸血は有害かもしれないことが示されていた。2013年に「NEJM」から発表されたRCTでは，急性上部消化管出血の921人を対象としてHb 7以下で輸血をする群 461人とHb 9以下で輸血をする群 460人に無作為に割りつけし，一次エンドポイントとして45日後の全死亡率，二次エンドポイントとして再出血率と合併症を比較している。その結果，Hb 7群がHb 9群より死亡率・再出血率・合併症発生率とも優位に低いという結果であった。まだガイドラインなどに適用されてはいないが，患者数も多く研究デザインもしっかりしており，消化管出血に対する輸血閾値Hb 7は今後の大きな目安となると思われる。ただし，この研究では，出血性ショックなどの大量失血や90日以内の急性冠症候群などが除外項目とされている点は注意すべきである。

Villanueva C, Colomo A, Bosch A, et al. Transfusion strategies for acute upper gastrointestinal bleeding. N Engl J Med 2013；368：11-21． PMID：23281973

Lacroix J, Hébert PC, Hutchison JS, et al；TRIPICU Investigators；Canadian Critical Care Trials Group；Pediatric Acute Lung Injury and Sepsis Investigators Network. Transfusion strategies for patients in pediatric intensive care units. N Engl J Med 2007；356：1609-19． PMID：17442904

Robinson WP 3rd, Ahn J, Stiffler A, et al. Blood transfusion is an independent predictor of increased mortality in nonoperatively managed blunt hepatic and splenic injuries. J Trauma 2005；58：437-44． PMID：15761334

Ⓑ 出血性胃十二指腸潰瘍でのPPIの投与量は，高用量と低用量でどう違うか？

PPIの投与はPUDなどに伴う消化管出血では必須である。しかし，その投与量は日本の保険用量と米国で推奨されている投与量では大きく差がある。たとえば，日本では，オメプラゾールであれば1回20 mgを1日2回投与とされているが，ACGから2012に発表された消化管出血の臨床ガイドラインでは，80 mgを静注後，8 mg/時で持続静注を3日間継続といった投与例が推奨されている。この差については以前から頭を悩まされる問題であり結論は出ていない。しかし，高用量とそれ以下（中等量・低用量）のPPI投与を比較した研究は多くあり，ここでは代表的なものを2つ紹介する。1つ目は，2010年に「Arch Intern Med」から発表されたメタアナリシスで，消化管出血に対して高用量（80 mgを静注後，8 mg/時で3日間持続静注）と非高用量の2つの異なる投与量のPPIを比較した7本のRCT（1,117人）をもとに，再出血率・死亡率・外科手術率などを比較している。これらの結果からは両者に明らかな有意差は認められなかった。もう1つの，2013年にCochraneから発表された報告では，2010年までに発表されたPUDによる消化管出血に対して，2つの異なる投与量のPPIを比較したRCT 13本（1,716人対象）をレビューしており，高用量のPPI投与群（3日間で600 mg以上）とそれ以下のPPI投与群（中等量：3日間で121〜599 mg，低用量：3日間で120 mg以下）とで，死亡率・再出血率・外科手術率などを比較している。日本で頻用されている投与量は，このうち低用量群になる（3日間で120 mg＝1日40 mg）。この結果でも高用量群のほうが明らかに優れている，または劣っているという十分なエビデンスは得られなかったとしている。

これらの現状を考慮すると，少なくとも現在の日本で保険用量を無視して高用量の PPI 投与を行う根拠は乏しいと思われる。

Wang CH, Ma MH, Chou HC, et al. High-dose vs non-high-dose proton pump inhibitors after endoscopic treatment in patients with bleeding peptic ulcer : a systematic review and meta-analysis of randomized controlled trials. Arch Intern Med 2010 ; 170 : 751-8.　PMID : 20458081
Neumann I, Letelier LM, Rada G, et al. Comparison of different regimens of proton pump inhibitors for acute peptic ulcer bleeding. Cochrane Database Syst Rev 2013 ; 6 : CD007999.　PMID : 23760821
Laine L, Jensen DM. Management of patients with ulcer bleeding. Am J Gastroenterol 2012 ; 107 : 345-60.　PMID : 22310222

B 出血性胃十二指腸潰瘍に対する内視鏡の second look の適応について述べよ。

　内視鏡の second look とは，一般的に初回の内視鏡後 24 時間以内に行う内視鏡検査のことを指す。ACG の臨床ガイドラインや国際コンセンサスガイドラインではルーチンの second look は推奨されておらず，second look が推奨されるのは再出血が疑われるときのみとされている。その理由として，数々の RCT やメタアナリシスで，second look をしても再出血率が変わらないとする報告や，second look 群で再出血率が下がるが手術率や死亡率は変わらなかったとする報告などがある。また，近年は初回内視鏡治療後の PPI 静注療法が確立されているため，高リスク群でも再出血率が 9％未満であり，ルーチンの second look は無駄が多く費用対効果の面から推奨されないこと，再出血後に内視鏡的止血術を行っても成功率は十分高いため再出血した場合に行えばよいこと，などが挙げられている。

　日本消化器病学会の消化性潰瘍診療ガイドラインでは，再出血のリスクが高い症例に対して second look を行い，必要に応じて止血処置を追加することで，再出血率が低下するという記載がある。

　これらから，再出血の高リスク群に対して second look を行うことで再出血率を低下させる可能性はあるが，それによって手術率や死亡率の明らかな改善が見込めるわけではなく，再出血した場合にはすみやかに内視鏡が行えればよいということがいえそうである。こういった背景があることを理解したうえで，その施設の緊急時の内視鏡や集中治療の体制・マンパワーなども考慮しながら second look の適応を調整すべきであると思われる。

Laine L, Jensen DM. Management of patients with ulcer bleeding. Am J Gastroenterol 2012 ; 107 : 345-60.　PMID : 22310222
Barkun AN, Bardou M, Kuipers EJ, et al ; International Consensus Upper Gastrointestinal Bleeding Conference Group. International consensus recommendations on the management of patients with nonvariceal upper gastrointestinal bleeding. Ann Intern Med 2010 ; 152 : 101-13.　PMID : 20083829
日本消化器学会. 消化性潰瘍診療ガイドライン. 東京：南江堂, 2009.

A 上部消化管出血で食事を始める適切なタイミングについて述べよ。

　ACG の 2012 年の臨床ガイドラインによると，PUD による上部消化管出血に対する食事再開の適切なタイミングは，再出血のリスクによって分類されている。潰瘍の内視鏡的な分類方法の 1 つに改変 Forrest 分類があるが（表 5-3），このうち，活動性出

血・露出血管・血餅の付着(Forrest分類Ⅰa，Ⅰb，Ⅱa，Ⅱb)などが再出血のリスクが高い群とされる。

　高リスク群では，内視鏡処置終了後すぐにclear liquid diet(清澄流動食；ミルクなどの乳製品，食物繊維，脂肪を含まない，コンソメスープや果物のジュース，ゼラチンなど)を開始し，2日間継続，その後，経過良好なら通常の食事をしてもよいとされている。もちろん，すぐに食事を開始してもよいというのは意識レベルや全身状態など，経口摂取が安全に行える状態であれば，ということになるが。通常の食事を3日目まで待つ理由として，高リスク群で再出血を起こす症例の95％は3日以内に再出血を起こすため，clear liquid dietなら緊急内視鏡時にも視野の確保などの大きな問題にならないためである。

　再出血の低リスク群(たとえば，Mallory-Weiss症候群やForrest分類Ⅱc・Ⅲの潰瘍)では内視鏡後すぐに通常の食事を始めてよいとされている。この根拠の1つの例として，2012年の「Gastroenterology」で，低リスクの消化管出血症例258人に対して内視鏡後にすぐ通常の食事を開始した群と，最初の36時間絶食，その後12時間はclear liquid diet，その後通常の食事とした群を比較したRCTで，再出血率などの有意差が出なかったことが報告されている。ただし，低リスク群でも10％弱は再出血が起こり，そのなかには緊急内視鏡の適応となった症例も含まれているため，最初はclear liquid dietのほうがよいのではないかという意見もあるようである。

　ちなみに，2003年と2010年に出されている消化管出血のガイドラインでも，低リスク群では24時間以内に食事を開始してよいとされており，2012年のACGの臨床ガイドラインと同じ元文献が引用されている。この文献では，Forrest分類Ⅱbにあたる血餅の付着も低リスク群に含まれており，血餅の付着を高リスク群としているACGの臨床ガイドラインとは少し矛盾する。

表 5-3　改変Forrest分類

Ⅰ 活動性出血	Ⅰa：噴出性出血 Ⅰb：湧出性出血
Ⅱ 最近の出血あり	Ⅱa：非出血性露出血管 Ⅱb：血餅付着 Ⅱc：黒色潰瘍底
Ⅲ 出血なし	きれいな潰瘍底

(日本消化器病学会. 消化性潰瘍診療ガイドライン2015 改訂第2版. 東京：南江堂, 2015.をもとに作成)

Laine L, Jensen DM. Management of patients with ulcer bleeding. Am J Gastroenterol 2012；107：345-60.　PMID：22310222

Laine L, Cohen H, Brodhead J, et al. Prospective evaluation of immediate versus delayed refeeding and prognostic value of endoscopy in patients with upper gastrointestinal hemorrhage. Gastroenterology 1992；102：314-6.　PMID：1727765

Barkun AN, Bardou M, Kuipers EJ, et al；International Consensus Upper Gastrointestinal Bleeding Conference Group. International consensus recommendations on the management of patients with nonvariceal upper gastrointestinal bleeding. Ann Intern Med 2010；152：101-13.　PMID：

下部消化管

A 下部消化管出血の原因とそれぞれの割合について述べよ。

下部消化管出血は Treitz 靱帯より肛側の消化管からの出血と定義されており，部位としては空腸，回腸，結腸，直腸，肛門などが原因となりうる。下部消化管出血の原因の 90% 以上が結腸由来であり，空腸・回腸からの出血は 10% 未満である。この数字は小腸からの出血はまれであると捉えることができるかもしれない。しかし，消化管出血を疑ったときに上下部消化管内視鏡検査を行うことはよくあっても，小腸内視鏡を行うことは少ないため，原因のよくわからない消化管出血をみた場合は小腸出血の可能性も考慮しておくべきである。下部消化管出血の原因とその割合について 2008 年に発表された論文では，

- 1位：結腸の憩室出血：17 〜 40%
- 2位：結腸の毛細血管拡張症：2 〜 30%
- 3位：大腸炎：9 〜 21%
- 4位：結腸・直腸の悪性腫瘍 / ポリープ切除後：11 〜 14%
- 5位：直腸・肛門病変(痔・静脈瘤など)：4 〜 10%

と報告されている。ちなみに，小腸由来の出血(Crohn 病，Meckel 憩室，腫瘍，血管拡張症など)は 2 〜 9% である。

Zuccaro G. Epidemiology of lower gastrointestinal bleeding. Best Pract Res Clin Gastroenterol 2008；22：225-32. PMID：18346680

B 回盲部に潰瘍を認めたときの鑑別疾患について述べよ。

回盲部潰瘍はさまざまな原因で生じる。発熱，下痢，血便や右下腹部痛の精査目的に施行された下部消化管内視鏡検査で発見される場合もあれば，無症候性でスクリーニングの際に偶発的に発見される場合もある。回盲部潰瘍の原因には大きく感染性と非感染性の 2 つに分けられる。感染性の原因として代表的な原因微生物は，エルシニア (Yersinia)，サルモネラ(Salmonella)，カンピロバクター(Campylobacter)，腸管出血性大腸菌(enterohemorrhagic Escherichia coli)，腸結核，非結核性抗酸菌 (nontuberculous acid-fast bacillus)，サイトメガロウイルス，赤痢アメーバ (Entamoeba histolytica)などである。非感染性の代表的な原因としては炎症性腸疾患，Behçet 病，虚血，NSAIDs 潰瘍，悪性腫瘍などが挙げられる。2013 年に「Clin Gastroenterol Hepatol」から発表された研究では，下部消化管内視鏡検査で回盲部潰瘍を認めた日本人 128 例を対象としており，その原因の割合は，感染性での上位 4 つはアメーバ 26.6%，結核 19.5%，サイトメガロウイルス 18.0%，カンピロバクター 7.8% であった。非感染性では Crohn 病が 8.6% と最多であり，以下，非特異的腸炎，NSAIDs 潰瘍，腸管 Behçet 病の順であった。

Nagata N, Shimbo T, Sekine K, et al. Combined endoscopy, aspiration, and biopsy analysis for identifying infectious colitis in patients with ileocecal ulcers. Clin Gastroenterol Hepatol 2013；11：673-80. PMID：23357489

Chang HS, Lee D, Kim JC, et al. Isolated terminal ileal ulcerations in asymptomatic individuals : natural course and clinical significance. Gastrointest Endosc 2010 ; 72 : 1226-32. PMID : 21111872

Ⓑ 大腸に多発するポリープを認めたときの鑑別疾患について述べよ。

消化管にポリープが多発する，いわゆるポリポーシス症候群は大きく非遺伝性と遺伝性に分類される。非遺伝性の疾患は，Cronkhite-Canada症候群，過形成性ポリポーシス症候群，リンパ腫様ポリポーシス，結節性リンパ過形成の4つだが，遺伝性はさらに腺腫性ポリポーシスと過誤腫性ポリポーシス症候群に分類され，まれなものも含めると多岐にわたる（表5-4）。これらのポリポーシス症候群のほとんどが大腸にもポリポーシスを形成するため，大腸に多発するポリープを認めた場合には，大腸以外の所見や臨床症状，病歴や家族歴も考慮した鑑別が重要になる。これらのうち，大腸がんのリスクという面から考えると，ポリポーシス症候群には大腸がんのリスク因子となる疾患が多いが，そのなかでも，家族性大腸腺腫性ポリポーシスでは大腸がんがほぼ必発のため，10～12歳から毎年のS状結腸鏡検査が推奨されている。

表5-4 大腸に多発するポリープを認めたときの鑑別疾患

非遺伝性	遺伝性	
	腺腫性	過誤腫性
Cronkhite-Canada症候群	家族性腺腫性ポリポーシス	Peutz-Jeghers症候群
過形成性ポリポーシス症候群	Gardner症候群 Turcot症候群 attenuated家族性腺腫性ポリポーシス	若年性ポリポーシス
リンパ腫様ポリポーシス症候群	Bloom症候群	Cowden病 Bannayan-Ruvalcaba-Riley症候群
結節性リンパ過形成	*MUTYH*ポリポーシス familial tooth agenesis syndrome	その他まれな疾患・割愛

（Colonic Polyps and Polyposis Syndromes. In : Feldman M, Friedman LS, Brandt LJ, et al. Sleisenger and Fordtran's Gastrointestinal and Liver Disease, 9th ed. Philadelphia : Elsevier / Saunders, 2010. をもとに作成）

Itzkowitz SH, Patack J. Colonic Polyps and Polyposis Syndromes. In : Feldman M, Friedman LS, Brandt LJ, et al. Sleisenger and Fordtran's Gastrointestinal and Liver Disease, 9th ed. Philadelphia : Elsevier / Saunders, 2010 : 2155-89.
Levin B, Lieberman DA, McFarland B, et al ; American Cancer Society Colorectal Cancer Advisory Group ; US Multi-Society Task Force ; American College of Radiology Colon Cancer Committee. Screening and surveillance for the early detection of colorectal cancer and adenomatous polyps, 2008 : a joint guideline from the American Cancer Society, the US Multi-Society Task Force on Colorectal Cancer, and the American College of Radiology. CA Cancer J Clin 2008 ; 58 : 130-60.

PMID：18322143
ポリポーシス症候群の大腸病変. In：八尾恒良監修. 胃と腸アトラスⅡ 下部消化管. 東京：医学書院, 2014：682-94.

Ⓑ SBO*でのショートチューブとロングチューブの使い分けについて述べよ.

SBOは術後の癒着性，腫瘍による閉塞やヘルニアなど，何らかの理由で小腸の通過障害をきたす疾患である．治療は原因の解除（時に手術），輸液と電解質補正，腸管の減圧などが挙げられるが，この腸管の減圧に用いるチューブは大きく分けて2種類ある．1つは鼻から胃に入れるNGチューブであり，ショートチューブとも呼ばれる．もう1つは鼻から十二指腸のTreitz靭帯を越えて小腸に留置するイレウスチューブでありロングチューブとも呼ばれる．ショートチューブの最大の利点は，場所と術者を選ばず簡単に挿入できることである．ロングチューブは挿入するために透視や内視鏡などの道具が必要で，やや手間がかかるが，より狭窄部近くに先端を留置できるため，理論上はショートチューブより減圧効果が高いのではないかと考えられていた．しかし，1995年に「Am J Surg」から発表された術後癒着性のSBO症例55人に対するショートチューブとロングチューブの効果を比較したRCTでは，最終的に手術になった割合，手術になるまでの時間とも有意差を認めなかった．欧米の教科書をいくつか読み比べてみても，侵襲度や手間・コストの問題と，有効性の差があまりみられないことから，まずはショートチューブを用いるよう推奨している．しかし，2012年に「World J Gastroenterol」から発表された癒着性のSBO症例186人に対するショートチューブとロングチューブの効果を比較したRCTでは，ロングチューブのほうが症状と画像所見の改善までの時間が短く（4.1±2.3日 vs. 8.5±5.0日），最終的に，手術が必要になった症例もロングチューブのほうが少なかった（10.4％ vs. 53.3％）．このようにロングチューブの優位性を示す報告も出てきているが，侵襲度，手間，コスト面の問題が解決されたわけではない．はじめからロングチューブを使用したほうがよいのか，ショートチューブで無効であった場合にロングチューブに入れ替えるのか，またはショートチューブで無効であれば手術を行ったほうがよいのかは，現時点では，症例ごとに個別に検討が必要である，としかいえないであろう．しかし，いずれのチューブを用いるにせよ，腸管虚血による壊死の所見を見落とさず，手術の適切なタイミングを逸しないことが，より重要なポイントになることはいうまでもない．

Chen XL, Ji F, Lin Q, Chen YP, et al. A prospective randomized trial of transnasal ileus tube vs nasogastric tube for adhesive small bowel obstruction. World J Gastroenterol 2012；18：1968-74. PMID：22563179
Fleshner PR, Siegman MG, Slater GI, et al. A prospective, randomized trial of short versus long tubes in adhesive small-bowel obstruction. Am J Surg 1995；170：366-70. PMID：7573730

★― SBO　小腸閉塞（small bowel obstruction）

Ⓑ 何cm小腸を切除すると短腸症候群になりやすいか？

通常，ヒトの小腸は3～8m程度とされ，けっこうな個人差がある．小腸は空腸と回腸に分けられ，それぞれ消化・吸収の役割を担っている．短腸症候群は何らかの理由により小腸粘膜の面積が減少し，消化吸収障害を起こすことで栄養障害をきたす症候群である．短腸症候群の原因としては，たとえば，Crohn病や小腸閉塞など各種疾患の治療目的で行われる小腸切除によるものが最多である．通常，小腸は50％程度

切除しても大きな消化吸収障害は起こさないが，70％以上の切除，または残存小腸の長さが 100 cm 以下になると高度の消化吸収障害を起こす可能性が高くなる．しかし，一概に長さだけで考えることはできない．たとえば，Crohn 病など，何らかの異常をもつ残存小腸 150 cm より，正常の小腸 75 cm のほうが消化吸収の能力が高いという報告もある．また，回盲部が残っているほうが短腸症候群にはなりにくいとされ，結腸が水分吸収など一部の小腸機能を代償することも可能である．回盲部から結腸が正常であれば，残存小腸が 50 cm 程度でも経静脈栄養補助なしでの生活が可能であるとの報告もみられる．

まとめると，短腸症候群は，(1) 残存小腸が 100 cm 未満で発症の高リスク，(2) 正常な残存小腸の長さが重要，(3) 回盲部から結腸の残存状況にも影響を受ける，といえるだろう．

Wall EA. An Overview of Short Bowel Syndrome Management : Adherence, Adaptation, and Practical Recommendations. J Acad Nutr Diet 2013 ; 113 : 1200-8.　PMID：23830324
Yildiz BD. Where are we at with short bowel syndrome and small bowel transplant. World J Transplant 2012 ; 2 : 95-103.　PMID：24175201

B　プロバイオティクスは AAD[*1]・CDI[*2] の予防に有効か？

AAD と CDI は抗菌薬投与歴のある 65 歳以上の入院患者に多く，リスク因子には抗菌薬投与期間，入院期間，PPI 投与歴，NG チューブ留置，過去の入院歴，消化管手術歴などが挙げられる．ビフィズス菌（Bifidobacterium）などのプロバイオティクスの経口投与は，これまで AAD と CDI に対して一定の予防効果があるとされてきた．また，2012 年の「Ann Intern Med」のメタアナリシスや 2013 年の Cochrane Review でも，プロバイオティクスは安全かつ CDI の予防に一定の効果があるという中等度の質のエビデンスがあるとされていた．しかし，2013 年に「Lancet」から発表された 2,981 人を対象とした多施設 RCT（PLACIDE[*3] trial）では，プロバイオティクスの予防効果は証明されなかった．ちなみに，PLACIDE trial をざっと紹介すると，7 日以内の抗菌薬投与歴または抗菌薬投与予定のある入院中の 65 歳以上の 2,981 人を対象とし，ラクトバチルス（Lactobacillus）とビフィズス菌のカプセルを 21 日間内服した群 1,493 人と，プラセボ投与群 1,488 人を比較した研究であり，8 週での AAD の発症率と 12 週での CDI の発症率を検証している．その結果，プロバイオティクスの AAD に対する予防効果は証明されず，CDI についても有意差はなかった．しかし，AAD の約 60％にしか CDI の検査がされていない点や，また発症率も平均より低いため，これだけでプロバイオティクスが効果なしとは評価しづらい面もある．PLACIDE trial は研究デザインのしっかりした十分な大規模 RCT であり，それ以前までのプロバイオティクスはある程度有用であるという結論とは反対の結果であったことから，その影響は大きい．現時点でいえることは，プロバイオティクスは無効であるということではなく，現時点ではその利点やコストなどを考慮し個別化して対応すべきである，ということである．ちなみに，プロバイオティクス云々の前に，CDI 予防にアルコール消毒が無効であることや，手洗いを徹底することのほうがはるかに重要であることはいうまでもない．

Johnston BC, Ma SS, Goldenberg JZ, et al. Probiotics for the prevention of Clostridium difficile-associated diarrhea : a systematic review and meta-analysis. Ann Intern Med 2012 ; 157 : 878-88. PMID：23362517

Goldenberg JZ, Ma SS, Saxton JD, et al. Probiotics for the prevention of Clostridium difficile-associated diarrhea in adults and children. Cochrane Database Syst Rev 2013 ; 5 : CD006095. PMID : 23728658

Allen SJ, Wareham K, Wang D, et al. Lactobacilli and bifidobacteria in the prevention of antibiotic-associated diarrhoea and Clostridium difficile diarrhoea in older inpatients (PLACIDE) : a randomised, double-blind, placebo-controlled, multicentre trial. Lancet 2013 ; 382 : 1249-57. PMID : 23932219

★1 — AAD　抗菌薬関連下痢症（antibiotic-associated diarrhea）
★2 — CDI　クロストリジウム・ディフィシル感染症（Clostridium difficile infection）
★3 — PLACIDE　Lactobacilli and Bifidobacteria in the prevention of antibiotic-associated diarrhoea and Clostridium difficile diarrhoea in older inpatients

下痢便の中に"seagull wings（カモメの翼）"があるのはどんな疾患か？

カンピロバクター・ジェジュニ（Campylobacter jejuni）は感染性下痢症の重要な原因菌の1つである。C. jejuni感染による下痢は基本的に自然緩解し重篤になることは少ない。しかし，免疫能低下症例などではしばしば重篤な症状をきたすことがあり，その場合には抗菌薬治療の適応になることもある。通常，C. jejuniの確定診断には便培養が行われるが，培養では結果が出るまでに数日間を要することがほとんどである。では，グラム染色ならすぐに診断がつくのではないだろうか，ということで行われた研究がある。1982年に発表された研究では，400人の下痢症例に対して便のグラム染色と培養を行い，C. jejuniのグラム染色の感度・特異度が調べられている。その結果，C. jejuniのグラム染色の感度と特異度はそれぞれ43.5％と99.4％であった。その論文中に述べられているC. jejuniのグラム染色像は，0.2～0.4 μmのグラム陰性の湾曲した桿菌であり，(1) simple curve（単に少し曲がった形態），(2) "equivalent sign"（1か所くびれて対称性にみえる），(3) "seagull" form（カモメ状に3つの変曲点をもつ），があるとした。このうち，"seagull" formを図5-1に示した。感度はそれほどでもないが特異度は高いため，"seagull wings"をみつけた場合は診断に有用だと思われる。

Ho DD, Ault MJ, Ault MA, et al. Campylobacter enteritis : early diagnosis with Gram's stain. Arch Intern Med 1982 ; 142 : 1858-60.　PMID : 6181750

消化管その他

ディスペプシアとは何か？

ディスペプシアとは，嘔気，心窩部痛，腹部不快感，食欲不振など，上部消化管由来の幅広い症状のことを表す一般用語として使われることが多い。ディスペプシアの本来の定義は，「慢性または繰り返す上腹部中心の痛み，または不快感」とされており，不快感には腹部膨満感や食後早期の満腹感なども含まれる。ディスペプシアは特に原因を限定していない。ディスペプシアの原因として最も多いのは，原因となりうる器質的疾患を認めない機能性ディスペプシアであり，全体の50％を占める。その他の原因としてはGERDが20％，消化性潰瘍が10％，などである。悪性腫瘍はディスペプシアの原因のわずか1％である。

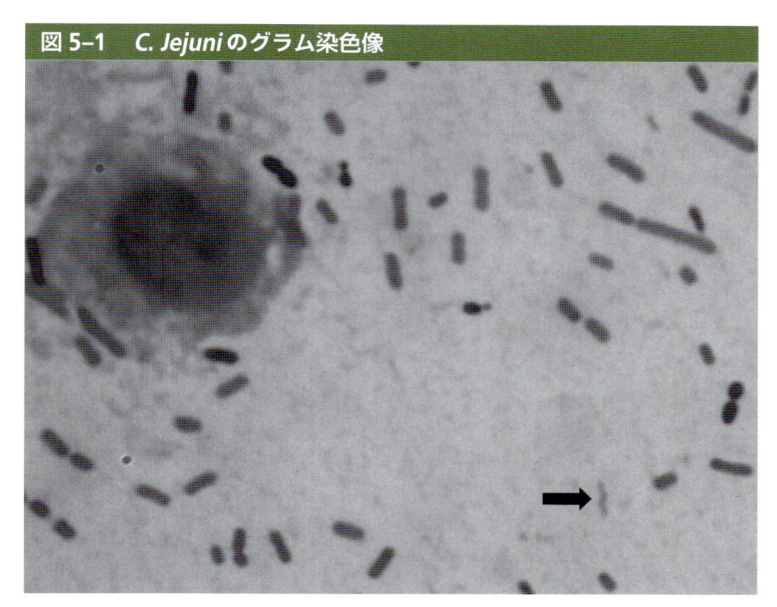

図5-1　*C. Jejuni*のグラム染色像

カラー写真は579ページを参照。
(喜舎場朝和, 遠藤和郎監修. 谷口智宏. 感染症ケースファイル ここまで活かせる グラム染色・血液培養. 東京：医学書院, 2011：151. の図1aより許可を得て転載)

Talley NJ, Vakil N ; Practice Parameters Committee of the American College of Gastroenterology. Guidelines for the management of dyspepsia. Am J Gastroenterol 2005 ; 100 : 2324-37.　PMID : 16181387

Fazio SB. Dyspepsia. In : Henderson M, Tierney L, Smetana G. The patient history, 2nd ed. An evidence-based approach to differential diagnosis. New York : McGraw-Hill, 2012 : 341-52.

C 酢で締めた魚ならアニサキス症の心配はないか？

アニサキス症を引き起こすアニサキス属の線虫のなかで、人体に影響を及ぼすのは主に以下の3種である。1つ目はクジラやイルカを終宿主とする *Anisakis simplex*、2つ目はマッコウクジラなどを終宿主とする *A. physeteris*、3つ目はアザラシやトドを終宿主とする *Pseudoterranova decipiens* である。ちなみに、成虫が寄生するものを「終宿主」、幼虫が寄生するものを「中間宿主」と呼ぶ。我々がサバやイカの刺身などを摂取した場合に発症するアニサキス症は、上述の3種類のアニサキスの幼虫(特に *A. simplex* が多い)を摂取した場合である。アニサキスの幼虫は−20℃以下で24時間以上冷凍すると死滅するため、冷凍物を解凍した刺身であれば問題ない。しかし、刺身はやはり解凍物より生のほうがおいしい。では、生で食べる場合に酢で締めたものであればよいのであろうか？　実は酢酸やワサビ、醤油などはアニサキスを殺しうる。ただし、調理で使う程度の量や濃度では全く殺菌効果はない。つまり、締めサバを食べようが生のサバの刺身を食べようが、アニサキス症の罹患リスクは避けられないということである。

Sugiyama H. Food and parasitic infections. Shokuhin Eiseigaku Zasshi 2010 ; 51 : 285-91.　PMID : 21228514

B SMA[★1]症候群とは何か？　その高リスクは何か？

SMAは腹部大動脈から通常，腰椎L1の高さで分岐する。腹部大動脈から分岐するSMAの角度は通常25〜60度とされており，間に挟まる脂肪組織などでその角度は保たれている。十二指腸の水平脚は腰椎L3レベルで腹部大動脈の腹側を交差し，その先のTreitz靭帯に固定されるため，十二指腸の水平脚は腹部大動脈とSMAの間に挟まっている。SMAの角度がある程度保たれている（25〜60度）ため，通常では十二指腸が圧迫されることはない。SMA症候群は何らかの理由でSMAと腹部大動脈の角度が狭くなり，十二指腸水平脚を圧迫することで通過障害をきたし，腸閉塞様の症状をきたす症候群である。臨床症状としては，食後早期の満腹感，嘔気・嘔吐，腹部膨満感，腹痛などの上部消化管閉塞症状をきたし，左側臥位，胸膝位や腹臥位などで症状が改善する場合がある。診断は上記の臨床症状に加えて，腹部CTやバリウム造影などで，十二指腸水平脚がSMAと交差する部位での閉塞とその口側の拡張を証明することである。CT，MRIやEUS[★2]などでSMAと腹部大動脈の距離・角度を測定することも有効な補助診断であり，SMAと腹部大動脈の距離が8mm未満や，SMAの分岐角度が25度未満であれば，SMA症候群の疑いが強くなる。急性膵炎などの腹腔内炎症をきたす疾患でもSMA症候群は起こりうるが，SMA症候群をきたす最大の理由は腹部脂肪組織の減少によるSMAの分岐角度の急峻化であり，その高リスク群は，悪性腫瘍，神経性食思不振症，消化管手術とその後の長期臥床など，体重減少をきたすものであれば，どんな疾患も原因となりうる。治療は，内視鏡補助下でSMAとの交差部より肛側に栄養チューブを留置して栄養状態を改善させ，脂肪組織を増やすことでSMA分岐角度を大きくすることと，体重減少の原因となった基礎疾患の治療である。保存的治療で改善が見込めない場合は外科的手術による治療を行うことになる。

SMA syndrome. In : Feldman M, Friedman L, Brandt L. Sleisenger and Fordtran's Gastrointestinal and Liver Disease, 9th ed. Philadelphia : Elsevier, 2010.
Bandres D, Ortiz A, Dib J Jr. Superior mesenteric artery syndrome. Gastrointest Endosc 2008 ; 68 : 152-3.　PMID：18206151
Mearelli F, Degrassi F, Occhipinti AA, et al. Pinched : superior mesenteric artery syndrome. Am J Med 2014 ; 127 : 393-4.　PMID：24486285

★1 ― SMA　上腸間膜動脈（superior mesenteric artery）
★2 ― EUS　超音波内視鏡（endoscopic ultrasonography）

A refeeding症候群とは何か？　その高リスクは何か？

refeeding症候群とは，栄養失調状態の患者に急激にカロリー負荷を行うことでインスリン分泌が亢進し，リン，カリウムなどの細胞内シフトやマグネシウムの欠乏，ビタミンB_1の急激な代謝により，各種欠乏症状をきたす症候群である。具体的に，refeeding症候群を起こす高リスク群は表5-5のとおりである。この症候群のポイントはインスリンと解糖系である。糖負荷によるインスリン分泌が急激に起こり，リン・カリウムなどの電解質が細胞内にシフトすることや，また，糖負荷により解糖系が亢進することでビタミンB_1が補酵素として消費され，ただでさえ欠乏気味のビタミンB_1の欠乏が増悪する。具体的な症状としては，ビタミンB_1欠乏によるWernicke-Korsakoff症候群，低リン血症でのATP[★]欠乏や，低カリウム，低マグネシ

ウム血症による筋力低下，心不全，不整脈，けいれんや意識障害など重篤な症状が起こりうるため要注意である。refeeding症候群で特に欠乏しやすく疾患のポイントとなるのはリンであり，施設によっては普段あまり測定する機会の少ない電解質であるため注意する。また，栄養の投与経路は経口・経静脈のいずれでも起こりうる。

refeeding症候群を予防するためには，前述の高リスク群をピックアップし，緩徐な栄養開始と増量，電解質やビタミンの十分な補正と慎重なモニタリングを行う。具体的な方法については下記の文献をご参照いただきたい。

表5-5 refeeding症候群の高リスク群

以下の項目の1つ以上を満たす場合
- BMI*<16
- 3～6か月以内の意図的でない15％以上の体重減少
- 10日間以上の絶食またはほとんど摂食なし
- 栄養開始前に低カリウム，低リン，低マグネシウム血症を認める

または以下の項目の2つ以上を満たす場合
- BMI<18.5
- 3～6か月以内の意図的でない10％以上の体重減少
- 5日間以上の絶食またはほとんど摂食なし
- アルコールや薬物（インスリン・利尿薬・制酸薬なども含む）の乱用

(Mehanna HM, Moledina J, Travis J. Refeeding syndrome : what it is, and how to prevent and treat it. BMJ 2008 ; 336 : 1495-8. を改変して転載)
★― BMI　肥満度指数（body mass index）

Mehanna HM, Moledina J, Travis J. Refeeding syndrome : what it is, and how to prevent and treat it. BMJ 2008 ; 336 : 1495-8.　PMID : 18583681

★― ATP　アデノシン三リン酸（adenosine triphosphate）

ウイルス性肝炎

A 急性ウイルス性肝炎の原因別の慢性化率について述べよ。

急性ウイルス性肝炎の原因ウイルスには，A・B・C・D・E型の5タイプがあるが，このなかで慢性化するのはB・C・D型のみであり，基本的にA型とE型肝炎は慢性化しない。ちなみに，D型肝炎ウイルスはB型肝炎ウイルスをヘルパーウイルスとして増殖する特異な肝炎ウイルスであり，B型肝炎ウイルスとの共感染でないと感染は成立しない。D型肝炎ウイルスキャリアは必ずHBs*抗原陽性である。そのため，ここでは，B型肝炎とC型肝炎の慢性化率について記載する。

B型急性肝炎は，成人で感染した場合は約90％が一過性の感染であり，残りの約10％が慢性感染に移行する。しかし，B型肝炎ウイルスのgenotype Aでは，慢性感染率20～30％とやや高めになっている。出産時の産道感染などの垂直感染や，免疫系が十分に確立していない3歳未満の水平感染では，高率に慢性感染となる。

C型肝炎ウイルスでは，2～14週の潜伏期間を経て急性肝炎を起こすことがあるが，A型肝炎のように急な発熱・黄疸などの激しい症状をきたすことは少なく，全身

倦怠感，嘔気，上腹部の膨満感などの非特異的な症状であることも多い。いったん感染した場合の慢性感染率は，70％から報告によっては80％以上と非常に高率である。感染した場合，急性肝炎様の症状に乏しいため，健康診断などで肝機能異常を指摘されて初めて気づかれる場合も多い。

日本肝臓学会 肝炎診療ガイドライン作成委員会編．B型肝炎治療ガイドライン第2版．2014．
日本肝臓学会 肝炎診療ガイドライン作成委員会編．C型肝炎治療ガイドライン第3版．2014．
独立行政法人国立国際医療研究センター 肝炎情報センター（www.kanen.ncgm.go.jp/index.html）．閲覧日：2014/9/21

★— HBs　B型肝炎ウイルス表面（hepatitis B virus surface）

A 日本における劇症肝炎の原因とそれぞれの割合について述べよ。

劇症肝炎の定義は「初発症状出現から8週以内にプロトロンビン時間が40％以下に低下し，昏睡Ⅱ度以上の肝性脳症を生じる肝炎」と定義され，この期間が10日以内の急性型と11日以降の亜急性型に分類される。劇症肝炎の原因には，B型肝炎に代表されるウイルス性，自己免疫性，薬剤性，特発性などが挙げられる。それぞれの割合については，厚生労働省の「難治性の肝疾患に関する研究」班による1998～2003年の全国集計によると，ウイルス性が47.6％と最も高く，次いで薬剤性が9.6％，自己免疫性が6.9％，成因不明・分類不能が36％であった。ウイルス性の内訳はB型が38.4％と最も多く，次がA型の6.4％，それ以下はC型が1.4％，E型が0.4％であった。これが2004～2009年の集計になるとA型が3.0％，B型が40.2％，それ以外のウイルス性が2.0％となっている。ちなみに，自己免疫性は8.3％，薬剤性が14.6％であった。

厚生労働省．「難治性の肝疾患に関する研究」班による全国集計 1998～2003年．
Fujiwara K, Mochida S, Matsui A, et al. Fulminant hepatitis and late onset hepatic failure in Japan. Hepatol Res 2008；38：646-57．PMID：18328067
Oketani M, Ido A, Nakayama N, et al；Intractable Hepato-Biliary Diseases Study Group of Japan. Etiology and prognosis of fulminant hepatitis and late-onset hepatic failure in Japan：Summary of the annual nationwide survey between 2004 and 2009. Hepatol Res 2013；43：97-105．PMID：23409848

A 免疫抑制剤を使用するときのHBV[*1]のチェックポイントについて述べよ。

HBV感染患者では免疫抑制剤や化学療法などの治療を行う場合に，肝炎ウイルスの再活性化が問題になる。再活性化には2パターンあり，1つはHBVキャリアの再活性化，もう1つは既感染者（HBs抗原陰性，HBc[*2]抗体またはHBs抗体陽性）の再活性化である。HBVキャリアからの再活性化は当然だが，ここで見落としがちなのは，中和抗体であるHBs抗体をもっている既感染者でも再活性化が起こりうるという点である。ちなみに，既感染者からの再活性化による肝炎は「de novo B型肝炎」といわれる。HBVの再活性化で劇症化した場合は急性肝炎からの劇症化より予後が悪く，また，肝炎再燃により免疫抑制剤を必要としているベースの疾患の治療にも悪影響を与えるため，しっかりとした予防が必要になる。具体的な方法を以下に記載する。まず，免疫抑制剤を使用する症例では全例にHBs抗原のスクリーニング検査を行い，陽性であれば，HBe[*3]抗原・HBe抗体やDNA量を測定したうえで核酸アナログ製剤の投与となる。HBs抗原陰性であった場合は，HBc抗体・HBs抗体とも陰性であれば，

今まで一度も HBV に感染したことがないということになるため，そのままでよい。HBc 抗体または HBs 抗体が陽性であった場合は既感染パターンと判断され，HBV-DNA 量を測定し，2.1 log copies/mL 以上であれば核酸アナログ製剤の投与，それ未満であれば 1〜3 か月に 1 回 HBV-DNA 量と AST[4] / ALT[5] を測定し経過を観察する。ちなみに，我々医療従事者のようにワクチンを接種している場合は HBs 抗原陰性，HBc 抗体陰性，HBs 抗体陽性のパターンになる。では，我々が何らかの疾患になり免疫抑制剤を投与されることになった場合は，定期的に HBV-DNA 量と AST / ALT を測定されなければならないかというとそうではなく，ワクチン接種歴が明らかである場合は定期フォローアップの対象から除外してよいとされている。

日本肝臓学会 肝炎診療ガイドライン作成委員会編. B 型肝炎治療ガイドライン第 2 版. 2014.

★1— HBV　B 型肝炎ウイルス（hepatitis B virus）
★2— HBc　B 型肝炎ウイルス核（hepatitis B virus core）
★3— HBe　B 型肝炎ウイルス外殻（hepatitis B virus envelope）
★4— AST　アスパラギン酸アミノトランスフェラーゼ（aspartate aminotransferase）
★5— ALT　アラニンアミノトランスフェラーゼ（alanine aminotransferase）

B　DAAs[★1]（直接作用型抗ウイルス薬）が HCV[★2] 治療に何をもたらすのか？

C 型肝炎はいったん感染すると 70％ は慢性感染し，慢性肝炎となり，肝硬変や肝がんに進展する。ウイルスの自然排除率は 0.2％ であり，日本では約 150 万〜200 万人が罹患しているとされる。C 型肝炎の治療は，1986 年に IFNα[★3] を注射し，トランスアミナーゼが正常化することから始まった。その後，1992 年から日本で IFN の治療が始まり，2004 年から IFN の効果を持続させる PegIFN-α2b に抗ウイルス薬のリバビリン（RNA ポリメラーゼ阻害薬）を併用する治療が標準的治療になった。しかし，著効と定義される，HCV-RNA が持続的に陰性化する SVR[★4] 率は，条件のよい症例では 70〜80％ だが，難治性とされる HCV genotype 1・高ウイルス量症例で 40〜50％ であった。いってみれば，患者は外来で定期的に注射を受け高額の治療を受けても，条件が悪ければ半分程度しか治らなかったのである。

　DAAs は，これまでと全く異なる治療薬である。HCV は，感染肝細胞内で HCV-RNA を翻訳し，構造蛋白や非構造蛋白をつくり，ホストの Golgi 体を利用してウイルスを増殖させる。リバビリンとは異なり，DAAs はこの非構造蛋白のプロテアーゼを直接阻害（図 5–2）してウイルス増殖を強力に阻害する。DAAs の併用で難治性だった例でも SVR が 90％ を超えるようになった。現在は IFN を使用しない内服だけの抗 HCV 治療薬も認可されており，特に日本でも 2015 年 5 月に発売されたソホスブビルとリバビリンの併用療法は，genotype によっては 3 か月後の SVR は驚異の 9 割超えという画期的な治療法である。ただし，その薬価も画期性加算が加えられて 400 mg1 錠で 6 万円強という，ある意味驚異の薬剤になっている。

日本肝臓学会 肝炎診療ガイドライン作成委員会編. C 型肝炎治療ガイドライン第 3.2 版. 2014：1-2, 41-2.
Feeney ER, Chung RT. Antiviral treatment of hepatitis C. BMJ 2014；348：g3308.　PMID：25002352
Zeuzem S, Dusheiko GM, Salupere R, et al；VALENCE Investigators. Sofosbuvir and ribavirin in HCV genotypes 2 and 3. N Engl J Med 2014；370：1993-2001.

★1— DAAs　直接作用型抗ウイルス薬（direct-acting antiviral agents）
★2— HCV　C 型肝炎ウイルス（hepatitis C virus）

図 5-2　HCVのゲノムと蛋白合成と DAAs の作用点

構造蛋白

カプシド殻	エンベロープ糖蛋白	ウイルス組立
CORE	E1　E2	P7

非構造蛋白

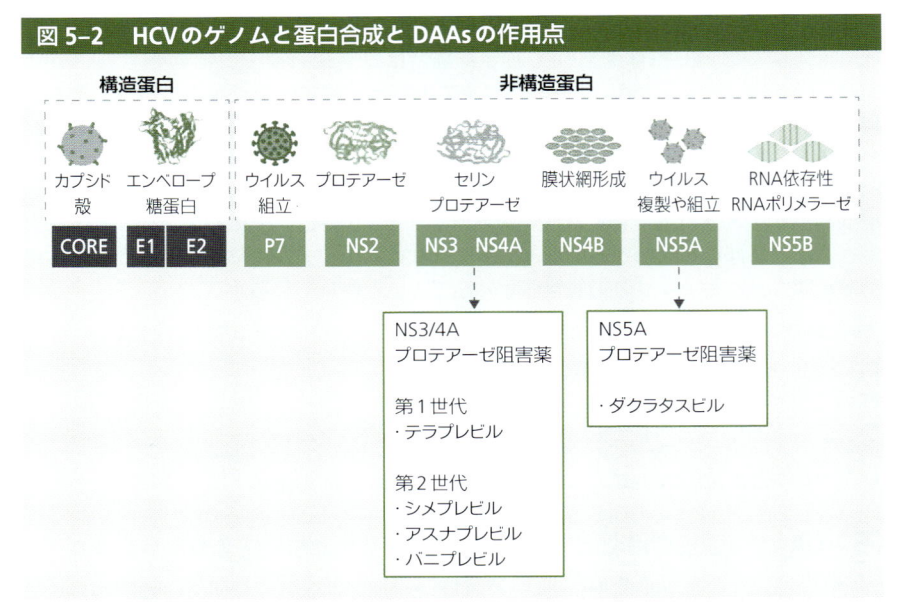

プロテアーゼ	セリンプロテアーゼ	膜状網形成	ウイルス複製や組立	RNA依存性RNAポリメラーゼ
NS2	NS3　NS4A	NS4B	NS5A	NS5B

NS3/4A プロテアーゼ阻害薬
第1世代
・テラプレビル

第2世代
・シメプレビル
・アスナプレビル
・バニプレビル

NS5A プロテアーゼ阻害薬
・ダクラタスビル

(Feeney ER, Chung RT. Antiviral treatment of hepatitis C. BMJ 2014；348：g3308.を改変して転載)

★3 — IFNα　インターフェロンα (interferon α)
★4 — SVR　sustained virological response

肝硬変

A　どの程度のアルコールの摂取量が肝硬変の高リスク群か？

アルコールによる肝障害は，たとえば，ビールやウイスキーなどアルコールの種類に関係なく，どの程度エタノールを摂取しているかが関係する。そのため，各アルコール飲料のエタノール含有量を把握することがポイントになる。エタノール含有量に関しては，アルコール健康医学協会がエタノール約 20 g の目安を公表している（表5-6）。1997 年に「Gut」に発表された 6,534 人を対象としたイタリアでのコホート研究では，30 g/日以上のエタノール摂取で明らかに肝障害のリスクが高くなり，120 g/日以上ではより肝硬変のリスクが高くなると報告されている。しかし，他の論文では 80 〜 160 g/日が高リスクであるなど，ある程度の差異が認められる。アルコールに対する感受性や性差など，一概に何 g/日以上がリスクとはいいきれない部分はあるが，NIAAA★の推奨では，エタノール換算で男性なら 28 g/日以上，女性なら 14 g/日以上の摂取は控えるべきと発表されている。つまり，ビールなら 1 日あたり男性でおよそ中瓶 1.5 本，女性なら中瓶 1 本は多すぎるということになる。読者の皆様はこれを多いか少ないか，どちらに感じられるだろうか？

Schwartz JM, Reinus JF. Prevalence and Natural History of Alcoholic Liver Disease. Clin Liver Dis 2012；16：659-66.　PMID：23101975
Bellentani S, Saccoccio G, Costa G, et al. Drinking habits as cofactors of risk for alcohol induced

表 5-6 エタノール約 20 g を含有する各種の酒量目安

エタノール量＝お酒の量(mL)×[アルコール度数(%)÷100]×0.8

		エタノール含有量
ビール(アルコール度数 5度)	中瓶 1本(500 mL)	20 g
日本酒(アルコール度数 15度)	1合(180 mL)	21.6 g
焼酎(アルコール度数 25度)	0.6合(110 mL)	22 g
ウイスキー(アルコール度数 43度)	ダブル 1杯(60 mL)	20.64 g
ワイン(アルコール度数 14度)	1/4本(180 mL)	20.16 g
缶チューハイ(アルコール度数 5度)	1.5缶(520 mL)	20.8 g

(公益社団法人 アルコール健康医学協会. 飲酒の基礎知識. を改変して転載)

liver damage. The Dionysos Study Group. Gut 1997 ; 41 : 845-50.　PMID：9462221

★― NIAAA　National Institution of Alcohol Abuse and Alcoholism

A 肝硬変患者の上部消化管出血に抗菌薬を予防投与する意義は何か？

肝硬変で食道胃静脈瘤破裂を起こした症例では，SBPなどに代表される感染症を合併する率が高く，その合併率は 35 〜 66％と報告されている．また，感染症の合併に伴い再出血率も上昇する．予防的抗菌薬投与はその後の生存率も改善させるため，肝硬変症例が食道胃静脈瘤破裂で来院した場合は，可及的すみやかに予防的抗菌薬の投与が推奨される．抗菌薬はグラム陰性桿菌をカバーできる抗菌薬を選択すべきであり，日本国内で使用可能なものとしてはセフトリアキソンやシプロフロキサシンなどが代表的である．投与期間は報告によって，3 〜 7日，5 〜 7日，または退院するまでなど多少の差異があり，筆者は 5 〜 7日間の投与とすることが多い．

Kim YD. Management of acute variceal bleeding. Clin Endosc 2014 ; 47 : 308-14.　PMID：25133116

Bernard B, Grangé JD, Khac EN, et al. Antibiotic prophylaxis for the prevention of bacterial infections in cirrhotic patients with gastrointestinal bleeding : a meta-analysis. Hepatology 1999 ; 29 : 1655-61.　PMID：10347104

A 肝性脳症でのアンモニア濃度の測定意義は何か？

2014年に「J Hepatol」から発表された肝性脳症の診療ガイドラインでは，「慢性肝疾患患者で血中アンモニア濃度の上昇が認められても，肝性脳症の診断，staging，予後予測などには寄与しない」（GRADE Ⅱ-3, evidence quality：A, strong recommendation）と記載されている．慢性肝疾患での肝性脳症の診断は臨床的に行われるべきであり，血中アンモニア濃度のみで診断してはならない．その理由として，血中アンモニア濃度の上昇は肝硬変などの慢性肝疾患以外にも，消化管出血，門脈シャント，ショック，感染，腎不全や種々の薬剤（バルプロ酸，サリチル酸等）など，さまざまな原因で上昇するからである．肝性脳症の診断は病歴と身体所見，他の意識障害をきたす疾患の除

外，肝性脳症発症のトリガーとなりうる消化管出血や感染，脱水，腎不全（これらはアンモニア濃度の上昇の原因にもなる）などの評価が重要なポイントになる。血中アンモニア濃度を肝性脳症のスクリーニングに用いる場合は，rule in，rule out にも重症度の評価にも有用ではないとされている。

　ちなみに，急性肝不全では，血中アンモニア濃度は脳症の重症度と相関し，予後予測にも有用であることが示されている。まれな疾患であるが，OTC*欠損症のような尿素サイクル異常で，アンモニア濃度の急速な上昇が脳浮腫や意識障害の原因となりうる。400 〜 500 µg/dL 以上になると命にかかわり，持続透析療法が必要になる。このように疾患によってアンモニア濃度の意義は異なる。

American Association for the Study of Liver Diseases ; European Association for the Study of the Liver. Hepatic encephalopathy in chronic liver disease : 2014 practice guideline by the European association for the study of the liver and the american association for the study of liver diseases. J Hepatol 2014 ; 61 : 642-59.　PMID : 25015420
Tsochatzis EA, Bosch J, Burroughs AK. Liver cirrhosis. Lancet 2014 ; 383 : 1749-61.　PMID : 24480518
Ge PS, Runyon BA. Serum Ammonia Level for the Evaluation of Hepatic Encephalopathy. JAMA 2014 ; 312 : 643-4.　PMID : 25117134
Clay AS, Hainline BE. Hyperannmonemia in ICU. Chest 2007 ; 132 : 1368-78.　PMID : 17934124

★— OTC　オルニチントランスカルバミラーゼ（ornithine transcarbamylase）

肝臓その他

A　肝臓の腫瘍の最も多い原因は何か？

肝腫瘍は良性から悪性までさまざまなものがある。たとえば，無症状のまま経過し健康診断の腹部エコーなどで偶然みつかる肝囊胞や血管腫のようなものもあれば，発熱と右季肋部の圧迫感や痛みで来院し肝膿瘍と診断されるもの，HBV や HCV による肝硬変でのフォローアップのエコーや CT でみつかる肝細胞がん，交通外傷後の血腫などである。一般的なものを表 5–7 にまとめた。

　良性の腫瘍で最も多いのは血管腫である。肝血管腫は 40 〜 60 代でよく認められ，女性に多い傾向があり，単発から多発までさまざまである。基本は無症状で検診や他の目的の検査で偶然発見されることが多いが，まれに出血をきたすことがある。

　悪性の腫瘍で最も多いのは肝細胞がんである。肝細胞がんの 90％以上は肝硬変などの慢性肝疾患をもとに発症し，その 2 大原因が HVB と HVC の感染である。肝硬変での肝細胞がんの発症率は 2 〜 7％/年程度とされている。

Salgia R, Singal AG. Hepatocellular carcinoma and other liver lesions. Med Clin North Am 2014 ; 98 : 103-18.　PMID : 24266917
Bonder A, Afdhal N. Evaluation of liver lesions. Clin Liver Dis 2012 ; 16 : 271-83.　PMID : 22541698

C　酒を飲み続けると鍛えられて強くなるというのは本当か？

酒（エタノール）は体内に入るとまずアセトアルデヒドに分解され，その後，酢酸に分解される。エタノールをアセトアルデヒドに分解する酵素はアルコール脱水素酵素

表 5-7　肝腫瘍の鑑別疾患

良性	悪性
血管腫	肝細胞がん
肝嚢胞	転移性肝がん
限局性結節性過形成	肝芽腫
肝膿瘍	胆管がん
肝細胞腺腫，胆管嚢胞腺腫[*]	悪性リンパ腫
胆管過誤腫	血管肉芽腫
血管筋脂肪腫	嚢胞腺がん
	線維性層板状肝細胞がん

(Salgia R, Singal AG. Hepatocellular carcinoma and other liver lesions. Med Clin North Am 2014；98：103-18, Bonder A, Afdhal N. Evaluation of liver lesions. Clin Liver Dis 2012；16：271-83. をもとに作成)
[*]―注　一部悪性化の報告がある。

(alcohol dehydrogenase)であり，アセトアルデヒドを酢酸に分解する酵素はアセトアルデヒド脱水素酵素(aldehyde dehydrogenase)である．酒に強いかどうかは主にこれらの酵素によって決まるのだが，この2つの酵素は基本的に遺伝的要素によって決まっているため，酒をがんばって飲んだからといって，これらの酵素が増えたり活性が高くなったりすることはない．しかし，実はエタノールからアセトアルデヒドに分解する酵素は，アルコール脱水素酵素以外にも2つある．1つはMEOS[*1]であり，もう1つはCAT[*2]である．アルコール脱水素酵素がエタノールの80％程度を代謝し，残りはMEOSで代謝される．CATがかかわるのはわずかである．このMEOSはエタノール摂取により酵素活性が誘導されて高くなる．アルコール常飲者ではMEOSが亢進しているため，エタノール代謝が速くなっている．つまり，酒を飲み続けると鍛えられて強くなるというのはある程度本当である．アルコール多飲者がベンゾジアゼピン系薬剤に対する耐性が高いのも，このMEOSの亢進がある程度関与していると考えられている．ちなみに，MEOSは飲酒をやめると1〜2週で活性が低下するといわれている．

　MEOSはあくまで副経路である．「そういえば最近酒に強くなった……」と喜ぶのではなく，「MEOSが亢進するほど飲酒しているから危ない！」と考えていただきたいものである．

Beier JI, McClain CJ. Mechanisms and cell signaling in alcoholic liver disease. Biol Chem 2010；391：1249-64.　PMID：20868231
公益社団法人．アルコール健康医学協会．適正飲酒の10か条　第7条　アルコール　薬と一緒は危険です
(www.arukenkyo.or.jp/health/proper/pro10/pro07.html)．閲覧日：2014/9/30

[*1]― MEOS　ミクロゾームエタノール酸化系(microsomal ethanol oxidizing system)
[*2]― CAT　カタラーゼ(catalase)

急性胆嚢炎・急性胆管炎

B 急性胆嚢炎の手術の適切なタイミングについて述べよ。

急性胆嚢炎の手術のタイミングはその重症度によって異なる。重症度は血行動態や各種の臓器障害，血液検査の結果などによって軽症から重症までに分類される（表5-8）。

表5-8 急性胆嚢炎の分類

重症急性胆嚢炎（Grade III）　以下のいずれかを伴う場合
- 循環障害（ドパミン≧5 μg/kg/分，もしくはノルアドレナリンの使用）
- 中枢神経障害（意識障害）
- 呼吸機能障害（PaO_2[1] / FiO_2[2] 比＜300）
- 腎機能障害（乏尿，もしくは Cr[3] 値＞2.0 mg/dL）
- 肝機能障害（PT-INR[4]＞1.5）
- 血液凝固異常（血小板数＜10万/μL）

中等症急性胆嚢炎（Grade II）　以下のいずれかを伴う場合
- 白血球数＞18,000/μL
- 右季肋部の有痛性腫瘤触知
- 症状出現後72時間以上の症状の持続
- 顕著な局所炎症所見（壊疽性胆嚢炎，胆嚢周囲膿瘍，肝膿瘍，胆汁性腹膜炎，気腫性胆嚢炎などを示唆する所見）

軽症急性胆嚢炎（Grade I）「中等症」，「重症」の基準を満たさないもの

急性胆嚢炎と診断後，ただちに重症度判定基準を用いて重症度判定を行う
非手術的治療を選択した場合，重症度判定基準を用いて24時間以内に2回目の重症度を判定し，以後は適宜，判定を繰り返す

（急性胆管炎・胆嚢炎診療ガイドライン改訂出版委員会編．急性胆管炎・胆嚢炎診療ガイドライン2013.を改変して転載）
- [1]― PaO_2　動脈血酸素分圧（partial pressure of oxygen in arterial blood）
- [2]― FiO_2　吸入酸素濃度（fraction of inspiratory oxygen）
- [3]― Cr　クレアチニン（creatinine）
- [4]― PT-INR　プロトロンビン時間国際標準化比（prothrombin time international normalized ratio）

- **重症急性胆嚢炎**：まずは緊急で胆嚢ドレナージ術を行い，全身状態が改善した後，胆嚢摘出（胆摘）術を行う。胆摘術の施行時期は明確には定まっていないが，2～3か月後が好ましいとの専門家の意見がある
- **中等症急性胆嚢炎**：発症72時間以内であれば，胆摘術を行う。何らかの理由で手術ができない場合は，すみやかな胆嚢ドレナージ術が推奨される。重篤な局所合併症である胆汁性腹膜炎，胆嚢周囲膿瘍，肝膿瘍，胆嚢捻転症，気腫性胆嚢炎，壊疽性胆嚢炎，化膿性胆嚢炎などの症例は，ドレナージではなく手術での胆摘術が必要になるため，全身状態の治療管理下に緊急手術を行うか，またはそれが可能な施設に転院搬送すべきである
- **軽症急性胆嚢炎**：発症から72時間以内の腹腔鏡下胆摘術が推奨される。基本的に，軽症の急性胆嚢炎であれば手術が最も推奨されるが，何らかの理由で最初に内科的治療を優先した場合も，24時間以内に改善傾向が認められなければ手術が推奨される。72時間以上経過している場合や何らかの理由で手術が困難な場合は，

PTGBD★などの胆嚢ドレナージ術が推奨される

これらをまとめると，急性胆嚢炎の基本コンセプトは「すみやかな胆摘術」であるといえるだろう．それが施行できない場合には胆嚢ドレナージ術で代用し，いずれはやはり胆摘術を行うことになる．胆石による急性胆嚢炎では内科的治療のみで改善した場合でも，2年で約7割の再発率を認めるため，胆摘術を勧めるべきである．

第X章 急性胆嚢炎 手術法の選択とタイミング. In：急性胆管炎・胆嚢炎診療ガイドライン改訂出版委員会編. 急性胆管炎・胆嚢炎診療ガイドライン 2013. 東京：医学図書出版, 2013.

★── PTGBD　経皮経肝胆嚢ドレナージ（percutaneous transhepatic gallbladder drainage）

A 急性胆嚢炎に胆摘後も抗菌薬は必要か？

急性胆嚢炎に対する抗菌薬の役割はその重症度分類によって分けて考えるべきとされている．早期や非重症例では，病理学的に細菌感染は明らかではないため，抗菌薬使用の目的が増悪の予防であることに対し，重症例では治療目的となる．Tokyo Guidlines 2013で提唱された重症度分類では，重症度は軽症の Grade Ⅰ，中等症の Grade Ⅱ，重症の Grade Ⅲに分類される（表5-8）．Grade Ⅰ（軽症）では胆摘を行ってしまえば感染源はほぼ除去されるため，胆摘後24時間以内に抗菌薬中止が可能である．胆嚢の壁外に感染が及んでいるような Grade Ⅱ（中等症）〜Ⅲ（重症）では，胆摘後も抗菌薬投与を継続すべきであり，特に菌血症であった場合は14日間の抗菌薬投与が推奨される．

Yokoe M, Takada T, Strasberg SM, et al ; Tokyo Guidelines Revision Committee. TG13 diagnostic criteria and severity grading of acute cholecystitis (with videos). J Hepatobiliary Pancreat Sci 2013 ; 20 : 35-46.　PMID : 23340953
Gomi H, Solomkin JS, Takada T, et al ; Tokyo Guideline Revision Committee. TG13 antimicrobial therapy for acute cholangitis and cholecystitis. J Hepatobiliary Pancreat Sci 2013 ; 20 : 60-70. PMID : 23340954

B 急性胆管炎に対する ERCP★の適切なタイミングについて述べよ．

急性胆管炎に対するドレナージ方法は大きく外科的，経皮経肝，内視鏡的ドレナージの3つに分けられるが，まずは内視鏡的ドレナージが推奨されている．内視鏡的ドレナージが施行不能な場合に経皮経肝ドレナージが推奨される．急性胆管炎に対するドレナージのタイミングは，急性胆嚢炎と同じようにその重症度によって異なる．重症度は血行動態や各種の臓器障害，血液検査の結果などによって軽症から重症までに分類される（表5-9）．ドレナージのタイミングは以下のとおりである．

- **重症急性胆管炎**：輸液や抗菌薬などの初期治療，挿管や昇圧薬などの必要な呼吸・循環補助の治療を行ったうえで，緊急でドレナージ治療を行う．第1選択はERCPによる内視鏡的ドレナージであるが，全身状態により施行不能の場合は，経皮経肝や外科的ドレナージを考慮する
- **中等症急性胆管炎**：初期治療を行いつつ，早期のドレナージが推奨される
- **軽症急性胆管炎**：内科的治療を優先し，全身状態が改善した後に原因の精査と解除目的に待機的に ERCPを施行する

これらをまとめると、軽症なら待機的、中等症なら早期、重症なら緊急の内視鏡的ドレナージを、というタイミングになる。今回は Tokyo Guidelines 2013 を参照して記載したが、そこには「早期」や「緊急」が発症後や来院後何時間であるかの具体的な記載は見当たらない。「緊急」については全身状態が許す限りできるだけ早くという記載があるため、緊急 ERCP が可能な施設であれば夜間でも行うことが推奨されるであろう。「早期」については具体的に時間の記載はないが、現実的には 24 時間以内と考えるのが妥当ではないかと思われる。

表 5-9 急性胆管炎の分類

重症急性胆管炎(Grade Ⅲ)　以下のいずれかを伴う場合
- 循環障害(ドーパミン≧5 μg/kg/分、もしくはノルアドレナリンの使用)
- 中枢神経障害(意識障害)
- 呼吸機能障害(PaO$_2$ / FiO$_2$ 比＜300)
- 腎機能障害(乏尿、もしくは Cr 値＞2.0 mg/dL)
- 肝機能障害(PT-INR＞1.5)
- 血液凝固異常(血小板数＜10万/μL)

中等症急性胆管炎(Grade Ⅱ)　以下の 5 つのうち 2 つ以上を伴う場合
- 白血球数＞12,000/μL、もしくは＜4,000/μL
- 39℃以上の発熱
- 75歳以上
- 総ビリルビン値≧5 mg/dL
- 低アルブミン血症(＜基準下限×0.73 g/dL)

上記に当てはまらないが、初期治療に反応しなかった場合も中等症とする

軽症急性胆管炎(Grade Ⅰ)　「中等症」、「重症」の基準を満たさないもの
重症・中等症の基準を満たさないものを軽症とする

(急性胆管炎・胆嚢炎診療ガイドライン改訂出版委員会編. 急性胆管炎・胆嚢炎診療ガイドライン 2013. を改変して転載)

第Ⅳ章 急性胆管炎・胆嚢炎診療フローチャートと基本的初期治療, 第Ⅷ章 急性胆管炎に対する胆管ドレナージの適応と手技. In：急性胆管炎・胆嚢炎診療ガイドライン改訂出版委員会編. 急性胆管炎・胆嚢炎診療ガイドライン 2013. 東京：医学図書出版, 2013.

★── ERCP　内視鏡的逆行性胆道膵管造影法(endoscopic retrograde cholangiopancreatography)

急性膵炎

A どの程度のアルコールの摂取量が急性膵炎の高リスク群か？

飲酒は総胆管結石と並んで急性膵炎の 2 大原因の 1 つであり、1 日あたりのアルコール摂取量が増加するにつれて膵炎発症のリスクも上昇する。また 1 日あたりの摂取量だけでなく、アルコール依存の期間も長くなればなるほど、膵炎発症のリスクは上昇する。どの程度のアルコール摂取量、つまりエタノール換算での摂取量(表 5-6)と期間が膵炎の高リスク群になるかについては論文によってかなり差があり、明確にはわかっていないようであるが、いわゆる多量飲酒の基準としてはエタノール換算で 50 〜 80 g/日以上、飲酒期間としては 5 〜 15 年の間という記載が多い。少なくとも飲酒歴が 5 年未満の場合は、アルコール以外の急性膵炎の原因がないかを検索すべきとさ

れている。例を挙げるとすれば，ビールなら中瓶3本/日（エタノール換算で60 g/日）を毎日5年間以上飲んでいる場合は，アルコール性急性膵炎のリスクが高いということになる。

Herreros-Villanueva M, Hijona E, Bañales JM, et al. Alcohol consumption on pancreatic diseases. World J Gastroenterol 2013 ; 19 : 638-47.　PMID : 23429423
Tenner S, Baillie J, DeWitt J, et al ; American College of Gastroenterology. American College of Gastroenterology guideline : management of acute pancreatitis. Am J Gastroenterol 2013 ; 108 : 1400-15.　PMID : 23896955
Pandol SJ, Lugea A, Mareninova OA, et al. Investigating the pathobiology of alcoholic pancreatitis. Alcohol Clin Exp Res 2011 ; 35 : 830-7.　PMID : 21676005

A　TG*がどれくらい高いと急性膵炎リスクがあるか？

急性膵炎の2大原因は総胆管結石とアルコールだが，高TG血症も急性膵炎の原因となりうる。高TG血症による急性膵炎は膵炎の原因全体の1～4%とされており，それほど多い原因ではない。高TG血症が急性膵炎の原因と診断する場合には，（1）アルコールや胆石などの他の原因がないこと，（2）血中TG値≧1,000 mg/dL以上であること，がポイントとなる。ただし，乳び血清は急性膵炎の約20%に認められるため，高TG血症による急性膵炎を疑った場合は，退院1か月後を目安に空腹時採血を行い，血中TG値を再検すべきであるとされている。

Tenner S, Baillie J, DeWitt J, et al ; American College of Gastroenterology. American College of Gastroenterology guideline : management of acute pancreatitis. Am J Gastroenterol 2013 ; 108 : 1400-15.　PMID : 23896955

★── TG　トリグリセリド（triglyceride）

B　胆石性急性膵炎のERCPの適切なタイミングについて述べよ。

総胆管と主膵管は共通管で合流し，乳頭を経由して十二指腸下行脚に開口する。胆石性膵炎は胆石が共通管に詰まり，一時的または持続的に閉塞をきたすことで発症する。乳頭から共通管に詰まった胆石はそのまま自然に落石することも多いが，陥頓し続けている場合はドレナージを行わないと急性膵炎の増悪のリスクとなる。胆石性膵炎のERCPのタイミングについては，急性膵炎と診断され，かつ急性胆管炎の合併を認める場合や，胆石の陥頓を示唆する高度の黄疸を認める場合は，24時間以内のERCPによるドレナージが推奨されている。胆管炎を合併している急性膵炎での24時間以内のERCPは，死亡率を改善することが過去の複数の研究から示されているからである。しかし，胆石性急性膵炎が疑われても（画像上，総胆管結石がある，肝胆道系酵素が上昇しているなど），臨床的に急性胆管炎の基準を満たさなかったり，ビリルビン値の持続的な上昇が認められないなど，胆石による持続的な胆道閉塞が疑われない状況での早期のERCPは推奨されていない。胆管炎を合併していない胆石性膵炎に対する早期のERCPは合併症の増加・増悪をまねく可能性があるからである。その根拠となる研究の代表的なものを1つ紹介する。1997年に「NEJM」から発表された胆石性膵炎患者238人を対象とした多施設RCTでは，72時間以内にERCP・截石を施行する群126人と，内科的治療を行い3週以内にERCPを施行する群112人に分けて，死亡率と合併症発生率を比較している。胆石性膵炎かどうかの診断には，画

像上の胆石の存在や肝胆道系酵素の上昇が用いられており，明らかに早期にERCPが必要な患者層として，総ビリルビン値 5 mg/dL以上の患者を除外している．また，内科的治療を先行させた群でも，発熱・腹痛・ビリルビン値の上昇など胆石陥頓による胆管炎の合併が疑われた場合は，急遽ERCPを施行されている．このように，早期ERCPが明らかに有用であることがわかっている患者層（胆石による閉塞の持続や急性胆管炎の合併など）を除外したうえで，胆石性膵炎に対する早期ERCP群と待機的ERCP群を比較されているが，その結果，両群の死亡率に有意差はなく，早期ERCP群でより重篤な合併症発生率が高かった．

まとめると，急性胆管炎を合併している胆石性膵炎は，24時間以内のERCPでのドレナージが適応であり，明らかな胆道閉塞や急性胆管炎を合併していなければ，急性膵炎＋胆石の存在や肝酵素の上昇のみでは緊急ERCPの適応にはならないということになる．

Tenner S, Baillie J, DeWitt J, et al ; American College of Gastroenterology. American College of Gastroenterology guideline : management of acute pancreatitis. Am J Gastroenterol 2013 ; 108 : 1400-15.　PMID : 23896955
Moretti A, Papi C, Aratari A, et al. Is early endoscopic retrograde cholangiopancreatography useful in the management of acute biliary pancreatitis? A meta-analysis of randomized controlled trials. Dig Liver Dis. 2008 ; 40 : 379-85.　PMID : 18243826
Fölsch UR, Nitsche R, Lüdtke R, et al. Early ERCP and papillotomy compared with conservative treatment for acute biliary pancreatitis. N Engl J Med 1997 ; 336 : 237-42.　PMID : 8995085

A 軽症の急性膵炎で食事を始める適切なタイミングについて述べよ．

急性膵炎での経腸栄養を考慮する場合，重症度で分類して考慮しなくてはならない．ここでは，重症ではない急性膵炎の食事開始のタイミングについて，2013年に「Am J Gastroenterol」から発表された急性膵炎のガイドラインを中心に述べる．食事開始のタイミングとして，軽症の急性膵炎では，嘔気・嘔吐がなく，腹痛が改善していければすぐに経口摂取は可能である（状況による推奨，中等度のエビデンスの質）とある．ちなみに，食事内容は低脂肪であれば，液状の食事やそれと同等に安全と思われる固形物も可とあるので，日本の病院食でいうと，低脂肪の重湯やお粥になるであろう．絶食での小腸粘膜の萎縮によるbacterial translocationの増加や，急性膵炎に対する早期の経口栄養開始が入院期間の短縮，感染合併率や死亡率の低下をもたらすということは既に多くの論文で報告されている．軽症膵炎の食事開始時期については明確に定まっているわけではないが，1つの例として2007年に「Clin Nutr」から発表されたRCTでは，急性膵炎を発症した60人（膵酵素が基準上限の3倍以上，48時間以内に発症した腹痛，APACHE[★1]スコア 8点未満，CRP[★2] 15 mg/dL未満）を対象とし，はじめからすぐに食事を開始（＋必要があれば輸液）した群と絶食（飲水は可）・輸液した群とを比較した．その結果，2群で腹部症状，膵酵素や炎症反応などに関して有意差は認められず，入院日数も早期食事開始群のほうが短かったと報告されている．

まとめると，軽症の急性膵炎では，自覚症状や全身状態から食事開始が可能と判断されれば（たとえば，嘔気・嘔吐や痛みで食べられないなどがない，麻痺性イレウスがないなど），膵酵素や画像所見にとらわれず，低脂肪食を開始してよいということになる．

Tenner S, Baillie J, DeWitt J, et al ; American College of Gastroenterology. American College of Gastroenterology guideline : management of acute pancreatitis. Am J Gastroenterol 2013 ; 108 : 1400-15.　PMID : 23896955
Eckerwall GE, Tingstedt BB, Bergenzaun PE, et al. Immediate oral feeding in patients with mild acute pancreatitis is safe and may accelerate recovery―a randomized clinical study. Clin Nutr 2007 ; 26 : 758-63.　PMID : 17719703

★1―APACHE　acute physiology and chronic health evaluation
★2―CRP　C反応性蛋白（C-reactive protein）

Ⓑ **急性膵炎の経管栄養に対するNGチューブ（経鼻胃管）とNJチューブ★（経鼻空腸管）の効果の違いについて述べよ。**

急性膵炎，特に重症急性膵炎では，発症早期からの経管栄養の開始が推奨されている。その投与経路としては主に，経鼻的にTreitz靱帯を越えたところまでチューブを留置して経管栄養を行うNJチューブと，経鼻的に胃までチューブを留置するNGチューブが使用されている。当初，NJチューブが使用されていた背景には，NGチューブでは急性膵炎の炎症により消化管蠕動が低下し，胃の滞留時間が増えて誤嚥・嘔吐のリスクが高くなることや，食物の通過により膵液の分泌が刺激され，膵炎の悪化をきたすのではないかなどが懸念されていたことがある。しかし，NJチューブの挿入はイレウスチューブと同じ要領で行うため，透視下や内視鏡下での操作が必要になり，手間・侵襲度・コスト面での欠点が大きい。特に，重症膵炎で挿管中の症例を透視台に移動させるのはなかなか大変であり，ルートや挿管チューブの事故抜去のリスクにもなる。その点，NGチューブであれば挿入は容易である。では，その欠点についてはどうか？　2006年に発表されたシステマティックレビューでも，計92例の重症膵炎を対象として，NGチューブはNJチューブと比較して同等に安全で，経管栄養に対する忍容性でも有意差はみられなかったと報告している。2013年に発表されたACGの急性膵炎の診療ガイドラインでも，NGチューブはNJチューブと比較して効果も安全面でも同等であるとされている。つまり，手間・侵襲度・コスト面を考慮して，まずはNGチューブでの経管栄養を開始することが推奨される。

Tenner S, Baillie J, DeWitt J, et al ; American College of Gastroenterology. American College of Gastroenterology guideline : management of acute pancreatitis. Am J Gastroenterol 2013 ; 108 : 1400-15.　PMID : 23896955
Petrov MS, Kukosh MV, Emelyanov NV. A randomized controlled trial of enteral versus parenteral feeding in patients with predicted severe acute pancreatitis shows a significant reduction in mortality and in infected pancreatic complications with total enteral nutrition. Dig Surg 2006 ; 23 : 336-44.　PMID : 17164546

★―NJチューブ　経鼻空腸チューブ（経鼻空腸管：nasojejunal tube）

Ⓑ **急性膵炎後の無症候性の仮性膵嚢胞のマネージメント方法について述べよ。**

急性膵炎後の仮性嚢胞などの合併症は，1992年に発表されたアトランタ分類では，(1) 急性液体貯留，(2) 急性仮性嚢胞，(3) 膵膿瘍，(4) 膵壊死，の4つの分類が提唱されていたが，特に膵膿瘍と膵壊死については，両者の鑑別が画像上困難であるなどの問題もあり，近年では，この2つの疾患を合わせてWOPN★という概念に置き換

わってきている。2012年に発表された Interventions for necrotizing pancreatitis : summary of a multidisciplinary consensus conference では，仮性嚢胞は「膵炎発症から4週以上経過して形成される壁に囲まれた均一な液体成分で，debris などの非液体成分を含まないもの」とされており，WOPN は「壊死性膵炎後に形成される固体・液体成分の混在した壁に囲まれた腫瘤で，膵炎発症から4週以上経過して形成されるもの」と区別されている。仮性嚢胞のマネジメント方法について，以前はサイズが6cm以上または6週以上消失しないものはその後の自然消退が期待できないため，ドレナージの適応になるとされていた(6 cm-6 week criteria)。しかし近年では，サイズ・期間・場所にかかわらず経過観察すべきであるとの推奨に変わってきており，各種ガイドラインや教科書でもそのように変更されている。特に無症候性の場合には，積極的なドレナージは推奨されない。これは仮性嚢胞でも WOPN でも同様である。積極的なドレナージの適応になるのは感染，出血，腹痛や腫瘤による胆管や幽門の狭窄などの症状が出現した場合である。しかし，そういった場合でも，発症3週以内の開腹による外科的ドレナージは死亡率の上昇と相関するため，できるだけ内科的治療で待つ。ドレナージしなければ難しいと判断されれば，まずは内視鏡的や CT ガイド下などの開腹以外のドレナージ治療で乗り切り，開腹ドレナージは4週以降にすべきであるとされている。

Freeman ML, Werner J, van Santvoort HC, et al ; International Multidisciplinary Panel of Speakers and Moderators. Interventions for necrotizing pancreatitis : summary of a multidisciplinary consensus conference. Pancreas 2012 ; 41 : 1176-94.　PMID : 23086243
Morgan KA, Adams DB. The Management of Pancreatic Pseudocyst. In : Cameron JL, Cameron AM. Current Surgical Therapy, 11th ed. Philadelphia : Elsevier, 2013 : 454-8.
Tenner S, Baillie J, DeWitt J, et al ; American College of Gastroenterology. American College of Gastroenterology guideline : management of acute pancreatitis. Am J Gastroenterol 2013 ; 108 : 1400-15.　PMID : 23896955

★── WOPN　被包化膵壊死(walled off pancreatic necrosis)

膵臓その他

FPC★(家族性膵がん)とは何か？

膵がんは致死的な疾患の1つであり，治療の進歩にもかかわらず平均の5年生存率は5％未満である。膵がんが早期に発見できれば，おそらく生存率の改善が見込まれるため，膵がんに対するスクリーニングの有効性が検討されているが，生涯リスクは1.3％と低いため，全般的に行うのは現実的ではない。では，膵がんの高リスク群にはどのようなものがあるだろうか？　膵がんの高リスク群の1つに FPC という疾患概念がある。FPC の定義は，膵臓がんと診断された1親等の家族が2人以上おり，他の遺伝的な膵がん発がんリスクの高い疾患の診断基準にあてはまらないもの，とされている。その1つの疾患として Peutz-Jeghers 症候群も挙がっている。FPC の原因遺伝子はまだ特定されていないが，一部に BRCA2，PALB2，ATM 遺伝子などの関与が考えられている。膵がんスクリーニングの明確なガイドラインはまだないが，専門家の間では FPC はスクリーニングの対象とすることを検討している。スクリーニング方法は明確には定められていないが，EUS と MRI が候補のようである。

Fendrich V, Langer P, Bartsch DK. Familial pancreatic cancer — status quo. Int J Colorectal Dis 2014；29：139-45. PMID：23948969

Canto MI, Harinck F, Hruban RH, et al；International Cancer of Pancreas Screening (CAPS) Consortium. International Cancer of the Pancreas Screening (CAPS) Consortium summit on the management of patients with increased risk for familial pancreatic cancer. Gut 2013；62：339-47. PMID：23135763

★— FPC　家族性膵がん(familial pancreatic cancer)

水に浮く便をみたら脂肪便を疑うか？

水に浮く便をみたらどんな疾患を想起すべきだろうか？　脂肪は水に浮くため，水に浮く便をみたら脂肪便のサインだと考えてよいだろうか？　この疑問について実際に検証した論文がある。1972年に「NEJM」から発表された研究では，健常人33人の便を集め(そのうち9人は普段便が浮き，24人はほとんど便が浮いたことはない)，その密度やメタンガス・脂肪などの成分と，浮くかどうかの関係性を検証している。また，脂肪便の6人についても検証している。その結果，33人の健常人の便のうち，すべての浮いた便は陽圧をかけてガスを抜くと沈み，すべての沈んだ便は陰圧をかけてガスを含ませると浮いた。脂肪便6例中4例はガスを抜いても浮いた。また，健常人の浮いた便と沈んだ便の脂肪濃度に有意差は認められなかった。結論をまとめると，脂肪便は正常の便と比較して浮きやすいことは確かだが，便が水に浮くために大きく関与しているのは便中のガスの量であり，水に浮く＝脂肪便というわけではない。つまり，水に浮いたら脂肪便のサイン，と考えるべきではないということのようである。

Levitt MD, Duane WC. Floating stools — flatus versus fat. N Engl J Med 1972；286：973-5.　PMID：5015442

人名サインシリーズ

Thomas sign(銀色の便)が出たら考えることは何か？

便の色は特定の疾患と関係する場合がある。たとえば，上部消化管出血であれば黒色便，下部消化管出血であれば暗赤色から鮮血便，閉塞性黄疸であれば白色便などである。また，疾患ではないが鉄剤を内服している場合にも黒色便がみられる。では，銀色の便をみたときにはどんな疾患を考えるのであろうか？　ヒントは上述した便の色である。上部消化管出血の黒色便の黒と，閉塞性黄疸の白色便の白を混ぜ合わせると銀色(灰色)になる。つまり，銀色の便が出るのは上部消化管出血＋閉塞性黄疸をきたす疾患で，しかも，持続的な少量の上部消化管出血が白色便と混じらないと銀色にはなりにくい。これらの条件を満たす代表的な疾患がVater乳頭がんである。Vater乳頭がんでみられる銀色の便のことを"Thomas sign"と呼ぶ。この名前は英国人病理医A.M. Thomasに由来しているが，実際にはThomasは発表していない。ギーズ病院(Guy's Hospital)の同僚の英国の外科医 Heneage Ogilvie(1887～1971年)が，1955年にVater乳頭がんで銀色の便が出ることを発見者にちなんで，Thomas signとして報告したのである。ちなみに，OgilvieはOgilvie症候群として知られる，急性偽性腸閉塞の名前の由来となっている人物である。

Wyse J, Drudi L. Silver stools revisited. Gastroenterology 2013；144：e9-10. PMID：23523841
Ogilvie H. Thomas's sign, or the silver stool in cancer of the ampulla of Vater. Br Med J 1955；1：208. PMID：13219383

Courvoisier徴候のCourvoisierはどこの国の人か？

Courvoisier徴候とは，膵頭部がんや下部胆管がんなどで胆汁排泄のうっ滞が起こり，それによって胆嚢が腫大して体表から触れられるようになる徴候のことであり，無痛性とされている。この徴候を発見したCourvoisierは1843年にスイスのバーゼルで生まれた。英国やドイツなど渡り歩きながら外科医として活躍し，最終的にはスイスに戻り，バーゼル大学(Universität Basel)の教授に就任している。彼の専門は胆道系手術であり，187例の剖検の観察で，胆嚢の拡張がある場合は，胆石で17/87例，胆石以外で92/100例と，胆石以外の原因が多いことを報告したことが由来となっている。英国人やドイツ人と誤解されやすいのと同じように，彼の論文も誤った解釈を加えられる傾向にある。1918年に生まれ故郷のバーゼルで亡くなっている。享年75歳であった。ちなみに，Courvoisier徴候についての論文は1890年に発表されている。

Verghese A, Dison C, Berk SL. Courvoisier's "law" — an eponym in evolution. Am J Gastroenterol 1987；82：248-50. PMID：3548328
清田雅智. 気楽に学ぼう身体所見 第3回 胆嚢. Hospitalist 2015：1.

Boas' signとは何か？

Boas' signとは急性胆嚢炎のときに認められる身体所見である。典型的には，急性胆嚢炎のときに第10～12胸椎右側に圧痛点を認める所見であり，ドイツ人の消化器内科医Ismar Isidor Boas(1858～1938年)が，最初に報告した身体所見であるとされている。Boas' signは近年では肩甲下部領域や右季肋部を軽く触れたときの知覚過敏として記載されることもある。

Trowbridge RL, Rutkowski NK, Shojania KG. Does this patient have acute cholecystitis? JAMA 2003；289：80-6. PMID：12503981
Iyer HV. Boas' sign revisited. Ir J Med Sci 2011；180：301. PMID：21086060

Collins' signとは何か？

Collins' signとは胆石発作でみられる所見の1つである。胆石発作の典型的な症状は右季肋部痛だが，時に肩甲骨への放散痛を認めることがある。アイルランド人の外科医Paddy Collins(1923～1999年)は，胆嚢炎や胆石発作で来院する患者が，しばしば自分の右手を背部に回し親指を上に向けて来院することを記載していた。この姿勢はのちに彼の教え子らによって，Collins' signと呼ばれるようになった。Collins' signの検証として，202人の胆石発作の症例と200人の対照群(十二指腸潰瘍や胃炎など)で比較したところ，驚くべきことにCollins' sign陽性であったのは胆石発作群で51.5％，対照群で7.5％と有意差を認める結果であった($P<0.001$)。

Gilani SN, Bass G, Leader F, et al. Collins' sign：validation of a clinical sign in cholelithiasis. Ir J Med Sci 2009；178：397-400. PMID：19685000

Murphy's sign の本来の所見の取り方について述べよ。

Murphy's signとは，ご存じのとおり急性胆嚢炎でみられる所見である。よく行われている方法は患者を仰臥位にしてしっかり息を吐かせた状態で手を右季肋下に差し込み，吸気させると痛みで呼吸が止まるという方法である。やっていることはほとんど同じであるが，本来のMurphy's signは手の入れ方が少し違う。米国の外科医John Benjamin Murphy(1857～1916年)が1903年に発表した方法は，右肋骨弓の肝辺縁の下に入り込むように指を曲げて引っかけるというものであった。吸気で横隔膜が下がると，それにつられて肝臓・胆嚢も下がり，腫大した胆嚢が手と肝臓に挟まれて痛みで呼吸が止まる，という理屈である。ちなみに，Murphy's signの感度・特異度はそれぞれ48～97％と48～79％である。

McGee S. 50 Abdominal pain and tenderness. In : Evidence-Based Physical Diagnosis, 3rd ed. Philadelphia : Elsevier / Saunders, 2012 : 572-87.
Murphy JB. Five diagnosis methods of John B Murphy. Surgical clinics of J. B. Murphy 1912 ; 1 : 459-66.

Ransohoff sign とは何か？

Ransohoff signとは総胆管の破裂のときにみられる臍周囲の黄色の色素沈着のことである。同じように臍周囲に色素沈着をきたす徴候として，Cullen徴候がある。Cullen徴候は重症急性膵炎のときにみられる身体所見として有名で，自己融解した膵臓の血性浸出物が臍周囲に沈着したものである。だが，もともとCullenは子宮外妊娠の症例で報告し，その際にRansohoff signを思い出し，出血でも臍に色がつくことを推測したのであった。このように，Cullen徴候は膵炎以外にもさまざまな原因により起こることが報告されている。Ransofoff signについての記載はきわめて少なく，どの程度の感度・特異度でみられるのかなどは不明である。

Jan F, Allaqaband S, Mahboob H. Regarding the coexistence of Cullen's and Grey Turner's signs in acute pancreatitis. Am J Med 2009 ; 122 : e15. PMID : 19854312
Fisken E, Isreb S, Woodcock S. Umbilical bile staining in a patient with gall-bladder perforation. BMJ Case Rep 2011 ; 2011. PMID : 22693295

高山の圧痛点とは何か？

高山の圧痛点とは膵臓の診察法の1つである。方法は2種類あり，1つは患者の右側に立ち，正中線上剣状突起と臍の間を圧迫する。もう1つは患者の左側の腹直筋外縁と肋骨弓が交わる点の真下で，椎体を包み込むように圧迫する。これらの診察法は膵体部から尾部を圧迫する方法であり，この部分に圧痛があった場合に，膵由来の疾患，たとえば急性膵炎などを疑う所見であったようである。ちなみに，感度・特異度とも検証はされていない。これを提唱したのは千葉医科大学出身の高山欽哉(こうやまきんや)(1917～1992年)であり，高山の圧痛点は「こうやまの圧痛点」と読むのが正しく，「たかやまの圧痛点」ではない。

清田雅智. 気楽に学ぼう身体所見 第3回 膵臓. Hospitalist 2014 ; 2 : 546-52.

C Kehr's sign とは何か？

Kehr's sign とは脾臓破裂のときに認められる身体所見である。横隔膜の神経支配は腱の部分と筋性部では異なっており，腱中心の部分は横隔神経に支配されている。脾臓破裂により横隔膜の腱の辺りが刺激されると，その関連痛として，左肩痛みが起こるのが Kehr's sign である。放散痛だけでなく知覚過敏を認めるときもある。典型的には，非外傷性の脾臓破裂で認める徴候だが，脾膿瘍などの疾患でも Kehr's sign 様の左肩への放散痛を認めるとの報告もある。ちなみに，この由来となっている人物はドイツ人の外科医 Hans Kehr（1865～1916年）である。

Bailey H. Traumatic rupture of the normal spleen. Br J Surg 1927 ; 57 : 40-6.
Klimpel V. Does Kehr's sign derive from Hans Kehr? A critical commentary on its documentation? Chirurg 2004 ; 75 : 80-3. PMID：14740133
井村 洋. クリニカルパールズ実況中継. In：DOCTOR'S MAGAZINE 2013年11月号. 民間医局.

6 腫瘍

平松綾子, 成田健太郎, 原田陽平, 大山 優, 小山隆文, 長谷川依子, 藤澤孝夫, 久松春佳(亀田総合病院腫瘍内科)
高橋康一(Department of Leukemia, UT MD Anderson Cancer Center)

総論

A 腫瘍内科医の役割とは何か？

腫瘍内科医の役割は，実臨床においては，がんを有する患者の総合内科医である。たとえば，Stage Ⅲの大腸がんを例にとると，患者は消化器内科にて内視鏡での診断を受け，外科にて切除を受ける。その後，腫瘍内科にて術後補助療法を受ける。補助療法終了後は腫瘍内科または外科にてフォローされる。その間のヘルスメンテナンスや他のがん検診を行うようにも勧められる。その後，再発した場合は，腫瘍内科にて化学療法を受け，同時に緩和ケアも行われる。緩和ケアは緩和ケア科と協力しながら行われることもある。また，重複がんの患者の診断，治療など，複数の診療科に診断，治療方針がまたがるとき，全体的なバランスを考慮し，コーディネートすることも腫瘍内科医の役割である。すなわち，悪性腫瘍診療に深い知識と経験を有する総合内科医として，各診療科と協力しながらがん診療を進めていく役割がある。腫瘍内科医は血液を含む全がん種に対応可能であるべきである。腫瘍内科医は一般内科研修を十分に受けているので，診療中生じる合併症や，併存疾患など常に全身の疾患に対応することができる。　　　　　　　　　　　　　　　　　　　　　　　　　　　　＜成田健太郎＞

A がんとは何か？

「がん」は「悪性腫瘍」と同義である。「腫瘍」とは，遺伝子変異のため，単一の細胞に由来する細胞群が異常増殖をきたす疾患を指す。このうち，周囲への侵入（浸潤）および遠隔部位への拡散（転移）をきたすものを「悪性腫瘍」，すなわち「がん」と呼ぶ。つまり，遺伝子変異によりモノクローナルに増殖するようになった細胞群が，浸潤・転移をきたす能力をもつようになったものが「がん」といえる。

　なお，注意すべき点として，漢字の「癌」と平仮名の「がん」の相違がある。漢字の「癌」は，「がん」，すなわち悪性腫瘍のうち，上皮由来のものを指す。一方，平仮名の「がん」には，上皮性がん以外にも肉腫など間葉系由来の悪性腫瘍，また白血病・リンパ腫など血液由来の悪性腫瘍も含まれる。具体的には，「胃がん」，「大腸がん」，「肺がん」「乳がん」は「癌」であり「がん」である。一方，「骨肉腫」，「急性骨髄性白血病」，「多発性骨髄腫」は「がん」であるが「癌」ではない。　　　　＜藤澤孝夫＞

Kumar V, Abbas AJ, Aster JC. Robbins and Cotran Pathologic Basis of Disease, Proffesional Edition, 9th ed (Expert Consult). Philadelphia : Elsevier / Saunders, 2015.

A がん患者をみたときに初めに考えることは何か？

● 根治可能か不可能か？

●治療目標をどこに設定するか？

がん患者を診療する場合，我々がん治療の専門家は上記の2点のことを考える．根治可能とは，手術，化学療法，放射線治療など積極的治療にてがんを根絶可能な場合である．たとえば，悪性リンパ腫と胚細胞腫瘍，早期の固形がんはそれぞれ，化学療法と手術にて根治が望める場合が多い．また，ある程度広がっているが，原発巣局所にとどまっている局所進行性の頭頸部がんでは，手術，化学療法，放射線治療を組み合わせた集学的治療にて根治が目指せる．これらに対し，肝転移をきたした胃がん，骨転移をきたした肺がんなどは根治が不可能である．

一般的に根治が可能と判断した場合には，多少の副作用が生じても強力な治療をすることによって罹患しているがんと「さよなら」できる可能性がある．そのため，患者にはその旨を十分説明し，かつ，毒性を含めてきめ細かな全身管理をして治療を乗り切ってもらうようにする．これに対して根治が不可能と判断された場合には，そのような強力な治療をしてもQOL★が低下したり，毒性で余命がかえって短くなる場合もある．そのため，毒性は最小限に抑え，ある程度，長く腫瘍を制御できるような有効な治療を施行することである．また安定している期間には，休薬期間を設けるなど，できるだけQOLに配慮した治療法を心がける．端的には，細く長く治療することが基本である．これを緩和と延命を目指した治療という．

治療目標の設定もこれらに準じて決定する．また，根治を目指した治療でも併存疾患が多い症例や，脆弱な高齢者では，個々の患者の状態に合わせた適切なレジメン，手術法などを組み合わせる．緩和と延命を目指した治療でも，同様のコンセプトで各患者の状態に合わせた個別化治療を行い，治療によってかえってQOLが低下したり余命が短縮することがないように慎重に治療する．　　　　　　　　　　＜大山 優＞

★── QOL　生活の質（quality of life）

A がん患者の発症パターンについて述べよ．

医師ががん患者に遭遇するとき，患者の状態には下記のいくつかのパターンが考えられる．

- 無症状の患者を，検診や他疾患を疑ったときに施行した画像検査などで偶然発見する
- 非特異的な症状で受診（倦怠感，微熱，食欲不振，体重減少など）した場合
- 一定期間継続する臓器からの症状を訴える場合：咳と痰，血痰，腹痛や腹部膨満感や便通異常（下痢や便秘を繰り返す，便に血が付くなど），血尿，頭痛，意識障害，骨転移部位からの強い疼痛，不正性器出血，腫瘤触知など

上記のように悪性腫瘍では，ありとあらゆる症状を呈するといっても過言ではない，あるいは全くの無症状の患者でも，がんに罹患している場合もある．そしてまれには，通常の検査では検出困難な部位（小腸，膵臓，胆嚢，胆管）や，上皮の表面にははっきり見えない小さなoccult cancerもある（小さな胃がんや咽頭がん）．そのため，ある患者に，「その患者の体にはがんは存在しない」と断定することは，広範な検査を施行したとしても不可能であるといっても過言ではない．半年や1年前の検診では異常を指摘されなかったが，なぜか今は進行がんであるということはしばしば経験される．さまざまな理由が考えられるが，患者にとっては納得のいくことではないかもし

れない。検診や精査はそのようなものであるとの理解が必要である。　　　＜大山　優＞

A performance status（PS★1）とは何か？　最も代表的なPSの指標を2つ述べよ。

がん患者を診療する際，最も重要な要素の1つは患者の全身状態，すなわち，PSを正確に判断することである。なぜなら，多くの臨床研究において，PSは最も重要な予後因子の1つとして認識されており，全身状態の把握は治療方針の決定に際して最も重要な要素の1つであるからである。PSを客観的に測定する方法はいくつか提案されているが，最も代表的に使われるのは，ECOG★2が1982年に提唱した，ECOG PS（Zubrod PSと呼ばれることもある）と，David Karnofsky医学博士が1949年に提唱したKPS★3の2つである。表6-1に，ECOG PS指標を示した。KPSについては，他書を参照されたい。ECOG PSは5段階評価で，簡潔なので日常診療において多用される。それに対して，KPSは11段階評価のため，日常臨床で使うにはやや煩雑である。いずれの指標もがん患者の予後を予測するうえで非常に重要である。

＜高橋康一＞

表6-1　ECOG PS指標

0	無症状で何ら制限を受けることなく社会活動を行える
1	軽い症状はあり，強い肉体労働には制限がかかるものの，歩行や軽労働を無理なくこなすことができる
2	歩行や身の回りの世話は自分で可能であるが，軽労働はできない。日中の半分以上は起居している
3	自身の身の回りの世話にも多くの補助が必要である。日中の半分以上は就床している
4	身の回りの世話を完全に他者の補助に依存している。終日，就床している

（Oken MM, Creech RH, Tormey DC, et al. Toxicity and response criteria of the Eastern Cooperative Oncology Group. Am J Clin Oncol 1982 ; 5 : 649-55.　PMID：7165009より転載）

Oken MM, Creech RH, Tormey DC, et al. Toxicity and response criteria of the Eastern Cooperative Oncology Group. Am J Clin Oncol 1982 ; 5 : 649-55.　PMID：7165009
Evans C, McCarthy M. Prognostic uncertainty in terminal care : can the Karnofsky index help? Lancet 1985 ; 1 : 1204-6.　PMID：2860399

★1— PS　全身状態（performance status）
★2— ECOG　Eastern Coopertaive Oncology Group
★3— KPS　Karnofsky performance status

B 予後因子（prognostic factor）と予測因子（predictive factor）の違いを述べよ。

予後因子とは，ある患者の将来的な予後（がん領域では多くの場合，生存率）を推測するのに有用な因子のことである。たとえば，Stage IIの大腸がんにおいて，診断時の

大腸穿孔は，予後不良因子である．予後因子は，患者の生存率や，がんの再発リスクなどの判定には役立つことが多いが，一般的には，直接治療方針の決定を左右することは少ない．がん種によっては，リスク層別に治療方針が異なることもあるので，予後因子が治療方針の決定に影響を与えることもある．対して，予測因子は，ある患者のがんが特定の治療に感受性があるか否かを判定するのに役立つ因子のことである．たとえば，肺腺がんの患者で，EGFR[★1]の変異があることは，EGFR阻害薬に対する高い感受性があることを意味する．乳がん患者において，HER2[★2]が陽性（過剰発現）であることはHER2阻害薬への感受性を意味する．また，メラノーマにおいては，BRAF遺伝子のp.V600E変異をもつことはBRAF阻害薬への高い感受性を意味する．このように，予測因子は治療方針を直接的に左右する．予測因子でもあり，予後因子でもある因子もあり，がん診療においてはこれらを正確に把握することが，治療方針の決定や予後説明において非常に重要となってくる．　　　　　　　　　　＜高橋康一＞

★1 ─ EGFR　上皮成長因子受容体（epidermal growth factor receptor）
★2 ─ HER2（ハーツー）　human epidermal growth factor receptor type 2

A 臨床試験の第Ⅰ相〜Ⅳ相までの違いを述べよ．

がん領域は，新薬開発が非常に活発な分野の1つである．そのため，一般内科医であっても，新薬の臨床試験に参加中の患者を診察する機会は少なくないと思われる．一般的に，第Ⅰ相試験は，試験薬の安全性の確認，最大耐用量の確認，薬物動態の調査を目的としている．第Ⅱ相試験では，少数の患者を対象に，試験薬の有効性とさらなる安全性を調査するために行われる．第Ⅲ相試験は，より多くの患者を対象にして有効性をさらに検討する目的で行われる．がん領域では，試験薬と標準治療（標準治療がなければプラセボ）を比較してどちらが優れているかを検討する無作為化比較試験が行われることが多い．最後に，第Ⅳ相試験は市販後臨床試験と呼ばれ，既に市場に出回っている試験薬に対して，認可前の臨床試験では認めづらいまれな副作用や有害事象などを調査する目的で行われる．がん領域においては，疾患の重篤性から新薬へのアクセスをなるべく促進するため，第Ⅰ相試験の段階からがん患者に参加してもらうことが多く，第Ⅰ相試験の段階であっても有効性に焦点があてられることが多い．　　　　　　　　　　＜高橋康一＞

A がん治療には何があるか？

手術，放射線治療，化学療法（薬物治療）の3つが，がん治療の3本柱となる．

- 手術療法はほとんどの固形がんにおいて，根治のための唯一有効な手段である
- 放射線治療は，早期喉頭がんでは単独で根治を目指せるほか，頭頸部がん・子宮頸がんなどでは化学療法と併用することで（化学放射線療法）根治治療となる．また，局所症状の緩和にも威力を発揮する（骨転移への緩和的照射など）
- 化学療法は，基本的には病勢進行の抑制による症状緩和および延命を目指した治療となるが，血液腫瘍の多く，および胚細胞腫瘍では，化学療法単独で根治を目指すことが可能である．また，術前・術後化学療法は，一部のがん種では再発率・生存率の改善が見込め，間接的に根治につなげることができる

実際には多くのがん種で，化学放射線療法，術前化学療法＋手術……などのように，複数の治療を組み合わせて行われる（集学的治療）．また，忘れてならないのが，疼痛

などのがん患者の苦痛を緩和する緩和ケア治療である．緩和ケアの早期開始が非小細胞肺がん患者の予後を改善するとの報告もあり，上記の積極的治療終了後のみならず，がんの診断後早期から，必要に応じて施行していく必要がある． ＜藤澤孝夫＞

Temel JS, Greer JA, Muzikansky A, et al. Early palliative care for patients with metastatic non-small-cell lung cancer. N Engl J Med 2010；363：733-42． PMID：20818875

A 化学療法の意義とは何か？

化学療法単独での悪性腫瘍の根治は，一部の腫瘍を除いては一般的に不可能である．基本的に化学療法の意義は，進行がん患者においては，がんの進行抑制による症状緩和および延命である．このため，化学療法施行の際は，副作用が患者に及ぼす影響を十分考慮したうえで，慎重に適応を判断する必要がある．ただ，一部のがん種（急性骨髄性白血病，急性リンパ性白血病，Hodgkinリンパ腫，高・中悪性度非Hodgkinリンパ腫，胚細胞腫瘍，絨毛がん）に関しては，化学療法単独での根治が望めるため，積極的に治療を行っていくことが望ましいと思われる．また，根治的外科的切除後に微小転移や残存腫瘍細胞の根絶を目的とした場合（術後補助化学療法），そして，原発巣局所で広がっている進行例（局所進行性）の場合，術前・術後化学療法や化学放射線療法など，他の治療との併用（集学的治療）により根治率が上昇する場合がある．そのため，このような状況下では，化学療法をより積極的に行っていくことが望ましいと考えられる． ＜藤澤孝夫＞

国立がん研究センター内科レジデント編．がん診療レジデントマニュアル 第6版．東京：医学書院, 2013：21．

A 化学療法開始前のワクチン接種のタイミングについて述べよ．

一般的に，担がん患者における至適なワクチン接種のタイミングに関しては，無作為化比較試験はなく，強力なエビデンスは乏しい．しかし，多くの化学療法には免疫抑制作用があり，健常人に対するワクチンの効果よりも劣る可能性が想像される．また，がんの進行にて体力と免疫力が低下し，さらに効果が低下する可能性もある．これらのため，がんの診断後は化学療法施行の如何にかかわらず，すみやかに必要なワクチン接種が推奨される．通常，筆者らがルーチンで患者へ推奨するワクチンは，以下に示す肺炎球菌と季節性インフルエンザの2つである．弱毒生ワクチンは化学療法や免疫抑制剤使用中の患者には一般的に禁忌であることは免疫抑制患者への常識として忘れてはならない．ワクチンの詳細に関しては，IDSA[★1]のガイドラインがあるので参照してほしい．

1. インフルエンザワクチン

CDC[★2]は，生後6か月以上のすべての人にインフルエンザワクチンの接種を勧めており，がん患者も対象となる．IDSAのガイドラインでは，固形がん患者には，インフルエンザワクチンと肺炎球菌ワクチンの接種が勧められている．

しかし，がん患者は，免疫抑制を伴う抗がん剤治療を行われている，もしくは開始される場合が多く，ワクチン接種のタイミングは議論されている．IDSAのガイドラインでは，インフルエンザワクチンのような不活化ワクチンは免疫抑制を行う2週間以上前に接種することが勧められている．

しかし現実的には，さまざまな理由により2週間以上前の接種が困難な場合もあ

る。1977年の文献ではあるが，化学療法と同時より，次の化学療法との間の休薬期間（インターバル）に接種したほうが抗体産生能が高かったとの報告もある。

筆者らは，抗がん剤治療前の患者には，抗がん剤治療開始前の可能な限り早期，そして既に抗がん剤治療中の患者には，そのインターバルで接種するようにしている。

2．肺炎球菌ワクチン

CDC，IDSAともに，すべてのがん患者に対して肺炎球菌ワクチンの接種を勧めている。これまで肺炎球菌ワクチンの接種歴のない場合は，小児用PCV13（プレベナー®）をまず接種し，その後，8週以降にブーストとしてPPSV23[★3]（ニューモバックス®）の接種を行うことを勧めている。また，既にPPSV23を接種済みの患者には，1年以上間隔を空けてからPCV13を接種するように推奨されている。

治療開始後の接種は抗体産生が弱くなるため，できるだけ化学療法開始前の接種が勧められている。

<成田健太郎>

Rubin LG, Levin MJ, Ljungman P, et al. 2013 IDSA clinical practice guidelines for vaccination of the immunocompromised host（cid.oxfordjournals.org/content/early/2013/11/26/cid.cit684.full）. PMID：24421306　閲覧日：2015/3/24
Ortbals DW, Liebhaber H, Presant CA, et al. Influenza immunization of adult patients with malignant diseases. Ann Intern Med 1977；87：552-7.　PMID：921082

★1— IDSA　米国感染症学会（Infectious Diseases Society of America）
★2— CDC　米国疾病対策センター（Centers for Disease Control and Prevention）
★3— PPSV23　23価肺炎球菌多糖体ワクチン（23-valent pneumococcal polysaccharide vaccine）

A 血行動態を適正に保つことの重要性とその簡便な方法について述べよ。

進行した悪性腫瘍患者は食欲不振などのため脱水傾向にあることが多い。また，治療開始後腫瘍崩壊を生じ，全身性炎症性症候群様になることもある。そして，化学療法の多くが，投与後，嘔気，嘔吐を生じ一時的に脱水傾向になる。繰り返し治療が必要な場合には，その都度脱水傾向になる。最後に，シスプラチン，イホスファミドなど十分に輸液をしないと腎毒性を生じる薬剤もある。これらから，がん患者を治療する場合，患者が脱水状態にないか注意する必要がある。脱水状態では，造影剤やNSAIDs★の使用，感染症発症時（特に菌血症）に急性腎不全を生じやすくなる。また，倦怠感が増強され，嘔気の増強にも寄与する。下記の場合の対応法をそれぞれ記載する。

- **食欲不振で脱水**：gentle hydrationでは1日に必要な水分量＋喪失している水分量を推定し，上乗せして1日目は輸液する。以降はin／outのバランスを考えて調整する
- **腫瘍崩壊**：疾患にもよるが，急性白血病やリンパ腫の寛解導入療法では，1日3L以上の大量輸液を治療開始数日前から開始する。一般内科医はこの時点で患者の診療に寄与することができる。専門医に行く前に腎不全になってしまうと化学療法が困難になり，患者の予後に多大な悪影響を及ぼす
- **化学療法施行時**：化学療法薬の催吐性によるが，シスプラチン，アントラサイクリン系，複数薬のコンビネーション，大量化学療法，放射線との併用などでは食欲不

振が強めに出て，いったん出るとしばらく続く．そのため，維持量＋少し多めの輸液をして，不感蒸泄，嘔吐量，下痢の水分など体から出ていく水分を補う．筆者らは通常，患者に，1日約1.5～2Lの水分を，普段摂取している水分に上乗せして飲むように何度も繰り返し説明する．入院中であれば，この分を輸液してもよい．期間は3～5日間であるが，患者の症状に合わせて調節する
- **シスプラチン投与時**：1日3L以上の輸液をするが，PS良好な比較的若い患者では，short hydration法という，それより少ない輸液＋カリウム＋マグネシウム輸液＋利尿薬で短時間に一気に施行する方法も効果がある．しかし，それ以外の患者では，できるだけ入院，または多めの輸液にしたほうが安全である．シスプラチンを投与されたのち激しい嘔気がある患者を一般内科医が救急外来で診た場合，原則，入院させて十分な輸液を行うべきである．

＜大山 優＞

★── NSAIDs　非ステロイド性抗炎症薬(nonsteroidal anti-inflammatory drugs)

Ⓑ 標準治療と一般的な患者への治療の違いは何か？

エビデンスのある標準治療の確立には，臨床試験が必要である．臨床試験を施行するには，臨床試験の目的があり，それに見合う病状の患者が必要である．たとえば，ある薬剤の効果を確認するには，治療により改善し，生存期間の延長やよりよいQOLを証明できなければならない．そのため，脆弱な症例では本来の治療以外の原因で有害事象を生じて具合が悪くなるケースがあるので，臨床試験には適格基準，除外基準がある．簡単にいうと，状態不良の患者や弱々しい高齢者は，抗がん剤の効果を試す臨床試験には入れない．また，臨床試験を施行するとホーソン効果(Hawthorne effect)が生じ，日常実地診療よりも高い効果が出ることもあるので，治療効果の説明に臨床試験データを使用するのは注意が必要である．

　一般病院の日常診療におけるがん患者は状態不良であったり高齢者が多く，臨床試験どおりの治療には耐えられないと思われる症例が多い．もちろん，標準的治療が安全に施行可能な状態の良好な患者はいて，そのような場合には，標準的治療を施行する．しかし，それ以外の患者には，治療に慣れた医師が患者の状態と特性に合わせて投与量の調整（減量）をしたり強度の弱い治療をしたりすることが多い．実際にどのように投与量調整や治療選択をするかは経験のある医師にしか判断できない．教科書で学んだだけでは診療はできない．有能な医師になるには，勉強に加え，苦労を惜しまず，できるだけたくさんの経験を積むことが肝要である．　　　　　＜大山 優＞

Scher KS, Hurria A. Under-representation of older adults in cancer registration trials : known problem, little progress. J Clin Oncol 2012 ; 30 : 2036-8.　PMID : 22547597

Ⓐ 高齢者はがんの進行が遅いのか？

腫瘍細胞は正常細胞が遺伝子の突然変異により無秩序に増殖するように形質転換することによって生じる．

　がんの進行，すなわち細胞の増殖速度は，増殖のカスケードがどれほど細胞内で活性化されているかによる．がん細胞の問題であり，個体の問題ではないので，年齢と関係しているとは考えがたい．リンパ腫や乳がんで，有糸分裂を示すと考えられてい

るKi-67と予後との関連が示されている。　　　　　　　　　　　　　　　　　　＜小山隆文＞

Kamyab-Hesari K, Mohtasham N, Aghazadeh N, et al. The expression of MMP-2 and Ki-67 in head and neck melanoma, and their correlation with clinic-pathologic indices. J Cancer Res Ther 2014；10：696-700.　PMID：25313763
Koh YW, Hwang HS, Park CS, et al. Prognostic effect of Ki-67 expression in rituximab, cyclophosphamide, doxorubicin, vincristine and prednisone-treated diffuse large B-cell lymphoma is limited to non-germinal center B-cell-like subtype in late-elderly patients. Leuk lymphoma 2015；1-7.　PMID：25573205
Tan QX, Qin QH, Yang WP, et al. Prognostic value of Ki67 expression in HR-negative breast cancer before and after neoadjuvant chemotherapy. Int J Clin Exp Pathol 2014；7：6862-70.　PMID：25400769
Thotakura M, Tirumalasetti N, Krishna R. Role of Ki-67 labeling index as an adjunct to the histopathological diagnosis and grading of astrocytomas. J Cancer Res Ther 2014；10：641-5. PMID：25313753

B　がんサバイバーのフォローアップには何が必要か？

がん患者は治療終了後もさまざまな問題を抱える。そのため，さまざまな医学的介入が必要である。一般的に，がん治療後のフォローアップでは，下記の事項に注意する。がんサバイバーのフォローアップの概念学習には，以前から米国のChildren's Oncology Groupのサイトがある。また，参照しやすい二次資料として，NCCN[*1]ガイドライン（NCCN Guidelines®）のsupportive careにsurvivorshipがある。

- 再発や他のがんの検索：がん種によって異なるが，再発は一般的に5年以内に生じ，特に2年以内が最多である。しかし，ゆっくり進行するがん（ホルモン受容体陽性乳がんなど）では，5年以降に再発することもまれではない。フォローアップの検査や頻度はNCCNガイドラインが参考になる。NCCNガイドラインのなかでも，治療後のサーベイランスはガイドライン巻末のlegend（根拠となるエビデンスなどのまとめの文章の部分）に詳しく記載がある
- 併存疾患のマネージメントや今後起こりうる疾患のリスクを軽減する。高齢者やもともと基礎疾患のある患者はもちろん，若くして悪性腫瘍に罹患した場合は特に重要である。具体的には，乳がんや精巣がん治療後の晩期毒性などが挙げられる。若くして化学療法が施行された患者では，血管内皮細胞障害による早発心血管系障害の頻度が高いため，早期からの心血管系のリスク軽減が重要である
- 歯科フォローアップや肺炎球菌・季節性インフルエンザワクチンを含む一般内科ルーチンを行う
- 精神的後遺症のケアも行う
- 家系でがんの発症率が高い場合，遺伝性がん症候群の可能性がないかどうかも検討する。代表的なものには，HBOC[*2]や大腸がんがあるが，近年，この領域では進歩が著しいので，一般内科医にも重要である

フォローアップの具体例を示す。大腸がんでは，切除後1年で大腸内視鏡を行い，術前には判明していなかった病変や，局所再発の有無を検索する。もし，腺腫があればサイズにより1年ごとに，なければ3年後に大腸内視鏡再検査を行い，以後3〜5年ごとに継続する。がんによる狭窄などのため，術前に施行できなかった場合には，術後3〜6か月後に大腸内視鏡を行い，ほかにも病巣がないか検索する。また，問診

と身体診察を3〜6か月ごとに2年間，その後，6か月ごとに計5年間行う。画像評価は，再発リスクの高い患者では胸腹骨盤部CTを1年ごとに5年目まで行う。術後再発や新規病変の検索のためのPET[★3]-CTの価値は不明であり，ルーチンでは施行しない。また，治療終了後5年を超えてのルーチンのCEA[★4]，CT撮影は推奨されていない。これらのフォローアップ基準に関する質の高いエビデンスは存在しないが，専門家のコンセンサスで成り立っている。UpToDateのsurveillance after colorectal cancer screeningにも，詳しくエビデンスがまとめられている。

　治療の晩期毒性（時間が経過してから生じる障害）には，末梢神経障害，不妊等がある。ドキソルビシンなど心毒性のある薬剤では，心不全や不整脈もある。精神的なものには，抑うつ，神経症，易疲労感，認知機能低下，睡眠障害，疼痛，性機能障害などがある。

　化学療法に関連した白血病は，アルキル化薬での治療の5年後，アントラサイクリン系とトポイソメラーゼ阻害薬での治療の2年後に起きる可能性がある。de novo発症の白血病に比べて治療抵抗性である。アルキル化薬は，肺，消化管，膀胱，乳房などほかの固形がんや肉腫の発症リスクも上昇させる。放射線による二次発がんは典型的には，治療後5〜10年で起きることが多く，累積照射量，照射場所，治療時の年齢に関連する。加えて，がんのサバイバーはもともと喫煙など生活習慣および遺伝的なリスクもあることが多い。禁煙，適性体重の維持，運動，節酒などの生活指導も重要である。QOLを向上させ，再発リスクを下げ，生存率も改善するかもしれない。腫瘍内科医の役割としてプライマリ・ケアのコーディネートも重要である。

　プライマリ・ケア医には，治療のサマリー（手術，放射線治療，化学療法）および考えられる臨床経過，毒性が改善するまでの予測される期間，治療の長期的な影響，晩期毒性についての情報を提供する。　　　　　　　　　　　　＜長谷川依子，大山　優＞

Children's Oncology Group. Long-Term Follow-Up Guidelines for Survivors of Childhood, Adolescent, and Young Adult Cancers（www.survivorshipguidelines.org/）．閲覧日：2015/3/24
National Comprehensive Cancer Network（www.nccn.org/professionals/physician_gls/pdf/survivorship.pdf）．閲覧日：2015/3/24

★1 — NCCN　National Comprehensive Cancer Network
★2 — HBOC　遺伝性乳がん卵巣がん症候群（hereditary breast and ovarian cancer syndromes）
★3 — PET　ポジトロン断層撮影（positron emission tomography）
★4 — CEA　がん胎児性抗原（carcinoembryonic antigen）

診断

A　がんの存在の診断，原発部位の検索の方法について述べよ。

がんがあるかどうかの検査には下記の1〜3がある。どこかにがんが発見され，その原発巣を精査する場合にも同様のアプローチをとる。しかし，精査後も原発巣が不明な場合，頻度の低い原発部位の検索の目的に，よりたくさんの検査を追加しても，結局，原発がわからないことが多い。そのため，一般的に施行できるひととおりの検査が済んだら，後は病理学的な診断を追求することが重要である。近年は，通常の病理診断に加え，表面マーカーや遺伝子診断を組み合わせて分析し，原発巣を想定できる機会が飛躍的に増えた。詳細は成書を参照。これらの検査では検体採取時の処理に

も注意が必要である．フローサイトメトリーと染色体検査と一部の遺伝子検査と培養はホルマリン固定してしまうと施行不可能である．

1. 白血病，悪性リンパ腫，骨髄腫などの血液の悪性腫瘍の精査では，血算と白血球分画球，骨髄生検（穿刺吸引細胞診，病理組織検査，染色体検査，診断に合わせたフローサイトメトリーと遺伝子異常検査），血液凝固（PT[★1]，aPTT[★2]，フィブリノゲン，Dダイマー），生化学（総蛋白，アルブミン，LDH[★3]，ALP[★4]，尿酸，Mg，Ca，Pを忘れない），尿検査も施行する．

- DIC[★5]の重症度の把握にはフィブリノゲンは必須で，また，DICの型判定にはTAT[★6]（線溶抑制型），PIC[★7]（線溶亢進型）も提出する
- 骨髄腫の診断には，骨髄穿刺のほかに，骨病変の程度と広がりと検査〔PET-CTを推奨，骨シンチグラフィー（骨シンチ）はダメ〕，骨痛部位，特に骨折のリスクがある長管骨には，単純写真やCTにて骨折のリスクを評価する．また，脊髄圧迫のリスクがある脊椎のMRIも施行する．骨髄腫では，高カルシウム血症や骨髄腫蛋白（異常免疫グロブリン，軽鎖，重鎖などのモノクローナル蛋白）により腎不全をきたすことがあるため，適宜，心機能に注意しながら，hydration（水分負荷）を行う．脱水を避ける．また，鎮痛目的にNSAIDsを使用することは腎不全を助長するために禁忌である．造影剤の使用も同様に可能な限り避ける．
- 悪性リンパ腫の場合は，小さな生検検体のHE[★8]染色だけでは，上皮性のがんと間違われることもある．できるだけ大きな生検検体採取と免疫組織染色などが重要である．また，検体採取時に血液内科医の助けを借りて，検体処理をすべきである．検体が採取されたら，生理食塩水に浸したガーゼで覆い処理する．すべてホルマリン固定すると，のちに遺伝子・染色体・フローサイトメトリーができずに，再度生検が必要になる

2. 固形臓器にできるがんの原発巣検索では，頸胸腹骨盤CT（できれば造影，造影前に水分摂取後尿を溜めた状態で撮影すると膀胱も観察可能），腹部エコー（胆嚢や肝臓の描出ではCTよりも勝る），上下部の消化管内視鏡，婦人科診察，乳房触診とマンモグラフィーと乳房超音波を施行する．また，全身の皮膚の診察，男性外陰部の診察も行う．一般的な教科書には，腫瘍が発見された部位に転移をきたしやすい原発巣の検査だけを推奨しているが，部位を絞って検査すると，万が一，検査が陰性の場合，診断までに日数を要することもある．そのため，実際の診療では，上下部内視鏡を含む上記検査の施行を検討する．なぜなら，胃がんや食道がんは原発巣の症状が明らかでなくても遠隔転移をきたすことがあるからである．大腸がんはこれに反し，突然遠隔転移だけで発症することは比較的まれである．そのため，大腸ファイバーは必ずしも施行する必要はない．

- 腫瘍マーカーはCEA／CA19-9（腺がんなどの非特異的マーカー），AFP[★9]（肝細胞がん，胚細胞腫瘍），hCG[★10]（胚細胞腫瘍），NSE[★11]とproGRP[★12]（小細胞がん，低分化神経内分泌がん），CA125（卵巣がん，原発性腹膜がん），PSA[★13]（前立腺がん），CA15-3（乳がん），sIL2（リンパ腫），サイログロブリン（甲状腺がん）を疑わしい腫瘍をターゲットに提出する．腫瘍マーカーは，一般的にあるがんを疑ったときや診断確定後，その後の病勢評価目的のベースラインに検査することが推奨され，散弾

銃のように一度に多種類提出するのは戒められている．しかし，実際の臨床の現場では，複数同時に検査をするときが少なくない．それは原発がわからないときや，もし，がんの診断が下っても，生検検体が小さく，正確な病理診断が困難な場合などの場合，臨床診断の助けになることがあるからである（たとえば，小細胞がんのproGRPなど）

- 腫瘍の局在が，頭頸部，鎖骨上，縦隔などの場合には，耳鼻科の診察〔quad-scope（口腔，鼻腔，上中下咽頭，喉頭の視診とファイバースコープでの診察）〕をする
- 骨盤部の病変では，上記に加え，泌尿器科医による診察（膀胱のエコー，膀胱鏡，尿路造影など）も考慮する
- 腋窩リンパ節腫脹で発症し，他の部位に明らかな病変が存在しない場合，乳がんを疑うことが多い．そのとき，触診，マンモグラフィー，乳房超音波検査で乳房内の原発巣が発見されない場合には，乳房MRIも考慮する
- 進行がんでは，無症状でも脳転移がある場合があるので，必要に応じて，脳MRIも考慮する．脳MRIは神経症状がある場合には必須である
- 四肢の麻痺，感覚障害，四肢への放散痛，背部痛などがある場合には，病巣が予測される部位を含めた脊椎のMRIを施行する．脊椎病変が発見された場合には，撮影範囲外の脊椎にも病巣がないか追加のMRIを施行する．時折，脊髄圧迫をきたす可能性のある他の椎体に，病巣が同時にある場合がある．脊髄圧迫をきたすと，ADL★14(PS)の低下をきたし，その後の治療が困難になるため注意する
- それでも原発巣が不明な場合，それ以上の精査は，小腸の内視鏡検査や，1回目では検出できなかった上部内視鏡の再検査くらいであるが，リスクとベネフィットを詳細に検討し，本当に必要な場合だけ施行する．一般的に上記の検査でわからない場合には，それ以上の追加の検査をしてもわからない場合が多い

3. 一般的にがんを含め多くの成人病は，疾患の初期には症状は出現しないことが多い．症状が出る頃には相当進行し，元どおりに戻すことは不可能である．がんは初期には症状はない．そして，がんの治療はすべて侵襲的であることが，がんの診療での問題点である．

<大山 優>

Shildt RA, Kennedy PS, Chen TT, et al. Management of patients with metastatic adenocarcinoma of unknown origin : a Southwest Oncology Group study. Cancer Treat Rep 1983 ; 67 : 77-9. PMID : 6616495
国立がん研究センター内科レジデント編. がん診療レジデントマニュアル 第6版. 東京：医学書院, 2013.
大山 優ほか編. What's New in Oncology がん治療エッセンシャルガイド 改訂2版. 東京：南山堂, 2012.

- ★1— PT　プロトロンビン時間(prothrombin time)
- ★2— aPTT　活性化部分トロンボプラスチン時間(activated partial thromboplastin time)
- ★3— LDH　乳酸脱水素酵素(lactate dehydrogenase)
- ★4— ALP　アルカリホスファターゼ(alkaline phosphatase)
- ★5— DIC　播種性血管内凝固(disseminated intravascular coagulation)
- ★6— TAT　トロンビン−アンチトロンビン複合体(thrombin antithrombin complex)
- ★7— PIC　プラスミン−α_2プラスミンインヒビター複合体(plasmin-α_2 plasmin inhibitor complex)
- ★8— HE　ヘマトキシリンエオジン(hematoxylin and eosin)

★9 — AFP　αフェトプロテイン(alpha-fetoprotein)
★10 — hCG　ヒト絨毛性腺刺激ホルモン(human chorionic gonadotropin)
★11 — NSE　神経特異性エノラーゼ(neuron-specific enolase)
★12 — proGRP　pro-gastrin releasing peptide
★13 — PSA　前立腺特異抗原(prostate specific antigen)
★14 — ADL　日常生活動作(activities of daily living)

A　がんの確定診断に必要なものは何か？

"Tissue is the issue."。これは病理組織診断(組織診断または細胞診)の重要性を表した格言である。というのも，がんのように見えて，のちに実はがんではないと判明することが，臨床上しばしばあるからである。病理組織学的診断がないと間違った診療がされるリスクがある。そのため，我々がんの専門医は，病理診断があるのかどうかを重要視する。一般的ながんの診療では，組織診断が確定してから，我々のところに紹介されることが多い。しかし時には，がんの疑いの状態で診療を依頼される場合もある。最終組織診断なしで診療が勧められる場合の代表例は以下である。

- 肝細胞がんは，画像診断(dynamic CT / MRI)で典型的な像を呈する場合にはそれのみで診断してよい
- 腎細胞がんも，切除可能な場合には特徴的な画像診断をもとに手術となり，術検体の病理診断で最終診断となる。もし切除不能な場合には，生検にて診断され，化学療法の適応が決定される。また，転移があっても症例によっては原発巣だけ切除され病理診断される場合もある
- GIST★は早期のものは消化管の粘膜下腫瘍である場合が多く，内視鏡的生検にて診断される。しかし，切除可能病変であるが生検でGISTと出ない場合や，画像で特徴的な所見がある場合は，病理診断は切除検体でされることも少なくない。内視鏡的に生検できない場合に，経皮的に漿膜側から生検することは播種をきたすリスクがある。そのため，ガイドラインでも禁忌となっている
- 既に診断され切除されたがん患者が，再発と思われる腫瘍を呈した場合，典型的な経過と画像所見であれば，組織診断なしで化学療法などが施行されることは一般的である。しかし，診断が疑わしい場合や，もう一度病理診断をすることで，その後の診療方針が変更される場合には積極的に生検されることが多い
- 生検のための手技は，場合によっては侵襲が大きいこともある。終末期など，全身状態不良例など，生検にてその後，診療方針の変更が見込めない場合には，あえて生検を控えることを考慮すべき状況も存在する。

〈藤澤孝夫，大山 優〉

日本肝臓学会．肝癌診療ガイドライン 2013年版(www.jsh.or.jp/medical/guidelines/jsh_guidlines/examination_jp)．閲覧日：2015/3/25
日本癌治療学会．GIST診療ガイドライン 第3版 2014年(www.jsco-cpg.jp/item/03/index.html)．閲覧日：2015/3/25

★— GIST　消化管間質腫瘍(gastrointestinal stromal tumor)

A　穿刺可能な腫瘤のない場合，胸水，腹水，心嚢液等からの悪性腫瘍の診断をどのように行うか？

胸水や腹水等の体腔液のみで明かな腫瘤はないが，病歴，腫瘍マーカーなどから，悪

性腫瘍を疑わせる場合がある。その場合，体腔液から悪性腫瘍の診断をつけることが行われている：1つは細胞診，もう1つはセルブロックの作成である。セルブロックは，体腔液を遠心分離し，細胞成分を固定，染色したものである。細胞診との違いは，組織の構造が残ることと，免疫染色やFISH★法も可能となり，組織診断と原発巣の推定に有用であることである。

　また，同一の検体を用いて細胞診とセルブロックを比較した場合，セルブロックのほうが，10％多く悪性腫瘍が診断できたとする報告もある。　　　　　　　＜成田健太郎＞

Bhanvadia MV, Santwani PM, Vachhani JH. Analysis of diagnostic value of cytological smear method versus cell block method in body fluid cytology : study of 150 cases. Ethiop J Health Sci 2014 ; 24 : 125-31.　PMID：24795513

★── FISH　蛍光 in situ ハイブリダイゼーション（fluorescence in situ hybridization）

A　腫瘍随伴症候群とは何か？　代表的なものを挙げよ。

腫瘍随伴症候群とは，悪性腫瘍に合併して起こるまれな全身症候群であり，通常は腫瘍そのものによる直接的浸潤や，腫瘍が産生するホルモンによらない全身症状のことを指す。全身のすべての部位に起こりうるが，神経系と皮膚系に起こることが多い。最も教科書的なものとして，小細胞性肺がんに伴うLambert-Eaton症候群や，胸腺腫に伴う重症筋無力症などが挙げられる。そのほかにも，まれであるが，辺縁系脳炎，小脳変性症や網膜症など多種多様な腫瘍随伴症候群が報告されている。発症機序の明らかになっていないものも多いが，多くは免疫系の異常によって引き起こされていると考えられており，いくつかの特異的な腫瘍随伴抗体が知られている。　＜高橋康一＞

A　代表的なホルモン産生腫瘍とその症状を述べよ。

悪性腫瘍細胞内ではさまざまな蛋白質が，異常産生されることがあるが，さまざまなホルモンを過剰産生する場合もある。特に代表的なのは，大細胞肺がんのACTH[★1]産生や小細胞がんによるADH産生などである。また，がん種に限らず，悪性腫瘍がPTH[★2]関連蛋白質を産生することにより，高カルシウム血症が引き起こされることがある。腎細胞がんのEPO[★3]産生に伴う多血症も知られている。

　ホルモン産生腫瘍では，ホルモン産生によって引き起こされる症状の治療はもちろんのこと，原因である腫瘍への治療を迅速に行うことが求められる。カルチノイドと呼ばれる腫瘍では，セロトニンの産生によりセロトニン症候群を引き起こすこともある。これらのホルモン産生腫瘍の治療では，腫瘍そのものの治療に加えて，それぞれのホルモン過剰産生によって引き起こされる症状の治療も同時に行う。　＜高橋康一＞

★1── ACTH　副腎皮質刺激ホルモン（adrenocorticotropic hormone）
★2── PTH　副甲状腺ホルモン（parathyroid hormone）
★3── EPO　エリスロポエチン（erythropoietin）

A　肺がんのほかに喫煙との相関性が認められているがんは何か？

喫煙と肺がんの因果関係は既に多くの研究で明らかになっているが，喫煙は肺がんに限らず，多くのがんとの相関性ないしは因果関係が認められている。少なくとも，喫煙は白血病，頭頸部がん，口腔・鼻腔がん，喉頭がん，食道がん，膵がん，肝がん，胃がん，子宮頸がん，腎がん，膀胱がん，大腸がん，前立腺がん，原発不明がんなど

との相関性が認められている．また，最近のがんゲノム解析によれば，喫煙に関連した肺がんや頭頸部がん，口腔がんなどは遺伝子変異の数が多く認められ，治療抵抗性であることも示されている．禁煙ないしは，喫煙しないことによりこれらの大部分のがんが予防されることとなり，喫煙は予防可能ながんの最大の要因の1つである．喫煙が与える健康被害はがんに限らないことを考えると，日々の診療のなかでの禁煙指導，および社会全体としての取り組みが大変重要である． 〈髙橋康一〉

Carter BD, Abnet CC, Feskanich D, et al. Smoking and mortality—beyond established causes. N Engl J Med 2015；372：631-40． PMID：25671255

A 脳転移しやすい悪性腫瘍は何か？

我々腫瘍内科医の日常診療では，教科書に記載してある朝方に増悪する頭痛・嘔気といった典型的な症状を呈した脳転移症例にはあまり遭遇しない．もちろん，頭痛，神経症状（運動・感覚障害），認知異常（記憶，情緒，性格），てんかん発作等で発症することもあるが，典型的な症状を呈さずに，倦怠感，無気力，食欲不振が主訴になることも少なくない．脳転移を高頻度できたすがん種と，きたしやすい時期を考慮することで，非典型な症状で発症した脳転移症例であっても，鑑別疾患に加えることが可能になる．

脳転移をきたしやすいがん種としては，日本全国統計によると，1位は肺がんで51.9％，2位は乳がんで9.3％で，以下，直腸がん，腎・膀胱がん，胃がんが続く．欧米では，脳転移しやすい悪性腫瘍の上位に悪性黒色腫が挙がるが（約7％），日本では疾患自体がまれであり，その結果，悪性黒色腫の脳転移にもめったにお目にかからない．

では，脳転移をしやすい悪性腫瘍に罹患している患者に，スクリーニングで頭部画像検査をルーチンで行うかというと，そうではなく，教科書でも推奨されてはいない．症状のない患者にスクリーニングで頭部画像検査を行うことによる生存期間の延長を示すデータは，筆者らの知る限り存在しない．しかし，明かな症状を呈してから脳転移が発見された場合，ADL（PS）が低下していることも多く，治療手段が限られることがある．そして，その後，QOLの低下，治療選択肢も制限されることを考えると，脳転移をきたす可能性の高いと考えられるがん種に対して，適切な時期をみて，スクリーニングとしての頭部画像検査をすることも有益な可能性がある．当科では，脳転移の頻度の高い肺がん，進行の速いタイプの乳がんや腎がん患者で，進行期にある場合，そろそろ脳転移が生じてもおかしくないのではないか，と感じるときに，脳の造影MRIを施行することがある．無症状の脳転移を発見し，ガンマナイフなどの方法で治療することで，患者の全身状態を良好に保つことが可能な場合がある．

初学者を対象とした教科書には，「脳転移の有無を発見するための画像診断は脳転移を疑う何らかの症状を呈している症例に限る」と記載したほうが無難である．しかし，実際に，がん患者の診療をしている筆者らは，上記のようにそれとはやや異なった診療スタイルをもっている．正しい基本的知識を習得したうえで，知識と経験を積んで自分なりに適切と思われる診療スタイルを形成するのが医師として成長する過程であると思う．大事なことは，常に勉強し，最新のエビデンスと一般概念に精通し，自ら構築したスタイルを常時反省・修正・発展させていくことである．

〈平松綾子，大山 優〉

日本脳神経外科学会. Neurologia medico-chirurgica Vol. 49（2009）No. Supplement（BTR）. REPORT OF BRAIN TUMOR REGISTRY OF JAPAN（1984-2000）12th Edition（www.jstage.jst.go.jp/browse/nmc/49/Supplement/_contents）. 閲覧日：2015/3/25
がん診療 UP TO DATE 2013；608-29, 日経 BP社（medical.nikkeibp.co.jp/inc/all/canceruptodate/utd/）. 閲覧日：2015/3/25

A 骨転移をきたしやすい腫瘍は何か？

骨転移をきたしやすい腫瘍には，乳がん，肺がん，前立腺がん，腎がん，甲状腺がんがある。血液悪性腫瘍では，多発性骨髄腫，形質細胞腫が骨病変をきたしやすい。悪性黒色腫も骨転移をきたしやすいが，日本ではまれである。

逆に，頭頸部がん，Ewing肉腫を除く軟部肉腫，卵巣がんでは，骨転移はまれであるといわれている。また，骨転位しやすい腫瘍には分類されていないが，消化器がんの骨転移は患者数が多いため，臨床の場でしばしば遭遇する。特に，食道がん，胃がんと（消化器ではないが）尿路上皮がんも，進行期には骨転移を含む遠隔転移が多い。

固形がんでは，乳がん，前立腺がん，肺がん，甲状腺がん，腎がん，で骨転移の80％を占める。

一般的に，前立腺がんは造骨性変化をきたし，乳がん，肺がん等は溶骨性変化をきたしやすいとされている。しかし，前立腺がんでも，30％は造骨性変化，14％に溶骨性変化，47％は造骨性と溶骨性の混合性変化をきたすとの報告もあり，一概に定義できない。　　　　　　　　　　　　　　　　　　　　　　　　　　　＜成田健太郎＞

Morrissey C, Roudier MP, Dowell A, et al. Effects of androgen deprivation therapy and bisphosphonate treatment on bone in patients with metastatic castration-resistant prostate cancer : results from the University of Washington Rapid Autopsy Series. J Bone MinerRes 2013；28：333-40. PMID：22936276

A 原発不明がんの診断時における血清腫瘍マーカー測定の有用性について述べよ。

原発不明がんとは，治療前の十分な評価にもかかわらず，原発巣が不明で，組織学的に転移性の悪性腫瘍と判明しているものと定義される。原発不明がんは生物学的に多様性に富む疾患概念であるが，生存期間中央値は6〜9か月と一般的に予後不良である。RCT★は存在しないものの，いくつかのレビューやガイドラインでは，一般的な血清腫瘍マーカー（CEA，CA19-9，CA15-3，CA125など）は原発巣診断に有用でないとされている。

しかしながら，原発巣不明であっても予後が比較的よい群の割り出しに，血清腫瘍マーカーが有効である場合がある。それには，多発性造骨性骨転移を有しPSA高値である男性の腺がんや，がん性腹膜炎を有しCA125高値である女性の漿液性腺がんなどが該当し，これらは特定の治療を行うことで生存期間の改善が示されている。また，胚細胞腫瘍は化学療法に感受性が高く，転移があっても治癒の可能性もあるため，これを見逃さないためにAFPやβ-hCGの測定が推奨されている。　　　＜原田陽平＞

NCCN Guidelines® (NCCN Clinical Practice Guidelines in Oncology). Occult Primary, Version 3. 2014 (www.nccn.org/professionals/physician_gls/f_guidelines.asp). 閲覧日：2015/3/25
Pavlidis N, Briasoulis E, Hainsworth J, et al. Diagnostic and therapeutic management of cancer of an unknown primary. Eur J Cancer 2003；39：1990-2005. PMID：12957453

Varadhachary GR, Abbruzzese JL, Lenzi R. Diagnostic strategies for unknown primary cancer. Cancer 2004；100：1776-85. PMID：15112256
Kennedy AW, Markman M, Webster KD, et al. Experience with platinum-paclitaxel chemotherapy in the initial management of papillary serous carcinoma of the peritoneum. Gynecol Oncol 1998；71：280-90. PMID：9826473
Dalrymple JC, Bannatyne P, Russell P, et al. Extraovarian peritoneal serous papillary carcinoma. A clinicopathologic study of 31 cases. Cancer 1989；64：110-5. PMID：2731107
Bloss JD, Liao SY, Buller RE, et al. Extraovarian peritoneal serous papillary carcinoma：a case control retrospective comparison to papillary adenocarcinoma of the ovary. Gynecol Oncol 1993；50：347-51. PMID：8406199
Hainsworth JD, Greco FA. Overview of the classification and management of cancers of unknown primary site. UpToDate（www.uptodate.com/contents/overview-of-the-classification-and-management-of-cancers-of-unknown-primary-site）．閲覧日：2015/1/9

★― RCT　無作為化比較試験（randomized controlled trial）

A　進行がんと似て紛らわしい疾患は何か？

固形がんと診断された患者のステージを決定する画像検査で，予想以上に広範なリンパ節腫脹が存在することがある．また，別の場所に腫瘤や，転移を疑う骨病変が併存しているときもある．あるいは，がんとはまだ診断されていないが，経過と画像検査からがんのような患者を診たとき，生検にてがんではないと判明することが時々ある．このようなときに一元的に1つの疾患と判断してよいかどうか迷うことがある．筆者らはこれまで，以下のような病態を経験してきた．固形がん患者の診療は，単純な場合もあれば複雑な場合も少なくない．

- 広範なリンパ節転移を伴う病変を生検したら結核腫であった
- 限局性の食道がんと思われたが，広範なリンパ節転移を伴っており，リンパ節を生検したら濾胞性リンパ腫が併存していた
- 骨転移とMRIで読影されたが，その後，実は転移ではないことがわかった

上記のように，診断を追求しないと正しい治療方針とならないことがある．食道がんと濾胞性リンパ腫は，リンパ腫が無症状であれば，通常，まず予後の悪いほうの食道がんの治療を優先する．また，非悪性の原因であるにもかかわらず一見進行したがんにみえることもあるので，がんに対する根治的治療の機会を逸することがあってはならない．表6-2に固形がんと紛らわしい病態をまとめた．　　　　　　　　　＜小山隆文＞

Collins TR, Sahn SA. Thoracocentesis. Clinical value, complications, technical problems, and patient experience. Chest 1987；91：817-22. PMID：3581930

A　固形がん患者特有の発熱時の注意点は何か？

固形がん患者では，血液腫瘍と比較すると，一般的に化学療法による好中球減少の程度は軽く期間も短いため，発熱性好中球減少の頻度は少なくなる．しかし一方で，原発巣や転移巣による管腔臓器の閉塞や，デバイスの使用（腎瘻，中心静脈ポート，各種ドレーン等）など特有の問題が併存することが多い．よって，発熱時には，現在行われている治療の内容や血球の減少の把握に加えて，腫瘍の進展範囲，解剖学的な問題，デバイス使用などを把握のうえで，ワークアップを進める必要がある．マルチプロブレムである場合には診断が複雑化するが，コモンな疾患（肺炎や尿路感染，血流

表6-2 固形がんと紛らわしい病態

病変	進行がんによる病因	進行がん以外による病因
リンパ節腫脹	リンパ節転移	悪性リンパ腫, 白血病, 伝染性単核球症 (EBV[★1], CMV[★2]), サルコイドーシス, 膠原病, リンパ節炎(結核性, 反応性, ウイルス, 細菌性), アミロイドーシス, 薬剤による反応性, IgG4[★3]関連疾患, Castleman病
肺結節	肺転移	原発性肺がん, 肺膿瘍, 器質化肺炎, 陳旧性肺結核, round atelectasis
肝腫瘤	肝転移	肝細胞がん, 肝嚢胞, 肝膿瘍, 肝血管腫
胸水	胸膜播種(がん性胸膜炎)	**滲出性**：肺炎随伴胸水, 肺塞栓, 膿胸, 膠原病 **漏出性**：うっ血性心不全, 肝硬変による腹水, ネフローゼ症候群
腹水	腹膜播種(がん性腹膜炎)	肝硬変, うっ血性心不全
骨病変(変形, 腫瘤)	骨転移	骨粗鬆症による圧迫骨折, 細菌性・結核性椎体炎, Paget病, 多発性骨髄腫, fibrous dysplasia(線維性骨異形成症)

★1 — EBV エプスタイン-バーウイルス(Epstein-Barr virus)
★2 — CMV サイトメガロウイルス(cytomegalovirus)
★3 — IgG4 免疫グロブリン G4(immunoglobulin G4)

感染など)から検討し, 次にその患者で特に問題となっている部位(現在腫瘍が増大している部位や痛みのある部位)を検討していく. しかし, 十分なワークアップを行っても, 感染巣が特定できないこともしばしばある. 画像診断が進歩した近年では, がん患者の不明熱は腫瘍熱が最も多いともいわれるが, 腫瘍熱は基本的に除外診断にて行うことが重要である. 　　　　　　　　　　　　　　　　　　　　　　　　　　＜原田陽平＞

IDATENセミナーテキスト編集委員会. 病院内/免疫不全関連感染症診療の考え方と進め方. 東京：医学書院, 2011：170-7.
Zell JA, Chang JC. Neoplastic fever：a neglected paraneoplastic syndrome. Support Care Cancer 2005；11：870-7. PMID：15864658

治療一般

A ネオアジュバント療法とアジュバント療法の違いは何か？

ネオアジュバント療法もアジュバント療法も, 根治的外科的手術との兼ね合いで用いられる用語である. すなわち, ネオアジュバント療法とは, がんに対する外科的根治術の前に抗がん剤を用いることによって, 腫瘍を縮小, ないしはダウンステージング

させ，本来であれば根治的手術療法が困難な腫瘍を外科的に切除しやすくするという目的で行われる．対して，アジュバント療法は，外科的根治術後に，微小残存病変を駆逐する目的で使用される抗がん剤療法のことである．ネオアジュバント療法では，特に，腫瘍の抗がん剤に対する感受性をリアルタイムに in vivo で評価することができる，という利点がある．また，手術前に行われるため，多くの場合，患者の全身状態がよく，十分量の抗がん剤を投与することができることが多い．対して，アジュバント療法では，腫瘍は原則的に手術で取り除かれているため，投与している抗がん剤に対する感受性を評価することはできない．また，手術に伴う合併症が生じた場合，予定していた抗がん剤治療を行えないという場合も起こりうる．ただし，現在のところ，ネオアジュバント療法がアジュバント療法に比べて生存率の向上に寄与するかどうかは明確ではない．ネオアジュバント療法が比較的多用されるのは，浸潤性膀胱がんや，直腸がんなどである． 〈高橋康一〉

B がん患者の貧血に対する EPO（エリスロポエチン）製剤の使用で留意しなくてはいけない事項は何か？

貧血は抗がん剤治療において，ほぼ避けることのできない副作用である．抗がん剤に伴う貧血症状に対する EPO 製剤の効果は大規模臨床試験で研究されており，EPO 製剤によるヘモグロビン量の改善，輸血必要量の減少，QOL の軽度の改善といった効果が認められている．ただし，その後に行われたいくつかのメタアナリシスによれば，EPO 投与群の患者では全体的な生存率の悪化が認められた．また，血栓塞栓症の増加も EPO 投与群で有意に高いことが確認されている．これを受けて，さまざまなガイドラインでは，がん患者における EPO 製剤の使用に対して慎重になるよう明記されている．特に，根治を目指して治療を受けている患者においては，EPO 製剤の使用は推奨されない．緩和目的で抗がん剤が使用されている場合には，過去の研究で生存率の悪化が認められていることを十分に説明したうえで，QOL との兼ね合いから使用の是非を検討すべきである．過去のメタアナリシスに関しては，下記の文献を参照されたい．上記に示した事項は，血液悪性腫瘍（特に骨髄異形成症候群）においては当てはまらないので注意が必要である． 〈高橋康一〉

Tonia T, Mettler A, Robert N, et al. Erythropoietin or darbepoetin for patients with cancer. Cochrane Database Syst Rev 2012 ; 12 : CD003407.　PMID：23235597
Bennett CL, Silver SM, Djulbegovic B, et al. Venous thromboembolism and mortality associated with recombinant erythropoietin and darbepoetin administration for the treatment of cancer-associated anemia. JAMA 2008 ; 299 : 914-24.　PMID：18314434

A オンコロジックエマージェンシーとは何か？

オンコロジックエマージェンシー（oncologic emergency）とは，がん自体，またはがん治療に伴って生じる緊急を要する病態のことである．オンコロジックエマージェンシーは，大きくは代謝性，血液学的，構造異常，治療関連，に分類される．代謝性には，悪性腫瘍関連高カルシウム血症・SIADH[*1]・TLS[*2]が，血液学的には，FN[*3]・過粘稠症候群が，構造異常には，脊髄圧迫・悪性心嚢液貯留・上大静脈症候群（SVC[*4] syndrome）が，治療関連には，化学療法による下痢，抗がん剤血管外漏出などが挙げられる．近年のがん患者増加および外来治療の浸透に伴い，非腫瘍専門医がオンコロジックエマージェンシーに遭遇する頻度は上昇すると考えられる．一般内科医・家庭

医のみならず，救急対応にあたる医師にとって，これら病態に対する理解がますます重要になると思われる。　　　　　　　　　　　　　　　　　　　＜藤澤孝夫＞

Higdon ML, Hgdon JA. Treatment of oncologic emergencies. Am Fam Physician 2006 ; 74 : 1873-80.　PMID : 17168344

★1 ― SIADH　抗利尿ホルモン不適合分泌症候群(syndrome of inappropriate secretion of antidiuretic hormone)
★2 ― TLS　腫瘍崩壊症候群(tumor lysis syndrome)
★3 ― FN　発熱性好中球減少症(febrile neutropenia)
★4 ― SVC　上大静脈(superior vena cava)

A　がんによる脊髄圧迫に対する適切な対応について述べよ。

MSCC★は硬膜内あるいは硬膜外からの腫瘍の脊髄圧迫により進行性の神経症状を起こす病態で，何らかの手段で除圧を行わないと，永続的な神経障害をきたす可能性が高い。がん種では，肺がん，乳がん，多発性骨髄腫，悪性リンパ腫，腎がん，前立腺がんなどで多いが，どのがんでも生じる可能性がある。

診断は MRI で行い，脊髄圧迫や近い将来そうなる病巣が複数箇所存在することも時々ある。そのため，可能なら，全脊椎 MRI が望ましい。また，腎機能低下やガドリニウムアレルギーなどがなければ，脊髄転移および髄膜浸潤のより正確な評価のために造影 MRI を行う。

MRI が撮影不可能な場合には，造影 CT で代用するが，脊柱管内の病巣の評価は困難なことが多く，椎体・椎弓・棘突起・肋骨基部などの骨破壊像を間接的な所見として参考にする。そのほか，ミエログラフィーなども必要時には検討するが，筆者らは施行した経験はない。治療の目標は，疼痛緩和，神経機能の温存，合併症の回避である。疼痛緩和においては，積極的にオピオイドを使用し，手術適応となる可能性も考えて出血を助長する NSAIDs の使用は慎重に行う。

神経症状が出現している場合，デキサメタゾンを使用したほうが歩行機能温存の予後が有意に良好であることが示されており，手術までの待機中や放射線治療の作用発現まで使用する。デキサメタゾンの初期投与量は 100 mg と 10 mg の比較で差がなく(その後，両者とも 16 mg/日)，筆者らは初回 10 mg，その後に 4 mg を 6 時間ごとに，神経症状が改善してきたら，4 mg を 12 時間ごと，その後，4 mg を 24 時間ごと，と漸減することが多い。なお，神経症状のない場合には，ステロイド投与は不要である。局所治療の選択は，脊椎不安定性の有無，脊髄圧迫の程度，腫瘍の放射線感受性，推定される予後などに基づいて行う。脊椎外科や整形外科にコンサルテーションを行い，手術療法の必要性の検討と脊椎の安定化やコルセットの必要性とリハビリテーションなどについてアドバイスを求める。手術療法後に放射線治療を行ったほうが放射線単独よりも機能的な予後が良好であることが示されているが，手術は侵襲も大きいため，全身状態が保たれており，予後が 6 か月以上あると考えられる症例で検討される。

放射線治療は手術適応がない場合に行う。しかし，除痛効果は期待されるが放射線感受性の高い腫瘍を除いて，神経症状の改善はあまり期待できない。また，手術で取り切れなかった病変による再増悪を予防するため，手術後に放射線治療を施行することが多い。さらに，麻痺がある場合等には，静脈血栓症のリスクが高いため，手術を行わない場合や他の禁忌がない場合には，予防的抗凝固療法を検討する。　＜原田陽平＞

Sørensen S, Helweg-Larsen S, Mouridsen H, et al. Effect of high-dose dexamethasone in carcinomatous metastatic spinal cord compression treated with radiotherapy : a randomised trial. Eur J Cancer 1994 ; 30A : 22-7.　PMID : 8142159
Vecht CJ, Haaxma-Reiche H, van Putten WL, et al. Initial bolus of conventional versus high-dose dexamethasone in metastatic spinal cord compression. Neurology 1989 ; 39 : 1255-7.　PMID : 2771077
Patchell RA, Tibbs PA, Regine WF, et al. Direct decompressive surgical resection in the treatment of spinal cord compression caused by metastatic cancer : a randomised trial. Lancet 2005 ; 366 : 643-8.　PMID : 16112300
Schiff D, Brown P, Shaffrey ME, et al. Treatment and prognosis of neoplastic epidural spinal cord compression, including cauda equina syndrome. UpToDate（www.uptodate.com/contents/treatment-and-prognosis-of-neoplastic-epidural-spinal-cord-compression-including-cauda-equina-syndrome）．閲覧日：2015/3/25

★── MSCC　腫瘍性脊髄圧迫症候群（malignant spinal cord compression）

A　乳がんなど体表腫瘍の止血法について述べよ。

進行した乳がん，頭頸部がん，皮膚がん，皮下転移が増大し表面に露出した部分は容易に出血をきたし，滲出液が多く，悪臭を伴う。患者のQOL低下につながる。婦人科がんでも子宮頸がんや腟断端再発からの出血はコントロールが難しい。

　基本的には，oozing（毛細血管性出血）の場合は出血している部位を圧迫することにより止血が得られる。腫瘍部分は出血点を直接圧迫できないこともあり，カルトスタット®やソーブサン®といった止血効果のある材料を貼り付けて止血を得られることもある。ガーゼ交換のため剥がしたときに，創部にガーゼが貼りついて再度出血することが多い。このため，表面の凹凸がないメロリンガーゼを使用すること，また，一度塗布したカルトスタット®などは無理にはがさないことが推奨される。また，洗浄時は腫瘍部分をこすらず，シャワーなど流水で流すことで再出血を極力防ぐ。

　皮膚科では，Mohs' pasteを用いて化学的に固定して止血を得ることがある。Mohs' pasteは，米国の外科医 フレデリック・E・モズ〔Frederick E. Mohs（1910〜2002年）〕が皮膚がんを，塩化亜鉛を用いて化学固定しながら切除するMohs' chemosurgeryを開発したことから名づけられた。近年は乳がんなどの患者のQOL改善を目的として止血のために皮膚潰瘍に用いた報告がみられる。皮膚や粘膜を刺激し痛みを伴うので，ペースト塗布前に鎮痛薬を使用する。ペースト塗布24〜48時間後にペーストを除去する。経過をみながら止血されるまで繰り返すことができる。ペースト塗布は外来で行える比較的簡便な処置であり，進行がんの止血に有効な場合がある。

　また，出血している腫瘍部分に放射線治療を行い，腫瘍を減量することで，止血効果が得られることもある。照射野を体表のみに絞ることで1回線量を高く設定し，照射回数を減らすことも可能である。ある程度，厚みのある病変には，リニアックを使用するが，表面の薄い病巣には，電子線照射が有効である。　〈長谷川依子，大山 優〉

Kakimoto M, Tokita H, Okamura T, et al. A chemical hemostatic technique for bleeding from malignant wounds. J Palliat Med 2010 ; 13 : 11-3.　PMID : 19827962
大井裕子, 小穴正博, 林 裕家ほか. 緩和ケア領域におけるMohsペーストの有用性. Palliative Care Research 2009 ; 4 : 346-50.
南 和彦, 長谷川直子, 福岡 修ほか. Mohs軟膏を用いた頭頸部腫瘍の出血, 疼痛制御. 日耳鼻 2009 ; 112

: 550-3.

A 疼痛コントロールにおけるWHOの3段階ラダーは有用か？

WHOの3段階ラダーは，1996年に発表された，"World Health Organization. Cancer pain relief, 2nd ed"(Geneva).のなかに記載されている，WHOがん疼痛治療の5原則の1つである。その概要は，疼痛の強さに応じて，1段階目は，非オピオイド鎮痛薬を投与し，それでも疼痛が持続する場合は，第2段階としてコデインやトラマドール等の弱オピオイドを使用し，それでも疼痛が持続する場合には，3段階目にオキシコドンやモルヒネ等の強オピオイドを使用する。また，次の段階に移行する場合も，前段階の薬物を使用し続け，鎮痛補助薬はどの段階でも適宜使用するというものである。

時に，「どんな疼痛の場合も，WHOラダーにのっとって，まず非オピオイドから開始しなければならない」と解釈されている場合がある。たとえば，「予後1週間と見込まれる膵がん腹膜播種の男性が，強い腹痛を訴えている」というような場合，第1段階の非オピオイドから開始すべきであろうか？　おそらく，強い疼痛は緩和されずに苦しみながら亡くなることが予想される。このような場合は，第3段階の強オピオイドから開始すべきであろう。

原文にも，「常に第1段階から開始しなければならない」との記載はない。WHO鎮痛ラダーはもともとは1980年代に作成されたガイドラインであるが，エビデンスに基づいていない。しかし，疼痛コントロールにおいて，ガイドラインとして多大な影響を与えているのは事実である。実際の診療では，病状に基づく疼痛のメカニズムの把握，今後の経過の予測，全身状態と患者の特性など複雑な因子を分析し，個別に疼痛管理をする。そのため，WHOの3段階ラダーのように単純にはならない。そして，進行がん患者の強い疼痛に対するマネージメントでははじめからオピオイドを使用することも多い（非オピオイドだけでは容易に鎮痛が得られないため）。ところで，モルヒネをはじめから投与することで，第1段階の薬剤から投与していくことに比較し，眠気や倦怠感，便秘などのモルヒネの副作用が有意に多く，鎮痛効果に差はなかったとの報告もあり，その点では注意が必要である。　　　　　　　　＜成田健太郎＞

World Health Organization. Cancer pain relief—With a guide to opioid availability, 2nd ed. Geneva：WHO.（whqlibdoc.who.int/publications/9241544821.pdf）．閲覧日：2015/3/25
Maltoni M, Scarpi E, Modonesi C, et al. A validation study of the WHO analgesic ladder : a two-step vs three-step strategy. Support Care Cander 2005；13：888-94．PMID：15818486
Nunes BC, Garcia JB, Sakata RK. Morphine as first medication for treatment of cancer pain. Braz J Anesthesiol 2014；64：236-40．PMID：24998106

A がん性疼痛に使用すべき薬剤の順序について述べよ。

WHOの3段階ラダーはシンプルで初心者にも理解しやすいし（185ページの文献を参照），診療にも簡単に適応でき，実際にさまざまな場面で利用・引用されている。しかしながら，我々がん専門医は，WHOのラダーに沿って鎮痛薬を使用することはほとんどない。その理由を以下に述べる。

1. がんにより疼痛がある場合，まず次の2点を考える
- 切除や化学療法やその他の介入で治療可能な疼痛か？
- 上記にて改善が困難な進行がんによる疼痛か？

たとえば，尿管がんで水腎症になって疼痛がある場合や，手術や尿路変更で改善可能な場合は，鎮痛薬の使用は手術のときまでといったように短い可能性がある。その場合はアセトアミノフェンや即効性の弱オピオイドや，少量の強オピオイドを短期間使用するだけでコントロール可能かもしれない。手術や処置を予定している場合，血小板機能を抑制するNSAIDsは避けたほうがよい。最近市販されたトラマドールはオピオイドのμ受容体に作用する合成薬で，単独またはアセトアミノフェンとの合剤として，日本で麻薬処方箋なしに処方可能である。WHOのラダーでは，コデインと並んで弱オピオイドの1つとされている。がん性疼痛に対する治療薬として薬理学的に強オピオイドに勝る部分はないが，短期間の使用では処方しやすい薬剤である。

　進行がん患者でがんによって疼痛があるときには，下段のように何らかの介入は可能だが，ただちに疼痛を改善させることが困難な場合が多い。たとえば，疼痛を伴う直腸がんでただちに切除できないほど伸展している場合，化学療法や化学放射線療法で腫瘍を縮小させてから手術に臨むことがある。その場合，腫瘍が縮小するまで疼痛は続く。もう1つのよくあるパターンは，骨転位のために強い疼痛がある場合である。全身の評価をして治療方針を組み立てると同時に鎮痛を図るが，化学療法や放射線治療がただちに適応にならない場合もあり，その間，患者は疼痛に苦しむ。ここで，WHOのラダーに沿って，非オピオイド性鎮痛薬→弱オピオイド→強オピオイド±鎮痛補助薬と順に治療を施行していると，患者は良好な鎮痛効果が得られるまで数日以上かかり，かつ完全に疼痛フリーにはなり難い。そのような状況では，我々がん治療の専門家は，疼痛の程度に合わせ，はじめから強オピオイドの経口，または入院させての静注(PCA[★1]ポンプを使用することが多い)，または両者の組み合わせを用いて開始する。鎮痛補助薬や，NSAIDs，アセトミノフェンなども同時に，補助的に使用する場合もある。

　疼痛は必ず，NRS[★2]で定量的に評価する。たとえば，患者がNRS 7や8の強い疼痛を訴えていたり，診察時間中に座位の保持ができないほど強い疼痛がある場合は，ただちに強オピオイドで疼痛コントロールを開始する。特に後者の場合，ただちに入院させてPCAポンプを使用し，静注のオピオイドを開始することが多い。

　もし，医師がオピオイドの使用に慣れていない場合には，仕方がないのでWHOのラダーに沿って治療を開始してもよい。しかし，強い疼痛では，効果不十分の場合を考えて入院による積極的な鎮痛薬使用をして，1日でも早く良好な疼痛コントロールを行うように心がける。

　そのほか，各クラスの鎮痛薬には下記のような特徴がある。

2．アセトアミノフェン
- 鎮痛作用の機序は不明
- 抗炎症作用はない
- いちばん弱いクラスの鎮痛薬
- 一般的に安全。しかし，肝障害のリスクがあるため，1日4gが最大投与量。肝障害併存時には1日2.6gまでとする。
- それらより低用量でも，長期の投与には肝障害が発生するリスクがある
- 腎障害はきたさない

3．NSAIDs

- COX[*3]-1と2を抑制する
- 現在市販されている選択的COX-2阻害薬はセレコキシブだけ
- アスピリンと異なり，血小板抑制は一時的(通常，2～3日)
- 骨痛，炎症の因子がある場合，腫瘍熱によく効く
- **副作用**：血小板機能抑制，胃粘膜傷害，腎障害，肝障害，動脈系の塞栓症リスク上昇(虚血性心疾患など)，高血圧，心不全
- **腎障害の機序**：腎血管攣縮，間質性腎炎，ATN[*4]，慢性腎不全
- 腎血流量低下時，既に存在する腎機能障害，骨髄腫腎には急性腎不全を誘発することがあり禁忌

4．オピオイド

- オピオイド受容体に作用して効果を発揮する。アセトアミノフェンやNSAIDsのように内臓に重度の障害をきたすことはほとんどないため，投与量の増量や，長期の使用に適する。また，強力な鎮痛作用を有し，鎮痛作用の増強に天井がないため，がん性疼痛の中心的薬剤である。以下に，その副作用を示す。
  - **便秘**：必ず生じるので，下痢の患者以外は予防的に下剤を同時併用する
  - **嘔気**：開始時に約半数の患者に生じる。多くは1～2週間で消失する。ドパミン拮抗薬やベンゾジアゼピンなどを併用して抑制することが多い。それらの併用にて鎮静作用は増強される
  - **鎮静**：ほとんどの患者に程度の差はあるが生じる。眠くなるため運転は許可できない。徐々に慣れることが多いが，完全に消失することはない
  - **せん妄**：高齢者に生じやすい。減量やせん妄の治療で対応する
  - **瘙痒**：オピオイドにはヒスタミン遊離作用がある。しかし，抗ヒスタミン薬で治療すると，鎮静作用が増強されるので注意
  - **排尿障害**：抗コリン作用のため生じることがある。α遮断薬や導尿で治療する
  - **呼吸抑制**：鎮静作用に伴って生じる。重度の場合にはナロキソンで拮抗する

5．鎮痛補助薬

- **ステロイド**：さまざまな疼痛，苦痛に短期的効果がある。長期に使用すると改善効果は薄れる
- **三環系抗うつ薬**：神経原性疼痛に効果があるが，効き出すのに数週間かかる
- **デュロキセチン**：SNRI[*5]のクラスの抗うつ薬。末梢神経障害性疼痛に効果がある
- **抗けいれん薬**：神経原性疼痛に有効。頻用されるのがプレガバリンとガバペンチン。プレガバリンは末梢神経障害性疼痛に保険適応がある

6．鎮痛のためのその他の方法

- **神経ブロック**：そこに伝わる神経を麻痺させる
- **放射線治療**：がんが正常組織に浸潤して疼痛をきたしている場合(骨転位など)，その部位に照射をすると，鎮痛効果が得られることが多い。高い線量をかけると，抗腫瘍効果も期待できるが毒性も上昇する

＜大山 優＞

World Health Organization. Cancer pain relief—With a guide to opioid availability, 2nd ed. Geneva：WHO.（whqlibdoc.who.int/publications/9241544821.pdf）．閲覧日：2015/3/25

★1 ─ PCA　患者管理無痛(patient-controlled analgesia)
★2 ─ NRS　numerical rating scale
★3 ─ COX　シクロオキシゲナーゼ(cyclooxygenase)
★4 ─ ATN　急性尿細管壊死(acute tubular necrosis)
★5 ─ SNRI　セロトニン・ノルアドレナリン再取り込み阻害薬(serotonin-norepinephrine reuptake inhibitor)

A 終末期がん患者に対する輸液の基本的な考え方を述べよ。

終末期がん患者とは，教科書やガイドラインによって多少定義は異なるものの，生命予後が1～2か月と推定されるがん患者である。がん終末期では，患者は次第に悪液質を生じ，骨格筋や脂質の分解亢進やインスリン抵抗性等の代謝障害を起こすため，積極的な栄養投与はむしろ生体にとって負担で有害となりうる。また，膠質浸透圧が低下するため，過剰な輸液は浮腫・胸水・腹水・気道分泌の増加につながる。経口摂取が減った際，まずは痛みや抑うつの治療，ステロイドの投与といった摂取改善のための治療を試みるべきであり，それらを行っても改善が得られない場合に輸液が考慮される。

日本緩和医療学会から出されている「終末期がん患者の輸液療法に関するガイドライン2013年度版」では，生命予後が1～2週間と推定された場合には，QOLの向上を示す根拠がないうえに，代謝性の合併症や体液貯留症状の悪化をきたす可能性があるため，消化管狭窄・閉塞の有無にかかわらず，高カロリー輸液は行わないことが推奨されている(推奨レベル1C：強い推奨，とても低いエビデンスレベル)。また，脱水症状の改善を目的とする場合も，生命予後が1～2週間でPS(performance status)が3～4の時期では，たとえ経口摂取ができなくとも，体液貯留によるQOLの低下を引き起こす恐れがあるとして1,000 mL/日を超える中カロリー輸液(10％以下の糖質濃度の維持輸液と定義)は行わないことが推奨されている(推奨レベル1C)。さらに，生命予後が1か月程度と考えられる，がん性腹膜炎による消化管狭窄・閉塞のために経口的に水分摂取はできないが，PSが1～2の患者では，500～1,000 mL/日の中カロリー輸液が推奨レベル1Cであり，1,000～1,500 mL/日の高カロリー輸液(10％を超える糖質濃度の維持輸液と定義)は推奨レベル2C(弱い推奨，とても低いエビデンスレベル)となっている。予測される生命予後，患者・家族の希望，症状等を踏まえ，繰り返し状態を評価しながら，輸液を調節していくことが重要である。

<原田陽平>

日本緩和医療学会緩和医療ガイドライン委員会編. 終末期がん患者の輸液療法に関するガイドライン, 2013年度版(第1版). 東京：金原出版, 2013：71.

抗がん剤使用時の留意点

A 抗がん剤は副作用が強く出るほど効果があるのか？

一部の抗がん剤(特に分子標的薬)の抗腫瘍効果と，特定の副作用は関連すると考えられている。

EGFRに対する分子標的薬の抗腫瘍効果と皮疹との関連が報告されている。この薬剤には，肺腺がんに対するゲフィチニブ，エルロチニブ，大腸がんに対するセツキシマブ，パニツムマブがある。

また，腎細胞がんに使用される VEGF★阻害薬のスニチニブと甲状腺機能低下の報告もある。

しかし，どの副作用も，抗腫瘍効果と関連しているとはいえない。現在，抗腫瘍作用を治療開始前から予測することが試みられている。腎細胞がんにおいて，治療開始前の血清 VEGF レベルと VEGF 阻害薬であるソラフェニブとの関連が報告されている。しかし，治療開始前の治療効果予測はいまだ困難である。　　　　　＜小山隆文＞

Agero AL, Dusza SW, Benvenuto-Andrade C, et al. Dermatologic side effects associated with the epidermal growth factor receptor inhibitors. J Am Acad Dermatol 2006；55：657-70．PMID：17010747
Cunningham D, Humblet Y, Siena S, et al. Cetuximab monotherapy and cetuximab plus irinotecan in irinotecan-refractory metastatic colorectal cancer. N Engl J Med 2004；351：337-45．PMID：15269313
Perez-Soler R. Rash as a surrogate marker for efficacy of epidermal growth factor receptor inhibitors in lung cancer. Clin Lung Cancer 2006；8：S7-14．PMID：17239291
Peréz-Soler R, Saltz L. Cutaneous adverse effects with HER1/EGFR-targeted agents：is there a silver lining? J Clin Oncol 2005；23：5235-46．PMID：16051966
Escudier B, Eisen T, Stadler WM, et al. Sorafenib for treatment of renal cell carcinoma：Final efficacy and safety results of the phase Ⅲ treatment approaches in renal cancer global evaluation trial. J Clin Oncol 2009；27：3312-8．PMID：19451442

★── VEGF　血管内皮細胞増殖因子（vascular endothelial growth factor）

B 肥満患者への抗がん剤投与量は調整が必要か？

肥満は，がんの発生率を増加させ，予後を悪化させる。肥満患者は，併存疾患をもっていることや，運動能が低下しているなどの多因子が考えられるが，抗がん剤の投与量が関連していると考えられている。

肥満患者に対する抗がん剤（殺細胞薬）の投与量は，実測体重，理想体重，補正体重*を用いて計画してきたが，実測体重による投与量以下では，化学療法の効果が減少すると考えられるようになった。これを受けて，ASCO★1 は BMI★2 25 kg/m² 以上の肥満患者における殺細胞薬投与量のガイドラインを作成した。根治を目指す状況では，実体重を用いて原則治療計画を立てる。ただし，BMI 40 kg/m² 以上の病的肥満に関するエビデンスは乏しい。生理的年齢，併存疾患，PS を総合的に判断し，投与量を決定する。

根治を目指さない（緩和と延命）状況では，実体重を必ずしも使用する必要はない。分子標的薬に関しては，実測体重，理想体重，補正体重のどれを使用すべきかは不明である。　　　　　　　　　　　　　　　　　　　　　　　　　　　　＜小山隆文＞

Reeves GK, Pirie K, Beral V, et al. Cancer incidence and mortality in relation to body mass index in the Million Women Study：cohort study. BMJ 2007；335：1134．PMID：17986716
Griggs JJ, Sorbero ME, Lyman GH. Undertreatment of obese women receiving breast cancer chemotherapy. Arch Intern Med 2005；165：1267-73．PMID：15956006
Poikonen P, Blomqvist C, Joensuu H. Effect of obesity on the leukocyte nadir in women treated with adjuvant cyclophosphamide, methotrexate, and fluorouracil dosed according to body surface area. Acta Oncol 2001；40：67-71．PMID：11321664
Rosner GL, Hargis JB, Hollis DR, et al. Relationship between toxicity and obesity in women receiving adjuvant chemotherapy for breast cancer：results from cancer and leukemia group B study 8541. J Clin Oncol 1996；14：3000-8．PMID：8918498

Griggs JJ, Mangu PB, Anderson H, et al. Appropriate chemotherapy dosing for obese adult patients with cancer : American Society of Clinical Oncology clinical practice guideline. J Clin Oncol 2012 ; 30 : 1553-61.　PMID : 22473167

★1— ASCO　米国臨床腫瘍学会(American Society of Clinical Oncology)
★2— BMI　肥満度指数(body mass index)

＊一注　理想体重＋0.4(実測体重－理想体重)

Ⓑ 化学療法中，副作用の種類と程度による化学療法の投与量調節はあるか？

化学療法を行う目的は，治癒，または緩和・延命の2つが考えられる．化学療法で治癒可能ながん種としては，白血病やリンパ腫などの血液腫瘍や胚細胞腫瘍が挙げられる．
　治癒可能，不可能にかかわらず，患者が可能な限り長く，そして質の高い人生を送ることができるように治療計画を練ることが大切である．
　副作用は，自覚される副作用(倦怠感，下痢，粘膜炎，嘔気など)と自覚されない副作用(血球減少，肝機能異常，電解質異常など)の2つに，大きく分けることできる．血球減少は予想されるものであり，化学療法の投与量の変更は不要なこともある．しかし，自覚される副作用が強く出た場合は，回復するまで化学療法の中断と，その後の投与量の調節が必要になることが多い．治癒可能症例であれば，副作用が強く出ても，治療継続する場合がある．一方，治癒不可能(緩和・延命)症例に対して，効果よりも副作用が強く出るような化学療法は避けるべきである．通常，化学療法のレジメンやプロトコールごとに，副作用に応じた減量基準が存在する．化学療法に関する論文では，必ず，副作用と治療関連死のデータが記載されている．ある一定の頻度で強い毒性が出現し，なかには致死的になる症例もある．現在，転移性大腸がんに最も使用されているレジメンである modified FOLFOX6 ＋ bevacizumab では，2％の治療関連死が報告されている．化学療法を行う医師は，その化学療法ごとの論文や治療計画書を確認する必要がある．　　　　　　　　　　　　　　　　　　　　　　　　＜小山隆文＞

Hochster HS, Hart LL, Ramanathan RK, et al. Safety and efficacy of oxaliplatin and fluoropyrimidine regimens with or without bevacizumab as first-linetreatment of metastatic colorectal cancer : results of the TREE Study. J Clin Oncol 2008 ; 26 : 3523-9.　PMID : 18640933

Ⓑ 高齢患者への抗がん剤の投与量調節は必要か？

抗がん剤の有用性や安全性を示す根拠となっているのは，臨床試験である．しかし，高齢者は，多くの臨床試験で除外されており，十分な検討がなされていないことが多い．また，高齢者と若年者を比較した際，下記のような相違点がある．

- 加齢によって，肝体積ならびに肝臓の機能的予備能の低下が起こると考えられている．この結果，薬物代謝機能は低下し，高濃度長時間の薬物曝露を受ける可能性がある
- 腎機能も加齢によって低下する．腎機能の低下によって，薬物の血中濃度のピーク値上昇と曝露時間の延長を呈するため，腎排泄薬剤の毒性が増強する．腎機能はクレアチニンクリアランスでモニタリングする
- 骨髄での造血機能も加齢によって低下する．このため，若年者に比較して抗がん剤

による骨髄抑制が強く，そして長期間になる可能性がある
- 高齢者は脂肪が増加し，細胞内の水分は減少する。この結果，水溶性薬剤の血中濃度上昇，脂溶性薬剤の血中濃度の低下と排泄時間の延長をきたす
- 加齢によって心機能低下が起こる。大量補液によるうっ血などを起こしやすい
- 高齢者は，若年者に比較して常用薬が多い。これにより，薬物相互作用が起こり，抗がん剤の排泄代謝に影響を及ぼす可能性がある。

このように加齢によって生理的予備能の低下を認めるため，高度の外的ストレス（抗がん剤など）にする代償機能が低下していく。生理的予備能の低下は，必ずしも暦年齢で判断できるものではない。合併症，臨床情報（血液検査，生理機能検査，画像検査），PSを総合的に判断する必要がある。

表6-3にある評価項目に従い，高齢者における化学療法の毒性発症を予想する。

表6-3　評価項目

72歳以上
消化器がんまたは泌尿器がん
標準的治療量の施行（減量がない）
併用療法増加または複数の化学療法の施行
貧血の存在
クレアチニンクリアランスの低下
聴力低下
過去6か月以内の転倒歴

また，基礎生活を送るうえで必要な能力，社会経済状態，認知精神機能，薬剤数，栄養状態を評価する方法として，CGA*も報告されている。

評価項目が多く，煩雑であるという問題があり，国際的な標準的評価基準には至っていない。

臨床試験に入るような健康な高齢者では，若年者と同様のベネフィットが得られ，生存期間の短縮や治療関連死の増加は認められないとの報告はある。しかし，日常診療で出会う多くの高齢者では抗がん剤の副作用が強く出ることが予想される。抗がん剤の目的が，緩和と延命であるのであれば，強い副作用は許されず，減量することを躊躇すべきではない。　　　　　　　　　　　　　　　　　　　　　＜小山隆文＞

Hurria A, Togawa K, Mohile SG, et al. Predicting chemotherapy toxicity in older adults with cancer : a prospective multicenter study. J Clin Oncol 2011 ; 29 : 3457-65.　PMID : 21810685
Kumar A, Soares HP, Balducci L, et al. Treatment tolerance and efficacy in geriatric oncology : a systematic review of phase III randomized trials conducted by five National Cancer Institute-

sponsored cooperative groups. J Clin Oncol 2007 ; 25 : 1272-6.　PMID : 17401017
Chrischilles EA, Pendergast JF, Kahn KL, et al. Adverse events among the elderly receiving chemotherapy for advanced non-small-cell lung cancer. J Clin Oncol 2010 ; 28 : 620-7.　PMID : 20038726

★— CGA　comprehensive geriatric assessment

A 抗がん剤に伴う持続性吃逆の治療について述べよ。

がん患者に出現する吃逆には，大別して，がん自体によるものと，治療に伴って生じるもの，の2種類がある。

　がんによるものは，たとえば，噴門部がんが進行し，横隔膜や横隔神経に浸潤すると生じることがある。また，幽門や十二指腸近辺のがんで狭窄し，胃が伸展した状態が続いた際にも，刺激で生じることがある。これらはその状態を改善しないと，なかなか治りづらい。しかし，原因を治せないこともあるため，吃逆を緩和する薬物で治療する。使用する薬剤は下記と同じである。

　治療に伴うもので我々腫瘍内科医が遭遇する機会が多いのが，制吐目的で使用したステロイドホルモンによるものである。化学療法に伴う嘔気・嘔吐の予防と治療には，薬剤の種類によりどの制吐薬を組み合わせて使用するかについてのガイドラインがある。もちろん，患者側の因子により，嘔気・嘔吐が出やすい場合には，強めのコンビネーションにしたりすることも多い。ステロイドホルモンは一般的に，セロトニン 5-HT$_3$ 受容体拮抗薬の補助として使用されることが多いが，比較的催吐作用の軽い薬剤にはセロトニン 5-HT$_3$ 受容体拮抗薬の代わりに使用されることもある。また，遅発性嘔吐にも有効な数少ない薬剤で，抗がん剤を使用する医師にとっては，日常頻用する薬剤の1つである。緩和的治療にもよく使用する。これらのなかで比較的若い患者において制吐目的に使用するときに，吃逆はしばしば経験される。制吐目的には，デキサメタゾンで1日4〜20 mgを使用するが，それくらいの量になると出現する。投与量は多いほど強い症状になる傾向がある。催吐作用の強力なシスプラチンやアントラサイクリン系においては，ステロイドホルモンを使用するとしないとでは，制吐作用に相当な違いが出る。そのため，吃逆が出ていても，ステロイドホルモンを通常使用する。しかし，症状を緩和するために異なるステロイドホルモンに切り替えたり（デキサメタゾン→ベタメタゾンなど），吃逆の治療薬を加えたりする（メトクロプラミドなど）。しかし最終的には，ステロイドを終了しないと症状は完全には改善しない。

　吃逆の治療には迷走神経を刺激するさまざまな方法がある。

　吃逆の使用薬については，当科では，(1)〜(5)の順序で使用している。以下に注意点をまとめる。

(1) **メトクロプラミド**：ドパミン拮抗薬であるが，他剤と比較して副作用が少なく，最も使用しやすい。しかし，強度は弱く，持続時間も短い
(2) **ハロペリドール**：上記と同じドパミン拮抗薬に分類される。上記よりも作用が強く，持続時間も長いが，鎮静作用も強くなる。また錐体外路症状も出やすい
(3) **バクロフェン**：筋弛緩薬であるが，副作用として鎮静作用がある
(4) **クロルプロマジン**：吃逆中枢に作用し鎮静効果をもち，吃逆の保険適応があるが，副作用が多くあまり使用されない。Parkinson症候群には禁忌である

(5) **その他制吐薬**：最近頻用されるオランザピンも効果がある。また，抗けいれん薬（プレガバリン，フェニトイン，カルバマゼピンなど），柿蔕(してい)も効果があると思われる。

<長谷川依子，大山 優>

Guelaud C, Similowski T, Bizec JL, et al. Baclofen therapy for chronic hiccup. Eur Respir J 1995；8：235-7. PMID：7758557
Ramírez FC, Graham DY. Treatment of intractable hiccup with baclofen：results of a double-blind randomized, controlled, cross-over study. Am J Gastroenterol 1992；87：1789-91. PMID：1449142
Friedgood CE, Ripstein CB. Chlorpromazine in the treatment of intractable hiccups. JAMA 1955；157：309-10. PMID：13221413

Ⓑ 抗がん剤に伴うしびれ〔CIPN*（化学療法誘発性末梢神経障害）〕の治療について述べよ。

白金製剤，タキサン系，ビンカアルカロイド系，ボルテゾミブなどの抗がん剤は，しばしば手足のしびれや痛み，感覚異常をきたす。これらは抗がん剤を中止しても回復するまでに時間がかかったり，あるいは完全に回復しなかったりすることもあり，患者の QOL を低下させる。

　抗がん剤による末梢神経障害に対する治療は困難である。根本的な原因を治療することはできないし，また，有効な予防的薬剤も存在しない。そのため，通常，以下の点を考慮し対応をする。

● 化学療法が根治を目的にしているのか，緩和と延命を目的にしているのか？
　・根治を目標にしており，他に選択肢がない場合，得られる効果と，末梢神経障害などのリスクを天秤にかけて決断する。根治を優先する場合，ある程度の毒性は犠牲にすることもある
　・緩和では，上記とは異なり，毒性をなるべく押さえた治療が選択される。そのため，末梢神経障害のような治りにくい毒性は，ごく軽度なもの以外は敬遠される傾向にある

いったん生じた場合，それ以上進行させないためには，休薬，または他剤への変更しか方法がない場合もある。ボルテゾミブの場合，皮下注射にし，投与回数を減らすと予防につながることが判明している。

乳がん患者でパクリタキセルの末梢神経障害の予防に手足を冷却する方法がある。これは冷やすことで血流を低下させ，そこに移行する抗がん剤の量を減らそうとする単純な試みである。昔，脱毛の予防に頭を冷やす方法が施行されていたのと，同じ原理である。しかし，一時的に血流を低下させ，その部位へ行き渡る抗がん剤の量を減らして末梢神経障害が防げるかどうかは明らかでなく，臨床試験が施行されている。脱毛はこの方法を用いても完全に防げないうえに，その部位の組織への薬効が低下するので，あまりよいとは考えられていない。また，オキサリプラチンは寒冷によってしびれが誘発されるため，この方法は不可能である。オキサリプラチンに対する副作用の予防として，カルシウムとマグネシウムの静注の有効性が示唆され，臨床試験（N08CB/Alliance）まで実施された。しかし，有効性は認められなかった。日本でよく使用されるビタミン B 群（ピリドキシン，メチルコバラミン）の補充は，ビタミン欠

乏症が併存していれば意味があるが，抗がん剤使用時の予防と治療には無効と考えられる．そのほか，下記の薬剤が臨床上頻用される．以下に，その特徴を述べる．

- **プレガバリン**：2006年に大腸がんにおけるCIPNの予防および治療をプラセボと比較した試験が組まれたが，有意差が示せないため，中断された．痛みを伴うCIPNを訴える患者で痛みがやや改善することもあるが，消失はしない．しかし，治療のために最も頻用される薬剤である．眠気を伴うため，特に高齢者では75 mg，分1，もしくは50 mg，分2から開始して，経過をみながら増量する
- **デュロキセチン**：30 mg/日で開始し，経過をみて，60 mgに増量する．5週間でCIPNの痛みがプラセボ群と比較して改善したという無作為化試験がある．プレガバリンと同様に眠気に注意する
- **カルバマゼピン**：抗てんかん薬であり，有痛性神経障害に効果がある．眠気，めまいが出やすいので少量から開始する．また，薬物相互作用や重篤な皮疹を生じる可能性があるため注意する
- **三環系抗うつ薬**：神経障害性疼痛に対して，三環系抗うつ薬は2～3人に1人において，一方，SNRIは4～5人に1人において疼痛の軽減をもたらしたという報告がある．また，三環系抗うつ薬は，がんによる痛みの治療において，モルヒネ必要量を低下させる効果がある．抗コリン作用があるため，緑内障，前立腺肥大のある患者では禁忌であり，口渇，便秘などの副作用にも注意が必要である
- **牛車腎気丸**：牛膝や車前子など10種類の生薬で構成されており，しびれや糖尿病性末梢神経障害に用いられることが多い．作用機序は成分レベルでは明らかになっていない．牛車腎気丸は，オキサリプラチンによるCIPNの予防効果が第Ⅱ相試験で示されている．治療効果は不明だが，眠気などの副作用がほぼない点で使用しやすい．米国臨床腫瘍学会（American Society of Clinical Oncology）の2014年システマチックレビューでは，エビデンス不足のため推奨には至っていない

また，実臨床では，他の神経障害に対して使用されるメキシレチン，ノイロトロピン，アミトリプチリンなども用いられることが多い．しかし，大規模の前向き二重盲検比較試験は少なく，エビデンスは示されていない． 　　　　　　　　　＜長谷川依子，大山 優＞

Loprinzi CL, Qin R, Dakhil SR, et al. Phase Ⅲ randomized, placebo-controlled, double-blind study of intravenous calcium and magnesium to prevent oxaliplatin-induced sensory neurotoxicity（N08CB/Alliance）. J Clini Oncol 2014；32：997-1005． PMID：24297951
Smith EM, Pang H, Cirrincione C, et al. Effect of duloxetine on pain, function, and quality of life among patients with chemotherapy-induced painful peripheral neuropathy：a randomized clinical trial. JAMA 2013；309：1359-67． PMID：23549581
Wiffen P, Collins S, McQuay H, et al. Anticonvulsant drugs for acute and chronic pain. Cochrane Database Syst Rev 2005；（3）：CD001133． PMID：16034857
Sindrup SH, Otto M, Finnerup NB, et al. Antidepressants in the treatment of neuropathic pain. Basic Clin Pharmacol Toxicol 2005；96：399-409． PMID：15910402
武田文和，鈴木 勉．トワイクロス先生のがん緩和ケア処方薬―薬効・薬理と薬の使い方．東京：医学書院，2013：273．
Kono T, Mishima H, Shimada M, et al. Preventive effect of goshajinkigan on peripheral neurotoxicity of FOLFOX therapy：a placebo-controlled double-blind randomized phase Ⅱ study（the GONE Study）. Jpn J Clin Oncol 2009；39：847-9． PMID：19734172

★— CIPN　化学療法誘発性末梢神経障害（chemotherapy-induced peripheral neuropathy）

Ⓑ 抗がん剤に伴う脱毛を予防する方法はあるのか？

脱毛が起こる頻度は，使われる抗がん剤の種類や，組み合わせによってさまざまである。抗がん剤に伴う脱毛はほとんどの場合，一過性で可逆的である。しかし，一部の患者にとって，脱毛は精神的にも社会的にも負担が大きく，過小評価してはいけない。脱毛予防として，さまざまな手法が研究されているが，現在のところ，科学的に RCT で効果が確認されている方法としては，頭皮冷却法が挙げられる。効果は，冷却法の手法，抗がん剤の投与量，レジメンなどに大きく左右されるため一定ではないが，部分的な効果は認められている。そのほかにも，化学療法や，ターニケット療法などさまざまな取り組みがなされている。　　　　　　　　　　　　　　　　　　＜高橋康一＞

Satterwhite B, Zimm S. The Use of scalp hypothermia in the prevention of doxorubicin-induced hair loss. Cancer 1984 ; 54 : 34-7.　PMID : 6372986

Ⓐ 抗がん剤の血管外漏出時の対処法を述べよ。

抗がん剤は組織損傷を引き起こすことがあるため，点滴中に血管外に漏出した場合は迅速な対応が必要不可欠である。血管外漏出を確認したら，まずは，点滴を即座に止め，患部を挙上する。カテーテルはフラッシュしてはいけない。ほとんどの抗がん剤の場合，患部を冷却することで傷害を和らげる効果があるが，ビンカアルカロイド系とエピポドフィロトキシン系の抗がん剤のみ，患部を温める。一部の抗がん剤では組織障害を阻害する拮抗薬があるので，それらを使用することもある。たとえば，アントラサイクリン系抗がん剤の血管外漏出に対しては，デクスラゾキサンが拮抗薬として使用される。　　　　　　　　　　　　　　　　　　　　　　　　　　　　＜高橋康一＞

Ⓑ アントラサイクリン系抗がん剤に伴う心毒性のリスク因子と予防について述べよ。

アントラサイクリン系抗がん剤に伴う心毒性は，急性・亜急性型と慢性型の2つに分かれる。急性・亜急性型は比較的まれな合併症であり，ここでは，説明を省かせていただく。心毒性の発症の最も重要なリスク因子はアントラサイクリン系の総投与量である。それぞれの薬剤によって異なるが，たとえば，ドキソルビシンの場合，総投与量が 550 mg/m^2 を超えると，発症リスクが急激に上昇する。そのため，成人では，概ね 450 〜 500 mg/m^2 を超えないようにすることが多いが，個人によって耐用量は大きく異なることも知られている。このほかにも，年齢，その他の心毒性のある薬剤の内服，心血管系合併症の既往など，さまざまなリスク因子が知られている。予防法としては，総投与量を厳格に管理すること，より心毒性の少ないアントラサイクリン系抗がん剤を使用すること〔エピルビシン，ミトキサントロン，ドキソルビシン（リポソーム製剤）〕，拮抗薬を使用すること，β遮断薬や ACE★阻害薬の併用などが挙げられる。拮抗薬としては，デクスラゾキサンが知られているが，拮抗薬の使用ガイドラインについては，下記の文献を参照されたい。　　　　　　　　　　　＜高橋康一＞

Hensley ML, Hagerty KL, Kewalramani T, et al. American Society of Clinical Oncology 2008 clinical practice guideline update : use of chemotherapy and radiation therapy protectants. J Clin Oncol 2009 ; 27 : 127-45.　PMID：19018081

★── ACE　アンジオテンシン変換酵素（angiotensin converting enzyme）

A シスプラチン投与時の輸液について述べよ。

シスプラチンは，頭頸部がん，食道がん，胃がん，肺がん，尿路上皮がん，子宮頸がん，胚細胞腫瘍などに広く用いられる抗がん剤である。

有害事象の1つに腎機能障害がある。シスプラチンによる腎機能障害は，主に遠位尿細管障害であり，急性尿細管壊死の病態を呈する。

腎機能障害を予防するために，投与前に1～2Lの輸液が必要であり，投与後24時間は100 mL/時以上の尿量を確保するように輸液が必要とされている。シスプラチンの添付文書では，投与前に1～2L程度の輸液，投与後に1～2L程度の輸液が必要とされている。また，マンニトール（もしくはフロセミド）により強制利尿を図ることで，尿細管とシスプラチンとの接触時間を減少し，腎機能障害が抑制されると報告されている。

さらに，低マグネシウム血症が腎機能障害を悪化させることが報告されており，シスプラチン投与前にマグネシウムを投与している。　　　　　　　　　　　　＜成田健太郎＞

酒井 洋. Cisplatinの外来治療. 腫瘍内科 2010 ; 5 : 347-52.

B 血管新生阻害薬の使用中に留意すべき内科的副作用は何か？

血管新生阻害薬は比較的新規の抗悪性腫瘍治療薬であり，代表的なものに抗VEGF阻害薬などがある。最近では，腎細胞がんを筆頭に新規の抗VEGF阻害薬の認可が進んでおり，一般内科医にとっても，血管新生阻害薬治療中の患者を診療する機会は増加していくものと思われる。血管新生阻害薬に伴う副作用は，心血管系副作用と非心血管系副作用の2つに大別される。前者で重要なのは，高血圧，血栓塞栓症リスクの上昇，左室収縮率の低下，虚血性心疾患リスクの上昇などが挙げられる。特に，高血圧は頻度も高く，まれに重症高血圧を発症することもあるので，厳格な管理が必要である。非心血管系副作用で代表的なものには，蛋白尿・ネフローゼ症候群，易出血性，創傷治癒阻害，そして，消化管穿孔などがある。　　　　　　　　　　　＜高橋康一＞

B HER2阻害薬の心毒性は可逆性か不可逆性か？

結論から述べると，HER2阻害薬に伴う心毒性は多くの場合，可逆性である。HER2阻害薬の登場によって，以前は予後の悪かったHER2陽性（正確には，HER2過剰発現）の乳がん患者の予後は劇的に改善した。HER2阻害薬のなかで最も頻用されるのは，トラスツズマブであるが，代表的な副作用として，心毒性，特に，左室収縮率の低下が挙げられる。

HER2阻害薬に伴う心毒性のメカニズムに関しては詳しくわかっていないが，概ね，心筋細胞の上皮細胞成長因子（epidermal growth factor）シグナリングに対する影響ではないか，と考えられている。心毒性は多くの場合，無症候性だが，まれに劇症型の心不全を呈することがある。ほとんどの症例において，トラスツズマブを停止した後，左室収縮率は改善する。HER2阻害薬を使用している患者においては，使用前の心機能評価はもちろんのこと，治療中の定期的な心機能の評価，身体診察で心不全徴候をよく観察することが推奨されている。投与量調整や，再投与に関してなどは，下記の文献を参照されたい。　　　　　　　　　　　　　　　　　　　　＜高橋康一＞

Keefe DL. Trastuzumab-associated cardiotoxicity. Cancer 2002 ; 95 : 1592-600. PMID : 12237930

Ⓑ 抗エストロゲン療法やアロマターゼ阻害薬内服中の乳がん患者の管理で留意すべき点は何か？

ホルモン受容体陽性の乳がんでは，多くの場合，術後の長期的ホルモン療法（概ね5年間）が行われる．一般内科医であっても，抗エストロゲン製剤やアロマターゼ阻害薬を内服している乳がん患者を診察する機会は多く，内科的副作用を知っておくべきである．抗エストロゲン薬の代表的なものとしては，タモキシフェンが挙げられるが，タモキシフェン内服中の患者で留意しなくてはいけない副作用は，血栓塞栓症リスクの増大と，子宮体がんリスクの増大である．子宮体がん発症リスクは，7年間の経過観察期間で，プラセボと比較して相対リスクが3.3倍程度と推定されている．内服期間が長いとリスクは高く，多くの場合，不正性器出血を伴う．したがって，タモキシフェン内服中の患者で不正性器出血の訴えがある場合は，子宮内膜の評価が必須である．対して，アロマターゼ阻害薬は，骨粗鬆症リスクの増大，高脂血症，また，筋骨格系の痛みなどが主な副作用として挙げられる． ＜高橋康一＞

Fisher B, Costantino JP, Wickerham DL, et al. Tamoxifen for the prevention of breast cancer : current status of the National Surgical Adjuvant Breast and Bowel Project P-1 study. J Natl Cancer Inst 2005 ; 97 : 1652-62. PMID : 16288118

特異的病態への対応

Ⓑ がん治療後に発生する二次性発がんについて述べよ．

二次性発がんとは，原発がんの治療に使われる抗がん剤や放射線治療に関連して発生する二次性のがんのことである．一般的には，抗がん剤や放射線治療曝露後，数年から十数年して発生することが多い．皮肉にも，二次性発がんは長期生存するがん患者に発生し，一部のがんサバイバーでは，二次性発がんが最終的死亡原因の大部分を占める．治療関連性白血病，治療関連性骨髄異型性症候群は，主に抗がん剤の曝露によって発症し，放射線照射部に発生する二次性肉腫，皮膚がん，乳がんなども知られている．抗がん剤や放射線治療による細胞DNA損傷が引き金となって引き起こされると考えられているが，最近の知見では，もともと治療前に存在する遺伝子変異（例：TP53遺伝子変異）をもった微小クローンが抗がん剤などによってクローナルセレクションを受けて発症する可能性が指摘されている． ＜高橋康一＞

Wong TN, Ramsingh G, Young AL, et al. Role of TP53 mutations in the origin and evolution of therapy-related acute myeloid leukaemia. Nature 2015 ; 518 : 552-5. PMID : 25487151

Ⓑ GCSF*（顆粒球コロニー刺激因子）製剤を使った，抗がん剤に伴うFN（発熱性好中球減少症）の一次予防について述べよ．

GCSF製剤を使った，FNの一次予防とは，骨髄抑制を伴う抗がん剤を初めて患者に投与するにあたり，FNの発症を予防するためにGCSFを予防的に投与することを指す．一次予防は，FNの発症を予防するだけでなく，抗がん剤をより頻回に(dose-dense)，または，高用量で(dose-intense)行うための支持療法としての意味合いも含む．種々の学会がFNの一次予防のためのGCSF使用についてガイドラインを示しているが，

概ね共通しているのは，FNの発症確率が20％を上回ると想定されるレジメンの場合に，GCSFの一次予防的投与が推奨されていることである．頻用される各レジメンのFNの発症確率に関しては，下記の文献を参照されたい．ガイドラインでは，リスク判定抜きにむやみにGCSFを一次予防として使用することに反対している．

<高橋康一>

Smith TJ, Khatcheressian J, Lyman GH, et al. 2006 update of recommendations for the use of white blood cell growth factors : an evidence-based clinical practice guideline. J Clin Oncol 2006 ; 24 : 3187-205. PMID : 16682719

★― GCSF　顆粒球コロニー刺激因子(granulocyte colony stimulating factor)

Ⓑ 好中球減少期の食事制限の必要性について述べよ．

化学療法による好中球減少時における食事への対応は，日本および海外でも統一された見解はない．制限食と非制限食が感染に与える影響については，これまで3つのRCTが過去に行われているが，いずれの試験でも，好中球減少時の制限食が感染を防ぐというエビデンスは得られていない．また，これらの試験は被験者数が比較的少なく，また，予防的抗菌薬を使用している場合や，好中球減少の期間や粘膜炎の程度などに関する情報の不足など問題もあるため，その解釈には注意が必要である．少なくとも好中球減少期間が7日未満であるような固形がんの化学療法などでは，食事制限は基本的には不要というのが一般的なコンセンサスであるが，制限食が有用でないとする十分なエビデンスもない．10日以上の好中球減少が遷延するような場合には，施設ごとに定めた基準で患者のストレスに留意しながら施行するのが妥当であろう．化学療法を受けている患者は，食欲不振，味覚障害などのさまざまな問題を抱えており，食事制限をむやみに行うことは推奨されない．

<原田陽平>

Gardner A, Mattiuzzi G, Faderl S, et al. Randomized comparison of cooked and noncooked diets in patients undergoing remission induction therapy for acute myeloid leukemia. J Clin Oncol 2008 ; 26 : 5684-8. PMID : 18955453

Moody K, Finlay J, Mancuso C, et al. Feasibility and safety of a pilot randomized trial of infection rate : neutropenic diet versus standard food safety guidelines. J Pediatr Hematol Oncol 2006 ; 28 : 126-33. PMID : 16679934

van Tiel F, Harbers MM, Terporten PH, et al. Normal hospital and low-bacterial diet in patients with chemotherapy after intensive chemotherapy for hematological malignancy : a study of safety. Ann Oncol 2007 ; 18 : 1080-4. PMID : 17369599

Ⓑ がん治療後のフォローアップの間隔と必要な検査について述べよ．

たとえば，乳がんを根治的に治療した後にどのようにフォローしたらよいか，という臨床問題に対して，日本乳がん学会では，エビデンスに基づいた適切なフォローアップ方法や間隔はなく，今後構築していくべき課題であるとガイドライン上に記している(www.jbcsftguideline.jp/category/cq/index/cqid/500003)．このような背景のもと，米国では一般的に，年に1回の診察とマンモグラフィーが推奨されている．もちろん，ホルモン療法は術後5年継続されるため，その間は最低でも3か月ごとに診察が行われている．日本では，施設や医師によりまちまちであるが，最近は過剰な検査は施行しない方向になってきている．

また，大腸がんでは，NCCNガイドラインに米国での指針が明記されており，日本

でのガイドラインもこれに類似している．大腸がんは，術後の検査(定期的な診察，腫瘍マーカーを含む血液検査，CTなどの画像検査，大腸ファイバー)が生存率を上昇させることがメタアナリシスで証明されている数少ないがん種である．しかし，検査項目や間隔に質の高いエビデンスはなく，規定された間隔はないため，施設や医師により多少異なる．筆者らが通常施行している大腸がん術後のフォローアップは下記のとおりである．

- CTまたは腹部エコーを3か月ごと2年間，以降は半年後，1年後に施行
- 切除後1年で大腸ファイバーを施行．ポリープなどなければ次回は3年後に施行
- 診察と腫瘍マーカーを含む血液検査をフォローアップのたびに施行．通常，術後2年は3か月ごと，その後は半年ごとに施行

非小細胞性肺がんでは，術後2年間は定期的な診察に加え，CTを6〜12か月ごとに施行することが，NCCNガイドラインで推奨されている．PET-CTや脳のMRIのルーチンでの施行は推奨されていない．この推奨もエビデンスに基づいておらず，専門家のコンセンサスである．日本肺がん学会でも，エビデンスはないものの，実臨床では術後定期検査が施行されていることを認識している．特に，一度肺がんに罹患した患者は，異時多発がん(もう1つ新しい肺がんが発生すること)がⅠ期の切除後でも1.99/100人年で発生し，切除可能例をスクリーニングにより発見できる可能性を示唆している．

　胃がんは米国では少なく，術後フォロー法を検討したエビデンスはない．NCCNガイドラインでは，定期的な診察と血液検査，状態に合わせての内視鏡などを推奨している．日本では，それらに加え，日常的に内視鏡や画像検査が施行されていると思われるが，ガイドラインは存在しない．大腸がんと比較して転移再発時に根治的治療が可能な症例はきわめて少ないため，大腸がんのような濃密なフォロー検査の価値は少ないと常識的には思われる．

　そのほか，いくつかのがん種もNCCNガイドラインや日本の各学会にガイドラインとして記載されている．しかし，どれも質の高いエビデンスが存在するものは少なく，経験的な部分もある．一般的に，治療後のフォローアップのコンセプトは下記となる．

- 治療可能な再発巣を早期に発見することで，根治の可能性を逃さない
- 一方で，過剰な検査による偽陽性は避ける
- 不安が強い患者は安心を求めて検査をすることもあるが，偽陰性により患者に偽りの安心感を与える可能性もある．医師は上記のことを踏まえ，適切に対応する

また，多くの固形がんは切除など根治的治療を受けた後，80％は2年以内に再発し，3〜4年目以降に再発することは少ないことも1つの参考となる．そのため，3〜4年後に腫瘍が発見される場合，新たながんの可能性を考える必要がある．

　実際は，それぞれのがんごとにガイドラインやUpToDateなどの情報をチェックし，患者背景や治療内容，治療経過を踏まえて，最善と思われるフォローアップをしていくこととなる．

<久松春佳，大山 優>

B 大腸がん患者に肝転移巣が発見された場合，根治は困難か？

がんの遠隔転移は一般的に根治が不可能である，と捉えられることが多い．ただし，

いくつかのがんにおいては，遠隔転移病変があっても，積極的に根治的治療を行う場合がある。最も代表的な例は大腸がん患者における肝転移である。転移が肝臓に限局している場合は，肝切除手術，ないしは抗がん剤との組み合わせによって，5年生存率は約4割が見込めるとされている。転移巣が，一見手術困難であっても，ネオアジュバント療法後に再評価し，切除可能であれば，手術を行うこともある。まだ科学的には効果が証明されていないが，最近では，他のがんにおいても転移巣が単独で微小なとき（oligometastasisなどといわれる）などは，積極的に根治療法を行うような症例が増えてきている。

<高橋康一>

Simmonds PC, Primrose JN, Colquitt JL, et al. Surgical resection of hepatic metastases from colorectal cancer : a systematic review of published studies. Br J Cancer 2006 ; 94 : 982-99. PMID : 16538219

Ⓑ 脳転移単独再発で，ほかに全身転移がない場合の治療法について述べよ。

一般的に，がんが脳に転移した状態と聞くと，医師は，「そろそろ死期が近いのではないだろうか」と感じると思う。多くの場合，そのとおりである。しかし，がん患者の予後は同じ診断でかつ同じステージでも患者ごとに大きく異なる。たとえば，肺腺がんで原発巣は切除可能であるが，術前のワークアップで単発脳転移が発見された場合，原発巣と単発脳転移巣の両方とも切除することで根治が望めるケースがある。また，脳転移がガンマナイフで根治的に照射できる場合には，切除は原発巣だけとなり侵襲が少なくて済む。さらに，原発巣切除後にしばらくしてから単発脳転移が再発してくる肺腺がんの場合にも，同様の治療アプローチをとることができる。両者とも，その後再度再発する可能性は高いが，なかには長期の予後が望めるケースがある。

では，他のがん種ではどうだろうか？　一般的にがんの診療には下記の原則がある。

- 切除は，手術をすることにより根治や，長期的予後が望める場合に施行する
- それが望めない場合には化学療法が治療の主体となり，根治は望みにくい。治療目的は緩和と延命となる。化学療法だけで根治が望めるがん種は，化学療法に高度感受性な一部のがん種に限られる
- しかし，最近化学療法の進歩により，はじめは切除不可能であった腫瘍が，化学療法で縮小し，切除可能になることがある。これを conversion therapy という（切除不能→切除可能にコンバートするという意味）。
- 非常に緩徐に進行する腫瘍では，転移巣も含めてすべて切除することで長期の予後が得られるケースがある。代表的なのは，乳腺の腺様嚢胞がんや，緩徐進行性の腎がんで，切除後数年してから遠隔転移が発見され，転移部位が根治的に切除可能な場合である。多くのがん（肺がん，胃がんなど）では，切除できる範囲を越えて転移・浸潤している場合や，遠隔転移がある場合には，仮に肉眼的に確認可能なすべての病巣を切除しても，切除後間もなく，新たな転移巣が出現することがほとんどである。そうすると，手術という体への大きな侵襲だけが残り，がんは再び元のような状態になり，逆効果となる。そのため，根治は不可能であり，切除の適応外である。

<平松綾子，大山 優>

Ashworth A, Rodrigues G, Boldt G, et al. Is there an oligometastatic state in non-small cell lung cancer? A systematic review of the literature. Lung Cancer 2013 ; 82 : 197-203.　PMID：24051084

A 骨転移に対するデノスマブ，ビスホスホネート製剤の有用性と顎骨壊死のリスクは何か？

　悪性腫瘍の骨転移により引き起こされる有害事象を，SRE[*1]と呼び，具体的には，(1)病的骨折，(2)放射線治療が必要となること，(3)外科的治療が必要となること，(4)脊髄圧迫，(5)高カルシウム血症，の5つを指すことが多い．これらのSREを減少させるために，骨転移のある患者では，ビスホスホネート製剤もしくはデノスマブの投与を行う．

　経口のビスホスホネート製剤は，十分な血中濃度が得られないために，点滴でのビスホスホネート製剤投与を行う．日本で使用できる点滴のビスホスホネート製剤は，ゾレンドロン酸とパミドロン酸である．

　ビスホスホネート製剤は破骨細胞の活動性の低下と，アポトーシスを起こすことで骨吸収の低下をもたらす．ビスホスホネート製剤（特にゾレンドロン酸）は腎機能による投与量の調整が必要であり，腎機能障害のある症例への投与は注意を要する．

　デノスマブは，破骨細胞の分化に必要なRANKL[*2]を抑制する，ヒト型モノクローナル抗体である．腎機能による投与量調整が不必要であり，皮下注射で用いることができ投与が簡便である反面，低カルシウム血症（死亡例が報告されているので注意）の予防のために，非活性型ビタミンDと炭酸カルシウム（デノタス®）の継続投与が必要である．

　ビスホスホネート製剤，デノスマブの投与で重篤な副作用は，顎骨壊死である．ビスホスホネート製剤投与による顎骨壊死の頻度は1.3％程度，デノスマブ投与による顎骨壊死の頻度は1.6％程度で有意差を認めない．しかし，口腔内不衛生や抜歯処置は顎骨壊死の頻度を高めるため，ビスホスホネート製剤，デノスマブの投与前に歯科処置を済ませておくことが必要である．しかしながら，歯科処置から投与開始までの至適期間や，投与中に歯科処置が必要となった場合の処置前後の至適休薬期間に定まったものはない．

　しかし，可能であれば処置後2〜3か月の休薬が提唱されている．原疾患の治療で待てない場合には，歯科口腔外科医と相談し，リスクの低い処置にとどめるか，抜歯などリスクの高い処置が必要な場合には，術創が再生粘膜上皮で完全に覆われる2週間前後は最低限，空けることが推奨されている．　　　　　　＜成田健太郎＞

Coleman R, Body JJ, Aapro M, et al. Bone health in cancer patients : ESMO Clinical Practice Guidelines. Ann Oncol 2014 ; 25 : iii124-37.　PMID：24782453
Saad F, Brown JE, Van Poznak C, et al. Incidence, risk factors, and outcomes of osteonecrosis of the jaw : integrated analysis from three blinded active-controlled phase III trials in cancer patients with bone metastases. Ann Oncol 2012 ; 23 : 1341-7.　PMID：21986094
Yoneda T, Hagino H, Sugimoto T, et al. Bisphosphonate-related osteonecrosis of the jaw : position paper from the Allied Task Force Committee of Japanese Society for Bone and Mineral Research, Japan Osteoporosis Society, Japanese Society of Periodontology, Japanese Society for Oral and Maxillofacial Radiology, and Japanese Society of Oral and Maxillofacial Surgeons. J Bone Miner Metab 2010 ; 28 : 365-83.　PMID：20333419
ビスフォスフォネート関連顎骨壊死検討委員会. ビスフォスフォネート関連顎骨壊死に対するポジションペーパー（改訂追補2012年版）(jsbmr.umin.jp/guide/pdf/bronjpositionpaper2012.pdf)．　閲覧日：2015/3/25

★1 — SRE　骨関連事象（skeletal related event）
★2 — RANKL　receptor activator of nuclear factor κβ-ligand

A 前立腺がんにおいて，積極的治療ではなく経過観察をしてもよい場合とはどのような場合か？

局所的な高分化腺がんで，さまざまな病理的・臨床的指標で予後のよい低リスクに分類される前立腺がんの場合，経過観察（正確にはアクティブサーベイランス）も1つの選択肢となりうる。これは，多くの前立腺がんが診断時には無症候性であること，前立腺がんの病理的・臨床的リスク層別化が洗練されており，予後の予測が比較的正確に行えること，前立腺がんの治療はさまざまな副作用を伴うため，無症候性の低リスク前立腺がんではQOLと予後のバランスをとらねばならないこと，経過観察に伴う心理的負担が比較的軽度であること，などが背景としてある。ただし，経過観察と診断直後の積極的治療を直接比較した無作為化試験の結果は，現在のところ出されていない。いくつかの専門機関がアクティブサーベイランスのガイドラインを作成しているので参照されたい。　　　　　　　　　　　　　　　　　　　　　　　　　＜高橋康一＞

NCCN Guidelines® (NCCN Clinical Practice Guidelines in Oncology)（www.nccn.org/professionals/physician_gls/f_guidelines.asp）のProstate Cancerのセクション．閲覧日：2015/3/5
Thompson I, Thrasher JB, Aus G, et al. Guideline for the management of clinically localized prostate cancer：2007 update. J Urol 2007；177：2106-31．PMID：17509297

C アンジェリーナ・ジョリーはなぜ，両乳腺の予防摘出術を受けたのか？

既に公表されている情報をもとにすれば，アンジェリーナ・ジョリー〔Angelina Jolie（1975年～）〕は，BRCA1遺伝子に変異があることがわかっており，母親が早くに乳がんに罹患していることから，HBOC（遺伝性乳がん卵巣がん症候群）と診断されている。BRCA1遺伝子は，DNA損傷修復の過程で重要な役割を果たす遺伝子で，BRCA1に生まれつき変異をもつ患者の生涯乳がん罹患率は，70歳までで，およそ6割（95％信頼区間44～75％）と推定されている。BRCA1変異キャリアの患者では，予防的両乳房切除術が生涯乳がん罹患リスクを90％以上低下させることができるというデータがある。BRCA1変異キャリアは，卵巣がんや他のがんに罹患する確率も高いことが知られている。アンジェリーナ・ジョリーがこの予防的両乳房切除術を受けることを決意した経緯を記した記事が「New York Times」に寄稿されているのでぜひ読むことをお勧めする。　　　　　　　　　　　　　　　　　　　　　　　　　　＜高橋康一＞

Angelina Jolie. My Medical Choice. New York Times, May 14, 2014（www.nytimes.com/2013/05/14/opinion/my-medical-choice.html?_r=0）．閲覧日：2015/3/5

7 腎

内田大介，今井直彦

検査の読み方

A 尿蛋白量と腎機能障害について述べよ。

蛋白尿が陽性である場合，その程度が多いほど，その後の末期腎不全のリスクが高くなることが知られている。約20年間の観察期間中の末期腎不全の累積発症率は，試験紙法における蛋白尿2＋で約7％，3＋以上で約16％であった。このように，健診は末期腎不全の高リスク群を囲い込むためにも非常に重要である。そして，このような蛋白尿を伴うCKD[★1]患者を認めたら，RAS[★2]阻害薬を投与することが重要である。それは，RAS阻害薬にはこのような患者においてCKDの進行抑制効果があるからである。これは，クレアチニンがたとえば3 mg/dLと高値の患者でも同様である。クレアチニンが高い患者においてRAS阻害薬の処方が控えられていることを散見するが，蛋白尿を伴うCKD患者においては，第1選択薬として積極的に使う必要がある。

Iseki K, Ikemiya Y, Iseki C, et al. Proteinuria and the risk of developing end-stage renal disease. Kidney Int 2003 ; 63 : 1468-74. PMID : 12631363
Remuzzi G, Bertani T. Pathophysiology of progressive nephropathies. N Engl J Med 1998 ; 339 : 1448-56. PMID : 9811921

★1— CKD　慢性腎臓病(chronic kidney disease)
★2— RAS　レニン・アンジオテンシン系(renin-angiotensin system)

A GFR[★1]を最も正確に測定する方法について述べよ。

GFRは，腎機能の評価をするうえで最も信頼性のある指標である。慢性腎不全のstage分類に使われるが，それは単なる腎臓での濾過量を示すためだけではなく，腎予後，心血管疾患による死亡，生命予後との関連が示されているためでもある。実地臨床では，GFRを推測するのに，クレアチニンクリアランスや，血清クレアチニン値から算定されるeGFR[★2]が用いられている。本来は糸球体で濾過されて，尿細管で分泌も再吸収も受けない物質を測定することで，より正確なGFRが測定されるが，その物質がイヌリンである。2007年より日本では，イヌリンによるGFR測定が保険適応になったが，実際の測定は煩雑なため，主に腎移植のドナーの腎機能評価などで用いられる。

上原圭太, 安田 隆. 腎機能評価. Hospitalist 2014 ; 2 : 1-9.

★1— GFR　糸球体濾過量(glomerular filtration rate)
★2— eGFR　糸球体濾過量の推定値(estimated glomerular filtration rate)

A 血清クレアチニン値による eGFR の問題点とは何か？

腎機能の評価は，血清クレアチニン値を使った eGFR（GFR 推定値）で行うことが多い。日本腎臓学会では，より正確な GFR 推算式を目的として，日本人の GFR 推算式を約 400 例の日本人からイヌリンクリアランスと標準化された血清クレアチニン値を用いて作成している。血清クレアチニン値を用いた推算式の問題点は血清クレアチニン値がさまざまな要因により影響を受けるということである（表 7-1）。たとえば，筋肉量が少ない高齢女性では，クレアチニンの産生量が少なく GFR が高く推算される一方で，筋肉量が多いアスリートなどでは，クレアチニンの産生量が多く GFR が低く推算される。このようなことを考慮し，筋肉量に影響されないシスタチン C を用いた GFR 推算式が最近では併用されることも多い。シスタチン C は全身の細胞から一定の割合で産生される蛋白質であり，年齢によらず，その産生量が一定である。なお，シスタチン C は妊娠や甲状腺機能障害の影響を受ける。3 か月に 1 回の検査が保険適応であり，全例にシスタチン C を測定する必要はないが，症例に応じて使い分ける必要がある。

表 7-1 血清クレアチニン値に影響を与える因子

因子	血清クレアチニン値 ↓	—	↑
年齢	高齢者		若者
人種			黒人
性別	女性		男性
体格	痩せ 栄養不良 四肢切断	肥満	筋肉質
食事	ベジタリアン		肉類 クレアチン
薬剤			スルファメトキサゾール・トリメトプリム（ST 合剤） シメチジン セファロスポリンの一部

(Stevens LA, Levey AS. Measurement of kidney function. Med Clin North Am 2005 ; 89 : 457-73. を改変して転載)

Stevens LA, Coresh J, Greene T, et al. Assessing kidney function—measured and estimated glomerular filtration rate. N Engl J Med 2006 ; 354 : 2473–83.　PMID : 16760447
Stevens LA, Levey AS. Measurement of kidney function. Med Clin North Am 2005 ; 89 : 457-73. PMID : 15755462

C 尿の色が，赤，オレンジ，緑，紫，黒となる状態は何が原因か？

尿は通常は淡い黄色であるが，種々の物質の混入によりさまざまな色調をとりうる（表7–2）。なかでも最も重要なのは，尿が赤いときに，それが真の血尿か，それともミオグロビン尿やヘモグロビン尿か，または薬品による着色尿かを鑑別することである。

ヘモグロビン尿とミオグロビン尿による着色尿の中では，試験紙法での尿潜血反応が陽性となる。薬物による着色尿として，リファンピシン，フェニトインなどによる赤色尿，プロポフォールによる白色尿や緑色尿などは有名である。

尿に血液が混入した際，尿1Lに血液がわずか1mL混入しただけで，肉眼的血尿として判別できる。そして，肉眼的血尿がみられた場合は，Thompsonの二杯分尿法により，排尿初期の血尿は前部尿道，排尿後期の血尿は後部尿道から膀胱頸部，そして全血尿は膀胱から上部尿路が出血部位と診断できる。上部尿路からの出血と診断される肉眼的血尿および顕微鏡的血尿の場合，糸球体性血尿あるいは非糸球体性血尿かの鑑別をすることとなる。

病的着色尿ではないが，長期尿道カテーテル留置を行うと，8～17%で尿バッグが紫色に呈色することがある。

表7–2 尿の色と原因となる薬物や食品

色	薬物や食品
混濁	プリン体を多く含む食品
茶・黒	ソラマメ，レボドパ，メトロニダゾール，メチルドパ，フルピルチン，フルタミド，インドメタシン，メトクロプラミド，ミトキサントロン
緑・青	アスパラガス，アミトリプチリン，シメチジン，インジゴカルミン，メチレンブルー，トリアムテレン，プロポフォール
オレンジ	フェノチアジン
赤	ビート，ブラックベリー，ダイオウ，フェニトイン，リファンピシン
黄	ニンジン

（Simerville JA, Maxted WC, Pahira JJ. Urinalysis : a comprehensive review. Am Fam Physician 2005 ; 71 : 1153-62. のTable 1より転載）

Simerville JA, Maxted WC, Pahira JJ. Urinalysis : a comprehensive review. Am Fam Physician 2005 ; 71 : 1153-62. PMID：15791892
今井直彦. 尿検査. Hospitalist 2014 ; 2 : 11-21.
Maier A, Liu Y, Scholze A, et al. Green urine following exposure to flupirtine. Am J Kidney Dis 2010 ; 56 : 1014-5. PMID：20970027
Kang KH, Jeong KH, Baik SK, et al. Purple urine bag syndrome : case report and literature review. Clin Nephrol 2011 ; 75 : 557-9. PMID：21612761

A 蛋白尿検査における試験紙法の利点と欠点とは何か？

試験紙法による尿蛋白の検査は通常，最初に行われる尿検査である。尿を浸すことでの色調変化で陽性か否かの判断や，色調変化の程度で蛋白尿の程度も評価できる。検査の場所や機械などの必要性がないという簡便さ，安価な検査である，といったことから，家庭用に市販されていたり，日本では特定健診の項目にもなっている。

試験紙には尿中に存在するアルブミンの量によって色が変わる色素を染み込ませてある。糸球体性蛋白尿の検出には正確ではあるが，アルブミン以外の，たとえば免疫グロブリン軽鎖のような蛋白質は検出できない。

濃度による半定量評価であるため，たとえば，大量に水分を飲んだ場合には，尿量は増加，尿中アルブミン濃度は低下し，偽陰性となる恐れがある。逆に，濃縮尿では偽陽性となることがある。

早期の糸球体におけるアルブミン透過性亢進をみるには感度が低く，試験紙法では尿蛋白の排泄量が 300 〜 500 mg/日とならない限り陽性とならない。特に糖尿病患者の場合，試験紙法で陽性となる段階では進行した糸球体病変となっていることから，大きな問題である。

最終的な尿蛋白の定量評価は，24時間蓄尿による１日蛋白定量を測定することがゴールドスタンダードであるが，随時尿による尿蛋白クレアチニン比を計算することで簡便に評価できる。

表 7-3 蛋白尿検査における試験紙法

パラメータ	偽陰性	偽陽性
アルブミン	軽鎖グロブリン 尿細管蛋白 グロブリン 異常色素尿症	尿 pH≧9.0 第４級アンモニウム クロルヘキシジン ポリビニルピロリドン

(Floege J, Johnson RJ. Comprehensive Clinical Nephrology, 4th ed. Philadelphia : Elsevier / Mosby, 2010 : 40. の表をもとに作成)

黒川 清監訳. 体液異常と腎臓の病態生理, 第２版. 東京：メディカル・サイエンス・インターナショナル, 2012：180-2.
Floege J, Johnson RJ. Comprehensive Clinical Nephrology, 4th ed. Philadelphia : Elsevier / Mosby, 2010 : 40.

A 試験紙法での尿潜血陽性に対するアプローチについて述べよ。

尿潜血試験紙法はグロビン蛋白のペルオキシダーゼ作用を利用している。尿潜血が陽性であるのは通常，尿中に赤血球が存在する場合であるが，尿中に赤血球が存在しなくても偽陽性になる場合があるので，注意が必要となる。試験紙法では，赤血球中のヘモグロビンに加え，遊離ヘム蛋白も検出するため，血管内溶血によるヘモグロビン尿や横紋筋融解症によるミオグロビン尿でも陽性となる。血尿，ヘモグロビン尿，ミオグロビン尿の鑑別には，尿沈渣と血清の色調の確認が有用である。尿沈渣にて赤血球を認めるのであれば，血尿であると確認できる。赤血球を認めない場合はヘモグロビン尿かミオグロビン尿であり，血清が赤ければヘモグロビン尿，透明であればミオ

グロビン尿である。そのほか，細菌，白血球中に含まれるペルオキシダーゼ，精液中に含まれるジアミンオキシダーゼなどがあれば，陽性となる。

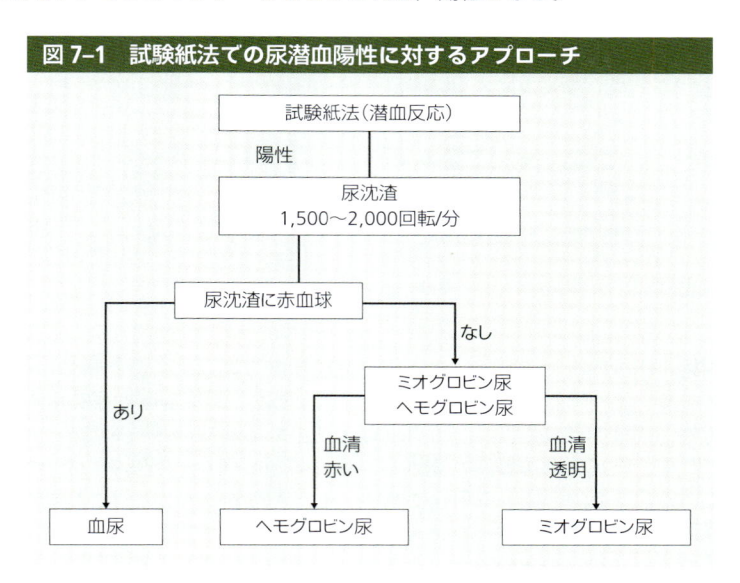

図 7-1 試験紙法での尿潜血陽性に対するアプローチ

```
試験紙法(潜血反応)
    │陽性
尿沈渣
1,500〜2,000回転/分
    │
尿沈渣に赤血球
 ├─あり──→ 血尿
 └─なし──→ ミオグロビン尿
            ヘモグロビン尿
             ├─血清赤い──→ ヘモグロビン尿
             └─血清透明──→ ミオグロビン尿
```

今井直彦. 尿検査. Hospitalist 2014 ; 2 : 11-21.

A それぞれの円柱が示す意義とは何か？

尿沈渣では，円柱の有無も大事である。円柱は尿細管上皮から分泌される Tamm-Horsfall ムコ蛋白などの蛋白を主成分としている。分泌されたムコ蛋白などの蛋白質が尿細管を鋳型として固まるが，通常，円柱は最も尿が濃縮される集合管で形成される。円柱の種類は多々ある。細胞成分やその遺残物を含まない円柱は硝子円柱といわれ，病的意義はない。円柱が形成される部位より上流の糸球体や尿細管に病変があると，逸脱した種々の細胞を閉じ込める形で細胞円柱となり，これらは病的意義がある。細胞円柱には，赤血球円柱，白血球円柱，上皮円柱がある。円柱内の細胞の崩壊が進むと顆粒円柱となり，さらに変性が進むと，ろう様円柱となる（図 7-2）。

- **硝子円柱**：無構造で均一な円柱で細胞成分をほとんど含まない。正常でもみられるが，運動後や脱水時に多くみられ，その病的意義は乏しい
- **赤血球円柱**：円柱内部に 3 個以上の赤血球のみられる円柱である。円柱の形成される上部にある糸球体や尿細管からの赤血球の逸脱を意味し，その病的意義は明らかで，激しい糸球体腎炎を示唆する
- **白血球円柱**：円柱内部に 3 個以上の白血球のみられる円柱である。糸球体または間質・尿細管からの白血球が逸脱したことを示す。腎盂腎炎，激しい糸球体腎炎や尿細管・間質性腎炎などを示唆する
- **上皮円柱**：円柱内部に 3 個以上の尿細管上皮細胞のみられる円柱である。多数の尿細管上皮細胞の出現と同様な病的意義をもつ。ATN★の鑑別において特に有用である

図7-2 尿細管内での円柱の形成と経時的変化

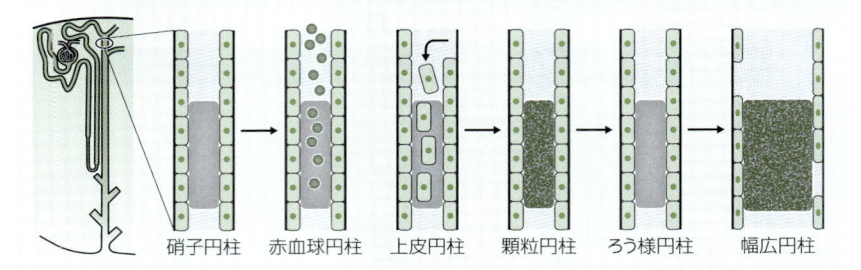

硝子円柱　赤血球円柱　上皮円柱　顆粒円柱　ろう様円柱　幅広円柱

(安田 隆. 尿沈渣の捉え方. 医事新報 2012；4623：71.の図8を一部改変して転載)

- **脂肪円柱**：円柱内部に1個以上の卵円形脂肪体や3個以上の脂肪顆粒のみられる円柱である。卵円形脂肪体と同様な病的意義をもち、高度の蛋白尿を示唆する
- **顆粒円柱**：円柱内部に顆粒成分が1/3以上を占める多数の顆粒を含むものを顆粒円柱と呼ぶ。円柱内部の細胞が変性し、蛋白質が凝集して顆粒状になったと考えられている。その由来は上皮円柱であり、その病的意義は上皮円柱と同様である
- **ろう様円柱**：ろう様円柱はろうそくのような無構造で硬い感じの円柱であり、ろうそくのようにひびがみられることもある。上皮円柱のなれの果てである。蛋白質や脂肪の変性が進行し、凝集して均一状になったと考えられる。変性の進行には時間がかかるため、ろう様円柱の存在は、円柱が長時間尿細管内にとどまっていることを示唆する。ネフロン流量が減少し、腎機能障害が高度であることを示唆する
- **幅広円柱**：幅が広い円柱のことで、その成分としては顆粒円柱やろう様円柱であることが多い。円柱の鋳型である尿細管腔の拡大、尿細管が萎縮しており、腎機能障害が高度であることを示唆する

今井直彦. 尿検査. Hospitalist 2014；2：11-21.

★— ATN　急性尿細管壊死(acute tubular necrosis)

B 間質性腎炎の診断に尿中好酸球は役に立つか？

AIN[*1]の原因としては、βラクタム系などの抗菌薬やNSAIDs[*2]を代表とした薬剤性が7割程度と最も多い。三徴(発熱、好酸球増加、皮疹)が揃うことは1割程度であり、嘔気、嘔吐や倦怠感などの非特異的症状を呈することもあるが、多くは無症候性である。急性腎障害に加えて、被疑薬への曝露、無菌性膿尿や白血球尿、白血球円柱を認められた際には、AINを疑うことになるが、尿中好酸球が参考にされることがある。
　尿中好酸球は、AINでも認められるが、移植後拒絶や腎盂腎炎、前立腺炎、膀胱炎、コレステロール塞栓、急速進行性糸球体腎炎でみられることがある。ある報告では、尿中好酸球1％をカットオフにした際、腎生検で診断したAINに対して、感度30.8％、特異度68.2％、陽性尤度比1.01、陰性尤度比0.97であった報告もある。尿中好酸球への染色の違いで、その数値は大きく異なるものの、あくまでも参考程度の所見にとどめておいたほうが好ましい。また、NSAIDsでは、尿中好酸球をよ

り認めにくいことを指摘している報告もある。

Nolan CR 3rd, Anger MS, Kelleher SP. Eosinophiluria—a new method of detection and definition of the clinical spectrum. N Engl J Med 1986 ; 315 : 1516-9.　PMID : 2431314
Muriithi AK, Nasr SH, Leung N. Utility of urine eosinophils in the diagnosis of acute interstitial nephritis. Clin J Am Soc Nephrol 2013 ; 8 : 1857-62.　PMID : 24052222

★1― AIN　急性尿細管間質性腎炎(acute interstitial nephritis)
★2― NSAIDs　非ステロイド性抗炎症薬(nonsteroidal anti-inflammatory drugs)

A　FENa★1(尿Na$^+$排泄分画)の限界について述べよ。

急性腎障害などにおける体液量評価の指標として用いられ，腎性腎不全と腎前性腎不全を見分ける最も有用なツールとされる。

　体液量欠乏もない腎機能正常の健常人(血清Na$^+$濃度 140 mEq/L, GFR 100 mL/分＝144 L/日)では，糸球体で濾過されるNa$^+$量は，140×144＝約20,000 mEqである。1日12 gの塩(約200 mEqのNa$^+$)を摂取すれば，尿中にほぼ同量のNa$^+$の排泄が必要となり，FENa＝200÷20,000＝約1％である。つまりは，腎機能正常の体液量正常者では，FENaは1％程度である。これをもってして，急性腎障害においてFENa 1％以下ならば腎前性腎不全であると考えるわけであるが，いくつかのピットフォールがある。

　まず，体液量の欠乏がないにもかかわらず，FENa＜1％となる場合として，肝硬変，うっ血性心不全，急性糸球体腎炎などが知られている。また，塩分摂取量が極端に少なければ，当然FENaも低値となる。その一方で，体液量の欠乏があるにもかかわらず，FENa＞1％となる場合として，もともとCKDがある，利尿薬の使用，ATNなどが知られている。特に，フロセミドをはじめとした利尿薬の多くは，尿中Na$^+$の強制排泄を促すことで利尿効果をもたらしているため，FENaは過大評価となることから，その評価にはFEUN★2などを用いる。また，塩分摂取量が極端に多ければ，急性腎性腎不全がなくともFENaは高値となる。

柴垣有吾．より理解を深める！体液電解質異常と輸液，改訂2版．東京：中外医学社，2007：37．
Danovitch GM, Bourgoignie J, Bricker NS. Reversibility of the "salt-losing" tendency of chronic renal failure. N Engl J Med 1977 ; 296 : 14-9.　PMID : 618364
Steiner RW. Interpreting the fractional excretion of sodium. Am J Med 1984 ; 77 : 699-702. PMID : 6486145

★1― FENa　尿Na$^+$排泄分画(fractional excretion of sodium)
★2― FEUN　尿素窒素排泄分画(fractional excretion of urea nitrogen)

A　腎生検の適応と禁忌について述べよ。

腎生検には，経皮的腎生検と開放腎生検がある。ここでは，経皮的腎生検について述べる。腎生検の適応や禁忌は一般的な合意はあるものの，普遍的なものはない。適応となる病態としては，(1)尿検査異常(血尿，蛋白尿)，(2)ネフローゼ症候群，(3)急性腎障害，(4)全身性疾患に伴う腎病変，などが挙げられる。一方，禁忌となる病態には，(1)検査に協力できない，(2)片腎や囊胞腎，(3)末期腎，(4)管理困難な出血傾向や全身合併症(重症高血圧や敗血症など)，(5)腎実質内感染症，などがある。ネフローゼ症候群や急性腎障害(特にRPGN★1が疑われる場合)において腎生検を躊躇することはほとんどない。SLE★2など全身性疾患に伴う腎病変の場合も然り，である。

腎生検をするかしないか意見が分かれるのが尿検査異常に対してである。特に，尿検査異常が軽度の場合である。エビデンスに基づく CKD 診療ガイドライン 2013 では，尿検査異常に対する腎生検の適応を下記(表 7–4)としている。蛋白尿は 0.5 g が 1 つの目安になり，1 g 以上では積極的に施行し，血尿は変形赤血球が多い場合や赤血球円柱を認める場合には積極的に施行する。

表 7–4 CKD における腎生検の適応*

尿蛋白のみ陽性の場合
尿蛋白が 0.5 g/日以上，もしくは 0.5 g/g Cr 以上に施行
尿蛋白，尿潜血ともに陽性の場合
尿蛋白が 0.5 g/日以下，もしくは 0.5 g/g Cr 以下でも考慮
ネフローゼ症候群の場合
積極的に施行
尿潜血のみ陽性の場合
尿沈渣に変形赤血球が多く存在する場合や病的円柱を認める場合などに考慮

(日本腎臓学会編. エビデンスに基づく CKD 診療ガイドライン 2013. 東京：東京医学社, 2013. の 10 ページの表 1 より転載)
＊一注　いずれの場合にも糖尿病患者においては，慎重に考慮すべきである。

日本腎臓学会編. エビデンスに基づく CKD 診療ガイドライン 2013. 東京：東京医学社, 2013.

★1— RPGN　急速進行性糸球体腎炎(rapidly progressive glomerulonephritis)
★2— SLE　全身性エリテマトーデス(systemic lupus erythematosus)

腎臓に影響する薬剤

A 血清クレアチニン値に影響を与える薬剤は何か？

H_2 ブロッカーのシメチジン(その他のファモチジンやラニチジンはその程度は小さいとされる)，ST合剤のなかのトリメトプリムが主な薬剤であり，ほかにも日本では未承認薬で抗原虫薬である pyrimethamine(ピリメタミン)，サリチル酸が挙げられている。

骨格筋中のクレアチンの代謝でクレアチニンは生成され，糸球体で濾過される。比較的血清濃度が安定し，尿細管での再吸収や合成，代謝が少ないことから，GFR(糸球体濾過量)としてイヌリンの代替として用いられている。しかし，近位尿細管から尿中にいくらかは分泌され，クレアチニン排泄量はクレアチニン GFR よりも 10 〜 20 ％過大となっている(クレアチニン以外の物質も含めて血清濃度は測定されるため，この過大評価は相殺されることになる)。尿細管分泌を担っている尿細管上皮細胞上の OCT＊がこれらの薬剤により阻害されるためと考えられており，見た目上のクレアチニン上昇を生じる。

GFR が正常であればクレアチニン分泌は尿中クレアチニン値の約 15 ％程度にすぎないが，GFR が低下すると血清クレアチニン値は上昇し，クレアチニン分泌は増加するため，クレアチニン分泌が尿中クレアチニンの約 35 ％までも占めうることになる。このため，どこまでが見た目上のクレアチニン上昇であるかは，判断が難しいが，ST合剤では 15 〜 30 ％程度と一般的には考えられている。表 7–5 を参照。

表7-5 クレアチニンに影響する薬剤と正常腎機能時の変化幅

種類	薬剤	ΔCr★ (mg/dL)	ΔGFR (mL/分/1.73 m^2)
制酸薬	シメチジン	↑ 0.37	↓ 15
抗菌薬	トリメトプリム*	↑ 0.28	↓ 16
抗原虫薬	ピリメタミン	↑ 0.24	↓ 34
抗ウイルス薬	リルピビリン コビシスタット* リトナビル	↑ 0.10 ↑ 0.11〜0.18 ↑ 0.14	— ↓ 9.9〜15 ↓ 14
不整脈薬	アミオダロン dronedarone	↑〜0.11 —	— ↓ 19

(Lepist EI, Zhang X, Hao J, et al. Contribution of the organic anion transporter OAT2 to the renal active tubular secretion of creatinine and mechanism for serum creatinine elevations caused by cobicistat. Kidney Int 2014；86：350-7.のSupplementary Table S1を改変して転載)

★— Cr　クレアチニン(creatinine)
＊—注　日本では，トリメトプリムとコビシスタットは合剤のみで単剤なし．

Andreev E, Koopman M, Arisz L. A rise in plasma creatinine that is not a sign of renal failure：which drugs can be responsible? J Intern Med 1999；246：247-52.　PMID：10475992
Lepist EI, Zhang X, Hao J, et al. Contribution of the organic anion transporter OAT2 to the renal active tubular secretion of creatinine and mechanism for serum creatinine elevations caused by cobicistat. Kidney Int 2014；86：350-7.　PMID：24646860
黒川 清監訳．体液異常と腎臓の病態生理，第2版．東京：メディカル・サイエンス・インターナショナル，2012：22．

★— OCT　有機カチオン輸送体(organic cation transporter)

A　renal doseのドパミンとは何か？

うっ血性心不全患者にドパミンを投与するとナトリウム利尿が起こることが1963年に報告され，健常人ではナトリウム利尿に加えて，GFR(糸球体濾過量)が増加することも指摘された．0.5〜2 μg/kg/分のドパミンの投与で腎血流を増加させ，腎保護的に機能すると考えられるようになった．「ドパミン神話」と呼ばれ，特に，AKI[★1]の治療に用いられていた．

しかし，1990年代からこの神話に疑問を投げかけられるようになり，RCT[★2]が多く行われるようになる．2000年に報告された多施設でのRCTで，腎保護作用としてのドパミンは否定されている．2005年のメタアナリシスで，低用量ドパミンでは初日の尿量は増加していたが，血清クレアチニン値の改善には関連性はなく，死亡率や腎代替療法の必要性の軽減を見いだすことはできなかった．

これらの結果を受けて，敗血症診療ガイドラインでは，副作用を考慮すると，腎保護作用を目的に使用すべきではないと強く否定している．ただし，強心薬，血管収縮薬としての使用を否定しているわけではなく，徐脈を伴った血圧低下などの治療薬と

して用いられる。

Goldberg LI, McDonald RH Jr, Zimmerman AM. Sodium diuresis produced by dopamine in patients with congestive heart failure. N Engl J Med 1963 ; 269 : 1060-4.　PMID : 14061112
Bellomo R, Chapman M, Finfer S, et al. Low-dose dopamine in patients with early renal dysfunction : a placebo-controlled randomised trial. Australian and New Zealand Intensive Care Society (ANZICS) Clinical Trials Group. Lancet 2000 ; 356 : 2139-43.　PMID : 11191541
Friedrch JO, Adhikari N, Herridge MS, et al. Meta-analysis : low-dose dopamine increases urine output but does not prevent renal dysfunction or death. Ann Intern Med 2005 ; 142 : 510-24. PMID : 15809463

★1 ─ AKI　急性腎障害 (acute kidney injury)
★2 ─ RCT　無作為化比較試験 (randomized controlled trial)

A CIN[★1] (造影剤腎症)の高リスク群とその予防について述べよ。

CINは，ヨード造影剤投与後，72時間以内に血清クレアチニン値が前値より 0.5 mg/dL 以上または 25％以上上昇するものと定義されている。CINはその予防が重要であり，CIN発症のリスク因子として下記の因子が挙げられているが，CKDは最も強力な因子であり，GFR 45 mL/分/1.73 m^2 未満では造影CTによりCINを発症するリスクが，GFR 60 mL/分/1.73 m^2 未満では冠動脈造影によりCINを発症するリスクが高い。また，多くの因子が関与するため，下記のような，透析を受けていないPCI[★2]施行患者でのリスクスコアの有用性が指摘されている。表 7-6，7を参照。

その予防のためには，造影前後に十分な輸液をすることが大切である。輸液により造影剤による尿細管障害が軽減するとされているが，その機序として，尿量の増加に

表 7-6　CINのリスク因子

患者関連	動脈内投与前の GFR＜60 mL/分/1.73 m^2 静脈内投与前の GFR＜45 mL/分/1.73 m^2 以下の因子を複数有している場合： ●糖尿病性腎症 ●脱水 ●うっ血性心不全 (NYHA[★1] 分類 Ⅲ～Ⅳ度) および LVEF[★2] 低下 ●心筋梗塞発症直後 (＜24時間) ●大動脈内バルーンポンプ留置 ●造影剤投与前後の低血圧 ●ヘマトクリット低値 ●年齢＞70歳 ●腎毒性を有する薬剤の併用投与 急性腎不全もしくはその疑い
造影剤関連	造影剤の動脈内投与 高浸透圧造影剤 造影剤の大量投与 2～3日の短期間に複数の造影剤を投与

(Stacul F, van der Molen AJ, Reimer P, et al. Contrast induced nephropathy : updated ESUR Contrast Media Safety Committee guidelines. Eur Radiol 2011 ; 21 : 2527-41.のTable 3より転載)
★1 ─ NYHA　ニューヨーク心臓協会 (New York Heart Association)
★2 ─ LVEF　左室駆出分画 (率) (left ventricular ejection fraction)

表7-7 CINリスクスコア

リスク因子	スコア(整数)
低血圧	5
大動脈内バルーンパンピング	5
うっ血性心不全	5
年齢＞75歳	4
貧血	3
糖尿病	3
造影剤量	100 mLごとに1
SCr★値＞1.5 mg/dL	4
または	
eGFR(mL/分/1.73 m^2)	2：eGFR 40〜60 4：eGFR 20〜40 6：eGFR ＜20

リスクスコア	CINのリスク	透析のリスク
0〜5	7.5％	0.04％
6〜10	14.0％	0.12％
11〜16	26.1％	1.09％
＞16	57.3％	12.60％

(Mehran R, Aymong ED, Nikolsky E, et al. A simple risk score for prediction of contrast-induced nephropathy after percutaneous coronary intervention : development and initial validation. J Am Coll Cardiol 2004 ; 44 : 1393-9. の Figure 5より転載)
★— SCr　血清クレアチニン(serum creatinine)

よる尿中造影剤濃度の低下と有効循環血液量の増加による造影剤誘発性の腎内動脈収縮の抑制が挙げられる。輸液製剤については議論があるが，現時点では生理食塩水の輸液(造影剤使用前後12時間に1 mL/kg/時)が推奨される。炭酸水素ナトリウム液での輸液，アセチルシステイン，フロセミドやマンニトールなどの利尿薬，スタチン，アスコルビン酸，h-ANP★[3]，ドパミンなどの薬剤に関しては賛否両論である。

日本腎臓病学会編. エビデンスに基づくCKD診療ガイドライン. 東京：東京医学社, 2013：246-8 (www.jsn.or.jp/guideline/ckdevidence2013.php). 閲覧日：2015/2/15

Stacul F, van der Molen AJ, Reimer P, et al. Contrast induced nephropathy : updated ESUR Contrast Media Safety Committee guidelines. Eur Radiol 2011 ; 21 : 2527-41.　PMID：21866433
Mehran R, Aymong ED, Nikolsky E, et al. A simple risk score for prediction of contrast-induced nephropathy after percutaneous coronary intervention : development and initial validation. J Am Coll Cardiol 2004 ; 44 : 1393-9.　PMID：15464318
Stacul F, van der Molen AJ, Reimer P, et al. ; Contrast Media Safety Committee of European Society of Urogenital Radiology (ESUR). Contrast induced nephropathy : updated ESUR Contrast Media Safety Committee guidelines. Eur Radiol 2011 ; 21 : 2527-41.　PMID：21866433

★1── CIN　造影剤腎症(contrast induced nephropathy)
★2── PCI　経皮的冠動脈形成術(percutaneous coronary intervention)
★3── h-ANP　ヒト心房性ナトリウム利尿ペプチド(human atrial natriuretic peptide)

Ⓑ 造影MRIとNSF★(腎性全身性線維症)のリスクについて述べよ。

NSFは1997年に提唱され，重篤な腎障害のある患者へガドリニウム造影剤を使用すると，一般的には2〜4週後に皮膚の腫脹や硬化，疼痛などを生じる疾患である。数か月，時には数年後に出現することもある。多くは，病初期には足関節，下肢，手指に対称性に病変を認め，次第に近位部に出現してくる。確立した治療法はなく，進行すると四肢関節の拘縮を生じて活動は著しく制限され，死亡例も報告されている。

発症した多くは維持血液透析患者で，1回の造影につき0.6〜2.9％の頻度とされている。急性腎障害では高リスク，透析導入前のCKD stage 5で中等度リスク，CKD stage 4で低リスク，CKD stage 3ではより低リスクと考えられている。また，造影剤の使用量にも関連し，多ければそれだけリスクが高まる。

日本のガイドラインでは，長期透析が行われている終末期腎障害，GFR 30 mL/分/1.73 m^{2}未満のCKD，急性腎障害には原則として使用を避けるべきとし，GFR 30〜60 mL/分/1.73 m^{2}未満まではリスクが必ずしも高くないとする意見もあるが，慎重に使用の可否を検討する必要があるとしている。

Penfield JG, Reilly RF. Gadolinium and nephrogenic systemic fibrosis : have we overreacted? Semin Dial 2011 ; 24 : 480-6.　PMID：21913988
NSFとガドリニウム造影剤使用に関する合同委員会(日本医学放射線学会・日本腎臓学会)．"腎障害患者におけるガドリニウム造影剤使用に関するガイドライン"(www.jsn.or.jp/jsn_new/news/guideline.pdf)．閲覧日：2015/2/15

★── NSF　腎性全身性線維症(nephrogenic systemic fibrosis)

Ⓒ ワルファリン腎症とは何か？

当初はワルファリン使用中に認めたAKI(急性腎障害)であったが，その他の抗凝固薬でも起こりうることから，抗凝固薬関連腎症と呼ばれることもある。主なリスクとしては，PT-INR★3以上などの中程度以上の抗凝固作用であり，ほかにもCKDや糖尿病，心不全，高血圧，ネフローゼ症候群が挙げられている。

過度な抗凝固作用により糸球体出血をきたし，尿細管に赤血球円柱を形成し閉塞機転となることでAKIを生じる。PT-INR異常高値から通常は1週間以内でAKIを起こし，血尿を伴い，画像所見で腎形態には異常を認めない。過度の抗凝固作用のため腎生検による組織学的診断ができない場合が多く，AKIの他の原因が除外され，直近にPT-INR異常高値があれば臨床的に疑う。血尿を伴ったAKIであり，急速進行性糸球体腎炎や血管炎との鑑別が難しい場合がある。

ビタミンKなどで過度な抗凝固作用をすみやかに拮抗させ，AKIの一般的な治療を継続する．抗凝固作用是正後の1週間で生存率の急激な低下を認めるが，数週間後からは腎機能は安定もしくはわずかな改善が得られる．

Brodsky SV, Nadasdy T, Rovin BH, et al. Warfarin-related nephropathy occurs in patients with and without chronic kidney disease and is associated with an increased mortality rate. Kidney Int 2011 ; 80 : 181-9.　PMID : 21389969
An JN, Ahn SY, Yoon CH, et al. The occurrence of warfarin-related nephropathy and effects on renal and patient outcomes in korean patients. PLoS One 2013 ; 8 : e57661.　PMID : 23560034

★— PT-INR　プロトロンビン時間国際標準化比(prothrombin time international normalized ratio)

急性腎障害(AKI)

ARF[★1](急性腎不全)とAKIとの違いは何か？

両者ともに，生体内の水分，電解質，酸塩基平衡といったホメオスタシスの維持を担う腎臓の機能が急速に悪化し，生体作用が障害された状態である．20世紀前半の二度の世界大戦で外傷によるクラッシュ症候群によってARFは認識されるようになった．しかし，ARFの定義や診断基準には統一されたものが存在せず，30以上の基準が用いられていた．

臨床研究や疫学的検討の比較のためにも，国際的に統一した定義を創設する機運が高まり，2004年にはADQI[★2]によりRIFLE[★3]基準(表7-8)が提唱された．また，ADQIに集中治療分野の専門家なども加えてAKIN[★4]が設立され，従来のARFに代わり，より早期の段階の腎障害を含めたacute kidney injury(AKI)という用語の概念が提唱され，2007年にはRIFLE基準の修正版にあたるAKIN基準が発表された．

AKIN基準(表7-9)では「48時間以内の急速な腎機能低下」と定義され，尿量に関してはRIFLE分類と同一であるが，ベースラインのクレアチニン値は必須とせず，発症早期のより軽度なクレアチニン値の上昇(0.3 mg/dL)もAKIに含め，クレアチニン値上昇の時間経過(48時間以内)が診断基準に明記されている．

Bellomo R, Ronco C, Kellum JA, et al. Acute renal failure—definition, outcome measures, animal models, fluid therapy and information technology needs : the Second International Consensus Conference of the Acute Dialysis Quality Initiative (ADQI) Group. Crit Care 2004 ; 8 : R204-12. PMID : 15312219
Mehta RL, Kellum JA, Shah SV, et al. Acute Kidney Injury Network : report of an initiative to improve outcomes in acute kidney injury. Crit Care 2007 ; 11 : R31.　PMID : 17331245

★1— ARF　急性腎不全(acute renal failure)
★2— ADQI　Acute Dialysis Quality Initiative
★3— RIFLE　Risk, Injury, Failure, Loss, End-stage kidney disease
★4— AKIN　Acute Kidney Injury Network

乏尿の定義はなぜ400 mL/日以下であるのか？

尿は，水分の排泄とともに，代謝産物などの溶質の排泄も役割として担っている．一般に食事を摂取している状態では，最低1日に600 mOsmの溶質を尿中に排泄する必要がある．尿の最大濃縮力は約1,200 mOsm/kgH$_2$Oであるため，平均的な食事摂

表7-8 RIFLE分類

	糸球体濾過量（GFR）	尿量
Risk（リスク）	血清クレアチニン値が1.5倍以上に上昇 もしくはGFR減少＞25%	尿量＜0.5 mL/kg/時間　6時間以上
Injury（損傷）	血清クレアチニン値が2倍以上に上昇 もしくはGFR減少＞50%	尿量＜0.5 mL/kg/時間　12時間以上
Failure（機能不全）	血清クレアチニン値が3倍以上に上昇 もしくはGFR減少＞75% もしくは血清クレアチニン値≧4 mg/dLで血清クレアチニン値上昇≧0.5 mg/dL	尿量＜0.3 mL/kg/時間　24時間以上 もしくは無尿が12時間以上
Loss（持続的喪失）	RRT[1]が必要な急性腎不全が4週間以上持続	
ESKD[2]	透析が3か月以上必要な末期腎不全	

〔Initiative（ADQI）Group. Crit Care 2004；8：R204-12.のFigure 1より転載〕
[1] — RRT　腎置換療法（renal replacement therapy）
[2] — ESKD　末期腎不全（end-stage kidney disease）

表7-9 AKIN分類

ステージ*	GFR	尿量
1	血清クレアチニン値上昇≧0.3 mg/dL または 血清クレアチニン値上昇150〜200%（基礎値の1.5〜2倍）	6時間以上にわたって 0.5 mL/kg/時間以下
2	血清クレアチニン値上昇＞200〜300%（基礎値の2〜3倍）	12時間以上にわたって 0.5 mL/kg/時間以下
3	血清クレアチニン値上昇＞300%（基礎値の3倍以上）または 血清クレアチニン値上昇0.5 mg/dLを伴って 血清クレアチニン値≧4 mg/dL	24時間以上にわたって 0.3 mL/kg/時間以下 または12時間以上にわたって無尿

（Mehta RL, Kellum JA, Shah SV, et al. Acute Kidney Injury Network：report of an initiative to improve outcomes in acute kidney injury. Crit Care 2007；11：R31.のTable 2より転載）
*一注　renal replacement therapyを受けた場合はステージ3とする。

取における溶質排泄に必要な尿量は，600÷1,200＝0.5 Lである。400 mL/日以下の

乏尿では，体内に溶質の蓄積が生じることとなる。また腎臓は，血圧低下時に臓器血流を保つ自動調節能が最初に外れる臓器であるために，乏尿は臓器障害の指標にもなる。急性乏尿はしばしば，治療域が狭いものの早期の介入により回復の可能性もある。

Taal MW, Chertow GM, Marsden PA, et al. Brenner and Rector's The Kidney, 9th ed. Philadelphia : Elsevier / Saunders, 2011 : 333.
Klahr S, Miller SB. Acute Oliguria. N Engl J Med 1998 ; 338 : 671-5. PMID : 9486997

Ⓐ AKIでは，なぜまず輸液を行うのか？

AKIには日常臨床で遭遇することが多い。AKIが発症した場所により，院外発症と院内発症の2つに大きく分けられる。原因の鑑別を行うには，腎前性，腎性，腎後性に分け，特に，腎後性は超音波検査などで水腎症の有無を確認することが重要となる。しかし，必ずしも超音波検査をすぐに施行できるとは限らない。そのような場合，院外発症の急性腎障害はまず，腎前性の可能性を考えて輸液するのが望ましい。院外発症では，その約7割が腎前性，約2割が腎後性，残りの約1割が腎性という報告がある。その一方で，院内発症，特にICUで発症した急性腎障害はその約8割が腎性とされており，すでに十分輸液されている患者にむやみに大量輸液をすることは避ける必要がある。

Singri N, Ahya SN, Levin ML. Acute renal failure. JAMA 2003 ; 289 : 747-51. PMID : 12585954

Ⓑ 乏尿性AKIと非乏尿性AKIとの違いは何か？

乏尿性AKIと非乏尿性AKIの違いは，その腎機能障害の程度を反映している。非乏尿性のAKIでは臨床症状，臨床経過，予後において乏尿性のAKIよりも軽度で予後も良好であることが多い。注意すべきことは，非乏尿性AKIの症例が乏尿性AKIの症例よりも予後がよいからといって，利尿薬により乏尿性AKIを非乏尿性AKIにしても，腎予後や生命予後が改善するわけではない，ということである。むしろAKIが遷延し，その予後も悪くなるとの報告もあり，乏尿性AKIを非乏尿性AKIにする目的での利尿薬の大量投与は避ける必要がある。

Lameire N, Vanholder R, Van Biesen W. Loop diuretics for patients with acute renal failure : helpful or harmful? JAMA 2002 ; 288 : 2599-601. PMID : 12444868

Ⓑ AKIに対する透析療法の適応について述べよ。また，その場合，いつまで回復の可能性があるか？

AKIに対する透析療法の適応については議論がある。しかし，現段階においては一般的にCKDにおける開始基準に準じている。つまり，(1) 利尿薬抵抗性の体液過剰，(2) 高カリウム血症，(3) 急性腎障害による酸塩基平衡異常(pH＜7.2)，(4) 尿毒症症状を伴う高窒素血症，の4つである。また，急性腎障害に透析療法が始まった場合の腎機能の回復の可能性を考えた場合，「回復」の定義が明確でないことが問題となる。たとえば，単に透析から離脱できることをいうのか，あるいは腎機能が完全に元に戻ることをいうのか，で大きく異なる。実地臨床においては，透析から離脱できるかどうかは大きな問題となる。たとえば，短期留置カテーテルにて透析療法を開始した患者に，どの段階でシャントを作成したり長期留置カテーテルを挿入するかということ

に直結する。肝腎症候群における肝腎同時移植の適応(225ページ参照)と似た問題である。短くて1か月，長くても3か月が目安と考える。

Macedo E, Bouchard J, Mehta RL. Renal recovery following acute kidney injury. Current Opin Crit Care 2008 ; 14 : 660-5.　PMID : 19005306

Schiffl H　Renal recovery from acute tubular necrosis requiring renal replacement therapy : a prospective study in critically ill patients. Nephrol Dial Transplant 2006 ; 21 : 1248-52.　PMID : 16449291

慢性腎臓病（CKD）

A　CKDに対する栄養指導の要点は何か？

CKDへの食事療法としては，エネルギー制限，蛋白制限，塩分制限，カリウム制限の4つがある。

　糖尿病や肥満が増加している昨今のCKDにおいて，エネルギー摂取量は25～35 kcal/kg標準体重/日が妥当と考えられているが，性別や年齢，身体活動レベルなどを考慮したうえで適時に変更する。また，腎機能低下の程度に応じた蛋白制限による負の窒素バランス（異化亢進）を避けるため，適度なエネルギー摂取を確保しなければならない。

　蛋白制限は腎保護効果を目的に，腎機能低下の程度に応じて（表7-10, 11）のような制限が推奨されている。しかし，腎代替療法導入までの時間は延長できると考えられているが，腎機能の低下速度を抑制するという強いエビデンスはなく，サルコペニア（sarcopenia），PEW[*1]，フレイル（frailty）などへの懸念や，厳格な蛋白制限による生命予後の悪化の可能性も長期追跡結果で示唆されており，一定の蛋白質を確保すべきであるという見解もある。蛋白制限が安全に実行されているか，蛋白質摂取量を以下の計算式で推定し，体重やアルブミン，トランスサイレチン，トランスフェリン，コレステロールなどを用いて評価する。

　　Maroniの式：1日の蛋白質摂取量(g/日)＝[1日尿中尿素窒素排泄量(g)＋0.031
　　×体重(kg)]×6.25

〔高度蛋白尿（もしくはネフローゼ症候群）の患者では，上記に1日尿蛋白排泄量を加味する考えもある〕

　CKDにおける塩分制限は，降圧効果のみならず，尿蛋白減少が報告されており，塩分摂取増加により腎機能低下と末期腎不全へのリスクが上昇する。過度な制限により死亡率が上昇するという報告から，3 g/日未満の制限は推奨されていない。また，CKDでは腎臓でのナトリウム保持能が低下し，低ナトリウム血症による総死亡のリスクが高くなる。

　　推定食塩摂取量(g/日)＝蓄尿でのNa排泄量(mmol/日)÷17
　　推定24時間尿中Na排泄量(mmol/日)＝21.98×早朝第1尿Na(mmol/L)/尿
　　Cr[*2](g/L)×[－2.04×年齢＋14.89×体重(kg)＋16.14×身長(cm)－2244.45]$^{0.392}$

慢性腎臓病に対する食事療法基準2014年版. 日腎会誌 2014 ; 5 : 553-99 (www.jsn.or.jp/guideline/pdf/CKD-Dietaryrecommendations2014.pdfの1～10ページ). 閲覧日：2015/2/15

表7-10 CKDステージによる食事療法基準 [a, b]

ステージ (GFR)	エネルギー (kcal/kgBW[★]/日)	蛋白質 (g/kgBW/日)	食塩 (g/日)	カリウム (mg/日)
ステージ1 (GFR≧90)	25～35	過剰な摂取をしない	3～6	制限なし
ステージ2 (GFR 60～89)		過剰な摂取をしない		制限なし
ステージ3a (GFR 45～59)		0.8～1.0		制限なし
ステージ3b (GFR 30～44)		0.6～0.8		≦2,000
ステージ4 (GFR 15～29)		0.6～0.8		≦1,500
ステージ5 (GFR＜15)		0.6～0.8		≦1,500
ステージ5D (透析療法中)	表7-11参照			

a エネルギーや栄養素は，適正な量を設定するために，合併する疾患（糖尿病，肥満など）のガイドラインなどを参照して病態に応じて調整する．性別，年齢，身体活動レベルなどにより異なる．
b 体重は基本的に標準体重（BMI＝22）を用いる．
〔慢性腎臓病に対する食事療法基準 2014年版．日腎会誌 2014；5：553-99（www.jsn.or.jp/guideline/pdf/CKD-Dietaryrecommendations2014.pdf）．の表1より転載〕
[★] BW 体重（body weight）

表7-11 各種の透析療法による食事療法基準

ステージ 5D	エネルギー (kcal/kgBW/日)	蛋白質 (g/kgBW/日)	食塩 (g/日)	水分	カリウム (mg/日)	リン (mg/日)
血液透析 (週3回)	30～35 [a, b]	0.9～1.2 [a]	<6 [c]	できるだけ少なく	≦2,000	≦蛋白質(g)×15
PD[★]	30～35 [a, b, d]	0.9～1.2 [a]	PD除水量(L)×7.5＋尿量(L)×5	PD除水量＋尿量	制限なし [e]	≦蛋白質(g)×15

a 体重は基本的に標準体重（BMI＝22）を用いる．
b 性別，年齢，合併症，身体活動度により異なる．
c 尿量，身体活動度，体格，栄養状態，透析間体重増加を考慮して適宜調整する．
d 腹膜吸収ブドウ糖からのエネルギー分を差し引く．
e 高カリウム血症を認める場合には血液透析同様に制限する．
〔慢性腎臓病に対する食事療法基準 2014年版．日腎会誌 2014；5：553-99（www.jsn.or.jp/guideline/pdf/CKD-Dietaryrecommendations2014.pdf）．の表2より転載〕
[★] PD 腹膜透析（peritoneal dialysis）

★1 — PEW　protein-energy wasting
★2 — Cr　クレアチニン(creatinine)

C　CKD患者は運動してよいか？

CKD患者に対する運動は，機能性蛋白尿や腎機能障害を悪化させるという懸念から，推奨されていなかった。しかし，運動により一過性の蛋白尿の増加は認められるものの長期的持続はなく，運動時の腎機能低下も一時的であり，長期的な増悪はない。中等度の運動強度であれば，運動は問題ないとする報告はいくつかあり，CKD患者に対する運動制限に関して明確な根拠は乏しい。運動療法による腎機能に対する効果はわかっていないが，GFRの増加を指摘しているものもある。

運動療法を行うことでCKD患者でも体力や歩行能力，循環器系指標(血圧や心拍数など)，健康関連のQOL★，栄養指数が，著明に改善することが報告されている。肥満のCKD患者に対する減量や血圧低下は尿蛋白の改善をもたらすことになり，腎障害進展の抑制となりうる。

しかし，CKD患者には心血管疾患の合併が多く，耐運動能に対する心血管疾患のリスク評価を行う必要性がある。

Castaneda C, Gordon PL, Uhlin KL, et al. Resistance training to counteract the catabolism of a low-protein diet in patients with chronic renal insufficiency. A randomized, controlled trial. Ann Intern Med 2001；135：965-76.　PMID：11730397
Heiwe S, Jacobson SH. Exercise training for adults with chronic kidney disease. Cochrane Database Syst Rev 2011；(10)：CD003236.　PMID：21975737

★ — QOL　生活の質(quality of life)

A　貧血は基準値まで是正する必要があるか？

日本におけるCKD診療ガイドでは，CKD患者のヘモグロビン値の目標値は10～12 g/dLであり，12 g/dLを超えないように配慮し，意図的に13 g/dL以上にしてはならないとしている。この目標値設定には，CVD★1の発症抑制，CKDの進行抑制，QOLの改善に関しての観点から設定されたものである。治療はエリスロポエチン製剤であるESA★2で行うことが原則であり，輸血は出血時などに限られる。

CVDと腎性貧血に関する研究では，当初は貧血改善がCVDを抑制させる可能性があると考えられており，CKDのみを対象にした研究ではないものの，ヘモグロビン値 10.1～11.8 g/dLの軽度貧血心不全患者にESAを用いることで，入院や総死亡が減少したという報告もある。しかし，さまざまな研究においても，貧血の改善がCVDを抑制する結果は見いだせず，むしろ，ヘモグロビン値 11.3 g/dL群に比べ，ヘモグロビン値 13.5 g/dL群で死亡やCVDが多くなったという結果や，目標ヘモグロビン高値群(中央値 12.5 g/dL)で脳卒中が多いという結果になった。有害となりうることから，CKDへの貧血は基準値まで是正させてはならない。一方で，ヘモグロビン値＜9 g/dLと低い目標値との比較試験はなく，どの程度の貧血まで許容されるかは不明である。

ESAによる腎性貧血の治療においてCKDの進行抑制の有用性は，さまざまな研究はあるものの総じて見いだせていない。しかし，貧血是正によりQOLが改善した報告は多く，至適な治療介入時期としては概ねヘモグロビン値 10 g/dL以下とされている。

Singh AK, Szczech L, Tang KL, et al. Correction of anemia with epoetin alfa in chronic kidney disease. N Engl J Med 2006 ; 355 : 2085-98.　PMID：17108343
Pfeffer MA, Burdmann EA, Chen CY, et al. A trial of darbepoetin alfa in type 2 diabetes and chronic kidney disease. N Engl J Med 2009 ; 361 : 2019-32.　PMID：19880844
Drüeke TB, Locatelli F, Clyne N, et al. Normalization of hemoglobin level in patients with chronic kidney disease and anemia. N Engl J Med 2006 ; 355 : 2071-84.　PMID：17108342

★1― CVD　心血管疾患（cardiovascular disease）
★2― ESA　赤血球造血刺激因子製剤（erythropoiesis stimulating agent）

Ⓑ CKDによる代謝性アシドーシスの補正について述べよ。

重炭酸イオン濃度とCKDの関連に関する研究で，死亡率や腎機能低下進行速度との関連性が指摘されている。保存期腎不全では，重炭酸イオン（HCO_3^-）濃度 26 mEq/L以上と比較して 22 mEq/L未満では有意に死亡リスクが高く，逆に，高い重炭酸イオン濃度（32 mEq/L以上）では，腎機能程度によらず，死亡との正の相関が認められ，U字形に近いことが示されている。腎機能低下速度に関しては，重炭酸イオン濃度が 25～26 mEq/Lと比較して，22 mEq/L以下では低下速度が速く，重炭酸イオン濃度が低下すると末期腎不全に至るリスクが上昇する。

　これらに対して，アルカリ化薬の使用により低い重炭酸イオン濃度の是正を行うことで，腎機能低下の抑制，急速に腎機能低下を呈する頻度も低下し，末期腎不全も減少させることができている。また，代謝性アシドーシスは，骨代謝異常や異化亢進，低栄養にも影響するが，これらに対しても抑制できるとされる。

　静脈血の重炭酸イオン濃度の場合，米国をはじめ海外の多くでは酵素法などを用いて，血清あるいは血漿の総 CO_2 濃度を測定している。一方，日本では，測定した pHと PCO_2★から重炭酸イオン濃度を算出する血液ガス分析が使用されることが多く，測定法の違いがある。さらに，血液ガス分析を用いた静脈の重炭酸イオン濃度は，動脈のそれと 1.4 mEq/L差がある。日本では，静脈血の重炭酸イオン濃度を少なくとも 22 mEq/L以上を目標に維持することが推奨されている。

Kovesdy CP, Anderson JE, Kalantar-Zadeh K. Association of serum bicarbonate levels with mortality in patients with non-dialysis-dependent CKD. Nephrol Dial Transplant 2009 ; 24 : 1232-7.　PMID：19015169
Shah SN, Abramowitz M, Hostetter TH, et al. Serum bicarbonate levels and the progression of kidney disease : a cohort study. Am J Kidney Dis 2009 ; 54 : 270-7.　PMID：19394734
Menon V, Tighiouart H, Vaughn NS, et al. Serum bicarbonate and long-term outcomes in CKD. Am J Kidney Dis 2010 ; 56 : 907-14.　PMID：20605301
de Bristo-Ashurst I, Varagunam M, Raftery MJ, et al. Bicarbonate supplementation slows progression of CKD and improves nutritional status. J Am Soc Nephrol 2009 ; 20 : 2075-84.　PMID：19608703
日本腎臓病学会編．エビデンスに基づく CKD 診療ガイドライン．東京：東京医学社，2013：37（www.jsn.or.jp/guideline/ckdevidence2013.php）．閲覧日：2015/2/15

★― PCO_2　二酸化炭素分圧（partial pressure of carbon dioxide）

Ⓑ CKD患者において血清リン値を下げると予後は変わるか？

CKD患者における血清リン値と生命予後の関係に関するメタアナリシスでは，非透析患者でも，透析患者と同様に，1 mg/dL上昇に伴い，総死亡リスクが 29％上昇し，十分な交絡因子で補正された報告に限れば，35％に上昇することが示された。腎機

能予後に関しても，コホート研究で血清リン高値が腎死リスクやGFR変化率に関連することが示されている。

リン利尿因子である抗FGF23*抗体はCKD早期から上昇し，生命予後や腎機能予後と強く関連していたことから，あらゆるCKDステージにおいても血清リン値を基準値内に保つことが勧められる。しかし，基準値内であっても相対的高値が予後に影響する可能性を示唆する研究もあり，その目標値に関してはわかっていない。

Palmer SC, Hayen A, Macaskill P, et al. Serum levels of phosphorus, parathyroid hormone, and calcium and risks of death and cardiovascular disease in individuals with chronic kidney disease : a systematic review and meta-analysis. JAMA 2011 ; 305 : 1119-27. PMID : 21406649
Isakova T, Xie H, Yang W, et al. Fibroblast growth factor 23 and risks of mortality and end-stage renal disease in patients with chronic kidney disease. JAMA 2011 ; 305 : 2432-9. PMID : 21673295

★— FGF23　線維芽細胞増殖因子23（fibroblast growth factor 23）

CKD患者の味覚障害とは何か？

慢性腎不全患者の多くに味覚障害があるとされている。味覚障害の原因は，加齢や喫煙に加えて，亜鉛欠乏や薬剤の副作用などが挙げられている。味覚障害のなかでも，塩分の味覚障害は塩分制限を順守できない要因としても重要である。一般人と比較してCKD患者では，塩分を感知する閾値が高い。興味深いことに，この塩分の閾値が塩分制限で改善することが示されている。CKD教育入院にて減塩食を食べることで塩分の閾値が改善し，退院後にも自宅で減塩の指示を守りやすくなる。CKD教育入院はCKD患者の腎機能障害の進行を遅らせると報告されており，塩分の味覚障害の改善と合わせて減塩食の摂取はより積極的に行われるべきである。

Kusaba T, Mori Y, Masami O, et al. Sodium restriction improves the gustatory threshold for salty taste in patients with chronic kidney disease. Kidney Int 2009 ; 76 : 638-43. PMID : 19516246

CKD患者の爪でみられる所見は何か？

血液透析患者の7割程度に爪の変化がみられ，爪半月の消失や線状出血，half and half 爪（Lindsay's nail）が主なものであった。

腎障害患者の最大4割程度で認められるhalf-and-half爪とは，爪の遠位部が褐色を呈し，近位部は白色を呈し，爪半月が消失している。遠位部の爪床にメラニン色素沈着により赤褐色化し，重度の腎障害で近位部の爪床が白色に変化することで，このような所見になり，足趾よりも手指の爪に一般的には認める。透析期間による影響を示唆するものもある一方で，関連性が示されなかった研究もある。腎移植患者では爪の変化の頻度は低くなり，腎移植2～3週間後に完治したという報告もある。

爪半月の消失も3割程度と一般的に認める所見で，腎性貧血との関連性を示唆したものもあるが，主には腎不全の進展自体が何らかの関連をもたらしていると考えられ，十分にわかっていない。

線状出血はCKD患者というよりは血液透析患者に主にみられる所見で，透析に関連した爪の変化と考えられている。

Saray Y, Seçkin D, Güleç AT, et al. Nail disorders in hemodialysis patients and renal transplant recipients : a case-control study. J Am Acad Dermatol 2004 ; 50 : 197-202. PMID : 14726872
Fawcett RS, Linford S, Stulberg DL. Nail abnormalities : clues to systemic disease. Am Fam Physician

2004 ; 69 : 1417-24.　PMID : 15053406

腎代替療法

A さまざまな腎代替療法の種類とその利点は何か？
腎代替療法は透析療法と腎移植に大別される．透析療法はさらに，血液透析と腹膜透析に分けられる．選択肢としては3つあることになる．それぞれの特徴は表7-12のとおりである．生命予後およびQOL（生活の質）という観点からは腎移植が最もよい．日本の透析医療は優れており，透析患者の生命予後も諸外国と比べて格段に良好であるが，それでも腎移植の生命予後には劣る．腎移植の問題点は移植した腎臓が一生生着しているわけではないということである．生体腎移植で約20年とされている．

日本腎臓学会・日本透析医学会・日本移植学会・日本臨床腎移植学会・日本腹膜透析医学会編．腎不全治療選択とその実際．2014 : 11-2．

A 内シャントでは，なぜ心機能が大事か？
AVF[*1]（一般的に呼ばれるシャント）や，AVG[*2]は末梢循環に寄与しない動静脈シャントを作製しているため，末梢血管抵抗が低下する．心臓は心拍出量を10〜20％程度増加させることで血圧を維持し，末梢循環を維持する．シャント作成後には，ANP[*3]やBNP[*4]の上昇，血清レニンやアルドステロン値の低下，心肥大をきたすことが報告されている．

　シャント流量が多い過大シャントの場合には，心拍出量が限界に達し，心機能が破綻し，高心拍出量性心不全を呈する．また，心予備能が低い場合には，シャント血流の増加に心拍出量の増加が対応することができずに，全身循環が阻害される循環障害型の心不全を発症する．

　透析患者では，CVDを起こすリスクが高い．内シャント作製直後は問題なかったとしても，経過中に心機能低下をきたすことで，相対的なシャント血流量の増大が問題になることがある．薬剤抵抗性の非代償性心不全に対しては，シャント閉鎖に関しても選択となることから，腎臓内科専門医と相談することが必要となる．

MacRae JM, Levin A, Belenkie I. The cardiovascular effects of arteriovenous fistulas in chronic kidney disease : a cause for concern? Semin Dial 2006 ; 19 : 349-52.　PMID : 16970729
日本透析医学会．「慢性血液透析用バスキュラーアクセスの作製および修復に関するガイドライン」．透析会誌 2011 ; 44 : 855-937．

★1— AVF　動静脈瘻（arteriovenous fistula）
★2— AVG　arteriovenous graft
★3— ANP　心房性ナトリウム利尿ペプチド（atrial natriuretic polypeptide）
★4— BNP　脳性ナトリム利尿ペプチド（brain natriuretic peptide）

B 血液透析で一番大事なのは透析時間か？
日本での多くの血液透析は，週3回で1回3〜5時間程度の透析時間であることが多い．1回の透析での尿素の除去状態の指標であるsingle-pool Kt/Vurea[*]（spKt/V）で，最低限の透析量 1.2，目標透析量 1.4以上が推奨されている．

　血液量やダイアライザー膜面積などに関連した透析効率（K）に加えて，透析時間（t）

表 7-12　腎代替療法の選択肢

	血液透析	腹膜透析	腎移植
腎機能	悪いまま(貧血・骨代謝異常・アミロイド沈着・動脈硬化・低栄養などの問題は十分な解決ができない)		かなり正常に近い
必要な薬剤	慢性腎不全の諸問題に対する薬剤(貧血・骨代謝異常・高血圧など)		免疫抑制薬とその副作用に対する薬剤
生命予後	移植に比べ悪い		優れている
心筋梗塞・心不全・脳梗塞の合併症	多い		透析に比べ少ない
生活の質	移植に比べ悪い		優れている
生活の制限	多い(週3回, 1回4時間程度の通院治療)	やや多い(透析液交換・装置のセットアップの手間)	ほとんどない
社会復帰率	低い		高い
食事・飲水の制限	多い(蛋白・水・塩分・カリウム・リン)	やや多い(水・塩分・リン)	少ない
手術の内容	バスキュラーアクセス(シャント)(小手術・局所麻酔)	腹膜透析カテーテル挿入(中規模手術)	腎移植術(大規模手術・全身麻酔)
通院回数	週に3回	月に1〜2回程度	移植後1年以降は月に1回
旅行・出張	制限あり(通院透析施設の確保)	制限あり(透析液・装置の準備)	自由
スポーツ	自由	腹圧がかからないように	移植部保護以外自由
妊娠・出産	困難を伴う	困難を伴う	腎機能良好なら可能
感染の注意	必要	やや必要	重要
入浴	透析後はシャワーが望ましい	腹膜カテーテルの保護必要	問題ない

その他のメリット	医学的ケアが常に提供される．最も日本で実績のある治療方法	血液透析に比べて自由度が高い	透析による束縛からの精神的・肉体的解放
その他のデメリット	バスキュラーアクセスの問題（閉塞・感染・出血・穿刺痛・ブラッドアクセス作成困難） 除水による血圧低下	腹部症状（腹が張る等） カテーテル感染・異常 腹膜炎の可能性 蛋白の透析液への喪失 腹膜の透析膜としての寿命がある（10年ぐらい）	免疫抑制剤の副作用 拒絶反応などによる腎機能障害・透析再導入の可能性 移植腎喪失への不安

（日本腎臓学会・日本透析医学会・日本移植学会・日本臨床腎移植学会・日本腹膜透析医学会編．腎不全 治療選択とその実際．2014：11-2.より転載）

は透析量を決定する一要素であるが，spKt/Vの値によらず，透析時間が長いほど死亡リスクが低下したというコホート研究が示された．透析時間がspKt/Vとは独立した生命予後の規定因子であることを強く示唆され，RCTが行われた．通常透析（週10.4時間）に対し，頻回短時間透析（週12.7時間）を比較した結果，死亡または心MRIで評価した左室容積の変化とRAND36による身体健康複合スコア変化といった1年間での主要評価項目で，頻回短時間透析で有意な改善が得られていた．

透析時間を延長することにより，除水速度が低減され，透析中の血圧低下の発生頻度が低くなることや，基礎体重が達成しやすくなるため，高血圧管理が容易になることなど，体液量管理の面でも有利と考えられる．

よって，日本でも，週3回血液透析では，最低限4時間必要である可能性がきわめて高く，透析時間は4時間以上が推奨されている．

Saran R, Bragg-Gresham JL, Levin NW, et al. Longer treatment time and slower ultrafiltration in hemodialysis : associations with reduced mortality in the DOPPS. Kidney Int 2006；69：1222-8. PMID：16609686

FHN Trial Group, Chertow GM, Levin NW, et al. In-center hemodialysis six times per week versus three times per week. N Engl J Med 2010；363：2287-300. PMID：21091062

★— V$_{urea}$　volueme of distribution of urea

Ⓑ PD（腹膜透析）はいつまで継続可能か？

血液透析と異なり，PDを20年継続することはできない．その最たる理由がEPS★である．EPSは，PDの継続により腹膜が劣化し，その劣化した腸管腹膜が癒着するとともに，フィブリンを主体とした炎症性被膜により覆われ，その被膜が強固になることにより腸管蠕動が著しく妨げられ，持続的，間欠的あるいは反復性に腸閉塞症状を呈する症候群であり，命にかかわるPDの最も重篤な合併症である．その発症頻度は約3％であり，PD歴に従って発症が増加する．特に，PD歴が8年以上で有意に発症

率が上昇し，また，PD期間が長い症例ほど予後が不良となる．EPSの正確な発症機序は明らかになっていない．短期で発症する場合は腹膜炎の合併が，長期で発症する場合は透析液による腹膜劣化の影響が大きいと考えられている．腹膜平衡試験で腹膜の劣化を評価しつつ，実地臨床においては約5年を目安に血液透析へ移行することが一般的である．

Kawaguchi Y, Saito A, Kawanishi H, et al. Recommendations on the management of encapsulating peritoneal sclerosis in Japan, 2005：diagnosis, predictive markers, treatment, and preventive measures Perit Dial Int 2005；25：S83-95. PMID：16300277

★── EPS　被嚢性腹膜硬化症（encapsulating peritoneal sclerosis）

腎移植

B 生体腎移植のドナーになれるのはどんな人か？

大原則として，ドナーはレシピエントの親族であり，自己意志による腎提供である必要がある．そのうえで，医学的な適応として，日本移植学会および日本臨床腎移植学会より以下が適応として示されていて，1つの目安となる．

(1) 年齢は20歳以上で70歳以下
(2) 以下の疾患，または状態を伴わないこと
　　● 全身性活動性感染症
　　● HIV★1抗体陽性
　　● Creutzfeldt-Jakob病
　　● 悪性腫瘍（原発性脳腫瘍および治癒したと考えられるものを除く）
(3) 血圧は140/90 mmHg未満
(4) 肥満がない BMI★2は30 kg/m²以下．高値の際は25 kg/m²以下への減量に努める
(5) 腎機能は，GFR（イヌリンクリアランスまたはアイソトープ法，クレアチニンクリアランスで代用可）が80 mL/分/1.73 m²以上
(6) 蛋白尿は24時間蓄尿で150 mg/日未満，あるいは150 mg/gCr未満，またはアルブミン尿が30 mg/gCr未満
(7) 糖尿病（耐糖能障害）がないこと．早朝空腹時血糖値で126 mg/dL以下でHbA1c★3値で6.2％以下（NGSP★4）．判断に迷う際にはO-GTT★5を行い，評価することが望ましい
(8) 器質的腎疾患がない（悪性腫瘍，尿路感染症，ネフローゼ，嚢胞腎など治療上の必要から摘出された腎臓は移植対象から除く）

Delmonico F ; Council of the Transplantation Society. A Report of the Amsterdam Forum On the Care of the Live Kidney Donor：Data and Medical Guidelines. Transplantation 2005；79：S53-66. PMID：15785361
日本移植学会と日本臨床腎移植学会の生体腎移植ドナーガイドライン策定合同委員会, 日本腎臓学会・腎移植推進委員会. 生体腎移植のドナーガイドライン 2014.

★1── HIV　ヒト免疫不全ウイルス（human immunodeficiency virus）

★2 — BMI　肥満度指数(body mass index)
★3 — HbA1c　ヘモグロビンA1c(hemoglobin A1c)
★4 — NGSP　National Glycohemoglobin Standardization Program
★5 — O-GTT　経口ブドウ糖負荷試験(oral glucose tolerance test)

Ⓑ PKT★(先行的腎移植)とは何か？

PKTとは，維持透析療法を経ずに腎移植を施行することである。生体腎移植および献腎移植の両方でPKTが可能であるが，献腎移植の待機時間が約15年という日本では，そのほとんどが生体腎移植である。PKTのメリットは長期の透析療法を経て腎移植を施行した場合と比べて，その後の患者生存率や移植腎生着率がよい点である。また，透析期間を経てから腎移植をする場合においても，その期間が短いほど患者生存率や移植腎生着率がよいことが知られている。日本においては，このPKTはまだ十分には普及していない。腎移植の準備期間を考慮すると，CKD第4期となった段階において腎臓内科医に紹介することが望ましい。

Mange KC, Weir MR. Preemptive renal transplantation : why not? Am J Transplant 2003 ; 3 : 1336-40.　PMID : 14525592
Davis CL. Preemptive transplantation and the transplant first initiative. Curr Opin Nephrol Hypertens 2010 ; 19 : 592-7.　PMID : 20827196

★ — PKT　先行的腎移植(preemptive kidney transplantation)

Ⓑ 肝腎症候群で肝移植のほかに腎移植が必要なときとはどんなときか？

移植医療の進歩に伴い，腎移植が他の臓器移植と同時に行われることも増えてきている。肝腎同時移植もその1つである。もともとCKDがある患者に肝腎症候群が発症した場合と，腎機能が正常であった患者に肝腎症候群が発症した場合とで，肝腎同時移植の適応は異なる。ここでは後者についてのみ言及する(図7-3)。肝腎症候群により急性腎障害が起こり透析が開始となっても，透析期間が6週間以内であれば，肝移植により急性腎障害から回復する。しかし，透析期間が12週間以上であれば，その回復は見込めず，肝腎同時移植が必要となる。6〜12週に関しては腎生検を含め個々に検討が必要となる。

図7-3　腎機能が正常であった患者に肝腎症候群が発症し，腎移植が必要になる場合

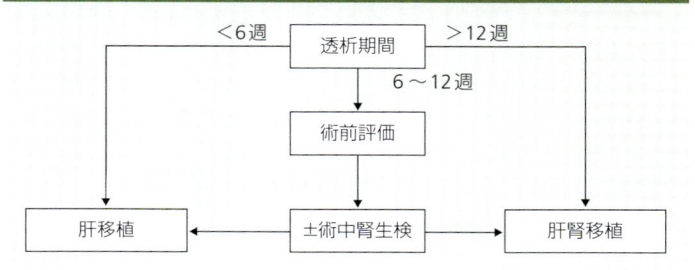

```
            <6週    透析期間    >12週
                       ↓
                    6〜12週
                       ↓
                    術前評価
                       ↓
          ┌─────────┼─────────┐
          ↓           ↓           ↓
        肝移植 ← ±術中腎生検 → 肝腎移植
```

(Chopra A, Cantarovich M, Bain VG. Simultaneous liver and kidney transplants : optimizing use of this double resource. Transplantation 2011 ; 91 : 1305-9.のFigure 3, The Transplantation Societyより転載)

Chopra A, Cantarovich M, Bain VG. Simultaneous liver and kidney transplants : optimizing use of this double resource. Transplantation 2011 ; 91 : 1305-9.　PMID : 21512431
Eason JD, Gonwa TA, Davis CL, et al. Proceedings of Consensus Conference on Simultaneous Liver Kidney Transplantation (SLK). Am J Transplant 2008 ; 8 : 2243-51.　PMID : 18808402

C　利他的ドナーとは何か？

利他的ドナーは，altruistic donorやgood Samaritan donorの和訳である．日本では，生体腎移植ドナーは親族に限られているが，諸外国ではこの縛りはない．友人や知人であっても生体腎移植ドナーとなることができる．さらに，全くの第三者が何の見返りや報酬もなく腎臓を提供することもでき，このようなドナーを利他的ドナーという．利他的ドナーは，レシピエントを指定するdirected altruistic donorと，レシピエントを指定しないnondirected altruistic donorに分かれる．

たとえば，インターネットや新聞で腎臓を必要としている人を知り，その人のために腎臓を提供するのがdirected altruistic donorである．一方で，レシピエントを知らず，また指定せず，ただ見知らぬ誰かのために腎臓を提供するのがnondirected altruistic donorである．

Gohh RY, Morrissey PE, Madras PN, et al. Controversies in organ donation : the altruistic living donor. Nephrol Dial Transplant 2001 ; 16 : 619-21.　PMID : 11239042
Montgomery RA, Gentry SE, Marks WH, et al. Domino paired kidney donation : a strategy to make best use of live non-directed donation. Lancet 2006 ; 368 : 419-21.　PMID : 16876670

ネフローゼ症候群

A　ネフローゼ症候群をきたしやすい疾患は何か？

ネフローゼ症候群は，糸球体性の大量の蛋白尿による低アルブミン血症の結果，浮腫が出現する腎疾患群である．コレステロールの産生増加・分解低下により脂質異常症を合併する．厚生労働省の成人ネフローゼ症候群の診断基準では，蛋白尿が3.5 g/日以上が持続し，かつ血清アルブミン値 3.0 g/dL以下の低アルブミン血症を認めることが診断の必須条件となっている．浮腫は本症候群の必須条件ではないが，重要な所見である．脂質異常症は本症候群の必須条件でない．原疾患により，一次性と二次性に分けられるが，一次性は腎糸球体原発の疾患による場合であり，二次性は全身性疾患に続発する場合である．一次性の病型分類では，微小糸球体変化と膜性腎症がそれぞれ約40％を占める．二次性の原因には，糖尿病性腎症，全身性エリテマトーデス，アミロイドーシスなどがある．大きな特徴として，年齢により各病型の頻度が大きく異なることがある．たとえば，一次性では，40歳未満の場合，微小変化群が約70％を占めるが，40歳以降の場合は膜性腎症が約60％近くを占める．二次性では，40歳以降に糖尿病性腎症やアミロイド腎症の占める割合が増加する．

松尾清一，今井圓裕．ネフローゼ症候群診療指針．日腎会誌 2011 ; 53 : 78-122.

B　膜性腎症はなぜ，30% diseaseと呼ばれるのか？

膜性腎症の患者は，治療せずに自然寛解する30％，蛋白尿は持続するが腎機能の増

悪を認めない30％，そして，腎機能が増悪し最終的には末期腎不全に至る30％，の3つのグループに分けることができる．とても大雑把ではあるが，ビッグピクチャーを捉えている．

　欧米と日本では，膜性腎症の治療法が大きく異なっており，欧米では，日本のようにステロイド単独で治療されることはない．その治療はより免疫抑制が強いシクロホスファミドパルスが基本であり，不必要な免疫抑制剤の投与を避ける意味でも，30％ diseaseとして，その30％は自然寛解することが強調されている．具体的には，蛋白尿と腎機能にて腎機能障害進行のリスクを3つに分け，腎機能が正常で過去6か月の蛋白尿が4g以下である場合は低リスク群に分類し，自然寛解も期待されることから，免疫抑制剤の使用を控える．RAS阻害薬や利尿薬を中心とした保存的治療にて注意深く経過を追う．図7-4を参照．

Chapter 7 : Idiopathic membranous nephropathy. Kidney Int Suppl 2012 ; 2 : 186-97. PMID : 25018932
Cattran D. Management of Membranous Nephropathy : When and What for Treatment. J Am Soc Nephrol 2005 ; 16 : 1188-94. PMID : 15800117

その他の腎障害

Ⓑ IgA*腎症の扁桃摘出療法について述べよ．

1988年に堀田らにより，口蓋扁桃摘出術＋ステロイドパルス併用療法が初めて施行され，2001年に報告されて以降から，日本では広く実施されている．しかし，腎機能障害の進行抑制効果やその適応に関して十分な裏づけが得られているわけではなく，明確なコンセンサスは得られていない．

　非無作為化比較試験では，腎予後改善に関しては評価不能であったが，尿検査異常の正常化率が，ステロイド単独治療群よりも高かったことが示されている．ほかにコホート研究でも蛋白尿減少効果が強いことが報告されており，日本では，治療法の選択肢として検討してよいとされている．しかし，IgA腎症に対するステロイドパルス療法やRAS阻害薬よりも積極的に推奨される治療法ではない．

　口蓋扁桃摘出術＋ステロイドパルス療法の適応に関しては，尿検査異常の正常化を目的にした際には，診断から5年以内，1日尿蛋白量1.1g未満，血清クレアチニン値1.5 mg/dL未満を対象にすることが，コホート研究の結果から推奨されている．

Hotta O, Miyazaki M, Furuta T, et al. Tonsillectomy and steroid pulse therapy significantly impact on clinical remission in patients with IgA nephropathy. Am J Kidney Dis 2001 ; 38 : 736-43. PMID : 11576876
Komatsu H, Fujimoto S, Hara S, et al. Effect of tonsillectomy plus steroid pulse therapy on clinical remission of IgA nephropathy : a controlled study. Clin J Am Soc Nephrol 2008 ; 3 : 1301-7. PMID : 18508946
Miura N, Imai H, Kikuchi S, et al. Tonsillectomy and steroid pulse (TSP) therapy for patients with IgA nephropathy : a nationwide survey of TSP therapy in Japan and an analysis of the predictive factors for resistance to TSP therapy. Clin Exp Nephrol 2009 ; 13 : 460-6. PMID : 19449181

★── IgA　免疫グロブリンA（immunoglobulin A）

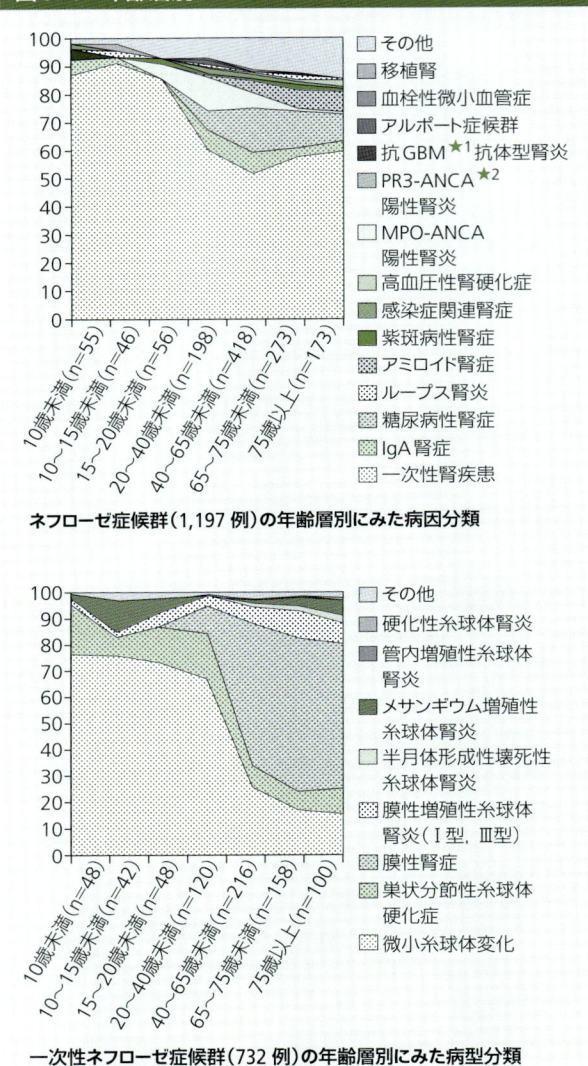

図7-4 年齢層別にみたネフローゼ症候群の病型分類

ネフローゼ症候群（1,197例）の年齢層別にみた病因分類

凡例：
- その他
- 移植腎
- 血栓性微小血管症
- アルポート症候群
- 抗GBM[★1]抗体型腎炎
- PR3-ANCA[★2]陽性腎炎
- MPO-ANCA陽性腎炎
- 高血圧性腎硬化症
- 感染症関連腎症
- 紫斑病性腎症
- アミロイド腎症
- ループス腎炎
- 糖尿病性腎症
- IgA腎症
- 一次性腎疾患

X軸：10歳未満(n=55)、10～15歳未満(n=46)、15～20歳未満(n=56)、20～40歳未満(n=198)、40～65歳未満(n=418)、65～75歳未満(n=273)、75歳以上(n=173)

一次性ネフローゼ症候群（732例）の年齢層別にみた病型分類

凡例：
- その他
- 硬化性糸球体腎炎
- 管内増殖性糸球体腎炎
- メサンギウム増殖性糸球体腎炎
- 半月体形成性壊死性糸球体腎炎
- 膜性増殖性糸球体腎炎（I型，III型）
- 膜性腎症
- 巣状分節性糸球体硬化症
- 微小糸球体変化

X軸：10歳未満(n=48)、10～15歳未満(n=42)、15～20歳未満(n=48)、20～40歳未満(n=120)、40～65歳未満(n=216)、65～75歳未満(n=158)、75歳以上(n=100)

（松尾清一，今井圓裕．ネフローゼ症候群診療指針．日腎会誌 2011；53：84．より転載）

★1 ─ GBM　糸球体基底膜（glomerular basement membrane）
★2 ─ ANCA　抗好中球細胞質抗体（antineutrophil cytoplasmic antibody）

C 心腎症候群（cardiorenal syndrome）とは何か？

心腎症候群は，一般に心臓または腎臓のどちらかの障害が他方の障害を誘発する病態と定義される．どちらの臓器が主に障害されているか，そして急性か慢性か，などを

反映して，2008年に5つに分類されるようになった．Type 1は，急性に心機能が悪化し腎機能障害を起こす場合，Type 2は，慢性に心機能が悪化し腎機能障害を起こす場合である．Type 3およびType 4はその逆であり，Type 3は急性に腎機能が悪化し心機能障害を起こす場合，Type 4は慢性に腎機能が悪化し心機能障害を起こす場合である．Type 1およびType 2を心腎症候群，Type 3およびType 4は腎心症候群と呼ばれる．Type 5は糖尿病や敗血症など心臓や腎臓以外の疾患による心臓や腎臓の二次性の障害と定義される．

　心機能の悪化が腎機能障害を起こす機序は，(1) 腎灌流圧の低下，(2) 腎うっ血，(3) 神経体液因子の異常，の3つに分けることができる．このなかで腎うっ血による機序は，比較的最近になって提唱されているものである．右心カテーテルを施行した急性心不全症例において，心係数の低下より中心静脈圧の上昇が腎機能障害の予測因子となることが報告されている．腎うっ血により糸球体濾過量減少や腎間質の虚血が生じ，糸球体障害が起こると考えられている．

Mullens W, Abrahams Z, Francis GS, et al. Importance of venous congestion for worsening of renal function in advanced decompensated heart failure. J Am Coll Cardiol 2009 ; 53 : 589-96.　PMID : 19215833
Jessup M, Costanzo MR. The cardiorenal syndrome : do we need a change of strategy or a change of tactics? J Am Coll Cardiol 2009 ; 53 : 597-9.　PMID : 19215834

Ⓑ 閉塞性腎症が回復するときとしないときの違いは何か？

水腎症などによる腎後性要因により，尿細管は萎縮し，腎不全に至る．閉塞の程度や期間により腎予後は異なり，1週間以内の完全閉塞ではほぼ完全に機能回復が得られるが，3か月後ではほとんど機能回復は得られない．機能回復が得られていても，ネフロンレベルでは障害が起こっており，障害を免れたネフロンでは代償性肥大が生じている．

　閉塞性腎症の病態に関しては不明な点も多い．閉塞による尿細管腔内の圧上昇に対する糸球体血流の低下，虚血に伴う炎症細胞の活性化により，不可逆的な障害や，尿細管線維化がもたらされる．

　核医学検査での取り込みの低下，腎超音波での皮質の菲薄化は，腎予後は不良であり，機能回復が得られるか否かの判断に用いられる．7〜10日程度の閉塞であれば，通常は多くは機能回復が得られるが，もともとの腎障害の程度や疾患により異なる．

Zeidel ML, O'Neill WC. Clinical manifestations and diagnosis of urinary tract obstruction and hydronephrosisの PROGNOSIS AND RECOVERY OF RENAL FUNCTION. UpToDate（www.uptodate.com/contents/clinical-manifestations-and-diagnosis-of-urinary-tract-obstruction-and-hydronephrosis）．閲覧日：2015/2/15

Ⓒ 多発性嚢胞腎の治療について述べよ．

特異的な治療は記載時点ではないものの，有望な治療法に関していくつか指摘されている．

　バソプレシン V_2 受容体拮抗薬であるトルバプタンにより，腎容量増大の程度を抑制し，腎機能低下の程度を軽減できることが示されている．その程度は，平均で年間1.20 mL/mgの 1/Cr低下＝GFR低下の抑制が得られている．トルバプタンで肝障害などによる中止が多く，60〜120 mg/日の投与量で内服することから費用がかかる

こと，トルバプタンの作用というよりは多飲による効果ではないか，という意見もあり，使用に関しては十分に考慮する必要があると思われる。

3L/日以上などの水分負荷でバソプレシン分泌抑制をもたらし，囊胞増大の進展抑制につながることが指摘されている。しかし，腎機能や心機能低下の際には，溢水や低ナトリウム血症がもたらされる可能性があることに注意が必要である。

ソマトスタチンやmTOR[★1]阻害薬（シロリムス，エベロリムス）による囊胞増大抑制効果や腎機能低下抑制効果の指摘はあるが，賛否両論であり，日本では臨床応用はまだなされていない。

これらのほかにも，保存期腎不全の一般的な管理として，血圧管理，蛋白制限・塩分制限を行いつつ，腹部膨満や腎痛などに対する疼痛管理，肉眼的血尿に対する安静，囊胞感染に対する抗菌薬治療といった支持療法を行う。

多発性囊胞腎には，肝囊胞や脳動脈瘤を合併しやすい。多くの場合は治療が必要となることは少ないが，重度の肝囊胞には，エストロゲンの使用やカフェインなどのcAMP[★2]蓄積を助長するものを避け，場合によっては，囊胞のドレナージが必要となることもまれにある。脳動脈瘤は小さく破裂のリスクは低いことが多いが，大きさ，場所，形状，くも膜下出血の既往などからコイル塞栓術や外科的クリッピングが検討される。

Torres VE, Chapman AB, Devuyst O, et al. Tolvaptan in patients with autosomal dominant polycystic kidney disease. N Engl J Med 2012；367：2407-18. PMID：23121377
Taal MW, Chertow GM, Marsden PA, et al. Brenner and Rector's The Kidney, 9th ed. Philadelphia：Elsevier / Saunders：2011：1642-4.

★1— mTOR　mammalian target of rapamycin
★2— cAMP　環状アデノシンーリン酸（cyclic adenosine monophosphate）

C Page kidneyとは何か？

Page kidneyとは，腎被膜下血腫などによりGeorta筋膜内の圧が上昇し，腎血流が低下することで，二次性高血圧を伴う病態のことをいう。イヌの腎臓にセロハンテープを巻くことで腎血流が低下し，レニン・アンジオテンシンの産生が増えて高血圧が起こることを，1939年にIrwin Pageが報告している。またその後，Page kidneyの最初の症例報告は1955年にされている。外傷や腎生検などにより腎被膜下血腫を生じた場合に注意が必要となる。出血のコントロールおよび血腫の経皮的なドレナージが治療につながる。

Page IH. The production of persistent arterial hypertension by cellophane perinephritis. JAMA 1939；113：2046-8.
Engel WJ, Page IH. Hypertension due to renal compression resulting from subcapsular hematoma. J Urol 1955；73：735-9. PMID：14368713

その他

A 高血圧のためのDASH★食とは何か？

高血圧への食事療法としては，減塩，減量，食事内容の改善の3つである。特に，減塩は以前から多くの研究で降圧効果を指摘され，WHOのガイドラインでは5g/日未

満，日本では古くより多く塩分を摂取する背景から 6 g/日未満が推奨されている。

　DASH食とは，肉類や甘い物を減らし，野菜，果物，低脂肪乳製品が豊富な（飽和脂肪酸とコレステロールが少なく，Ca，K，Mg，食物繊維が多い）食事のことで，米国で介入試験が行われている．8週間の観察で，対照群と比較して収縮期血圧は 11.4 mmHg，拡張期血圧 5.5 mmHg の降圧効果を認め，塩分制限を加えることでより降圧効果があったと報告されている．米国で DASH 食が普及すると，心筋梗塞は 15％，脳梗塞は 30％減ると推定されている．

　DASH食のなかで，カリウムによる降圧効果は弱いとされているが，食塩過剰摂取による血圧上昇作用に対するカリウムの拮抗作用は顕著で，塩分摂取量の多い日本では，有意な降圧が期待できるかもしれない．

Appel LJ, Moore TJ, Obarzanek E, et al. A clinical trial of the effects of dietary patterns on blood pressure. DASH Collaborative Research Group. N Engl J Med 1997 ; 336 : 1117-24. PMID : 9099655
Sacks FM, Svetkey LP, Vollmer WM, et al. Effects on blood pressure of reduced dietary sodium and the Dietary Approaches to Stop Hypertension (DASH) diet. N Engl J Med 2001 ; 344 : 3-10. PMID : 11136953
Akita S, Sacks FM, Svetkey LP, et al. Effects of the Dietary Approaches to Stop Hypertension (DASH) diet on the pressure natriuresis relation ship. Hypertension 2003 ; 42 : 8-13. PMID : 12756219

★── DASH　Dietary Approaches to Stop Hypertension

Ⓑ 腎臓は本当に innocent bystander か？

innocent bystander は罪のない傍観者という意味である．AKIは重篤な疾患に併存する病態にすぎず，その疾患の重症度を示す代替マーカーであるという考え方があり，腎臓は innocent bystander といわれてきた．しかし，近年，AKIを合併すると死亡率は著しく上昇することが報告されている．AKIを合併した場合の死亡のリスクは，AKIを合併しなかった場合の 3～5 倍であることが示されている．このため，AKIに対する考え方が大きく変わり，今では，患者は AKI を合併して死亡するのではなく，AKI のために死亡する（patients die because of AKI rather than with AKI）といわれている．AKIの予防，早期発見，早期治療が患者の予後を改善するためにも，より重要と認識されるようになっている．

Kellum JA, Ronco C, Vincent J-L. Controversies in Acute Kidney Injury. Basel : Karger Medical and Scientific Publishers, 2011.
Groesdonk HV, Heringlake M. The kidney in acute renal failure : innocent bystander, victim or still a suspect? Intensive Care Med 2010 ; 36 : 389-91. PMID : 20049586

Ⓑ 出生体重は腎予後に影響するか？

出生体重はネフロン数と関係があることが知られている．低出生体重では，生まれつき，ネフロン数が少ない．ネフロン数が少ないと，ネフロンに負荷がかかり CKD になりやすいというネフロン数減少説を，Brenner は CKD の発症機序として提唱している．多くの疫学的研究で，低出生体重と将来の腎機能低下との関係が報告されている．ネフロン数が腎予後に影響を与えるという点は生体腎移植ドナーにとって重要である．オーストラリアの原住民アボリジニーは低出生体重が重く，また，ネフロン数が少ないことが知られている．このアボリジニーを生体腎ドナーとした場合に，約

20％と高率にドナーが末期腎不全となっていることは注目に値する。生体腎移植ドナーは一般的には「安全」とされているが，本当に「安全」であるか議論の余地を残す。

Vikse BE, Irgens LM, Leivestad T, et al. Low birth weight increases risk for end-stage renal disease. J Am Soc Nephrol 2008 ; 19 : 151-7.　PMID : 18057216
Rogers NM, Lawton PD, Jose MD. Indigenous Australians and living kidney donation. N Engl J Med 2009 ; 361 : 1513-6.　PMID : 19812415

Ⓑ 肥満は腎臓にも悪いか？

肥満は万病のもと，といわれるが，腎臓にも悪影響を与える。肥満に伴う腎障害は大きく分けて，2つある。1つは，メタボリックシンドロームに合併している糖尿病・高血圧による腎障害である。もう1つは肥満に固有の腎障害であり，肥満関連腎症（obesity related glomerulopathy）と呼ばれる。肥満関連腎症は，組織学的には糸球体肥大と巣状分節状糸球体硬化症を特徴とする。(1) 病的な肥満症，(2) 浮腫を認めない蛋白尿，(3) 正常血清アルブミン値を三徴とし，高血圧による腎硬化症と糖尿病性腎症とを除外したものと定義される。蛋白尿の程度はさまざまである。そして，その予後は必ずしもよくない。発症機序は不明な点が多いが，近年では，低出生体重児との関連が示唆されている。低出生体重児は生後肥満やネフロン数の減少との関係がある。そして，ネフロン数の減少が二次性巣状分節性糸球体硬化症の原因となることより，低出生体重が肥満関連腎症の原因ではないかと考えられる。治療は減量が基本となる。

Kambham N, Markowitz GS, Valeri AM, et al. Obesity-related glomerulopathy : an emerging epidemic. Kidney Int 2001 ; 59 : 1498-509.　PMID : 11260414

Ⓑ カルシフィラキシス（calciphylaxis）とは何か？

維持血液透析，腹膜透析患者を中心に，主には，比較的体脂肪の多い腹部や臀部，大腿などに発症する，有痛性の紫斑に続く，難治性の皮膚潰瘍を主症状とする疾患である。小血管壁の石灰化を認め，多発性の微小血栓性塞栓を伴い，皮膚の虚血を引き起こす。発症頻度は非常にまれではあるが，いったん発症すると，きわめて強い有痛性の症状を呈し，正確な予後は不明であるが致死率は高い。皮膚軟部感染症が主な死因である。

血管石灰化は透析患者では必発にもかかわらず，限定的な症例のみに発症する病因はわかっておらず，高リン血症，肥満，女性，凝固亢進状態，低アルブミン血症，特定の薬剤使用（ワルファリン，カルシウム含有リン吸着薬，ビタミンD，ステロイド，鉄剤）がリスクとして挙げられている。

特異的な臨床検査はなく，可能であれば，動脈を含むように皮膚生検を行い，病理学的に診断を行う。アテローム性動脈硬化，コレステロール塞栓，ワルファリン誘因皮膚壊死，血管炎，蜂窩織炎などと鑑別する。

有効とされる治療法は限定的で，集学的な治療を行う。疼痛コントロールと創部処置に加えて，高圧酸素療法，リンやカルシウムの是正，副甲状腺機能亢進症にシナカルセトなどビタミンD以外での治療，チオ硫酸ナトリウム静注，透析効率が十分であっても，より高効率の透析への変更，低カルシウム透析液の使用，可能であれば，ビタミンDやカルシウム含有薬，鉄剤，ワルファリンの中止を検討する。

Wilmer WA, Magro CM. Calciphylaxis : emerging concepts in prevention, diagnosis, and treatment. Semin Dial 2002 ; 15 : 172-86.　PMID : 12100455
Mazhar AR, Johnson RJ, Gillen D, et al. Risk factors and mortality associated with calciphylaxis in end-stage renal disease. Kidney Int 2001 ; 60 : 324-32.　PMID : 11422768

浮腫における underfilling 説と overfilling 説とは何か？

ネフローゼ症候群では，高分子物質の糸球体透過性亢進により高度の尿蛋白が生じ，低アルブミン血症のため血漿膠質浸透圧の低下をきたし，血管内から組織間隙への水の移動で浮腫が生じると考えられていた。また，低アルブミン血症による血管内腔の underfilling が原因と考えられていた。

しかし，微小変化群へのステロイド治療による糸球体透過性低下が補正されると，血漿アルブミン濃度の有意な上昇の前に，浮腫の改善とともに Na 排泄の増加がもたらされることがある。ネフローゼの病勢が強い時期（低アルブミン血症）と寛解に入っている時期において，間質の膠質浸透圧は血漿の膠質浸透圧と並行して変化していた研究もあり，低アルブミン血症だけでは浮腫の原因と説明できない。

ネフローゼでは，尿中のナトリウム排泄が 2/3 程度まで減少しており，その主な役割として，集合尿細管でのナトリウム再吸収亢進が起こることが動物での研究で示されている。ネフローゼで腎臓での一次性のナトリウム貯留による overfilling が存在する。

ネフローゼによる浮腫は，血漿アルブミン濃度が 1.5 ～ 2.0 g/dL 以下に低下しなければ，血管内の overfilling に由来していると考えたほうがよいとされる。

黒川 清監訳. 体液異常と腎臓の病態生理, 第 2 版. 東京：メディカル・サイエンス・インターナショナル, 2012 : 97.

1 日 2L の水は本当に飲む必要があるのか？

「水をたくさん飲んだほうが腎臓にとってよい」と世間ではいわれることが多いが，これはいわゆる water myth の 1 つで，米国でも，"drink at least 8 glasses of water a day" などといわれている。はっきりと水を 2 L 以上飲んだほうがよいのは，腎結石をもっている人である。また，口渇を感じた場合は必ず水を飲む必要がある。現段階でいえることはこの 2 つである。腎結石の予防のためのアドバイスがそのまま腎臓病予防全般へと一人歩きした感もある。CKD ステージ 1 や CKD ステージ 2 の集団において，飲水量が 3 L 以上の人は飲水量が 1 ～ 1.9 L の人よりも腎機能の低下速度が遅かったとの報告はある一方で，CKD ステージ 3 以上の集団において尿量が多いと，その後の腎機能低下速度が速いと報告されている。もちろん「脱水」は避ける必要があるが，現段階において，早期の CKD 患者において積極的に 2 L 以上の飲水を推奨する十分なエビデンスはない。

Valtin H. "Drink at least eight glasses of water a day." Really? Is there scientific evidence for "8 × 8"? Am J Physiol Regul Integr Comp Physiol 2002 ; 283 : R993-1004.　PMID : 12376390
Wenzel UO, Hebert LA, Stahl RA, et al. My doctor said I should drink a lot! Recommendations for fluid intake in patients with chronic kidney disease. Clin J Am Soc Nephrol 2006 ; 1 : 344-6. PMID : 17699227
Clark WF, Sontrop JM, Macnab JJ, et al. Urine volume and change in estimated GFR in a community-based cohort study. Clin J Am Soc Nephrol 2011 ; 6 : 2634-41.　PMID : 21885793

カリウムを別名 potassium と呼ぶのはなぜか？

古代の人々は石鹸を知らなかったが，その代わりに油を洗剤として使っていたため，その油の働きを助ける付加剤が必要であった。のちにそれは木の灰から見いだされた。木灰を水の中でかき回し，その水に溶け込んだ物質を煮詰め，残留物を強く熱し取り出した粉末の物質である。この物質をカリ(potash：pot ash：甕＋灰の意)と呼んだ。一方中世のアラビア人は，この物質を alquili(木灰)と呼んだ。

1807年，英国の化学者 ハンフリー・デービー〔Humphry Davy(1778～1829年)〕は，このカリの中から金属を取り出し，potassiumというラテン語のように聞こえる名前をつけた。一方，ドイツ人は同じ物質をやはりラテン語のように聞こえるkaliumと称したが，これはアラビア名を由来としていた。元素記号 Kはこれに由来し，ポタシウムと呼んでいる英国や米国などの国でも用いられている。日本ではカリウムで通っている名称だが，しばしば英文では potassium という名称もみかける理由である。

小尾信弥監修．東 洋恵訳．科学の語源 250．東京：共立出版，1972：49．

なぜ，炭酸水素ナトリウムを「重曹」と呼ぶか？

"Na" はドイツ語の "Natrium" が語源であり，英語では "sodium" である。"soda" は，ナトリウムが何かの化合物と結合したナトリウム塩のことであり，日本語では「曹達」という字を当てる。また，重炭酸イオン(HCO_3^-)は炭酸イオン(CO_3^{2-})と比較して分子量が「重く」，重炭酸とも呼ばれるようになった。

これから，炭酸水素ナトリウム＝重炭酸ナトリウム＝重炭酸ソーダ＝重炭酸曹達であり，略して「重曹」と呼ばれるようになった。

代謝性アシドーシスを伴った CKD に用いることで，腎不全進展抑制や骨代謝異常の是正，栄養状態の改善が期待でき，ガイドラインで補正が推奨されている。

石鹸百科．ソーダとナトリウムって同じなの？塩って何？(www.live-science.com/honkan/basic/chishiki03.html)．閲覧日：2014/10/10
Chapter 3 : Management of progression and complications of CKD. Kidney Int Suppl 2013 ; 3 : 73-90．PMID：25598999（www.kdigo.org/clinical_practice_guidelines/pdf/CKD/KDIGO_2012_CKD_GL.pdf)．閲覧日：2014/10/10

腎臓病の父とは誰か？

リチャード・ブライト〔Richard Bright(1789～1858年)〕は，ロンドンのガイ病院(Guy's Hospital)の医師として勤務していた。それまでは腎炎に関してわかっていることはほとんどなかったが，剖検例の腎組織を臨床所見と関連づけて研究を行い，1827年に蛋白尿と浮腫を伴う腎炎を Bright病と明記し，泌尿器疾患とは異なる腎臓疾患があることを明らかにした。以降，Bright病についての病理学的研究が進められ，1879年には糸球体腎炎，1905年にはネフローゼが記載された。

尿中の蛋白尿の検出に加熱凝固の性質を利用し，少量の尿をスプーンに乗せて火であぶることで，沸点に達するまでに半透明となるといった方法を用いていた。

Keith NM, Keys TE. Contributions of Richard Bright and his associates to renal disease. AMA Arch Intern Med 1954 ; 94 : 5-21．PMID：13170840

"renalism" とは何か？

CKD患者でも，CAG[*]施行後の治療で死亡率は，非CKD患者と同様に低下することが示されており，CIN（造影剤腎症）の予防を行ったうえで，必要な場合には実施されなければならない。しかし，CKD患者では，適切なCAGが行われる頻度が5～6割程度と，腎機能障害を有する患者への心臓カテーテル検査や治療が，CINを懸念するあまり，実施されないことがある。造影剤だけではなく，腎毒性を有する可能性がある薬物治療や侵襲的検査，治療を受ける機会を喪失してしまう傾向にあり，"renalism（腎臓至上主義）"とChertowらは表現している。「クレアチニン値＞3 mg/dLであれば造影剤使用は禁忌」とするのではなく，検査や治療のメリットとCINのデメリットを考慮しなければならない。

Chertow GM, Normand SL, McNeil BJ. "Renalism" : inappropriately low rates of coronary angiography in elderly individuals with renal insufficiency. J Am Soc Nephrol 2004 ; 15 : 2462-8. PMID : 15339996
Reddan DN, Szczech LA, Tuttle RH, et al. Chronic kidney disease, mortality, and treatment strategies among patients with clinically significant coronary artery disease. J Am Soc Nephrol 2003 ; 14 : 2373-80. PMID : 12937316

[*] ─ CAG 冠動脈造影法（coronary arteriography）

「腎臓から老いる」とはどういうことか？

1997年に日本で，Klotho遺伝子が欠損したマウスでは，短命や不妊，動脈硬化，皮膚萎縮，骨粗鬆症，肺気腫などヒトの老化に類似した徴候が認められたという研究が報告され，Klotho過剰発現マウスは平均寿命が2年から約3年に延長したことがわかった。よって，Klotho遺伝子は長寿遺伝子であり，Klotho蛋白（分泌型蛋白）は抗老化ホルモンと考えられている。

リンの摂取により，骨からFGF23が分泌される。尿細管上皮細胞にあるFGF受容体は，Klotho蛋白と協同してFGF23のシグナルを細胞内に伝達し，尿中へのリン排泄を促し，リンのホメオスタシスを維持している。また，近位尿細管では1α-ヒドロキシラーゼ（1α-OH）の活性を抑え，ビタミンDの活性化を抑制する。

主なKlotho遺伝子の発現部位は，遠位尿細管であり，ほかにも，副甲状腺の主細胞や脳脈絡膜などがある。CKDでは，Klotho-FGF23系の適応と破綻が普遍的に認められ，内因性因子の減少が個体の老化形質を促進するという「腎性老化仮説（renal senescence hypothesis）」が指摘されている。

Kuro-o M, Matsumura Y, Aizawa H, et al. Mutation of the mouse klotho gene leads to a syndrome resembling ageing. Nature 1997 ; 390 : 45-51. PMID : 9363890
Komaba H, Goto S, Fujii H, et al. Depressed expression of Klotho and FGF receptor 1 in hyperplastic parathyroid glands from uremic patients. Kidney Int 2010 ; 77 : 232-8. PMID : 19890272

ポパイはどの腎結石になりやすいか？

尿路結石は，結石を構成する成分により分類することができる。シュウ酸カルシウム結石，リン酸カルシウム結石，尿酸結石，およびこれらが混在する結石が最も高頻度にみられる。また，尿路感染によって形成されるリン酸マグネシウムアンモニウム結石や，遺伝性に発生するシスチン結石もある。なかでも約80％と最も頻度が高いの

が，シュウ酸カルシウム結石である．シュウ酸カルシウム結石のリスク因子として，高シュウ酸尿症がある．食物中のシュウ酸は通常，カルシウムと結合し，不溶性複合体として便に排泄される．腸内のカルシウム量が少ないと腸管からシュウ酸の吸収が増加する．シュウ酸はあらゆる食材に含まれており，特に緑色野菜などに多く含まれている．ホウレンソウ，コマツナ，ブロッコリなどが代表的である．緑色野菜に関しては，煮ることで，可溶性シュウ酸を煮汁中に出し，シュウ酸含有量を約1/2に減らすことができる．また，紅茶，コーヒー，チョコレート，ナッツ類などにも多く含まれている．カルシウムを積極的に摂取することも大事である．ホウレンソウをたくさん食べるポパイは尿路結石のなかではシュウ酸カルシウム結石になりやすい．

Finkielstein VA, Goldfarb DS. Strategies for preventing calcium oxalate stones. CMAJ 2006；174：1407-9. PMID：16682705
Domrongkitchaiporn S, Sopassathit W, Stitchantrakul W, et al. Schedule of taking calcium supplement and the risk of nephrolithiasis. Kidney Int 2004；65：1835-41. PMID：15086924

8 酸塩基電解質

三枝孝充

血清ナトリウム異常

A 水の過剰もしくは過少によって起こる病態について説明せよ。

水の過剰は「低ナトリウム血症」，水の過少は「高ナトリウム血症」を起こす。体内総水分は成人の場合，体重の約60%であり，その分布はNa^+やK^+等の溶質によって生じる浸透圧に依存している。細胞内の浸透圧は主にK^+，細胞外はNa^+により保たれ，細胞内外の浸透圧は通常，平衡状態にある。たとえば，発汗により水分が体外へ喪失されると，細胞外の浸透圧は上昇し，細胞内から細胞外に水が移動すると同時に口渇を覚え飲水をするため，血清ナトリウム値は変わらない。しかし，水の経口摂取量に比べ体外喪失量（不感蒸泄の増加や尿崩症）が上回ると，水過少から高ナトリウム血症を起こす。水の不足は口渇を促すため，高ナトリウム血症は意識障害や飲水ができない状況で起こることがほとんどである。また，反対に，抗利尿ホルモン分泌が持続するSIADH★では，水の経口摂取量に比べ体外喪失量が下回るため（水貯留），低ナトリウム血症を起こす。したがって，血清ナトリウム値は「水と溶質の比」を意味し，細胞外液中のNa^+や水の絶対量を示すものではない。

Adrogué HJ, Madias NE. Hyponatremia. N Engl J Med 2000 ; 342 : 1581-9.　PMID：10824078
Adrogué HJ, Madias NE. Hypernatremia. N Engl J Med 2000 ; 342 : 1493-9.　PMID：10816188

★── SIADH　抗利尿ホルモン不適合分泌症候群（syndrome of inappropriate secretion of antidiuretic hormone）

A 塩の過剰もしくは過少によって起こる病態について説明せよ。

塩の過剰は「循環血漿量の増加や浮腫」，塩の過少は「循環血漿量の減少」につながる。**「水」の過剰や過少は血清ナトリウム値の異常をきたすが，「塩」の過少や過剰は臨床症状，バイタルサインや身体所見で判断する。**循環血漿量の減少は，嘔吐，下痢，利尿薬の使用や出血，熱傷などサードスペースへの体液の喪失など，体外への塩の喪失量が摂取量を上回ると起こる。塩の過剰は循環血漿量の過剰や浮腫を起こす。浮腫は過剰な細胞外液が毛細血管の静水圧を上昇させ，塩と水を血管外に漏出させた結果である。塩の過少による症状として，皮膚のツルゴールの低下や口腔粘膜の乾燥，動脈血圧の低下，中心静脈圧の低下が挙げられる。実際の臨床では，塩と水の混合性の喪失が起こることもある。持続的な下痢などがその例で，電解質異常から，筋力低下や頻脈，神経症状を伴うことがある。一方，塩の過剰は浮腫のほか，動脈血圧の上昇，肺水腫による呼吸困難などの症状を伴うことが多い。

A dehydration と volume depletion の違いを説明せよ。

dehydration は「水」の不足であり，volume depletion は「塩」の不足である。dehydration は，血清ナトリウム値および血清浸透圧の上昇により，水を細胞内から細胞外に引っ張る。さらに，浸透圧の上昇は，**下垂体からバソプレシンの分泌と口渇**を促す。一方，volume depletion は，組織血液灌流の減少により，(1) 交感神経系の亢進，(2) 心房性ナトリウムペプチドの抑制，(3) レニン・アンジオテンシン系の亢進，の3つの作用から，昇圧作用と腎臓でナトリウム保持作用をもたらす。心不全や肝硬変などは総体液量の増加がみられるが，心不全は心機能不全，肝硬変は全身性の血管拡張が原因で有効循環血漿量の低下が起こる。そのため，volume depletion と同様の機序で上記の(1)〜(3)の作用がみられるが，真の volume depletion とは病態が異なる。

Mange K, Matsuura D, Cizman B, et al. Language guiding therapy : the case of dehydration versus volume depletion. Ann Intern Med 1997 ; 127 : 848-53.　PMID : 9382413

B 体内で体液の調整（volume regulation）はどのように行われるか？

循環血漿量の減少などの「塩」の異常は，主に血漿量の増減による調節機構（volume regulation）が関与している。有効循環血漿量が低下すると，(1) 頸動脈洞，(2) 糸球体の輸入細動脈，(3) 心房，が感知する。その結果，(1) 頸動脈洞は交感神経系を亢進，(2) 輸入細動脈の傍糸球体細胞からはレニンが分泌されレニン・アンジオテンシン系を亢進，(3) 心房からは心房性ナトリウム利尿ペプチドの分泌抑制，が起こる。したがって，(1) は心拍出量の増加や血管収縮を起こし，(2) と (3) は腎臓での Na^+ の再吸収を促進する。循環血漿量が相当量減少した場合，バソプレシンは後述する osmoregulation よりも多く（ラットでは10倍）分泌されるため，水の貯留から低ナトリウム血症を起こすことがある。心不全や肝硬変の患者に低ナトリウム血症が多い理由は，有効循環血漿量の低下から起こるバソプレシンの分泌増加が関与しているためである。

Dunn FL, Brennan TJ, Nelson AE, et al. The role of blood osmolality and volume in regulating vasopressin secretion in the rat. J Clin Invest 1973 ; 52 : 3212-9.　PMID : 4750450

B 血清浸透圧の調整（osmoregulation）はどのように行われるか？

「水」の過少・過剰は血清ナトリウム値の異常をきたし，血清浸透圧を変化させる。血清浸透圧の変化は視床にある浸透圧受容体が敏感に感知し，下垂体からバソプレシンの分泌を調整する。たとえば，脱水によって血清浸透圧が上がると，分泌されたバソプレシンが腎臓の集合管で水の再吸収を促進するとともに，口渇により飲水を促す。バソプレシンは，腎臓の集合管の血管側粘膜上皮における V2R[★1] に作用し，その結果，尿細管側粘膜上皮下にある AQP2[★2] を尿細管粘膜上皮に輸送させ，水を再吸収させる作用をもつ。一方，水の過剰は血清浸透圧の低下からバソプレシンの分泌を抑制させる。その結果，集合管上皮粘膜での AQP2 の発現は抑制され，水が体外に排泄される。V2R の遺伝的変異やリチウムなどの薬剤は，集合管での V2R の反応障害や AQP2 の細胞内輸送障害をきたし，腎性尿崩症を起こす（図 8-1）。

図8-1　腎皮質集合管主細胞における水再吸収のしくみ（正常と尿崩症の違い）

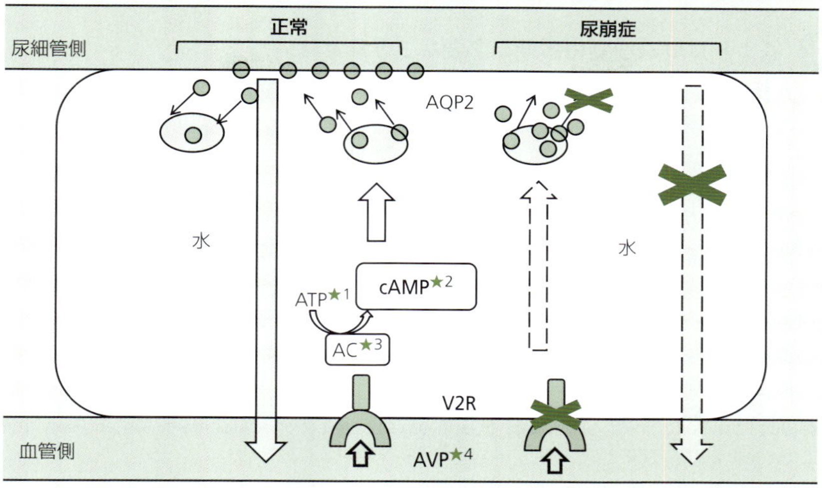

下垂体から分泌されたバソプレシン（AVP）は，集合管主細胞の血管側にある V2R に作用し，cAMP の増加から水チャネルである AQP2 を尿細管側基底膜へ輸送して水の再吸収に関与する．ところが，尿崩症では V2R の機能や AQP2 の輸送に障害があるため，水の再吸収が行われず，その結果として多尿が起こる．

★1 — ATP　アデノシン三リン酸（adenosine triphosphate）
★2 — cAMP　環状アデノシン一リン酸（cyclic adenosine monophosphate）
★3 — AC　アデニル酸シクラーゼ（adenylate cyclase）
★4 — AVP　アルギニンバソプレシン（arginine vasopressin）

Sands JM, Bichet DG ; American College of Physicians ; American Physiological Society. Nephrogenic diabetes insipidus. Ann Intern Med 2006 ; 144 : 186-94.　PMID : 16461963

★1 — V2R　バソプレシン2受容体（vasopressin-2-receptor）
★2 — AQP2　アクアポリン2（aquaporin 2）

C 水なしでポテトチップスを食べるとする．摂取された塩はどのように体内で感知され体外に排泄されるかその過程を説明せよ．

これはこれまでの設問のまとめでもある．ポテトチップスなどから経口摂取された塩は消化管から吸収され，血中に入り血清浸透圧を上げる．血清浸透圧の上昇は，(1) 水を細胞内から細胞外に移動させ循環血漿量を増加させる．その結果，心房性ナトリウム利尿ペプチドの分泌とレニン・アンジオテンシン系の抑制が起こり，尿中への Na^+ の排泄を促す．また，血清浸透圧の上昇は，(2) 視床の浸透圧受容体を刺激し，バソプレシンの分泌を起こし，集合管で水の再吸収を亢進させて尿浸透圧を上昇させる．したがって，水を飲まずに塩を摂取すると，少量の尿に経口摂取した Na^+ が排泄されることになる．塩と水の体内での調整に関してはさまざまな著書があるが，筆者は Burton Rose らの "Clinical physiology of acid-base and electrolyte disorders" を勧める．また，Rose は UpToDate の編集長でもあり，UpToDate（www.uptodate.com）も充実している．

Rose BD, Post TW. Clinical physiology of acid-base and electrolyte disorders, 5th ed. New York : McGraw-Hill, 2001 : 258-98.

A 低ナトリウム血症の診断に必要な3要素とは何か？

低ナトリウム血症の診断には，**血清浸透圧，尿浸透圧，尿中ナトリウム値**の3つが必要である。血清浸透圧は真性低ナトリウム血症と偽性低ナトリウム血症の判断に必須である。真の低ナトリウム血症は血清浸透圧が低いはずであるので，測定された血清浸透圧が正常か高ければ，後述する偽性低ナトリウム血症を疑う。次に尿浸透圧をみる。低ナトリウム血症は原則，体内に水が過剰にある状態なので，体の正常の反応は水を腎臓から排泄することである。したがって，尿は希釈尿となり，尿浸透圧は血清浸透圧よりも低くなる。しかし，尿浸透圧が血清浸透圧よりも高ければ，volume depletionがある，もしくはバソプレシンが不適切に分泌されている可能性がある。この鑑別には尿中ナトリウム値が有効で，volume depletionがある場合，尿中ナトリウム値は低くなるが，SIADHでは高くなる。

Rose BD, Post TW. Clinical physiology of acid-base and electrolyte disorders, 5th ed. New York : McGraw-Hill, 2001 : 720-2.

C 生理食塩水は英語で normal saline というが normal と呼ばれる由来は何か？

salineの歴史は，欧州でコレラが流行した1831年にO'Shaughnessyが患者に点滴をしたところまでさかのぼるとされる。生理食塩水はオランダの生理学者 Hartog Jacob Hamburger（1859～1924年）が考案したもので，赤血球の溶血の実験に使用した0.9% NaClがヒトの血中の塩分濃度であるという誤った見解から生まれたとされる。しかし実際，血漿中のナトリウム濃度を考慮した場合，当を得ている。すなわち，生理食塩水のナトリウム濃度は154 mEq/LでNaClでは308 mOsm/Lとヒトの正常の血清浸透圧より高いが，ヒトの血漿の93％は水で，残り7％は脂質やアルブミンなどの蛋白質で構成されているので，正常の血清ナトリウム値143 mEq/Lは，生理学に重要な血漿の水成分の濃度を反映した場合，実際は143÷0.93＝154 mEq/Lとなる。したがって，正常の血漿（143 mEq/L）に等浸透圧の輸液をする場合，ナトリウム濃度154 mEq/Lの輸液が生理学的に妥当であるという理由からnormal salineといわれている。

O'Shaughnessy WB. Proposal of a new method of treating the blue epidemic cholera by the injection of highly-oxygenated salts into the venous system. Lancet 1831 ; 17 : 366-71.
Awad S, Allison SP, Lobo DN. The history of 0.9% saline. Clin Nutr 2008 ; 27 : 179-88. PMID : 18313809

B 偽性低ナトリウム血症とは何か？

偽性低ナトリウム血症とは，血清浸透圧は正常でも低ナトリウム血症がある状態を指す。偽性低ナトリウム血症の原因疾患として，高脂血症や多発性骨髄腫，高ガンマグロブリン血症など，血清脂質・蛋白質を上昇させる病態がある。血清脂質や蛋白質が上昇する分，血清の水の割合は減少するため，血清ナトリウム値は低く測定される。たとえば，多発性骨髄腫でガンマグロブリンの量が増えて血清脂質や蛋白質の割合が正常の7％から倍の14％になったとしよう。血液検査で測定した血清ナトリウム値

が120 mEq/Lで，血清浸透圧が290 mOsm/kgとする。しかしこの場合，血清単位あたりの水の割合が低くなるため，実際のナトリウム値は120÷0.86＝139 mEq/Lと基準範囲内であることがわかる（図8-2）。したがって，この場合，血清ナトリウム値の補正ではなく，多発性骨髄腫を治療することが重要となる。ちなみに偽性低ナトリウム血症とは異なるが，高血糖やアルコールは血清浸透圧を上昇させ，細胞内から水を引っ張るため低ナトリウム血症を起こす。

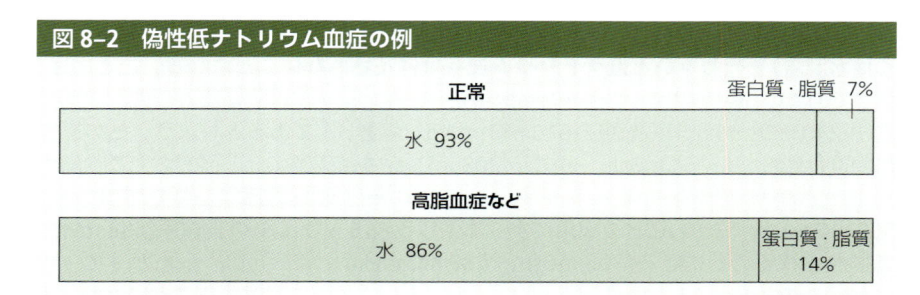

図8-2 偽性低ナトリウム血症の例

正常		蛋白質・脂質 7%
水 93%		

高脂血症など		
水 86%		蛋白質・脂質 14%

通常，血液中には蛋白質や脂質は約7%程度で残りは水である。しかし，高脂血症や高ガンマグロブリン血症などで蛋白質や脂質が増加すると，血中の水の割合が低くなるため，血清ナトリウム値は血漿分布を考慮して計算すべきである。例として，血清ナトリウム値の実測値が120 mEq/Lでも，蛋白質や脂質が正常の7%から14%に仮に増加したとすると，血清中の水の割合が低くなる分，厳密な血清ナトリウム値は120×0.86＝139 mEq/Lとなり，測定ナトリウム値が低くても基準範囲内である。

Turchin A, Seifter JL, Seely EW. Clinical problem-solving. Mind the gap. N Engl J Med 2003 ; 349 : 1465-9. PMID : 14534340
Fortgens P, Pillay TS. Pseudohyponatremia revisited : a modern-day pitfall. Arch Pathol Lab Med 2011 ; 135 : 516-9. PMID : 21466372

Ⓑ 小細胞がんなどに伴う典型的なSIADHはADH[*1]〔抗利尿ホルモン（バソプレシン）〕が継続的に分泌される病態である。バソプレシンの腎臓における作用機序を説明せよ。

図8-1に示したとおり，バソプレシン（AVPもしくはADH）は下垂体後葉から分泌される抗利尿ホルモンで，腎臓皮質の集合管血管側にあるGs蛋白質共役受容体（GPCR[*2]）であるV2Rに作用する。GPCRはACの活性から細胞内のcAMPを活性化して，尿細管粘膜上皮下にある水チャネルであるAQP2を尿細管粘膜上皮に移動させ，水を再吸収する作用を有する。またAVPの作用がなくなると，細胞内cAMPは減少し，すぐにAQP2は尿細管側粘膜上皮下に取り込まれ，水は排泄される。ネフロンの最終部分である集合管は糸球体で濾過された水分の約5%を再吸収すると推定されるが，水の調整に関してきわめて精密な器官であることがわかる。したがって，肺の小細胞がんなどからADH（AVP）が持続的に分泌されるSIADHは，上記の機序を介して水が断続的に腎臓で再吸収され，低ナトリウム血症を起こす。

Rose BD, Post TW. Clinical physiology of acid-base and electrolyte disorders, 5th ed. New York : McGraw-Hill, 2001 : 168-78.
Johnson BE, Chute JP, Rushin J, et al. A prospective study of patients with lung cancer and hyponatremia of malignancy. Am J Respir Crit Care Med 1997 ; 156 : 1669-78. PMID : 9372692

★1 ── ADH　抗利尿ホルモン（antidiuretic hormone）
★2 ── GPCR　G蛋白質共役受容体

C 典型的なSIADHは低ナトリウム血症の補正が困難であるが，その理由を説明せよ。

前問で述べたように，SIADHでは持続的にADH（AVP）が分泌されるため，ADHの作用により腎皮質集合管で水は再吸収され続け，血清浸透圧にかかわらず尿は濃縮されることになる。したがって，**SIADHでは，尿浸透圧よりも高い浸透圧性の輸液（もしくは水制限）を行わないと低ナトリウム血症は補正されない**ことになる。たとえば，体重60 kgのSIADH患者（女性）の検査値が，血清ナトリウム値115 mEq/L，血清浸透圧240 mOsm/kg，尿浸透圧616 mOsm/kg，尿量1 Lであるとしよう。この患者に生理食塩水1 L（154 mEq/L：浸透圧308 mOsm）を点滴すると，予想される血清ナトリウム値はどうなるだろうか？ 投与された生理食塩水1 L中の溶質（NaCl 308 mOsm）は持続的ADHの作用によって生じる616 mOm/kgの濃縮尿（453 mL）中に排泄されることになる（308 mOsm÷680 mOsm/kg＝453 mL）。したがって，投与した生理食塩水1 Lの残り547 mLは自由水として体内に貯留することになる。実際，血清ナトリウム値はどうなるか計算してみる。まず，

　　体内総溶質（mOsm）＝体内総水分（L）×血清浸透圧（mOsm/kg）・・・（a）
　　　　　　　　　　　＝〔0.5（女性）×60 kg〕×（2×115 mEq/L）＝約6,900 mOsm

547 mLの水貯留によって体内総水分は，30 L＋0.547 L＝30.55 Lに増加する。式（a）に新しい総水分を入れて血清ナトリウム値を計算すると，

　　血清ナトリウム値＝（総溶質）÷（2×体内総水分）
　　　　　　　　　　＝6,900÷2÷30.55＝113 mEq/L

と生理食塩水1 L投与前の血清ナトリウム値よりも低くなることになる。SIADHにおいて血清ナトリウム値の補正に重要なのは，尿浸透圧よりも高い浸透圧性の輸液をする必要があることがわかる。

Rose BD, Post TW. Clinical physiology of acid-base and electrolyte disorders, 5th ed. New York : McGraw-Hill, 2001 : 730-1.

C CSWS[★1]（中枢性塩類喪失症候群）とSIADHの鑑別は可能か？

CSWSとは頭蓋内出血など中枢神経疾患でよくみられる。この病態は，**塩が尿中に不適切に失われ**，volume depletionからADHの分泌が亢進し，低ナトリウム血症を起こすものである。一方，SIADHも頭蓋内病変があるとみられるが，その病態は，**腎臓で塩は適切に管理できるが水はできない**ため，低ナトリウム血症を起こすものである。臨床上，CSWSとSIADHは似ているため，鑑別が困難である。CSWSでは体液量が減少しているため，生理食塩水などを投与すると通常は尿量が増し，循環血漿量が改善されればADHが抑制され血清ナトリウム値は上がるが，SIADHでは逆に血清ナトリウム値が下がる（前問参照）。また反対に，SIADHの治療の原則は水分制限であるが，CSWSで行うと循環血漿量の減少を起こすため，鑑別に使用できることも報告されている。そのほか，血清BNP[★2]値，尿酸値やリン排泄が指標になることが示唆されているが，両者の鑑別は実際困難である。

Verbalis JG, Goldsmith SR, Greenberg A, et al. Diagnosis, evaluation, and treatment of hyponatremia : expert panel recommendations. Am J Med 2013 ; 126 : S1-42.　PMID : 24074529
赤井靖宏. CSWSとSIADHの鑑別. Hospitalist(腎疾患) 2014 ; 2 : 119-20.

★1— CSWS　中枢性塩類喪失症候群(central salt wasting syndrome)
★2— BNP　脳性ナトリウム利尿ペプチド(brain natriuretic peptide)

A 心因性多飲症では，低ナトリウム血症をきたすことはまれであるが，その理由を述べよ。

心因性多飲症の患者は通常，食事をするため低ナトリウム血症にはなりにくい。ヒトは1日平均，食事から溶質を10 mOsm/kgとるとされる。したがって，体重60 kgの人なら，毎日平均600 mOsmの溶質が体内に取り込まれ，主に腎臓から排泄されていく。ヒトは尿を最大50 mOsm/kg程度まで希釈することができるので，仮に普通に食事をとり，かつ多飲によって尿を最大希釈できた場合，摂取した600 mOsmの溶質は600÷50＝12 Lの尿に排泄されることになる。したがって，「水過剰」＝「低ナトリウム血症」を起こすためには，1日12 L以上尿を出す必要がある。心因性多飲症で低ナトリウム血症が起こりにくい理由はここにある。しかし，食事をせず多飲をした場合，もしくは急激に水を付加した場合などは低ナトリウム血症に至る。その実例として，"Hold your pee for your Wii"という2007年に米国のラジオコンテストで起きた水中毒事件がある。排尿をせずに一番多く水を飲んだ人に任天堂Wiiを贈呈するコンテストで優勝した女性が数時間後，自宅で死亡した事件である。これは水中毒で典型的な水過剰による急性低ナトリウム血症から脳浮腫を起こし，不幸にも死に至った例である。

Jury awards $16 million to family in fatal radio prank [Updated] (latimesblogs.latimes.com/lanow/2009/10/jury-awards-16-million-in-radio-prank-that-left-sacramentoarea-woman-dead-.html).　閲覧日：2015/2/23

C beer potomaniaとは何か？

beer potomaniaはアルコール常飲者にみられ，その病態は食事をあまりとらず(溶質制限)にビールなどのお酒(水分)を多飲することによる低ナトリウム血症のことである。アルコール常飲者は概して食事をあまりとらずにお酒を飲むため，摂取される溶質に比べ，水分(ビールなど)が多くなりがちで，低ナトリウム血症を起こしやすい。仮に1日の食事からの溶質摂取が普通の人の1/3程度とすると，60 kgのヒトで経口摂取される溶質は1日10 mOsm/kg×60 kg÷3＝200 mOsmである。理論上，どんなに尿を希釈しても尿中に50 mOsm/Lの溶質を失うので，この場合，200 mOsm÷50 mOsm/L＝4 L以上のビールなど溶質のない水分を摂取すると，自由水過剰をきたし低ナトリウム血症を起こす。これがbeer potomaniaである。アルコール常飲者の特徴は，溶質の摂取が少ないほか，嘔吐や下痢などvolume depletionを呈していることもあるため，循環血漿量の減少によるADHの分泌から水が保持され，低ナトリウム血症を助長する。アルコール常飲者はこのように慢性低ナトリウム血症を呈していることが多く，入院時の血清ナトリウム値の補正の際には，次の設問で述べる浸透圧性髄鞘崩壊症の合併に特に注意する必要がある。

Thaler SM, Teitelbaum I, Berl T. "Beer potomania" in non-beer drinkers : effect of low dietary solute intake. Am J Kidney Dis 1998 ; 31 : 1028-31.　PMID : 9631849

Sanghvi SR, Kellerman PS, Nanovic L. Beer potomania : an unusual cause of hyponatremia at high risk of complications from rapid correction. Am J Kidney Dis 2007 ; 50 : 673-80.　PMID : 17900468

B　浸透圧性髄鞘崩壊症とは何か？

血清ナトリウム値は血清浸透圧を生じさせる主な溶質であるため，細胞内外の水の分布は血清ナトリウム値に大きく依存することは237ページで述べた。血清ナトリウム値が急激に下がると細胞内に水が移動し，脳浮腫から致死的な神経障害を起こす。したがって，ヒトの脳は，血清ナトリウム値の減少（血清浸透圧の減少）によって起こる脳浮腫に順応する機序を有している。この機序は逆に，急激な低ナトリウム血症の補正（血清浸透圧の上昇）により生じる浸透圧差に弱く，特に脳の髄鞘に障害を与えることが知られている。これを浸透圧性髄鞘崩壊症という。浸透圧性髄鞘崩壊症は二相性の臨床症状を呈する。すなわち，急性低ナトリウム血症により意識障害やけいれんなどの神経症状を呈したのち，急激に血清ナトリウム値を正常に戻すことにより意識が回復する。しかし，数日後に構音障害，嚥下障害，四肢麻痺，仮性球麻痺など意識はあるが動けない"Locked in syndrome"といった不可逆性の神経障害を起こし死に至ることもある。浸透圧性髄鞘崩壊症の病態生理はよくわかっていないが，橋中央（central pontine）の病変と考えられる場合と，橋外病変の可能性が示唆されている。浸透圧性髄鞘崩壊症のリスク因子は血清ナトリウム値，慢性低ナトリウム血症と血清ナトリウム値の補正速度である。現在，血清ナトリウム値の安全な補正速度は，24時間以内は6～8 mEq/L，48時間で12～14 mEq/Lが推奨されている。

Strange K. Regulation of solute and water balance and cell volume in the central nervous system. J Am Soc Nephrol 1992 ; 3 : 12-27.　PMID : 1391705
Martin RJ. Central pontine and extrapontine myelinolysis : the osmotic demyelination syndromes. J Neurol Neurosurg Psychiatry 2004 ; 75 : iii 22-8.　PMID : 15316041
Tzamaloukas AH, Malhotra D, Rosen BH, et al. Principles of management of severe hyponatremia. J Am Heart Assoc 2013 ; 2 : e005199.　PMID : 23525443

A　高ナトリウム血症はなぜ起こるのか？

高ナトリウム血症は水の体外喪失量が経口摂取量を上回った場合にみられる。しかし，脱水は口渇を促すため，意識があり経口摂取できる状況であれば，高ナトリウム血症が起こることは少ない。水の体外喪失経路は，（1）消化管，（2）皮膚，（3）腎臓に分けられる。（1）消化管からの水の喪失は，嘔吐・下痢などである。コレラなど分泌性の下痢は，細胞外液と同様の成分を便で失うので，volume depletionを起こすが，通常の非分泌性下痢の主な成分は水であるため，水過少を起こす。（2）皮膚からの水の喪失は，汗など感蒸泄性の体外喪失か不感蒸泄による。汗の成分はほとんど水で，ナトリウムは平均40 mEq/L程度と低い。ヒトは汗を平均500 mL/日程度かくが，発熱や運動，高温下では，より多く水を失う。最後に，（3）腎臓からの水の喪失は尿崩症か浸透圧性利尿（次の設問参照）によることが多い。尿崩症は，ADHの分泌不全（中心性尿崩症）か，腎臓でのADHの作用障害（腎性尿崩症）により多尿を起こす病態である。尿崩症の患者の口渇中枢は正常に働いているため，飲水はできるが飲水量が尿量を下回ると高ナトリウム血症を起こす。まれに，生理食塩水の過剰投与による高ナトリウム血症がある。これは低浸透圧性の水の喪失を等浸透圧性液（生理食塩水）で補った場合に起こる。

Adrogué HJ, Madias NE. Hypernatremia. N Engl J Med 2000 ; 342 : 1493-9.　PMID : 10816188

A　浸透圧性利尿とは何か？

浸透圧性利尿とは，高血糖やマンニトールの使用など非電解質性溶質によって血清浸透圧が上昇した際に起こる利尿のことである。グルコースは一定量を超えると尿細管で再吸収されずに尿中に排泄される溶質である。したがって，高血糖があると糸球体で濾過されたブドウ糖は尿浸透圧を上昇させ，尿細管細胞内から水を引っ張り，尿量を増加させる。浸透圧物質は非電解質なので，尿中におけるNa^+やK^+などの電解質の喪失は少なく，水の過少を起こす。その結果，血清ナトリウム値は上がるはずだが，実際は病態によってさまざまである。たとえば，糖尿病性ケトアシドーシスでは，高血糖による血清浸透圧の上昇から，水が細胞内から血中に移動し血清ナトリウム値を下げる。しかし，浸透圧性利尿によって水は失われるので血清ナトリウム値は上昇する。ただし，高血糖の治療によって血清浸透圧は下がるので，血清ナトリウム値はその都度異なる。これはマンニトールの投与でも同様である。このようにブドウ糖やマンニトールなどは細胞膜を通過しないため，細胞内から水を引っ張ることができる。この浸透圧を「有効浸透圧(effective osmolarity)」もしくは「張度(tonicity)」という。一方，尿素窒素はブドウ糖やマンニトールと違って細胞膜を通過できるため，無効浸透圧溶質(ineffective osmole)と呼ばれ，細胞内から水を引っ張ることができない。

Rose BD, Post TW. Clinical physiology of acid-base and electrolyte disorders, 5th ed. New York : McGraw-Hill, 2001 : 458, 756-7.
Hillier TA, Abbott RD, Barrett EJ. Hyponatremia : evaluating the correction factor for hyperglycemia. Am J Med 1999 ; 106 : 399-403.　PMID : 10225241

C　ラシックス(Lasix)® の名前の由来は何か？

ラシックス®はフロセミドの商品名で，ループ利尿薬の1つである。ラシックス®は太いHenle係蹄上行脚にあるNKCC2(Na^+-K^+-$2Cl^-$)共輸送体のCl^-部位を阻害する働きがあり，結果的にNa^+の再吸収を阻害し，尿中に塩を排泄させる強力な利尿薬である。ラシックス®は，正常腎機能下では半減期が約1〜2時間で，持続時間は6時間程度である。したがって，Lasixは"**la**sts **six** hours"から付けられた名前である。ループ利尿薬にはほかに，torsemideや欧米で使用されるブメタニド，日本を中心に使用されるアゾセミドなどがある。ブメタニドの半減期はラシックス®と同様であるものの，バイオアベイラビリティーは平均80％とラシックス®よりよく，リンの尿中排泄を促す作用から近位尿細管にも一部作用することが報告されている。torsemideは半減期がラシックス®より長く，バイオアベイラビリティーもよい。アゾセミドのバイオアベイラビリティーは10％と低いが，静注された場合，フロセミドよりNa^+の排泄に優れている可能性がある。フロセミド40 mgは，ブメタニド1 mg，torsemide 20 mg，アゾセミド30 mgに相当する。

BUMEX. Brand of bumetanide TABLETS(www.accessdata.fda.gov/drugsatfda_docs/label/2010/018225s024lbl.pdf).　閲覧日 : 2015/5/28
Brater DC, Day B, Anderson S, et al. Azosemide kinetics and dynamics. Clin Pharmacol Ther 1983 ; 34 : 454-8.　PMID : 6617067

血清カリウム異常

A ヒトは1日平均100 mEqのカリウムを摂取するが，このカリウムはどうやって体外に排泄されるか？

経口摂取されたK^+は1日平均100 mEq程度で，90%は尿から10%は便中に排泄される。もし経口摂取されるK^+が減少すると，腎臓はK^+を保持し尿中排泄量を5〜25 mEq/日まで下げることができる。ただし，K^+の経口摂取量が減少するだけでは，実は低カリウム血症にはなりにくい。ヒトにカリウム制限食を与えると尿中へのK^+とNa^+の排泄はともに減少し，その結果，Na^+の保持から血圧の上昇がみられ，血清カリウム値はほとんど下がらなかったという実験がある。血清カリウム値が低下するには，K^+摂取の減少のほかに，次とその次の設問で説明するK^+の喪失や細胞内へのシフトといった要因が通常関与する。

Gallen IW, Rosa RM, Esparaz DY, et al. On the mechanism of the effects of potassium restriction on blood pressure and renal sodium retention. Am J Kidney Dis 1998 ; 31 : 19-27.　PMID : 9428447

B K^+はほとんど細胞内に存在するが，細胞内にシフト（低カリウム血症）する要因を挙げよ。

K^+は細胞内に140 mEq/L（体重70 kgで合計3,500 mEq程度，K^+の9割は筋肉にある），細胞外には4〜5 mEq/L（体重70 kgで70 mEq程度）分布していて，平常時においてはこの比率は一定している。K^+を細胞内にシフトさせる因子として，インスリン，βアドレナリン受容体刺激，αアドレナリン受容体阻害，甲状腺ホルモン，代謝性アルカローシスなどがある。一方，カリウムを細胞外にシフトさせる因子として，高血糖など高張性浸透圧，βアドレナリン受容体阻害，αアドレナリン受容体刺激，グルカゴン，代謝性アシドーシスなどがある。K^+の細胞内濃度に影響を与える主な因子を図8–3に示す。いずれもNa^+-K^+-ATPaseかNa^+-H^+交換輸送体に作用することにより，K^+を細胞内外にシフトさせる。

長浜正彦　カリウム異常の診断と治療. Hospitalist 2014 ; 2 : 120-30.

B 低カリウム血症はK^+の摂取不足が単独の原因で引き起こされることはまれである。低カリウム血症を起こす主な生理学的機序を2つ挙げて説明せよ。

低カリウム血症の原因は2問前の設問で述べたが「摂取不足」単独では起こりにくい。通常は（1）消化管や腎臓からの「喪失」，または，（2）細胞内への「シフト」のいずれかがないと起こりにくい。低カリウム血症をみたら，まず偽性低カリウム血症（次の設問参照）を除外する。次に，（1）消化管性喪失，すなわち下痢や嘔吐があるかどうかを考える。十二指腸より遠位の消化管液はK^+が10〜40 mEq/Lと高いが，胃液に含まれるK^+は5〜10 mEq/Lと低い。したがって，下痢も嘔吐も低カリウム血症の原因となるが，下痢は消化管からのK^+の喪失が原因であり，嘔吐は胃液喪失によるvolume depletion / 代謝性アルカローシスがRAAS★を活性化させるために起こる。アルドステロンは，腎臓の集合管でNa^+の保持と引き換えにK^+の排泄作用をもつことから低カルシウム血症に至る。腎臓からのK^+の喪失は，主に上記の，（1）ミネラ

図 8-3 K$^+$の細胞シフトを促進・抑制する因子

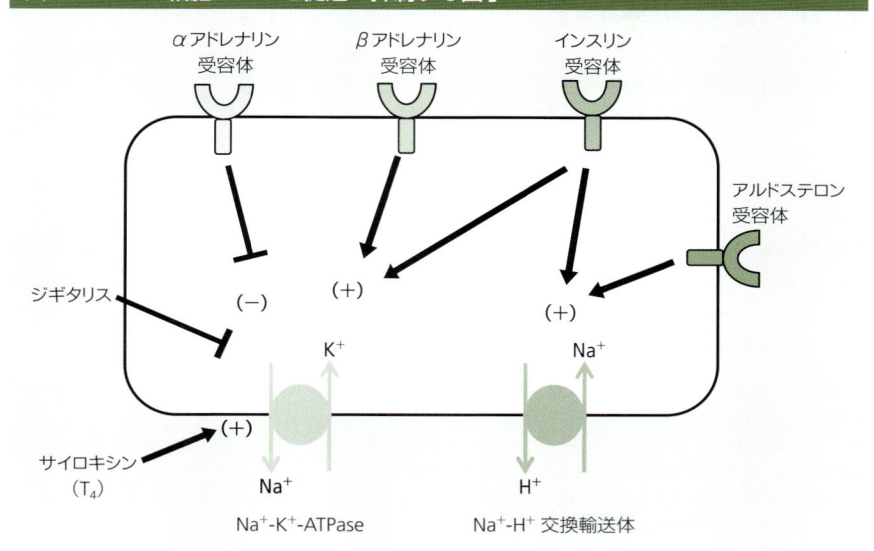

αアドレナリン受容体刺激やジギタリスは，Na$^+$-K$^+$-ATPaseを抑制して細胞外のカリウム濃度を上げる一方，βアドレナリン受容体刺激やインスリン，アルドステロン，甲状腺ホルモンは，主にNa$^+$-K$^+$-ATPaseやNa$^+$-H$^+$交換輸送体を促進して細胞外のカリウム濃度を下げる。

ルコルチコイドの作用か，(2) 利尿薬の使用による。まれに尿細管で再吸収されない陰イオン（糖尿病性ケトアシドーシスで生じるβヒドロキシ酪酸，トルエンの代謝物である馬尿酸，ペニシリン誘導体など）がNa$^+$とともに遠位尿細管でK$^+$と交換され，K$^+$の尿中排泄を増加させる。そのほか，Bartter症候群やGitelman症候群など遺伝性の尿細管輸送体異常が利尿薬の慢性使用に擬似した状況をつくるため，低カリウム血症の原因になる。

Adrogué HJ, Lederer ED, Suki WN, et al. Determinants of plasma potassium levels in diabetic ketoacidosis. Medicine（Baltimore）1986；65：163-72. PMID：3084904
Olgar S, Oktem F, Dindar A, et al. Volatile solvent abuse caused glomerulopathy and tubulopathy in street children. Hum Exp Toxicol 2008；27：477-83. PMID：18784200
Mohr JA, Clark RM, Waack TC, et al. Nafcillin-associated hypokalemia. JAMA 1979；242：544. PMID：448989
Seyberth HW, Schlingmann KP. Bartter- and Gitelman-like syndromes：salt-losing tubulopathies with loop or DCT defects. Pediatr Nephrol 2011；26：1789-802. PMID：21503667

★── RAAS　レニン・アンジオテンシン・アルドステロン系（renin-angiotensin-aldosterone system）

B 偽性低カリウム血症，偽性高カリウム血症とは何か？

血清カリウムの測定値と真の血清カリウム値に隔たりを呈する状態がある。この多くは，採血管内でK$^+$が血球細胞内外へシフトする結果起こる。偽性低カリウム血症の例として，急性白血病がある。これは代謝の亢進した白血球が異常増加することにより，K$^+$が白血球に取り込まれ，血清中のK$^+$が減少する状態である。これは採血管内

に血球と血清が長く置かれると起こりやすいため，予防法としては採血後すぐに遠心機にかけ，血球と血清を分離するか，4℃程度に血液検体を冷却することにより細胞の代謝を下げると予防できる。また偽性高カリウム血症は，小さな採血針の使用による赤血球の破壊からK^+が漏出することや，採血時に拳を握る機械的な圧力によって赤血球からK^+が漏出することが原因で起こることが多い。またまれに，家族性偽性高カリウム血症の報告がある。これは遺伝的に高色素性赤血球（xerocytosis）をつくる病態で，この赤血球膜は水の透過性が通常よりも高いため，K^+も赤血球外に流出しやすく，高カリウム血症の原因となる。また，慢性白血病や血小板増加症など，白血球や血小板の増加は，血球内からK^+が漏出しやすく高カリウム血症を起こす。興味深いことに，血小板からのK^+の漏出は血液が凝固した後に起こる一方，白血球は凝固させるとフィブリン塊が白血球を閉じ込め細胞破壊を予防すると考えられているため，採血後の時間によってカリウム濃度が変わる可能性がある。

Adams PC, Woodhouse KW, Adela M, et al. Exaggerated hypokalaemia in acute myeloid leukaemia. Br Med J (Clin Res Ed) 1981 ; 282 : 1034-5.　PMID : 6783235
Don BR, Sebastian A, Cheitlin M, et al. Pseudohyperkalemia caused by fist clenching during phlebotomy. N Engl J Med 1990 ; 322 : 1290-2.　PMID : 2325722
Stewart GW, Corrall RJ, Fyffe JA, et al. Familial pseudohyperkalaemia. A new syndrome. Lancet 1979 ; 2 : 175-7.　PMID : 89283
Lee HK, Brough TJ, Curtis MB, et al. Pseudohyperkalemia—is serum or whole blood a better specimen type than plasma? Clin Chim Acta 2008 ; 396 : 95-6.　PMID : 18638465

C 低カリウム性周期性四肢麻痺とは何か？

筋肉のイオンチャネルの遺伝性異常や甲状腺機能亢進症による低カリウム血症が，無痛性の筋力低下を引き起こすまれな疾患である。先天性周期四肢性麻痺は，筋肉のカルシウムチャネル〔ジヒドロピリジンカルシウムチャネルのα1サブユニット（*CACNA1S*）〕の遺伝的変異か，ナトリウムチャネル（*SCN4A*）の変異が女性に多く報告されている。後天性の周期性四肢麻痺は甲状腺機能亢進症によることが多い。正確な機序は不明だが，周期性四肢麻痺ではNa^+-K^+-ATPaseの数が増加していることと，それを刺激する甲状腺ホルモンやβアドレナリン受容体刺激が多いことなどが低カリウム血症の原因と考えられている。甲状腺機能亢進症は女性に多いものの，甲状腺による周期性四肢麻痺はアジア人の男性に多くみられる。いずれの低カリウム性周期性四肢麻痺も，炭水化物性の食事や運動，絶食など低カリウム血症を起こしやすい状況が引き金となることが多い。

Pothiwala P, Levine SN. Analytic review : thyrotoxic periodic paralysis : a review. J Intensive Care Med 2010 ; 25 : 71-7.　PMID : 20089526

B 低カリウム血症の治療においてカリウムの補充のほかに気をつけるべき電解質異常は何か？

答えはマグネシウムである。低マグネシウム血症と低カリウム血症は併存することが多い。その理由は，栄養摂取不良によるマグネシウムやカリウムの摂取不足のほか，下痢や利尿薬などを使用している場合は特に，尿や便にカリウムやマグネシウムが失われるためである。機序ははっきりしていないが，低マグネシウム血症自体が尿細管でのナトリウムの分泌を促進することが指摘されている（267ページ参照）。大事なのは**低マグネシウム血症を補正しないことには，低カリウム血症の補正は困難**であること

である．

Huang CL, Kuo E. Mechanism of hypokalemia in magnesium deficiency. J Am Soc Nephrol 2007；18：2649-52. PMID：17804670

A 高カリウム血症は腎不全などK$^+$の排泄低下のほか，細胞外へのシフトによることがある．その原因について述べよ．

細胞内から細胞外へのK$^+$のシフトの原因は，大きく分けて，(1) 細胞傷害，(2) 薬剤，(3) 糖尿病性ケトアシドーシス・非ケトン性高浸透圧状態，(4) 代謝性アシドーシス，(5) 高カリウム性周期性四肢麻痺，がある．高カリウム血症をみた場合，まず，偽性高カリウム血症を否定する(247ページ参照)．次に，横紋筋融解症，腫瘍崩壊症候群，溶血(輸血を含む)，虚血など，細胞傷害によるK$^+$の流出に起因する高カリウム血症の可能性を考える．また，インスリン欠乏(インスリンはK$^+$を細胞内に取り込む)，アシドーシス(H$^+$と引き換えにK$^+$が細胞外にシフト)，高血糖および高浸透圧(浸透圧によりK$^+$がシフト)は，いずれもK$^+$を細胞内から細胞外にシフトさせる要因である．さらに，β遮断薬やカルシニューリン阻害薬，ジゴキシンなど，Na$^+$-K$^+$-ATPaseを抑制する作用をもつ薬剤も，高カリウム血症の原因となる．熱傷，外傷，神経筋病などではアセチルコリン受容体が筋肉の広範囲に発現・亢進していると考えられ，こういった患者にスキサメトニウムを使用すると高カリウム血症をまねく原因となる．高カリウム性周期性四肢麻痺は，筋肉のナトリウムチャネルの常染色体性優性遺伝性変異が原因で起こる．この疾患は，ナトリウムチャネルが通常よりも遅く開くため，筋肉内にNa$^+$が漏れて筋肉の硬直(myotonia)および麻痺を起こす．その結果，筋肉からのK$^+$の漏出を引き起こし高カリウム血症となる．臨床症状としては，幼少期から筋力低下の症状が頻繁にみられ，運動や食事が引き金となり四肢麻痺を周期的に引き起こす．重症筋無力症やGuillain-Barré症候群(外眼筋の障害をしばしば伴い，高カリウム血症はない)などと鑑別する必要がある．

Martyn JA, Richtsfeld M. Succinylcholine-induced hyperkalemia in acquired pathologic states：etiologic factors and molecular mechanisms. Anesthesiology 2006；104：158-69. PMID：16394702
Jurkat-Rott K, Lehmann-Horn F. Genotype-phenotype correlation and therapeutic rationale in hyperkalemic periodic paralysis. Neurotherapeutics 2007；4：216-24. PMID：17395131

A 真の高カリウム血症では最初に薬剤性の除外が必要だが，その原因薬剤は何か？

高カリウム血症を起こす薬剤は多くあるが，RAASを阻害する薬剤は，いずれも高カリウム血症を起こしうる．ACE阻害薬やARB[*1]は，RAASを阻害する代表的な薬剤だが，ほかにレニン阻害薬やアルドステロン拮抗薬，カリウム保持性利尿薬などがある．プロスタグランジンはレニンを刺激する作用をもつため，プロスタグランジンを抑制するNSAIDs[*2]は高カリウム血症の原因となる．また，カルシニューリン阻害薬もレニンの分泌を阻害することが知られる．ヘパリンや，ケトコナゾールなどアゾール系抗真菌薬は，副腎でアルドステロンの合成を阻害する作用があるため，高カリウム血症を起こすことがある．高カリウム血症の原因となる薬剤の作用部位を図8-4に示す．多くの場合，CKD[*3]やvolume depletionなどGFR[*4]が低下した状態や，高齢，うっ血性心不全，糖尿病の合併などがある状態でこれらの薬剤を使用すると，高

カリウム血症のリスクが上がる。

図8-4　RAASを阻害する薬剤

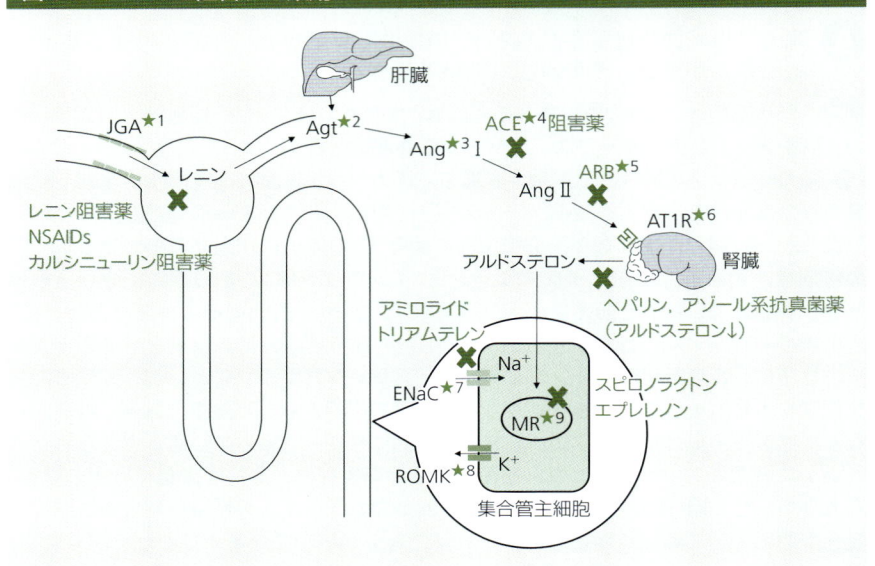

糸球体の輸入細動脈にある傍糸球体細胞からレニンは分泌されるが，これを抑制する薬剤は，レニン阻害薬のほか，NSAIDs，タクロリムスやシクロスポリンなどのカルシニューリン阻害薬がある。レニンは肝臓で合成されるAgtを開裂してAng Iにし，ACEがこれをAng IIに変換させる。ここを阻害するのがACE阻害薬である。さらに，Ang IIはAT1Rに作用し血管収縮作用や副腎でのアルドステロンの分泌に作用するが，ここを阻害するのがARBである。アルドステロンの合成はヘパリンやフルコナゾールなどアゾール系抗真菌薬により抑制される。副腎で分泌されたアルドステロンは腎臓の集合管主細胞にあるアルドステロン受容体（MR）に作用し，ENaCを介して尿中のNa$^+$を再吸収し，ROMKチャネルよりK$^+$を分泌する。MRを阻害するのがスピロノラクトンやエプレレノンで，ENaCを阻害するのがアミロライドやトリアムテレンである。

★1—JGA　傍糸球体装置（juxtaglomerular apparatus）
★2—Agt　アンジオテンシノーゲン（angiotensinogen）
★3—Arg　アンジオテンシン（angiotensin）
★4—ACE　アンジオテンシン変換酵素（angiotensin converting enzyme）
★5—ARB　アンジオテンシン受容体拮抗薬（angiotensin receptor blocker）
★6—AT1R　アンジオテンシンII-1-受容体（angiotensin II type 1 receptor）
★7—ENaC　上皮性ナトリウムチャネル（epithelial sodium channel）
★8—RCMK　renal outer medullary potassium
★9—MR　ミネラルコルチコイド受容体（mineralocorticoid receptor）

Palmer BF. Managing hyperkalemia caused by inhibitors of the renin-angiotensin-aldosterone system. N Engl J Med 2004 ; 351 : 585-92.　PMID：15295051

★1—ARB　アンジオテンシン受容体拮抗薬（angiotensin receptor blocker）
★2—NSAIDs　非ステロイド性抗炎症薬（nonsteroidal anti-inflammatory drugs）
★3—CKD　慢性腎臓病（chronic kidney disease）
★4—GFR　糸球体濾過量（glomerular filtration rate）

ケイキサレート（ポリスチレンスルホン酸ナトリウム）は K^+ 交換樹脂であるが，その作用機序を述べよ。

ケイキサレートは経口摂取されたのち，腸管内で K^+ を吸収し，Na^+ を放出する作用を有する。以前，ケイキサレートは，しばしばソルビトールに混ぜて投与されていたが，浸透圧性の下痢から腸管壊死を起こすことがわかったため，現在は FDA★ の勧告もあり，ケイキサレートとソルビトールの併用は原則行わない。また，ソルビトールは高浸透圧性の糖アルコールで下痢を誘発するが，交換樹脂の作用よりもこの下痢による作用が K^+ の減少に寄与しているとも考えられる。ケイキサレートによる K^+ の減少効果はさほどないにもかかわらず，米国では今も頻繁に高カリウム血症の治療薬として使用されている。使用する場合は，1回投与では効果が乏しく，1〜5日間にかけて複数回使用することが推奨されている。ケイキサレートに代わるかもしれない，治験薬による臨床試験の報告が最近 2 つされた。いずれも腸管内でカリウムを吸収する作用のある経口薬で，高カリウム血症（K^+ 6.5 mEq/L 以下）を呈した患者に短期間投与した結果，比較的安全に血清カリウム値を下げたとされる。

Gruy-Kapral C, Emmett M, Santa Ana CA, et al. Effect of single dose resin-cathartic therapy on serum potassium concentration in patients with end-stage renal disease. J Am Soc Nephrol 1998 ; 9 : 1924-30.　PMID：9773794
Sterns RH, Rojas M, Bernstein P, et al. Ion-exchange resins for the treatment of hyperkalemia : are they safe and effective? J Am Soc Nephrol 2010 ; 21 : 733-5.　PMID：20167700
Ingelfinger JR. A new era for the treatment of hyperkalemia? N Engl J Med 2015 ; 372 : 275-7. PMID：25415806

★— FDA　米国食品医薬品局（Food and Drug Administration）

欧米では塩分制限のため，缶詰やプロセスフードなどに salt substitute と呼ばれる調味料がよく使用されるが，これは腎不全患者には注意が必要である。その理由は何か？

salt substitute は塩に味が似た「塩の代用品」の総称である。多くは**塩化カリウム**を使用しているが，塩化カリウムは金属味があるため，それ以外にも添加物が含まれることがある。米国ではプロセスフードの消費が高く，特に缶詰やインスタントフードには塩分が多く含まれる。たとえば，スープ 1 缶（約 480 mL）あたり，ナトリウムは 1,500〜2,000 mg 程度と 1 日の推奨摂取塩分量に近い量が入っていることもある。そのため，最近は健康スープと表示されるものが多く登場しているが，これは塩の代わりに salt substitute を使用しているため，K^+ の摂取量に気をつけなければならない。なかには 1 缶（約 480 mL）あたり 2,000 mg 以上の K^+ が入っているものもある。高カリウム血症が続く患者の原因がはっきりしない場合，salt substitute が原因のことも，米国ではしばしばみられる。日本でも，減塩しおとして同様にカリウム含有量が多いものがある。最近では日本独特のだしのうまみを生かして，低ナトリウム，低リン，低カリウムのだしわり醤油というのが販売されている。このように調味料にも留意が必要である。筆者は以前，慢性高カリウム血症を呈している患者が，毎日この健康スープを消費していることが原因であった症例を経験したことがある。

Rose BD, Post TW. Clinical physiology of acid-base and electrolyte disorders. 5th ed. New York : McGraw-Hill, 2001 : 325-61.

酸塩基異常

A 揮発性酸と不揮発性酸の違いを述べよ。

酸はH^+を放出する物質（塩基はH^+と結合する物質）である。ヒトは食事や細胞の代謝から酸を常に産生している。細胞の代謝などから最終的にCO_2として肺から排泄される酸を揮発性酸という。ヒトは1日に揮発性酸から約15,000 mmolにも及ぶCO_2を産生している。揮発性酸以外の酸を不揮発性酸と呼び，主に蛋白質の摂取（主に含硫アミノ酸の酸化）から産生される。ヒトは不揮発性酸から1日約50〜100 mEq（1 mEq/kg/日）のH^+を産生し，体内ですみやかにHCO_3^-や骨で緩衝を受けるか，腎臓から排泄して酸塩基の恒常性を保っている。

A 血液ガスを採取するときに，検体を氷づけにする必要はあるか？

採血後10分以内に測定した場合，pH，PO_2，PCO_2は室温でも氷づけにしても値は一定している。10分以降で影響を受けるのは，PO_2のみで，実際よりも低く測定される。採血後30分以内なら，pH，PCO_2，$[HCO_3^-]$の値に変化はあまりきたさず，空気がシリンジ内にある場合も変わらないことがわかっている。ちなみに，血液ガス分析装置で実測されるのは，pH，PO_2，PCO_2の3要素のみである。$[HCO_3^-]$は，実測されたpHとPCO_2をHenderson-Hasselbalchの計算式から導き出した値である。血液ガス分析装置は，H^+に透過性のある電極を用いて，$[H^+]$を測定している。正常のpHは7.40であるが，これは血中の$[H^+]$ 40 nmol/LをpH＝log $[H^+]$から算出したものである。酸塩基平衡を分析するには，pHと$[H^+]$の関係（表8-1）をある程度覚えておくと便利である。筆者はpH 7.00＝$[H^+]$ 100 nmol/Lを記憶して，それ以外はpHが0.1上がると$[H^+]$は20%下がると覚えている。

表8-1 動脈血のpHと$[H^+]$の関係

pH	$[H^+]$(nmol/L)
7.70	20
7.60	26
7.50	32
7.40	40
7.30	50
7.20	63
7.10	80
7.00	100

Biswas CK, Ramos JM, Agroyannis B, et al. Blood gas analysis：effect of air bubbles in syringe and delay in estimation. Br Med J（Clin Res Ed）1982；284：923-7. PMID：6802352

Ⓑ ヒトは主に蛋白質の摂取により産生される不揮発性酸を迅速に処理する機能をもっている。それを可能にする酸の緩衝システムについて述べよ。

産生された酸はまずすみやかに細胞外の HCO_3^- によって緩衝される。

$$H^+ + HCO_3^- \leftrightarrow H_2CO_3 \leftrightarrow CO_2 + H_2O \cdots (b)$$

産生された酸は式(b)より，細胞外で主に HCO_3^- によって緩衝され CO_2 は肺から換気され，残りの H^+ は細胞や骨で緩衝されるか，腎臓から排泄される。細胞外液中の正常 $[H^+]$ は 40 nmol/L 前後であり，食事から摂取される酸の 1/100 万程度と少ない。食事などから酸がたくさん産生されるにもかかわらず，細胞外の $[H^+]$ がほとんど変化しない理由は，HCO_3^- による緩衝システムが働いているからである。

Rose BD, Post TW. Clinical physiology of acid-base and electrolyte disorders, 5th ed. New York：McGraw-Hill, 2001：307-12.

Ⓑ 前の設問で緩衝された酸は CO_2 として換気により体外に排泄される。残りの酸はどのように体外から排泄されるか述べよ。

HCO_3^- により緩衝されなかった H^+ は，しばらくして細胞内や骨内に移行する。負荷した H^+ の 50 〜 60％ は，蛋白質，リン酸，炭酸カルシウムなどによって緩衝される。残りの酸は，腎臓からリン酸などの滴定酸に緩衝を受けるか，非滴定酸であるアンモニアと結合して尿中に排泄される。腎臓から排泄される酸は，通常約 30％ が滴定酸，約 70％ がアンモニアとして腎外に排泄される。リン酸などの滴定酸は，尿細管で産生量が一定しているため，体への酸負荷が増加した場合，通常アンモニアが増える。ただし例外として，糖尿病性ケトアシドーシスで陰イオンケトンが増加した場合，このケトン（β ヒドロキシ酪酸）は H^+ を緩衝して体外に排泄することができる。

Rose BD, Post TW. Clinical physiology of acid-base and electrolyte disorders, 5th ed. New York：McGraw-Hill, 2001：325-47.
Hamm LL, Simon EE. Roles and mechanisms of urinary buffer excretion. Am J Physiol 1987；253：F595-605. PMID：3310662
Owen OE, Licht JH, Sapir DG. Renal function and effects of partial rehydration during diabetic ketoacidosis. Diabetes 1981；30：510-8. PMID：6785133

Ⓐ 代謝性アシドーシスにおける呼吸性代償とは何か？

腎臓と肺は，酸塩基平衡の恒常性を保つために重要な働きをしている。酸塩基平衡が何らかの理由で乱されると，腎臓と肺は pH の恒常性を保とうとする。簡易化した Henderson-Hasselbalch の式は以下のとおりである。

$$[H^+] = 24 \times PCO_2/[HCO_3^-]$$

この式からわかることは，$[H^+]$ は PCO_2 と $[HCO_3^-]$ に依存しているということである。$[H^+]$ の増加は過呼吸を引き起こし CO_2 を排泄する一方，腎臓からは酸を体外排泄することによって $[HCO_3^-]$ を増加させ酸性を改善しようとする。また $[H^+]$ が減少するとこの逆の現象が起こる。これを呼吸性代償と呼ぶ。呼吸性代償の予想式は

2問次の設問を参照。

Rose BD, Post TW. Clinical physiology of acid-base and electrolyte disorders. 5th ed. New York：McGraw-Hill, 2001：359-61.

> **C** 通常，血液 pH は 7.40，[HCO_3^-] は 24 mEq/L であるが，仮に強酸である HCl(12 mEq/L，pH 1.0)を静注しても直後の pH は大きく下がらない。PCO_2(40 mmHg)は不変であると仮定して，その理由を述べよ。

ヒトは急激な酸の増加から組織を守るために，253ページの式(b)より，数秒から数分以内に，HCO_3^- が緩衝剤として産生された酸を CO_2 に変換し，肺胞換気により排泄する。たとえば，HCl(12 mEq/L)を静注したとしよう(例：体重 70 kg，水分 60％，細胞外液 40％ とすると，70×0.6×0.4×12＝HCl 200 mEq 程度)。PCO_2 は不変であると仮定すると，HCO_3^- は理論上，24 mEq/L から 12 mEq/L へと下がるため，

$$[H^+] = 24 \times PCO_2 / [HCO_3^-] \quad から$$

[H^+]＝24×40/12＝80 nEq/L となり，pH は 7.1 となる(表 8-1)。すなわち，12 mEq/L (12×10^6 nEq/L)の H^+ 負荷を緩衝作用により血漿中の [H^+] を正常の 40 nEq/L から 80 nEq/L とたった 40 nEq/L の増加に留めたことになる。これは 99.99％ 以上の酸が HCO_3^- によって緩衝されたことになる。

Rose BD, Post TW. Clinical physiology of acid-base and electrolyte disorders. 5th ed. New York：McGraw-Hill, 200：579.

> **C** 前の設問の設定で実際はしばらく時間が経つと，pH，CO_2，HCO_3^- はどうなると予想されるか？

253ページで述べたとおり，HCO_3^- によって緩衝されなかった酸は，細胞や骨に移行し緩衝を受ける。したがって，同じように 12 mEq/L の H^+ 負荷をした場合，細胞や骨で緩衝を受ける分，実際の [HCO_3^-] は 5 mEq/L 程度少なくなり血漿 [HCO_3^-] は 19 mEq/L 程度になると予想される。PCO_2 は 40 mmHg と変わらないと仮定した場合，同じように式(b)から，[H^+]＝24×40/19＝51 nEq/L となり，pH は 7.29 になると予想される。

　このように細胞や骨の緩衝は pH の変化をさらに少なくとどめるよう調整している。実際は，呼吸性代償が働くため，pH の変化が少なくなる。呼吸性代償によって達成される PCO_2 の値はある程度予測できる。覚え方は極端なアシドーシスがない場合，**予想 PCO_2 ＝ [HCO_3^-] ＋15** となる(ほかに Winters の公式：**予想 PCO_2 ＝ [HCO_3^-] ×1.5＋8±2** がある)。したがって，正常に呼吸性代償が働いた場合，予想 CO_2 は 19＋15＝34 mmHg となり，実際 12 mEq/L の強酸を静注しても呼吸性代償と酸の緩衝システムによって [H^+]＝24×34/19＝43 nEq/L となり，pH は 7.37 程度とほぼ完全にアシドーシスが代償されたことになる。

Rose BD, Post TW. Clinical physiology of acid-base and electrolyte disorders, 5th ed. New York：McGraw-Hill, 2001：578-81.

> **A** AG*(アニオンギャップ)とは何か？

AG とは，通常計測されない血漿陰イオンのことである(図 8-5)。AG は平常時には

一定しているが，揮発性酸など普段測定しない陰イオンを含んだ酸の増加は AG を増加させるため，アシドーシスの原因検索には不可欠である．細胞外にある陽イオンは主に Na^+ や K^+，Ca^{2+}，Mg^{2+} で，陰イオンは Cl^-，HCO_3^- のほか，リン酸塩，硫酸塩など測定されない陰イオンである．実際，K^+，Ca^{2+}，Mg^{2+} などの陽イオンや，リン酸塩，硫酸塩など測定されない陰イオンは少ないため，これらは含めて考えないことが多い．したがって，

$$AG = [主要な陽イオン] - [主要な陰イオン] = [Na^+] - ([Cl^-] + [HCO_3^-])$$

を簡易的に使用する．$[Na^+]$，$[Cl^-]$，$[HCO_3^-]$ の基準値をそれぞれ 140, 108, 24 mEq/L とすると，AG の基準値は 5～11 mEq/L となるが，使用する $[Cl^-]$ の基準値は測定器により異なるため，それぞれの施設での AG の基準値は異なる．アルブミンはマイナス荷電した血漿蛋白であるため，低アルブミン血症がある場合，AG は計算値と異なる．血清アルブミン値が 1 g/dL 下がるごとに，AG は 2.5 mEq/L 減少する．一方，免疫グロブリンは陽性に電荷しているため，多発性骨髄腫など免疫グロブリンの増加がみられる場合，AG は陰性になることもある．

図 8-5　アニオンギャップ（AG）

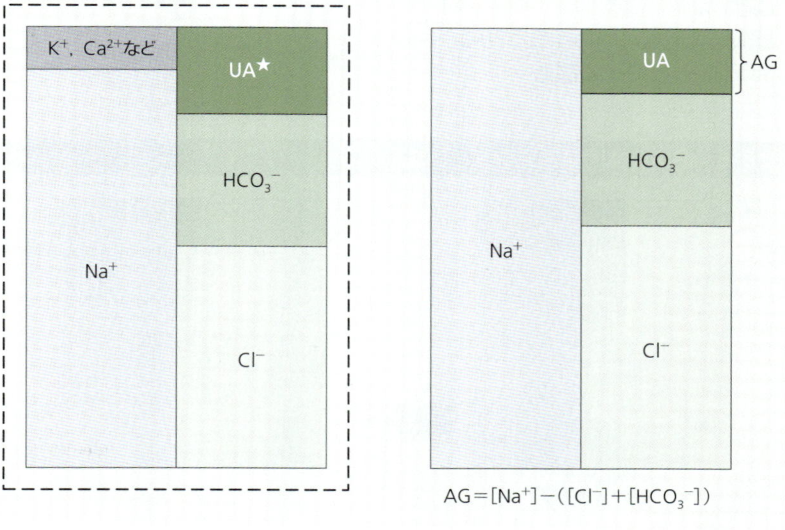

$$AG = [Na^+] - ([Cl^-] + [HCO_3^-])$$

陽イオン（cation）と陰イオン（anion）は均等に体内に存在する．陽イオンは Na^+ のほか，少量の K^+ や Ca^{2+}，普段測定されない陽イオンも存在している．しかし，これらは Na^+ に比べ量的に少ないため，陽イオンの多くは Na^+ と考えることができる．陰イオンはそのほとんどが Cl^- と HCO_3^- であるが，そのほかに普段測定されない陰イオンがある．この測定されない陰イオンを AG という〔$AG = [Na^+] - ([Cl^-] + [HCO_3^-])$〕．
★── UA　未測定の陰イオン（unmeasured anion）

Rose BD, Post TW. Clinical physiology of acid-base and electrolyte disorders. 5th ed. New York : McGraw-Hill, 2001 : 583-92.

★── AG　アニオンギャップ（anion gap）

A AGを起こす病態について述べよ。

下痢（消化管からHCO_3^-の喪失）や尿細管性アシドーシス（腎臓からのHCO_3^-の喪失もしくはH^+の排泄不全）では，HCO_3^-の減少と引き換えにCl^-が増加するため，高塩素性アシドーシスを起こす。

$$H^+(Cl^-) + HCO_3^- \leftrightarrow Cl^- + H_2CO_3 \leftrightarrow CO_2 + H_2O + Cl^-$$

この場合，陰イオン（$[Cl^-] + [HCO_3^-]$）の和は一定に保たれるため，AG〔$[Na^+] - ([Cl^-] + [HCO_3^-])$〕は不変である。ところが，塩酸以外の酸〔HA：陰イオン（A^-）〕が増えると，図8-6に示したとおり，非測定陰イオンである$[A^-]$が増加するため，これがAGの増加につながる。HAが増加する原因はいくつかあるが，米国ではMUDPILES（泥山）と覚える。

- **M**：**M**ethanol（メタノール）
- **U**：**U**remia（尿毒症）
- **D**：**D**iabetic ketoacidosis（糖尿病性ケトアシドーシス）
- **P**：**P**ropylene glycol（プロピレングリコール）
- **I**：**I**ron / **I**soniazid（鉄 / イソニアジド）
- **L**：**L**actic acid（乳酸）
- **E**：**E**thylene glycol（エチレングリコール）
- **S**：**S**alicylate（サリチル酸塩）

図8-6 高AG性代謝性アシドーシス

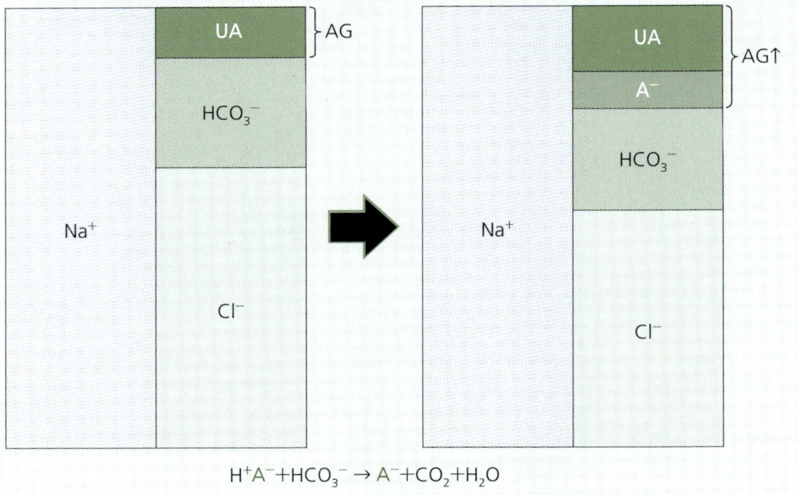

$$H^+A^- + HCO_3^- \rightarrow A^- + CO_2 + H_2O$$

未知の酸（H^+A^-）が体内で増加すると，未測定の陰イオンA^-が増加するためAGは上昇する。

Klauer KM. Life beyond MUDPILES. Air Med J 2002；21：37-41. PMID：12196739

Ⓑ 乳酸アシドーシスの治療の際，pH7.1未満と重度でない限り炭酸水素ナトリウムの使用は控えるべきであるが，これはなぜか？

その理由は3つある。最大の理由は，炭酸水素ナトリウムを乳酸アシドーシスの患者に静注すると，末梢組織でCO_2濃度を上昇させ，細胞内のpHを逆に下げるためである。炭酸水素ナトリウムにより血液ガスのpHが上昇しても，実際の末梢組織レベルでは細胞内のpHの低下をまねき(paradoxical acidosis)，これは特に末梢循環不全による乳酸アシドーシスで多くみられる。また炭酸水素ナトリウムは，アシドーシスの改善と引き換えに細胞内の解糖系を抑制するため，乳酸の産生を亢進する。最後に，pHの上昇はイオン化カルシウム濃度を低下させ，心機能に障害をもたらす可能性もあるため，乳酸アシドーシスでの炭酸水素ナトリウムの静注は，pHが7.1以下と重度のアシドーシスを呈している場合以外の使用を控えるべきである。

Weil MH, Rackow EC, Trevino R, et al. Difference in acid-base state between venous and arterial blood during cardiopulmonary resuscitation. N Engl J Med 1986 ; 315 : 153-6.　PMID : 3088448
Hood VL, Tannen RL. Protection of acid-base balance by pH regulation of acid production. N Engl J Med 1998 ; 339 : 819-26.　PMID : 9738091

Ⓒ 正常AG性代謝性アシドーシスが下痢によるものか尿細管性アシドーシスによるものかを鑑別する方法について述べよ。

256ページで述べたが，正常AG性代謝性アシドーシスは，(1) 下痢(消化管からのHCO_3^-の喪失)，または，(2) RTA[★1](腎臓からHCO_3^-の喪失もしくはH^+の排泄不全)により起こることが多い。下痢とRTA(遠位尿細管性アシドーシス)の鑑別にUAG[★2]は有用である。**UAGは尿アンモニウム(NH_4^+)を推定する式である**。代謝性アシドーシスがあると，体の正常の反応はH^+を腎外排泄することであるが，H^+は尿中にそのまま出ていくわけではなく，ほとんどが尿細管で産生されるアンモニア(NH_3)と結合して排泄される。

$$NH_3 + H^+ \rightarrow NH_4^+$$

NH_4^+は正確に測定することが難しいため，間接的に予測する。尿中の主な陽イオンは$Na^+ + K^+ + NH_4^+$で陰イオンはCl^-(HCO_3^-はほとんど再吸収され尿中には通常ない)であるため，正常な状態では尿中のイオン平衡は，

$$[Na^+] + [K^+] + [NH_4^+] = [Cl^-]$$

となり，

$$[NH_4^+] = [Na^+] + [K^+] - [Cl^-]$$

である。これがUAGである。
　下痢によって代謝性アシドーシスになった場合，腎臓はH^+を排泄しようとするため，尿NH_4^+が増えると，電気的中性を保つために尿CLは上昇する。尿のNH_4^+が増える病態ではUAGがこのため陰性となる。しかし，Sjögren症候群などでみられる遠位尿細管性アシドーシスは，H^+を尿細管から排泄できない状態であるため，尿中NH_4^+もほとんどなく，AGはゼロか陽性になる。一方，近位尿細管性アシドーシスは，遺伝や薬剤，多発性骨髄腫など軽鎖による尿細管障害が原因でHCO_3^-の再吸収

が低下する疾患であるが，UAGは一定していないため，有用な検査にはならない。つまり，近位尿細管性アシドーシスは，尿中にHCO$_3^-$がなかったり，炭酸水素ナトリウム投与などで血漿[HCO$_3^-$]を上昇させると，尿中にHCO$_3^-$が出現したりするため，UAGの測定に診断的意義はない。

Batlle DC, Hizon M, Cohen E, et al. The use of the urinary anion gap in the diagnosis of hyperchloremic metabolic acidosis. N Engl J Med 1988 ; 318 : 594-9.　PMID : 3344005

★1— RTA　尿細管性アシドーシス(renal tubular acidosis)
★2— UAG　尿アニオンギャップ(urinary anion gap)

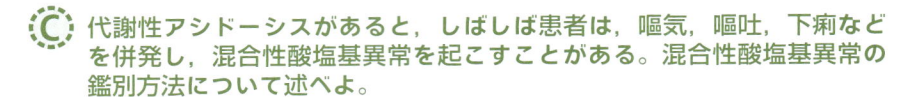

C 代謝性アシドーシスがあると，しばしば患者は，嘔気，嘔吐，下痢などを併発し，混合性酸塩基異常を起こすことがある。混合性酸塩基異常の鑑別方法について述べよ。

代謝性アシドーシスは，嘔吐や下痢など酸塩基平衡に影響を与える症状を伴うことが多い。混合性酸塩基異常を診断する1つのツールが，**ΔAG／ΔHCO$_3^-$（AGの上昇とHCO$_3^-$の減少比）**である。AGの上昇とHCO$_3^-$の減少は1：1の関係にありそうだが（図8-6），実際は，H$^+$の多くが細胞内や骨で(HCO$_3^-$以外により)緩衝されるため，高AG性代謝性アシドーシスでのAGの上昇分(ΔAG)は，HCO$_3^-$の減少分(ΔHCO$_3^-$)を上回る。乳酸アシドーシスを例にとると，ΔAG／ΔHCO$_3^-$比は約1.6：1程度である。これに下痢などが併発してHCO$_3^-$の喪失があると，ΔAG／ΔHCO$_3^-$比は低くなる。一方，嘔吐などによりH$^+$が喪失しHCO$_3^-$が増加すると，ΔAG／ΔHCO$_3^-$比は高くなる。

　以上より通常，

1. 高AG性代謝性アシドーシス：ΔAG/ΔHCO$_3^-$＝1〜2
2. 高AG性代謝性アシドーシスと正常AG性代謝性アシドーシス（下痢など）の混合性アシドーシス：ΔAG/ΔHCO$_3^-$＜1
3. 代謝性アルカローシスの併存(HCO$_3^-$の減少が予想より少ない)場合：
   ΔAG/ΔHCO$_3^-$＞2

である。
　ただし，細胞や骨での酸の緩衝は数時間かかるため，代謝性アシドーシスの急性期ではΔAG／ΔHCO$_3^-$比は1：1に近い。また，糖尿病性ケトアシドーシスでは，AGの上昇の原因であるケトンが尿中に喪失するため，ΔAG／ΔHCO$_3^-$比は1：1に近くなる。

Kraut JA, Madias NE. Serum anion gap : its uses and limitations in clinical medicine. Clin J Am Soc Nephrol 2007 ; 2 : 162-74.　PMID : 17699401
Adrogué HJ, Wilson H, Boyd AE, et al. Plasma acid-base patterns in diabetic ketoacidosis. N Engl J Med 1982 ; 307 : 1603-10.　PMID : 6815530

B 高AG性代謝性アシドーシスに浸透圧ギャップ(osmolar gap)が併存した場合の鑑別疾患を述べよ。

浸透圧ギャップとは，**実測と計算上の血清浸透圧の差**である。血清浸透圧はNa$^+$，血糖，BUN★から推定されるものであるため，それ以外の浸透圧性物質が血中に増加

すると，浸透圧ギャップを起こす．例として，飲酒による血中エタノール値の上昇である．エタノールは分子量が46 g/molで血中濃度100 mg/dLあたり浸透圧を約22 mOsm/dL上昇させる．エタノールは代謝されて最終的には酢酸となるため，高AG性代謝性アシドーシスは起こさないが，アルコール中毒では嘔吐や下痢などによるvolume depletionから末梢循環不全によって乳酸アシドーシスをしばしば起こすため，高AG性代謝性アシドーシスを起こしうる．そのほか，メタノール，エチレングリコール，プロピレングリコール，イソプロパノールの摂取はすべて浸透圧ギャップをまねく．イソプロパノールは，アセトンに代謝され酸にはならないためアシドーシスは起こさない．それぞれの分子量，浸透圧を表8-2，および代謝経路を図8-7に示す．

Kraut JA, Xing SX. Approach to the evaluation of a patient with an increased serum osmolal gap and high-anion-gap metabolic acidosis. Am J Kidney Dis 2011 ; 58 : 480-4. PMID : 21794966

★― BUN　血中尿素窒素（blood urea nitrogen）

C　メタノールやエチレングリコールは，車の不凍液などに含まれ，その色やにおい，甘味から子どもの誤飲が報告される．このうち腎不全を起こすのはどちらで，中毒の際にはどのようにして診断を確認するか？

メタノールやエチレングリコール中毒は，車の不凍液（エチレングリコール）やウィンドーワイパー液（メタノール）の誤飲もしくは自殺企図目的で起こることがほとんどである．図8-7に示したとおり，メタノールはアルコールデヒドロゲナーゼによりホルムアルデヒドに代謝され，最終的にはギ酸になり，ミトコンドリアでのギ酸の蓄積は細胞傷害を起こす．特に，網膜や眼神経の不可逆性障害から失明に至る．一方，エチレングリコールはグリコール酸からシュウ酸カルシウム結晶を形成し，腎障害を起こす．診断は誤飲後早期であると，エチレングリコールによる血清浸透圧の上昇から浸透圧ギャップがみられ，アシドーシスは軽度である．しかし，時間の経過とともにエチレングリコールが代謝されると，次第にグリコール酸の増加による高AG性代謝性アシドーシスが顕著になり，浸透圧ギャップはなくなる（図8-8）．これはメタノールでも同様である．診断は，意識障害や酩酊状態に加え，浸透圧ギャップやAG性代謝性アシドーシスを認めた場合，血中のエタノールに加え，メタノールやエチレングリコールなどのグリコールの濃度測定が必要になる．エチレングリコールの場合，不凍液のなかに蛍光性物質が含まれているため（ラジエーターからの漏れをみつけるため），Wood灯（紫外線）で尿を照らすと青く光ることから診断できる（図8-9A）．また，エチレングリコールはシュウ酸カルシウム結晶を形成するため，尿にはシュウ酸カルシウム結晶がみられる（図8-9B）．図8-9は，筆者が実際に診察したエチレングリコール中毒患者の来院直後に採取した尿である．この患者は自殺企図目的で車の不凍液を飲み，来院時の血清浸透圧は380 mOsm/kg，血清エチレングリコール値は700 mg/dL以上あり，緊急透析を開始した．幸い命は助かったものの，腎臓の機能は回復せず，現在も透析中である．

Davis DP, Bramwell KJ, Hamilton RS, et al. Ethylene glycol poisoning : case report of a record-high level and a review. J Emerg Med 1997 ; 15 : 653-67. PMID : 9348055

表 8-2 主なアルコール・グリコールの分子量と浸透圧ギャップ

	分子量（mg/dL）	浸透圧ギャップ（mOsm/100 mg/dL）
エタノール	46	22
メタノール	32	33
エチレングリコール	62	19
プロピレングリコール	76	13
イソプロパノール	60	17
アセトン	58	18

図 8-7 グリコール代謝経路

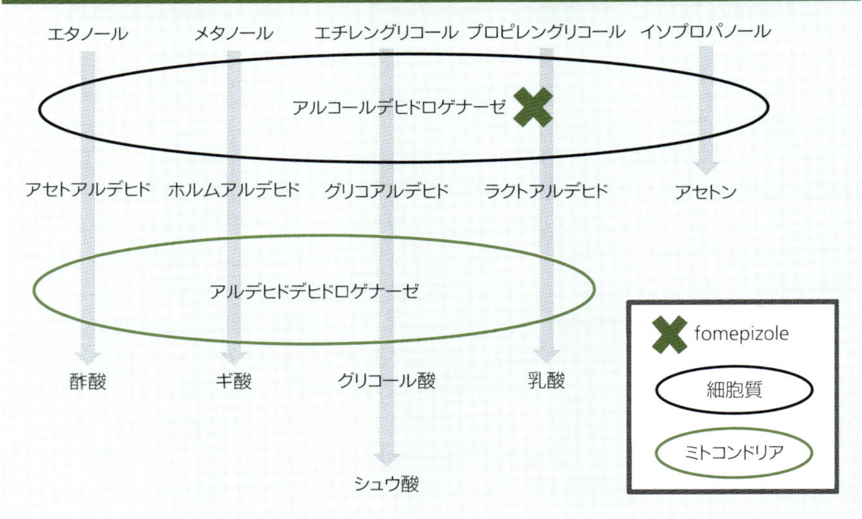

エタノール，メタノール，エチレングリコール，プロピレングリコール，イソプロパノールはいずれも，細胞質内のアルコールデヒドロゲナーゼにより，アルデヒドやアセトンに代謝される。fomepizoleはこのアルコールデヒドロゲナーゼを阻害する作用をもつ。アセトン以外のアルデヒドはさらに，ミトコンドリア内に入り各種酸に代謝される。グリコール酸は最終的にシュウ酸となり，カルシウムと結合してシュウ酸カルシウム結晶を形成し腎障害を起こす。

8章●酸塩基電解質 261

図 8-8 エチレングリコールの代謝によるアシドーシスの出現と浸透圧ギャップの消失

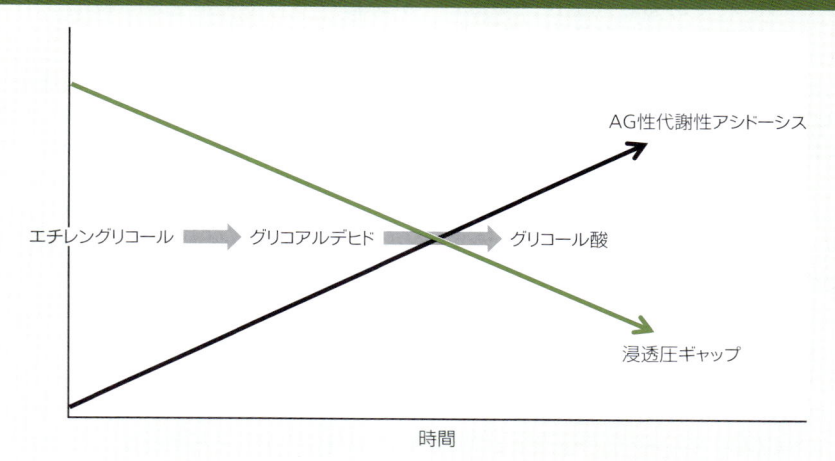

AG性代謝性アシドーシス

エチレングリコール ⇒ グリコアルデヒド ⇒ グリコール酸

浸透圧ギャップ

時間

エチレングリコールは時間とともに代謝されるため，摂取直後は浸透圧ギャップが目立ちアシドーシスはほとんどない。時間の経過により，グリコール酸によるアシドーシスが顕著に現れるが，エチレングリコールは消失して浸透圧ギャップが閉じる。

図 8-9 エチレングリコール中毒患者の尿（蛍光発色尿）と尿シュウ酸カルシウム結晶

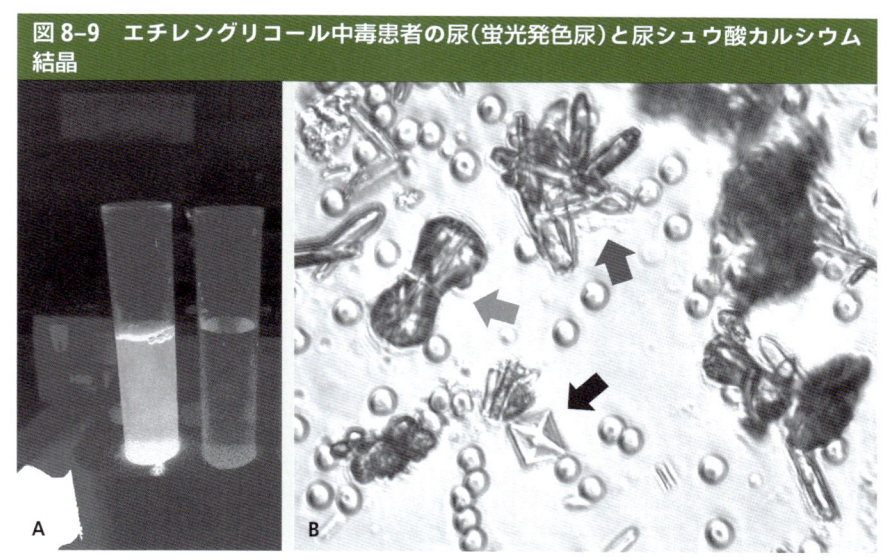

カラー写真は 579 ページを参照。
A：左チューブ（患者尿），右チューブ（水）。患者尿はエチレングリコールが含まれているため，Wood灯で蛍光発色しているが，水は発色しない。**B**：顕微鏡下での尿シュウ酸カルシウム結晶（20×）。緑矢印（ダンベル型）と青矢印（針状）はともに，シュウ酸カルシウム一水和物結晶で，赤矢印（エンベロープ型）は，シュウ酸カルシウム二水和物結晶である。

B ヒトは酸を絶えず産生し処理しているため，アルカローシスになることはまれである。代謝性アルカローシスになるためには2つの異常が同時に起こる必要があるが，それについて説明せよ。

代謝性アルカローシスは**消化管や腎臓からH⁺を喪失する原因**に加え，**増加したHCO₃⁻を腎外に排泄できなくする維持因子**の2つが必ず伴う。代謝性アルカローシスの多くは，嘔吐や利尿薬などによってCl⁻が体外に喪失（HCO₃⁻の喪失はない）するvolume contraction（塩素喪失性脱水）を伴う。したがって，代謝性アルカローシスの患者のほとんどは，低塩素血症を呈し，細胞外液中の［HCO₃⁻］は上昇する。増加したHCO₃⁻は通常，腎臓からすみやかに排泄されるが，**GFR減少によるHCO₃⁻の濾過量の減少**，もしくは**尿細管におけるHCO₃⁻の再吸収の亢進**といったHCO₃⁻を腎外排泄できない状況があると，アルカローシスを維持する。特に，尿細管でのHCO₃⁻の再吸収亢進はアルカローシスを維持する重要な要素で，このほかに，(1)循環血漿量の減少，(2)高アルドステロン血症，(3)低塩素血症，(4)低カリウム血症，が関与している。(1)循環血漿量の減少は，RAASを亢進し，アンジオテンシンⅡが近位尿細管のNa⁺-H⁺交換輸送体を刺激する結果，H⁺の喪失をもたらし，アルカローシスを助長する。また，(2)高アルドステロン血症は，集合管のH⁺-ATPaseポンプを刺激し，H⁺を分泌するとともにNa⁺の再吸収を促進する。これに加え，(3)低塩素血症は，低塩素尿症を起こすため，尿細管でNa⁺が再吸収される際，尿中のCl⁻の再吸収がない分，尿細管内の電位は通常より低くなり，電位勾配からH⁺の分泌を助長する。(4)低カリウム血症は，細胞内から細胞外にK⁺が誘導される際，H⁺と交換されることと，遠位尿細管におけるH⁺-K⁺-ATPaseポンプが尿中のK⁺の再吸収と引き換えにH⁺を分泌することがアルカローシスの維持に関与している。

Rose BD, Post TW. Clinical physiology of acid-base and electrolyte disorders, 5th ed. New York : McGraw-Hill, 2001 : 551-9.

A 代謝性アルカローシスの鑑別診断に有用な検査を1つ挙げよ。

嘔吐や利尿薬の使用による代謝性アルカローシスの原因は，通常，問診と体液過少を呈しているなどの身体所見から判断できる。また高血圧や体液の過剰がある場合，ミネラルコルチコイド過剰を考える必要がある。**消化管でのH⁺喪失，腎外H⁺喪失，ミネラルコルチコイド過剰の鑑別には，尿中の［Cl⁻］が有用である**。嘔吐や利尿薬使用は，循環血漿量減少から尿中の［Cl⁻］が通常＜25 mEq/Lと低くなる。さらに嘔吐によるアルカローシスの初期（1～3日）は，過剰なHCO₃⁻が尿中に排泄されるため，尿はアルカリ尿（pH＞6.5）となる。ところが，嘔吐が長く続いた場合（4日以上），尿細管でのHCO₃⁻の再吸収が行われるようになり，尿は酸性になる。一方，高アルドステロン血症などミネラルコルチコイド過剰がある場合，尿中の［Cl⁻］は＞40 mEq/Lになる。高血圧がある場合は，原発性アルドステロン症などを考え，血圧が正常か低ければ，利尿薬の隠れ使用や，まれではあるが，Bartter症候群やGitelman症候群などを疑う（表8-3）。

Rose BD, Post TW. Clinical physiology of acid-base and electrolyte disorders, 5th ed. New York : McGraw-Hill, 2001 : 565-6.

表8-3 代謝性アルカローシスにおける尿中の [Cl⁻] と原因疾患

[Cl⁻]＜25 mEq/L	[Cl⁻]＞40 mEq/L
胃液の喪失(嘔吐，胃チューブ)	原発性ミネラルコルチコイド過剰
利尿薬(慢性)	利尿薬(早期)
下剤使用	$NaHCO_3$ の過剰投与
慢性高 CO_2 血症	Bartter症候群，Gitelman症候群
嚢胞線維症	低カリウム血症(重度：[K⁺]＜2 mEq/L)

Ⓑ アスピリンの過剰摂取により起こる酸塩基異常について述べよ。

アスピリンは，アセチルサリチル酸を主成分とし，体内ですみやかにサリチル酸になる。アスピリンは消化管ですみやかに吸収され，約1時間ほどでサリチル酸の血中濃度はピークに到達するが，過剰摂取は消化管からの吸収と体外排泄を妨げるため，血中濃度のピークは数時間後と延長する。サリチル酸の早期中毒症状は，めまい，耳鳴り，嘔気，嘔吐，下痢などであるが，サリチル酸は呼吸中枢である延髄を直接刺激し過呼吸を起こすことが特徴である。したがって，**アスピリン中毒早期には過呼吸による呼吸性アルカローシスを呈する**。サリチル酸は弱酸であり，それ自体はアシドーシスの原因になりにくいが，過剰摂取により乳酸やケトンの蓄積をまねき，**時間とともに AG 性代謝性アシドーシスを呈する**。サリチル酸中毒は，昏睡，脳浮腫などの神経症状を起こすが，これはサリチル酸が血液脳関門を通過し，髄液に移行するためである。

Wortzman DJ, Grunfeld A. Delayed absorption following enteric-coated aspirin overdose. Ann Emerg Med 1987 ; 16 : 434-6. PMID : 3826813
Gabow PA, Anderson RJ, Potts DE, et al. Acid-base disturbances in the salicylate-intoxicated adult. Arch Intern Med 1978 ; 138 : 1481-4. PMID : 708168

血清カルシウム，リン，マグネシウム異常

Ⓐ 副甲状腺が関与しない〔PTH*（副甲状腺ホルモン）が抑制された〕高カルシウム血症の原因とその機序を3つ述べよ。

副甲状腺が関与しない高カルシウム血症の原因で最も多いのが悪性腫瘍で，次にビタミンD関連，そして薬剤や長期臥床などがある。いずれも副甲状腺外でのカルシウムの増加が原因なのでPTHは抑制される。悪性腫瘍が高カルシウム血症を起こす理由は，腫瘍が骨に浸潤して骨融解を起こすためである。また，腫瘍が副甲状腺関連蛋白を産生したり，リンパ腫などでは活性型ビタミンDを産生したりして高カルシウム血症になることもある。ビタミンDに関連した高カルシウム血症は，(1) ビタミンDの過剰摂取と，(2) 肉芽腫性疾患やリンパ腫などでみられる活性型ビタミンDの産

生，の 2 つに大別できる。カルシトリオールなど活性型ビタミン D の過剰摂取は，腸管からのカルシウムの吸収を促進して高カルシウム血症を起こす。またサルコイドーシスや結核など肉芽腫性疾患は，マクロファージや単核球が 1-α-ヒドロキシラーゼの活性化を引き起こし活性型ビタミン D を増加させ，PTH 抑制型の高カルシウム血症を起こす。薬剤性高カルシウム血症で多いのが活性型ビタミン D の摂取であり，ほかにカルシウム製剤，サイアザイド，テオフィリン，リチウムなどが挙げられる。サイアザイドは尿細管でカルシウムの再吸収を促進し，テオフィリンは細胞の Na^+-Ca^{2+} 交換輸送体を亢進し，リチウムは PTH の分泌を促進することから，高カルシウム血症を起こすと考えられている。長期臥床は骨吸収を促進して高カルシウム血症となる。

Stewart AF. Clinical practice. Hypercalcemia associated with cancer. N Engl J Med 2005；352：373-9. PMID：15673803
Burtis WJ, Brady TG, Orloff JJ, et al. Immunochemical characterization of circulating parathyroid hormone-related protein in patients with humoral hypercalcemia of cancer. N Engl J Med 1990；322：1106-12. PMID：2320080
Seymour JF, Gagel RF. Calcitriol：the major humoral mediator of hypercalcemia in Hodgkin's disease and non-Hodgkin's lymphomas. Blood 1993；82：1383-94. PMID：8364192
Inui N, Murayama A, Sasaki S, et al. Correlation between 25-hydroxyvitamin D3 1 alpha-hydroxylase gene expression in alveolar macrophages and the activity of sarcoidosis. Am J Med 2001；110：687-93. PMID：11403752
Haden ST, Stoll AL, McCormick S, et al. Alterations in parathyroid dynamics in lithium-treated subjects. J Clin Endocrinol Metab 1997；82：2844-8. PMID：9284708

★— PTH　副甲状腺ホルモン（parathyroid hormone）

Ⓑ 高カルシウム血症が腎障害を起こす機序について述べよ。

高カルシウム血症による急性腎障害の機序は，(1) 血管収縮作用により腎血流量が減少すること，(2) カルシウムの尿細管への沈着から尿崩症を起こすこと，と考えられる。尿崩症は多飲多尿から volume depletion を起こしうるため，急性腎障害の原因となる。また多発性骨髄腫は高カルシウム血症を起こすが，その腎障害の原因の多くは，免疫グロブリンの軽鎖が円柱を形成し尿細管障害を起こす円柱腎症である。また，高カルシウム血症の存在は軽鎖による尿細管の障害を増加させるという報告もある。

Hutchison CA, Batuman V, Behrens J, et al；International Kidney and Monoclonal Gammopathy Research Group. The pathogenesis and diagnosis of acute kidney injury in multiple myeloma. Nat Rev Nephrol 2012；8：43-51. PMID：22045243
Smolens P, Barnes JL, Kreisberg R. Hypercalcemia can potentiate the nephrotoxicity of Bence Jones proteins. J Lab Clin Med 1987；110：460-5. PMID：3655525

Ⓒ カルシトニンは高カルシウム血症の治療に使用されるが，その作用機序を述べよ。

カルシトニンは甲状腺の傍濾胞細胞（C 細胞）で産生されるホルモンで，カルシウムを 3 つの機序から減らす効果がある。すなわち，(1) 腸管でのカルシウム吸収を阻害，(2) 骨での破骨細胞を抑制，(3) 腎臓の尿細管でカルシウムの再吸収を阻害する作用をもつ。カルシトニンは半減期が短く，tachyphylaxis（急速耐性）と呼ばれる作用があ

り，数日のうちに効果が薄れることがあるため，注意が必要である。

Austin LA, Heath H 3rd. Calcitonin : physiology and pathophysiology. N Engl J Med 1981 ; 304 : 269-78. PMID : 7003392

A 低カルシウム血症があっても低アルブミン血症があると，実際はカルシウムは正常のことがある。その理由を述べよ。

血清カルシウム濃度は通常9～10 mg/dLの範囲内にあるが，その約半分はイオン化カルシウム（活性）で，残りはアルブミンやHCO_3^-など，陰イオンと結合（不活性）した状態である。低アルブミン血症があると，アルブミンと結合するカルシウムが少なくなる分，イオン化カルシウムの割合が高くなり，活性型カルシウムは実測値よりも少なく見積もられることになる。したがって，低アルブミン血症がある場合，イオン化カルシウム濃度を測定するか，血清アルブミン値が正常の4 g/dLから1 g/dL低下するにつき，血清カルシウム濃度0.8 mg/dLを加え補正する。

補正カルシウム濃度＝0.8×(4－血清アルブミン値)＋測定カルシウム濃度

Bushinsky DA, Monk RD. Electrolyte quintet : Calcium. Lancet 1998 ; 352 : 306-11. PMID : 9690425

B 低カルシウム血症が，カルシウムが消費されるために起こる原因を挙げよ。

低カルシウム血症を起こす原因は，副甲状腺機能低下症，偽性副甲状腺機能低下症，ビタミンD欠乏症，カルシウムの消費に大別できる。そのなかでも，組織にカルシウムが過剰に取り込まれる低カルシウム血症はさまざまな病態で起こる。その1例として，悪性腫瘍の骨転移がある。悪性腫瘍の骨転移は，骨融解から高カルシウム血症を起こすこともあれば，骨芽細胞の活性化から，カルシウムを骨に取り込み，低カルシウム血症を起こすこともある。また，副甲状腺機能亢進症で副甲状腺を外科的に切除した後とは，PTHが急激に低下するため，骨はカルシウムを過剰に取り込む飢餓骨症候群（hungry bone syndrome）を起こすことがある。急性膵炎では，カルシウムが炎症によって大量に消費されるため，低カルシウム血症を起こすことがある。腫瘍崩壊症候群や横紋筋融解症では，細胞障害によりリンが血液中に流出するため高リン血症になるが，リンはカルシウムと結合するため低カルシウム血症を起こすことがある。最後に，輸血製剤にはクエン酸（カルシウムキレート剤：抗凝固剤）が含まれているため，大量輸血ではクエン酸がカルシウムをキレートし低カルシウム血症を起こす。

Greenberg A. Primer on kidney diseases, 5th ed. Philadelphia : Saunders/Elsevier, 2009 : 594.
Brasier AR, Nussbaum SR. Hungry bone syndrome : clinical and biochemical predictors of its occurrence after parathyroid surgery. Am J Med 1988 ; 84 : 654-60. PMID : 3400660
British Committee for Standards in Haematology, Stainsby D, MacLennan S, Thomas D, et al. Guidelines on the management of massive blood loss. Br J Haematol 2006 ; 135 : 634-41. PMID : 17107347

A 低カルシウム血症の治療について述べよ。

治療は低カルシウム血症の原因を是正することであるが，原則カルシウムの補充が必

要である。**静注製剤は重度（補正カルシウム濃度＜7.5 mEq/L）もしくは症候性の低カルシウム血症に限られるべきである**。その理由は，カルシウムの静注は血管の硬化や血管収縮から血圧を上昇させるためである。カルシウムを静注する場合，グルコン酸カルシウムが第1選択となる。10％グルコン酸カルシウムは，10 mLバイアルあたりのカルシウムが94 mgと，塩化カルシウムに比べてカルシウム濃度が低く安全に使用できる。10％塩化カルシウムバイアルには，カルシウム濃度が273 mg/10 mLと高いため，心肺蘇生の目的で使用する場合を除き，通常は使用しない。カルシウムの点滴は中止するとすぐに血清カルシウム濃度が低下するため，持続投与が必要であり，中心静脈の確保を要する。また，点滴と並行して経口カルシウムやビタミンD製剤を投与し，緩徐にカルシウムの点滴を中止することが重要である。低マグネシウム血症があると，マグネシウムを補充しない限り低カルシウム血症を改善できない。これは低マグネシウム血症がPTHの分泌を抑制するためと考えられている。低カルシウム血症が静注カルシウム製剤で改善しない場合，カルシウム濃度の高い透析液を使用して血液透析をすることも必要である。無症状の低カルシウム血症は原則，炭酸カルシウムなどの経口カルシウム製剤や活性型ビタミンD製剤（カルシトリオール）などを経口で補充する。

Rude RK, Oldham SB, Singer FR. Functional hypoparathyroidism and parathyroid hormone end-organ resistance in human magnesium deficiency. Clin Endocrinol (Oxf) 1976；5：209-24． PMID：182417

Ⓑ 低リン血症をきたした際に調べるべきものは何か？

低リン血症は，（1）消化管からの喪失（吸収不良か経口摂取不良），（2）腎臓からの喪失（副甲状腺機能亢進症や尿細管障害など），（3）細胞内への移動，のいずれかで起こる。リンはATPの産生に必須であるため，低リン血症は呼吸筋を含めた筋力低下，横紋筋融解症などの原因となる。鑑別に有用なのはリンの尿中排泄量で，24時間蓄尿で100 mg/日以下である場合，腎臓からの排泄を否定することができ，原因は消化管か細胞内への移動によるものと考える。（1）の原因は下痢や飲酒など，経口摂取不良もしくは吸収不良が原因である。（2）の原因で多いのが副甲状腺機能亢進症であるが，その機序はPTHは近位尿細管にあるNaPiと呼ばれるトランスポーターでのリンの再吸収を抑制するためである。また，尿細管障害の原因は，遺伝性のFanconi症候群，多発性骨髄腫での軽鎖による近位尿細管障害，シスプラチンやイホスファミドなどの薬剤性尿細管障害が挙げられる。腎移植直後は，高いPTHが移植腎に作用するためリンの喪失を起こす。（3）の病態は，体内リン総量が欠乏しているわけではないが，リンが細胞内へ移動するため，血清リン濃度が低下することで起こる。その例として，急性呼吸性アルカローシス（PCO_2＜20 mmHg）があるが，アルカローシスはリンを細胞内へ移動させる作用を有する。また，高血糖が補正される際，リンが細胞内に糖とともに取り込まれるため，低リン血症になることもある。低リン血症の病態生理と治療については，以下のAmanzadehらの総説を参照されたい。

Biber J, Hernando N, Forster I. Phosphate transporters and their function. Annu Rev Physiol 2013；75：535-50． PMID：23398154
Mostellar ME, Tuttle EP. Effects of alkalosis on plasma concentration and urinary excretion of inorganic phosphate in man. J Clin Invest 1964；43：138-49． PMID：14105225
Amanzadeh J, Reilly RF. Hypophosphatemia：an evidence-based approach to its clinical

consequences and management. Nat Clin Pract Nephrol 2006 ; 2 : 136-48. PMID : 16932412

🅒 急性リン酸塩腎症とは何か？

急性リン酸塩腎症とは，リン酸ナトリウムを含んだ下剤（OSP★）の使用後に多くみられる急性腎障害のことである．米国では，90年代から下部消化管内視鏡検査に使用される下剤として，標準のポリエチレングリコールより経口摂取量の少ないリン酸ナトリウムを含んだ下剤が使用されるようになった．しかし，このリン酸が腸管から吸収されることと，通常絶食下で使用するために volume depletion をきたすことが多く，正常の腎機能でも高リン血症を起こすことがわかっている．volume depletion に加え，高リン血症はカルシウムと結合したリン酸カルシウム塩が腎臓の尿細管障害を起こし，急性腎障害を起こすことも多く報告された．また，急性リン酸塩腎症はのちに CKD へと進展することも示唆されている．現在，OSP は処方箋により投与が可能であるが，FDA の勧告もあり，使用は少なくなっている．

Heher EC, Thier SO, Rennke H, et al. Adverse renal and metabolic effects associated with oral sodium phosphate bowel preparation. Clin J Am Soc Nephrol 2008 ; 3 : 1494-503. PMID : 18596115
Markowitz GS, Stokes MB, Radhakrishnan J, et al. Acute phosphate nephropathy following oral sodium phosphate bowel purgative : an underrecognized cause of chronic renal failure. J Am Soc Nephrol 2005 ; 16 : 3389-96. PMID : 16192415

★— OSP　経口リン酸ナトリウム製剤（oral phosphate sodium）

🅒 慢性アルコール摂取者には低マグネシウム血症が多いが，その理由を述べよ．

慢性アルコール摂取者の約3割に低マグネシウム血症があると報告されている．低マグネシウム血症の原因は，栄養不足によるほか，アルコールが尿細管に可逆性の障害を起こすためと考えられている．その結果，Henle 係蹄上行脚や遠位尿細管でマグネシウムの再吸収が阻害されマグネシウムが尿中へ喪失することが原因と考えられている．この尿細管障害は飲酒をやめた後に回復するとされる．また，慢性アルコール摂取者は下痢や膵炎を合併していることがあるため，これも低マグネシウム血症の原因と考えられている．

Elisaf M, Merkouropoulos M, Tsianos EV, et al. Pathogenetic mechanisms of hypomagnesemia in alcoholic patients. J Trace Elem Med Biol 1995 ; 9 : 210-4. PMID : 8808192
De Marchi S, Cecchin E, Basile A, et al. Renal tubular dysfunction in chronic alcohol abuse—effects of abstinence. N Engl J Med 1993 ; 329 : 1927-34. PMID : 8247056

🅒 低マグネシウム血症は，低カリウム血症や低カルシウム血症を併発しやすいが，その機序について述べよ．

低カリウム血症は，低マグネシウム血症に 40〜60％ と高頻度で伴う．その理由ははっきりとしていないが，まず下痢や利尿薬の使用は，低カリウム血症とともに低マグネシウム血症を起こすことが挙げられる．そのほか，腎臓の集合管にはカリウムを排泄する ROMK と呼ばれるカリウムチャネルがあるが，ROMK からのカリウムの排泄は細胞内のマグネシウム濃度によって制御されていることも関係している．すなわち，低マグネシウム血症により細胞内マグネシウム濃度が下がると，ROMK からの

カリウムの排泄が促進される。また，低マグネシウム血症はPTHの分泌を阻害したり，PTHが骨に作用しにくくなるため，低カルシウム血症を起こすと考えられている。したがって，低マグネシウム血症を補正しない限り低カリウム血症や低カルシウム血症を補正しにくい理由は，上記の原因が関与していると考えられている。

Whang R, Ryder KW. Frequency of hypomagnesemia and hypermagnesemia. Requested vs routine. JAMA 1990 ; 263 : 3063-4. PMID : 2342219
Yang L, Frindt G, Palmer LG. Magnesium modulates ROMK channel-mediated potassium secretion. J Am Soc Nephrol 2010 ; 21 : 2109-16. PMID : 21030597
Martin KJ, González EA, Slatopolsky E. Clinical consequences and management of hypomagnesemia. J Am Soc Nephrol 2009 ; 20 : 2291-5. PMID : 18235082

C FGF23*とは何か？

FGF23は小児にみられる遺伝性くる病の研究から発見された，骨細胞で産生されるホルモンであり，別名フォスファトニン(phosphatonin)と呼ばれる。くる病は，FGF23の遺伝子異常によるFGF23の産生亢進から，低リン血症および骨形成不全を起こす。FGF23はphosphatoninという名前のとおり，血清中のリン濃度を下げる作用をもつ。その機序は，(1) 腸管からリンの吸収を阻害すること，(2) 腎臓の近位尿細管にあるリンの排泄にかかわるNaPiトランスポーターを亢進しリンを排泄すること，そして，(3) 1-α-ヒドロキシラーゼを抑制し活性型ビタミンD(カルシトリオール)の合成を阻害することであり，いずれも低リン血症を起こす。したがって，FGF23の大きな役割は，リンを腎臓から排泄することとカルシトリオールの合成を抑制することである。重度の栄養失調は骨軟化症を起こすが，その機序は，低カルシウム血症や低リン血症により骨の石灰化が阻害され，骨吸収を亢進することによる。これは軟部組織腫瘍性骨軟化症によって起こることもあり，その機序は，間葉細胞系の小腫瘍がFGF23を産生していることと考えられている。

Consortium A. Autosomal dominant hypophosphataemic rickets is associated with mutations in FGF23. Nat Genet 2000 ; 26 : 345-8. PMID : 11062477
Shimada T, Mizutani S, Muto T, et al. Cloning and characterization of FGF23 as a causative factor of tumor-induced osteomalacia. Proc Natl Acad Sci U S A 2001 ; 98 : 6500-5. PMID : 11344269
Gattineni J, Bates C, Twombley K, et al. FGF23 decreases renal NaPi-2a and NaPi-2c expression and induces hypophosphatemia in vivo predominantly via FGF receptor 1. Am J Physiol Renal Physiol 2009 ; 297 : F282-91. PMID : 19515808
Jonsson KB, Zahradnik R, Larsson T, et al. Fibroblast growth factor 23 in oncogenic osteomalacia and X-linked hypophosphatemia. N Engl J Med 2003 ; 348 : 1656-63. PMID : 12711740

★— FGF23　線維芽細胞増殖因子23(fibroblast growth factor 23)

9 血液

是永葉子

鉄代謝

A　1日どれくらいの鉄が必要か？

1日に最低必要な鉄の量は表9-1のとおりである。

表9-1　1日に最低限必要な鉄の量

	ヘモグロビン産生のために吸収する必要のある鉄の量（mg/日）	最低限の鉄摂取量（mg/日）
新生児	1	10
小児	0.5	5
非妊婦の閉経前女性	2	20
妊婦	3	30
男性ないしは閉経後女性	1	10

（Kaushansky K, Lichtman A, Beutler E, et al. Williams Hematology, 8th ed. New York；McGraw Hill, 2010：567. の Table 42-2 より転載.）

食物内の鉄は，鉄（Ⅲ）塩（非ヘム鉄）として野菜や肉類に含まれ，ヘム鉄として肉や魚介類に含まれる。ヘム鉄は非ヘム鉄と比較して2〜3倍吸収されやすく，非ヘム鉄の吸収を促す。ビタミンCを含む食物は，同時摂取すると非ヘム鉄の吸収を促進する。ポリフェノールやカルシウムは牛乳や緑茶，コーヒーなどに含まれ，鉄の吸収を抑制するが，通常量の摂取では問題ないとされている。逆流性食道炎や胃潰瘍などの治療に用いられる H_2 ブロッカーやプロトンポンプ阻害薬は胃の酸性度を下げるため，鉄の吸収を妨げる。また，カルシウムを含む胃薬も鉄の吸収を阻害する。

Bothwell TH, Baynes RD, MacFarlane BJ. Nutritional iron requirements and food iron absorption. J Intern Med 1989；226：357-65.　PMID：2681512

Recommendations to prevent and control iron deficiency in the United States. Centers for Disease Control and Prevention. MMWR Recomm Rep 1998；47(RR-3)：1-29.　PMID：9563847

Kaushansky K, Lichtman A, Beutler E, et al. Williams Hematology, 8th ed. New York；McGraw Hill, 2010：567.

C ヘプシジンと体内における鉄の動態の関係を述べよ。

ヘプシジンは肝臓で産生されるホルモンで、その受容体であるフェロポーチンとともに、鉄の消化管からの吸収、貯蔵、組織への分配を制御する。フェロポーチンは鉄チャネル（輸送蛋白）であり、鉄を吸収する十二指腸、古い赤血球からの鉄の再利用にかかわるマクロファージや鉄を貯蔵する肝臓から血清への鉄の移行に関与する。ヘプシジンはフェロポーチンを細胞内に移行させたり、分解させたりすることで、血清への鉄の移行を抑制する。ヘプシジンの量は、血清と肝臓内の鉄の量と赤血球産生に必要な量によって、フィードバック調整されている（図 9-1）。ヘプシジンの産生量は炎症によっても増加する。慢性疾患に伴う貧血は、炎症によるヘプシジンの上昇によって、体内に鉄が十分にあるにもかかわらず、赤血球産生に必要な鉄が供給されないことによって起こる。ヘプシジン量が測定できれば、鉄欠乏性貧血、慢性疾患に伴う貧血やヘモクロマトーシスの診断や治療の指針に利用できると考えられており、一般に使用できるヘプシジン測定法の研究が進んでいる。

図 9-1 ヘプシジンとフェロポーチンの相互作用

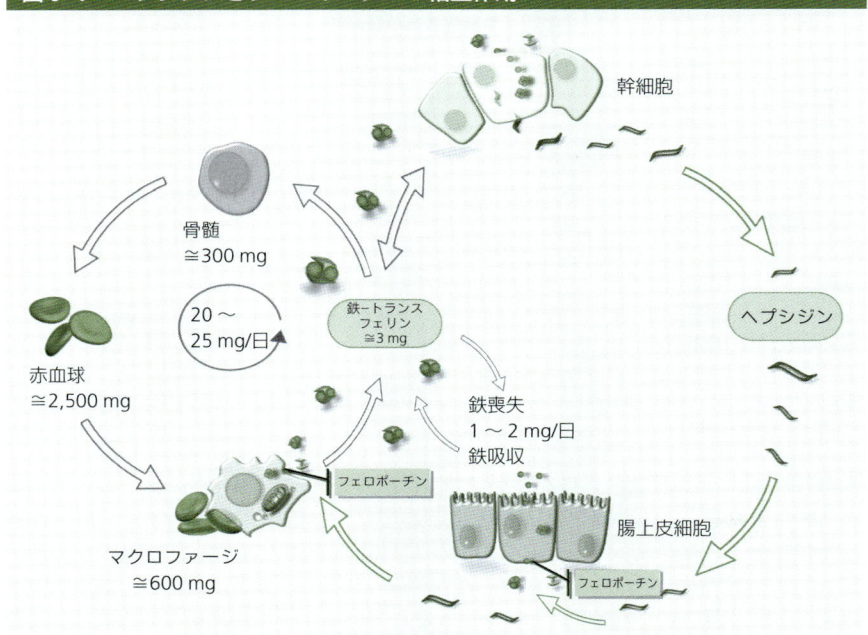

(Kroot JJ, Tjalsma H, Fleming RE, et al. Hepcidin in human iron disorders : diagnostic implications. Clin Chem 2011 ; 57 : 1650-69. の Fig.3 を改変して転載)

Ganz T. Hepcidin and iron regulation, 10 years later. Blood 2011 ; 117 : 4425-33. PMID : 21346250

貧血

Ⓑ エリスロポエチン製剤の利点と欠点は何か？

エリスロポエチン製剤は輸血の機会を減らし，貧血に伴う症状を改善する。副作用としては，血圧の上昇，急性冠動脈症候群，脳梗塞，静脈血栓症，がんの進行が挙げられる。急性冠動脈症候群と脳梗塞は，目標Hb★値が低い群と比較して，高い群に多くみられたため，Hb値が12 g/dLを超えないように推奨されている。また，がんの患者においては，エリスロポエチン製剤使用群で死亡率の上昇が認められたため，米国腫瘍学会（American Society of Clinical Oncology）および米国血液学会（American Society of Hematology）は，がん増悪および死亡率上昇のリスクをきちんと説明したうえで，慎重に使用するように推奨している。

Rizzo JD, Rizzo JD, Hurley P, et al. American Society of Clinical Oncology / American Society of Hematology clinical practice guideline update on the use of epoetin and darbepoetin in adult patients with cancer. JClin Oncol 2010 ; 28 : 4996-5010. PMID : 20975064
KDOQI. KDOQI Clinical Practice Guideline and Clinical Practice Recommendations for anemia in chronic kidney disease : 2007 update of hemoglobin target. Am J Kidney Dis 2007 ; 50 : 471-530. PMID : 17720528

★─ Hb　ヘモグロビン（hemoglobin）

Ⓑ 腎不全による貧血患者の鉄の治療適応について述べよ。

鉄飽和率30％以下ないしはフェリチン値500 ng/mL（500 μg/L）以下。腎不全患者においても，フェリチン値が100 ng/mL以上であれば，骨髄内の鉄分量は十分であることが多いが，鉄補充によってHb値が上昇し，ESA★／エリスロポエチン製剤の使用量が減る，ないしは不要になる可能性があるので，鉄補充を試すことが推奨されている。鉄補充を継続するか否かは鉄剤に対する反応によって臨床的に判断する。ESAを使用中の腎不全患者においては，フェリチン値100 ng/mL以上および鉄飽和率20％以上が推奨されている。

Chapter 2 : Use of iron to treat anemia in CKD. Kidney Int Suppl 2012 ; 292-98. PMID : 25018949
Chapter 3 : Use of ESAs and other agents to treat anemia in CKD. Kidney Int Suppl 2012 ; 299-310. PMID : 25018950

★─ ESA　赤血球造血刺激製剤（erythropoiesis stimulating agent）

Ⓑ なぜ，男性のほうが女性よりも赤血球数が多いのか？

男性ホルモンには，エリスロポエチンの産生を増加させ，骨髄内での赤血球の分化を促進させる働きがあるためである。この作用を利用して，男性ホルモンは再生不良性貧血の治療に用いられることがある。また，男性ホルモン低下症に対して補充療法を行うと，多血症がみられることがよくある。男性ホルモン補充療法を行う場合には，治療開始前，3か月後，6か月後，その後は1年に1回，ヘマトクリット値を確認し，ヘマトクリット値が54％より上回る場合には，ヘマトクリット値が安全域に達するまで治療を中断する。男性ホルモン補充療法は睡眠時無呼吸症候群を悪化させることもあるため，睡眠時無呼吸症候群や他の酸欠を認める場合は避けるべきである。男性

ホルモン補充療法を再開する場合には，前回よりも低用量で再開する。

Kaushansky K, Lichtman A, Beutler E, et al. Williams Hematology, 8th ed. New York；McGraw Hill, 2010：829-830.
Bhasin S, Cunningham GR, Hayes FJ, et al. Testosterone therapy in men with androgen deficiency syndromes：an Endocrine Society clinical practice guideline. J Clin Endocrinol Metab. 2010；95：2536-59.　PMID：20525905

Ⓒ ビタミン B_{12} 欠乏性貧血は，筋注ではなく内服での治療が可能か？

可能。ビタミン B_{12} 欠乏において，高用量（1,000 〜 2,000 µg）の経口ビタミン B_{12} による治療は，筋注と比較して，血液学的および神経学的回復に差が認められなかった。

Kuzminski AM, Del Giacco EJ, Allen RH, et al. Effective treatment of cobalamin deficiency with oral cobalamin. Blood 1998；92：1191-8.　PMID：9694707
Vidal-Aiaball J, Butler CC, Cannings-John R, et al. Oral vitamin B_{12} versus intramuscular vitamin B_{12} for vitamin B_{12} deficiency. Cochrane Database Syst Rev 2005；CD004655.　PMID：16034940

Ⓑ 65歳以上の貧血をみたとき，フェリチンとビタミン B_{12} と葉酸を採血すると，どのくらいの割合で栄養欠乏による貧血がみつかるか？

Guralnik らの研究によると，34％の割合でみつかっている。栄養欠乏のうち，約半数の 48.3％は鉄のみの欠乏で，葉酸欠乏が 18.8％，B_{12} 欠乏が 17.2％と続く。B_{12} の血清値が境界値（200 〜 300 pg/mL）の場合は，メチルマロン酸値が B_{12} 欠乏の診断に有用であるが（メチルマロン酸値が高値であれば，B_{12} 欠損），33,000 〜 68,000 円（執筆時点の調査）の高額自費検査であり，空腹時ホモシステイン値で代用する。これは B_{12} 欠乏だけでなく葉酸欠乏でも上昇するが，葉酸が正常であれば B_{12} 欠乏を示唆する。

Guralnik JM, Eisenstaedt RS, Ferrucci L, et al. Prevalence of anemia in persons 65 years and older in the United States：evidence for a high rate of unexplained anemia. Blood 2004；104：2263-8.　PMID：15238427
Klee GG. Cobalamin and folate evaluation：measurement of methylmalonic acid and homocysteine vs vitamin B(12) and folate. Clin Chem 2000；46：1277-83.　PMID：10926922

Ⓒ ティッシュペーパーをやたらに食べる女性をみたら考えることは何か？

水銀中毒と鉄欠乏性貧血。鉄欠乏性貧血による異食症でティッシュペーパーの箱や書籍，タバコの箱を 12 年間にわたり食べていた女性から，高濃度の水銀が検出された症例報告がある。水銀が抗カビ剤として紙に使用されていたことによる。経口鉄剤開始後，約 1 週間で異食症が治り，数か月後の毛髪検査では，毛根付近の毛髪の水銀値は正常範囲内であった。異食症は，鉄欠乏のほかに，カルシウムや亜鉛，サイアミンなど，他の栄養欠乏でも認められる。

Olynyk F, Sharpe DH. Mercury poisoning in paper pica. N Engl J Med 1982；306：1056-7.　PMID：7063004

血小板

A 入院患者の血小板減少の原因にはどのような疾患があるか？

血小板減少は入院患者のなかでも特に ICU 患者によく認められる。ICU 入室時に 8 〜 67％ の患者に認められ，ICU 入院中に 13 〜 44％ が血小板減少を起こす。重症患者の血小板減少の約 20％ が薬剤性であり，常に薬剤性を疑う必要がある。原因薬剤として最も多いのは抗菌薬である。血小板減少を起こしうる薬剤とその関連性の一覧は，www.ouhsc.edu/platelets に載っている。このほかの主な原因として，感染症，TTP[★1]／HUS[★2]，DIC[★3]，肝障害，HIT[★4]，希釈性，心臓手術時の体外循環などがある。鑑別診断の第 1 のステップは，病歴，身体所見，薬歴，そして，末梢血塗抹標本である。

Stasi R. How to approach thrombocytopenia. Hematology Am Soc Hematol Educ Program 2012 ; 2012 : 191-7. PMID : 23233580
George JN, Aster RH. Drug-induced thrombocytopenia : pathogenesis, evaluation, and management. Hematology Am Soc Hematol Educ Program 2009 : 153-8. PMID : 20008194

★1 — TTP 血栓性血小板減少性紫斑病（thrombotic thrombocytopenic purpura）
★2 — HUS 溶血性尿毒症症候群（hemolytic uremic syndrome）
★3 — DIC 播種性血管内凝固（disseminated intravascular coagulation）
★4 — HIT ヘパリン起因性血小板減少症（heparin-induced thrombocytopenia）

A ITP[★1]（特発性血小板減少性紫斑病）の診断基準と治療法を述べよ。

診断は除外診断であり，抗血小板抗体検査は感度が低いために推奨されない。血小板減少以外，症状が認められない場合が多い。リスクに応じて，HIV[★2]，C 型肝炎，およびピロリ菌（Helicobacter pylori）感染の有無を調べる。感染症が認められた場合には，それぞれの感染症の治療を行う。以前，骨髄検査は全症例に推奨されていたが，最近のガイドラインでは，末梢血塗抹標本で異常が認められた場合や発熱・リンパ節腫脹など，血小板減少以外の症状や徴候が認められる場合，そして，治療抵抗性の場合にのみ，推奨されている。治療適応は血小板数が 3 万/μL 以下の場合で，全例治療が必要なわけではない。治療の第 1 選択は副腎皮質ステロイドで，一般的に初期投与量はプレドニゾロン 1 mg/kg である。血小板数の増加は 3 〜 7 日で認められる。副腎皮質ステロイドを投与することができない場合や，早急に血小板数を改善する必要がある場合には，免疫グロブリンや抗 D グロブリン製剤を用いる。治療抵抗性の場合には，リツキシマブ（リツキサン®），トロンボポエチン受容体作動薬や脾臓摘出（脾摘）が第 2 選択となる。

Neunert C, Lim W, Crowther M. The American Society of Hematology 2011 evidence-based practice guideline for immune thrombocytopenia. Blood 2011 ; 117 : 4190-207. PMID : 21325604
Neunert CE. Current management of immune thrombocytopenia. Hematology Am Soc Hematol Educ Program 2013 ; 2013 : 276-82. PMID : 24319191

★1 — ITP 特発性血小板減少性紫斑病（idiopathic thrombocytopenic purpura）
★2 — HIV ヒト免疫不全ウイルス（human immunodeficiency virus）

A HIT（ヘパリン起因性血小板減少症）の4Tとは何か？　そして，その治療法を述べよ。

HITの診断を確認する検査は時間を要するため，臨床的診断が重要となる。臨床的診断の補助として，表9–2の4Tスコアシステムが用いられる。診断的検査としては，ELISA★などHIT抗体を免疫学的に検出する方法と，セロトニン放出試験などの機能的検査がある。HITが疑わしい場合には，検査結果を待たずに治療を開始する。低分子ヘパリンを含め，ヘパリン製剤はすべて中止し，アルガトロバンやダナパロイド（オルガラン®）などの他の抗凝固薬を使用する。また，HITを疑う場合には，浮腫などが認められなくても，上下肢の超音波検査を行い，無症状血栓症を除外する。長期的治療にはワルファリンが主に用いられるが，ワルファリンは血小板数が基準値に戻るまで開始しない。一般的に，血栓症の合併症例は3〜6か月，血栓症が認められない場合には4〜6週間の抗凝固療法が勧められている。

Cuker A, Gimotty PA, Crowther MA, et al. Predictive value of the 4Ts scoring system for heparin-induced thrombocytopenia : a systematic review and meta-analysis. Blood 2012 ; 120 : 4160-7. PMID：22990018
Cuker A, Cines DB. How I treat heparin-induced thrombocytopenia. Blood 2012 ; 119 : 2209-18. PMID：22246036
Kelton JG, Arnold DM, Bates SM. Nonheparin anticoagulants for heparin-induced thrombocytopenia. N Engl J Med 2013 ; 368 : 737-44.　PMID：23425166

★─ELISA　酵素免疫測定法（enzyme-linked immunosorbent assay）

B トロンボポエチンとは何か？

トロンボポエチンとは，主に肝臓と骨髄でつくられるホルモンで，血小板産生において中心的な役割を果たす。トロンボポエチンは巨核球の前駆細胞の増殖および分化に関与することで，血小板数を増加させる。受容体はc-Mplと呼ばれ，巨核球前駆細胞のほか，血小板上にも存在する。トロンボポエチンの産生は通常，血小板の数に左右されず，遊離トロンボポエチンの数は主に血小板数，血小板の寿命，骨髄内の巨核球の量に左右される。遺伝子組換えトロンボポエチンは，開発の段階で，（治験の参加者に）トロンボポエチンに対する自己抗体による血小板減少が認められたため，開発が中止された。現在，実用化されているトロンボポエチン受容体作動薬〔ロミプロスチム（ロミプレート®），エルトロンボパグ（レボレード®）〕は，生体内のトロンボポエチンとは構造が異なるため，トロンボポエチンに対する抗体は産生されない。ロミプロスチムとエルトロンボパグの適応は，2014年11月現在，治療抵抗性の慢性ITPに限られている。海外では，エルトロンボパグは慢性C型肝炎による血小板減少症や重症再生不良性貧血にも適応がある。約5％のトロンボポエチン作動薬使用患者において，骨髄の線維化が認められるが，進行性ないしは不可逆性の骨髄線維症に発展するというエビデンスはない。

Kaushansky K, Lichtman A, Beutler E, et al. Williams Hematology, 8th ed. New York ; McGraw Hill, 2010 : 238.

B TTP（血栓性血小板減少性紫斑病）の診断基準とその対応について述べよ。

TTPは，血小板減少症，溶血性貧血，腎機能障害，発熱，動揺性精神神経症状を五徴

表9-2 4Tスコアシステム

4T	2点	1点	0点
Thrombopenia：血小板減少	血小板数が50%を超えた低下，ならびに血小板最低値≧2万/μL以上	血小板数の30〜50%減少，もしくは最低値1万〜2万/μL	血小板数の30%未満の減少，もしくは最低値<1万/μL
Timing of platelet decrease：ヘパリン投与開始から血小板減少までの期間	5〜10日目で明確な発症，もしくは過去30日以内のヘパリン投与歴がある場合の1日以内の発症	5〜10日目での不明確な発症（例：血小板数が測定されていないため不明確）10日目以降の発症もしくは過去31〜100日以内のヘパリン投与歴がある場合の1日以内の発症	100日以内のヘパリン投与歴がない場合の4日目以内の血小板減少
Thrombosis or other sequelae：血栓症や続発症	新たな血栓症の発症 皮膚の壊死 ヘパリン大量投与時の急性全身反応	血栓症の進行や再発 ヘパリン投与部位の皮膚の発赤 血栓症の疑い（未確認）	なし
other causes of Thrombocytopenia：他の血小板減少の原因	明らかな原因なし	可能性あり	確実

合計点が高いほどHITの可能性が高いとされており，1〜3点であれば可能性が低く，6〜8点であれば可能性が高く，4〜5点は中間値である。
(Warkentin TE, Linkins LA. Non-necrotizing heparin-induced skin lesions and the 4T's score. J Thromb Haempstat 2010；8：1483-5.のFig. 1を改変して転載)

とするTMA[*1]の一種である。vWF[*2]を切断する酵素vWF-CP[*3]，別名ADAMTS13[*4]の活性減少が原因とされている。血小板減少症と溶血性貧血が必須であるが，他の症状はみられないこともある。溶血性貧血を伴う血小板減少をみたら，本疾患を疑う。妊娠，薬剤，感染症，悪性腫瘍，全身性紅斑性狼瘡と関連することもあるが，約40%は特発性である。治療法は，血漿交換や副腎皮質ホルモンが中心で，死亡率が高いため，本疾患を疑った場合には，早急に血漿交換を開始する必要がある。治療抵抗性の場合には，ビンクリスチンやリツキシマブを使用する。

George JN. How I treat patients with thrombotic thrombocytopenic purpura：2010. Blood 2010；116：4060-9. PMID：20686117

[*1]— TMA 血栓性微小血管障害症(thrombotic microangiopathy)
[*2]— vWF フォン・ヴィルブランド因子(von Willebrand factor)
[*3]— vWF-CP vWF-cleaving protease

★4 — ADAMTS13　a disintegrin-like and metalloproteinase with thrombospondin type 1 motifs 13

C　PTP★1（輸血後紫斑病）とは何か？

濃厚赤血球，血小板，または新鮮凍結血漿を輸血後，1週間以内に起こる重度の血小板減少を特徴とするまれな疾患である。誘因因子ははっきりとはしていないが，90％以上の患者にヒト血小板抗原 PlA1 に対する抗体が認められる。多経産婦ないしは輸血歴のある閉経後女性に多い。無治療の場合，血小板減少は最高2～3週間続き，出血により約10％が死亡する。治療法の第1選択は，免疫グロブリンであり，治療抵抗性の場合には，血漿交換や副腎皮質ホルモン併用，脾摘などを行う。輸血した血小板も抗体抗原反応によって除去されるため，血小板輸血は重篤な出血が認められるとき以外には用いない。血小板輸血を行う場合には，HLA★2 が適合した血小板が好ましい。PTP発症後に輸血が必要な場合には，洗浄した血液製剤，ないしはPlA1陰性の血液製剤を用いる。

Abramson N, Eisenberg PD, Aster RH. Post-transfusion purpura : immunologic aspects and therapy. N Engl J Med 1974 ; 291 : 1163-6.　PMID : 4472486
Rodgers GP, Young NS. The Bethesda Handbook of Clinical Hematology, 3rd ed. Philadelphia : Lippincott Williams & Wilkins, 2013 : 279.

★1 — PTP　輸血後紫斑病（posttransfusion purpura）
★2 — HLA　ヒト白血球抗原（human leukocyte antigen）

C　May-Hegglin異常とは何か？

巨大血小板，血小板減少，および白血球封入体を特徴とする常染色体優性の遺伝子疾患である。MYH9染色体に異常が認められる。巨核球の分化と分裂に障害があるため，巨大血小板となる。特に治療は必要としないが，他の血小板減少症と誤診されることがある。

Kaushansky K, Lichtman A, Beutler E, et al. Williams Hematology, 8th ed. New York ; McGraw Hill, 2010 : 1849.

輸血

A　赤血球輸血の適応について述べよ。

一般的に，Hb値が10 g/dL以上であれば赤血球輸血の必要がないとされているが，下限値は患者の特徴によって異なる。AABB★1 による血行動態の落ちついている患者への赤血球輸血のガイドラインを表9-3に記す。また，外来における赤血球輸血のエビデンスは乏しく，BCSH★2 も慢性貧血は命にかかわる状況以外の赤血球輸血を推奨していない。外来においては，鉄，ビタミン B_{12} や葉酸などの栄養欠乏を含む慢性貧血の原因の究明を第1に勧めている。急性期の重度の上部消化管出血の治療においては，Hb値7 g/dL以下で輸血する制限的輸血法と Hb値9 g/dL以下で輸血する寛容的輸血法を比較した無作為化比較試験で生存率に有意差が認められ，制限的輸血法群の生存率が有意に高かった（95％ vs. 91％；HR★3 0.55；95％ CI★4 0.33～0.92；$P = 0.02$）。

表9-3 AABBによる血行動態の落ちついている患者への赤血球輸血のガイドライン

臨床的状況	輸血の閾値	エビデンスレベル	推奨度
ICU患者	Hb値≦7 g/dL	高	強
術後	Hb値≦8 g/dLないしは有症状	高	強
心血管疾患の既往あり	Hb値≦8 g/dLないしは有症状	中	弱
急性冠症候群	制限的輸血法を推奨も否定もできない	非常に低い	不明
全患者	Hb値だけでなく，症状により判断	低	弱

〔Carson JL, Grossman BJ, Kleinman S, et al. Red blood cell transfusion : a clinical practice guideline from the AABB*. Ann Intern Med 2012；157（1）：49-58. Copyright © [2012] American College of Physicians. All Rights Reserved. Reprinted with the permission of American College of Physicians, Inc.の quick referenceの Table 3を転載〕

Carson JL, Grossman BJ, Kleinman S, et al. Red blood cell transfusion : a clinical practice guideline from the AABB*. Ann Intern Med 2012；157：49-58. PMID：22751760
Murphy MF, Wallington TB, Kelsey P. Guidelines for the clinical use of red cell transfusions. Br J Haematol 2001；113：24-31. PMID：11328275
Villanueva C, Colomo A, Bosch A, et al. Transfusion strategies for acute upper gastrointestinal bleeding. N Engl J Med 2013；368：11-21. PMID：23281973

★1— AABB　米国血液バンク協会（American Association of Blood Banks）
★2— BCSH　英国血液学標準化委員会（British Committee for Standards in Haematology）
★3— HR　ハザード比（hazard ratio）
★4— CI　信頼区間（confidence interval）

A 血小板輸血の適応について述べよ。

予防的血小板輸血の適応と，各手技の際に推奨される血小板数を表9-4に記した。このほか，尿毒症や抗血小板薬服用など血小板機能不全が疑われる場合には，血小板数に限らず血小板輸血を考慮する。

Provan D, Stasi R, Newland AC, et al. International consensus report on the investigation and management of primary immune thrombocytopenia. Blood 2010；115：168-86. PMID：19846889
van Veen JJ, Nokes TJ, Makris M. The risk of spinal haematoma following neuraxial anaesthesia or lumbar puncture in thrombocytopenic individuals. Br J Haematol 2010；148：15-25. PMID：19775301
British Committee for Standards in Haematology, Blood Transfusion Task Force. Guidelines for the use of platelet transfusions. Br J Haematol 2003；122：10-23. PMID：12823341

表9-4 予防的血小板輸血の適応と，各手技の際に推奨される血小板数

血小板数	患者の特徴
<5,000/μL	頻回輸血による同種免疫のリスクが高い場合(再生不良性貧血，骨髄異形成症候群など)
<10,000/μL	特にリスク因子のない安定している患者
<20,000/μL	血小板減少のリスク(発熱，敗血症，抗菌薬使用，凝固障害，ヘパリン使用など)のある患者
<50,000/μL	急性期の出血患者

手技	推奨される血小板数
予防歯科(歯石除去など)	≧20,000～30,000/μL
単純抜歯	≧30,000/μL
複雑抜歯	≧50,000/μL
歯科局所麻酔	≧30,000/μL
硬膜外麻酔	≧80,000/μL
低侵襲性手術	≧50,000/μL
侵襲的手術	≧80,000/μL
脳外科ないしは眼科手術	≧100,000/μL

(Provan D, Stasi R, Newland AC, et al. International consensus report on the investigation and management of primary immune thrombocytopenia. Blood 2010 ; 115 : 168-86. と，British Committee for Standards in Haematology, Blood Transfusion Task Force. Guidelines for the use of platelet transfusions. Br J Haematol 2003 ; 122 : 10-23. をもとに作成)

A 特別な濃厚赤血球〔CMV[*1](サイトメガロウイルス)陰性，白血球除去，放射線照射〕の適応について述べよ。

白血球除去は，非溶血性輸血反応，CMV感染，HLA同種免疫のリスクを下げる。現在はすべての濃厚赤血球が白血球除去されている。放射線照射は，TA-GVHD[*2]を予防する。放射線照射した濃厚赤血球を必要とするのは，骨髄移植患者，Hodgkinリンパ腫，プリン代謝阻害薬〔フルダラビン(フルダラ®)，ベンダムスチン(トレアキシン®)など〕やアレムツズマブ(マブキャンパス®)での治療歴のある患者など，GVHD[*3]のリスクの高い患者である。また，HLAが類似していると起こりやすいことから，家族が提供した血液を用いる場合にも放射線照射が用いられる。現在，日本赤十字社から供給されている濃厚赤血球はすべて，放射線照射済みである。白血球除去赤血球は

CMV陰性赤血球と比較して，CMV感染のリスクに統計的有意差が認められなかったが，CMV陰性赤血球のほうがCMV感染率が低かったことから，同種異系骨髄移植患者などCMV感染のリスクが非常に高い患者に対しては，CMV陰性赤血球を指定して使用することがある．

Roback JD, Combs MR, Grossman BJ, et al. AABB Technical Manual, 17th ed. Bethesda：American Association of Blood Banks Press, 2008：212, 213, 560, 657, 658.
Treleaven J, Gennery A, Marsh J, et al. Guidelines on the use of irradiated blood components prepared by the British Committee for Standards in Haematology blood transfusion task force. Br J Haematol 2011；152：35-51． PMID：21083660
Ljungman P. Risk of cytomegalovirus transmission by blood products to immunocompromised patients and means for reduction. Br J Haematol 2004；125：107-16． PMID：15059132

★1― CMV　サイトメガロウイルス（cytomegalovirus）
★2― TA-GVHD　輸血関連移植片対宿主病（transfusion-associated graft versus host disease）
★3― GVHD　移植片対宿主病（graft versus host disease）

A　長期輸血療法の問題点は何か？

鉄過剰症と同種免疫感作が主な問題となる．鉄過剰症は，骨髄異形成症候群や再生不良性貧血など，長期的な輸血療法が必要となる患者においてみられる．輸血後鉄過剰症は，無治療の場合，肝障害，内分泌障害，そして，心障害を起こす．赤血球輸血の量が20〜40単位[*1]を超え，血清フェリチン値が1,000 ng/mL[*2]を超える，ないしは肝臓鉄濃度が乾燥重量1 gあたり7 mgを超える場合に，鉄キレート療法を始める．鉄キレート剤としては，デスフェラール（注射製剤）やデフェラシロクス（エクジェイド®）（経口薬）があるが，利便性からデフェラシロクスが使われることが多い．同種免疫感作が起こると，適合した輸血製剤をみつけるのが難しくなるだけでなく，遅延性溶血性副作用や血小板輸血不応が起こる確率が上がる．

Stroncek DF, Rebulla P. Platelet transfusions. Lancet 2007；370：427-38． PMID：17679020
Yazdanbakhsh K, Ware RE, Noizat-Pirenne F. Red blood cell alloimmunization in sickle cell disease：pathophysiology, risk factors, and transfusion management. Blood 2012；120：528-37． PMID：22563085
Hoffbrand AV, Taher A, Cappellini MD. How I treat transfusional iron overload. Blood 2012；120：3657-69． PMID：22919029
輸血後鉄過剰症の診療ガイド．厚生労働省科学研究費助成金難治性疾患克服研究事業 特発性造血障害に関する研究 平成20年度（www.jichi.ac.jp/zoketsushogaihan/tetsufinal.pdf）．閲覧日：2014/12/14

*1―注　輸血製剤（濃厚赤血球）の単位（U，unit）には日米差があり，日本の単位に換算した．米国における赤血球濃厚液の1単位は450〜500 mLの血液から作成され，その量は300〜400 mLである．一方で，日本赤十字社の赤血球濃厚液の1単位は200 mLの血液から作成され，その量は約140 mLと，米国の1単位は日本での約2単位に相当する．
*2―注　日本では500 ng/mLとしているガイドラインもある．

B　TRALI[*1]（輸血関連急性肺障害）とは何か？　そして，どう対応すべきか？

TRALIとは，輸血後6時間以内に認められるARDS[*2]に類似した急性肺障害を指す．死亡率は5〜10％と報告されている．血液製剤中に含まれる抗白血球抗体と，患者の白血球が肺の微小循環内で反応することで起こるとされている．また，製剤中の活性脂質などの生理活性物質や，患者側の素因（感染，肝疾患，アルコール中毒など）も，

抗白血球抗体陰性血液製剤による TRALI の発症に関与していると考えられている。50 mL 以上の血清を含む血液製剤で起こるとされており，新鮮凍結血漿によって起こることが多い。抗白血球抗体は，妊娠時の感作により起こると考えられており，米国と英国では，TRALI の発生率を下げるために，抗白血球抗体陰性が確認されていない多経産婦を新鮮凍結血漿や血小板のドナーから外している。

Vamvakas EC, Blajchman MA. Transfusion-related mortality : the ongoing risks of allogeneic blood transfusion and the available strategies for their prevention. Blood 2009 ; 113 : 3406-17.　PMID : 19188662

★1 ─ TRALI　輸血関連急性肺障害(transfusion-related acute lung injury)
★2 ─ ARDS　急性呼吸窮迫症候群(acute respiratory distress syndrome)

免疫グロブリン投与でアナフィラキシーショックを呈した患者で疑うべき基礎疾患は何か？

IgA★欠損症である。大多数の IgA 欠損症の患者は無症状である。IgA 欠損症の患者は抗 IgA 抗体をもっており，免疫グロブリン中に含まれる IgA に抗 IgA 抗体が反応することでアナフィラキシーショックが起きると考えられている。免疫グロブリンだけでなく，どの血液製剤でも起こりうる可能性があり，IgA 欠損症ドナーの血液製剤が入手不能の場合には，洗浄赤血球や洗浄血小板を輸血する。IgA 欠損症は日本では約3,000 人に 1 人の頻度と推定されており，欧米の 700 〜 1,000 人に 1 人の頻度より低い。

Rachid R, Bonilla FA. The role of anti-IgA antibodies in causing adverse reactions to gamma globulin infusion in immunodeficient patients : a comprehensive review of the literature. J Allergy Clin Immunol 2012 ; 129 : 628-34.　PMID : 21835445

★ ─ IgA　免疫グロブリン A(immunoglobulin A)

凝固障害

後天性血友病(acquired hemophilia)とは何か？　そして，後天性血友病と関連した疾患は何か？

第Ⅷ凝固因子に対する自己抗体により，第Ⅷ凝固因子の活性が妨げられ，出血傾向を示す後天性疾患である。第Ⅷ凝固因子の活性が減少するため，aPTT★の延長が認められる。約半数は特発性で，残りの半数は自己免疫疾患や悪性腫瘍，妊娠と関連して起こる。妊娠関連の症例を除くと，大多数は 50 歳以降であり，年齢とともにリスクが上がる。治療法は，ステロイド，シクロホスファミド，アザチオプリン，リツキシマブなどの免疫抑制剤である。

Franchini M, Lippi G. Acquired factor Ⅷ inhibitors. Blood 2008 ; 112 : 250-5.　PMID : 18463353

★ ─ aPTT　活性化部分トロンボプラスチン時間(activated partial thromboplastin time)

A PT★やaPTTが延長しているときに次に行うべき検査は何か？

ヘパリンなどの抗凝固薬が混じっていないことを確認したうえで，混合試験（mixing study）を行う。混合試験とは，患者の血清とコントロールの血清を1：1で混ぜ，その混合血清の凝固を調べるものである。PTないしはaPTTが正常化した場合には，凝固因子の欠損が疑われ，正常化しない場合には，ループスアンチコアグラントや凝固因子に対する自己抗体の存在が疑われる。凝固因子は正常の50％あれば十分であるので，阻害因子がなく，欠損の場合は，正常化するはずである。正常化しない場合には，いちばん頻度の高いループス抗凝固因子をまず調べ，ループス抗凝固因子が陰性の場合に，それぞれの凝固因子の濃度と凝固因子に対する自己抗体を調べる。凝固因子に対する自己抗体は，抗第Ⅷ因子抗体がいちばん多い。

Rodgers GP, Young NS. The Bethesda Handbook of Clinical Hematology, 3rd ed. Philadelphia：Lippincott Williams & Wilkins, 2013：287-8.

★── PT　プロトロンビン時間（prothrombin time）

C 重度の欠損症でも，PTとaPTTが正常である凝固因子は何か？

第ⅩⅢ因子，PAI-1★1と α_2AP★2である。どちらも非常にまれな疾患である。凝固障害か局所的な問題（子宮筋腫による月経過多，鼻ポリープによる鼻出血など）かを見極めるのに，病歴聴取の際に表9–5の出血スコアを利用すると便利である。男性では4以上，女性では6以上が異常。

表9–5　出血スコア

症状	スコア0	スコア1	スコア2	スコア3
鼻血	なしまたは軽微	あり	鼻腔パッキング，焼灼治療	輸血または他の血液製剤使用
皮下出血	なしまたは軽微	点状出血または皮下出血斑	血腫	他科コンサルト
浅い傷からの出血	なしまたは軽微	あり（年に1～5回）	外科コンサルトが必要	外科的止血術
口腔内	なしまたは軽微	あり	他科コンサルトのみ	外科的止血術/輸血
消化管出血	なしまたは軽微	あり	他科コンサルトのみ	手術/輸血
抜歯	なしまたは軽微	あり	縫合またはパッキング	輸血

手術	なしまたは軽微	あり	縫合または再手術	輸血
月経過多	なしまたは軽微	あり	他科コンサルト，ホルモン剤，鉄補充療法	輸血，子宮全摘，子宮内除去術
出産後の出血	なしまたは軽微	あり，鉄補充療法	輸血，子宮内容除去術，縫合	子宮全摘
筋肉内血腫	なしまたは軽微	あり	他科コンサルトのみ	輸血，手術
関節出血	なしまたは軽微	あり	他科コンサルトのみ	輸血，手術

(Rodeghiero F, Castaman G, Tosetto A, et al. The discriminant power of bleeding history for the diagnosis of type 1 von Willebrand disease : an international, multicenter study. J Thromb Haemost 2005 ; 3 : 2619-26. のTable 1を改変して転載)

Kaushansky K, Lichtman A, Beutler E, et al. Williams Hematology, 8th ed. New York ; McGraw Hill, 2010 : 1886-7.
Rodeghiero F, Castaman G, Tosetto A, et al. The discriminant power of bleeding history for the diagnosis of type 1 von Willebrand disease : an international, multicenter study. J Thromb Haemost 2005 ; 3 : 2619-26. PMID : 16359502

★1— PAI-1　プラスミノゲン活性化抑制因子1(plasminogen activator inhibitor-1)
★2— α_2AP　α_2抗プラスミン因子(α_2-antiplasmin)

B　後天性vWD[★1](von Willebrand disease)の原因疾患には何があるか？

リンパ増殖性疾患(48％)，心血管障害(21％)，MPD[★2](15％)，他の悪性新生物(5％)，自己免疫疾患(2％)との関連が認められる．後天性vWDには，自己抗体による場合，腫瘍にvWFが付着する場合，高剪断応力によって活性度の高い高分子マルチマーの分解が促進される場合がある．高剪断応力は，大動脈狭窄症や左室補助人工心臓，先天性心疾患によって起こることが多い．

Tiede A, Rand JH, Budde U. How I treat the acquired von Willebrand syndrome. Blood 2011 ; 117 : 6777-85.　PMID : 21540459

★1— vWD　フォン・ウィルブランド病(von Willebrand disease)
★2— MPD　骨髄増殖性疾患(myeloproliferative disorder)

血栓性疾患

A 誘因がない（unprovoked）DVT[★1]（深部静脈血栓症）の治療について述べよ。

ACCP[★2]は，最低3か月間の抗凝固療法を推奨している。膝より遠位のDVTの場合は3か月，膝より近位のDVTは，出血のリスクが高い場合を除いて長期的な抗凝固療法を勧めている。抗凝固療法の期間を決めるのに，DVTの部位と出血のリスクが主に用いられており，アンチトロンビン欠損（異常）症，プロテインC欠損症，プロテインS欠損症などの遺伝的要素の検索を特に推奨していない。

Kearon C, Akl EA, Comerota AJ, et al. Antithrombotic therapy for VTE disease : Antithrombotic Therapy and Prevention of Thrombosis, 9th ed : American College of Chest Physicians Evidence-Based Clinical Practice Guidelines. Chest 2012 ; 141 : e419S-94S. PMID : 22315268

[★1]— DVT 深部静脈血栓症（deep vein thrombosis）
[★2]— ACCP 米国胸部疾患学会議（American College of Chest Physicians）

B どれだけの時間安静にしていると，エコノミークラス症候群のリスクとなるか？

シャルルドゴール空港を利用した全旅行者を対象にした後ろ向き研究によると，5,000 km以上の距離を飛行した飛行機の乗客は，5,000 km以下の距離を飛行した飛行機の乗客よりも肺梗塞になる可能性が有意に高かった（1.5症例/100万人 vs. 0.01症例/100万人，$P<0.001$）。1万km以上の場合は，発生率がさらに上がり，4.8症例/100万人であった。東京からシンガポールが5,330 kmで飛行時間は約6時間半〜7時間半，ホノルルまでは6,210 kmで飛行時間は7〜8時間。東京から米国西海岸は約8,000 km，米国東海岸や西欧の都市は約1万kmである。

Lapostolle F, Surget V, Borron SW, et al. Severe pulmonary embolism associated with air travel. N Engl J Med 2001 ; 345 : 779-83. PMID : 11556296

B ワルファリン以外の経口抗凝固薬の利点と欠点は何か？

ダビガトラン（プラザキサ®），リバーロキサバン（イグザレルト®），アピキサバン（エリキュース®），エドキサバン（リクシアナ®）などのNOAC[★]は，作用発現までの時間も半減期も短く，採血モニタリングが不要であり，食事制限もなく，他の薬剤との相互作用も少ない。欠点としては，確立したモニタリング方法がなく，腎機能不全患者には使用できず，長期的安全性のデータがなく，拮抗薬がない，ことがある。リバーロキサバンとアピキサバンは，血清蛋白との結合度が高いため，透析でも除去不可能である。確立したモニタリング方法がないため，血栓症や出血が起こった場合，薬が効いていたにもかかわらず血栓が起こったのか，薬の濃度が安全域を出ていたために出血が起きたのかなど，原因を追求することが難しい。ダビガトランは，販売開始後に致死的な出血が高齢者に認められたため，70歳以上への使用については注意が喚起されている。

Gonsalves WI, Pruthi RK, Patnaik MM. The new oral anticoagulants in clinical practice. Mayo Clin Proc 2013 ; 88 : 495-511. PMID : 23639500

[★]— NOAC 新規経口抗凝固薬（new oral anticoagulant）

Ⓑ LMWH★（低分子ヘパリン）とフォンダパリヌクスの利点と欠点は何か？

ダルテパリン（フラグミン®）やエノキサパリン（クレキサン®）といったLMWHの利点としては，半減期が短く（3～6時間），即効性があること，体重により投与量が決まり，頻回の採血モニタリングが必要でないこと，HITの発生率が未分画ヘパリンよりも少ないこと，がん患者における血栓症の二次的予防の効果が高いこと，モニタリングが可能であること，拮抗薬があること，が挙げられる。欠点としては，皮下注であること，重度の腎不全患者や透析患者には使用できないこと，極度の肥満患者への使用のエビデンスが限られていることである。フォンダパリヌクス（アリクストラ®）は，合成Xa阻害薬であり，抗トロンビン作用はない。フォンダパリヌクスも半減期が比較的短く（約17時間），体重により投与量が決まり，採血モニタリングが不要である。HITの可能性はなく，HITの治療に用いられることもある（適応外の使用）。LMWH同様，重度の腎不全患者には使用できず，皮下注である。拮抗薬はなく，モニタリングも可能であるが，モニタリング方法は一般的ではない。

　適応はそれぞれ異なり，フォンダパリヌクスは急性肺血栓塞栓症および急性DVTの治療に，エノキサパリンは周術期の静脈血栓塞栓症の発症防止，ダルテパリンは血液体外循環時の灌流血液の凝固防止とDICに適応がある。

Ortel TL. Perioperative management of patients on chronic antithrombotic therapy. Hematology Am Soc Hematol Educ Program 2012；2012：529-35. PMID：23233630
Kearon C, Akl EA, Comerota AJ, et al. Antithrombotic therapy for VTE disease：Antithrombotic Therapy and Prevention of Thrombosis, 9th ed：American College of Chest Physicians Evidence-Based Clinical Practice Guidelines. Chest 2012；141：e419S-94S. PMID：22315268

★── LMWH　低分子ヘパリン（low molecular weight heparin）

Ⓑ 抗リン脂質抗体症候群とは何か？

自己抗体による後天的な凝固障害である。診断には，臨床学的基準と検査学的基準を満たすことが必要で，抗リン脂質抗体の存在のみでは診断に不十分であり，治療も必要ない。臨床学的基準は，静脈ないしは動脈血栓症，または，胎児側の素因のない妊娠10週以降の胎児死亡，妊娠高血圧症候群（旧称：妊娠中毒症）・胎盤機能不全による34週未満の早産，反復性の10週未満の流産（3回以上）である。検査学的基準は，抗カルジオリピン抗体や抗カルジオリピン β_2GPI★抗体，ループスアンチコアグラントが陽性となることである。検査は12週以上空けて繰り返し，一過性ではないことを確認する。ループスアンチコアグラントは，抗凝固薬によって偽陽性になることが多いので注意が必要である。血小板減少を伴うことも多く，血小板減少症の鑑別診断の1つである。治療は，抗凝固療法である。治療期間に関してのエビデンスは乏しいが，再発率が高いため，長期的な抗凝固療法が推奨されることが多い。

Miyakis S, Lockshin MD, Atsumi T, et al. International consensus statement on an update of the classification criteria for definite antiphospholipid syndrome （APS）. J Thromb Haemost 2006；4：295-306. PMID：16420554
Giannakopoulos B, Krilis SA. How I treat the antiphospholipid syndrome. Blood 2009；114：2020-30. PMID：19587374
Lim W. Antiphospholipid syndrome. Hematology Am Soc Hematol Educ Program 2013；2013：675-80. PMID：24319251

★── β_2GPI　β_2グリコプロテインⅠ（β_2 glycoproteinⅠ）

C　May-Thurner症候群とは何か？

左総腸骨静脈が，右総腸骨動脈と椎体によって上下から圧迫されることでうっ血を起こし，静脈機能不全や特発性DVTを起こすまれな疾患である（図9–2）。別名，腸骨静脈圧迫症候群（iliac vein compression syndrome）と呼ばれる。患者層としては，20〜50歳の比較的若い女性が多い。骨盤内のDVTは，通常の超音波では判別しにくいため，DVTが強く疑われる場合には，骨盤MRI，血管造影，血管内超音波などの検査が必要となる。抗凝固療法のほかに，ステントなど血管内治療を必要とするケースが多い。

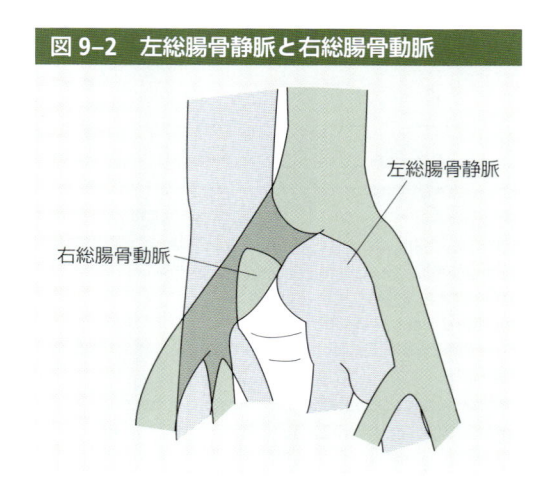

図9–2　左総腸骨静脈と右総腸骨動脈

Fazel R, Froehlich JB, Williams DM, et al. Clinical problem-solving. A sinister development—a 35-year-old woman presented to the emergency department with a 2-day history of progressive swelling and pain in her left leg, without antecedent trauma. N Engl J Med 2007 ; 357 : 53-9. PMID : 17611208

B　術前に抗凝固薬・抗血小板薬はどのくらいの期間中止する必要があるか？

表9–6のとおりである。

表9–6　抗凝固薬・抗血小板薬の術前休薬期間

薬剤名	最大作用発現までの時間	半減期	推奨されているないしは一般的な術前休薬期間
ワルファリン	薬剤血中濃度は90分，治療域PT-INR★は5〜7日	PT-INRが基準範囲内になるのに〜5日	5日

未分画ヘパリン	静注6時間以内，皮下注3〜5時間	30〜60分	4〜5時間
LMWH	3〜5時間	3〜6時間	約24時間*
フォンダパリヌクス	〜2時間	17時間	2〜4日*
ダビガトラン	1.25〜3時間	12〜14時間	2〜4日*
リバーロキサバン	2〜4時間	9〜13時間	1〜3日*
アピキサバン	1〜3時間	8〜15時間	2〜3日*
アスピリン	30〜40分	15〜30分	7〜10日
クロピドグレル	3〜7日	8時間	最低5日
イブプロフェン		2〜6時間	24時間

(Ortel TL. Perioperative management of patients on chronic antithrombotic therapy. Hematology Am Soc Hematol Educ Program 2012；2012：529-35. をもとに作成)

*―注 腎機能不全患者の場合，より長い休薬期間が必要である。

★― PT-INR　プロトロンビン時間国際標準化比（prothrombin time-international normalized ratio）

Ortel TL. Perioperative management of patients on chronic antithrombotic therapy. Hematology Am Soc Hematol Educ Program 2012；2012：529-35.　PMID：23233630

Douketis JD, Spyropoulos AC, Spencer FA, et al. Perioperative management of antithrombotic therapy：Antithrombotic Therapy and Prevention of Thrombosis, 9th ed：American College of Chest Physicians Evidence-Based Clinical Practice Guidelines. Chest 2012；141(2 Suppl)：e326S-50S. PMID：22315266

Ward C, Conner G, Donnan G, et al. Practical management of patients on apixaban：a consensus guide. Thromb J 2013；11：27.　PMID：24380488

リンパ腫・組織球増殖性疾患

A　リンパ腫を疑ったらどのような検査が必要か？

リンパ腫の鑑別は難しく，診断には外科的切開生検ないしはコア針生検が必要である。可能であれば，外科的切開生検が理想的である。リンパ節FNA★は役に立たない。また，リンパ腫が疑われる症例ないしはリンパ腫が診断された際には，必ずHIV検査を行う。

Ferrer R. Lymphadenopathy：differential diagnosis and evaluation. Am Fam Physician 1998；58：1313-20.　PMID：9803196

★― FNA　穿刺吸引細胞診（fine needle aspiration）

A ATLL[*1]（成人T細胞白血病/リンパ腫）の原因は何か？

レトロウイルスの一種であるHTLV[*2]の感染による。九州・沖縄に多く，国外ではカリブ海沿岸諸国，中央アフリカ，南米，イラン北部に多い。輸血や性交による感染もありうるが，母乳を介した垂直感染が主である。

Bazarbachi A, Suarez F, Fields P, et al. How I treat adult T-cell leukemia/lymphoma. Blood 2011 ; 118 : 1736-45. PMID : 21673346
Bazarbachi A, Ghez D, Lepelletier Y, et al. New therapeutic approaches for adult T-cell leukaemia. Lancet Oncol 2004 ; 5 : 664-72. PMID : 15522654

★1── ATLL　成人T細胞白血病/リンパ腫（adult T-cell leukemia / lymphoma）
★2── HTLV　ヒトTリンパ球向性ウイルス（human T-lymphotropic virus）

A リツキシマブの作用機序について述べよ。

リツキシマブ（リツキサン®）は抗CD[*1]20モノクローナル抗体である。CD20はB細胞の細胞表面に発現し，90%以上のB細胞系腫瘍において発現が認められる。免疫抑制作用があり，B型肝炎の増悪が起こることがあるため，治療開始前にB型肝炎の抗体検査が推奨されている。まれであるが，JCウイルス（John Cunningham virus）によるPML[*2]での死亡例も報告されている。また，リツキシマブ投与後，インフルエンザワクチンに対して免疫応答しにくいことも示唆されている。

Kaushansky K, Lichtman A, Beutler E, et al. Williams Hematology, 8th ed. New York ; McGraw Hill, 2010 : 305-6.
Eisenberg RA, Jawad AF, Boyer J, et al. Rituximab-treated patients have a poor response to influenza vaccination. J Clin Immunol 2013 ; 33 : 388-96. PMID : 23064976

★1── CD　分化抗原群（cluster of differentiation）
★2── PML　進行性多巣性白質脳症（progressive multifocal leukoencephalopathy）

C Hodgkinリンパ腫のHodgkinの名前の由来について述べよ。

Hodgkinリンパ腫を発見した英国人病理医　トーマス・ホジキン〔Thomas Hodgkin（1798〜1866年）〕の名前に由来する。Hodgkinリンパ腫は，1832年にホジキン医師により，"On some morbid appearances of the adsorbent glands and spleen"というタイトルの論文で発表された。この論文内でHodgkinは，脾肥大とリンパ節肥大が認められた7人の患者の死後解剖所見を述べた。

Hodgkin T. On some morbid experiences of the absorbent glands and spleen. Med Chir Trans 1832 ; 17 : 68-114. PMID : 20895597
Landgren O, Caporaso NE. New aspects in descriptive, etiologic, and molecular epidemiology of Hodgkin's lymphoma. Hematol Oncol Clin North Am 2007 ; 21 : 825-40. PMID : 17908622

B Hodgkinリンパ腫の生存者の長期的フォローアップでは何を行うべきか？

がんや心臓血管病のリスクが一般の人よりも高いため，積極的に高脂血症，糖尿病，喫煙，高血圧などの心臓血管病のリスク因子の治療/生活習慣改善を行う。特に，胸部に放射線治療を受けた患者に対しては，10年ごとに心臓負荷試験ないしは心エコーを考慮．そして，40歳ないしは治療終了から8〜10年目のいずれか早い時期に，マンモグラフィーによる乳がんのスクリーニングを始める。10〜30歳の間に胸部に

放射線治療を受けた女性患者は，乳がんのリスクが高いため，マンモグラフィーに加えて乳房MRIが推奨されている．頸部に放射線治療を受けた患者に対しては10年ごとに頸部超音波を考慮，甲状腺機能を毎年検査する．

Mauch P, Ng A, Aleman B, et al. Report from the Rockefeller Foundation Sponsored International Workshop on reducing mortality and improving quality of life in long-term survivors of Hodgkin's disease : July 9-16, 2003, Bellagio, Italy. Eur J Haematol Suppl 2005 : (66) : 68-76.　PMID : 16007872
NCCN guideline Hodgkin Lymphoma v2. 2014.

(C) アルコールを飲むとリンパ節が痛くなる人で考える疾患は何か？

Hodgkinリンパ腫である．少量のアルコールが，悪性新生物の患部に疼痛を起こすことがあり，なかでもHodgkinリンパ腫に多い．患部の疼痛以外に，患部からの出血や非特異的な全身の不調（"alcohol attack"）のため，少量のアルコールも摂取できなくなることがある．悪性新生物と関連したアルコール不耐症は，放射線治療や化学療法によく反応することが多い．

Brewin TB. Alcohol intolerance in neoplastic disease. Br Med J 1966 ; 2 : 437-41.　PMID : 5912509

(B) 肺LCH★（Langerhans細胞組織球症）の原因と治療法は何か？

はっきりした病態生理は不明であるが，肺LCHは喫煙と強い関連があり，因果関係が示唆されている．禁煙のみで他の治療を要さない患者も多いため，禁煙指導が第1選択となる．薬剤としていちばん用いられているのはステロイドであるが，エビデンスに乏しい．肺以外のLCHと喫煙との関連は特に認められていない．

Vassallo R, Ryu JH, Colby TV, et al. Pulmonary Langerhans'-cell histiocytosis. N Engl J Med 2000 ; 342 : 1969-78.　PMID : 10877650

★── LCH　ランゲルハンス細胞組織球症（Langerhans cell histiocytosis）

白血病

(B) 急性骨髄性白血病のWHO分類はFAB★分類と比較して何が違うか？

主に骨髄内の芽球の割合と形態的特徴をもとに分類するFAB分類と異なり，WHO分類は，染色体・遺伝子の情報も含み，分類が治療法にも反映されるようになっている．また，急性白血病の定義が，芽球の割合が30％から20％へと引き下げられた．

Vardiman JW, Thiele J, Arber DA, et al. The 2008 revision of the World Health Organization (WHO) classification of myeloid neoplasms and acute leukemia : rationale and important changes. Blood 2009 ; 114 : 937-51.　PMID : 19357394

★── FAB　French-American-British

(C) 大顆粒リンパ球性白血病とは何か？

大顆粒リンパ球性白血病とは，クローン性LGL★1増加，脾肥大，汎血球減少（主に好

中球減少)を特徴とするまれな白血病である。LGLとは，正常リンパ球より大きく，好アズール性顆粒を含むリンパ球(図9-3)であり，正常末梢血中にもみられる。T細胞型とNK[★2]細胞型があるが，T細胞型が約85％と頻度が高い。慢性的な経過をたどり，根治は不能のため，無症状の患者はしばしば経過観察となる。重度の血球減少やたび重なる感染症，関節リウマチなどの自己免疫性関連疾患の悪化が認められる場合には，治療を行う。治療には免疫抑制剤であるメトトレキサートやシクロスポリン，シクロホスファミドなどを用いる。一般的に，NK細胞型は治療抵抗性である。

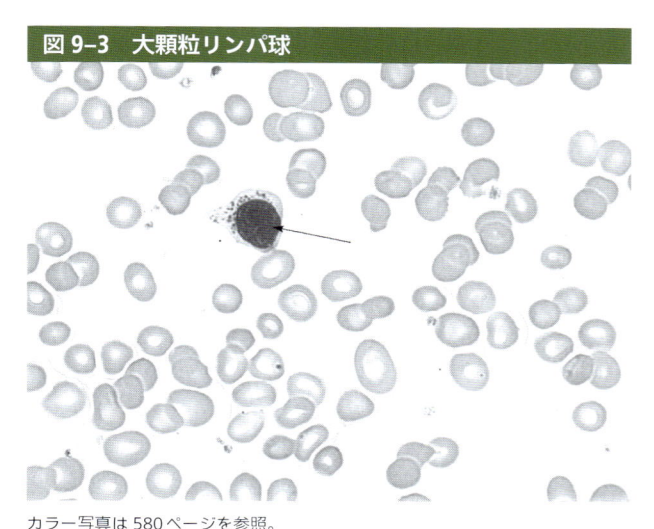

図9-3 大顆粒リンパ球

カラー写真は580ページを参照。
(小山高敏訳. アンダーソン 血液学アトラス. 東京：メディカル・サイエンス・インターナショナル, 2014：53.より転載)

Lamy T, Loughran TP Jr. Clinical features of large granular lymphocyte leukemia. Semin Hematol 2003；40：185-95. PMID：12876667

★1—LGL 大顆粒リンパ球(large granular lymphocyte)
★2—NK ナチュラルキラー(natural killer)

C 顆粒球性肉腫(granulocytic sarcoma)とは何か？

髄外に発生した幼若な骨髄系細胞によるまれな腫瘍である。骨髄肉腫(myeloid sarcoma)や緑色腫(chloroma)と同義である。急性骨髄性白血病や慢性骨髄性白血病，あるいは他のMPD(骨髄増殖性疾患)や骨髄異形成症候群に合併，ないしは再発時にみられることが多いが，まれに先行することもある。特に，急性骨髄性白血病に合併することが多く，急性骨髄性白血病の2.5～9.1％にみられ，t(8;21)の染色体異常と関係していることが多い。まれな疾患のため，治療法のエビデンスに乏しく，基礎疾患の治療が中心となる。

Bakst RL, Tallman MS, Douer D, et al. How I treat extramedullary acute myeloid leukemia. Blood 2011；118：3785-93. PMID：21795742

C leukocyte larcenyとは何か？

白血球数が非常に多い白血病患者の血液ガス測定時に認められる偽低酸素血症である。血液ガス検体内で白血球が酸素を消費するために起こる。白血球数が55,000〜490,000/μLの場合，最初の2分で13〜72 Torrの動脈血酸素分圧低下が認められた。血液ガス検体を氷で冷やすと動脈血酸素分圧の低下が鈍り，青酸カリを加えると検体内での動脈血酸素分圧低下が妨げられた。

Fox MJ, Brody JS, Weintraub LR. Leukocyte larceny : a cause of spurious hypoxemia. Am J Med 1979 ; 67 : 742-6.　PMID : 292309.

骨髄不全症候群（bone marrow failure syndrome）

A MDS[★1]（骨髄異形成症候群）とは何か？

MDSは，造血幹細胞の異常クローン増殖により正常な造血が抑制され，異常な血球が産生されることによって起こる骨髄系がんの1つである。異常な造血幹細胞から産生された血球は，末梢循環に入る前に骨髄内で破壊される。血球減少が初発症状であることが多く，高齢者に多い。70歳以上においては，最も頻度の高い悪性血液疾患である。予後は悪く，IPSS[★2]において低リスク群でも，全生存期間中央値は5.7年，高リスク群では0.4年である。白血病に移行することも多く，白血病を発症した場合は非常に予後が悪い。

Sekeres MA, Cutler C. How we treat higher-risk myelodysplastic syndromes. Blood 2014 ; 123 : 829-36.　PMID : 24363399
Tefferi A, Vardiman JW. Myelodysplastic syndromes. N Engl J Med 2009 ; 361 : 1872-85.　PMID : 19890130
Greenberg P, Cox C, LeBeau MM, et al. International scoring system for evaluating prognosis in myelodysplastic syndromes. Blood 1997 ; 89 : 2079-88.　PMID : 9058730

★1— MDS　骨髄異形成症候群（myelodysplastic syndromes）
★2— IPSS　国際予後スコアリングシステム（International Prognostic Scoring System）

B 再生不良性貧血とテロメアの関係を述べよ。

テロメアは染色体の末端にあり，テロメア配列の鋳型となるRNA（TERC[★1]）と逆転写酵素（TERT[★2]），その他の制御サブユニットからなる複合体であるテロメラーゼによって維持されている。テロメラーゼに遺伝子異常の認められる患者は，テロメアの長さが同年代の人よりも短く，テロメラーゼ活性が低い。重度の再生不良性貧血や病歴からテロメア病が疑われる患者においては，テロメアの長さを測定し，テロメアの長さが年齢に比して短い場合には，*DKC1*（DKC[★3]の原因遺伝子）や*TERC*，*TERT*などの遺伝子異常を調べる。DKCは，皮膚色素沈着，白板症（口腔粘膜の白い肥厚）と爪の発育異常を三徴とする遺伝子疾患で，*DKC1*がコードする蛋白質は，テロメラーゼの一部である。*DKC1*はX染色体上に存在するため，男性に多い。患者家族の血球減少は軽度であることもあるので，肺線維症や肝硬変，若白髪などテロメア病と関連のある多臓器疾患の家族歴聴取も重要となる。*TERC*の遺伝子異常は骨髄障害以外の所見はみられないことが多い。

Calado RT, Young NS. Telomere diseases. N Engl J Med 2009 ; 361 : 2353-65.　PMID : 20007561
Rodgers GP, Young NS. The Bethesda Handbook of Clinical Hematology, 3rd ed. Philadelphia : Lippincott Williams & Wilkins, 2013 : 79.

- ★1 — TERC　telomere RNA component
- ★2 — TERT　テロメア逆転写酵素(telomere reverse transcriptase)
- ★3 — DKC　先天性角化異常症(dyskeratosis congenita)

C 汎血球減少が起こり，さらに内臓をはじめとする血栓塞栓症を起こしうる病気とは何か？

PNH[★1]である。PNHとは，溶血性貧血，血栓症，汎血球減少を特徴とするまれな骨髄不全疾患である。GPI[★2]アンカー膜蛋白の欠損によって，補体が恒常的に活性化させられることで起こる。PNHの患者の死因は血栓塞栓症が最も多く，29〜44％のPNH患者が一度は血栓塞栓症を起こす。原因不明の血栓症の患者で，若年，溶血性貧血，まれな部位の血栓症(腹腔内の静脈，大脳静脈など)，血球減少のいずれかが認められる場合は，PNHを鑑別疾患として考慮する。治療法は，副腎皮質ホルモンなどの免疫抑制剤，エクリズマブ(ソリリス®)(抗C5モノクローナル抗体)，骨髄移植などがあり，根治可能なのは骨髄移植のみである。

Brodsky RA. Paroxysmal nocturnal hemoblobinuria. Blood 2014 ; 124 : 2804-11.　PMID : 25237200
Hill A, Kelly RJ, Hillmen P. Thrombosis in paroxysmal nocturnal hemoglobinuria. Blood 2013 ; 121 : 4985-96.　PMID : 23610373

- ★1 — PNH　発作性夜間ヘモグロビン尿症(paroxysmal nocturnal hemoglobinuria)
- ★2 — GPI　グリコシルホスファチジルイノシトール(glycosylphosphatidylinositol)

骨髄増殖性疾患(MPD)

A CML[★](慢性骨髄性白血病)の原因遺伝子は何か？

フィラデルフィア染色体と呼ばれる9番染色体と22番染色体の転座によって起こる複合遺伝子 t(9;22)(q34;q11)である。この複合遺伝子が産生する蛋白質はBCR-ABLと呼ばれ，BCRがチロシンキナーゼであるABLを恒常的に活性化させ，アポトーシスを抑制し，細胞を不死化させる。ABLを標的にしたチロシンキナーゼ阻害薬が治療に用いられる。第1世代であるイマチニブ(グリベック®)は2001年から使用され，この疾患の予後を大きく変えた。現在，第2世代としてダサチニブ(スプリセル®)とニロチニブ(タシグナ®)が承認されている。

Goldman JM, Melo JV. Chronic myeloid leukemia—advances in biology and new approaches to treatment. N Engl J Med 2003 ; 349 : 1451-64.　PMID : 14534339

- ★ — CML　慢性骨髄性白血病(chronic myelogenous leukemia)

B PV[★1](真性多血症)の関連遺伝子は何か？

Janus kinase 2(JAK2)と呼ばれるチロシンキナーゼの遺伝子変異を特徴とする。特に，エクソン14上のV617F変異はPVの約95％にみられる。エクソン12上の変異

が次に多く，この2つの遺伝子変異が100％近くの症例に認められる．このため，診断基準の主なものにJAK2変異が含まれる．JAK2変異は末梢血で確認でき，JAK2V617F変異のある典型的なPVの症例の場合，骨髄検査は診断に不要である．JAK2V617F変異の検査は日本では自費検査で4万円の費用がかかる（執筆当時）．JAK阻害薬であるルキソリチニブ（ジャカビ®）は，2014年12月にFDA[★2]によりヒドロキシウレア（ヒドロキシカルバミド）抵抗性または患者が耐えられない場合の第2選択の薬剤として承認された．

Passamonti F. How I treat polycythemia vera. Blood 2012 ; 120 : 275-84.　PMID : 22611155

[★1] — PV　真性多血症（polycythemia vera）
[★2] — FDA　米国食品医薬品局（Food and Drug Administration）

A 血小板増加症の原因には何があるか？

80％以上は二次性（反応性）であり，血小板数が100万/μL以上の患者群においてもMPDは15％以下であった．二次性血小板増加症の原因として主なものは，感染症や炎症，出血，鉄欠乏，無脾症（特に，脾摘直後に血小板数が急増する），悪性腫瘍，薬剤性などがある．MPDの1つである本態性血小板血症は，除外診断であり，二次性血小板増加症を除外することが診断の鍵となる．二次性血小板増加症は，生理的反応であるため，血小板機能不全はなく，血栓症のリスクは上がらない．通常，二次性血小板増加症に脾腫大は伴わず，脾腫大は本態性血小板血症の約40％に認められる．

Schafer AI. Thrombocytosis. N Engl J Med 2004 ; 350 : 1211-19.　PMID : 15028825

多発性骨髄腫（MM）

B MM[★1]の治療適応は何か？

以下のいずれかの骨髄関連臓器障害が認められる場合に治療適応となる．語呂合わせでCRABとして知られている．

- C（hyperCalcemia）：血清カルシウム上昇（血清カルシウム値≧11.5 mg/dL）
- R（Renal failure）：腎不全（血清クレアチニン＞2 mg/dL）
- A（Anemia）：貧血（Hb＜10 g/dLまたは基準値より2 g/dL以下）
- B（Bone lesion）：溶骨性病変または骨粗鬆症

骨髄関連臓器障害が認められない場合は，くすぶり型多発性骨髄腫ないしはSMM[★2]と呼ばれる．

Kaushansky K, Lichtman A, Beutler E, et al. Williams Hematology, 8th ed. New York ; McGraw Hill, 2010 : 1651.

[★1] — MM　多発性骨髄腫（multiple myeloma）
[★2] — SMM　無症候性多発性骨髄腫（smoldering multiple myeloma）

A MGUS[*1]（意義不明の単クローン性免疫グロブリン血症）とは何か？ そして，どのように対応すべきか？

MGUSとは，単クローン性蛋白が血清中に認められるが，多発性骨髄腫や他の悪性疾患の徴候がない状態のことである。診断基準は血清単クローン性蛋白＜3 g/dL，骨髄中形質細胞＜10％，骨病変，高カルシウム血症，貧血，腎不全など骨髄腫と関連した症状がなく無症状であることである。有病率は年齢とともに上がり，米国ミネソタ州の集団研究によると，50歳以上の3.2％に，70歳以上の5.3％にみられる。男性に多く，50歳以上の男性の4％に認められるのに対し，同年齢群の女性では2.7％である。MGUSは症候性の多発性骨髄腫に進行する可能性があるため，診断後は，1年ごとに血清蛋白電気泳動，尿蛋白電気泳動，24時間尿蛋白，血算，血清クレアチニン値，血清カルシウム値を調べ，骨髄腫へ進行していないかを調べる。単クローン性蛋白が1.5 g/dL以下で，血清免疫グロブリン遊離軽鎖κ/λ比が正常範囲内のIgG[*2]タイプは，診断後20年で骨髄腫に移行する確率は5％と非常に低いため，血液や尿検査によるモニタリングも通常行わない。

Bladé J. Clinical practice. Monoclonal gammopathy of undetermined significance. N Engl J Med 2006 ; 355 : 2765-70. PMID : 17192542

[*1] — MGUS 意義不明の単クローン性免疫グロブリン血症（monoclonal gammopathy with unknown significance）
[*2] — IgG 免疫グロブリン G（immunoglobulin G）

妊娠

A HELLP syndromeとは何か？ そして，その対応を述べよ。

HELLP syndromeとは，溶血（**H**emolysis），肝機能異常（**E**levated **L**iver function tests），血小板減少（**L**ow **P**latelets）を特徴とする妊娠合併症である。全妊娠の0.5～0.9％，重症妊娠高血圧症候群の10～20％にみられる。約70％は妊娠中に認められ，特に妊娠後期に多い。残りの約30％は産後48時間以内に起こる。TTP / HUSやAFLP[*]と鑑別が難しいことがある。死亡率が高く（母体死亡率24％との報告あり），治療は緊急分娩が主である。胎盤−母体間の循環障害から，血管収縮因子を胎盤が放出することが原因と考えられている。

Kirkpatrick CA. The HELLP syndrome. Acta Clin Belg 2010 ; 65 : 91-7. PMID : 20491358

[*] — AFLP 急性妊娠脂肪肝（acute fatty liver of pregnancy）

B ITP（特発性血小板減少性紫斑病）ではどのように対処するか？

非妊婦のITP同様，HIVと肝炎ウイルスの血清抗体価を調べ，ウイルス感染との合併を除外する。骨髄検査や抗血小板抗体の検査は，診断に必要ない。甲状腺疾患は，妊娠ともITPとも関連することが多く，妊娠合併症を起こすこともあるため，慎重に除外する必要がある。妊娠後期までは，非妊婦ITP同様，血小板数が30,000/μL以下，出血，手技のために血小板数を上げる必要性がない限り，治療は不要である。副腎皮質ホルモンと免疫グロブリンが第1選択で，両方とも妊娠中に概ね安全であるが，副

腎皮質ホルモンは，血圧や血糖値の上昇，体重増加を起こし，妊娠合併症に至ることがある。治療抵抗性の場合には，妊娠中の安全性が証明されているアザチオプリンを用いる。非妊婦のITPに用いられるビンクリスチンなどのビンカアルカロイド系の薬剤やシクロホスファミドは催奇形性があるため禁忌である。シクロスポリンやリツキシマブは，他疾患に対しては妊娠中の使用にデータがあるが，妊婦ITPにおける安全性のデータはない。帝王切開の必要はなく，硬膜外麻酔のためには，血小板数75,000/μL以上が必要である。出産時には，臍帯血の血小板数を確認し，児に治療が必要か否かを判断する。新生児の血小板数50,000/μL以下の重度の血小板減少は比較的少なく，4.9～25%である。

Neunert C, Lim W, Crowther M. The American Society of Hematology 2011 evidence-based practice guideline for immune thrombocytopenia. Blood 2011；117：4190-207. PMID：21325604
Gernsheimer TB. Thrombocytopenia in pregnancy：is this immune thrombocytopenia or...? Hematology Am Soc Hematol Educ Program 2012；198-202. PMID：23233581

その他

Ⓒ Jordan's anomalyとは何か？

ある進行性筋ジストロフィーの兄弟に認められた，好中球および単核球の脂質含有細胞質空胞である。1953年にオランダ人医師 Godefridus H.W. Jordanにより報告された。他の脂質蓄積症や魚鱗癬患者に認められたとする症例報告もある。

Jordans GH. The familial occurrence of fat containing vacuoles in the leukocytes diagnosed in two brothers suffering from dystrophia musculorum progressiva (ERB). Acta Med Scand 1953；145：419-23. PMID：13079655
Rozenszajn L, Klajman A, Yaffe D, et al. Jordans' anomaly in white blood cells. Report of case. Blood 1966；28：258-65. PMID：5330405
Piva E, Pajola R, Binotto G, et al. Jordans' anomaly in a new neutral lipid storage disease. Am J Hematol 2009；84：254-5. PMID：18429052

Ⓐ 赤血球・好中球・血小板の寿命はどれくらいか？

赤血球の寿命は約120日である。寿命が120日であるため，Hbにグルコースが結合した糖化物（HbA1c）が，約4か月間（120日）の血糖コントロールの指標となる。好中球の半減期は，末梢血中で約6～8時間，組織中での寿命は24～48時間である。グルココルチコイドによる好中球増加の一因は，好中球の末梢血中での半減期延長で，グルココルチコイドは好中球の半減期を10時間に延長する。血小板の寿命は7～10日である。アスピリンは血小板の機能を不可逆的に抑制するため，アスピリンの影響はアスピリン中止後7日頃まで認められる。

Kaushansky K, Lichtman A, Beutler E, et al. Williams Hematology, 8th ed. New York；McGraw Hill, 2010：449, 893-895, 1891.

Ⓒ Clarkson syndromeとは何か？

別名 全身性毛細血管漏出症候群である。1960年に，Bayard Clarksonらにより初めて報告された。血漿の血管外遊出，血管虚脱により血液濃縮，低アルブミン血症を起

こすまれな疾患である。明らかな病態生理は不明であるが，一過性の血管内皮機能不全によるものと考えられている。初期症状は倦怠感や筋肉痛など非得意的なものであり，それに続き，ショックと重度の浮腫を起こす。虚血による臓器障害，横紋筋融解，コンパートメント症候群，DVTを起こすことがある。約80％の症例にMGUSが認められ，MGUSとの関連が示唆されている。急性期の治療法は，昇圧薬や補液である。

Druey KM, Greipp PR. Narrative review : the systemic capillary leak syndrome. Ann Intern Med 2010 ; 153 : 90-8. PMID：20643990

Kawabe S, Saeki T, Yamazaki H, et al. Systemic capillary leak syndrome. Intern Med 2002 ; 41 : 211-5. PMID：11929183

10 呼吸器

福永真由子

肺炎

A 市中肺炎と院内肺炎は何が異なるか？

肺炎は，市中肺炎・院内肺炎・呼吸器関連肺炎・医療介護関連肺炎に分類される．市中肺炎は院内肺炎・医療介護関連肺炎以外の社会生活を営む健常人に発症する肺炎である．院内肺炎は入院後48時間以上経過してから発症した肺炎，呼吸器関連肺炎は呼吸器装着後48〜72時間以降に発症した肺炎である．医療介護関連肺炎は90日以内に2〜3日間以上入院していたり，30日以内に透析外来に通ったり，30日以内に化学療法の静注などを受けたりした患者，もしくは長期療養施設に滞在している患者に起きた肺炎のことである．それぞれの肺炎では，原因菌の種類が異なり，さらに多剤耐性菌の可能性も異なる．この分類を用いることにより，より的確な抗菌薬の早期開始が行われるようにするという意図がある．

American Thoracic Society ; Infectious Diseases Society of America. Guidelines for the management of adults with hospital-acquired, ventilator-associated, and healthcare-associated pneumonia. Am J Respir Crit Care Med 2005 ; 171 : 388-416.　PMID : 15699079

Mandell LA, Wunderink RG, Anzueto A, et al. Infectious Diseases Society of America / American Thoracic Society consensus guidelines on the management of community-acquired pneumonia in adults. Clin Infect Dis 2007 ; 44 : S27-72.　PMID : 17278083

C 水疱性鼓膜炎を伴う肺炎はマイコプラズマ（*Mycoplasma*）によるものか？

否．1960年代，水疱性鼓膜炎はマイコプラズマによるものと信じられていた．しかし，1980年にRobertsらは，水疱性鼓膜炎はマイコプラズマによるものという根拠はないことを示した．さらに，KotikoskiらはPCR*検査を用いて，水疱性鼓膜炎においてマイコプラズマが認められないことを示した．Mellickらは，水疱性鼓膜炎が重症化した急性中耳炎であり，その原因菌は急性中耳炎の場合と同一であり，マイコプラズマによるというのは間違った神話だと記した．

Roberts DB. The etiology of bullous myringitis and the role of mycoplasmas in ear disease : a review. Pediatrics 1980 ; 65 : 761-6.　PMID : 7367083

Kotikoski MJ, Kleemola M, Palmu AA. No evidence of Mycoplasma pneumoniae in acute myringitis. Pediatr Infect Dis J 2004 ; 23 : 465-6.　PMID : 15131474

Mellick LB, Verma N. The Mycoplasma pneumoniae and bollous myringitis myth. Pediatr Emerg Care 2010 ; 26 : 966-8.　PMID : 21131817

★— PCR　ポリメラーゼ連鎖反応（polymerase chain reaction）

A 市中肺炎での血液培養の陽性率はどれくらいか？

血液培養はすべての市中肺炎患者で提出しなければならないのだろうか？　入院を必要とする市中肺炎において，血液培養の陽性率は5〜14％である．最もよく認められる細菌は肺炎球菌（Streptococcus pneumoniae）である．しかし，肺炎球菌はもともと想定されている市中肺炎の原因菌の1つで，エンピリカルな抗菌薬の選択によって既に治療されており，培養結果によって治療方針が変わることは少ない．血液培養が予後を改善させるというデータもない．血液培養が偽陽性の結果を示したために，不必要な抗菌薬の投与が行われ，入院が長期化するという不利益が生じることもある．しかし血液培養には，原因菌を特定して，正しい抗菌薬を選択するという利益もある．このため，IDSA[★1] / ATS[★2]ガイドラインでは，血液培養の陽性率が高く，原因菌をきちんとカバーした抗菌薬の選択が重要となるICUへの入院が必要な重症肺炎の患者や，エンピリカルな治療でカバーされていない菌が原因となる可能性の高い患者に血液培養を行うことを推奨している（表10-1を参照）．

Mandell LA, Wunderink RG, Anzueto A, et al. Infectious Diseases Society of America / American Thoracic Society consensus guidelines on the management of community-acquired pneumonia in adults. Clin Infect Dis 2007 ; 44 : S27-72.　PMID：17278083

★1— IDSA　米国感染症学会（Infectious Diseases Society of America）
★2— ATS　米国胸部学会（American Thoracic Society）

A 市中肺炎における喀痰培養の適応について述べよ．

IDSA / ATSガイドラインは，良質な品質管理が行われる条件での喀痰培養とグラム染色を推奨している．García-Vázquezらは，市中肺炎の患者の喀痰検体の54％のみが品質が良好で，さらにそのなかの45％のみでグラム染色により原因菌を特定できた，としている．市中肺炎での喀痰培養の陽性率は低く，喀痰培養なしでもエンピリカルな抗菌薬療法が有効である．また，外来や検査室のない小さな施設では，品質の高い喀痰培養を必ずしも行えるとは限らない．このため，外来で治療されている市中肺炎では，喀痰培養は必ずしも行わなくてもよい．IDSA / ATSガイドラインは，入院を必要とする市中肺炎の喀痰培養とグラム染色を行う適応を表10-1のようにまとめている．

　一方，日本呼吸器学会のガイドラインでは，可能であるならば，喀痰のグラム染色の結果による標的治療が推奨されている．Fukuyamaらは，市中肺炎と医療介護関連肺炎の患者において，喀痰のグラム染色の結果を用いたPDT[★1]とEAT[★2]を比較した前向き観察研究を1施設で行った．その結果，81％の患者で品質のよい喀痰が採取された．この試験は無作為化比較試験ではないが，PDT群とEAT群においては初期治療の失敗率，入院中の死亡率には有意差がなく，PDT群では副作用が少なかった．van der Eerdenらの入院を必要とする市中肺炎患者においての喀痰培養，肺炎球菌尿中抗原検査を用いたPDTとEATの無作為化比較試験でも，入院日数には有意差が認められず，PDT群では副作用が少なかった．以上のことより，喀痰培養とグラム染色により，想定外の原因菌の見逃しを防ぎ，不必要な広域抗菌薬の投与を防ぐことより，副作用と耐性菌を減少させることが可能かもしれない．

García-Vázquez E, Marcos MA, Mensa J, et al. Assessment of the usefulness of sputum culture for diagnosis of community-acquired pneumonia using the PORT predictive scoring system. Arch Intern

表 10-1 市中肺炎における検査の適応

	血液培養	喀痰培養	レジオネラ尿中抗原検査	肺炎球菌尿中抗原検査	その他
ICUへの入院	○	○	○	○	○（BALなど）
外来治療の失敗		○	○	○	
空洞を伴う浸潤	○	○			○（結核，真菌培養）
白血球減少	○			○	
アルコール依存症	○	○	○	○	
慢性重度肝疾患	○			○	
重度肺疾患		○			
無脾症	○			○	
2週間以内の旅行歴			○		○
レジオネラの尿中抗原検査陽性		○			
肺炎球菌尿中抗原検査陽性	○	○			
胸水	○	○	○	○	○（胸水穿刺，培養）

〔Mandell LA, Wunderink RG, Anzueto A, et al. Infectious Diseases Society of America / American Thoracic Society consensus guidelines on the management of community-acquired pneumonia in adults. Clin Infect Dis 2007 ; 44 : S41. の Table 5, Infectious Diseases Society of America を改変して転載〕

Med 2004 ; 164 : 1807-11. PMID : 15364677
Mandell LA, Wunderink RG, Anzueto A, et al. Infectious Diseases Society of America / American Thoracic Society consensus guidelines on the management of community-acquired pneumonia in adults. Clin Infect Dis 2007 ; 44 : S27-72. PMID : 17278083
Fukuyama H, Yamashiro S, Kinjo K, et al. Validation of sputum Gram stain for treatment of community-acquired pneumonia and healthcare-associated pneumonia : a prospective observantional study. BMC Infect Dis 2014 ; 534. PMID : 25326650
van der Eerden MM, Vlaspolder F, de Graaff CS, et al. Comparison between pathogen directed antibiotic treatment and empirical broad spectrum antibiotic treatment in patients with community acquired pneumonia : a prospective randomized study. Thorax 2005 ; 60 : 672-8. PMID : 16061709

★1 — PDT　標的治療（pathogen-directed therapy）
★2 — EAT　エンピリックな抗菌薬治療（empirical antibiotic treatment）

Ⓑ レジオネラ（*Legionella*）尿中抗原検査の問題点は何か？

レジオネラ尿中抗原検査は基本的には，レジオネラ・ニューモフィラ（*L. pneumophila*）血清型1に対しての検査である。*L. pneumophilia* 血清型1に対しての感度は70〜90％，特異度はほぼ99％である。*L. pneumophilia* 血清型1以外のレジオネラへの感度は50％未満と低い。レジオネラ尿中抗原検査は，発病当日から数週間陽性となり，結果はすぐにわかる。一方，培養から原因菌を特定するには3〜5日かかるが，原因菌を特定したうえで感受性も調べることができる。入院後2日以内に培養を行えば，80％の症例でレジオネラが特定できた。尿中抗原が陽性の場合，必ず喀痰培養を行い，原因菌を特定して感受性を調べなければならない。表10–1を参照。

Helbig JH, Uldum SA, Bernander S, et al. Clinical utility of urinary antigen detection for diagnosis of community-acquired, travel-associated, and nosocomial legionnaires' disease. J Clin Microbiol 2003 ; 41 : 838-40.　PMID：12574296
Svarrer CW, Lück C, Elverdal PL, et al. Immunochromatic kits Xpect Legionella and BinaxNOW Legionella for detection of Legionella pneumophila urinary antigen have low sensitivities for the diagnosis of Legionnaires' disease. J Med Microbiol 2012 ; 61 : 213-7.　PMID：21921112
Phin N, Parry-Ford F, Harrison T, et al. Epidemiology and clinical management of Legionnaires' disease. Lancet Infect Dis 2014 ; 14 : 1011-21.　PMID：24970283
Mandell LA, Wunderink RG, Anzueto A, et al. Infectious Diseases Society of America / American Thoracic Society consensus guidelines on the management of community-acquired pneumonia in adults. Clin Infect Dis 2007 ; 44 : S27-72.　PMID：17278083

Ⓑ 肺炎球菌の耐性菌の割合はどのくらいか？

2008年1月までは，肺炎球菌のペニシリン耐性のブレイクポイントは中等度耐性 0.12〜1 mg/mL，耐性2 mg/mL以上であった。そのため日本では，喀痰培養と気管支洗浄液培養から検出された肺炎球菌の35％がペニシリン中等度耐性，4％がペニシリン耐性であった。一方米国では，中等度耐性が15％，耐性が10％であった。しかし，ペニシリン中等度耐性・耐性の肺炎球菌による肺炎患者をペニシリンで治療をしたところ，ペニシリン以外の抗菌薬で治療した場合と死亡率に有意差が認められなかった。さらに，いくつかの研究でも追随する結果が報告され，2008年に米国CLSI★が，髄膜炎以外での肺炎球菌の静注投与のペニシリン耐性の基準を中等度耐性を4 mg/mL以上，耐性を8 mg/mL以上と変更した。この新基準により，米国のペニシリン中等度耐性菌は5.6％，耐性菌は1.2％となった。日本でも耐性菌は数％以下となった。日本では，より深刻なのがマクロライド耐性肺炎球菌で，ペニシリン感受性肺炎球菌の85％以上がマクロライド耐性であると考えられている。IDSA / ATSガイドラインでも，マクロライド耐性肺炎球菌が25％以上で認められる地域では，マクロライド以外の抗菌薬の投与を考慮するように推奨している。

　耐性肺炎球菌のリスク因子としては，抗菌薬の使用，長期療養施設などでの滞在，最近の呼吸器感染症が挙げられる。また，マクロライド耐性マイコプラズマも報告されている。

Niki Y, Hanaki H, Yagisawa M, et al. The first nationwide surveillance of bacterial respiratory pathogens conducted by the Japanese Society of Chemotherapy. Part 1 : a general view of

antibacterial susceptibility. J Infect Chemother 2008；14：279-90. PMID：18709531
Centers for Disease Control and Prevention（CDC）. Effect of new penicillin susceptibility breakpoints for streptococcus pneumonia—United States, 2006-2007. MMWR Morb Mortal Wkly Rep 2008；57：1353-5. PMID：19092758
Pallares R, Liñares J, Vadillo M, et al. Resistance to penicillin and cephalosporin and mortality from severe pneumococcal pneumonia in Barcelona, Spain. N Engl J Med 1995；333：474-80. PMID：7623879
Weinstein MP, Klugman KP, Jones RN. Rationale for revised penicillin susceptibility breakpoints versus Streptococcus pneumoniae：coping with antimicrobial susceptibility in an era of resistance. Clin Infect Dis 2009；48：1596-600. PMID：19400744
Bédos JP, Chevret S, Chastang C, et al. Epidemiological features of and risk factors for infection by Streptococcus pneumoniae strains with diminished susceptibility to penicillin：findings of a French survey. Clin Infect Dis 1966；22：63-72. PMID：8824968
Vanderkooi OG, Low DE, Green K, et al. Predicting antimicrobial resistance in invasive pneumococcal infections. Clin Infect Dis 2005；40；1288-97. PMID：15825031
Mandell LA, Wunderink RG, Anzueto A, et al. Infectious Diseases Society of America / American Thoracic Society consensus guidelines on the management of community-acquired pneumonia in adults. Clin Infect Dis 2007；44：S27-72. PMID：17278083

★—CLSI 臨床・検査標準協会（Clinical and Laboratory Standards Institute）

Ⓑ 肺炎への抗菌薬は何時間以内に投与しなければならないか？

Leroyらは後ろ向きコホート研究で，ショック・菌血症・肺炎以外の合併症や不適切な初期治療が死亡率と関連していることを示した．さらに，Houckらは，65歳以上の患者のうち，適切な抗菌薬を来院4時間以内に投与された患者は，4時間以降に投与された患者に比べて，死亡率・入院日数が改善することを示した．これにより，Center for Medicare & Medicaid Serviceは肺炎の抗菌薬の投与を来院から6時間以内に行うように推奨した．しかし，この6時間ルールにより市中肺炎が認められない患者への不適切な抗菌薬の投与やクロストリジウム（Clostridium）腸炎が増加したことが，その後の研究によって示された．そのうえ，期待されていた市中肺炎による死亡率の低下は認められなかった．よって，現在のIDSA / ATSガイドラインは診断がつき次第，適切な抗菌薬の投与をすぐに行うように推奨し，特に時間は定めていない．ただし，肺炎によるショックに陥っている患者は例外で，ショック発症1時間以内に抗菌薬を投与するように推奨している．観察研究によると，敗血性ショックの患者では，適切な抗菌薬の投与が1時間遅れるごとに生存率が8％ずつ悪化する．

Leroy O, Santré C, Beuscart C, et al. A five-year study of severe community-acquired pneumonia with emphasis on prognosis in patients admitted to an intensive care unit. Intensive Care Med 1995；21：24-31. PMID：7560469
Houck PM, Bratzler DW, Nsa W, et al. Timing of antibiotic administration and outcomes for Medicare patients hospitalized with community-acquired pneumonia. Arch Intern Med 2004；164：637-44. PMID：15037492
Kanwar M, Brar N, Khatib R, et al. Misdiagnosis of community-acquired pneumonia and inappropriate utilization of antibiotics：side effects of the 4-h antibiotic administration rule. Chest 2007；131：1865-9. PMID：17400668
Wunderink RG, Waterer GW. Clinical practice. Community-acquired pneumonia. N Engl J Med 2014；370：543-51. PMID：24499212
Kumar A, Roberts D, Wood KE, et al. Duration of hypotension before initiation of effective

antimicrobial therapy is the critical determinant of survival in human septic shock. Crit Care Med 2006 ; 34 : 1589-96.　PMID：16625125

C　MRSA[★1]のスクリーニングに使用する鼻腔内分泌物を用いた MRSA PCR 検査を MRSA 肺炎の診断に用いることかできるか？

Dangerfieldらは鼻腔内分泌物を用いた MRSA PCR 検査を受けた肺炎患者の後ろ向きコホート研究を行った。MRSA PCR 検査は MRSA の肺炎の診断において，感度 88％，特異度 90.1％，NPV[★2] 陰性的中率が 99.2％であった。さらに，肺炎の分類ごとの NPV は市中肺炎で 98.4％，医療介護関連肺炎では 100％，院内肺炎では 97.7％であった。MRSA への治療がエンピリックに開始された肺炎の症例では，培養検査で MRSA 陰性，鼻腔内分泌の MRSA PCR 検査陰性の場合は，MRSA 肺炎の治療を中止できる。

Dangerfield B, Chung A, Webb B, et al. Predictive value of methicillin-resistant Staphylococcus aureus (MRSA) nasal swab PCR assay for MRSA pneumonia. Antimicrob Agents Chemother 2014 ; 58 : 859-64.　PMID：24277023

[★1]── MRSA　メチシリン耐性黄色ブドウ球菌(methicillin-resistant *Staphylococcus aureus*)
[★2]── NPV　陰性的中率(negative predictive value)

B　市中肺炎の治療において，いつ 2 剤併用治療を行えばよいか？

Baddourらの菌血症を伴う肺炎球菌による市中肺炎患者の観察研究では，重症肺炎の場合，2 剤併用治療を受けた群では単剤治療を受けた群よりも 14 日死亡率が低かった（23.4％ vs. 55.3％）。

Garinらが，入院を必要とする市中肺炎患者を β ラクタム系薬剤単剤で治療する群と，β ラクタム系薬剤とマクロライド系薬剤の 2 剤で治療する群の無作為化比較試験を行ったところ，2 つの群では予後に差がなかった。しかし，PSI[*] category Ⅳの重症患者では，治療開始後 7 日目で，2 剤併用治療を受けた患者群がより多く安定状態にあった。

以上の結果と，また，重症市中肺炎でよくみられる原因菌の肺炎球菌とレジオネラをカバーするために，IDSA / ATS ガイドラインや，European Respiratory Society ガイドラインでは，PSI category Ⅳ以上もしくは ICU 入院を必要とする重症市中肺炎の場合，β ラクタム系薬剤と，マクロライド系薬剤もしくはニューキノロンの 2 剤併用治療を行うことを推奨している。さらに，マクロライド系薬剤には抗炎症作用があるともいわれている。ただ，これらの推奨はサブクラス解析に基づくものであり，マクロライド耐性菌の多い日本で，これらの推奨がそのまま当てはまるのかは疑問の残るところである。これらの疑問に答えるには，重症市中肺炎に対する β ラクタム系薬剤単剤，β ラクタム系薬剤とマクロライド系薬剤 2 剤併用，ニューキノロン系薬剤単剤，β ラクタム系薬剤とニューキノロン系薬剤 2 剤併用の比較試験またマクロライド耐性率の高い日本独自の臨床試験が必要である。

Baddour LM, Yu VL, Klugman KP, et al. Combination antibiotic therapy lowers mortality among severely ill patients with pneumococcal bacteremia. Am J Respir Crit Care Med 2014 ; 170 : 440-4.　PMID：15184200
Garin N, Genné D, Carballo S, et al. β-Lactam monotherapy vs β-lactam-macrolide combination treatment in moderately severe community-acquired pneumonia : a randomized noninferiority trial.

JAMA Intern Med 2014 ; 174 : 1894-901. PMID : 25286173
Mandell LA, Wunderink RG, Anzueto A, et al. Infectious Diseases Society of America / American Thoracic Society consensus guidelines on the management of community-acquired pneumonia in adults. Clin Infect Dis 2007 ; 44 : S27-72. PMID : 17278083

★— PSI　Pneumonia Severity Index

Ⓑ 市中肺炎における抗菌薬の投与期間はどのくらいか？

IDSA／ATSガイドラインによると，市中肺炎には最低5日間の抗菌薬治療を勧めている．過去の研究によると，市中肺炎の患者の大部分は，3日目で熱が下がり，4日目に状態が安定する．さらに48〜72時間，市中肺炎の臨床的不安定のマーカー（呼吸数＞24回/分，脈拍＞100/分，SBP★＜90 mmHg）が2つ以上認められないことを確認してから，抗菌薬の投与を中止するので，投与期間は平均5〜7日となる．Liらのメタアナリシスによると，軽症から中等症の市中肺炎においては，投与期間7日未満と7日以上の抗菌薬治療では，予後に有意差は認められなかった．

Shuetzらは，プロカルシトニンの値を用いて抗菌薬の投与期間を定めるアルゴリズムを用いたところ，合併症を増やすことなく，従来の治療を行った対照群に比べて抗菌薬の治療期間を短縮することができたとしている（5.7日 vs. 8.7日）．

また，Avdicは，感染症医と薬剤師がそれぞれの肺炎患者の治療に関して治療チームにアドバイスをすることにより，抗菌薬投与期間が10日から7日に減少し，さらに多くの症例で，感受性検査の結果を用いて広域スペクトラム（broad spectrum）から狭域スペクトラム（narrow spectrum）の抗菌薬に変更することができた（67％ vs. 19％）．

Mandell LA, Wunderink RG, Anzueto A, et al. Infectious Diseases Society of America / American Thoracic Society consensus guidelines on the management of community-acquired pneumonia in adults. Clin Infect Dis 2007 ; 44 : S27-72. PMID : 17278083
Metlay JP, Atlas SJ, Borowsky LH, et al. Time course of symptom resolution in patients with community-acquired pneumonia. Respir Med 1998 ; 92 : 1137-42. PMID : 9926169
Li JZ, Winston LG, Moore DH, et al. Efficacy of short-course antibiotic regimens for community-acquired pneumonia : a meta-analysis. Am J Med 2007 ; 120 : 783-90. PMID : 17765048
Schuetz P, Christ-Crain M, Thomann R, et al. Effect of procalcitonin-based guidelines vs standard guidelines on antibiotic use in lower respiratory tract infections : the ProHOSP randomized controlled trial. JAMA 2009 ; 302 : 1059-66. PMID : 19738090
Avdic E, Cushinotto LA, Hughes AH, et al. Impact of an antimicrobial stewardship intervention on shortening the duration of therapy for community-acquired pneumonia. Clin Infect Dis 2012 ; 54 : 1581-7. PMID : 22495073

★— SBP　収縮期血圧（systolic blood pressure）

Ⓐ 医療介護関連肺炎においての耐性菌のリスク因子は何か？

多剤耐性菌の頻度はそれぞれの施設によって異なるので，まずはその地域の状況を把握する必要がある．Shindoらは，市中肺炎と医療介護関連肺炎における前向き観察研究より，市中肺炎への一般的な抗菌薬で治療できない原因菌（CAP-DRP★）のリスク因子とMRSAのリスク因子を表10-2のように特定した．

表10-2　市中肺炎と医療介護関連肺炎における CAP-DRP と MRSA のリスク因子

CAP-DRP	MRSA
90日以内の2日以上の入院	90日以内の2日以上の入院
90日以内の抗菌薬の使用	90日以内の抗菌薬の使用
免疫不全	30日以内の慢性透析による治療
歩行不能状態	MRSAのコロナイゼーションの既往
胃瘻と十二指腸瘻による経管栄養	うっ血性心不全
抗潰瘍薬の服用	抗潰瘍薬の服用

(Wunderink RG. Community-acquired pneumonia versus healthcare-associated pneumonia. The returning pendulum. Am J Respir Crit Care Med 2013 ; 188 : 896-8. の Table 1 より転載)

さらにこの研究では，リスク因子が≦1の場合，CAP-DRPは6.5％のみに認められ，βラクタム系薬剤とマクロライド系薬剤の2剤併用治療を受けた場合，30日死亡率は2.1％であった。

Shindo Y, Ito R, Kobayashi D, et al. Risk factors for drug-resistant pathogens in community-acquired and healthcare-associated pneumonia. Am J Respir Crit Care Med 2013 ; 188 : 985-95.　PMID : 23855620

★―― CAP-DRP　community-acquired pneumonia-drug-resistant pathogens

A 肺炎の治療開始後に改善傾向がみられない。どのようなことが考えられるか？

正しい初期治療が開始されると48～72時間で改善傾向が認められる。72時間以内に改善傾向が認められない場合，治療に反応していないと考える。これは正しい抗菌薬にもかかわらず治療に反応しない，もしくは反応が遅い場合と，原因菌が当初の抗菌薬でカバーされていない場合の2つに分けられる。前者の場合は，重症例・神経疾患・悪性腫瘍・誤嚥性肺炎の併発などの患者側の因子が原因と考えらえる。後者の場合は，耐性菌，レジオネラ，ウイルス，ニューモシスチス・イロヴェチ(*Pneumocystis jirovecii*)・結核菌(*Mycobacterium tuberculosis*)などのまれな原因微生物による肺炎，もしくは閉塞性肺炎，膿胸，肺膿瘍，院内肺炎の併発などの，もともとの肺炎の合併症が挙げられる。

Arancibia F, Ewig S, Martinez JA, et al. Antimicrobial treatment failures in patients with community-acquired pneumonia : causes and prognostic implications. Am J Respir Crit Care Med 2000 ; 162 : 154-60.　PMID : 10903235
Genné D, Sommer R, Kaiser L, et al. Analysis of factors that contribute to treatment failure in patients with community-acquired pneumonia. Eur J Clin Microbiol Infect Dis 2006 ; 25 : 159-66. PMID : 16528540

B 肺炎治療後には経過観察の胸部X線検査は必要か？

以前のガイドラインでは，肺炎治療から4～8週間後に胸部X線検査による経過観察が推奨されていた。これは，主に悪性腫瘍の見逃しを防ぐためである。

　Mittlらが，肺炎治療後の患者を胸部X線検査で経過観察したところ，50.6％の患者で2週間後には胸部X線写真上の浸潤の改善が認められた。さらに，6週間後には76.7％，8週間後には84.5％の患者で改善した。また，Tangらが肺炎治療後の患者を経過観察したところ，90日以内に1.1％，5年以内に1.7％の患者で肺がんがみつかった。40歳以下の患者では，肺がんは1例も認められず，50歳以上，男性，喫煙者の3つの因子が肺炎の罹患率と関連していた。以上の結果より，すべての肺炎患者に経過観察の胸部X線検査を行う必要はないが，肺がんのリスクの高い50歳以上の患者には検査を行い，肺がんの見逃しを防ぐことが大切である。

Mittl RJ Jr, Schwab RJ, Duchin JS, et al. Radiographic resolution of community-acquired pneumonia. Am J Respir Crit Care Med 1994 ; 149 : 630-5.　PMID : 8118630
Tang KL, Eurich DT, Minhas-Sandhu JK, et al. Incidence, correlates, and chest radiographic yield of new lung cancer diagnosis in 3398 patients with pneumonia. Arch Intern Med 2011 ; 171 ; 1193-8. PMID : 21518934

胸水

C 利尿薬を使用している患者では，胸水LDH[*1]やTP[*2]が上昇するが，変わらない検査データは何か？

利尿薬を服用している患者では，胸水中のLDHや蛋白量が増加する。そのため，Lightの診断基準によると，心不全による漏出性胸水が滲出性胸水として分類されることがある。胸水と血清のアルブミン値差が1.2 g/dL以上を漏出性胸水として定義すると，Lightの診断基準で滲出性胸水と分類された利尿薬治療後の心不全による胸水も，正しく漏出性胸水と分類される。ただし，胸水と血清のアルブミン値差のみを用いて胸水を分類しようとすると，約13％の滲出性胸水が漏出性胸水と誤分類される。よって，胸水と血清のアルブミン値差は，Lightの診断基準で滲出性と分類された心不全による胸水疑いの患者に用いるのが有効である。

Chakko SC, Caldwell SH, Sforza PP. Treatment of congestive heart failure. Its effect on pleural fluid chemistry. Chest 1989 ; 95 : 798-802.　PMID : 2924609
Roth BJ, O'Meara TF, Cragun WH. The serum-effusion albumin gradient in the evaluation of pleural effusions. Chest 1990 ; 98 : 546-9.　PMID : 2152757
Burgess LJ, Maritz FJ, Taljaard JJ. Comparative analysis of the biochemical parameters used to distinguish between pleural transudates and exudates. Chest 1995 ; 107 : 1604-9.　PMID : 7781354

[*1]— LDH　乳酸脱水素酵素(lactate dehydrogenase)
[*2]— TP　総蛋白(total protein)

C 外傷歴のない患者において乳び胸水をみたら何を考えるか？

乳び胸水は大きく，外傷性と非外傷性に分類される。外傷性乳び胸水は，心臓，肺，食道手術の際の胸管の損傷に起因することが多い。また，銃創や刃物の貫通性外傷に

よる胸管の直接損傷，転落，交通事故などによる胸椎骨折により，胸管が二次的損傷を受けることもある．一方，非外傷性乳び胸水の最も多い原因疾患は悪性腫瘍であり，そのなかでもリンパ腫の頻度が高い．そのほかには，慢性リンパ性白血病，肺がん，転移性腫瘍が乳び胸水を起こす．そのため，外傷歴のない乳び胸水が認められた場合は，悪性腫瘍，なかでもリンパ腫の検索をすることが重要である．

Light RW. Pleural Disease, 5th ed. Philadelphia : Lippincott Williams & Wilkins, 2007 : 347-9.

C 胸水 pH＜7.20 となる 10 の病態と，そのなかで胸水好酸球増加がある 2 つの病態を挙げよ．

胸水 pH＜7.20 になる病態としては，以下がある．

(1) 膿胸性肺炎随伴性胸水
(2) 食道破裂
(3) リウマチ性胸膜炎
(4) 結核性胸膜炎
(5) がん性胸膜炎
(6) 血性胸水
(7) 全身性アシドーシス
(8) 肺吸虫症
(9) ループス胸膜炎
(10) 尿胸（urinothorax）

このなかで胸水好酸球増加が認められるのは，血性胸水と肺吸虫症だけである．

Light RW. Pleural Disease, 5th ed. Philadelphia : Lippincott Williams & Wilkins, 2007 : 86-9.

B PPE*から膿胸に至る 4 段階とは何か？

表 10-3 を参照．
　PPE は，胸水の画像所見，グラム染色，培養，pH，胸水中の糖の結果，性状により，4 段階に分類される．この分類に基づいて予後を予測し，予後不良のリスクが高い場合は胸腔ドレナージを行う必要がある．

Colice GL, Curtis A, Deslauriers J, et al. Medical and surgical treatment of parapneumonic effusions : an evidence-based guideline. Chest 2000 ; 118 : 1158-71.　PMID：11035692

★── PPE　肺炎随伴性胸水（parapneumonic pleural effusion）

B 膿胸の内科的治療と外科的治療，どちらがよいか？

膿胸は，胸腔に溜まった膿もしくはグラム染色が陽性の胸水である．膿胸の治療では，4〜6 週間の抗菌薬投与に加え，膿・胸水の完全なドレナージが必要となる．最終的に外科的治療を必要とする症例がみられるので，早めの呼吸器外科のコンサルトが必要である．
　治療法としては，胸腔ドレーンによる内科的治療，VATS[*1]もしくは開胸肺剥皮術の外科的治療が挙げられる．

表10-3 PPEから膿胸に至る4段階

	I. uncomplicated PPE	II. uncomplicated PPE	III. complicated PPE	IV. empyema （膿胸）
胸水の性状	微量で流動する胸水側臥位X線写真で<10 mm	少量から中等量の流動性胸水（10 mmから胸郭半分以下）	大量の流動性胸水，多房化胸水，胸膜肥厚	
微生物学検査	グラム染色，培養陰性	グラム染色，培養陰性	グラム染色か培養が陽性	膿
胸水検査	pH不明	pH≧7.20または糖≧60 mg/dL	pH<7.20または糖<60 mg/dL	試験不要
予後不良のリスク	非常に低い	低い	中等	高い
胸腔ドレナージ	ドレナージ必要なし	ドレナージ必要なし	ドレナージ必要あり	ドレナージ必要あり

(Heffner JE, Klein JS, Hampson C. Interventional management of pleural infections. Chest 2009 ; 136 : 1148-59. のTable 2より転載)

ACCP[*2]カテゴリー ⅢとⅣのPPEの治療法は専門家の間でも意見が分かれる。MIST2[*3]では，t-PA[*4]とDNase[*5]の胸腔内併用投与により，胸腔ドレーンによるドレナージのみの内科的治療と比較して，外科的治療を必要とする患者が16％から4％に減少，入院日数も6.7日間減少した。胸腔チューブとt-PAとDNaseの胸腔内投与を用いた内科的治療と早期VATSの外科的治療を直接比較した臨床試験は現時点ではない。

ACCPカテゴリー ⅢとⅣの患者では，早急に胸腔ドレーンによるドレナージを行うか，呼吸器外科コンサルトを行う。内科的に胸腔ドレーンでドレナージを行い，なおも胸水が残っている場合，または敗血症の改善が認められない場合は，すぐに外科的治療に切り替える必要がある。

Colice GL, Curtis A, Deslauriers J, et al. Medical and surgical treatment of parapneumonic effuseons : an evidence-based guideline. Chest 2000 ; 18 : 1158-71.　PMID : 11035692
Davies HE, Davies RJ, Davies CW ; BTS Pleural Disease Guideline Group. Management of pleural infection in adults : British Thoracic Society pleural disease guideline 2010. Thorax 2010 ; 65 : ii41-53.　PMID : 20696693
Rahman NM, Maskell NA, West A, et al. Intrapleural use of tissue plasminogen activator and DNase in pleural infection. N Engl J Med 2011 ; 356 : 518-26.　PMID : 21830966
Corcoran JP, Rahman NM. Point : should fibrinolytics be routinely administered intrapleurally for management of a complicated parapneumonic effusion? Yes. Chest 2014 ; 145 : 14-7.　PMID : 24394816
L Colice G, Idell S. Counterpoint : should fibrinolytics be routinely administered intrapleurally for

management of a complicated parapneumonic effusion? No. Chest 2014；145：17-20. PMID：24394817

★1 — VATS　ビデオ下胸腔鏡手術(video-assisted thoracoscopic surgery)
★2 — ACCP　米国胸部疾患学会議(American College of Chest Physicians)
★3 — MIST2　second Multicenter Intrapleural Sepsis Trial 2
★4 — t-PA　組織プラスミノゲン活性化因子(tissue plasminogen activator)
★5 — DNase　デオキシリボヌクレアーゼ(deoxyribonuclease)

気胸

C LAM[★1]の進行を抑制することが証明されている薬剤はあるか？

LAMは，主に妊娠可能年齢の女性に発症するまれな難治性疾患である．米国では100万人あたり5人に発症し，日本では100万人あたり2〜5人に発症すると推定される．

LAMでは，LAM細胞と呼ばれる平滑筋様細胞が主に肺，リンパ節，腎臓に転移し増殖した結果，肺に多発性囊胞を形成し，リンパ管の傷害によって乳び胸を生じ，腎血管筋脂肪腫を合併する．囊胞性肺疾患による労作性呼吸苦や気胸により，診断がつくことが多い．発症から10年以内に低酸素血症を起こし，呼吸不全となる．

LAMには，孤発性LAMとTSC[★2]に伴うTSC-LAMがみられる．TSCは*TSC1*か*TSC2*のどちらか一方に異常が生じた遺伝疾患である．

LAM細胞では，腫瘍抑制遺伝子である*TSC*が不活性化し，その結果，細胞の増殖や成長を調整しているmTOR[★3]のシグナルが活性化され，LAM細胞が増殖する．また，LAM細胞は，2つのリンパ管内皮細胞増殖因子であるVEGF[★4]-CおよびVEGF-Dを発現し，リンパ管に沿って広がる．肺移植後の再発例も報告されており，そのため，LAMは緩徐進行性の全身性腫瘍性疾患の1つと考えられている．

近年まで有効な治療はみつかっていなかったが，2011年にMcCormackらが，mTOR阻害薬であるシロリムスとプラセボの無作為化比較試験を行った．その結果，シロリムスを1年間投与した群では，呼吸機能が安定し，血漿VEGF-D濃度が低下し，症状，QOL[★5]の改善が認められた．しかし，シロリムスの投与を中止すると，呼吸機能は悪化し，病状の進行を抑制することはできても，疾患自体の完治には至らなかった．

McCormack FX, Inoue Y, Moss J, et al. Efficacy and safety of sirolimus in lymphangioleiomyomatosis. N Engl J Med 2011；364：1595-606. PMID：21410393

★1 — LAM　リンパ脈管筋腫症(lymphangioleiomyomatosis)
★2 — TSC　結節性硬化症(tuberous sclerosis complex)
★3 — mTOR　mammalian target of rapamycin
★4 — VEGF　血管内皮細胞増殖因子(vascular endothelial growth factor)
★5 — QOL　生活の質(quality of life)

B sliding lung signは何を除外するための超音波所見か？

sliding lung signは，気胸を除外するために用いられる肺エコーの所見である．壁側胸膜と臓側胸膜の呼吸運動に伴う動きがエコー上でsliding lung signとして認められ

る。sling lung signが認められると，エコーのプローブを置かれた部位での気胸がほぼ確実に除外される。胸壁全体をエコーで診察しないと，局所的に偏在する気胸を見逃す可能性がある。片肺挿管による片肺の無気肺，肺炎，胸膜癒着でも，sliding lung signの消失が認められる。よって，sliding lung signが認められれば，気胸を除外することができるが，sliding lung signの消失が認められた場合は，必ずしも気胸とは限らない。

Lichtenstein DA. Lung ultrasound in the critically ill. Ann Intensive Care. 2014 ; 4 : 1. PMID : 24401163

喀血

A 喀血の原因疾患を挙げよ。

喀血は，肺もしくは気道からの出血による。まずは，喀血と吐血，上気道からの出血を区別することが重要である。喀血の原因疾患の一覧を表10-4に示す。
　感染症が原因の喀血が60〜70％を占める。

表10-4　喀血の鑑別診断

下気道以外から出血
上気道（鼻咽頭）からの出血
消化管出血

気道，気管支からの出血
悪性腫瘍（肺がん，転移がん，Kaposi肉腫，カルチノイド）
気管支炎
気管支拡張症
気管支結石
外傷
異物

肺実質からの出血
肺膿瘍
肺炎
結核
真菌菌腫
Goodpasture症候群
多発血管炎性肉芽腫症（旧称：Wegener肉芽腫）
特発性肺ヘモジローシス
ループス肺炎
肺挫傷

動静脈からの出血
動静脈奇形
肺塞栓
肺静脈圧の上昇（特に僧帽弁狭窄症）
肺動脈破裂

その他
肺子宮内膜症
凝固異常

（Weinberger SE, Cockrill BA, Mandel J. Principles of Pulmonary Medicine, 3e, 1988, Philadelphia : WB Saunders.の表を改変して転載）

A 大量喀血の定義を述べよ。

大量喀血の統一された具体的な定義はなく，24時間に200〜600 mL以上の喀血を

大量喀血という。大量喀血は緊急処置を要する状態で，致死率は50〜100％と報告されている。大量出血ではなく，肺出血による窒息で死に至る。特に，もともと肺疾患のある患者では，少量の肺出血によっても呼吸困難をきたす。大量喀血の原因としては，結核，肺拡張症，肺がん，肺膿瘍，嚢胞性線維症，アスペルギローマが挙げられる。

A 大量喀血の初期のマネージメントについて述べよ。

まずは，ABC[*1]を確保する。どちらかの肺から出血しているかわかっている場合は，出血のある肺を下にして患者を側臥位にする。これにより，出血のないほうの肺に血液が流れ込むのを防ぐ。重篤な呼吸困難，換気困難，血行動態が不安定な場合もしくは大量喀血が止まらない場合は，挿管を行う。挿管では，通常の挿管チューブもしくはダブルルーメンチューブにより片肺分離換気を行う。通常の挿管チューブを用いる場合は，8 Fr以上の挿管チューブを出血のないほうの肺に挿管し，血液が正常肺に流入するのを防ぐ。大きめの挿管チューブを用いるのは，その後の気管支鏡を行いやすくするため，そして，小さめの挿管チューブを用いると血液が凝固して挿管チューブが閉塞してしまうので，これを防ぐためである。気道，呼吸，血行動態が確保されたら，気管支鏡により出血部位を特定し，その後の止血手段を考慮する。気管支鏡を用いた止血法としては，出血部位を隔離するバルーンタンポナーデ，冷却生理食塩水洗浄，局所血管収縮薬の投与，冷凍凝固，レーザー治療，電気焼灼がある。これらの方法は気管内の出血病変に有効である。その他の止血法としては，動脈塞栓術がある。CTA[*2]もしくは血管造影法により出血部位に流れる動脈を特定して，塞栓術を行い，止血を試みる。動脈塞栓術でも止血ができない場合は，呼吸器外科にコンサルトをし，外科的に止血をすることが可能かどうかを評価する。図10-1を参照。

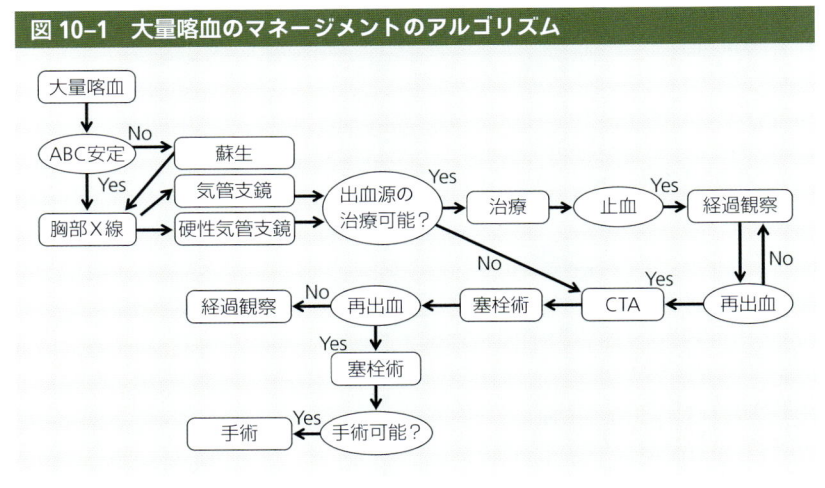

図10-1 大量喀血のマネージメントのアルゴリズム

(Noë GD, Jaffé SM, Molan MP. CT and CT angiography in massive haemoptysis with emphasis on pre-embolization assessment. Clin Radiol 2011 ; 66 : 869-75. のFigure 1より転載)

★1— ABC　気道確保(airway)−呼吸(breathing)−循環(circulation)
★2— CTA　CT血管造影法(computed tomography angiography)

肺塞栓症（PE）

A PE[*1] / DVT[*2] のリスク因子は何か？

（1）血流の停滞，（2）血管壁の障害，（3）血液凝固能の更新は，Virchowの血栓形成3大因子と呼ばれている。これらの3大因子にかかわる複数の要素により静脈血栓は発生する。VTE[*3] のリスク因子は，Virchowの3大因子のほかに，先天性リスク因子と後天性リスク因子にも分類される。

先天性リスク因子としては，プロテインC欠乏症，プロテインS欠乏症，アンチトロンビン欠乏症がある。欧米では，第V因子Leiden変異やプロトロンビン遺伝子変異（プロトロンビン G20210A）が重要な先天性リスク因子であるが，日本人では，これらの変異は報告されておらず，日本人と欧米人でのVTEの頻度の差を説明する要因の1つとして考えられる。後天性リスク因子としては，悪性腫瘍，外科手術，外傷，妊娠，慢性心不全，中心静脈カテーテル，ホルモン療法などが挙げられる。

外科手術後では，術後1か月後にVTEを発症するリスクがいちばん高くなり，その後も術後6か月までは通常よりもリスクが高いままである。VTEのリスクがいちばん高い手術は，整形外科，脳神経外科，血管外科手術である。表10-5を参照。

Goldhaber SZ. Risk factors for venous thromboembolism. J Am Coll Cardiol 2010；56：1-7. PMID：20620709

★1 — PE　肺塞栓症（pulmonary embolism）
★2 — DVT　深部静脈血栓症（deep vein thrombosis）
★3 — VTE　静脈血栓塞栓症（venous thromboembolism）

A Dダイマーはどのような場合に有用か？

Dダイマーは血栓症の診断において，感度・NPVが高く，pretest probability（検査前確率）の低い症例でPE，深部静脈血栓症を除外する際に役立つ。

Steinらのメタアナリシスによると，Dダイマー（ELISA[*1]）の陰性LR[*2] は0.13であった。肺塞栓の罹患率は肺塞栓のリスクが低い患者では6％，中等度の患者では23％なので，Dダイマーが陰性の場合はposttest probability（検査後確率）はリスクの低いグループでは1％以下，中等度の患者では3％となる。pretest probabilityが低いもしくは中等度の肺塞栓疑いの患者では，Dダイマーが陰性の場合には，画像診断なしに安全にPEを除外することができ，pretest probabilityとDダイマーを用いることにより，不必要な放射線曝露と検査を減らすことができる可能性がある。

一方，Dダイマーの特異度は低く，高齢者，がん患者，入院患者，VTEの既往のある患者でも，Dダイマーの上昇がみられる。よって，これらの患者の多くには画像診断によるさらなる検査が必要になる。

また，発症から14日後以降の患者，ヘパリンの治療が開始された，もしくは抗凝固薬を服用している患者では，Dダイマーの感度は低いので，Dダイマーを用いてPEを除外することはできない。

Stein PD, Hull RD, Patel KC, et al. D-dimer for the exclusion of acute venous thrombosis and pulmonary embolism：a systematic review. Ann Intern Med 2004；140：589-602.　PMID：15096330

Bruinstroop E, van de Ree MA, Huisman MV. The use of D-dimer in specific clinical conditions：a

表 10-5 VTEのリスク因子

	後天性因子	先天性因子
血流停滞	長期臥床 肥満 妊娠 心肺疾患（うっ血性心不全，慢性肺性心など） 全身麻酔 下肢麻痺 下肢ギプス包帯固定 下肢静脈瘤	
血管内皮障害	各種手術 外傷，骨折 中心静脈カテーテル留置 カテーテル検査，治療 血管炎 抗リン脂質抗体症候群 高ホモシステイン血症	高ホモシステイン血症
血液凝固能亢進	悪性腫瘍 妊娠 各種手術，外傷，骨折 熱傷 薬物（経口避妊薬，エストロゲン製剤など） 感染症 ネフローゼ症候群 炎症性腸疾患 骨髄増殖性疾患，多血症 発作性夜間血色素尿症 抗リン脂質抗体症候群 脱水	アンチトロンビン欠乏症 プロテインC欠乏症 プロテインS欠乏症 プラスミノゲン異常症 異常フィブリノゲン血症 組織プラスミノゲン活性化因子インヒビター増加 トロンボモジュリン異常 活性化プロテインC抵抗性（第V因子 Leiden*） プロトロンビン遺伝子変異（G20210A*） ＊日本人には認められていない

〔肺血栓塞栓症および深部静脈血栓症の診断，治療，予防に関するガイドライン（2009年改訂版）（www.j-circ.or.jp/guideline/pdf/JCS2009_andoh_h.pdf）（2015年4月閲覧）より転載〕

narrative review. Eur J Intern Med 2009；20：441-6. PMID：19712840
Di Nisio M, Squizzato A, Rutjes AW, et al. Diagnostic accuracy of D-dimer test for exclusion of venous thromboembolism：a systematic review. J Thromb Haemost 2007；5：296-304. PMID：17155963

★1 — ELISA　酵素免疫測定法（enzyme-linked immunosorbent assay）
★2 — LR　尤度比（likelihood ratio）

Ⓒ Behçet病の深部静脈血栓症に対して肺塞栓の防止の目的で抗凝固薬は必要か？

Behçet病の病変は静脈系と動脈系のいずれにも生じる．表在性血栓性静脈炎は皮膚症状に含まれる．Behçet病の深部静脈血栓症は血管壁の炎症によるので，アザチオプリン，シクロホスファミド，シクロスポリンAなどの免疫抑制剤による治療が主体となる．Behçet病の血栓は血管壁に付着しており，肺塞栓を起こすことが少ない．

また，肺動脈瘤を併発している可能性もある。そのため，ELAR★のガイドラインでは，Behçet病の深部血栓静脈症に対する抗凝固療法は推奨されていない。この分野に関しては，臨床研究によるデータが少なく，さらなる研究が必要である。

Hatemi G, Silman A, Bang D, et al. EULAR recommendations for the management of Behçet disease. Ann Rheum Dis 2008 ; 67 : 1656-62.　PMID : 18245110

★— ELAR　European League Against Rheumatism

Ⓑ 肺血流・換気シンチグラフィー（V̇/Q̇★1 スキャン）ではどのようにPEを診断するか？

V̇/Q̇スキャンでは，^{99m}Tc-MAA★2を用いた肺血流シンチと，^{133}Xe−キセノンガスを用いた肺換気シンチ（シンチグラフィー）を用いる。肺血流シンチでは，^{99m}Tc-MAAを静注すると肺動脈から肺毛細血管に到達し，肺血流の分布がわかる。肺換気シンチでは，^{133}Xe−キセノンガスを吸入させると換気の分布がわかる。PEの部位では，肺血流が減少するが肺換気は正常に保たれ，肺血流換気のミスマッチが生じる。一方，肺気腫などでは，病変部位に血流と換気の両方の減少がみられ，肺血流換気がマッチする。

V̇/Q̇スキャンの結果は，PEの高度の可能性，診断不十分（中等度の可能性，低度の可能性），正常に分類される。PIOPED★3 Ⅱ研究によると，V̇/Q̇スキャンの感度は高度所見で77.4％，特異度は正常所見で97.7％であり，高度所見はPEの診断に有効であり，正常所見はPEの除外診断に有効であった。しかし，26.5％の患者でV̇/Q̇スキャンの結果は診断に不十分で，さらなる検査が必要となった。診断不十分なV̇/Q̇スキャンは，特に高齢者，心疾患，肺疾患，特に慢性閉塞性肺疾患の患者で多くみられた。V̇/Q̇スキャンの欠点を補うために，いくつかの試みがなされた。まず，胸部X線検査を行うことにより，胸部X線写真に異常所見を認められた患者と肺疾患のある患者を除外してからV̇/Q̇スキャンを行うと，V̇/Q̇スキャンによるPEの有無の診断率が向上した。さらに，V̇/Q̇スキャン，Dダイマー，深部静脈血栓症の圧迫超音波検査と臨床的なpretest probabilityを組み合わせることにより，76％の患者でPEの有無の診断をつけることができ，11％の患者のみでCTによるさらなる検査が必要になった。

V̇/Q̇スキャンは放射線曝露量が1.1 mSvとCTの2〜6 mSvと比べて低く，また造影剤のアレルギーの既往のある患者，腎機能の低下がみられる患者でも用いることができる。胸部CTによる乳がんのリスクの増加が懸念される若い女性，胸部X線写真が正常であった若い患者や妊婦では，PEの診断にはCTよりも診断プロトコールに沿ってV̇/Q̇スキャンを用いるほうが好ましい。

Sostman HD, Stein PD, Gottschalk A, et al. Acute pulmonary embolism : sensitivity and specificity of ventilation-perfusion scintigraphy in PIOPED Ⅱ study. Radiology 2008 ; 246, 941-6.　PMID : 18195380

Calvo-Romero JM, Lima-Rodríguez EM, Bureo-Dacal P, et al. Predictors of an intermediate ventilation / perfusion lung scan in patients with suspected acute pulmonary embolism. Eur J Emerg Med 2005 ; 12 : 129-31.　PMID : 15891446

Gleeson FV, Turner S, Scarsbrook AF. Improving the diagnostic performance of lung scintigraphy in suspected pulmonary embolic disease. Clin Radiol 2006 ; 61 : 1010-5.　PMID : 17097421

Anderson DR, Kahn SR, Rodger MA, et al. Computed tomographic pulmonary angiography vs ventilation-perfusion lung scanning in patients with suspected pulmonary embolism : a randomized controlled trial. JAMA 2007 ; 298 : 2743-53.　PMID : 18165667

★1— V̇/Q̇　換気血流(ventilation-perfusion)
★2— 99mTc-MAA　99mTc－大凝集アルブミン〔technetium(Tc)-99-m-labelled macroaggregated albumin〕
★3— PIOPED　Prospective Investigation of Pulmonary Embolism Diagnosis

B　PEの予後不良因子は何か？

PEの疑いのある患者で，低血圧，ショックが認められた場合は，高リスク患者と認識し，迅速な診断と適切な治療が必要となる。正常血圧のPE疑いの患者では，PEの確定診断がついた後にリスクを評価する。このとき，PESI[★1]もしくはその簡易版を用いる。PESI class 3～5では，30日死亡率が3～24.5％，簡易版PESI class 1以上では11％にも達し，中等度のリスクとなる。このグループでは，さらに，心エコーやトロポニンなどで右心機能評価をする。心エコーもしくはCTで右心機能の低下が認められ，トロポニンやBNP[★2]の上昇が認められる患者は中等度から高度のリスクがあり，血行動態が不安定になったときに，早急にさらなる適切な治療を行えるように，モニタリングする必要がある。表10-6を参照。

Aujesky D, Obrosky DS, Stone RA, et al. Derivation and validation of a prognostic model for pulmonary embolism. Am J Respir Crit Care Med 2005 ; 172 ; 1041-6.　PMID : 16020800
Jiménez D, Aujesky D, Moores L, et al. Simplification of the pulmonary embolism severity index for prognostication in patients with acute symptomatic pulmonary embolism. Arch Intern Med 170 ; 1383-9.　PMID : 20696966
Konstantinides SV, Torbicki A, Agnelli G, et al ; Task Force for the Diagnosis and Management of Acute Pulmonary Embolism of the European Society of Cardiology (ESC). 2014 ESC Guidelines on the diagnosis and management of acute pulmonary embolism. Eur Heart J 2014 ; 35 : 3033-69. PMID : 25173341

★1— PESI　Pulmonary Embolism Severity Index
★2— BNP　脳性ナトリウム利尿ペプチド(brain natriuretic peptide)

B　悪性腫瘍患者のVTEの治療に，LMWH★(低分子ヘパリン)とビタミンK拮抗薬のどちらがよいか？

Aklらのメタアナリシスでは，悪性腫瘍患者におけるVTEの短期治療(10日～3か月)と長期治療(3か月以上)において，LMWHとビタミンK拮抗薬による治療を比較した。その結果，LMWHはビタミンK拮抗薬と比較してVTEの再発を50％減少させた。出血のリスク，死亡率には2つの群では差がみられなかった。よって，悪性腫瘍患者のVTEの治療には，ビタミンK拮抗薬ではなく，LMWHを投与する。残念ながら，日本でDVTの治療適応で承認されたLMWHは現在存在しない。

Akl EA, Barba M, Rohilla S, et al. Low-molecular-weight heparins are superior to vitamin K antagonists for the long term treatment of venous thromboembolism in patients with cancer : a cochrane systematic review. J Exp Clin Cancer Res 2008 ; 27 : 21.　PMID : 18634550
Farge D, Debourdeau P, Beckers M, et al. International clinical practice guidelines for the treatment and prophylaxis of venous thromboembolism in patients with cancer. J Thromb Haemost 2013 ; 11 : 56-70.　PMID : 23217107

★— LMWH　低分子ヘパリン(low molecular weight heparin)

表 10-6 PESI

因子	ポイント
年齢 80 歳以上	年齢
男性	10
がんの既往	30
心不全の既往	10
慢性肺疾患の既往	10
心拍数≧100 回/分	20
収縮期血圧＜100 mmHg	30
呼吸数≧30 回/分	20
体温＜36℃	20
意識障害	60
酸素飽和度＜90%	20

	合計スコア	30日死亡率	リスク
PESI class 1	≦65	0〜1.6%	低い
PESI class 2	66〜85	1.7〜3.5%	低い
PESI class 3	86〜105	3.2〜7.1%	高い
PESI class 4	106〜125	4.0〜11.4%	高い
PESI class 5	≧126	10.0〜24.5%	高い

簡易版 PESI

因子	ポイント
80 歳以上	1
がんの既往	1
心不全の既往	1
心拍数≧100 回/分	1
収縮期血圧＜100 mmHg	1
酸素飽和度＜90%	1

	リスク	30日死亡率
簡易版 PESI 0	低い	1.0%
簡易版 PESI≧1	高い	10.9%

早期死亡のリスク		予後因子，スコア			
		ショックもしくは低血圧	PESI class 3〜5 または 簡易版 PESI≧1	画像による右心機能低下のサイン	トロポニン BNP
高い		+	(+)*	+	(+)*
中等度	中等度〜高	−	+	両方陽性	
	低〜中等度	−	+	1つもしくは両方陰性	
低い		−	−	検査する必要なし	

〔Konstantinides SV, Torbicki A, Agnelli G, et al ; Task Force for the Diagnosis and Management of Acute Pulmonary Embolism of the European Society of Cardiology (ESC). 2014 ESC Guidelines on the diagnosis and management of acute pulmonary embolism. Eur Heart J 2014 ; 35 : 3033-69. の Table 7 と Table 9 をもとに作成〕
*―注 ショックもしくは右心機能低下が認められる症例は，PESIスコア，トロポニン，BNPの値にかかわらずリスクが高いので，PESI，BNP，トロポニンを測る必要性はない。

A PEにおける血栓溶解療法の適応について述べよ．

急性肺塞栓症における血栓溶解療法の適応は，急性肺塞栓症により低血圧もしくはショック（収縮期血圧 90 mmHg 以下もしくは通常の収縮期血圧よりも 40 mmHg 以上の低下が認められる）のときである．血栓溶解療法は肺塞栓の診断のついた症例でたいてい，用いられる．

　急性肺塞栓症の血栓溶解療法はヘパリンによる抗凝固療法よりも迅速に肺の血流を改善する．肺動脈の塞栓の早期の改善により，肺動脈圧は低下し，肺血管抵抗も減少し，右心機能と血液ガス所見も改善する．しかし，治療から1週間後には，血栓溶解療法で治療された患者と抗凝固療法で治療された患者で血行動態に差はみられず，死亡率などの予後改善効果についてのデータは限られている．Wonらのメタアナリシスでは，血栓溶解療法を受けた血行動態の不良な重症肺塞栓症の患者では，死亡率，肺塞栓症の再発率が低かった．

　血圧が正常な肺塞栓症では，一般的には血栓溶解療法の適応がない．ただし，急性肺塞栓症の発症時に右心機能不全の所見を有する場合は，血圧が正常でも，血栓溶解療法を考慮すべきだという意見もある．Konstantinidesらは，血圧が正常で右心機能不全の所見の認められる急性肺塞栓症における無作為化比較試験において，血栓溶解療法と抗凝固療法では死亡率に有意差は認められなかったが，抗凝固療法を受けた群では追加の治療を必要とする頻度が高かった．PEITHO*試験は，同様の症例でTenecteplaseによる血栓溶解療法とヘパリンの併用治療とヘパリン単剤による治療の無作為化比較試験において，血栓溶解療法＋ヘパリン群では無作為化7日以内に血行動態が改善したが，30日後の死亡率では有意差が認められなかった．血栓溶解療法＋ヘパリン群では，頭蓋内出血とそれ以外の出血が多く認められた．

Kearon C, Akl EA, Comerota AJ, et al；American College of Chest Physicians. Antithrombotic therapy for VTE disease：Antithrombotic Therapy and Prevention of Thrombosis, 9th ed：American College of Chest Physicians Evidence-Based Clinical Practice Guidelines. Chest 2012；141：e419S-94S.　PMID：22315268

Dalla-Volta S, Palla A, Santolicandro A, et al. PAIMS 2：alteplase combined with heparin vercus heparin in the treatment of acute pulmonary embolism. Plasminogen activator Italian multicenter study 2. J Am Coll Cardiol 1992；20：520-6.　PMID：1512328

Goldhaber SZ, Haire WD, Feldstein ML, et al. Alteplase versus heparin in acute pulmonary embolism：randomised trial assessing right-ventricular function and pulmonary perfusion. Lancet 1993；341：507-11.　PMID：8094768

Wan S, Quinlan DJ, Agnelli G, et al. Thrombolysis compared with heparin for the initial treatment of pulmonary embolism：a meta-analysis of the randomized controlled trials. Circulation 2004；110：744-9.　PMID：15262836

Konstantinides S, Geibel A, Heusel G, et al. Heparin plus alteplase compared with heparin alone in patients with submassive pulmonary embolism. N Engl J Med 2002；347：1143-50.　PMID：12374874

★── PEITHO　Pulmonary Embolism Thrombolysis

B 血栓溶解療法の禁忌は何か？

絶対禁忌には以下がある．

- 頭蓋内出血の既往

- 脳血管病変
- 悪性腫瘍の脳への転移
- 3か月以内の脳梗塞（3時間以内は除く）
- 大動脈解離疑い
- 出血（月経は除く）
- 3か月以内の頭部もしくは顔面の外傷

相対禁忌には以下がある。

- コントロールのされていない慢性重症高血圧の既往
- 発症時のコントロールのされていない重症高血圧（収縮期血圧≧180 mmHgもしくは拡張期血圧≧110 mmHg）
- 3か月以前の脳梗塞の既往
- 10分以上の心肺蘇生，3週間以内の大規模手術
- 2〜4週間以内の内部出血
- 圧迫できない部位の血管穿刺
- 最近の侵襲的な手技
- ストレプトキナーゼ / anistreplase：55日前の曝露もしくはアレルギー反応
- 妊娠
- 消化管潰瘍
- 心膜炎，心嚢水
- 抗凝固薬による PT-INR 1.7以上もしくは PT 15秒以上
- 75歳以上
- 糖尿病性網膜症

巨大 PE で血栓溶解療法の禁忌がある場合は，カテーテル治療もしくは外科的治療の適応を考慮する。

Kearon C, Akl EA, Comerota AJ, et al；American College of Chest Physicians. Antithrombotic therapy for VTE disease：Antithrombotic Therapy and Prevention of Thrombosis, 9th ed：American College of Chest Physicians Evidence-Based Clinical Practice Guidelines. Chest 2012；141：e419S-94S. PMID：22315268
Stein PD, Matta F. Case fatality rate with pulmonary embolectomy for acute pulmonary embolism. Am J Med 2011；125：471-7. PMID：22482845
Stein PD, Matta F. Thrombolytic therapy in unstable patients with acute pulmonary embolism：saves lives but underused. Am J Med 2012；125：465-70. PMID：22325236

Ⓑ 下大静脈フィルターの適応について述べよ。

下大静脈フィルターの適応は，抗凝固療法の絶対禁忌がある場合である。出血のリスクが高いために下大静脈フィルターを留置した VTE 患者の観察研究によると，下大静脈フィルターは，急性期の PE による死亡率を低下させた。しかし，その一方で VTE の再発率の上昇がみられた。下大静脈フィルターのそれ以外の適応については良質なエビデンスが乏しく，ガイドラインによって異なる。下大静脈フィルターは，巨大 PE の患者において，抗凝固療法と併用して使われることがある。ICOPER[*1] では，巨大 PE を有した患者のうち，下大静脈フィルターを留置した患者は留置しなかった患者と比べて，90日以内の PE の再発率・死亡率が低かったと報告された。さらに，

Nationwide Inpatient Sampleの血栓溶解療法，血栓摘除の行われた巨大PEの患者では，下大静脈フィルターを併用した患者のほうがPEによる死亡率が低かった。ESC[★2]のガイドラインでは，巨大PEに対して血栓溶解療法，血栓摘除術に下大静脈フィルターの併用のエビデンスはないとしているが，ACCPのガイドラインでは，下大静脈フィルターを例外的に用いてもよいかもしれないと記載されている。その他の適応として考えられるのは，抗凝固療法中にVTEを再発した場合，心肺機能予備能のない患者におけるVTE，である。

下大静脈フィルターに関する無作為化比較試験は，現時点でPREPIC[★3] Studyのみである。PREPIC Studyは，DVT患者400人を，抗凝固療法と下大静脈フィルター留置の有無で4つの群に無作為化した。その結果，下大静脈フィルターを留置された群とされなかった群では，2年後の死亡率に有意差は認められなかったが，下大静脈フィルターを留置された群ではDVTが多くみられた。8年後には，下大静脈フィルターを留置された群では症候性PEが少なく，DVTが多くみられたが，死亡率には有意差が認められなかった。

出血リスクが高いために下大静脈フィルターを留置されたVTE患者では，出血リスクが改善され次第，抗凝固療法を開始する必要がある。

また，近年は回収可能型のフィルターがよく用いられる。しかし，その回収率は10％にすぎず，回収可能型フィルターを留置した患者のフォローアップの改善の必要がある。

Konstantinides SV, Torbicki A, Agnelli G, et al ; Task Force for the Diagnosis and Management of Acute Pulmonary Embolism of the European Society of Cardiology (ESC). 2014 ESC Guidelines on the diagnosis and management of acute pulmonary embolism. Eur Heart J 2014 ; 35 : 3033-69. PMID : 25173341

Kearon C, Akl EA, Comerota AJ, et al ; American College of Chest Physicians. Antithrombotic therapy for VTE disease : Antithrombotic Therapy and Prevention of Thrombosis, 9th ed : American College of Chest Physicians Evidence-Based Clinical Practice Guidelines. Chest 2012 ; 141 : e419S-94S.　PMID : 22315268

Muriel A, Jiménez D, Aujesky D, et al. Survival effects of inferior vena cava filter in patients with acute symptomatic venous thromboembolism and a significant bleeding risk. J Am Coll Cardiol 2014 ; 63 : 1675-83.　PMID : 24576432

Kucher N, Rossi E, De Rosa M, et al. Massive pulmonary embolism. Circulation 2006 ; 113 : 577-82. PMID : 16432055

Decousus H, Leizorovicz A, Parent F, et al. A clinical trial of vena caval filters in the prevention of pulmonary embolism in patients with proximal deep-vein thrombosis. Prévention du Risque d'Embolie Pulmonaire par Interruption Cave Study Group. N Engl J Med 1998 ; 338 : 409-15. PMID : 9459643

PREPIC Study Group. Eight-year follow-up of patients with permanent vena cava filters in the prevention of pulmonary embolism : the PREPIC (Prevention du Risque d'Embolie Pulmonaire par Interruption Cave) randomized study. Circulation 2005 ; 112 : 416-22.　PMID : 16009794

Karmy-Jones R, Jurkovich GJ, Velmahos GC, et al. Practice patterns and outcomes of retrievable vena cava filters in trauma patients : an AAST multicenter study. J Trauma 2007 ; 62 : 17-24. PMID : 17215729

★1 ─ ICOPER　International Cooperative Pulmonary Embolism Registry
★2 ─ ESC　European Society of Cardiology
★3 ─ PREPIC　Prevention du Risque d'Embolie Pulmonaire par Interruption Caver

Ⓑ PE の後，CTPH★（特発性慢性肺血栓塞栓症）はどのくらいの頻度で起きるか？

CTPH は急性肺塞栓症のまれな後遺症である。急性肺塞栓発症から 11 か月後，52％の患者では塞栓の残遺が認められる。CTPH の発症のメカニズムはいまだに解明されていないが，おそらく残遺した塞栓が肺動脈を閉塞もしくは狭窄することにより，肺高血圧，右心不全が発症するためと考えられている。急性肺血栓塞栓症から 6 か月後に 1.0％，1 年後に 3.1％，2 年後には 3.8％の患者で症状を伴う CTPH が認められた。CTPH を発症するリスク因子としては，PE の既往，若い患者，肺塞栓による大きな血流障害，特発性の肺塞栓，が挙げられる。CTPH の診断基準は，3 か月の抗凝固治療後に，(1) 肺動脈平均圧 25 mmHg 以上かつ肺動脈楔入圧 15 mmHg 以下，(2) 肺血流シンチで少なくとも 1 つの分画で血流障害が認められる，もしくは CTA（CT 血管造影法）か肺血管造影法で肺動脈の閉塞が認められること，である。Riedel らによると，肺動脈平均圧 40 mmHg 以上の CTPH の 5 年生存率は 30％，肺動脈平均圧 50 mmHg 以上の場合は 10％と報告されている。

Nijkeuter M, Hovens MM, Davidson BL, et al. Resolution of thromboemboli in patients with acute pulmonary embolism : a systematic review. Chest 2006 ; 129 : 192-7.　PMID：16424432
Fedullo P, Kerr KM, Kim NH, et al. Chronic thromboembolic pulmonary hypertension. Am J Respir Crit Care Med 2011 ; 183 : 1605-13.　PMID：21330453
Pengo V, Lensing AW, Prins MH, et al. Incidence of chronic thromboembolic pulmonary hypertension after pulmonary embolism. N Engl J Med 2004 ; 350 : 2257-64.　PMID：15163775
Konstantinides SV, Torbicki A, Agnelli G, et al ; Task Force for the Diagnosis and Management of Acute Pulmonary Embolism of the European Society of Cardiology (ESC). 2014 ESC Guidelines on the diagnosis and management of acute pulmonary embolism. Eur Heart J 2014 ; 35 : 3033-69. PMID：25173341
Riedel M, Stanek V, Widimsky J, et al. Longterm follow-up of patients with pulmonary thromboembolism. Late prognosis and evolution of hemodynamic and respiratory data. Chest 1982 ; 81 : 151-8.　PMID：7056079

★─CTPH　特発性慢性肺血栓塞栓症（肺高血圧型）(chronic thromboembolic pulmonary hypertension)

肺高血圧症

Ⓑ 肺高血圧症の診断法について述べよ。

肺高血圧症の診断は，肺高血圧症の確定診断，重症度の評価，そして，原因疾患の特定の 3 つに分かれる。病歴，身体所見，胸部 X 線検査，心電図から肺高血圧症の疑いがある場合は，まずは，心エコーを用いて肺高血圧症の有無を確認する。心エコーは，肺動脈圧を過大評価したり過小評価したりすることがあるので，病歴，身体所見から肺高血圧症の疑いが高い場合は，心エコーで肺高血圧が認められなくても，運動負荷心エコーもしくは右心カテーテル検査による，さらなる肺高血圧症の精査を考慮する。心エコーで肺高血圧を説明するのに十分な左心性疾患が認められない場合，もしくは左心性疾患で予測される以上の肺高血圧が認められる場合は，呼吸機能検査，胸部 CT で肺疾患の評価，肺換気・血流シンチで慢性血栓塞栓性肺高血圧症の評価，抗核抗体で結合組織病の評価，HIV★検査，肝機能検査で門脈圧亢進症の評価，睡眠時

無呼吸症候群が疑われる場合は，夜間睡眠中パルスオキシメーターもしくは睡眠ポリグラフ検査，を考慮する．原因疾患により肺高血圧症の予後，治療法が異なるので，肺高血圧症の原因疾患を特定しなければならない．そして，右心カテーテル法を用いて，肺血行動態の直接計測を行う．

循環器病の診断と治療に関するガイドライン（2011年度合同研究班報告）．肺高血圧症治療ガイドライン（2012年改訂版）（www.j-circ.or.jp/guideline/pdf/JCS2012_nakanishi_h.pdf）．閲覧日：2015/4/6
McLaughlin VV, Archer SL, Badesch DB, et al ; ACCF / AHA. ACCF / AHA 2009 expert consensus document on pulmonary hypertension : a report of the American College of Cardiology Foundation Task Force on Expert Consensus Documents and the American Heart Association : developed in collaboration with the American College of Chest Physicians, American Thoracic Society, Inc., and the Pulmonary Hypertension Association. Circulation 2009 ; 119 : 2250-94.　PMID：19332472

★— HIV　ヒト免疫不全ウイルス（human immunodeficiency virus）

B 肺高血圧症の分類について述べよ．

表10-7を参照．

循環器病の診断と治療に関するガイドライン（2011年度合同研究班報告）．肺高血圧症治療ガイドライン（2012年改訂版）（www.j-circ.or.jp/guideline/pdf/JCS2012_nakanishi_h.pdf）．閲覧日：2015/4/6
McLaughlin VV, Archer SL, Badesch DB, et al ; ACCF / AHA. ACCF / AHA 2009 expert consensus document on pulmonary hypertension : a report of the American College of Cardiology Foundation Task Force on Expert Consensus Documents and the American Heart Association : developed in collaboration with the American College of Chest Physicians, American Thoracic Society, Inc., and the Pulmonary Hypertension Association. Circulation 2009 ; 119 : 2250-94.　PMID：19332472

C エポプロステノール（フローラン®）を用いる際には，なぜ，予備のポンプを持ち運ばなければならないのか？

エポプロステノールは肺高血圧症の治療に用いられる血管拡張薬である．特に，特発性肺高血圧症の患者において，エポプロステノールは血行動態，身体機能，生存率を向上させることが示されている．半減期が3〜6分と短いために，長期留置用カテーテルと携帯用のポンプを用いて持続静注投与を行う．急激な投与の中断は，肺高血圧症の病状を悪化させ，命にかかわるリスクもある．よって，在宅療法中，ポンプに故障が生じた際に，予備のポンプを用いてすぐに治療を続行することが重要である．

Barst RJ, Rubin LJ, McGoon MD, et al. Survival in primary pulmonary hypertension with long-term continuous intravenous prostacyclin. Ann Intern Med 1994 ; 121 : 409-15.　PMID：8053614
Frumkin LR. The pharmacological treatment of pulmonary arterial hypertension. Pharmacol Rev 2012 ; 64 : 583-620.　PMID：22659328

慢性閉塞性肺疾患（COPD）

A COPD★の急性増悪の定義を述べよ．

Anthonisenらは，呼吸苦，喀痰量，喀痰の膿性の増加をCOPDの急性増悪の定義として，臨床研究で用いた．

表 10-7 肺高血圧症の最新分類

第 1 群：肺動脈性肺高血圧症

(1) 特発性肺動脈性肺高血圧症
(2) 遺伝性肺動脈性肺高血圧症
(3) 薬物・毒物誘発性肺動脈性肺高血圧症
(4) 各種疾患に伴う肺動脈性肺高血圧症
　　a. 結合組織病
　　b. HIVウイルス感染症
　　c. 門脈肺高血圧症
　　d. 先天性短絡性疾患
　　e. 住血吸虫症

第 1'群：肺静脈閉塞性疾患および/または肺毛細血管腫症
第 1"群：新生児遷延性肺高血圧症
第 2 群：左心性心疾患に伴う肺高血圧症

(1) 左室収縮不全
(2) 左室拡張不全
(3) 弁膜疾患
(4) 先天性/後天性の左心流入路/流出路閉塞

第 3 群：肺疾患および/または低酸素血症に伴う肺高血圧症

(1) 慢性閉塞性肺疾患
(2) 間質性肺疾患
(3) 拘束性と閉塞性の混合障害を伴う他の肺疾患
(4) 睡眠呼吸障害
(5) 肺胞低換気障害
(6) 高所における慢性曝露
(7) 発育障害

第 4 群：慢性血栓塞栓性肺高血圧症
第 5 群：詳細不明な多因子のメカニズムに伴う肺高血圧症

(1) 血液疾患〔慢性溶血性貧血，骨髄増殖性疾患，脾臓摘出(脾摘)〕
(2) 全身性疾患(サルコイドーシス，肺 Langerhans 細胞組織球症，リンパ脈管筋腫症，神経線維腫症，血管炎)
(3) 代謝疾患(糖原病，Gaucher 病，甲状腺疾患)
(4) その他(腫瘍塞栓，線維性縦隔炎，慢性腎不全)，区域性肺高血圧

〔循環器病の診断と診療に関するガイドライン(2011年度合同研究班報告)．肺高血圧症治療ガイドライン(2012年改訂版)(www.j-circ.or.jp/guideline/pdf/JCS2012_nakanishi_h.pdf)．の 13～15 ページをもとに作成〕

Anthonisen NR, Manfreda J, Warren CP, et al. Antibiotic therapy in exacerbations of COPD. Ann Intern Med 1987 ; 106 : 196-20.　PMID : 3492164

★— COPD　慢性閉塞性肺疾患(chronic obstructive pulmonary disease)

Ⓑ Dahl 徴候とは何か？

Dahl 徴候(Thinker's sign)は両大腿前面，もしくは肘の色素沈着のことをいう．重症のCOPD患者は，肘を机や大腿前面について前のめりになることより，呼吸苦を軽減しようとする．その結果，たび重なる圧迫により大腿前面の皮膚に色素沈着がみられるようになる．慢性的に肘を机などの硬いものの上についていると，同じように色素沈着やたこ(皮膚硬結)が肘頭にも認められるようになる．

COPD患者に認められる他の身体所見としては，肺が過膨張しているので打診では鼓音を示し，触診では胸郭の拡張運動域の減少が認められる。聴診では，呼吸音が減少し，呼気延長を認め，喘鳴を認めることもある。口すぼめ呼吸，胸郭前後径の増大（ビア樽状胸郭），呼気の胸郭の奇異性運動（Hoover徴候），チアノーゼが挙げられる。さらに病状が進行すると，右心不全により肝浮腫，頸静脈の怒張，呼吸補助筋の使用が認められる。高二酸化炭素症を伴うと，朝の頭痛や羽ばたき振戦を認めることもある。指先にはタバコのヤニが付着していることもある。ばち指はCOPDではまれである。

Miller PE, Houston BA. Images in clinical medicine. Dahl's Sign. N Engl J Med 2014；371：357. PMID：25054719
Lemyze M, Van Grunderbeeck N, Mallat J, et al. Thinker's sign. Am J Respir Crit Care Med 2011；183：413. PMID：21288864

Ⓑ COPDの急性増悪の治療に抗菌薬は必要か？

COPDの急性増悪への抗菌薬の投与に関しては，多くの無作為化比較試験や観察研究が行われている。

人工呼吸を必要とする重度のCOPDの急性増悪については，抗菌薬の投与によって，死亡率，人工呼吸時間，入院日数の改善が認められた。

入院を必要とするCOPDの急性増悪については，抗菌薬の投与によって，入院中の人工呼吸器の使用率，死亡率，再入院率の改善が認められた。

入院を必要としない外来での治療を必要とするCOPDの急性増悪については，入院を必要とするCOPDの急性増悪ほど確立したエビデンスがない。外来で治療されている患者の膿性喀痰は細菌感染を示唆する可能性が高く，抗菌薬による治療効果が得られる。

Nouira S, Marghli S, Belghith M, et al. Once daily oral ofloxacin in chronic obstructive pulmonary disease exacerbation requiring mechanical ventilation：a randomized placebo-controlled trial. Lancet 2001；358：2020-5. PMID：11755608
Rothberg MB, Pekow PS, Lahti M, et al. Antibiotic therapy and treatment failure in patients hospitalized for acute exacerbations of chronic obstructive pulmonary disease. JAMA 2010；303：2035-42. PMID：20501925
Stockley RA, O'Brien C, Pye A, et al. Relationship of sputum color to nature and outpatient management of acute exacerbations of COPD. Chest 2000；117：1638-45. PMID：10858396

Ⓑ COPDの急性増悪に対しては，何日間ステロイドを投与するか？

COPDの急性増悪時の全身性副腎皮質ステロイドの投与によって，回復期間の短縮，呼吸機能，動脈血低酸素血症の改善，早期再発リスクの低減，治療失敗の頻度の低下，および入院期間の短縮が示されている。2010年版のGOLD[★1]ガイドラインは，1日あたりプレドニゾロン30～40 mgを7～10日間投与することを推奨していた。2013年に発表されたREDUCE[★2] trialは，COPDの急性増悪の患者へのprednisone 1日40 mg，5日間投与と14日間投与の有効性を評価した無作為化比較試験である。この結果，6か月以内の急性増悪の再発率，死亡率に有意差は認められなかった。さらに，WaltersらのCOPDの急性増悪に対するステロイドの3～7日の短期投与と10～15日の長期投与を比較したメタアナリシスによると，治療の失敗の頻度，再発率，急性増悪の再発までの時間，入院期間，治療後の呼吸機能に有意差は認められな

かった．以上より，最新版の2014年のGOLDガイドラインでは，prednisone 1日40 mgの5日間投与を推奨している．

Global Initiative for Chronic Obstructive Lung Disease. 2014：1-102(www.goldcopd.org/uploads/users/files/GOLD_Report_2014_Jun11.pdf)．閲覧日：2015/4/6
Global Initiative for Chronic Obstructive Lung Disease. 2011：1-117(www.goldcopd.org/uploads/users/files/GOLD_Report_2011_Feb21.pdf)．閲覧日：2015/4/6
Wouters EF. Management of severe COPD. Lancet 2004；364：883-95. PMID：15351196
Leuppi JD, Schuetz P, Bingisser R, et al. Short-term vs conventional glucocorticoid therapy in acute exacerbations of chronic obstructive pulmonary disease：the REDUCE randomized clinical trial. JAMA 2013；309：2223-31. PMID：23695200
Walters JA, Tan DJ, White CJ, et al. Different durations of corticosteroid therapy for exacerbations of chronic obstructive pulmonary disease. Cochrane Database Syst Rev 2014；12：CD006897. PMID：25491891

★1 ― GOLD　Global Initiative for Chronic Obstructive Lung Disease
★2 ― REDUCE　Reduction in the Use of Corticosteroids in Exacerbated COPD

B　BODE index とは何か？

BODE indexは，BMI[★1]（B），閉塞性障害（obstruction：O），呼吸困難（dyspnea：D），運動能（exercise capacity：E）の複合因子を用いたCOPD患者の評価ツールである．CelliらはBODE indexの高い患者での死亡率が高く，BODE indexはFEV_1[★2]の単独因子による評価よりも，正確に死亡リスクを評価できることを示した．さらに，BODE indexはCOPD患者における入院のリスクの評価にも使用できる．BODE indexの表は，下記の「NEJM」の文献内の表を参照されたい．

Celli BR, Cote CG, Marin JM, et al. The body-mass index, airflow obstruction, dyspnea, and exercise capacity index in chronic obstructive pulmonary disease. N Engl J Med 2004；350：1005-12. PMID：14999112
Ong KC, Earnest A, Lu SJ. A multidimensional grading system（BODE index）as predictor of hospitalization for COPD. Chest 2005；128：3810-6. PMID：16354849
Mahler DA, Wells CK. Evaluation of clinical methods for rating dyspnea. Chest 1988；93：580-6. PMID：3342669

★1 ― BMI　肥満度指数（body mass index）
★2 ― FEV_1　1秒量（forced expiratory volume in 1 second）

C　若年発症のCOPD患者で原因となる疾患は何か？　また，日本での頻度も述べよ．

若年発症のCOPDの最も多い原因疾患はα_1アンチトリプシン欠乏症である．α_1アンチトリプシン欠乏症はセルピンがポリマー化することにより生じるセルピン病で，主に白人にみられ，日本人ではきわめてまれである．米国では，重度のα_1アンチトリプシン欠乏症患者が8万～10万人いると考えられている．α_1アンチトリプシンはトリプシンを阻害するプロテアーゼ阻害蛋白で，具体的にはエラスチンや基底膜を分解する好中球エラスターゼを阻害する．そのため，α_1アンチトリプシン欠乏症では，好中球エラスターゼが阻害されずに肺組織を破壊することにより肺気腫を生じる．

　45歳以下の肺気腫患者，喫煙歴がない，もしくは少ない患者，肺下葉中心の汎小葉型肺気腫では，α_1アンチトリプシン欠乏症の検査をする必要がある．

喫煙はCOPDの最も重要なリスク因子であるが，喫煙をしたすべての人が必ずCOPDを発症するわけではない．同じ喫煙量のCOPD患者でも，重症になる者もいるし，軽症になる者もいる．これは喫煙以外の職業上の曝露，空気汚染などのリスク因子，遺伝的要素の違いによるものと思われる．現在，米国では，約1万人の喫煙者の観察研究，COPDGene®★ studyが進行中である．COPDGene® studyでは，すべての患者の臨床情報，呼吸機能検査，CT所見さらに遺伝子検査のために血液が集められ，特定の遺伝子とCOPD，COPDの重症度，CT所見等の関連が評価される．

American Thoracic Society ; European Respiratory Society Statement : standards for the diagnosisand management of individuals with alpha-1 antitrypsin deficiency. Am J Respir Crit Care Med 2003 ; 168 : 818-900.　PMID : 14522813

★— COPDGene®　Genetic Epidemiology of COPD

A 在宅酸素療法の適応と効果について述べよ．

安静時低酸素血症を伴う慢性呼吸不全の患者では，1日15時間以上の在宅酸素療法は生存率を改善する．在宅酸素療法の適応基準は国によって多少異なるが，日本における在宅酸素療法の適応は以下のとおり．

（1）PaO_2★　55 mmHg以下，もしくはパルスオキシメータ 88％以下
（2）PaO_2 60 mmHg以下で睡眠時または運動負荷時に著しい低酸素血症をきたす場合

Continuous or nocturnal oxygen therapy in hypoxemic chronic obstructive lung disease : a clinical trial. Ann Intern Med 1980 ; 93 : 391-8.　PMID : 6776858
Long term domiciliary oxygen therapy in chronic hypoxic cor pulmonale complicating chronic bronchitis and emphysema. Report of the Medical Research Council Working Party. Lancet 1981 ; 1 : 681-6.　PMID : 6110912
佐久間哲也, 栗山喬之. 在宅酸素療法の新しい適応基準. 日内会誌 1995 ; 84 : 135-40.

★— PaO_2　動脈血酸素分圧（partial pressure of oxygen in arterial blood）

喘息（気管支喘息）

B MDI★（定量噴霧式吸入器）とネブライザーの効果に違いはあるか？

MDIをスペーサーと一緒に用いた場合，ネブライザーとの差はない．しかしながら，多くの救急室，病棟では，ネブライザーがよく使われている．Dhuperらは，救急部に受診した喘息の急性増悪の患者において，サルブタモールのMDI／スペーサー投与とネブライザー投与の無作為化比較試験を行った．その結果，2つの群の間では，ピークフロー値，症状，入院率，救急部での滞在時間には有意差が認められなかった．CatesらのメタアナリシスにおいてもMDI／スペーサーとネブライザーによるサルブタモールの投与では，入院率，救急部滞在時間，ピークフローにおいて差はみられなかった．また，ネブライザーと比較して，MDI／スペーサーのコストのほうがネブライザーを準備する人件費がかからない分だけ安くなる．

Dhuper S, Chandra A, Ahmed A, et al. Efficacy and cost comparisons of bronchodilatator administration between metered dose inhalers with disposable spacers and nebulizers for acute

asthma treatment. J Emerg Med 2011 ; 40 : 247-55.　PMID : 19081697
Cates CJ, Welsh EJ, Rowe BH. Holding chambers (spacers) versus nebulisers for beta-agonist treatment of acute asthma. Cochrane Database Syst Rev 2013 ; 9 : CD000052.　PMID : 24037768

★― MDI　定量噴霧式吸入器(metered dose inhaler)

C オマリズマブ(ゾレア®)の適応について述べよ。

喘息の病態生理において，IgE[★1]は中心的な役割を果たしている。喘息のメカニズムは，抗原への感作と，感作された抗原の再度の曝露による発症の2つの段階に分けられる。アレルゲンに再曝露されると，抗原に対するIgEが肥満細胞と好塩基球の表面に出現し，抗原がIgEと結合することにより，ヒスタミン，プロスタグランジン，ロイコトリエンなどの炎症メディエーターの放出を誘導する。これにより，即時型アレルギーを起こし，気管支攣縮などの喘息症状を引き起こす。さらに，アレルゲンに継続的に曝露されると，遅延型アレギーを引き起こし，気道過敏性の亢進，気管支攣縮が起きる。

オマリズマブは遺伝子組み換えヒト化抗IgE抗体で，Cε3に結合し，IgEがマスト細胞や好塩基球の細胞表面の受容体と結合することを阻害する。これにより，マスト細胞や好塩基球は脱顆粒しなくなり，その結果，炎症性メディエーターを放出しなくなる。

Hananiaらは，高用量の吸入ステロイド薬と長時間作用型β_2刺激吸入薬を吸入しても喘息がコントロールされていない患者に対して，オマリズマブの無作為化比較試験を行った。結果，オマリズマブを投与された群は，プラセボ群と比較して，喘息の急性増悪の割合が改善した。また，1日あたり使うサルブタモールの使用頻度も低下し，喘息の症状，QOLの改善も認められた。

オマリズマブの適応は，12歳以上の重度持続性喘息患者で，高用量の吸入ステロイド薬を内服しても喘息がコントロールされておらず，皮膚試験もしくはRAST[★2]法にて通年アレルゲンに感作が示されており，かつ血清IgE値が30～700 IU/mLである症例である。

Strunk RC, Bloomberg GR. Omalizumab for asthma. N Engl J Med 2006 ; 354 : 2689-95.　PMID : 16790701
Hanania NA, Alpan O, Hamilos DL, et al. Omalizumab in severe allergic asthma inadequately controlled with standard therapy : a randomized trial. Ann Intern Med 2011 ; 154 : 573-82.　PMID : 21536936
Fanta CH. Asthma. N Engl J Med 2009 ; 360 : 1002-14.　PMID : 19264689

★1― IgE　免疫グロブリンE(immunoglobulin E)
★2― RAST　radioallergosorbent test

非侵襲的換気(NIV)

B 急性呼吸不全でのNIV★の適応について述べよ。

確立したエビデンスがあるNIVの適応は，重症COPD急性増悪，心原性肺水腫，免疫不全患者の呼吸不全，COPD患者のウィーニング，である。

1. COPDの急性増悪

呼吸性アシドーシスを伴うCOPDの急性増悪において，従来の治療法にNIVを用いると，挿管を必要とする患者数が減少し，死亡率・入院日数ともに改善する。COPDの急性増悪による急性呼吸不全においては，NIVは第1選択である。

ただし，NIVの有効性は，pH 7.30未満の重症COPD急性増悪においては認められるが，pH 7.30以上の軽症COPD急性増悪においては認められていない。

2. 心原性肺水腫

心原性肺水腫において，NIVは従来の治療法と比較して，院内死亡率・挿管率を改善するが，入院日数・心筋梗塞の発症率に差は認められなかった。心原性肺水腫において，NIVは第1選択である。

3. 免疫不全患者の呼吸不全

免疫不全を伴う患者の急性呼吸不全においても，NIVは，死亡率・挿管率を改善する。挿管を必要とする人工呼吸管理と比較した場合，NIVに伴う院内感染が少ないためである。ただし，NIVを使用した患者の20～50％については，挿管が必要となる。

4. COPD患者におけるウィーニング

高二酸化炭素血症を伴うCOPD患者におけるウィーニングにおいて，NIVは死亡率・抜管後呼吸不全の発症率を改善する。

このほかに，喘息の急性増悪においてもNIVはよく用いられるが，現在のところ，大規模な無作為化試験は存在せず，確立したエビデンスはない。

Lightowler JV, Wedzicha JA, Elliott MW, et al. Non-invasive positive pressure ventilation to treat respiratory failure resulting from exacerbations of chronic obstructive pulmonary disease : Cochrane systematic review and meta-analysis. BMJ 2003 ; 326 : 183-5.　PMID：12543832

Keenan SP, Sinuff T, Cook DJ, et al. Which patients with acute exacerbation of chronic obstructive pulmonary disease benefit from noninvasive positive-pressure ventilation? A systematic review of the literature. Ann Intern Med 2003 ; 138 : 861-70.　PMID：12779296

Vital FM, Ladeira MT, Atallah AN. Non-invasive positive pressure ventilation (CPAP or bilevel NPPV) for cardiogenic pulmonary oedema. Cochrane Database Syst Rev 2013 ; 5 : CD005351.　PMID：23728654

Hilbert G, Gruson D, Vargas F, et al. Noninvasive ventilation in immunosuppressed patients with pulmonary infiltrates, fever, and acute respiratory failure. N Engl J Med 2001 ; 344 : 481-7.　PMID：11172189

Antonelli M, Conti G, Bufi M, et al. Noninvasive ventilation for treatment of acute respiratory failure in patients undergoing solid organ transplantation : a randomized trial. JAMA 2000 ; 283 : 235-41.　PMID：10634340

Girou E, Schortgen F, Delclaux C, et al. Association of noninvasive ventilation with nosocomial infections and survival in critically ill patients. JAMA 2000 ; 284 : 2361-7.　PMID：11066187

Adda M, Coquet I, Darmon M, et al. Predictors of noninvasive ventilation failure in patients with hematologic malignancy and acute respiratory failure. Crit Care Med 2008 ; 36 : 2766-72.　PMID：18766110

Razlaf P, Pabst D, Mohr M, et al. Non-invasive ventilation in immunosuppressed patients with pneumonia and extrapulmonary sepsis. Respir Med 2012 ; 106 : 1509-16.　PMID：22944604

★― NIV　非侵襲的換気(noninvasive ventilation)

Ⓑ NIVの禁忌は何か？

禁忌には以下がある。

- 心停止・呼吸停止
- 意識障害（GCS[*]＜10）
- 重症上部消化管出血
- 不安定な血行動態・不整脈
- 顔面手術・外傷・奇形
- 上部気道の閉塞
- 気道の確保ができない
- 喀痰の排出ができない
- 誤嚥のリスクが高い

Organized jointly by the American Thoracic Society, the European Respiratory Society, the European Society of Intensive Care Medicine, et al. International Consensus Conferences in Intensive Care Medicine : noninvasive positive pressure ventilation in acute Respiratory failure. Am J Respir Crit Care Med 2001 ; 163 : 283-91.　PMID : 11208659

[*]― GCS　グラスゴー昏睡尺度（Glasgow Coma Scale）

B 急性呼吸不全でのNIVの成功を予測する因子は何か？

前述のすべての急性呼吸不全患者でNIVが有効なわけではない。NIVによって病状が改善する患者とそうではない患者を予測する因子はあるのだろうか？　Confalnieriらは，治療開始時と治療開始から2時間後のAPACHE[*1] Ⅱスコア，pH，呼吸数，GCSが予後と相関することを示した。治療開始から2時間後に，これらの4因子が好ましい数値でなかった場合，NIVの不成功率は99％であると示した。NIV成功に相関する因子は以下のとおりである。

- 呼吸器との同期
- 歯のある患者
- マスクからのリークが少ない
- 喀痰が少ない
- 呼吸数の減少
- APACHE Ⅱ＜29
- pHの改善
- 低酸素血症による呼吸不全で，1時間後の PaO_2/F_iO_2[*2]＞146
- COPDもしくは心原性肺水腫
- 肺炎，ARDS[*3]を併発しない
- 治療開始後1～2時間以内に以下因子の改善が認められる
- PaO_2の改善
- PCO_2の減少

急性呼吸不全に対してNIVを用いる場合，適切な患者にNIVを使用し，NIV開始から2時間後に改善傾向が認められない場合に挿管を行うことが重要である。

Confalonieri M, Garuti G, Cattaruzza MS, et al. A chart of failure risk for noninvasive ventilation in patients with COPD exacerbation. Eur Respir J 2005 ; 25 : 348-55.　PMID : 15684302
Garpestad E, Brennan J, Hill NS. Noninvasive ventilation for critical care. Chest 2007 ; 132 : 711-20. PMID : 17699147

[*1]― APACHE　acute physiology and chronic health evaluation

★2 — F$_I$O$_2$　吸入酸素濃度（fraction of inspiratory oxygen）
★3 — ARDS　急性呼吸促迫症候群（acute respiratory distress syndrome）

その他

A 術後呼吸器合併症を挙げよ。また，術後呼吸器合併症のリスク因子を挙げよ。

無気肺，肺炎，気管支炎，気管支攣縮，低酸素血症，呼吸不全，慢性肺疾患の増悪，肺塞栓などが挙げられる。

術後呼吸器合併症のリスク因子は，患者に関係する因子と手術そのものに関係する因子と検査に分けられる。表10-8を参照。

表10-8　術後呼吸器合併症のリスク因子

患者に関する因子	手術に関する因子	検査
● 年齢 ● 慢性肺疾患 ● ASA★ class ≧ II ● 心不全 ● 身体機能依存	● 手術の部位 ● 手術時間 ● 全身麻酔 ● 緊急手術	● アルブミン＜3.5 g/dL

〔Smetana GW, Lawrence VA, Cornell JE. American College of Physicians. Preoperative pulmonary risk stratification for noncardiothoracic surgery : systematic review for the American College of Physicians. Ann Intern Med 2006 ; 144 : 581-595. をもとに作成〕
★— ASA　米国麻酔科学会（American Society of Anesthesiologists）

Rock P, Rich PB. Postoperative pulmonary complications. Curr Opin Anaesthesiol 2003 ; 16 : 123-31.　PMID : 17021450
Smetana GW, Lawrence VA, Cornell JE ; American College of Physicians. Preoperative pulmonary risk stratification for noncardiothoracic surgery : systematic review for the American College of Physicians. Ann Intern Med 2006 ; 144 : 581-95.　PMID : 16618956

B 術後呼吸器合併症の評価では，胸部X線検査，呼吸機能検査は必要か？

術後呼吸器合併症のリスクの術前評価のためにスパイロメトリーは頻繁に行われるが，スパイロメトリーの数値が術後呼吸器合併症のリスクの予測に有用であるとか，病歴・身体所見以上の情報を提供するというエビデンスはない。よって，原因不明の呼吸症状の評価，もしくは慢性肺疾患が術前にきちんと治療されているかの評価以外には，術前のスパイロメトリーは推奨されていない。

Archerらのメタアナリシスでは，10％の術前胸部X線写真が異常であった。そのうち，1.3％が病歴・身体所見のみではひろえなかった異常所見で，術前管理に影響を及ぼした割合は0.1％にすぎなかった。

Smetana GW, Lawrence VA, Cornell JE ; American College of Physicians. Preoperative pulmonary risk stratification for noncardiothoracic surgery : systematic review for the American College of Physicians. Ann Intern Med 2006 ; 144 : 581-95.　PMID : 16618956
Archer C, Levy AR, McGregor M. Value of routine preoperative chest x-rays : a meta-analysis. Can J

Anaesth 1993 ; 40 : 1022-7. PMID : 8269561

術後呼吸器合併症の予後測定ツールにはどのようなものがあるか？

術後呼吸器合併症の予後測定ツールとしては，Canet risk index，Arozullah respiratory failure index，Gupta calculator for postoperative respiratory failure，がある。Canet risk indexでは，年齢，術前の酸素飽和度，手術の1か月前の呼吸器感染症の有無，術前の貧血，手術の部位，手術時間，緊急手術の7つ因子を評価し，術後呼吸器合併症のリスクを低度，中等度，高度に分類する。Canter risk indexは簡易だが，喘鳴などの軽度の呼吸器症状も合併症として考慮されている点が問題である。Arozullah respiratory failure indexは術後48時間以上の人工呼吸管理を必要とする呼吸不全のリスクを予測する。Gupta calculator for postoperative respiratory failureは，術後48時間以降の人工呼吸管理から離脱できない呼吸不全，もしくは術後の再挿管のリスクを予測する。Arozullah respiratory failure indexに比べて，煩雑である。

Rock P, Rich PB. Postoperative pulmonary complications. Curr Opin Anaesthesiol 2003 ; 16 : 123-131. PMID : 17021450
Smetana GW, Lawrence VA, Cornell JE ; American College of Physicians. Preoperative pulmonary risk stratification for noncardiothoracic surgery : systematic review for the American College of Physicians. Ann Intern Med 2006 ; 144 : 581-95. PMID : 16618956

立位・座位では呼吸苦があり，寝ると呼吸苦がなくなるのを医学用語で何というか？

platypnea（扁平呼吸）という。orthopneaの反対である。ギリシャ語のplatus（＝flat），pnoia（＝breath）が語源。platypneaは肝肺症候群もしくは臥位から座位への変換で右左シャントが増加する心奇形でみられる。orthodeoxiaとは臥位から座位へ変換した際に，PaO$_2$（酸素分圧）が4 mmHg以上，もしくは酸素飽和度が5％以上低下する状態を示す。

Kubler P, Gibbs H, Garrahy P. Platypnoea-orthodeoxia syndrome. Heart 2000 ; 83 : 221-3. PMID : 10648502

Lady Windermere症候群は何から命名されたか？

オスカー・ワイルド〔Oscar Wilde（1854〜1900年）〕の戯曲"Lady Windermere's Fan（ウィンダミア卿夫人の扇）"に由来する。Lady Windermere症候群は高齢の女性の右中肺もしくは左肺舌区の無気肺を伴う肺MAC*症のパターンの1つである。ビクトリア時代，女性が公の場で咳をするのはマナー違反と考えられ，女性は咳をしないように努めた。もともと右中肺，左肺舌区は解剖の構造的に喀痰の溜まりやすい部分である。咳を抑制することにより，この部分で閉塞性肺炎，気管支拡張症を起こしやすくなり，高齢の女性の肺MAC症では，右中肺，左肺舌区に無気肺を伴いやすいと考えられる。

Reich JM, Johnson RE. Mycobacterium avium complex pulmonary disease presenting as an isolated lingular or middle lobe pattern. Chest 1992 ; 101 : 1605-9. PMID : 1600780

★― MAC　マイコバクテリウム・アビウムコンプレックス（*Mycobacterium avium* complex）

過敏性肺臓炎のサブタイプとそれぞれの原因を述べよ。

日本の過敏性肺臓炎には，以下のようなものがある。

- (1) **夏型過敏性肺臓炎**：住居に増殖する真菌〔トリコスポロン・アサヒ(*Trichosporon asahii*)，トリコスポロン・ムコイデス(*Trichosporon mucoides*)〕が原因。抗トリコスポロン抗体で診断
- (2) **鳥関連過敏性肺臓炎**：鳥糞，羽毛が原因。抗鳥糞抗体，抗インコ糞抗体で診断
- (3) **農夫肺**：牧草に増殖する好熱性放線菌(*Saccaropolyspora rectivirgula*, *Thermoactinomyces vulgaris*など)が原因。抗 *T. vulgaris*抗体で診断
- (4) **塗装工肺**：自動車の塗装に使用するイソシアネートが原因。抗イソシアネート抗体で診断
- (5) **加湿器肺**：加湿器内で増殖する真菌，細菌が原因。原因抗原に対する特異抗体で診断
- (6) **キノコ栽培者肺**：キノコ胞子や栽培に関連した細菌・真菌が原因

吉澤靖之, 宮崎泰成, 稲瀬直彦ほか. 慢性過敏性肺炎. 日内会誌 2006；95：1004-12.

アスベストはどれくらい曝露したら，悪性中皮腫・肺がんのリスクとなるか？

アスベストによる肺疾患としては，良性石綿胸水，びまん性胸膜肥厚，石綿肺，肺がん，悪性中皮腫が挙げられる。白石綿(クリソタイル)，青石綿(クロシドライト)，茶石綿(アモサイト)に分けられる。中皮腫を起こすリスク比率はクリソタイル：アモサイト：クロシドライト＝1：100：500であり，アモサイトとクロシドライトが最も中皮腫，肺がんに関連する。石綿の種類のほかに，曝露濃度，曝露期間，吸入後の肺内滞留時間ががんのリスクと関連している。アスベストの累積曝露量が多ければ多いほど，発がんのリスクも高まる。しかし，どの程度の累積曝露量ならば発がんのリスクはないという閾値はないとされている。

貫和敏博, 杉山幸比古, 門田淳一. 呼吸器疾患最新の治療 2013-2015, 東京：南江堂, 2013：73.
Fraser RS, Colman NC, Muller NL, et al. Synopsis of Disease of the Chest, 3rd ed. Philadelphia：Elsevier / Saunders, 2005：724-33.

2年間増大していない5mmの孤立性充実性肺結節を，今後も毎年，CTでフォローアップする必要があるか？

2年間増大のみられない孤立性肺結節は良性であるという経験則は，1958年にGoodとWilsonらの記載に基づく。しかし，この経験則を裏づけるデータは乏しく，1996年にYankelevitzらが過去の臨床研究のデータに検証したところ，感度は40％，特異度は72％であった。Slatteryらがlow-dose CTを用いて，2年間増大の認められなかった充実性肺結節をさらに5年間フォローアップしたところ，94％の結節では変化がなく，5％の結節は縮小した。1例だけ，2年目から7年目にかけて肺結節が6mmから9mmに増大したが，その後，さらに2年間のフォローアップでは変化がみられなかった。以上のことより，Fleischner Society, ACCPのガイドラインでは，2年間増大がみられない充実性肺結節は良性であり，さらなる画像検査によるフォローアップの必要はないとしている。ただし，スリガラス様の浸潤を伴う肺結節は，

進行の遅い肺がんの可能性があるので，2年以上のフォローアップが必要となる。

Yankelevitz DF, Henschke CI. Does 2-year stability imply that pulmonary nodules are benign? AJR Am J Roentgenol 1997 ; 168 : 325-8. PMID : 9016198

Slattery MM, Foley C, Kenny D, et al. Long-term follow-up of non-calcified pulmonary nodules(＜10 mm) identified during low-dose CT screening for lung cancer. Eur Radiol 2012 ; 22 : 1923-8. PMID : 22538626

MacMahon H, Austin JH, Gamsu G, et al ; Fleischner Society. Guidelines for management of small pulmonary nodules detected on CT scans : a statement from the Fleischner Society. Radiology 2005 ; 237 : 395-400. PMID : 16244247

Gould MK, Donington J, Lynch WR, et al. Evaluation of individuals with pulmonary nodules : when is it lung cancer? Diagnosis and management of lung cancer, 3rd ed : American College of Chest Physicians evidence-based clinical practice guidelines. Chest 2013 ; 143 : e93S-120S. PMID : 23649456

Naidich DP, Bankier AA, MacMahon H, et al. Recommendations for the management of subsolid pulmonary nodules detected at CT : a statement from the Fleischner Society. Radiology 2013 ; 266 : 304-17. PMID : 23070270

11 膠原病

加藤 宏

関節炎総論

C 全世界どの教科書にも記載されていないが，特にリウマチ膠原病診療において常に肝に銘じておくべき最重要原則は何か？

近年の免疫学の研究の進歩には目を見張るものがある。しかしながら，ここ10年でようやく解明され始めた多くの自己免疫疾患の病態メカニズムは，本当に氷山の一角といっても過言ではない。翻訳すれば，この領域における臨床現象の解釈や疾患の定義・分類はいまだアヤフヤであり，ほとんどの疾患において，疾患を定義づける臨床所見や生物学的マーカーは存在しない。さらに診療を難しくするのは，最初に病態のスイッチを押す因子が，感染症であれ，悪性腫瘍であれ，あるいは自己免疫疾患そのものであれ，たどりつく最終経路，すなわち我々が目にする臨床像は酷似している，ということである。これらの考察を総合すると，多くのリウマチ性疾患の診断は，合致する臨床，血清，そして場合によっては組織学的所見，および同様の臨床像を呈する疾患の除外によるのであり，診断に到達するまでの過程には限りなく多くの落とし穴が待ち受けている。筆者がリウマチ内科研修を始めて最初に叩き込まれたのは，他医がつけた診断を鵜呑みにしないことである。特に，最初の診断では説明のつかない臨床・検査所見に遭遇した症例や，期待された治療効果が得られていない症例において，もともとの診断を慎重に再検討することは，往々にして読者諸氏およびそのケアを受ける患者を救うことになる。

A 移動性関節炎の鑑別診断について述べよ。

関節炎の発症パターンは診断を絞り込むうえでしばしば有用である。特に，移動性の関節炎を認めたときに考慮すべき疾患は，痛風，感染性心内膜炎，淋菌（*Neisseria gonorrhoeae*）性関節炎，反応性関節炎，Lyme病，急性リウマチ熱，およびWhipple病である。入院患者において，痛風は移動性の関節炎の最も頻度の高い原因の1つであり，診断確定には関節液中に尿酸結晶を認めることが必須である。感染性心内膜炎に認められる多関節炎の多くは，関節自体の直接の感染ではなく，感染の結果引き起こされた免疫複合体病（III型免疫過敏反応）が原因である。比較的急性な経過の関節炎において，菌血症のリスクを示唆する病歴，新規発症の心雑音や心不全，免疫複合体病を示唆する臨床また血清学的徴候（糸球体腎炎，リウマトイド因子高値，補体低値）を認めた場合には，心内膜炎を疑うのが賢明である。生来健康な若年患者に大関節優位（膝，手首）の移動性関節炎を認めた際には，淋菌性関節炎を疑う。消化器，泌尿生殖器系の感染に引き続いて，下肢優位の関節炎を認めた際には，反応性関節炎を考慮し，この疾患に比較的特徴的な筋骨格系徴候（指炎，腱付着部炎，仙腸関節炎）および

関節外臓器徴候〔結膜炎，ぶどう膜炎，口腔内潰瘍，陰部病変（環状亀頭炎：circinate balanitis），膿漏性角化症（keratoderma blennorrhagica）などの皮膚所見，無菌性尿道炎〕の有無を慎重に評価する．病歴上，ダニとの接触が疑われる症例において，増大する紅斑，大関節優位の関節炎（手首，肘，膝），原因不明の房室ブロック，脳神経麻痺，または無菌性髄膜炎などを認めた際にはLyme病を考慮する．リウマチ熱は現代の日本ではまれであるが，先行する溶連菌感染が疑われる症例で，遊走性の関節炎とともに新規発症の心雑音，心疾患を認めた場合には，抗原，培養，または血清学的検査で溶連菌感染の有無を検証する．Whipple病はきわめてまれであるが，慢性の消化吸収不良徴候に伴うるいそう，原因不明の認知症状，眼球運動障害，ぶどう膜炎，皮膚の色素沈着，皮下結節，無菌性心内膜炎を認めた際には，この疾患を疑って小腸の生検を考慮されたい．

Pinals RS. Polyarthritis and fever. N Engl J Med 1994 ; 330 : 769-74.　PMID : 8107744

A　1週間来の右股関節痛と微熱で受診したコントロール良好な関節リウマチの患者において，第1に念頭におくべき可能性は何か？

急性発症の単関節炎において考慮すべき可能性は，感染性関節炎および痛風をはじめとした結晶性関節炎である．単関節炎の治療の大原則は，他の診断が確定しない限り感染性関節炎として治療することである．特に本症例のように，慢性の関節疾患の症例や免疫抑制剤内服中の患者においては，感染性関節炎を強く疑い関節穿刺を行うべきである．感染性関節炎のリスク因子は，高齢，関節リウマチ，糖尿病，透析，人工関節，関節内ステロイド注射，免疫抑制剤の内服，アルコール依存，および皮膚の感染症などである．発熱や末梢血中の白血球増加の感度は高くなく，これらの所見がないことは感染性関節炎を除外しない．関節液中の白血球数は，典型的には50,000/μLを上回るが，HIV[★1]/AIDS[★2]や好中球減少の患者をはじめとした免疫不全患者においては典型的な白血球増加を認めえないこと，また，非感染性の炎症性関節炎（たとえば，痛風，乾癬性関節炎など）においても同程度の白血球増加が認められることに留意されたい．最後に，関節液のグラム染色の感度はたかだか50～70％程度であること，培養検査の感度も決して100％でないことを特筆しておく．

Mathews CJ, Coakley G. Septic arthritis : current diagnostic and therapeutic algorithm. Curr Opin Rheumatol 2008 ; 20 : 457-62.　PMID : 18525361
Shmerling RH. Synovial fluid analysis. A critical reappraisal. Rheum Dis Clin North Am 1994 ; 20 : 503-12.　PMID : 8016423

★1— HIV　ヒト免疫不全ウイルス（human immunodeficiency virus）
★2— AIDS　後天性免疫不全症候群（acquired immune deficiency syndrome）

B　乾癬性関節炎の診断は乾癬の有無に必ずしも依存しない理由を説明せよ．

およそ1/6の乾癬性関節炎の症例において，関節炎は皮膚病変に先行する．したがって，乾癬は乾癬性関節炎の診断に必須ではない．このような症例においては，いわゆる隠された乾癬，とりわけ頭部，臍，両側臀部の会合部の病変や，乾癬を示唆するその他の臨床徴候，たとえば爪甲陥凹や爪剥離症を慎重に探す必要がある．診断にはCASPAR[★1]の基準が有用である．(1) 乾癬の有無：現在存在する…2点，病歴上，過去に存在した…1点，本人の既往はないが家族歴あり…1点，(2) 爪病変（爪甲陥凹や

爪剝離症)…1点,(3)指炎…1点,(4)リウマトイド因子陰性…1点,(5)X線画像上の骨新生の所見…1点のうち,合計3点以上をもって乾癬性関節炎と診断される。複数の臨床試験が,この診断基準の高い感度(91〜100％)と特異度(97〜99％)を支持している。乾癬性関節炎に比較的特徴的な臨床所見は,非対称性の関節炎,DIP[★2]関節炎,同一の手指におけるDIP＋PIP[★3]＋MCP[★4]の関節炎,仙腸関節炎,ソーセージ様手指と称される指炎,腱付着部炎である。一般的に,関節周囲の骨密度低下は関節リウマチほど顕著でない。CASPARの基準にあるように,骨新生は乾癬性関節炎をはじめとしたリウマトイド因子陰性の脊椎炎に特徴的であり,繰り返す骨びらんと骨新生の過程は,典型的にはpencil-in-cup変形と称される関節の変形をきたす。皮膚と関節炎の相関に関連して同様に銘記しておくべき点は,乾癬の患者の関節痛や関節炎は必ずしも乾癬性関節炎を示唆しないということである。実際,乾癬患者における高尿酸血症,痛風の頻度は高い。

Taylor W, Gladman D, Helliwell P, et al ; CASPAR Study Group. Classification criteria for psoriatic arthritis : development of new criteria from a large international study. Arthritis Rheum 2006 ; 54 : 2665-73.　PMID：16871531
Coates LC, Conaghan PG, Emery P, et al. Sensitivity and specificity of the classification of psoriatic arthritis criteria in early psoriatic arthritis. Arthritis Rheum 2012 ; 64 : 3150-5.　PMID：22576997

★1 ― CASPAR　Classification criteria for Psoriatic Arthritis
★2 ― DIP　遠位指節間関節(distal interphalangeal joint)
★3 ― PIP　近位指節間関節(proximal interphalangeal joint)
★4 ― MCP　中手指節関節(metacarpophalangeal joint)

A 結節性紅斑がしばしば全身性疾患診断の鍵となる背景を説明せよ。〔1章の「結節性紅斑の原因は何か？」(25ページ)も参照〕

表 11-1　結節性紅斑をきたす疾患

炎症性疾患	Behçet病,サルコイドーシス,炎症性腸疾患,反応性関節炎,SLE[★1],結節性動脈炎,ANCA[★2]関連性血管炎,Weber-Christian症候群
感染症	溶連菌,結核菌(Mycobacterium tuberculosis),真菌,エルシニア(Yersinia),サルモネラ(Salmonella),カンピロバクター(Campylobacter),赤痢菌(Shigella),クラミジア(Chlamydia),Whipple病
悪性疾患	リンパ増殖性疾患
薬剤	経口避妊薬
その他	妊娠,膵炎

★1 ― SLE　全身性エリテマトーデス(systemic lupus erythematosus)
★2 ― ANCA　抗好中球細胞質抗体(antineutrophil cytoplasmic antibody)

結節性紅斑はあらゆる感染性,炎症性,または悪性疾患の皮膚所見として出現するため,背景にある全身性疾患をほのめかす重要な警告信号である。全世界で最も頻度の高い原因が溶連菌(Streptococcus)感染であることは,内科医の常識といっても過言

ではない。結節性紅斑の原因として覚えておくべき疾患を表11-1に示す。女性患者で最初に検討すべき事項は，妊娠の可能性と経口避妊薬内服の有無である。

Cribier B, Caille A, Heid E, et al. Erythema nodosum and associated diseases. A study of 129 cases. Int J Dermatol 1998；37：667-72.　PMID：9762816
Psychos DN, Voulgari PV, Skopouli FN, et al. Erythema nodosum：the underlying conditions. Clin Rheumatol 2000；19：212-6.　PMID：10870657
Tay YK. Erythema nodosum in Singapore. Clin Exp Dermatol 2000；25：377-80.　PMID：11012588

Ⓑ ぶどう膜炎の時間的，解剖学的発症パターンを認識することは原因となる全身性炎症性疾患診断の助けとなる。その背景を説明せよ。

結節性紅斑と同様，ぶどう膜炎は全身性炎症性疾患の一徴候として発症することが多い。ぶどう膜炎のおよそ4割の症例で，背景にある感染性または炎症性疾患が診断される。リウマチ膠原病疾患のなかで，とりわけぶどう膜炎の頻度が高いのは，強直性脊椎炎をはじめとしたリウマトイド因子陰性の脊椎炎，サルコイドーシス，Behçet病である。ぶどう膜炎の時間的（急性または慢性）および解剖学的（前眼房または後眼房）発症パターンは，診断を絞り込むうえで有用である（表11-2）。急性発症の前眼房優位のぶどう膜炎は，通常，眼の痛み，充血，羞明にて発症し，リウマトイド因子陰性の脊椎炎に特徴的である。一方で，慢性発症の後眼房優位のぶどう膜炎は，典型的には飛蚊症や徐々に増悪する視野を呈し，リウマチ膠原病疾患のなかでは，サルコイドーシス，Behçet病などの鑑別を促す。

表11-2　ぶどう膜炎の発症パターン，解剖学的分布に基づく分類

	前眼房ぶどう膜炎	後眼房ぶどう膜炎
急性	強直性脊椎炎，反応性関節炎，乾癬性関節炎，炎症性腸疾患，川崎病	
慢性	若年性関節リウマチ，Sjögren症候群，再発性多発性軟骨炎	サルコイドーシス，Behçet病，Sjögren症候群，間質性腎炎およびぶどう膜炎，再発性多発性軟骨炎，Vogt-小柳-原田病，梅毒，結核，トキソプラズマ症，サイトメガロウイルス感染症，ヘルペス感染症

Bañares A, Jover JA, Fernández-Gutiérrez B, et al. Patterns of uveitis as a guide in making rheumatologic and immunologic diagnoses. Arthritis Rheum 1997；40：358-70.　PMID：9041948

Ⓐ 関節炎の鑑別診断を絞り込むうえで有用な誘発因子について説明せよ。

特に先行する感染症や結晶の関節組織沈着によって誘発される関節炎においては，病歴聴取上，病態の誘発因子または誘発因子を示唆する症状をしばしば見いだすことができる（表11-3）。

Pinals RS. Polyarthritis and fever. N Engl J Med 1994；330：769-74.　PMID：8107744

表11-3 関節炎の病歴聴取上押さえるべき誘発因子または誘発因子を示唆する症状

診断	誘発因子または誘発因子を示唆する症状
感染性関節炎	関節手術，関節内ステロイド注射，糖尿病，透析，慢性関節疾患，人工関節，免疫抑制剤の内服，高齢，アルコール依存，皮膚の感染症
痛風	外科手術，心不全，腎機能増悪，利尿薬の内服，化学療法，尿酸産生阻害薬の中断または開始
反応性関節炎	下痢，排尿時痛，頻尿，尿道からの排膿
Lyme病	キャンプ，ハイキングなどアウトドア活動，増大する紅斑
淋菌性関節炎	性的にアクティブな若年患者
感染性心内膜炎	出血を伴う歯科処置，新規発症の心不全または弁膜症，発熱
リウマチ熱	発熱，咽頭痛，前頸部リンパ節腫脹

A 炎症性関節炎と非炎症性関節炎を鑑別するうえで病歴聴取上押さえるべきポイントは何か？

炎症性関節炎と非炎症性関節炎の鑑別は，以後の診断のアプローチの方向を左右する重要な分岐点である．病歴聴取上，鑑別に有用なポイントを表11-4に示す．

表11-4 炎症性関節炎と非炎症性関節炎の鑑別のポイント

	炎症性関節炎	非炎症性関節炎
朝のこわばり	30分以上	15分以下
運動による症状の変化	改善	増悪
安静による症状の変化	増悪	改善
抗炎症薬(NSAIDs★やステロイド)に対する反応性	良好(コルヒチンによる著明な症状の改善は結晶性関節炎を示唆する)	不良
関節の腫脹	よくみられる	まれ
疾患の例	関節リウマチ，SLE，乾癬性関節炎，痛風	変形性関節症

★── NSAIDs　非ステロイド性抗炎症薬(nonsteroidal anti-inflammatory drugs)

Mackenzie AH. Differential diagnosis of rheumatoid arthritis. Am J Med 1988 ; 85 : 2-11.　PMID : 3263044

Ⓑ 関節外組織・臓器障害の組み合わせのパターンは関節炎の鑑別診断を絞り込む助けとなる。その背景を説明せよ。

表11-5に示すとおりである。

表11-5 臓器障害の組み合わせパターンに応じた関節炎の鑑別診断

関節＋肺	関節リウマチ，SLE，サルコイドーシス
関節＋肺＋筋肉	多発性筋炎，皮膚筋炎，MCTD[★1]
関節＋消化管	炎症性腸疾患，Behçet病，Whipple病，アナフィラクトイド紫斑病（HSP[★2]）
関節＋消化管＋中枢神経系	Behçet病，Whipple病
関節＋肺＋腎臓	SLE，ANCA関連性血管炎，クリオグロブリン血症関連血管炎，Goodpasture症候群
関節＋腎臓＋消化管	HSP，SLE
関節＋肺＋腎臓＋中枢神経系	SLE，ANCA関連性血管炎，サルコイドーシス
関節＋心臓	感染性心内膜炎，Lyme病，リウマチ熱，抗リン脂質体症候群，SLE
関節＋心臓＋腎臓	感染性心内膜炎，SLE，EGPA[★3]
関節＋心臓＋中枢神経系	感染性心内膜炎，Lyme病，リウマチ熱，抗リン脂質体症候群，SLE
関節＋肝臓	B型またはC型肝炎に関連した関節炎，成人Still病，クリオグロブリン血症関連血管炎，ヘモクロマトーシス
関節＋腎臓＋肝臓	クリオグロブリン血症関連血管炎，感染性心内膜炎

[★1] MCTD　混合性結合組織病（mixed connective tissue disease）
[★2] HSP　ヘノッホ・シェンライン紫斑病（Henoch-Schönlein purpura）
[★3] EGPA　好酸球性多発血管炎性肉芽腫症（eosinophilic granulomatosis with polyangiitis）

Hawkins RA. Approach to the patient with polyarticular symptoms. In：Sterling G. West. Rheumatology Secrets, 2nd ed. Philadelphia：Elsevier / Hanley & Belfus, 2002：98.

Ⓑ 関節炎の解剖学的分布は診断を絞り込むうえで重要な因子である。その背景を説明せよ。

関節炎の解剖学的分布を把握することは，診断アプローチを大きく促進する（表11-6）。

表 11-6　関節炎の解剖学的分布パターンに応じた鑑別診断

DIP＋PIP	変形性関節症，乾癬性関節炎
PIP＋MCP＋手首関節	関節リウマチ，SLE，その他多くの膠原病・血管炎
同一の手指におけるDIP＋PIP＋MCP	乾癬性関節炎
第2，3指MCP	関節リウマチ，偽痛風，ヘモクロマトーシス
手首＋膝関節	偽痛風，反応性関節炎，淋菌性関節炎，Lyme病，リウマチ熱
膝＋足首関節	痛風，サルコイドーシス，反応性関節炎
膝＋足首＋第1指MTP★	痛風，反応性関節炎，乾癬性関節炎

★— MTP　中足指節関節（metatarsopharangeal joint）

Mackenzie AH. Differential diagnosis of rheumatoid arthritis. Am J Med 1988；85：2-11．PMID：3263044

治療総論

Ⓑ 血漿交換の適応となる疾患を列挙せよ。

多くの自己免疫疾患において，免疫グロブリンまたは免疫複合体は病態の中心的役割を担う（2型または3型の過敏反応）。ステロイドを含めた免疫抑制剤はリンパ球の増殖を抑えることにより新たな抗体の産生を抑制するものの，既に血中に存在する抗体を除去しない。またIg★Gの半減期はおよそ3週間であり，重要臓器障害や生命の危機を最小限に抑えるためには，これらの病的抗体を血中からすみやかに除去することが必要である。重篤な自己免疫疾患において血漿交換が理論的に有効である背景はここにある。以下，米国アフェレシス学会（American Society for Apheresis）が認定する血漿交換の適応疾患を示す（表11-7）。

Cohen S, Freeman T. Metabolic heterogeneity of human gamma-globulin. Biochem J 1960；76：475-87．PMID：13694426
Schwartz J, Winters JL, Padmanabhan A, et al. Guidelines on the use of therapeutic apheresis in clinical practice-evidence-based approach from the Writing Committee of the American Society for Apheresis：the sixth special issue. J Clin Apher 2013；28：145-284．PMID：23868759

★— Ig　免疫グロブリン（immunoglobulin）

Ⓒ 免疫不全症を除いて，免疫グロブリンの静注が有効な疾患およびその副作用を列挙せよ。

表11-8に示すとおりである。

表 11-7　血漿交換が第 1 または第 2 選択となる疾患

神経疾患	Guillain-Barré症候群（AIDP[★1]），CIDP[★2]，重症筋無力症，Lambert-Eaton症候群，NMO[★3]，多発性硬化症
血液疾患	Waldenström型マクログロブリン血症による高粘稠度症候群，TTP[★4] / HUS[★5]，自己免疫性溶血性貧血
リウマチ膠原病疾患	SLE，ANCA関連性血管炎，クリオグロブリン血症関連血管炎，劇症型抗リン脂質抗体症候群，リウマチ熱による Sydenham 舞踏病
腎疾患	Goodpasture症候群，巣状糸球体硬化症
免疫疾患	ABO血液型不適合の腎臓，肝臓，または造血幹細胞移植
その他	家族性高脂血症，劇症型 Wilson病

[★1] — AIDP　急性炎症性脱髄性多発根神経炎（acute inflammatory demyelinating polyradiculoneuropathy）
[★2] — CIDP　慢性炎症性脱髄性多発根神経炎（chronic inflammatory demyelinating polyradiculoneuropathy）
[★3] — NMO　視神経脊髄炎（neuromyelitis optica）
[★4] — TTP　血栓性血小板減少性紫斑病（thrombotic thrombocytopenic purpura）
[★5] — HUS　溶血性尿毒症症候群（hemolytic-uremic syndrome）

表 11-8　免疫グロブリン静注が有効な自己免疫疾患

神経疾患	Guillain-Barré症候群（AIDP），CIDP，重症筋無力症
血液疾患	TTP / HUS，特発性血小板減少性紫斑病，自己免疫性溶血性貧血，自己免疫性好中球減少症，ヘパリンによる血小板減少症，第Ⅷ凝固因子に対する自己抗体
リウマチ膠原病疾患	治療抵抗性皮膚筋炎または多発性筋炎，封入体筋炎，SLE，ANCA関連性血管炎，川崎病
腎疾患	IgA腎症，膜性腎症
その他	造血幹細胞移植後の移植片対宿主病の予防

　頻度はきわめて低いものの最も命にかかわる可能性が高い副作用は，IgA欠損患者におけるアナフィラキシー反応である．したがって，治療前にIgA欠損を除外しておくことが望ましい．IgA欠損は日本では約3,000人に1人の頻度と推定されており，欧米の700〜1,000人に1人の頻度より少ない．その他，内科医として覚えておくべき副作用は，頭痛，無菌性髄膜炎，血栓塞栓症，循環血漿量増加に伴う心不全，急性尿細管壊死，好中球減少症，溶血性貧血，血小板減少症である．免疫グロブリンはこれらの血液疾患の治療に有効な一方で，同様の副作用をもたらしうる点に注目されたい．また，特に高齢者，糖尿病や慢性腎疾患の患者においては，免疫グロブリン製剤

は尿細管壊死をきたすリスクが高いため，スクロースなどの糖を含まない比較的浸透圧の低い製剤が望ましい。

Orange JS, Hossny EM, Weiler CR, et al ; Primary Immunodeficiency Committee of the American Academy of Allergy, Asthma and Immunology. Use of intravenous immunoglobulin in human disease : a review of evidence by members of the Primary Immunodeficiency Committee of the American Academy of Allergy, Asthma and Immunology. J Allergy Clin Immunol 2006 ; 117 : S525-53. PMID : 16580469

Burks AW, Sampson HA, Buckley RH. Anaphylactic reactions after gamma globulin administration in patients with hypogammaglobulinemia. Detection of IgE antibodies to IgA. N Engl J Med 1986 ; 314 : 560-4. PMID : 3945295

Cantú TG, Hoehn-Saric EW, Burgess KM, et al. Acute renal failure associated with immunoglobulin therapy. Am J Kidney Dis 1995 ; 25 : 228-34. PMID : 7847349

近行正昭，佐藤 隆，金本愛子ほか．改良した TIA 法による献血者の IgA 欠損検出頻度について．日輸血会誌 2005 ; 51 : 188.

A メトトレキサートと併用禁忌の抗菌薬は何か？

スルファメトキサゾール・トリメトプリム〔ST合剤（バクタ®）〕はメトトレキサートの代謝・排泄を阻害することにより血中濃度を高め，骨髄抑制をはじめとしたメトトレキサートの毒性を高める。したがって，併用は極力避けるべきである。

Al-Quteimat OM, Al-Badaineh MA. Methotrexate and trimethoprim-sulphamethoxazole : extremely serious and life-threatening combination. J Clin Pharm Ther 2013 ; 38 : 203-5. PMID : 23521709

B シクロホスファミドによる治療を開始する前に患者に説明すべき副作用とその予防手段を説明せよ。

シクロホスファミドの主な副作用およびその予防法を表 11-9 に示す。急性期の副作用のなかでとりわけ重要なのが出血性膀胱炎である。シクロホスファミドの代謝産物を膀胱内に長時間留めないことが肝要なので，補液および頻回な排尿を励行する。そのため，投与経路にかかわらず，午前中の投薬が望ましい。点滴静注による治療の場合は，投薬後およそ 10 ～ 14 日後に白血球数が最低値に達する。シクロホスファミドの投与量は，最低白血球数が 3,000 ～ 4,000/μL の範囲に収まるように調節する。すなわち，最低白血球数が 4,000/μL を上回れば次回の投与量は 0.25 g/m^2（体表面積）に相当する分増やし〔最大 1 g/m^2（体表面積）〕，逆に 3,000/μL を下回れば，0.25 g/m^2（体表面積）に相当する分減らす。カリニ肺炎の予防は必須である。非 HIV 感染患者のカリニ肺炎は，頻度は低いものの，予後は HIV 感染患者に比べて不良である。しかしながら，HIV 陽性症例の場合と異なり，HIV 陰性症例におけるカリニ肺炎の予防に関しては，エビデンスに基づく明確な指針がない。もっとも，シクロホスファミド治療中の肉芽腫性多発性血管炎の患者におけるカリニ肺炎の予防は費用対効果が高いことが証明されており，多くの診療現場においてほぼスタンダードな治療といっても過言ではない。シクロホスファミドは，悪性腫瘍，とりわけ尿路上皮と造血器系の腫瘍のリスクを高め，特に総積算量が 100 g を超える出血性膀胱炎と骨髄異型性症候群のリスクが 2 倍になると報告されている。したがって，投与期間を可能な限り短くする（通常 6 か月以内）のが近年の治療の傾向である。また，年齢相応のがん検診に加えて，尿路上皮および造血器腫瘍の定期的なスクリーニングが重要である。最後に，若年患者においては，生殖機能保存のための選択肢を治療開始前に必ず提示すべきであ

る。

表 11-9 シクロホスファミドの主な副作用と対処・予防法

発症時期	副作用	対処・予防法
急性期	消化器症状	制吐薬(オンダンセトロンなど)の使用
	感冒様症状	点滴静注の場合,アセトアミノフェンを前投薬
	出血性膀胱炎	補液または輸液。頻回な排尿の励行。メスナ(点滴静注の場合)
亜急性期・慢性期	骨髄抑制	静脈点滴による治療の場合,白血球数を 10~14日後に測定
	感染症	カリニ肺炎を含めた日和見感染の予防。肺炎球菌ワクチン,インフルエンザワクチン
	肝障害	肝機能のモニタリング
	悪性腫瘍	定期的な尿細胞診および血清免疫電気泳動,年齢相応のがん検診(大腸内視鏡検査,前立腺触診,マンモグラフィー,子宮頸部細胞診)
	生殖機能低下	GnRH*アゴニストの併用(女性),精子の冷凍保存

★─ GnRH 性腺刺激ホルモン放出ホルモン(gonadotropin releasing hormone)

Boumpas DT, Austin HA 3rd, Vaughn EM, et al. Controlled trial of pulse methylprednisolone versus two regimens of pulse cyclophosphamide in severe lupus nephritis. Lancet 1992 ; 340 : 741-5. PMID : 1356175
Radis CD, Kahl LE, Baker GL,et al. Effects of cyclophosphamide on the development of malignancy and on long-term survival of patients with rheumatoid arthritis. A 20-year followup study. Arthritis Rheum 1995 ; 38 : 1120-7. PMID : 7639809
Reinhold-Keller E, Beuge N, Latza U, et al. An interdisciplinary approach to the care of patients with Wegener's granulomatosis : long-term outcome in 155 patients. Arthritis Rheum 2000 ; 43 : 1021-32. PMID : 10817555
Chung JB, Armstrong K, Schwartz JS, et al. Cost-effectiveness of prophylaxis against Pneumocystis carinii pneumonia in patients with Wegner's granulomatosis undergoing immunosuppressive therapy. Arthritis Rheum 2000 ; 43 : 1841-8. PMID : 10943875
Periti P, Mazzei T, Mini E. Clinical pharmacokinetics of depot leuprorelin. Clin Pharmacokinet 2002 ; 41 : 485-504. PMID : 12083977

A 高齢者にコルヒチンを処方するうえで留意すべき点は何か?

消化器症状は年齢・腎機能を問わずよくみられる急性期の副作用であるが,高齢者,とりわけ腎機能の低下した患者においては,コルヒチンの毒性が高まり,骨髄抑制や筋・末梢神経障害など深刻な慢性期の副作用をもたらすリスクがある。したがって,年齢・腎機能に応じて投与量を調節するのみならず,長期的な内服の適応がある症例

においては，定期的に血算，腎機能をモニタリングし，必要に応じて投与量を調節するのが望ましい．

Kuncl RW, Duncan G, Watson D, et al. Colchicine myopathy and neuropathy. N Engl J Med 1987 ; 316 : 1562. PMID : 3035372
Ben-Chetrit E, Levy M. Colchicine : 1998 update. Semin Arthritis Rheum 1998 ; 28 : 48-59. PMID : 9726336

C リツキシマブ（リツキサン®）の作用機序および適応となる自己免疫疾患について述べよ．

自己抗体産生の源はBリンパ球より分化した形質細胞であり，Bリンパ球を治療の標的にする根拠はここにある．リツキシマブはすべてのBリンパ球が表面に発現するCD20に対するモノクローナル抗体であり，アポトーシス，抗体依存性の細胞障害，補体による細胞融解などの機序によりBリンパ球を除去すると考えられている．リツキシマブの有効性が比較的質の高いエビデンスで証明されている疾患は，関節リウマチ，特発性血小板減少症，自己免疫性溶血性貧血，クリオグロブリン血症関連の血管炎，GPA[★1]，MPA[★2]である．有効性を示唆するデータはあるもののさらなる研究を要する疾患は，Sjögren症候群，IgG4関連疾患，多発性硬化症，NMO，TTP，治療抵抗性の筋炎，尋常性天疱瘡，類天疱瘡などである．

Edwards JC, Szczepanski L, Szechinski J, et al. Efficacy of B-cell-targeted therapy with rituximab in patients with rheumatoid arthritis. N Engl J Med 2004 ; 350 : 2572-81. PMID : 15201414
Arnold DM, Dentali F, Crowther MA, et al. Systematic review : efficacy and safety of rituximab for adults with idiopathic thrombocytopenic purpura. Ann Intern Med 2007 ; 146 : 25-33. PMID : 17200219
Birgens H, Frederiksen H, Hasselbalch HC, et al. A phase III randomized trial comparing glucocorticoid monotherapy versus glucocorticoid and rituximab in patients with autoimmune haemolytic anaemia. Br J Haematol 2013 ; 163 : 393-9. PMID : 23981017
De Vita S, Quartuccio L, Isola M, et al. A randomized controlled trial of rituximab for the treatment of severe cryoglobulinemic vasculitis. Arthritis Rheum 2012 ; 64 : 843-53. PMID : 22147661
Stone JH, Merkel PA, Spiera R, et al ; RAVE-ITN Research Group. Rituximab versus cyclophosphamide for ANCA-associated vasculitis. N Engl J Med 2010 ; 363 : 221-32. PMID : 20647199
Jones RB, Tervaert JW, Hauser T, et al ; European Vasculitis Study Group. Rituximab versus cyclophosphamide in ANCA-associated renal vasculitis. N Engl J Med 2010 ; 363 : 211-20. PMID : 20647198
Meijer JM, Meiners PM, Vissink A, et al. Effectiveness of rituximab treatment in primary Sjögren's syndrome : a randomized, double-blind, placebo-controlled trial. Arthritis Rheum 2010 ; 62 : 960-8. PMID : 20131246
Khosroshahi A, Carruthers MN, Deshpande V, et al. Rituximab for the treatment of IgG4-related disease : lessons from 10 consecutive patients. Medicine (Baltimore) 2012 ; 91 : 57-66. PMID : 22210556
Hauser SL, Waubant E, Arnold DL, et al ; HERMES Trial Group. B-cell depletion with rituximab in relapsing-remitting multiple sclerosis. N Engl J Med 2008 ; 358 : 676-88. PMID : 18272891
Mealy MA, Wingerchuk DM, Palace J, et al. Comparison of relapse and treatment failure rates among patients with neuromyelitis optica : multicenter study of treatment efficacy. JAMA Neurol 2014 ; 71 : 324-30. PMID : 24445513
George JN, Woodson RD, Kiss JE, et al. Rituximab therapy for thrombotic thrombocytopenic purpura : a proposed study of the Transfusion Medicine/Hemostasis Clinical Trials Network with a systematic review of rituximab therapy for immune-mediated disorders. J Clin Apher 2006 ; 21 : 49-56.

PMID：16619232

Oddis CV, Reed AM, Aggarwal R, et al；RIM Study Group. Rituximab in the treatment of refractory adult and juvenile dermatomyositis and adult polymyositis：a randomized, placebo-phase trial. Arthritis Rheum 2013；65：314-24. PMID：23124935

Joly P, Mouquet H, Roujeau JC, et al. A single cycle of rituximab for the treatment of severe pemphigus. N Engl J Med 2007；357：545-52. PMID：17687130

Kasperkiewicz M, Shimanovich I, Ludwig RJ, et al. Rituximab for treatment-refractory pemphigus and pemphigoid：a case series of 17 patients. J Am Acad Dermatol 2011；65：552-8. PMID：21641080

★1— GPA 多発血管炎性肉芽腫症（granulomatosis with polyangiitis）
★2— MPA 顕微鏡性多発性血管炎（microscopic polyangiitis）

検査の解釈

A リウマトイド因子高値をきたす多関節炎の鑑別診断について述べよ。

リウマトイド因子はIgGのFc部位に反応性のある免疫グロブリンである。検査室で通常測定されるのはIgM抗体に属するが，IgG，IgA抗体も報告されている。これらの抗体はしばしば免疫複合体を形成し，種々の臓器に沈着して，さまざまな障害を引き起こす。この免疫応答は関節リウマチに特異的でなく，多くの感染症，炎症性疾患にみられる。多関節炎の症例でリウマトイド因子高値を認めたときにとりわけ考慮すべき疾患は，関節リウマチ，感染性心内膜炎，Sjögren症候群，クリオグロブリン血症関連の血管炎，B型またはC型肝炎である。そのほか，SLE，MCTD，サルコイドーシスもリウマトイド因子陽性の関節炎の鑑別疾患である。したがって，このような症例においては，関節炎の臨床経過（急性または慢性発症）のみならず，関節外臓器徴候の有無を慎重に評価し，臨床像に応じて抗核抗体，抗CCP★抗体，B型・C型肝炎ウイルス血清学的検査，血清免疫電気泳動，および血液培養を考慮する。

Shmerling RH, Delbanco TL. The rheumatoid factor：an analysis of clinical utility. Am J Med 1991；91：528-34. PMID：1951415

★— CCP 環状シトルリン化ペプチド（cyclic citrullinated peptide）

B 抗核抗体に分類される各々の自己抗体の臨床意義，疾患との相関を述べよ。

表11-10に示すとおりである。

Wiik SA, Fritzler MJ. Laboratory tests in rheumatic disorders. In：Hochberg MC. Rheumatology, 4th ed. California：Mosby, 2008：224.

Hobbs K. Laboratory Evaluation. In：Sterling G. West. Rheumatology Secrets, 2nd ed. Philadelphia：Elsevier / Hanley & Belfus, 2002：57-8.

Bonfa E, Golombek SJ, Kaufman LD, et al. Association between lupus psychosis and anti-ribosomal P protein antibodies. N Engl J Med 1987；317：265-71. PMID：3496538

Karassa FB, Afeltra A, Ambrozic A, et al. Accuracy of anti-ribosomal P protein antibody testing for the diagnosis of neuropsychiatric systemic lupus erythematosus：an international meta-analysis. Arthritis Rheum 2006；54：312-24. PMID：16385548

表 11-10 自己抗体の臨床意義・疾患との相関

自己抗体	相関の高い臨床所見
抗 SS-A(Ro)抗体	Sjögren 症候群(抗 SS-B 抗体より感度が高い)，亜急性皮膚エリテマトーデス，先天性房室ブロック(2〜3%)
抗 SS-B(La)抗体	Sjögren 症候群(抗 SS-A 抗体より特異度が高い)，亜急性皮膚エリテマトーデス，先天性房室ブロック(2〜3%)
抗 Smith 抗体	SLE に特異的
抗二本鎖 DNA 抗体	腎・中枢神経系ループス(CNS lupus)。ループス腎炎の活動性との相関。SLE に特異的
抗 RNP★抗体	MCTD(混合性結合組織病)
抗カルジオリピン抗体，抗 β_2 グリコプロテイン抗体	抗リン脂質抗体症候群，中枢神経系ループス
抗リボソーム P 抗体	精神神経系ループス(neuropsychiatric lupus)？(米国の専門医試験には出るものの，議論の分かれるところ)
抗 Jo-1 抗体	典型的な tRNA シンテターゼ症候群(発熱，多発性筋炎，関節炎，間質性肺炎，機械工様の手)
抗セントロメア抗体	限局性全身性強皮症
抗 Scl-70 抗体	びまん性全身性強皮症

★— RNP　リボ核蛋白質(ribonucleoprotein)

B リウマチ性疾患の症例で白血球増加を認めたときに考慮すべき 3 つの状況は何か？

SLE をはじめとした多くのリウマチ性疾患は，疾患活動性の上昇(フレア)とともに白血球減少をきたす。したがって，リウマチ性疾患症例における白血球増加の鑑別疾患は大まかにいって以下の 3 つの状況に限られる。白血球増加は，以下に述べるように重篤な全身性の合併症を示唆することが多いので，最悪の可能性を念頭において，迅速に診断ワークアップを進めるとともに，状況に応じてエンピリックな治療を考慮する。

- **感染症の合併**：免疫抑制患者において，感染症の除外が必須であることはいうまでもない
- **成人 Still 病**：Still 病は典型的には疾患のフレアとともに好中球優位の白血球増加をきたす。したがって，たとえば，長らく SLE と診断された患者が，疾患のフレアのたびに白血球増加を呈し，明らかな感染の証拠が見いだされない場合は，もともと

の診断を再検討されたい
- **血管炎**：血管炎は典型的には白血球増加をきたす

Yamaguchi M, Ohta A, Tsunematsu T, et al. Preliminary criteria for classification of adult Still's disease. J Rheumatol 1992 ; 19 : 424-30.　PMID : 1578458
Hoffman GS, Kerr GS, Leavitt RY, et al. Wegener granulomatosis : an analysis of 158 patients. Ann Intern Med 1992 ; 116 : 488-98.　PMID : 1739240

(B) 変形性関節症，関節リウマチ，乾癬性関節炎，および痛風を鑑別するうえで重要な X 線所見を説明せよ。

表 11-11 に示すとおりである。

表 11-11　種々の関節炎の X 線所見の比較

	変形性関節症	関節リウマチ	乾癬性関節炎	痛風
関節の分布	DIP, PIP, CMC	PIP, MCP, 手首	DIP+PIP または DIP+PIP+MCP	特定のパターンなし
対称性	○	○	×	×
脊椎の病変	○	×	○	×
関節周囲の骨密度低下	×	○	関節リウマチほど高頻度にはみられない	×
骨びらん	カモメの翼，または鋸の歯様	関節線上のびらん	びらんと骨新生の繰り返しは pencil-in-cup 変形に至る	関節線からは離れたびらん
骨新生	骨棘	×		×
骨周囲反応	×	×	よくみられる	×

Solomon L. Clinical features of osteoarthritis. In : Kelley WN, Hams ED Jr, Ruddy S, et al. Textbook of Rheumatology. Philadelphia : Elsevier / Saunders, 1996 : 1383.
van der Heijde DM, van Leeuwen MA, van Riel PL, et al. Biannual radiographic assessments of hands and feet in a three-year prospective followup of patients with early rheumatoid arthritis. Arthritis Rheum 1992 ; 35 : 26-34.　PMID : 1731813
Gladman DD, Shuckett R, Russell ML, et al. Psoriatic arthritis (PSA)— an analysis of 220 patients. Q J Med 1987 ; 62 : 127-41.　PMID : 3659255

関節リウマチ

Ⓑ 関節リウマチの長期的な関節外臓器の合併症を説明せよ。

関節リウマチが全身性疾患であることはいうまでもない（表11–12）。このなかでもC1/C2（環軸）関節の亜脱臼は緊急の診断・治療を要する合併症である。進行した関節リウマチの患者が，上下肢の筋力低下・歩行障害をきたし，上位運動ニューロン徴候を認めた際は，環軸関節の亜脱臼による頸髄の圧迫を疑い，すみやかにMRIによる頸髄損傷の程度の評価を行うとともに，緊急外科コンサルトを要請すべきである。また，全身麻酔による手術を受けるすべての関節リウマチの患者において，術前に頸椎の伸展・屈曲のX線撮影を行い，C1/C2（環軸）関節の亜脱臼の有無を評価するのが定石である。リウマチ性血管炎は，もっぱら関節リウマチを長期間患った症例にみられる。比較的早期に治療が施されるようになった近年，血管炎にまで至る症例はまれである。ほとんどの症例は，リウマチ結節を伴う血清反応陽性かつ破壊性の関節炎である。組織学的には，小中レベルの血管が主として侵されるため，臨床像は結節性動脈炎のそれに類似する。典型的な臨床像は，難治性の皮膚潰瘍と多発性単神経炎による足首の背屈困難である。これらの臨床所見に加えて，壊死性の強膜炎，上強膜炎，末梢性潰瘍性角膜炎，心外膜炎など重要な関節外所見を認めた症例においては，診断確定には必ずしも生検を要さない。他の小血管性血管炎と異なり糸球体腎炎はまれである。検査所見上は，白血球増加，血小板増加，リウマトイド因子高値，低補体血症が典型的であるが，感度・特異度ともに高くない。Felty症候群を呈する患者のベースラインの臨床像は，リウマチ性血管炎のそれとほぼ完全に重なるため，血管炎や心外膜炎を認めることが多い。関節リウマチが冠動脈疾患の重要なリスク因子であることは周知の事実である。

Turesson C, Matteson EL. Extra-articular features of rheumatoid arthritis and systemic involvement. In : Hochberg MC. Rheumatology, 4th ed. California : Mosby, 2008 : 773-83.

Ⓒ メトトレキサートでコントロール不良な関節リウマチの治療戦略について述べよ。

メトトレキサートで十分なコントロールが得られない症例に対するアプローチは以下に示すように大きく3つある。

- **TNF[*1]阻害薬との併用療法**：最初のTNF阻害薬に反応がみられない，もしくは副作用のため治療に耐えられない場合は，第2のTNF阻害薬を試みる価値がある。2009年に「Lancet」に発表された研究は，過去に少なくとも1剤のTNF阻害薬に反応しないか，もしくは耐えられなかった症例における，ゴリムマブの有効性を証明した
- **アバタセプトとの併用療法**：メトトレキサートとアバタセプトの併用により，メトトレキサートとTNF阻害薬の併用と同等かそれ以上の臨床効果が得られることがAMPLE[*2] trial，そしてATTEST[*3] trialのそれぞれで示された
- **メトトレキサート＋スルファサラジン＋プラキニルの3剤併用療法**：2013年の「NEJM」に発表されたRACAT[*4] trialにおいて，この3剤併用療法は，メトトレキサート＋エンブレルと同程度の臨床効果があることが示された

表11-12 関節リウマチの関節外臓器の合併症

臓器	合併症
中枢神経系	硬髄膜炎:まれに脳神経(動眼,滑車,外転神経)麻痺をきたす
脊椎	環軸関節亜脱臼
眼	乾性角結膜炎(二次性Sjögren症候群),強膜炎,上強膜炎,末梢性潰瘍性角膜炎
口腔	口内乾燥症・耳下腺炎(二次性Sjögren症候群)
肺	間質性肺炎〔典型的には通常型間質性肺炎(Usual interstitial pneumonitis)〕,胸膜炎,Caplan症候群
心臓	心外膜炎,冠動脈疾患
腎臓	二次性アミロイドーシス(まれ)
リンパ造血器系	Felty症候群(脾腫+好中球減少),悪性リンパ腫
末梢神経系	末梢神経障害,多発性単神経炎(リウマチ性血管炎の合併症)
皮膚	皮膚潰瘍(リウマチ性血管炎の合併症)
骨	骨粗鬆症

メトトレキサートに加えて2種類のTNF阻害薬に十分な反応がみられない症例においては,第3のTNF阻害薬よりも他の生物学的製剤を検討する価値がある。なぜならば,第1,第2,第3のTNF阻害薬とスイッチを重ねるほど反応性が悪くなることが示されているからである。その際の選択肢は,リツキシマブ,アバタセプト,トシリズマブ,およびトファシチニブである。

Nam JL, Winthrop KL, van Vollenhoven RF, et al. Current evidence for the management of rheumatoid arthritis with biological disease-modifying antirheumatic drugs : a systematic literature review informing the EULAR recommendations for the management of RA. Ann Rheum Dis 2010 ; 69 : 976-86.　PMID : 20447957

Donahue KE, Gartlehner G, Jonas DE, et al. Systematic review : comparative effectiveness and harms of disease-modifying medications for rheumatoid arthritis. Ann Intern Med 2008 ; 148 : 124-34.　PMID : 18025440

Schiff M, Keiserman M, Codding C, et al. Efficacy and safety of abatacept or infliximab vs placebo in ATTEST : a phase III, multi-centre, randomised, double-blind, placebo-controlled study in patients with rheumatoid arthritis and an inadequate response to methotrexate. Ann Rheum Dis 2008 ; 67 : 1096-103.　PMID : 18055472

O'Dell JR, Mikuls TR, Taylor TH, et al ; CSP 551 RACAT Investigators. Therapies for active rheumatoid arthritis after methotrexate failure. N Engl J Med 2013 ; 369 : 307-18.　PMID : 23755969

Smolen JS, Kay J, Doyle MK, et al ; GO-AFTER study investigators. Golimumab in patients with active

rheumatoid arthritis after treatment with tumour necrosis factor alpha inhibitors (GO-AFTER study): a multicentre, randomised, double-blind, placebo-controlled, phase Ⅲ trial. Lancet 2009 ; 374 : 210-21.　PMID : 19560810
Genovese MC, Becker JC, Schiff M, et al. Abatacept for rheumatoid arthritis refractory to tumor necrosis factor alpha inhibition. N Engl J Med 2005 ; 353 : 1114-23.　PMID : 16162882
Emery P, Keystone E, Tony HP, et al. IL-6 receptor inhibition with tocilizumab improves treatment outcomes in patients with rheumatoid arthritis refractory to anti-tumour necrosis factor biologicals : results from a 24-week multicentre randomised placebo-controlled trial. Ann Rheum Dis 2008 ; 67 : 1516-23.　PMID : 18625622
Cohen SB, Emery P, Greenwald MW, et al ; REFLEX Trial Group. Rituximab for rheumatoid arthritis refractory to anti-tumor necrosis factor therapy : Results of a multicenter, randomized, double-blind, placebo-controlled, phase Ⅲ trial evaluating primary efficacy and safety at twenty-four weeks. Arthritis Rheum 2006 ; 54 : 2793-806.　PMID : 16947627
Burmester GR, Blanco R, Charles-Schoeman C, et al ; ORAL Step investigators. Tofacitinib (CP-690,550) in combination with methotrexate in patients with active rheumatoid arthritis with an inadequate response to tumour necrosis factor inhibitors : a randomised phase 3 trial. Lancet 2013 ; 381 : 451-60.　PMID : 23294500

★1── TNF　腫瘍壊死因子(tumor necrosis factor)
★2── AMPLE　Australasian Malignant Pleural Effusion
★3── ATTEST　Alteplase-Tenecteplase Trial Evaluation for Stroke Thrombolysis
★4── RACAT　Rheumatoid Arthritis Comparison to Active Therapy

「血清反応陰性関節リウマチ」の診断は重要な危険信号の可能性がある。なぜか？

およそ20％の関節リウマチの症例は，リウマトイド因子，抗CCP抗体いずれも陰性であり，血清反応陰性関節リウマチと分類される。ここで読者諸氏の注意を喚起したい重要な点は，関節リウマチの診断は除外診断である，ということである。したがって，血清反応陰性関節リウマチの診断を確定する前に，他の重要な疾患が見落とされているリスクがあることを十分に肝に銘じ，臨床像，血清，X線所見を慎重に再評価する姿勢が望ましい。たとえば，高齢者の繰り返す第2, 3指MCP，手首関節の腫脹は偽痛風かもしれない。るいそう徴候のある患者が，関節症状のコントロールに通常に必要な投与量をはるかに上回る投与量のステロイドを必要としている場合は，悪性腫瘍の潜在を疑う必要がある。関節リウマチには通常みられない関節外所見，たとえば糸球体腎炎やフレアに伴う肝機能異常やDIC★は診断の再検討を促す。関節線から離れた場所に骨びらんがみられる場合，特に関節周囲の骨密度低下がみられなければ，痛風をはじめとした結晶性関節炎を考慮されたい（346ページ参照）。

Turesson C, Matteson EL. Extra-articular features of rheumatoid arthritis and systemic involvement. In : Hochberg MC. Rheumatology, 4th ed. California : Mosby, 2008 : 773-83.

★── DIC　播種性血管内凝固(disseminated intravascular coagulation)

全身性エリテマトーデス(SLE)

C SLEの診断において，ACR★(米国リウマチ学会)の11項目中4項目の基準に固執することは実際の診療上，重大な落とし穴になりうる．なぜか？

他の多くのリウマチ疾患と同様，ACRの11項目中4項目の診断基準は，元来，SLEの患者を臨床治験にリクルートすることを目的に作成された．残念ながら，SLEの病態解明に向けた研究はいまだ黎明期にあり，この疾患を絶対的に規定する臨床徴候や生物学的マーカーは存在しない．したがって，SLE診断のゴールドスタンダードは存在せず，その基本原則は，合致する臨床，血清，組織学的徴候が存在すること，およびSLEと同様な臨床像を呈する疾患を除外することであり，実際の臨床現場においては，とりわけ比較的発症早期の症例は，往々にして，教科書に記載されるような典型的な臨床像を呈さないことを肝に銘じておくべきである．たとえば，抗核抗体および抗二本鎖DNA抗体高値，腎臓の組織上，IgG，IgA，IgM，C3，C1qの沈着(米国ではfull-house patternと称する)を伴う糸球体腎炎を認めた症例は，筆者であれば(ほかにACR基準を満たす徴候がなくとも)SLEとして治療する．このような症例において厳格にACR基準を適用することは，さもなければSLE治療の恩恵に預かりうる患者を除外するリスクをはらんでいる．

Tan EM, Cohen AS, Fries JF, et al. The 1982 revised criteria for the classification of systemic lupus erythematosus. Arthritis Rheum 1982 ; 25 : 1271-7.　PMID : 7138600

★── ACR　米国リウマチ学会(American College of Rheumatology)

B 薬剤性ループスの診断に最も確定的な臨床的因子は何か？　また特発性のループスと鑑別するうえで有用な臨床，血清学的所見は何か？

薬剤性ループスをきたしうる薬剤を表11-13に示す．薬剤性ループスの診断を決定づけるマーカーは存在しない．最重要原則は，原因となる薬剤を中止することにより，症状が軽快・治癒することである．ただし，症例によっては症状の消失まで数か月を要することもある．典型的な臨床徴候は，微熱・全身倦怠感などの全身症状をはじめ，関節痛，筋肉痛，漿膜炎，皮疹などである．一方で，より深刻な臨床徴候，たとえば，造血器，腎臓，神経系の障害はまれであり，特発性のループスを疑うのが賢明である．血清学的には，抗核抗体陽性が診断の前提である．そのほかに抗ヒストン抗体や抗一本鎖DNA抗体を認めることもあるが，感度・特異度とも低く，診断はこれらの抗体に依存しない．一方で，特発性のループスに特徴的な抗二本鎖DNA抗体，抗Smith抗体や低補体血症はまれであり，前述の重要臓器徴候と同様，特発性のループスを疑う根拠となる．

Olsen NJ. Drug-induced autoimmunity. Best Pract Res Clin Rheumatol 2004 ; 18 : 677-88.　PMID : 15454126
Merola JF. Lupus-like syndromes related to drugs. In : Schur PH, Massarotti E. Lupus Erythematosus : Clinical Evaluation and Treatment. New York : Springer, 2012 : 211-21.

表 11-13 薬剤性ループスの原因となる薬剤

相関の強さ	薬剤の例
絶対的	プロカインアミド，ヒドララジン，ミノサイクリン，ジルチアゼム，ペニシラミン，イソニアジド，キニジン，TNF阻害薬，メチルドパ，クロルプロマジン
中等度	フェニトイン，エトスクシミド，カルバマゼピン，抗甲状腺薬，リファンピシン，nitrofurantoin，β遮断薬，リチウム，カプトプリル，サイアザイド，サラゾスルファピリジン，テルビナフィン，アミオダロン，チクロピジン
おそらく	テトラサイクリン，バルプロ酸，スタチン

Ⓑ SLEの患者が日々励行すべき予防的治療を説明せよ。

SLEの病態解明に向けた免疫学の研究は気の遠くなる作業であり，疾患メカニズムの大部分は未解明である。しかし，いくつか病気を誘発もしくは悪化させる因子が知られている。それらの因子とそれに基づいた予防的治療を以下に述べる。

- **紫外線**：紫外線はよく知られたSLEの誘発・増悪因子である。外出の際は，少なくともSPF[*1] 50以上の日焼け止めクリームを頻回に使用するよう指導する
- **妊娠とエストロゲン**：SLEは妊娠中に増悪することが知られており，疾患がコントロールされていない状態での妊娠は極力避けるべきである。したがって，有効な避妊はループス診療の重要な一部分である。その際，エストロゲンをベースにした経口避妊薬は，SLEが良好にコントロールされていない限り避けるのが望ましく，抗リン脂質抗体陽性の患者には禁忌である
- **喫煙**：特にSLEにおいては，喫煙はあらゆる理由で有害である。喫煙そのものがSLEのフレアのリスクを高める。また，SLEは動脈硬化を促進するが，喫煙はさらにその過程を速めることになる。さらに，喫煙は，多くのループス患者が内服する抗マラリア薬の効果を鈍らせるという報告もある
- **感染**：感染症，特にEBウイルス[*2]のSLEの病態への関与を示唆する報告は多数ある。インフルエンザワクチンのみならず，免疫抑制剤開始の前には肺炎球菌ワクチンも考慮する
- **ビタミンD欠乏**：ビタミンD欠乏は自己免疫疾患のリスク因子であることが最近の研究で示唆されている。ビタミンD欠乏患者は積極的に補充を行うべきである

Lehmann P, Homey B. Clinic and pathophysiology of photosensitivity in lupus erythematosus. Autoimmun Rev 2009；8：456-61． PMID：19167524
Petri M, Howard D, Repke J. Frequency of lupus flare in pregnancy. The Hopkins Lupus Pregnancy Center experience. Arthritis Rheum 1991；34：1538-45． PMID：1670196
Petri M, Kim MY, Kalunian KC, et al；OC-SELENA Trial. Combined oral contraceptives in women with systemic lupus erythematosus. N Engl J Med 2005；353：2550-8． PMID：16354891
Ghaussy NO, Sibbitt W Jr, Bankhurst AD, et al. Cigarette smoking and disease activity in systemic lupus erythematosus. J Rheumatol 2003；30：1215-21． PMID：12784392
Jewell ML, McCauliffe DP. Patients with cutaneous lupus erythematosus who smoke are less responsive to antimalarial treatment. J Am Acad Dermatol 2000；42：983-7． PMID：10827400

James JA, Robertson JM. Lupus and Epstein-Barr. Curr Opin Rheumatol 2012 ; 24 : 383-8.　PMID：22504579
Kamen DL, Cooper GS, Bouali H, et al. Vitamin D deficiency in systemic lupus erythematosus. Autoimmun Rev 2006 ; 5 : 114-7.　PMID：16431339

★1— SPF　紫外線防御指数（sun protection factor）
★2— EB ウイルス　エプスタイン−バーウイルス（Epstein-Barr virus）

Ⓑ 抗マラリア薬の SLE 治療における有用性を説明せよ。

以下に述べるように，SLE の治療において抗マラリア薬はあらゆる意味で有用であり，内服に耐えうる限りすべての患者に適応がある。日本では，hydroxychloroquine は承認されておらず，個人輸入等で使用されていたが，医療上の必要性が高い薬としての開発申請を受け，製造販売承認申請が 2014 年になされた。

- 全身症状，関節炎，漿膜炎，皮膚粘膜病変の改善
- 腎臓や中枢神経系など重要臓器障害の予防
- 生命予後の改善
- 血栓塞栓症のリスクの軽減
- 高脂血症の改善
- 抗 SS-A または SS-B 抗体陽性の母体における，新生児心ループスのリスクの軽減

Ruiz-Irastorza G, Ramos-Casals M, Brito-Zeron P, et al. Clinical efficacy and side effects of antimalarials in systemic lupus erythematosus : a systematic review. Ann Rheum Dis 2010 ; 69 : 20.　PMID：19103632
The Canadian Hydroxychloroquine Study Group. A randomized study of the effect of withdrawing hydroxychloroquine sulfate in systemic lupus erythematosus. N Engl J Med 1991 ; 324 : 150-4.　PMID：1984192
Alarcón GS, McGwin G, Bertoli AM, et al ; LUMINA Study Group. Effect of hydroxychloroquine on the survival of patients with systemic lupus erythematosus : data from LUMINA, a multiethnic US cohort (LUMINA L). Ann Rheum Dis 2007 ; 66 : 1168-72.　PMID：17389655
Tam LS, Gladman DD, Hallett DC, et al. Effect of antimalarial agents on the fasting lipid profile in systemic lupus erythematosus. J Rheumatol 2000 ; 27 : 2142-5.　PMID：10990225
Izmirly PM, Kim MY, Llanos C, et al. Evaluation of the risk of anti-SSA/Ro-SSB/La antibody-associated cardiac manifestations of neonatal lupus in fetuses of mothers with systemic lupus erythematosus exposed to hydroxychloroquine. Ann Rheum Dis 2010 ; 69 : 1827-30.　PMID：20447951

Ⓑ SLE に特異的な皮疹の分類，およびおのおのの臨床的特徴を述べよ。

表 11–14 に示すとおりである。

Callen JP. Systemic lupus erythematosus in patients with chronic cutaneous (discoid) lupus erythematosus. Clinical and laboratory findings in seventeen patients. J Am Acad Dermatol 1985 ; 12 : 278-88.　PMID：3871800
Gladman DD, Urowitz MB. Clinical features of systemic lupus erythematosus. In : Hochberg MC. Rheumatology, 4th ed. California : Elsevier / Mosby, 2008 : 1277-9.

表 11-14 SLE に特異的な皮疹の分類と臨床的特徴

発症パターン	皮膚病変名	臨床的特徴
急性	蝶型紅斑	頬に現れる光線過敏な融合性の紅斑で，典型的には鼻梁を交差する。鼻唇溝を侵さないのが特徴で，酒さとの鑑別のポイントになる
亜急性	亜急性皮膚エリテマトーデス	小さな鱗状の紅斑性の丘疹で，進行とともに乾癬様もしくは輪状の紅斑となる。きわめて光線過敏で，上背部，上腕，前胸部などに出現する。治癒後は瘢痕を残さない。抗 SS-A / SS-B 抗体と強い相関がある
慢性	円板状エリテマトーデス	限局的で紅斑性かつ浸潤性のプラークで，粘着性の高い鱗様上皮に覆われる。毛包にまで病変が及ぶのでしばしば脱毛の原因となる。亜急性皮膚エリテマトーデスと異なり，瘢痕，皮膚の萎縮，色素沈着を残すことが多い。顔面，頭部，頸部が最も頻繁に侵される。全身徴候なく，皮膚限局の病変として発症することもまれでない

A ループス腎炎の患者が増悪する呼吸困難のため来院した。胸部 X 線画像上，多発性のスリガラス様陰影，また 1 か月前に比べて 3 IU のヘモグロビンの減少を認めた。次に行うべき検査は何か？

活動性の高い SLE の患者における，急激な貧血の進行に伴うびまん性の肺病変は，びまん性の肺胞出血を濃厚に疑わせる。この場合，緊急で気管支洗浄を行う必要がある。気管支肺胞洗浄液中の赤血球数が，洗浄を繰り返すたびに増加傾向にあれば，肺胞出血の診断確定となる。肺胞出血をもって SLE が発症することはまれであり，たいていは既に SLE の診断が確立した症例にみられる。また，およそ 6 〜 7 割の症例において，活動性の高いループス腎炎がみられる。このような症例では，肺出血をきたす他の原因，たとえば，感染症，肺水腫，尿毒症，その他の出血傾向をもたらす因子の有無を慎重に評価する必要がある。SLE に関連したびまん性肺胞出血は内科エマージェンシーであり，ステロイドのパルス療法，シクロホスファミドのパルス療法，そして血漿交換がしばしば用いられるも，成功率は文献によってさまざまであり，有効な治療のアプローチはいまだ確立していない。

Badsha H, Teh CL, Kong KO, et al. Pulmonary hemorrhage in systemic lupus erythematosus. Semin Arthritis Rheum 2004；33：414-21. PMID：15190526
Zamora MR, Warner ML, Tuder R, et al. Diffuse alveolar hemorrhage and systemic lupus erythematosus. Clinical presentation, histology, survival, and outcome. Medicine (Baltimore) 1997；76：192-202. PMID：9193454

C SLE におけるシクロホスファミドの適応を述べよ。

シクロホスファミドは，以下に述べるように最も重篤な SLE の重要臓器障害に適応がある。

- **重篤な中枢神経系ループス**：たとえば，けいれん，昏睡状態，重症の精神障害，器質性精神病，脳幹病変，横断性脊髄炎，視神経炎など．2005年に発表された研究では，最初にステロイドのパルス療法で治療された重篤な中枢神経系ループスにおいて，シクロホスファミドの点滴静注（毎月×1年間，その後3か月ごと×1年間）は，メチルプレドニゾロンのパルス療法（毎月×4か月，隔月×6か月，その後3か月ごと×1年間）よりも臨床的反応が得られる頻度が有意に高いことが示された
- **WHO分類でⅢ型またはⅣ型のループス腎炎**：1992年に「Lancet」に発表されたNIH[★1]の研究では，重症のループス腎炎（大半はⅢ型またはⅣ型）において，シクロホスファミドの点滴静注（毎月×6か月，その後3か月ごと×2年間）は6か月間のメチルプレドニゾロンのパルス療法よりも有意に高い頻度で3年後の腎機能を良好に保つことが示された．なお，ALMS[★2]の研究をはじめとしたいくつかの臨床試験は，Ⅲ型またはⅣ型のループス腎炎の寛解導入において，ミコフェノールがシクロホスファミドと同等の効果があることを示しているが，これらの研究には最重症のループス腎炎患者が十分に含まれていないことに注意されたい
- **その他**：エビデンスの質，量ともにⅢ型またはⅣ型のループス腎炎にはるかに劣るが，2009年に発表されたNIHからの研究は，Ⅴ型のループス腎炎（研究に含まれた患者の蛋白尿の中央値は 5.4 g/dL）において，1年間にわたるシクロスポリンもしくは隔月のシクロホスファミドの静注は，いずれもステロイド単独療法よりも高い確率で寛解導入に至ることを示した．しかしながら，Ⅴ型の腎炎の予後は一般にⅢ型，Ⅳ型よりも良好であり，アグレッシブな免疫抑制の恩恵に被る患者を同定する臨床，組織学的マーカーは確立していない．その他，生命・重要臓器を脅かすSLEの合併症，たとえば前の設問で議論したような，びまん性肺胞出血にもシクロホスファミドは用いられるが，有効性を支持する良質なエビデンスに乏しく，さらなる研究が必要である

Barile-Fabris L, Ariza-Andraca R, Olguín-Ortega L, et al. Controlled clinical trial of Ⅳ cyclophosphamide versus Ⅳ methylprednisolone in severe neurological manifestations in systemic lupus erythematosus. Ann Rheum Dis 2005 ; 64 : 620-5.　PMID：15769918
Boumpas DT, Austin HA 3rd, Vaughn EM, et al. Controlled trial of pulse methylprednisolone versus two regimens of pulse cyclophosphamide in severe lupus nephritis. Lancet 1992 ; 340 : 741-5.　PMID：1356175
Appel GB, Contreras G, Dooley MA, et al ; Aspreva Lupus Management Study Group. Mycophenolate mofetil versus cyclophosphamide for induction treatment of lupus nephritis. J Am Soc Nephrol 2009 ; 20 : 1103-12.　PMID：19369404
Austin HA 3rd, Illei GG, Braun MJ, et al. Randomized, controlled trial of prednisone, cyclophosphamide, and cyclosporine in lupus membranous nephropathy. J Am Soc Nephrol 2009 ; 20 : 901-11.　PMID：19297556

★1 ― NIH　国立衛生研究所（National Institutes of Health）
★2 ― ALMS　Aspreva Lupus Management Study

Sjögren症候群

B **Sjögren症候群の腺外合併症を述べよ。**

Sjögren症候群は中年女性に比較的頻度の高い，涙腺と唾液腺を主として侵す自己免疫疾患である。他の自己免疫疾患と同様に全身性疾患であり，さまざまな腺外臓器に障害をきたす（表11–15）。特に覚えておくべきなのは悪性リンパ腫のリスクであり，相対リスクは44である。SLEも関節リウマチもリンパ腫のリスク因子であるが，Sjögren症候群との相関が最も高い。特に腺外・全身徴候を呈した症例では，血清学的には，抗SS-A / SS-B抗体のほか，リウマトイド因子，クリオグロブリン，低補体血症をしばしば認め，HCV★関連のクリオグロブリン血症をはじめとした免疫複合体病との鑑別を要す。

表11–15　Sjögren症候群の腺外合併症

臓器	臨床徴候
中枢神経系	横断性脊髄炎（抗NMO抗体を認めることもある）
末梢神経	末梢神経障害
肺	間質性肺炎（リンパ球性間質性肺炎）
肝臓	原発性胆汁性肝硬変
リンパ造血器系	悪性リンパ腫
関節	炎症性関節炎（通常びらんをきたさない）
皮膚	血管炎，網様皮疹，Raynaud現象

Asmussen K, Andersen V, Bendixen G, et al. A new model for classification of disease manifestations in primary Sjögren's syndrome : evaluation in a retrospective long-term study. J Intern Med 1996 ; 239 : 475-82.　PMID : 8656140
Kassan SS, Thomas TL, Moutsopoulos HM, et al. Increased risk of lymphoma in sicca syndrome. Ann Intern Med 1978 ; 89 : 888-92.　PMID : 102228
García-Carrasco M, Ramos-Casals M, Rosas J, et al. Primary Sjögren syndrome : clinical and immunologic disease patterns in a cohort of 400 patients. Medicine (Baltimore) 2002 ; 81 : 270-80.　PMID : 12169882

★— HCV　C型肝炎ウイルス（hepatitis C virus）

C **間質性肺炎の類型〔UIP★1（通常型間質性肺炎），LIP★2（リンパ球性間質性肺炎），NSIP★3（非特異性間質性肺炎）など〕はしばしば肺病変の根源にある全身性自己免疫疾患を同定する手がかりとなる。その背景を説明せよ。**

間質性肺炎の類型分類（UIP，LIP，NSIPなど）は元来，特発性の間質性肺炎の分類を目

的に作成されたが，このなかのいくつかの類型パターンは特定の全身性疾患と高い相関があるため，背後に潜む全身性疾患を診断する重要な手がかりとなる。リウマチ膠原病診療において特に覚えておきたいのは，UIPやLIPと関連のある全身性疾患である。UIPを特徴づけるのは通常胸膜直下にみられる蜂窩肺と呼ばれる肺の線維化の所見である。肺の下葉優位のUIPパターンは，関節リウマチ関連の間質性肺炎に特徴的である。LIPは肺のリンパ増殖性疾患のカテゴリーに分類される一疾患であり，CT上はびまん性の囊胞性，結節性の変化が特徴的である。LIPパターンは，Sjögren症候群，SLE，HIV／AIDS，CVID[★4]の鑑別を促す。また同じ肺のリンパ増殖性疾患に分類される肺のリンパ腫の除外も重要である。NSIPは，他のいずれの類型にも分類不能な間質性肺炎の集合であり，その名の示すとおり，あらゆる間質性肺炎の非特異的所見（気管支拡張，肺中隔壁の肥厚，肺の線維化，スリガラス様陰影）の混合像を呈する。NSIPパターンは，関節リウマチ，全身性強皮症，多発性筋炎，皮膚筋炎などあらゆるリウマチ性疾患においてみられる。

Lee HK, Kim DS, Yoo B, et al. Histopathologic pattern and clinical features of rheumatoid arthritis-associated interstitial lung disease. Chest 2005；127：2019-27．PMID：15947315
Ichikawa Y, Kinoshita M, Koga T, et al. Lung cyst formation in lymphocytic interstitial pneumonia：CT features. J Comput Assist Tomogr 1994；18：745-8．PMID：8089323
Cosgrove GP, Fessler ME, Schwartz MI. Lymphocytoplasmic infiltrations of the lung. In：Schwarz MI, King TE Jr. Interstitial Lung Disease, 4th ed. Ontario：BC Decker, 2003：825．
Travis WD, Fox CH, Devaney KO, et al. Lymphoid pneumonitis in 50 adult patients infected with the human immunodeficiency virus：lymphocytic interstitial pneumonitis versus nonspecific interstitial pneumonitis. Hum Pathol 1992；23：529-41．PMID：1314778
Douglas WW, Tazelaar HD, Hartman TE, et al. Polymyositis-dermatomyositis-associated interstitial lung disease. Am J Respir Crit Care Med 2001；164：1182-5．PMID：11673206
Bouros D, Wells AU, Nicholson AG, et al. Histopathologic subsets of fibrosing alveolitis in patients with systemic sclerosis and their relationship to outcome. Am J Respir Crit Care Med 2002；165：1581-6．PMID：12070056

★1— UIP　通常型間質性肺炎（usual interstitial pneumonitis）
★2— LIP　リンパ球性間質性肺炎（lymphocytic interstitial pneumonitis）
★3— NSIP　非特異性間質性肺炎（non-specific interstitial pneumonitis）
★4— CVID　分類不能型免疫不全症（common variable immunodeficiency）

全身性強皮症と類縁疾患

C MAHA[★]（微小血管障害性溶血性貧血）と急性腎障害をきたす病態の鑑別を述べよ。

MAHAと急性腎障害はTTPに限らず，表11-16に示すように，多くの全身性疾患にみられる。診断によって治療方針が大幅に異なるので，迅速かつ慎重な鑑別が重要である。

Taylor FB Jr, Toh CH, Hoots WK, et al；Scientific Subcommittee on Disseminated Intravascular Coagulation（DIC）of the International Society on Thrombosis and Haemostasis（ISTH）. Towards definition, clinical and laboratory criteria, and a scoring system for disseminated intravascular coagulation. Thromb Haemost 2001；86：1327-30．PMID：11816725
Schackis RC. Hyperuricaemia and preeclampsia：is there a pathogenic link? Med Hypotheses 2004；

表 11-16 微小血管障害性溶血性貧血＋急性腎障害の鑑別

疾患	臨床徴候・鑑別のポイント	治療
悪性高血圧	拡張期血圧は通常 120 mmHg を上回る。眼底検査上，網膜の出血や滲出物，視神経乳頭浮腫がみられる	血圧のコントロール
TTP	ほかに明らかに MAHA を説明する病態が見いだされず，TTP と関連のある原疾患が存在する場合は，積極的に疑う必要がある	血漿交換 原疾患の治療
DIC	DIC を引き起こす原疾患が存在する場合は，凝固系検査（PT[*1]，PTT[*2]，フィブリノゲン，D ダイマー）を測定し，DIC スコアを計算する	原疾患の治療
子癇前症，HELLP[*3]症候群	妊娠の除外。高尿酸血症との相関を示唆する研究もある	分娩
強皮症腎クリーゼ	特徴的な皮膚所見に加えて，全身性強皮症を特徴づける臓器障害（Raynaud 現象，肺高血圧，間質性肺炎，消化管運動障害）の有無を評価する	半減期の短い ACE[*4]阻害薬を開始，血圧がコントロールされるまですみやかに投与量を上げていく。腎機能が悪化を続け，透析が必要になっても，治療を継続
劇症型抗リン脂質抗体症候群	繰り返す流産や動静脈の血栓塞栓症の既往の有無，凝固検査上 PTT 単独の延長，さらに表 11-20 に示すその他の臨床徴候の有無を評価する	抗凝固療法 高用量ステロイド 血漿交換

[*1]— PT　プロトロンビン時間（prothrombin time）
[*2]— PTT　部分トロンボプラスチン時間（partial thromboplastin time）
[*3]— HELLP　溶血性貧血（hemolytic anemia），肝逸脱酵素上昇（elevated liver enzymes），血小板減少（low platelet count）
[*4]— ACE　アンジオテンシン変換酵素（angiotensin converting enzyme）

63：239-44.　PMID：15236782
Teixeira L, Mouthon L, Mahr A, et al ; Group Français de Recherche sur le Sclérodermie (GFRS). Mortality and risk factors of scleroderma renal crisis : a French retrospective study of 50 patients. Ann Rheum Dis 2008 ; 67 : 110-6.　PMID：17557890
Steen VD, Costantino JP, Shapiro AP, et al. Outcome of renal crisis in systemic sclerosis : relation to availability of angiotensin converting enzyme (ACE) inhibitors. Ann Intern Med 1990 ; 113 : 352-7. PMID：2382917
Bucciarelli S, Espinosa G, Cervera R, et al ; European Forum on Antiphospholipid Antibodies. Mortality in the catastrophic antiphospholipid syndrome : causes of death and prognostic factors in a series of 250 patients. Arthritis Rheum 2006 ; 54 : 2568-76.　PMID：16868979

★— MAHA　微小血管障害性溶血性貧血(micoangiopathic hemolytic anemia)

Ⓑ Raynaud現象とは何か？　Raynaud現象のある患者において，将来膠原病を発症するリスクを見積もる有用な臨床所見，マーカーは何か？

Raynaud現象は血管の攣縮により誘発される，典型的には3相性(蒼白→チアノーゼ→紅潮)の皮膚の色調変化である。四肢末端のほか，耳介，鼻，乳首などにもみられる。寒冷曝露のほか，ストレスや振動工具の使用なども誘発因子となる。一次性のものと，全身性疾患の一徴候として出現する二次性のものがある。いわずもがな，最も重要なのは，強皮症をはじめとした全身性の膠原病に発展する可能性の高いRaynaud現象を早期に見抜くことである。膠原病に発展するリスクを示唆する徴候は，爪郭の毛細血管の形状の変化(拡張や蛇行，突然の途切れなど)および抗核抗体であり，この2つの因子がいずれも存在すると強皮症発症のリスクは60倍高まる。

Koenig M, Joyal F, Fritzler MJ, et al. Autoantibodies and microvascular damage are independent predictive factors for the progression of Raynaud's phenomenon to systemic sclerosis : a twenty-year prospective study of 586 patients, with validation of proposed criteria for early systemic sclerosis. Arthritis Rheum 2008 ; 58 : 3902-12.　PMID : 19035499

Ⓑ 限局性全身性強皮症とびまん性全身性強皮症の病態，臓器障害のパターン，血清学的特徴の相違点を整理せよ。

強皮症は，まず皮膚以外の内臓病変の有無により斑状強皮症(モルフェア)と全身性強皮症に分類される。斑状強皮症は皮膚に限局した疾患であり，全身性強皮症にみられるような内臓病変を伴わない。全身性強皮症は，臨床・血清学的特徴によりさらに表11-17のように分類される。

表11-17　全身性強皮症の分類とそれぞれの臨床・血清学的特徴

	限局性全身性強皮症	びまん性全身性強皮症
疾患を定義づける組織学的特徴	Raynaud現象や毛細血管拡張症に代表される血管障害	線維化による臓器障害
皮膚病変の範囲	四肢末梢，手首関節より遠側	四肢，顔面，体幹
肺病変	肺高血圧	間質性肺炎(NSIP，UIPパターン)
心病変	まれ	心筋症，心嚢液貯留，冠動脈疾患
消化管病変	胃食道逆流症，食道運動障害	びまん性消化管運動障害，腸管内細菌過剰症候群
腎病変	まれ	強皮症腎クリーゼ
筋病変	まれ	軽度の筋原性酵素上昇を伴う筋炎
血清学的特徴	抗セントロメア抗体	抗Scl-70抗体，抗RNAポリメラーゼⅠ，Ⅱ，Ⅲ抗体

Black CM. Scleroderma—clinical aspects. J Intern Med 1993 ; 234 : 115-8. PMID : 8340733
Silman AJ. Scleroderma. Baillieres Clin Rheumatol 1995 ; 9 : 471-82. PMID : 7497533

血管炎

A 大血管性，中血管性，小血管性血管炎のカテゴリーにそれぞれ分類される血管炎を列挙し，それぞれのカテゴリーの血管炎を疑う根拠となる臨床徴候を述べよ。

表 11-18 に示すとおりである。

表 11-18 血管炎の分類

	臨床徴候	疾患
大血管性血管炎	新規発症の頭痛，複視，急速に進行する視力障害，めまい，失神，両側非対称性の脈・血圧，四肢の間欠跛行	巨細胞性動脈炎，高安病
中血管性血管炎	足関節の背屈不能，新規発症の高血圧，食後の腹痛	結節性動脈炎，川崎病
小血管性血管炎	触知可能な紫斑，難治性の皮膚潰瘍，新規発症の末梢神経障害，肺腎症候群	ANCA関連血管炎，クリオグロブリン血症関連の血管炎，Goodpasture症候群，HSP，低補体蕁麻疹様血管炎，SLEや関節リウマチなど他の膠原病に伴う血管炎
あらゆるサイズの血管を侵す血管炎	口腔・陰部の粘膜病変，ぶどう膜炎，パサジー，動脈瘤，動静脈血栓塞栓症，静脈洞血栓症	Behçet病

Jennette JC, Falk RJ, Bacon PA, et al. 2012 revised International Chapel Hill Consensus Conference Nomenclature of Vasculitides. Arthritis Rheum 2013 ; 65 : 1-11. PMID : 23045170

C 巨細胞性動脈炎の診断において，側頭動脈生検のタイミング，検体の採取，結果の解釈に関して留意すべき原則を述べよ。

巨細胞性動脈炎の初期マネージメントで最も重要なのは，視神経の虚血をはじめとした重要臓器への虚血を示唆する症例においては，側頭動脈の生検を待つことなくただちに高用量のステロイド治療を開始することである。それでは，生検はいつまでに行うべきか？ 1週間以内？ 2週間以内？ 3か月以内？ 答えは，早ければ早いほどよい。メイヨー・クリニック（Mayo Clinic）で行われた研究は，生検のタイミングによって，(1) 典型的な巨細胞性動脈炎（多核性の巨細胞およびリンパ球・組織球・形質細胞浸潤を伴う壊死性の血管炎），(2) 非典型的な巨細胞性動脈炎（血管周囲に炎症性細胞の浸潤を認めるも，多核性の巨細胞をはじめとした典型的な所見を欠くも

の)，(3) 正常，の 3 つの所見の頻度を調査した。この研究は，生検前のステロイド治療は陽性所見の頻度に影響を及ぼさないものの，15 mg 以上のステロイドを 2 週間以上投与された症例では，非典型的な所見の頻度が有意に高いことを示した。検体の採取に際しては，動脈炎の病変が決して連続的ではなく斑状の分布を呈しうることを考慮しなくてはならない。すなわち，生検を行う外科医には，十分に長い検体（理想的には 4 cm 以上）を採取するよう要請する。また，症状が両側に及ぶ症例では，両側の側頭動脈生検も考慮に値する。

Achkar AA, Lie JT, Hunder GG, et al. How does previous corticosteroid treatment affect the biopsy findings in giant cell (temporal) arteritis? Ann Intern Med 1994 ; 120 : 987-92. PMID : 8185147
Hall S, Persellin S, Lie JT, et al. The therapeutic impact of temporal artery biopsy. Lancet 1983 ; 2 : 1217-20. PMID : 6139569

C ANCA（抗好中球細胞質抗体）関連血管炎の分類，および臨床・血清・組織学的な鑑別のポイントを整理せよ。

GPA（多発血管炎性肉芽腫症）と MPA（顕微鏡性多発性血管炎）の臨床像は酷似しており，臨床所見のみでは鑑別不能なことが多い。EGPA（好中球性多発血管炎性肉芽腫症）に比較的特徴的なのは心病変であり，重要な予後不良因子である。一方で，EGPA における重篤な糸球体腎炎の頻度は GPA や MPA ほど高くない。組織学的に重要な鑑別のポイントは，MPA においては肉芽腫を認めない点，そして，EGPA においては著明な好酸球浸潤を認める点である（表 11–19）。

表 11–19　ANCA 関連血管炎の分類と鑑別のポイント

	GPA	MPA	EGPA
特徴的な臨床所見	肺腎症候群，上気道，内耳の病変	GPA とほぼ同じ	難治性の喘息，副鼻腔炎，好酸球増加，遊走性の肺の浸潤影，心病変
血清学的マーカーとその陽性率	C-ANCA（抗プロテイナーゼ 3 抗体）90%	P-ANCA（抗ミエロペルオキシダーゼ抗体）70 〜 80%	P-ANCA（抗ミエロペルオキシダーゼ抗体）40 〜 60%
組織学的特徴	肉芽腫を伴う壊死性の血管炎 微量免疫型糸球体腎炎	肉芽腫を伴わない壊死性の血管炎 微量免疫型糸球体腎炎	肉芽腫を伴う壊死性の血管炎 好酸球の浸潤

Jennette JC, Falk RJ, Andrassy K, et al. Nomenclature of systemic vasculitides. Proposal of an international consensus conference. Arthritis Rheum 1994 ; 37 : 187-92. PMID : 8129773
Seo P, Stone JH. The antineutrophil cytoplasmic antibody-associated vasculitides. Am J Med 2004 ; 117 : 39-50. PMID : 15210387
Neumann T, Manger B, Schmid M, et al. Cardiac involvement in Churg-Strauss syndrome : impact of

endomyocarditis. Medicine (Baltimore) 2009 ; 88 : 236-43. PMID : 19593229

化膿性関節炎

A 若年患者に大関節優位の移動性関節炎を認めたとき，第1に考慮すべき診断は何か？

移動性関節炎の鑑別診断は333ページに述べたが，特に性的に活動的な若年患者に大関節優位（膝，手首など）の移動性関節炎を認めた際は，淋菌性関節炎を第1に疑うべきである．治療可能であり，タイムリーな治療を逃した場合の重篤な予後に鑑みると，診断の見逃しは許されない．診断が疑われた際は，各種培養（咽頭，血液，関節液，子宮頸部，直腸，尿）を提出し，適切な抗菌薬を開始する．クラミジアの感染を併発していることも多く，初期治療はセフトリアキソン＋アジスロマイシンが望ましい．

O'Brien JP, Goldenberg DL, Rice PA. Disseminated gonococcal infection : a prospective analysis of 49 patients and a review of pathophysiology and immune mechanisms. Medicine (Baltimore) 1983 ; 62 : 395-406. PMID : 6415361
Centers for disease Control and Prevention (www.cdc.gov/std/treatment/2010/default.htm). 閲覧日：2015/3/27

B 急性発症の乾癬や反応性関節炎の誘発因子として考慮すべき感染症は何か？

急性発症の乾癬や反応性関節炎の症例では，HIVを除外する必要がある．特に，HIV関連の乾癬は概して重症化する傾向があり，紅皮症に至る例もある．また，手掌や足底，爪，関節の病変もしばしばみられる．反応性関節炎においては，HIVそのものが誘発因子か，あるいは併発した他の感染症が関節炎の直接の原因か，議論の分かれるところであるが，臨床経過や他の臨床徴候に応じてHIVの除外を考慮されたい．

Reveille JD, Conant MA, Duvic M. Human immunodeficiency virus-associated psoriasis, psoriatic arthritis, and Reiter's syndrome : a disease continuum? Arthritis Rheum 1990 ; 33 : 1574-8. PMID : 2222538

結晶性関節炎

A 痛風患者において，尿酸産生阻害薬を開始または投与量を変更するタイミングについて理解しておくべき原則は何か？

急激な尿酸値の上昇，下降はいずれも痛風発作を誘発または悪化させうる．したがって，既に尿酸産生阻害薬または排出促進薬を内服中の患者に痛風発作が生じた際には，発作がコントロールされるまでは，治療を中断したり投与量を変更したりしてはならない．同様に，新規に痛風発作を診断された患者においては，発作がコントロールされるまでは，尿酸産生阻害薬または排出促進薬の開始を待つのが賢明である．痛風発作中に尿酸値を抑える治療を始めても，その後の痛風発作の頻度は上昇しないとする報告もあるが，一方で，早急に尿酸値をコントロールすることが長期的な痛風の予後を改善するというエビデンスもない．

Chen LX, Schumacher HR. Gout : can we create an evidence-based systematic approach to diagnosis and management? Best Pract Res Clin Rheumatol 2006 ; 20 : 673-84.　PMID : 16979531
Taylor TH, Mecchella JN, Larson RJ, et al. Initiation of allopurinol at first medical contact for acute attacks of gout : a randomized clinical trial. Am J Med 2012 ; 125 : 1126-34.　PMID : 23098865

A 高尿酸血症患者に認めた関節炎をもって痛風と診断するのは短絡的である。痛風診断の正しいアプローチを述べよ。

痛風診断のゴールドスタンダードは，関節液中に尿酸結晶を同定することである。特に，白血球に貪食された尿酸結晶が認められれば診断はより決定的である。痛風の診断は血中尿酸値に依存しない。すなわち，高尿酸血症患者の関節痛が尿酸結晶によって引き起こされていることは，関節液検査なしには証明できない。また，痛風発作中の血中尿酸値は本来の値を正確に反映せず，往々にしてむしろベースラインよりも低めに出ることを銘記されたい。実際の診療現場では，痛風が疑われても関節液穿刺に十分な関節液を認めない場合も多い。その際は，コルヒチンの試験的内服がしばしば有用である。なぜならば，関節リウマチなど他の炎症性関節炎と異なり，痛風をはじめとした結晶性関節炎ではコルヒチンにより短期間に著明な症状の改善を認めることが多いからである。

Wallace SL, Robinson H, Masi AT, et al. Preliminary criteria for the classification of the acute arthritis of primary gout. Arthritis Rheum 1977 ; 20 : 895-900.　PMID : 856219

その他

B 成人 Still 病の診断において忘れてはならない大原則は何か？

成人 Still 病を絶対的に定義づける臨床所見や生物学的マーカーは存在しない。また，多くの感染症，自己免疫疾患，悪性腫瘍（特に造血器腫瘍）が Still 病と同様の臨床像を呈する。すなわち，Still 病の診断は除外診断である。山口の基準は最もよく使われている診断基準の1つであるが，診断基準を満たしているから Still 病，と結論する前に，他の鑑別疾患がきちんと除外されているか慎重に検討されたい。こうした Still 病診断の難しさは，333ページでも述べたように，まさに現代のリウマチ内科診療，臨床免疫学の限界の象徴といえる。もっとも，入念な精査により感染症と悪性腫瘍が否定された症例では，以下の検査所見が診断の一助になることが多い。なぜなら，これらの所見は他のリウマチ膠原病疾患では比較的まれだからである。

- **フェリチンの異常高値**：5,000 ng/mL を上回る高フェリチン血症をきたす疾患は数少なく，血球貪食症候群，Still 病，ヘモクロマトーシスなどに限られる。血球貪食症候群は Still 病の合併症として発症することもあり，特に，骨髄上典型的な血球貪食像がみられない場合，これらの鑑別はしばしば難航する。正常なフェリチンは Still 病を除外しないことも覚えておきたい
- **好中球優位の白血球増加**：345ページでも述べたように，フレアとともに白血球増加をきたすリウマチ性疾患は限られる
- **フレアに伴う肝機能異常**：これも Still 病に比較的特徴的な所見である
- **DIC**：Still 病のフレアにおいて通常，血小板は正常か増加をきたすため，血小板減

少は DIC または TTP を疑う根拠となる。DIC は Still 病の合併症としてよく認識されている

Ohta A, Yamaguchi M, Tsunematsu T, et al. Adult Still's disease : a multicenter survey of Japanese patients. J Rheumatol 1990 ; 17 : 1058-63.　PMID : 2213780
Rosário C, Zandman-Goddard G, Meyron-Holtz EG, et al. The hyperferritinemic syndrome : macrophage activation syndrome, Still's disease, septic shock and catastrophic antiphospholipid syndrome. BMC Med 2013 ; 11 : 185.　PMID : 23968282
Coffernils M, Soupart A, Pradier O, et al. Hyperferritinemia in adult onset Still's disease and the hemophagocytic syndrome. J Rheumatol 1992 ; 19 : 1425-7.　PMID : 1433011
Pouchot J, Sampalis JS, Beaudet F, et al. Adult Still's disease : manifestations, disease course, and outcome in 62 patients. Medicine (Baltimore) 1991 ; 70 : 118-36.　PMID : 2005777
Arlet JB, Le TH, Marinho A, et al. Reactive haemophagocytic syndrome in adult-onset Still's disease : a report of six patients and a review of the literature. Ann Rheum Dis 2006 ; 65 : 1596-601.　PMID : 16540551
Perez MG, Rodwig FR Jr. Chronic relapsing thrombotic thrombocytopenic purpura in adult onset Still's disease. South Med J 2003 ; 96 : 46-9.　PMID : 12602713

A　PMR[★1]（リウマチ性多発性筋痛症）の診断に重要な臨床所見について述べよ。

PMRは，典型的には高齢者に，首筋や肩・腰などの肢帯の痛みと朝のこわばりをもって発症する。少量のステロイド（10 〜 20 mg/日）がすみやかに著効するのが特徴的であり，この疾患を強力に定義づける重要な臨床所見といえる。裏を返せば，期待されたステロイドへの反応がみられない場合には，診断の再検討を要する。血沈は通常高値であるが，疾患活動性と必ずしも相関せず，また正常であってもPMRを除外しない。CRP[★2]のほうが感度が高いとする報告もあり，血沈正常の場合にはCRPの測定を考慮されたい。CRP・血沈いずれも正常の場合には他の診断を検討するのが賢明である。PMRの臨床徴候はいずれも非特異的であり，他の多くの疾患が同様な臨床像を呈しうる。特に，筋炎，関節リウマチやSLEをはじめとした炎症性関節炎，甲状腺機能低下症，腫瘍随伴症候群などは重要な鑑別疾患である。PMRの亜型としてRS3PE[★3]という疾患がある。これはステロイド反応性も含めて，PMRと臨床像が酷似するが，RS3PEに重要な特徴は，(1)高齢男性に優位に多いこと，(2)四肢末梢の圧痕浮腫，(3)悪性腫瘍との相関を示唆する報告があること，である。

Cantini F, Salvarani C, Olivieri I, et al. Erythrocyte sedimentation rate and C-reactive protein in the evaluation of disease activity and severity in polymyalgia rheumatica : a prospective follow-up study. Semin Arthritis Rheum 2000 ; 30 : 17-24.　PMID : 10966209
Sibilia J, Friess S, Schaeverbeke T, et al. Remitting seronegative symmetrical synovitis with pitting edema (RS3PE) : a form of paraneoplastic polyarthritis? J Rheumatol 1999 ; 26 : 115-20.　PMID : 9918251

★1 ─ PMR　リウマチ性多発性筋痛症（polymyalgia rheumatica）
★2 ─ CRP　C反応性蛋白（C-reactive protein）
★3 ─ RS3PE　remitting seronegative symmetrical synovitis with pitting edema

> **C** 28歳女性が2週間に及ぶ発熱と頸部リンパ節腫脹のため入院。溶連菌の抗原検査，EBウイルス，サイトメガロウイルス，HIVウイルスの抗体検査，そして抗核抗体いずれも陰性。リンパ節生検は，組織球の浸潤を伴う壊死性のリンパ節炎を認めた。適切な初期治療は何か？

発熱と頸部リンパ節の腫脹，組織球の浸潤を伴う壊死性のリンパ節炎は菊池・藤本病（組織球性壊死性リンパ節炎）に典型的な臨床・組織所見であり，40歳以下の若年者にみられるまれな原因不明の疾患である。最初に報告されたのは日本の若年女性であるが，性別，人種・民族を問わずみられる。重要な臨床所見は，頸部に限局したリンパ節腫脹である。関節炎，筋肉痛，皮疹，白血球減少，肝脾腫，消化器症状，無菌性髄膜炎，血球貪食症候群なども報告されている。SLEや悪性リンパ腫は重要な鑑別疾患である。有効な治療は確立していないが，通常は数か月以内に自然治癒するため，たいていは対症療法のみで十分である。しかし，最初に菊池・藤本病と診断されるも後にSLEを発症した症例も報告されており，長期的な経過観察が賢明かもしれない。

Tsang WY, Chan JK, Ng CS. Kikuchi's lymphadenitis. A morphologic analysis of 75 cases with special reference to unusual features. Am J Surg Pathol 1994 ; 18 : 219-31.　PMID : 8116791
Dorfman RF, Berry GJ. Kikuchi's histiocytic necrotizing lymphadenitis : an analysis of 108 cases with emphasis on differential diagnosis. Semin Diagn Pathol 1988 ; 5 : 329-45.　PMID : 3217625

> **B** 診断基準には含まれないものの，しばしば診断の助けとなる抗リン脂質抗体症候群の臨床徴候を列挙せよ。

以下にまとめた臨床徴候（表11-20）は改定された札幌基準には含まれていないが，抗リン脂質抗体症候群との関連が示唆されている。これらのなかには本当に相関があるのか議論が分かれるものもあるが，他の臨床所見や凝固検査異常（PTT単独の延長）によっては抗リン脂質抗体症候群の血清学的検査（ループスアンチコアグラント，抗カルジオリピン抗体，抗β_2グリコプロテイン抗体）を検討されたい。

Tektonidou MG, Varsou N, Kotoulas G, et al. Cognitive deficits in patients with antiphospholipid syndrome : association with clinical, laboratory, and brain magnetic resonance imaging findings. Arch Intern Med 2006 ; 166 : 2278-84.　PMID : 17101948
Asherson RA, Higenbottam TW, Dinh Xuan AT, et al. Pulmonary hypertension in a lupus clinic : experience with twenty-four patients. J Rheumatol 1990 ; 17 : 1292-8.　PMID : 2123932
Farzaneh-Far A, Roman MJ, Lockshin MD, et al. Relationship of antiphospholipid antibodies to cardiovascular manifestations of systemic lupus erythematosus. Arthritis Rheum 2006 ; 54 : 3918-25.　PMID : 17133599
Cartin-Ceba R, Peikert T, Ashrani A, et al. Primary antiphospholipid syndrome-associated diffuse alveolar hemorrhage. Arthritis Care Res (Hoboken) 2014 ; 66 : 301-10.　PMID : 23983016
Cervera R, Piette JC, Font J, et al ; Euro-Phospholipid Project Group. Antiphospholipid syndrome : clinical and immunologic manifestations and patterns of disease expression in a cohort of 1,000 patients. Arthritis Rheum 2002 ; 46 : 1019-27.　PMID : 11953980
Espinosa G, Bucciarelli S, Cervera R, et al. Thrombotic microangiopathic haemolytic anaemia and antiphospholipid antibodies. Ann Rheum Dis 2004 ; 63 : 730-6.　PMID : 15140782
Toubi E, Krause I, Fraser A, et al. Livedo reticularis is a marker for predicting multi-system thrombosis in antiphospholipid syndrome. Clin Exp Rheumatol 2005 ; 23 : 499-504.　PMID : 16095119

表 11-20 抗リン脂質抗体症候群との関連が示唆されている臨床徴候*

臓器	臨床徴候
中枢神経系	**認知機能の低下**，横断性脊髄炎，舞踏病，片頭痛
眼	黒内障，網膜動静脈塞栓，虚血性視神経障害
呼吸循環器	肺高血圧症，Libman-Sacks 心内膜炎，びまん性肺胞出血
腎臓	血栓性微小血管障害による腎障害
造血器	微小血管障害性溶血性貧血，血小板減少症
皮膚	**網様皮疹**
骨	骨壊死

*一注 相関が比較的強いものは太字で示した。

C: Raynaud 現象，関節炎，手の腫脹，筋炎，間質性肺炎，肺高血圧，および無菌性髄膜炎を呈した症例において陽性となる可能性の高い自己抗体は何か？

関節リウマチ，SLE，筋炎，全身性強皮症，おのおのの部分的特徴を合わせもつも，これらの疾患を定義づける臨床像を満たさない症例は MCTD と分類され，抗 RNP 抗体陽性が診断の前提条件である。重要な臨床所見は Raynaud 現象，関節炎，筋炎，間質性肺炎，肺高血圧症であり，そのほか，無菌性髄膜炎，横断性脊髄炎，手のびまん性腫脹，手指の壊疽，急性腹症などもみられる。SLE と異なり，重篤な中枢神経系または腎臓の病変はまれであるが，将来的に全身性強皮症もしくは SLE に発展する症例も少なくない。

Burdt MA, Hoffman RW, Deutscher SL, et al. Long-term outcome in mixed connective tissue disease : longitudinal clinical and serologic findings. Arthritis Rheum 1999 ; 42 : 899-909.　PMID : 10323445
Sharp GC, Irvin WS, Tan EM, et al. Mixed connective tissue disease — an apparently distinct rheumatic disease syndrome associated with a specific antibody to an extractable nuclear antigen (ENA). Am J Med 1972 ; 52 : 148-59.　PMID : 4621694
Cappelli S, Bellando Randone S, Martinović D, et al. "To be or not to be," ten years after : evidence for mixed connective tissue disease as a distinct entity. Semin Arthritis Rheum 2012 ; 41 : 589-98. PMID : 21959290

C:「ステロイド抵抗性」の筋炎の症例で考慮すべき 3 つの鑑別疾患は何か？

多発性筋炎や皮膚筋炎など炎症性の筋炎として高用量のステロイドで治療するも，期待された反応がみられない場合は次の 3 つの可能性を考慮する必要がある。

● **潜在する悪性腫瘍**：筋炎，特に皮膚筋炎は，悪性腫瘍との高い相関がある。悪性腫

瘍は，筋炎の発症に数年先行して診断されることも，同時に診断されることも，あるいは発症後数年してから診断されることもある．2001年に「Lancet」に発表された研究によれば，悪性腫瘍の標準化罹患比は皮膚筋炎で 3.0，多発性筋炎で 1.3 である．特に頻度が高いのは，卵巣，肺，膵臓，リンパ，胃，大腸，そして膀胱の腫瘍である．腫瘍随伴性筋炎に特徴的な所見は，ステロイド抵抗性や体重減少をはじめとした顕著な全身症状のほかに，(1) 比較的正常な CPK[★1]に比べてアルドラーゼの値が高いこと，(2) Jo-1 や Mi-2 など筋炎に特異的な自己抗体が陰性であること，(3) 咽頭や横隔膜などの筋が比較的高頻度に侵されるため，嚥下障害や呼吸筋麻痺症状を呈する頻度が高いこと，である．なお，最近の研究において，抗 p155 抗体（抗 TIF1γ[★2]抗体）が腫瘍随伴性筋炎の診断に比較的有用なマーカー（感度 78％，特異度 89％）であることが示された

- **ステロイド性筋症**：1日 40 mg 以上のステロイド治療は，理論的には 2 週間以内に臨床的に有意な筋力低下をきたしうる．筋原性酵素は原則として正常であり，ステロイド減量により通常 3〜4 週間以内に筋力が改善する点が重要な臨床所見である
- **封入体筋炎**：高齢者に緩徐に発症する筋炎で，筋力低下は必ずしも両側対称性でなく，また近位筋優位とも限らない．筋障害に加えて末梢神経障害も少なからずみられる．CPK の上昇は，皮膚筋炎や多発性筋炎ほど著明でなく，正常上限値の 10 倍以下であることが多い．筋生検上の縁取り空胞（rimmed vacuole）は診断を決定づける重要な組織学的所見であるが，感度は高くない．一般的に，ステロイドをはじめとした免疫抑制療法に抵抗性であるが，Sjögren 症候群や SLE などの全身性の自己免疫疾患の一部として発症した症例ではその限りではない，とする報告もある

Hill CL, Zhang Y, Sigurgeirsson B, et al. Frequency of specific cancer types in dermatomyositis and polymyositis : a population-based study. Lancet 2001 ; 357 : 96-100. PMID : 11197446
Trallero-Araguás E, Rodrigo-Pendás JÁ, Selva-O'Callaghan A, et al. Usefulness of anti-p155 autoantibody for diagnosing cancer-associated dermatomyositis : a systematic review and meta-analysis. Arthritis Rheum 2012 ; 64 : 523-32. PMID : 21953614
Bowyer SL, LaMothe MP, Hollister JR. Steroid myopathy : incidence and detection in a population with asthma. J Allergy Clin Immunol 1985 ; 76 : 234-42. PMID : 4019954
Lotz BP, Engel AG, Nishino H, et al. Inclusion body myositis. Observations in 40 patients. Brain 1989 ; 112 : 727-47. PMID : 2543478
Engel WK, Askanas V. Inclusion-body myositis : clinical, diagnostic, and pathologic aspects. Neurology 2006 ; 66 : S20-9. PMID : 16432141
Beyenburg S, Zierz S, Jerusalem F. Inclusion body myositis : clinical and histopathological features of 36 patients. Clin Investig 1993 ; 71 : 351-61. PMID : 8389626

★1— CPK　クレアチンホスホキナーゼ（creatine phosphokinase）
★2— TIF1γ　transcriptional intermediary factor 1γ

Ⓑ 血清反応陰性脊椎炎のカテゴリーに分類される関節炎を列挙し，これらの関節炎に共通してみられる筋骨格系の臨床徴候を述べよ．

血清反応陰性脊椎炎のカテゴリーに分類される疾患は，強直性脊椎炎，乾癬性関節炎，反応性関節炎，炎症性腸疾患に関連した関節炎，若年性の脊椎炎，そして，これらのいずれにも分類不能な血清反応陰性脊椎炎である．血清反応陰性脊椎炎は，関節リウマチをはじめとした他の自己免疫性の関節炎にはみられない特徴的な筋骨格系の臨床

徴候を呈する。まずこれらの疾患群を特徴づけるのは，脊椎と仙腸関節の炎症である。特にX線画像上の仙腸関節炎の所見は，脊椎炎のそれに先行する重要な所見であり，血清反応陰性脊椎炎の診断基準に含まれている。なお，脊椎炎という疾患名は誤解をまねきがちで，末梢の筋骨格系も侵されることを忘れてはならない。関節リウマチとは異なり，顎関節，肩関節，胸鎖関節，股関節など大関節が優位に侵される。ソーセージ様の手指と称される指炎，そしてアキレス腱炎や足底筋膜炎をはじめとした腱付着部炎もこれらの疾患群を特徴づける重要な臨床所見である。

Sampaio-Barros PD, Bertolo MB, Kraemer MH, et al. Primary ankylosing spondylitis : patterns of disease in a Brazilian population of 147 patients. J Rheumatol 2001 ; 28 : 560-5. PMID : 11296959
Ramos-Remus C, Major P, Gomez-Vargas A, et al. Temporomandibular joint osseous morphology in a consecutive sample of ankylosing spondylitis patients. Ann Rheum Dis 1997 ; 56 : 103-7. PMID : 9068282
Rudwaleit M, Haibel H, Baraliakos X, et al. The early disease stage in axial spondylarthritis : results from the German Spondyloarthritis Inception Cohort. Arthritis Rheum 2009 ; 60 : 717-27. PMID : 19248087

C 繰り返すぶどう膜炎，静脈洞血栓症，大脳基底核と脳幹の病変，冠動脈瘤，消化管病変，関節炎をきたす全身性の炎症性疾患は何か？

静脈洞の血栓症，大脳基底核と脳幹の病変，そして大・中血管の動脈瘤は，それぞれBehçet病に特徴的な中枢神経そして血管病変のパターンである。Behçet病においては大中小すべてのレベルの血管が侵される。軽度の外科的損傷により皮膚および血管に新たな病変が惹起される現象はパサジーと称される。Behçet病は壊疽性膿皮症，Sweet症候群などと同様，無菌性好中球浸潤＋パサジーによって特徴づけられる好中球皮膚病という疾患群に分類される。臨床的には，繰り返す口腔・陰部潰瘍，ぶどう膜炎（ことに後眼房ぶどう膜炎）のほか，結節性紅斑や痤瘡様の病変をはじめとした皮膚病変，さらに非びらん性の関節炎を認める。消化管病変もしばしばみられ，回腸末端や盲腸に潰瘍をきたし，炎症性腸疾患との鑑別が重要になる。いうまでもなく，重篤な予後を示唆するのは，血管および中枢神経の病変である。血管病変は，動脈静ともに侵し，瘤，狭窄，出血，そして血栓塞栓症いずれもきたしうる。中枢神経の病変としては，上記の脳深部の病変，静脈洞血栓症のほか，無菌性髄膜炎も覚えておきたい。

Akman-Demir G, Serdaroglu P, Tasçi B. Clinical patterns of neurological involvement in Behçet's disease : evaluation of 200 patients. The Neuro-Behçet Study Group. Brain 1999 ; 122 : 2171-82. PMID : 10545401
Farah S, Al-Shubaili A, Montaser A, et al. Behçet's syndrome : a report of 41 patients with emphasis on neurological manifestations. J Neurol Neurosurg Psychiatry 1998 ; 64 : 382-4. PMID : 9527155
Calamia KT, Schirmer M, Melikoglu M. Major vessel involvement in Behçet disease. Curr Opin Rheumatol 2005 ; 17 : 1-8. PMID : 15604898
Lê Thi Huong D, Wechsler B, Papo T, et al. Arterial lesions in Behçet's disease. A study in 25 patients. J Rheumatol 1995 ; 22 : 2103-13. PMID : 8596152
Callen JP. Neutrophilic dermatoses. Dermatol Clin 2002 ; 20 : 409-19. PMID : 12170875

20歳の男性が，多関節痛，下肢の紫斑，鮮血便，および蛋白尿を呈した。この疾患を特徴づける組織学的所見は何か？

関節炎＋紫斑＋消化管病変＋糸球体腎炎の臓器障害のパターンは，HSP（Henoch-Schönlein紫斑病）に特徴的である。IgAの皮膚，糸球体への沈着がこの疾患を定義づける重要な組織学的所見であり，IgA血管炎とも呼ばれる所以である。HSPは小児のみならず，成人でもしばしばみられ，一般に成人のHSPは腎炎の予後が悪い。SLEを筆頭に，免疫複合体によって惹起されるⅢ型過敏反応はすべて重要な鑑別疾患である。特にこれらの多くにおいてSLEのfull-house pattern（350ページ参照）に代表されるような複数のクラスの免疫グロブリンの沈着を認めるのに対し，HSPにおいてはもっぱらIgAのみの沈着を認める点が重要な鑑別のポイントである。

Jennette JC, Falk RJ. Small-vessel vasculitis. N Engl J Med 1997 ; 337 : 1512-23. PMID : 9366584
Pillebout E, Thervet E, Hill G, et al. Henoch-Schönlein Purpura in adults : outcome and prognostic factors. J Am Soc Nephrol 2002 ; 13 : 1271-8. PMID : 11961015

生来健康な50歳男性が肝障害，繰り返す食後の腹痛，高血圧，足首の背屈困難を発症している。診断確定のために行うべき検査，最も考えられる病態の誘因，この疾患特有に侵される臓器について説明せよ。

生来健康な者が比較的短期間に多臓器にわたる症状を呈した際は，すべての臨床徴候を説明しうる単一の診断（unifying diagnosis）を検討するのが賢明である。繰り返す食後の腹痛は腸管の虚血を示唆する。本臨床経過における新規発症の高血圧は，腎血管性高血圧を疑わせる。また足首の背屈困難は，多発単神経炎を示唆し，中血管性の血管炎をほぼ決定づける重要な臨床所見である。これら臓器障害のパターンと肝障害は，B型肝炎ウイルスによって惹起されたPAN★を強く示唆する。血管造影にて腎臓，肝臓，または腸間膜動脈の枝に数珠上の動脈瘤，あるいは多発する血管壁不整・血管狭窄などの典型的な所見を認めれば診断確定となる。B型肝炎ウイルス関連のPANのほとんどは，感染後数か月以内に発症する。免疫組織学的には，SLE，溶連菌感染後糸球体腎炎，HSP，クリオグロブリン血症関連の血管炎，心内膜炎による糸球体腎炎，血清病などと同じく，免疫複合体病（Ⅲ型過敏反応）に分類される。症例提示にあるような，腸管，腎臓，末梢神経の病変は典型的であるが，その他，胆嚢，膵臓，虫垂，精巣，卵巣など他の自己免疫疾患，血管炎では通常侵されない臓器の病変がみられこともあり，PANに特有といっても過言ではない。

Guillevin L, Lhote F, Cohen P, et al. Polyarteritis nodosa related to hepatitis B virus. A prospective study with long-term observation of 41 patients. Medicine (Baltimore) 1995 ; 74 : 238-53. PMID : 7565065
Pagnoux C, Mahr A, Cohen P, et al. Presentation and outcome of gastrointestinal involvement in systemic necrotizing vasculitides : analysis of 62 patients with polyarteritis nodosa, microscopic polyangiitis, Wegener granulomatosis, Churg-Strauss syndrome, or rheumatoid arthritis-associated vasculitis. Medicine (Baltimore) 2005 ; 84 : 115-28. PMID : 15758841
Flaherty J, Bradley EL 3rd. Acute pancreatitis as a complication of polyarteritis nodosa. Int J Pancreatol 1999 ; 25 : 53-7. PMID : 10211422
Teichman JM, Mattrey RF, Demby AM. Polyarteritis nodosa presenting as acute orchitis : a case report and review of the literature. J Urol 1993 ; 149 : 1139-40. PMID : 8097793

★── PAN　結節性多発動脈炎（polyarteritis nodosa）

A 多関節痛，下腿の紫斑および潰瘍，四肢末梢の神経障害を発症した患者に，肝障害，リウマトイド因子高値，補体C4の低値を認めた。病態の誘因となっている可能性の高い病原体は何か？

臓器障害のパターンと血清学的特徴から背景にある免疫病理を固定するのはリウマチ内科診療の醍醐味の1つであり，また重要なアプローチでもある。下腿の紫斑および潰瘍は，小血管の病変を示唆する。また多関節痛，末梢神経障害，リウマトイド因子高値，および補体C4の所見は免疫複合体病を示唆する。免疫複合体病の鑑別は前の設問で述べたが，小血管炎および肝障害の要素を考慮することにより，C型肝炎ウイルスによって引き起こされたクリオグロブリン血症関連の血管炎の診断にたどり着く。

Agnello V, Chung RT, Kaplan LM. A role for hepatitis C virus infection in type II cryoglobulinemia. N Engl J Med 1992 ; 327 : 1490-5. PMID : 1383822

A 生来健康な28歳女性が5日間に及ぶ発熱，膝・足首関節痛，および発赤と腫脹を伴う下腿の皮下結節のため来院した。診断確定のために次に行うべき検査は何か？

関節炎の鑑別疾患を絞り込む第1ステップは，発症パターンと侵された関節の解剖学的分布を考慮することである。急性もしくは亜急性発症の下肢優位の関節炎の主な鑑別疾患は，痛風，サルコイドーシス，反応性関節炎である。特に，本症例にみるように，発熱，膝と足首の関節炎，そして結節性紅斑という臨床所見の組み合わせは，急性のサルコイドーシス（Löfgren症候群）を疑わせる。サルコイドーシスの診断において，発熱，下肢の関節炎，結節性紅斑，肺門部リンパ節腫脹の全徴候が揃った場合の特異度は95％であり，生検を必要としない。したがって，次に行うべき検査は，胸部X線撮影による縦隔および肺門部リンパ節腫脹の有無の評価である。Löfgren症候群はサルコイドーシスの予後良好な一亜型で，一般に無加療で軽快治癒する。

O'Regan A, Berman JS. Sarcoidosis. Ann Intern Med 2012 ; 156 : ITC5-1-15. PMID : 22547486
Neville E, Walker AN, James DG. Prognostic factors predicting the outcome of sarcoidosis : an analysis of 818 patients. Q J Med 1983 ; 52 : 525-33. PMID : 6657915

A 60歳女性，関節リウマチのため3か月前より日々5～10 mgのステロイドを内服している。将来の大腿骨頸部骨折，脊椎圧迫骨折のリスクを見積もるうえで有用なツールは何か？

WHOにより開発されたFRAX[*1]ツールである（www.shef.ac.uk/FRAX/tool.jsp）。10年以内の骨粗鬆症性骨折のリスクを，年齢，性別，BMI[*2]，そして骨折歴，大腿骨頸部骨折の家族歴，喫煙，ステロイド治療，関節リウマチ，飲酒の有無，および大腿骨頸部の骨密度から算出する。

　FRAXは便利なツールであるが，以下に示すポイントも含めて数々の限界がある。

（1）対象が40～90歳の患者に限られる
（2）米国在住の白人，黒人，ヒスパニック，アジア人以外の患者層への適用が検証されていない
（3）既に骨粗鬆症治療中の患者への適用が検証されていない

(4) 7.5 mg以上のステロイドを内服している者の骨折リスクを低く見積もる可能性が高い
(5) 大腿骨頸部以外の骨密度の適用が検証されていない
(6) DEXA★3以外の技術を用いて測定された骨密度の適用が検証されていない

Kanis JA, Oden A, Johnell O, et al. The use of clinical risk factors enhances the performance of BMD in the prediction of hip and osteoporotic fractures in men and women. Osteoporos Int 2007 ; 18 : 1033-46.　PMID：17323110
Kanis JA, Johansson H, Oden A, et al. Guidance for the adjustment of FRAX according to the dose of glucocorticoids. Osteoporos Int 2011 ; 22 : 809-16.　PMID：21229233

★1 ― FRAX　Fracture Risk Assessment Tool
★2 ― BMI　肥満度指数（body mass index）
★3 ― DEXA　dual-energy X-ray absorptiometry

Ⓑ 20年来のSLEの既往のある40代女性が持続性の右股関節痛のため来院してきた。考慮すべき疾患は何か？

長年のSLEの既往のある患者の持続性の股関節痛は骨壊死を疑わせる。SLEに加えてステロイド治療は重要なリスク因子である。抗リン脂質抗体をリスク因子とする説もあるが議論の分かれるところである。疑いのある症例ではまずX線撮影を行い，これにより正常もしくは明確な結論が得られない場合でも，臨床的に骨壊死の疑いが高い場合には，MRIによる評価が必要である。

Abeles M, Urman JD, Rothfield NF. Aseptic necrosis of bone in systemic lupus erythematosus. Relationship to corticosteroid therapy. Arch Intern Med 1978 ; 138 : 750.　PMID：646538
Markisz JA, Knowles RJ, Altchek DW, et al. Segmental patterns of avascular necrosis of the femoral heads : early detection with MR imaging. Radiology 1987 ; 162 : 717-20.　PMID：3809485

12 アレルギー

森本佳和

アレルギー一般

A アレルゲンとは何か？

アレルゲンとは，感受性のある人にアレルギー反応を起こす物質で，通常，蛋白質または糖蛋白である。よく問題となるアレルゲンとしては，動物（イヌ，ネコなど），細菌，ウイルス，真菌，化学物質，ダニ，昆虫，食物，植物があり，多くのアレルゲンのアミノ酸配列が同定されている。気管支喘息（以下，喘息）やアレルギー性鼻炎の原因としては，吸入アレルゲン（ダニ，イヌ，ネコ，真菌，花粉など）があり，食物アレルギーでは，鶏卵，牛乳，そば，ピーナッツ，甲殻類が問題となることが多い。これらアレルゲンへの感作を調べる方法として，皮膚テスト（プリックテスト，スクラッチテスト，皮内テスト）や特異的Ig★E抗体検査などがある。

日本小児アレルギー学会食物アレルギー委員会．食物アレルギー診療ガイドライン2012．東京：協和企画, 2011.
Akiyama H, Imai T, Ebisawa M. Japan food allergen labeling regulation-history and evaluation. Adv Food Nutr Res 2011 ; 62 : 139-71.　PMID：21504823.

★─ Ig　免疫グロブリン（immunoglobulin）

B アトピー素因について述べよ。

アレルギー疾患は同一家族内に多発することから，遺伝的素因に基づいて発症する生まれつきの過敏症であると考えられ，この素因はアトピーと呼ばれるようになった。現在，日本皮膚科学会のアトピー素因の定義では，（1）家族歴・既往歴（喘息，アレルギー性鼻炎・結膜炎，アトピー性皮膚炎のうちのいずれか，あるいは複数の疾患），または，（2）IgE抗体を産生しやすい素因，とされている。IgE抗体は，皮膚テスト，血中特異的IgE抗体検査，血清総IgE抗体検査で確認することができる。アトピー素因に関係する遺伝子は単一の遺伝子ではなく，多くの遺伝子が関係していると考えられている。

古江増隆, 佐伯秀久, 古川福実ほか. アトピー性皮膚炎診療ガイドライン. 日皮会誌 2009 ; 119 : 1515-34.

C アレルギーマーチ（allergic march）とは何か？

アトピー素因を背景として，アレルギー疾患の中心症状が年齢によって変化することをアレルギーマーチという。具体的には，乳児期に食物感作によるアトピー性皮膚炎（湿疹），幼児期にハウスダスト（ダニ）感作による喘息，次いで青年期までにスギ花粉などへの感作によるアレルギー性鼻炎・結膜炎が出現することが典型的である。

最近では，アレルギーマーチの概念から，早期のうちからアレルギー疾患をコントロールすることの重要性が提唱されている．たとえば，乳児期のアトピー性皮膚炎による皮膚バリア障害での経皮的感作が最初のきっかけであり，アトピー性皮膚炎をコントロールすればその後のアレルギーマーチの進展予防ができるという仮説がある．このような仮説の立証が今後の研究に期待される．

Dharmage SC, Lowe AJ, Matheson MC, et al. Atopic dermatitis and the atopic march revisited. Allergy 2014 ; 69 : 17-27.　PMID : 24117677

Th1細胞[*1]とTh2細胞[*2]について述べよ．

リンパ球には，抗体を産生して液性免疫を担うB細胞と細胞性免疫を担うT細胞がある．T細胞には，免疫反応を調節するヘルパーT細胞（CD[*3]4抗原陽性）と，腫瘍細胞などを傷害するキラーT細胞（CD8抗原陽性）があり，さらにヘルパーT細胞にはTh1細胞とTh2細胞があることが以前より知られている．Th1細胞は，IL[*4]-2を産生し，キラーT細胞やNK細胞[*5]などを活性化させ，細胞性免疫を活性化させる．一方，Th2細胞は，IL-4を産生し，B細胞を活性化させ，アレルギー反応を含めた液性免疫を活性化させる．また，Th1細胞は，IFN[*6]-γを産生してIgE抗体産生を抑制するなどTh2細胞の働きを抑制する．Th2細胞は，IgE抗体産生を促進すると同時にTh1細胞の働きを抑制する．つまり，Th1細胞とTh2細胞は互いに抑制し合う働きをもつ．このため，（Th1細胞に比較して）Th2細胞が優位に働くと，アレルギーに関与するサイトカイン分泌やIgE抗体産生が増加し，アレルギー疾患が発病しやすい状態になると考えられる．

Daley D. The evolution of the hygiene hypothesis : the role of early-life exposures to viruses and microbes and their relationship to asthma and allergic diseases. Curr Opin Allergy Clin Immunol 2014 ; 14 : 390-6.　PMID : 25102107

- [*1] ─ Th1細胞　ヘルパーT1細胞（helper T cell 1）
- [*2] ─ Th2細胞　ヘルパーT2細胞（helper T cell 2）
- [*3] ─ CD　分化抗原群（cluster of differentiation）
- [*4] ─ IL　インターロイキン（interleukin）
- [*5] ─ NK細胞　ナチュラルキラー細胞（natural killer cell）
- [*6] ─ IFN　インターフェロン（interferon）

衛生仮説（hygiene hypothesis）とは何か？

英国のStrachan氏は1989年に衛生仮説を提唱した．この仮説においては，生活水準や衛生環境の向上による幼少期の感染症の減少が，アレルギー疾患増加の一因であるとされる．

　ヘルパーT細胞には，主にTh1細胞（細胞性免疫）とTh2細胞（液性免疫）とがあるが，近代以前や発展途上国での生活のように幼少時の感染の機会が多ければ，Th1細胞が優位となる．しかし，現代社会や先進国での生活のように感染の機会が少ないと，Th2細胞優位となり，アレルギー疾患が増加すると考えられる．つまり，衛生仮説のもとでは，Th1/Th2の不均衡がアレルギー疾患の発症の原因の1つと説明される．

Strachan DP. Hay fever, hygiene, and household size. BMJ 1989 ; 299 : 1259-60.　PMID : 2513902
Daley D. The evolution of the hygiene hypothesis : the role of early-life exposures to viruses and microbes and their relationship to asthma and allergic diseases. Curr Opin Allergy Clin Immunol

2014;14:390-6. PMID:25102107

C "one airway, one disease" とは何か？

アレルギー性鼻炎と喘息は合併することが多く，病態や治療において多くの特性を共有している．そこで，両疾患は，気道という同一の器官における同一の疾患と捉える"one airway, one disease" という概念が提唱された．実際，両疾患の合併も多く，喘息患者の約70〜80％がアレルギー性鼻炎を合併し，アレルギー性鼻炎患者の約30％が喘息を合併するといわれる．この考え方を支持するように，たとえば，アレルギー性鼻炎を治療すると喘息が改善することが報告されている．この概念のもとに診療を考えると，アレルギー性鼻炎患者では喘息の合併を，喘息患者ではアレルギー性鼻炎の合併を考慮すべきであり，また両疾患の合併患者においては，両疾患の治療を同時に行うべきであろう．

Bousquet J, Van Cauwenberge P, Khaltaev N ; Aria Workshop Group ; World Health Organization. Allergic rhinitis and its impact on asthma. J Allergy Clin Immunol 2001;108:S147-334. PMID:11707753

A 免疫反応の Gell-Coombs 分類について，それぞれの生体での役割と疾患の例を挙げよ．

GellとCoombsにより1963年に免疫反応の分類がなされ，その分類法は現在も頻用されている．

Ⅰ型は即時型（アナフィラキシー型）ともいわれ，肥満細胞や好塩基球表面上のIgEに抗原が結合し，細胞内のヒスタミンなどのケミカルメディエーターが遊離されて引き起こされる．もとは，寄生虫の排除などを目的とするが，アレルギー性鼻炎，喘息，蕁麻疹，アナフィラキシーなどを引き起こす．

Ⅱ型は細胞障害型（細胞融解型）ともいわれ，自己の細胞表面が抗原として認識され，IgGやIgMが結合して，補体系反応や抗体依存性細胞障害反応を惹起する．もとは，細胞外病原体〔黄色ブドウ球菌（*Staphylococcus aureus*）・レンサ球菌など〕を排除するための機構と考えられるが，重症筋無力症，自己免疫性溶血性貧血，Goodpasture症候群，Basedow病の発病に関与するとされる．

Ⅲ型は免疫複合体型（Arthus型）ともいわれ，可溶性抗原とIgGの免疫複合体が組織に沈着して補体系を活性化することで組織障害をきたす．もとは，血中に循環するウイルスの排除に役立つものと考えられるが，関節リウマチ，SLE★などの免疫障害の原因にもなる．

Ⅳ型は遅延型（細胞性免疫型）ともいわれ，T細胞，マクロファージが中心となる細胞性免疫によるアレルギーである．もとは，免疫系で消化できない結核菌（*Mycobacterium tuberculosis*）などの病原体の排除に有用な反応である．Ⅳ型免疫が関連する例としては，ツベルクリン反応，接触性皮膚炎が挙げられる．

Rajan TV. The Gell-Coombs classification of hypersensitivity reactions : a re-interpretation. TRENDS in Immunology 2003;24:376-9. PMID:12860528

★ーSLE 全身性エリテマトーデス（systemic lupus erythematosus）

吸入アレルゲン

B 吸入アレルゲンの特徴について説明せよ。

代表的な吸入アレルゲンとしては，花粉（スギ花粉，イネ科花粉，キク科花粉など），ダニ，ペット（イヌ，ネコなど），真菌〔アルテルナリア（*Alternaria*），アスペルギルス（*Aspergillus*）など〕，昆虫（ゴキブリ，ユスリカ，ガなど）がある。これらのうち，臨床上，最も頻繁に問題となる吸入アレルゲンは，スギ花粉，ダニである。

吸入アレルゲンは，その直径によって，気道の到達点が異なる。吸入される粒子の直径が 5 μm 以上の多くの粒子は鼻粘膜に沈着する。粒子径が 3 μm 以下の粒子は気管支，細気管支，終末気管支まで達する。1 μm 以下の微小粒子は肺胞に達するが，多くは呼気により排出される。ほとんどの花粉の直径は 10 μm より大きい（たとえば，スギ花粉の直径は 30 〜 40 μm）ため，吸入されてもほとんどが上気道に付着し，鼻や咽頭での症状を生じさせることが主となる。ダニ，ネコ皮屑，イヌ皮屑のアレルゲンなどは粒子直径が 10 μm より小さいために，喘息の症状を引き起こすことがより大きな問題となる。

鼻アレルギー診療ガイドライン作成委員会．鼻アレルギー診療ガイドライン―通年性鼻炎と花粉症―2013年版（改訂第 7 版）．東京：ライフ・サイエンス，2013．

A 花粉症の原因となる花粉について述べよ。

花粉は季節性アレルギーの原因として最も重要である。春にみられる花粉症の原因の多くは樹木の花粉で，特にスギとヒノキが問題となる。飛散する時期は地域によって異なるが，関東ではスギが 2 〜 5 月，ヒノキは少し開始が遅れて 3 〜 5 月といわれる。スギとヒノキは抗原交差性をもち，スギ花粉症患者の 6 割はヒノキ花粉にも感作される。夏の花粉症の原因としては，草（イネ科）が重要である。これには，空き地，芝生などに生育するカモガヤやオオアワガエリが含まれる。イネ科の花粉に感作されていると，花粉に限らず，刈り取られた稲やその粉塵などでもアレルギーを生じうる。秋にみられる花粉症の原因として重要なのは，道端，河川敷などに生育する雑草（主にキク科）である。飛散時期は 8 〜 10 月で，ブタクサやヨモギが原因としてよく知られている。特にブタクサによる花粉症の症状は強い傾向があり，（スギ花粉症のない）米国では花粉症の原因として最も重要視される。

伊藤博隆，西村 穣，鈴木元彦ほか．ヒノキ花粉症に対する特異 IgE 抗体の検索．耳鼻臨床 1993；86：957-62．

A スギ花粉症について述べよ。

スギ花粉症は日本で最も多い花粉症で，日本国民の 20 〜 40％ が罹患しているといわれる。1960 年代から日本でスギ花粉症が急増したが，その原因として農林水産省が推奨してきた大規模スギ植林が挙げられている。欧米等ではスギが少なく，スギ花粉症はまれである。

近年では，中国より飛来する微小粒子状物質（PM*2.5）を含む黄砂がアレルギー性鼻炎や花粉症を合併する喘息患者の 40％ で症状の増悪を認めたとの報告もある。花粉症の症状は，花粉の飛散量だけでなく，多種多様な大気中の化学物質や粒子状物質の影響を受けることが明らかとなってきている。

Yamada T, Saito H, Fujieda S. Present state of Japanese cedar pollinosis : the national affliction. J Allergy Clin Immunol 2014 ; 133 : 632-9.　PMID : 24361081
Yamazaki S, Shima M, Yoda Y, et al. Association between PM2.5 and primary care visits due to asthma attack in Japan : relation to Beijing's air pollution episode in January 2013. Environ Health Prev Med 2014 ; 19 : 172-6.　PMID : 24343755

★― PM　粒子状物質(particulate matter)

A 吸入アレルゲンとして重要なダニについて述べよ。

ハウスダストにはダニ，ゴキブリ，ネコ，イヌ，花粉，カビなどさまざまな抗原が含まれており，しばしばアレルギー性鼻炎や喘息の原因となる。ハウスダストのなかでも特にダニには，喘息患者の5割，アレルギー性鼻炎患者の5〜8割が感作されていると報告されており，ダニに感作されていると喘息やアレルギー性鼻炎が重症となる傾向がある。

　ハウスダストのダニにはチリダニ類，コナダニ類，ホコリダニ類，ツメダニ類などが含まれるが，その70〜90％はチリダニ類である。チリダニのなかでも，ヒョウヒダニ属のヤケヒョウヒダニ(*Dermatophagoides pteronyssinus*)とコナヒョウヒダニ(*D. farinae*)が重要である。

　アレルギー患者にとっては，チリダニの成長に適した環境をなくすことが望ましい。チリダニは洋服，寝具などに広く存在し，落屑したヒトの表皮がその成長に必要となるため，頻繁な掃除と洗濯を行い，カーペットやぬいぐるみなどは置かないようにすることを勧める。湿度が50％以下になると死滅するため，エアコンなどで室内の湿度を低く保つことが望ましい。温度では，55℃以上になると死滅するため，洗濯では55℃以上の湯を使用することを勧める。

Matsui EC, Sampson HA, Bahnson HT, et al ; Inner-city Asthma Consortium. Allergen-specific IgE as a biomarker of exposure plus sensitization in inner-city adolescents with asthma. Allergy 2010 ; 65 : 1414-22.　PMID : 20560910
舘野幸司．環境アレルゲンとその対策　ダニを焦点として．感染・炎症・免疫 1989 ; 19 : 111-27.
月岡一治，鳥谷部真一，赤澤宏平．成人喘息患者の血清総IgE値，抗原特異的IgE抗体保有状況の検討．日呼吸会誌 2010 ; 48 : 409-18.

B 吸入アレルゲンとして重要となる真菌について述べよ。

気道アレルギーに関与する真菌は属レベルで80を超すといわれる。これらのうち，日本で特異的IgE抗体検査や皮膚テストなど診療に使用できるアレルゲンエキスとして承認されているのは，カンジダ(*Candida*)，アルテルナリア(*Alternaria*)，アオカビ(*Penicillium*)，アスペルギルス，クラドスポリウム(*Cladosporium*)だけであり，可能性のある真菌にはとても対応できていない。主に成人喘息患者を対象とした即時型皮膚テスト陽性率では，カンジダ35.3％，アルテルナリア19.0％，アオカビ10.7％，アスペルギルス10.6％，クラドスポリウム6.8％と報告されている。しかし，多種多様な真菌がほぼ普遍的に無数に存在し，それらの抗原交差性も高いため，どの真菌が気道アレルギーの症状にどれほど寄与しているかを評価するのは難しいのが現状である。

　真菌は，アレルゲンとしてだけでなく病原微生物としての性格も有する。このため，感染症とアレルゲンの両方の性格を有する疾患が知られる。たとえば，

*Aspergillus fumigatus*が関与するアレルギー性気管支肺アスペルギルス症（allergic bronchopulmonary aspergillosis）である。このような場合，抗真菌薬を使用するなどの治療法が一般的なアレルギー疾患のそれとは異なるため，鑑別に注意を要する。

安枝 浩, 竹内保雄. 真菌アレルギー――アレルゲンのクローニングと組換アレルゲンの診断への応用――. 日医真菌会誌 2004；45：71-6.
秋山一男. 喘息における真菌アレルギーをめぐって. 日医真菌会誌 2000；41：149-55.

A 吸入アレルゲンとしてのペットの重要性について述べよ。

近年，室内でのペットの飼育が増え，ペットアレルギーは増加していると考えられる。ネコやイヌを飼っている家庭の空中ペットアレルゲン量はダニアレルゲンに比べて，ネコアレルゲンが154倍，イヌアレルゲンが463倍という報告があり，ペットアレルゲンへの曝露量は，ダニアレルゲンよりも多いとさえいえる。

ペットアレルギーで最も重要なアレルゲンはネコである。ネコの主要アレルゲンFel d 1は皮膚や皮膚からの分泌物由来と考えられている。ネコへのアレルギーがあれば，喘息発作による入院の大きなリスク因子になる。次に重要なペットアレルゲンはイヌで，イヌの主要アレルゲンCan f 1はイヌの毛や皮屑（フケ）由来である。

ペットアレルゲンは衣服に付着しても移動するため，イヌやネコを飼育していない家庭や公共施設内においてもアレルゲンが存在する。たとえば，カナダでネコが駆除された島で，その約20年後に皮膚テストを施行したところ，その住民の20.1％がネコ抗原に陽性であった。また日本でも，ネコを飼っていない小児喘息患者でもネコ特異的IgE抗体価の陽性率は34％であったという報告がある。これらのように，特にネコ抗原は普遍的に存在する性質をもち，ネコを飼ってない場合でもネコアレルギーの可能性を考慮すべきである。

阪口雅弘. 室内環境アレルゲンとしてのペットおよびスギ花粉アレルゲン. 公衛研 1998；47：19-23.
Sarpong SB, Karrison T. Sensitization to indoor allergens and the risk for asthma hospitalization in children. Ann Allergy Asthma Immunol 1997；79：455-9.　PMID：9396981
Chan-Yeung M, McClean PA, Sandell PR, et al. Sensitization to cat without direct exposure to cats. Clin Exp Allergy 1999；29：762-5.　PMID：10336591
Ichikawa K, Iwasaki E, Baba M, et al. High prevalence of sensitization to cat allergen among Japanese children with asthma, living without cats. Clin Exp Allergy 1999；29：754-61.　PMID：10336590

アレルギー検査

A 特異的IgE抗体検査について述べよ。

特異的IgE抗体検査は，即時型アレルギー反応による原因抗原を同定するのに有用である。特に，吸入抗原に対しての特異的IgE抗体検査は，感度・特異度ともに80～95％と報告され，優れた検査といえる（しかし，食物抗原に対しての特異度は低いため注意を要する：次ページの「特異的IgE抗体検査の解釈で注意すべきことは何か？」参照）

特異的IgE抗体検査の方法としては，旧来の放射性同位元素とペーパーディスクを用いたRAST[★1]法に加えて，より簡便なCAP[★2]-RAST法，同時により多数の抗原測定が可能なMAST[★3]法などが開発されている。現在，広く用いられているCAP-RAST

法では，0〜6までの7段階にクラス分けされ，2以上が陽性とされる。

伊藤弘美, 横田 明, 伊藤博隆ほか. 鼻炎患者におけるCAPシステムの検討. 耳鼻と臨 1992；38：637-43.
中川武正, 駒瀬裕子, 池澤善郎ほか. 同時多項目特異IgE測定法MAST-26の臨床的有用性に関する検討. アレルギー 2000；49：335-44.

★1— RAST　radioallergosorbent test
★2— CAP　capsulated hydrophilic carrier polymer
★3— MAST　multiple-antigen simultaneous test

Ⓑ 即時型アレルギーにおける皮膚テストと特異的IgE抗体検査の違いについて述べよ。

即時型アレルギーの診断における皮膚テストには，プリックテスト，スクラッチテスト，皮内テストがある。これらは安価で，短時間で多数の抗原についての結果が得られるという利点がある。しかし，検査前には抗ヒスタミン薬やステロイドなどの内服薬を中断する必要があり，また検査自体が痛みを伴い，かゆみや腫れなどの苦痛を生じうる。特に皮内テストは痛みが強く，偽陽性率が高く，ショックの可能性もあるため通常は用いられない。

　これに対して，抗原特異的IgE抗体検査は高価で結果が出るのに時間がかかる。しかし，アレルギー薬の中断などは必要なく，抗原投与に伴うかゆみなどの苦痛は生じず，検査自体は採血で行われるため簡便である。これら利点のため，日常臨床では特異的IgE抗体検査が頻用される傾向がある。

鼻アレルギー診療ガイドライン作成委員会. 鼻アレルギー診療ガイドライン―通年性鼻炎と花粉症―2013年版（改訂第7版）. 東京：ライフ・サイエンス, 2013.

Ⓑ 特異的IgE抗体検査の解釈で注意すべきことは何か？

特異的IgE抗体検査は比較的簡便なために頻用されるが，利用には注意が必要である。まず，特異的IgE抗体検査はIgE依存型〔Ⅰ型（即時型）〕アレルギーに対する検査で，その他のアレルギーのタイプ（Ⅱ型，Ⅲ型，Ⅳ型）に対する検査としては役に立たない。たとえば，Ⅳ型アレルギー反応である接触性皮膚炎の診断には役に立たないし，アトピー性皮膚炎の炎症の機序も即時型アレルギーだけに分類されないため，特異的IgE抗体価が陽性を示した抗原がその原因とは限らない。

　また，食物アレルゲンに対しての特異的IgE抗体検査は偽陽性が多いので注意する。食物の特異的IgE抗体検査は病歴から即時型アレルギーが疑われる場合に限って用いるべきである。「ある食物が明らかな即時型反応を起こし，かつその特異的IgE抗体価が陽性」という場合の検査結果は信頼に値するが，そうでない場合の特異的IgE検査結果の信頼性は低い。同様に，成人の慢性蕁麻疹に対して，スクリーニング的に食物特異的IgE抗体検査を行う意義はないことも知っておくべきである。

秀 道広, 森田栄伸, 古川福実ほか. 蕁麻疹診療ガイドライン. 日皮会誌 2011；121：1339-88.

Ⓒ アレルギー疾患の炎症の生化学的指標にはどのようなものがあるか？

アレルギー疾患の炎症指標として旧来用いられてきたものに，末梢血好酸球分画，血清総IgE値がある。また，アレルギー性鼻炎では鼻汁中好酸球数，喘息では喀痰中好

酸球数も用いられてきた。
　最近用いられるようになったものに，喘息患者におけるFeNO[*1]があり，2013年に保険適応となった。FeNO測定値は好酸球性気道炎症を反映する指標の1つであり，未治療の喘息患者では一般に高値を示す。さらに，吸入ステロイドなどの抗炎症薬の投与により低値となり，気道炎症の評価において有用である。アトピー性皮膚炎では，リンパ球（CCR4[*2]を発現したTh2細胞）を患部へ遊走させるケモカインであるTARC[*3]の血清濃度測定が2008年より保険適応となった。血清TARC値とアトピー性皮膚炎の炎症の強さがほぼ一致するといわれており，数値が高いと重症，低いと軽症とされる。

伊藤 潤, 粒来崇博. FeNOとは—概論とガイドライン—. 喘息 2013；26：106-111.
常深祐一郎. アトピー性皮膚炎診療における血清TARC値の活用. infoAllergy 2012；62：4.

★1— FeNO　呼気一酸化窒素濃度（fractional exhaled nitric oxide）
★2— CCR4　CCケモカイン受容体4（C-C chemokine receptor 4）
★3— TARC　thymus and activation-regulated chemokine

気管支喘息（喘息）

C アトピー型喘息と非アトピー型喘息の違いについて述べよ。

アトピー型喘息（atopic asthma, allergic asthma）は，吸入アレルゲンなどにIgE抗体が反応する即時型アレルギー反応によって発症する喘息である。これに対して，アレルゲン特異的なIgE抗体が証明できず，即時型アレルギーではない喘息を非アトピー型喘息（non-atopic asthma, non-allergic asthma, intrinsic asthma）という。成人の喘息では，約3割が非アトピー型といわれ，タバコ，ストレス，気候の変化，ウイルスなどさまざまな誘因によって発症・増悪する。アトピー型喘息と非アトピー型喘息は誘発因子で分類されるが，気管支壁の病理学的所見，サイトカインや炎症細胞の種類・分布などに一貫した相違は見いだされていない。誘発因子を除去することを基本として，用いる薬剤を含めた治療法なども基本的に同様である。

Pillai P, Corrign CJ, Ying S. Airway epithelium in atopic and nonatopic asthma：similarities and differences. ISRN Allergy 2011.　PMID：23724224

B 喘息における気道炎症と気道リモデリングについて述べよ。

喘息の基本病態は，好酸球やTリンパ球などの炎症細胞の気道粘膜内浸潤を伴うアレルギー性炎症である。喘息患者の気道には慢性的な炎症が存在しており，症状のないときにも炎症は持続しているため，発作時以外でも治療を続ける必要がある。気道炎症の増悪とその修復過程が長期にわたって繰り返されると，基底膜部の線維化，粘膜下腺の過形成および平滑筋の肥大が生じ，気道壁の肥厚が生じる（気道リモデリング）。気道リモデリングが進行すると，閉塞性換気障害が進行するとともに可逆性が失われ，より重症化する。このような不可逆的変化を防ぐためにも，喘息を管理して気道炎症を抑えることが重要である。

一般社団法人日本アレルギー学会喘息ガイドライン専門部会. 喘息予防・管理ガイドライン 2012. 東京：協和企画, 2012.

A 喘息の治療によく用いられる薬剤は何か？

喘息の薬物治療においては，長期管理薬（コントローラー：ステロイド，抗ロイコトリエン薬など）と発作治療薬（リリーバー：β_2作動薬，テオフィリン製剤，抗コリン薬など）の組み合わせが基本となる．代表的な長期管理薬となる吸入ステロイドは，世界中の喘息治療ガイドラインでの第1選択薬であり，気道炎症を鎮静化して臨床症状を改善する効果がある．抗ロイコトリエン薬は吸入ステロイドに比べると効果は劣るが，アレルギー性鼻炎にも効果があり，その合併症例に使いやすい薬剤である．気管支拡張薬であるβ_2作動薬は長時間作用型と短時間作用型に分けられる．長時間作用型β_2作動薬は抗炎症作用をもつとされ，長期管理薬に分類されることが多い．短時間作用型β_2作動薬は発作治療薬の中心となるが，頻用すると喘息自体を重症化させるという報告が多くある．テオフィリン製剤は気道炎症を抑制する作用ももつとされるが，他の薬剤に比べると効果に比較して副作用が大きく，近年では使用が減少している傾向にある．

これら薬剤の併用をもってしても十分な効果が得られない場合，ステロイドの内服や抗IgEモノクローナル抗体のオマリズマブ（ゾレア®）の使用を考える．

一般社団法人日本アレルギー学会喘息ガイドライン専門部会. 喘息予防・管理ガイドライン2012. 東京：協和企画, 2012.

アレルギー性鼻炎

A アレルギー性鼻炎の分類について述べよ．

アレルギー性鼻炎はその症状が1年を通してみられる通年性アレルギー性鼻炎と，一定の季節にみられる季節性アレルギー性鼻炎に分けられる．通年性アレルギー性鼻炎はハウスダスト（ダニ，ペット）が原因となることが多く，季節性アレルギー性鼻炎のほとんどは花粉が原因となる．

アレルギー性鼻炎の三徴（くしゃみとかゆみ，鼻漏，鼻閉）の強さをもとにすると，アレルギー性鼻炎の病型として，くしゃみ・鼻漏型，鼻閉型，充全型の3つに分類することができる．くしゃみとかゆみ，鼻漏を主症状とする場合をくしゃみ・鼻漏型，鼻閉だけが他の症状に比べて強い場合を鼻閉型とし，三徴が同程度のものを充全型と分類する．重症度では，くしゃみ発作回数，鼻漏と鼻づまりの程度によって，軽症，中等症，重症，最重症に分類される．

鼻アレルギー診療ガイドライン作成委員会. 鼻アレルギー診療ガイドライン―通年性鼻炎と花粉症―2013年版（改訂第7版）. 東京：ライフ・サイエンス, 2013.

A アレルギー性鼻炎の治療によく用いられる薬剤は何か？

鼻噴霧用ステロイドは，アレルギー性鼻炎の三徴（くしゃみとかゆみ，鼻漏，鼻閉）のすべてに効果があり，その有効性と安全性から国際的にアレルギー性鼻炎の第1選択とされる．その他の薬剤として，くしゃみとかゆみ，鼻漏に抗ヒスタミン薬，鼻閉に抗ロイコトリエン薬や血管収縮薬がよく用いられる．抗ヒスタミン薬は，眠気をきたしにくい第2世代抗ヒスタミン薬を使用することが勧められる．なお，血管収縮薬の点鼻薬を長期使用すると，薬剤依存性に血管拡張が生じて，慢性的に鼻閉を生じるこ

とがある(薬剤性肥厚性鼻炎)。この状態が生じると治療が困難となるため，その使用には注意が必要である。これら薬剤の併用で効果が不十分な場合，短期間のステロイド内服を考えることもある。

鼻アレルギー診療ガイドライン作成委員会. 鼻アレルギー診療ガイドライン―通年性鼻炎と花粉症―2013年版(改訂第7版). 東京：ライフ・サイエンス, 2013.

Ⓑ 舌下投与による特異的免疫療法(減感作療法)とは何か？

特異的免疫療法では，アレルゲンを漸増しながら投与し，アレルギー反応を減らしていくことを目的する。一般的な薬剤治療ではアレルギー性鼻炎を根治することはできないが，特異的免疫療法は長期寛解・治癒が期待できる唯一の方法である。従来，皮下注による皮下免疫療法が行われてきたが，長期にわたる通院や痛み，アナフィラキシーなどのリスクから日本においては一般的に普及するには至っていない。これに対して，舌下投与による舌下免疫療法は自宅で施行することができ，またアナフィラキシーも起こしにくい。日本では，平成26年10月にスギ花粉症の舌下免疫療法治療薬(シダトレンスギ花粉舌下液)が発売され，今後，安全な特異的免疫療法として普及する可能性がある。

湯田厚司, 小川由起子. スギ花粉症の舌下免疫療法. 日医師会誌 2013；141：2180.

食物アレルギー

Ⓑ 食物アレルギーの定義とその最近の変化について述べよ。

食物を摂取することにより起こる不利益な反応(adverse reaction)のうち，食物自体の毒性などによるものを除き，免疫学的機序が関与するものを食物アレルギー(food allergy)という。

　以前は，食物の生体への侵入経路が経口摂取だけに限られていたが，『食物アレルギー診療ガイドライン2012』では，「食物アレルギーとは食物によって引き起こされる抗原特異的な免疫学的機序を介して生体にとって不利益な症状が惹起される現象」というように，経口摂取に限らず定義されるようになった。これは，気道での花粉感作によって食物アレルギーを起こす花粉食物アレルギー症候群や，加水分解コムギ末含有化粧石鹸による皮膚感作によって食物アレルギーを起こす小麦アレルギーなど，経気道や経皮からの侵入や感作によっても食物アレルギーが起こることが明らかとなってきたためである。

近藤直実. 食物アレルギーupdate―食物アレルギー診療ガイドライン2012―. 日医師会誌 2014；143：508-12.

Ⓒ 食物アレルギーを免疫学的機序の観点から分類せよ。

食物アレルギーは免疫学的機序の観点から大きく，IgE依存型とIgE非依存型に分けられる。典型的な食物アレルギーは，IgE依存型のⅠ型(即時型)アレルギーである。即時型食物アレルギーでは原因食物を摂取して2時間以内に症状が出現し始める。このような場合，原因食物の同定は比較的容易で，血中特異的IgE抗体検査や皮膚テストにて確認することができる。IgE非依存型の代表例としては，牛乳による新生児・

乳児消化管アレルギーがあり，これは原因食物を摂取して数時間後に，嘔吐，下痢，血便を主症状として発症する．また，小麦を抗原とするセリアック病（celiac disease）も例として挙げられる．これは，グルテンの成分であるグリアジンに対するIgA・IgG抗体と抗原特異的リンパ球が関与している．

近藤直実. 食物アレルギー update―食物アレルギー診療ガイドライン 2012―. 日医師会誌 2014 ; 143 : 508-12.

Ⓑ 主要な食物アレルゲンについて述べよ．

食物アレルギーの原因となる上位3品目（鶏卵，牛乳，小麦）は3大アレルギー原因食品と呼ばれ，食物アレルギー全体の7割程度を占めている．これらのアレルギーは特に小児に多く，耐性獲得（outgrow）をしやすいという特徴をもつ．上位7品目（鶏卵，牛乳，小麦，そば，ピーナッツ，エビ，カニ）については特定原材料と省令で定められており，流通において表示が義務づけられている．ピーナッツとそばは，微量の摂取であっても重篤なアレルギー反応を生じることで知られ，また耐性獲得を期待しにくい食物である．ピーナッツのアレルゲンの一部は大豆や他のナッツ類にも存在し，これらの交差反応がみられることもある．甲殻類であるエビ・カニのアレルギーの主要アレルゲンの1つは，筋肉の構成分子であるアクチン・ミオシンの関連物質のトロポミオシンである．このトロポミオシンはダニの体内にも存在し，両者間での交差反応の一因となる．

日本小児アレルギー学会食物アレルギー委員会. 食物アレルギー診療ガイドライン 2012. 東京：協和企画, 2011.
Akiyama H, Imai T, Ebisawa M. Japan food allergen labeling regulation―history and evaluation. Adv Food Nutr Res 2011 ; 62 : 139-71. PMID : 21504823

Ⓑ 成長時期ごとに食物アレルギーの原因となる食物はどう変わるか？

人生の最も早期，新生児期に主として発症する食物アレルギーは，嘔吐，血便，下痢などの消化器症状として発症する新生児・乳児消化管アレルギー（牛乳が多い）であり，主にIgE非依存型である．続く乳児期では，生後数か月から顔面・頭皮から始まる湿疹（アトピー性皮膚炎）がみられ，これは母乳から摂取された原因抗原の曝露による鶏卵，牛乳，小麦などへのIgE依存型の感作が多い．その後，離乳食の開始で原因食物摂取が多様化するとともに，幼児期でさらにそば，ピーナッツ，魚類などへのIgE依存型の感作が多くなる．学童期から成人期においては，甲殻類，果物類，魚類などへの感作の頻度が高くなる．

乳幼児期の鶏卵，牛乳，小麦などへのアレルギーは成長とともに自然に耐性獲得されることが多いが，そば，ピーナッツ，甲殻類，魚類に対するアレルギーが耐性獲得されることは少ない．

海老沢元宏. 食物アレルギー update―概念と歴史的背景―. 日医師会誌 2014 ; 143 : 503-7.
近藤直実. 食物アレルギー update―食物アレルギー診療ガイドライン 2012―. 日医師会誌 2014 ; 143 : 508-12.

Ⓐ 食物アレルギーの診断と治療について概説せよ．

食物アレルギーの診断においては，詳細な問診によって，原因食品の摂取と症状誘発のエピソードとの関連状況を把握することから始める．アレルギーとしての関連性を

確かめるための検査には，特異的IgE抗体検査，皮膚テスト，食物経口負荷試験などがある。食物経口負荷試験は，食物アレルギーの最も確実な診断法（ゴールドスタンダード）であるが，アナフィラキシーを含めた重篤な症状が起こることがあるので，主に専門施設で行われる。より一般的には，特異的IgE抗体検査による食物経口負荷試験陽性のプロバビリティ（症状誘発の可能性）についての報告がいくつかあり，診断の補助として用いることができる（たとえば，陽性的中率95％以上のCAP-RAST最小値は，卵白7 U_A/mL，牛乳15 U_A/mL，ピーナッツ14 U_A/mL，魚20 U_A/mL）。

食物アレルギーの治療においては，原因食品を避ける食物除去が最も重要である。しかし，食物の除去によって栄養状態やQOL*が著しく低下することのないよう必要最小限の除去にすべきである。小児などの場合で耐性獲得が期待される場合は，定期的に特異的IgE抗体検査を行って許容値を下回れば，（必要に応じて負荷試験を行いながら）食物除去を緩和していく。ただし，ピーナッツやそばなど，耐性獲得が期待されにくく，また重篤なアレルギー反応を起こしやすい食物については，生涯にわたっての除去が必要となる。

症状が出現した場合においては，各種薬剤を適切に用いながら治療を行う。特に，アナフィラキシーがみられた場合には，迅速な対応が重要となる。あらかじめその発生が予測できる場合は，アドレナリン自己注射薬（エピペン®）を渡して使い方を指導しておくことも必要となる。

Sampson HA. Utility of food-specific IgE concentrations in predicting symptomatic food allergy. J Allergy Clin Immunol 2001 ; 107 : 891-6.　PMID : 11344358
日本小児アレルギー学会食物アレルギー委員会. 食物アレルギー診療ガイドライン2012. 東京：協和企画, 2011.

★── QOL　生活の質（quality of life）

C OAS*（口腔アレルギー症候群）とは何か？

経口摂取以外での感作による食物アレルギーの例として，OASがある。これは，花粉症の原因アレルゲンと果物・野菜に含まれる蛋白質の構造が類似しているため，交差反応を起こすことが原因となる。たとえば，シラカンバやハンノキ花粉に感作された患者が，リンゴ・モモ・大豆などを摂取して短時間後に，口唇腫脹や咽頭のかゆみを起こすという例がある。

OASでは，口腔粘膜に限局したIgE抗体を介した即時型アレルギー症状が生じ，全身症状はきたさないことが典型的である。原因となる食物抗原は，加熱によって抗原性が破壊されるアレルゲンが多く，加熱や調理をすれば症状を起こさずに食べられることが多い。

日本小児アレルギー学会食物アレルギー委員会. 食物アレルギー診療ガイドライン2012. 東京：協和企画, 2011.

★── OAS　口腔アレルギー症候群（oral allergy syndrome）

B ヒスタミン中毒（scombroid poisoning）とは何か？

scombroid poisoningとは，鮮度の低下等によりヒスタミンが多く蓄積された魚介類を食べたときに生じるアレルギー様の食中毒である。食品中のヒスタミン濃度が10～20 mg/100 gを超える場合に食中毒が発生するといわれている。鮮度の低下した

魚介類では，プロテウス・モルガニ（*Proteus morganii*）などの細菌のもつヒスチジン脱炭酸酵素により，魚介類に含まれるヒスチジンがヒスタミンに変換される。この反応は魚の腐敗が進むにつれて促進される。ヒスチジンは，マグロ，サバ，イワシ，アジ，サンマなどに多く含まれる。また，鶏肉，ハム，チェダーチーズ，ドライミルクにも含まれ，これら食品でもこの反応を生じることがある。ヒスタミンは熱に安定であることから，焼き物や揚げ物などの加熱済みの食品でも食中毒が発生する。その症状は，紅潮，蕁麻疹，嘔気，嘔吐，下痢，動悸など，食物アレルギー症状と似ているため，その鑑別に注意が必要である。

また，通常ヒスタミンは摂取されると，体内でヒスタミナーゼにより分解されるが，イソニアジドはヒスタミナーゼを阻害するため，その内服中にヒスタミン（ヒスチジン）を多く含む食品を摂取すると，体内にヒスタミンが蓄積して中毒症状を起こしやすくなるので注意を要する。

登田美桜, 山本 都, 畝山智香子ほか. 国内外におけるヒスタミン食中毒. 国立衛研報 2009 ; 127 : 31-8.

Ⓑ 食物アレルギー患者に処方する際に注意すべき薬剤は何か？

食物アレルギー患者において，薬品に食物由来の成分が含まれる場合など，特定の薬物の使用にリスクを伴う場合がある。アレルギー反応が生じる頻度ははっきりしないが，そのリスクが認識されている限り，処方する場合には注意が必要である。たとえば，消炎酵素薬の塩化リゾチームは鶏由来の蛋白質を含み，卵白アレルギー患者には使用しない。下痢症に用いるタンニン酸アルブミンは，牛乳由来のカゼインを原料として製造されており，牛乳アレルギー患者には禁忌である。消化酵素薬などに配合されるパンクレアチンはブタ膵臓から精製されており，ウシまたはブタ蛋白質に過敏症患者では，過敏症発現の可能性が予測される。そのほか，食物アレルギー患者において注意すべき薬物は多数あるので，添付文書などの情報に注意することが必要である。

杉崎千鶴子. 食物アレルギー update―食物アレルギーと使用禁忌薬物―. 日医師会誌 2014 ; 143 : 518.

Ⓒ 加水分解コムギ末含有化粧石鹸のアレルギーについて述べよ。

加水分解コムギ末含有化粧石鹸を使用することで，皮膚や粘膜を通じて感作された結果，小麦によるアレルギーを発症することが社会問題となった。2005～2010年に販売された加水分解コムギ末含有化粧石鹸の「茶のしずく石鹸」について，同製品に含有されるコムギ加水分解物により，小麦アレルギーを発症する事例（2,000人以上）が報告されており，厚生労働省は2010年10月に消費者に対し，加水分解コムギを使った石鹸全般に対する注意を発表した。患者のほとんどが，それまで何の問題もなく食生活を送ってきており，突然小麦アレルギーを発症していたため，診断が遅れることも多かった。製品に含まれていた加水分解コムギ成分（グルパール19S）がアレルギーを引き起こす原因とみられている。

杉山晃子, 岸川禮子, 下田照文ほか. 小麦運動負荷試験を行った加水分解コムギによる即時型コムギアレルギーの確診例41例の臨床的検討. アレルギー 2014 ; 63 : 775-86.

C 好酸球性食道炎とは何か？

好酸球性食道炎は食物や空気中の物質が抗原となってアレルギー反応が食道の粘膜上皮に生じ，食道上皮に多数の好酸球の浸潤がみられる疾患である。患者の半数に，喘息・アトピー性皮膚炎等のアレルギー疾患の合併がみられる。本疾患の発症率は，1990年代前半は人口10万人あたり年間1人以下といわれたが，最近の報告では30人前後とされ，ほかのアレルギー疾患と同様に急速に増加している。

好酸球性食道炎では，食道の慢性炎症のために，食道運動の異常，嚥下障害や食道狭窄を生じることがある。内視鏡検査では食道粘膜の縦走溝，白斑，多発輪状狭窄などがみられる。確定診断は食道粘膜の生検による上皮内好酸球の存在（15〜30個/高倍率視野）によって行われる。治療にはステロイドの局所投与を第1選択とすることが多い。

Sealock RJ, Rendon G, El-Serag HB. Systematic review : the epidemiology of eosinophilic oesophagitis in adults. Aliment Pharmacol Ther 2010 ; 32 : 712-9.　PMID：20662785
木下芳一，石原俊治，天野祐二ほか．好酸球性食道炎の診断と治療．Gastroenterol Endosc 2011 ; 53 : 3-15.

アナフィラキシー

B アナフィラキシーとアナフィラキシーショックの違いについて述べよ。

アナフィラキシーは，「発症が重篤で致死的な広範あるいは全身性の過敏反応」および「急速に起こり，死に至る可能性がある重篤なアレルギー反応」である。アナフィラキシー症状には，皮膚瘙痒，嘔吐，腹部疝痛，鼻閉症状，呼吸困難，意識消失などがある。アナフィラキシーのほとんどは特異的IgE抗体がかかわる即時型反応であり，原因アレルゲンへの曝露後数分以内に発症することが典型的である。アナフィラキシーのなかでも，さらに血圧低下や意識障害を伴う場合をアナフィラキシーショックという。IgE抗体が介在し，アナフィラキシーを起こすことがあるアレルゲンとしては，薬物，食物，ハチ毒，ラテックスが代表的である。

Simons FE, Ardusso LR, Bilò MB, et al ; World Allergy Organization. World Allergy Organization anaphylaxis guidelines : summary. J Allergy Clin Immunol 2011 ; 127 : 587-93.　PMID：21377030

A アナフィラキシーを起こしたときにはどのように対応すべきか？

症状に応じて，抗ヒスタミン薬，気管支拡張薬，ステロイドなどを用いる。中等症以上のアナフィラキシー，または低血圧，意識障害，喉頭浮腫，呼吸困難などを伴う重篤なアナフィラキシーショックの場合には，すみやかにアドレナリンを筋注することが優先すべき治療となる。それと同時に，静脈路の確保と輸液，酸素投与，気道確保などを含めた全身管理を行う。アナフィラキシー発症から心停止までの時間（中央値）は薬物が5分，食物が30分といわれ，すみやかな対応が何より重要である。

アドレナリンはアナフィラキシー治療の第1選択薬であり，アドレナリン自己注射薬は，アナフィラキシー発症時の補助治療を目的として開発された自己注射製剤である。アナフィラキシー発症時にすみやかに注射すると，ショック症状を軽減させる効果がある。日本では2003年にハチ毒に起因するアナフィラキシーに対して承認さ

れ，2005年に食物および薬物等に起因するアナフィラキシーの適応が追加された．その後，その必要性や認知度が高まり，2011年に保険収載された．緊急時は衣服の上からの注射でもよい．使用した際には，症状が軽減しても，必ず医療機関を受診するよう指導する．

Pumphrey RS. Lessons for management of anaphylaxis from a study of fatal reactions. Clin Exp Allergy 2000 ; 30 : 1144-50.　PMID : 10931122

Ⓑ アナフィラキシーにおける二相性の反応とは何か？

ほとんどの患者では，アナフィラキシー反応は即時型のみの単相で改善する．しかしながら，原因物質への再度の曝露がなくても，2回目の症状（遅発型反応／遅延型反応）が約2〜8時間後，時には72時間後に発現する，二相性の反応がみられることがある．アナフィラキシー患者のおよそ7〜20％に二相性のアナフィラキシー反応があるといわれる．早期症状の段階でアドレナリンの投与が遅れた場合や必要量より少なかった場合に二相性のアナフィラキシーが起こりやすいといわれている．また，二相性のアナフィラキシーの患者は単相性の患者と比べて，初期症状に喉頭浮腫や低血圧を呈する傾向や，初期症状の改善のために多量のアドレナリンを必要とする傾向があるといわれる．アナフィラキシー患者では，二相性アナフィラキシー発症の可能性を念頭におき，初期症状の改善後も油断せずに観察を続けることが必要である．

Lieberman P. Biphasic anaphylactic reactions. Ann Allergy Asthma Immunol 2005 ; 95 : 217-26. PMID : 16200811
Tole JW, Lieberman P. Biphasic Anaphylaxis : Review of Incidence, Clinical Predictors, and Observation Recommendations. Immunol Allergy Clin North Am 2007 ; 27 : 309-26.　PMID : 17493505

Ⓑ ハチ毒アレルギーによるアナフィラキシーについて述べよ．

ハチ毒アレルギーでは，ハチに刺されてから短時間で，局所的な腫れ，全身の蕁麻疹から重篤なアナフィラキシーショックを起こすことがある．アナフィラキシー発症から心停止までの時間は15分（中央値）という報告もあり，すみやかな治療を要する．ハチ毒アレルギー患者で，刺傷時に全身症状がみられ，かつ特異的IgE抗体価が陽性の場合には，アドレナリン自己注射薬の適応となる．アドレナリンのすみやかな注射によって，死亡率を低下させることが期待できる．根本治療としてハチ毒アレルギーの減感作療法の有効性が確立されているが，日本においては，治療用アレルゲンが市販されていないために，その施行は困難である．

Pumphrey RS. Lessons for management of anaphylaxis from a study of fatal reactions. Clin Exp Allergy 2000 ; 30 : 1144-50.　PMID : 10931122

Ⓒ 食物依存性運動誘発アナフィラキシーとは何か？

食物依存性運動誘発アナフィラキシーは，特定の原因食物を摂取して，さらに運動をすることによってアナフィラキシーが誘発される食物アレルギーの特殊病型である．食物摂取だけ，あるいは運動だけでは症状は発現しない．診断には詳細な問診と特異的IgE抗体検査を行い，最終的には食物負荷＋運動負荷による誘発試験によって確定診断ができる．原因食物には，小麦，甲殻類，果物・野菜が多く，日本では小麦が原因食品の約60％を占める．加水分解コムギ末含有化粧石鹸を長期使用した後に，小麦を摂取して運動することでアナフィラキシーを起こすことも注目されたが，これも

食物依存性運動誘発アナフィラキシーの1つである。発症予防のためには，原因食物を摂取したときには運動を避けることが必要となる。また，症状出現時の対応のために，抗ヒスタミン薬，アドレナリン自己注射薬を処方しておくことも考慮すべきである。

原田 晋，堀川達弥，市橋正光．Food-Dependent Exercise-Induced Anaphylaxis（FDEIA）の本邦報告例集計による考察．アレルギー 2000 ; 49 : 1066-73.

B ラテックスアレルギーとは何か？

天然ラテックス蛋白を含むゴム製品により誘発される即時型アレルギー反応をラテックスアレルギーという。天然ゴム製品は日頃から接触する機会が多いために問題となりやすい。1980年代以降，特に医療従事者でゴム製手袋がよく使われるようになるとともに，ラテックスアレルギーは急増し，医療者の3～12％，一般の人の1～6％が罹患するとされる。ラテックスに感作した人が，モモ，パイナップル，マンゴー，メロン，アボカド，バナナ，キウイ，クリなどの果物やトマトを食べると，蕁麻疹やアナフィラキシーを起こすことがあり，これをラテックス・フルーツ症候群という。これは交差反応によるもので，ラテックスアレルギー患者の約半数に存在するといわれている。

日本ラテックスアレルギー研究会ラテックスアレルギー安全対策ガイドライン作成委員会．ラテックスアレルギー安全対策ガイドライン 2013. 東京：協和企画, 2013.

C 実験動物へのアレルギーについて述べよ。

動物によるアレルギーは，家庭用ペットに限らず，実験動物によるアレルギーも重要である。実験動物関係者における職業アレルギーとして知られ，動物実験業務従事者の10～55％が有すると報告される。典型的には，動物アレルゲン曝露直後にアレルギー性鼻炎，アレルギー性結膜炎，喘息といった即時型アレルギー症状がみられる。なかには，マウスによる咬傷が原因となってアナフィラキシーショックを起こした研究者の例もある。実験動物に対するアレルギーが取り上げられることは多くないが，今後，増加していくことも予想され，十分注意していくべきアレルギーである。

吉村 彩，武蔵 学，金子壮朗ほか．北海道大学における動物実験実施者等の実験動物への感作状況．アレルギー 2014 ; 63 : 1132-9.

薬物アレルギー

A 薬物アレルギーの原因薬剤として頻度の高いものは何か？

アレルギーの原因となる薬物では，一般的に，抗菌薬，NSAIDs[*]，抗けいれん薬，痛風治療薬によるものが多いといわれる。海外からの報告では，薬剤による重篤なアナフィラキシーの原因として，抗菌薬 49.6％，筋弛緩薬・ラテックス・麻酔薬 15％，NSAIDs 10.2％，アセトアミノフェン 3.9％，造影剤 4.2％，免疫療法・ワクチン 3.9％，その他 13％であった。これらで最も多かった抗菌薬のなかでは，頻度順に，ペニシリン系抗菌薬（アモキシシリンを含む）30.3％，セファロスポリン系抗菌薬 12.3％，キノロン系抗菌薬 4.5％であった。これらのような，「アレルギーを起こしやすい」薬剤を知っておくことは薬物アレルギーの診断に役立つ。

Renaudin JM, Beaudouin E, Ponvert C, et al. Severe drug-induced anaphylaxis : analysis of 333 cases recorded by the Allergy Vigilance Network from 2002 to 2010. Allergy 2013 ; 68 : 929-37. PMID : 23741979

★── NSAIDs　非ステロイド性抗炎症薬(nonsteroidal anti-inflammatory drugs)

Ⓑ Gell-Coombs分類ごとに薬物アレルギーの反応の例を挙げよ。

薬物アレルギーの発症機序はさまざまであるが，一部の反応については Gell-Coombs分類（Ⅰ～Ⅳ型）で説明される（表12-1）。たとえば，ペニシリンによる急性のアナフィラキシー反応はⅠ型と考えられる。キニジン，メチルドパなどによる薬剤性溶血性貧血，またヘパリン，キニジン，サルファ薬，バンコマイシンなどによる薬剤性血小板減少症はⅡ型と考えられる。ヒドララジン，プロカインアミド，イソニアジドなどによる薬剤性ループスはⅢ型と考えられ，局所皮膚製剤による接触皮膚炎は感作リンパ球が関与するⅣ型反応である。

しかし，たとえば，ウイルス再活性化が関連して発症するDIHS★や，アスピリン過敏症や造影剤のアナフィラキシー様反応など，Gell-Coombs分類には当てはまらない反応も多い。

表12-1　Gell-Coombs分類における薬物アレルギー

Gell-Coombs分類		抗体	発症までの時間	反応の例
Ⅰ型	即時型 アナフィラキシー型	IgE	数分～2時間以内	アナフィラキシー，蕁麻疹，喘息
Ⅱ型	細胞障害型 細胞融解型	IgGまたはIgM	7～21日	血液型不適合輸血，薬剤性溶血性貧血，薬剤性血小板減少症
Ⅲ型	免疫複合体型 Arthus型	IgGまたはIgM	5～21日	血清病，薬剤熱，薬剤性ループス，薬剤性腎炎
Ⅳ型	遅延型 細胞性免疫型	T細胞	通常 24～48時間	接触性皮膚炎，ツベルクリン反応，播種状紅斑丘疹型薬疹，薬剤性肝炎，薬剤性肺炎

Joint Task Force on Practice Parameters ; American Academy of Allergy, Asthma and Immunology ; American College of Allergy, Asthma and Immunology ; Joint Council of Allergy, Asthma and Immunology. Drug allergy : an updated practice parameter. Ann Allergy Asthma Immunol 2010 ; 105 : 259-73.　PMID : 20934625

★── DIHS　薬剤性過敏症症候群(drug-induced hypersensitivity syndrome)

B 薬物アレルギーにおけるアレルギーテストの限界について述べよ．

薬物アレルギーの診断としては，被疑薬を用いたアレルギーテスト（パッチテスト，皮内テスト，リンパ球刺激試験，負荷試験）陽性を確定診断の補助とできる．しかし，薬物アレルギーにおけるアレルギーテストは現実的には役に立たないことも多い．たとえば，皮内テストはIgE依存性のⅠ型アレルギー反応でなければ役に立たない．また，薬物そのものを用いた皮内テストでは，その薬物の代謝物に反応している場合にも役に立たない．接触性皮膚炎の場合は，パッチテストが優れているとされるが，それでも感度と特異度は70～80％であり，さらに患者の皮膚状態，貼布する物質の濃度設定，実施者の技量，判定のタイミングなどによって結果がばらつく．リンパ球刺激試験は感度が50％前後とされ，信頼性が確立されていない．実際にその薬物を投与する負荷試験は，アレルギー物質を同定するゴールドスタンダードであるが，反応が軽微な場合でなければ，専門家でないと実施は難しい（また，SJS[*1]・TEN[*2]など重症薬疹での負荷試験は禁忌である）．以上のような薬物アレルギーにおけるアレルギーテストの限界は知っておくべきであり，その利用には注意が必要である．

日本皮膚科学会接触皮膚炎診療ガイドライン委員会．接触皮膚炎診療ガイドライン．日皮会誌 2009；119：1757-93．

[*1]— SJS　スティーブンス・ジョンソン症候群（Stevens-Johnson syndrome）
[*2]— TEN　中毒性表皮壊死症（toxic epidermal necrolysis）

C ペニシリンおよびセファロスポリン系薬剤の皮内テストについて述べよ．

ペニシリンアレルギーは昔からよく知られているが，アナフィラキシーを含むⅠ型（即時型）アレルギー反応の頻度は10,000人に1～2人程度と高くない（セファロスポリン系薬剤のアレルギーはそのまた1/10といわれる）．「ペニシリンアレルギー」という患者の80～90％には，ペニシリンを安全に投与できることが知られていたが，500人の「ペニシリンアレルギー」の既往歴をもつ患者のうち，負荷試験に陽性であったのは4人（0.8％）にすぎなかったという最近の報告もある．

ペニシリンアレルギーが疑われる場合に，ペニシリンのβラクタム環ペニシロイル構造の抗原（major determinant）と分解産物抗原（minor determinant）の両方を用いた皮膚試験が陰性であれば，事実上ほぼその全例（97～99％）にペニシリンを安全に投与できる．しかし，現在，ペニシリンの皮内テストに用いる抗原の入手は難しい．

ペニシリン以外のほとんどの薬物では，アレルギーを呈する原因抗原がはっきりしておらず，たとえば，セフェム系薬剤の皮内テストに信頼性はない（皮内テストの陰性結果で信頼性が確認されている抗菌薬はペニシリンだけである）．以前は多くの注射用・坐薬用の抗菌薬において，アレルギー歴の有無にかかわらず予備皮内テストの実施が実質的に義務づけられていた．しかし，その有益性の科学的根拠がはっきりしないことが指摘され，2004年に予備皮内テストを廃止する旨の添付文書の改訂が行われた．現在では，画一的な皮内テストの実施よりも，実際の薬剤投与の際に出現しうるショックおよびアナフィラキシーに対する準備をしておくことが勧められている．

Macy E, Ngor EW. Safely diagnosing clinically significant penicillin allergy using only penicilloyl-poly-lysine, penicillin, and oral amoxicillin. J Allergy Clin Immunol Pract 2013；1：258-63．　PMID：

Park MA, Li JT. Diagnosis and management of penicillin allergy. Mayo Clin Proc 2005；80：405-10. PMID：15757022

C ペニシリンアレルギー患者にセファロスポリン系薬剤は投与できるか？

まず，ペニシリン系薬剤（ペニシリン，oxacillin，アンピシリン，アモキシシリンなど）のどれかにショックあるいはアレルギーの既往があった場合は，ペニシリン系薬剤はすべて禁忌である。

ペニシリンアレルギー患者に対するセファロスポリン系薬剤の投与がしばしば問題となるが，実際には安全に使用できることがほとんどである。ペニシリンやセファロスポリンなどのβラクタム系薬剤にアレルギーがある場合，側鎖の構造が類似したものを避けるように勧められる場合もある。たとえば，アモキシシリンにアレルギーがある場合には，似た側鎖をもつ cefadroxil, cefprozil, cefatrizine を避け，アンピシリンにアレルギーがある場合には同様にセファレキシン，セファクロル，cephradine, cephaloglycin を避ける。また，セファロスポリン系薬剤の世代間では，離れるほどに互いの交差反応の可能性は低くなるともいわれている。

ペニシリンアレルギー患者が第1世代セファロスポリン系薬剤に反応する可能性は1％以下であり，第2世代以降であればほとんど無視できる。セファロスポリン系薬剤による即時型反応の既往があっても，セファロスポリン系薬剤は安全に使用できることがほとんどであり，さらに側鎖構造の異なる（または世代の離れた）薬剤を選ぶようにすれば，さらに安全に投与できる。

ちなみに，日本の「抗菌薬投与に関連するアナフィラキシー対策のガイドライン（2004年版）」においては，ペニシリンアレルギーでショックを起こした患者においては，βラクタム系薬剤をどうしても使用しなければならない場合には，プリックテストと皮内テストを行うとされる。ショック以外の場合には，プリックテストの必要はなく，慎重投与とされている。

Campagna JD, Bond MC, Schabelman E, et al. The use of cephalosporins in penicillin-allergic patients：a literature review. J Emerg Med 2012；42：612-20. PMID：21742459
日本化学療法学会臨床試験委員会皮内反応検討特別部会. 抗菌薬投与に関連するアナフィラキシー対策のガイドライン（2004年版）(www.chemotherapy.or.jp/guideline/hinai_anaphylaxis_guideline.pdf).
閲覧日：2015/4/17

A アスピリン喘息とは何か？

アスピリン喘息患者においては，アスピリンのみならず，プロスタグランジン合成酵素阻害作用をもつほとんどの NSAIDs によって喘息症状，蕁麻疹，アナフィラキシーなどのアレルギー症状が惹起され，時に重篤となる。臨床症状は即時型アレルギーに似ているが，この反応では IgE が関与せず，薬剤の COX*-1 阻害作用によるシステイニルロイコトリエンの過剰産生が症状を引き起こすと考えられている。IgE が関与しないため，診断に特異的 IgE 抗体検査や皮膚テストは役に立たない。

一般的に喘息患者の10人中1人がアスピリン過敏症をもち，アスピリン喘息の半数はステロイド依存性で通常の喘息よりも重い傾向があるといわれる。有名なアスピリン三徴(aspirin triad)は，アスピリン過敏症，副鼻腔炎（鼻茸），喘息の併発であり，

典型的には，鼻炎が約30年間続いた後に，喘息→アスピリン過敏症→鼻茸の順に現れるとされる．

Szczeklik A, Nizankowska E, Duplaga M. Natural history of aspirin-induced asthma. AIANE Investigators. European Network on Aspirin-Induced Asthma. Eur Respir J 2000 ; 16 : 432-6. PMID : 11028656

★― COX　シクロオキシゲナーゼ（cyclooxygenase）

C アスピリン喘息患者にステロイドを静注する際に気をつけるべきことは何か？

ステロイド（糖質コルチコイド）は水に難溶性のため，静注薬はコハク酸エステル，もしくはリン酸エステルの構造で製剤化されている．アスピリン喘息患者は，コハク酸エステル構造に過敏性を呈することがあるので注意を要する．たとえば，アスピリン喘息患者では，コハク酸ヒドロコルチゾン（サクシゾン®，ソル・コーテフ®）の急速静注によりほぼ全例で強い喘息発作が生じ，他のコハク酸エステル型ステロイド（水溶性プレドニン®，ソル・メドロール®，メドロール®など）にも過敏性をもつことが知られている．これに対して，リン酸エステル型ステロイド（リンデロン®，デカドロン®，水溶性ハイドロコートン®など）では，このような発作はほとんど生じない．アスピリン喘息患者になるべく安全に点滴静注用ステロイドを使用するためには，コハク酸エステル型ではなく，リン酸エステル型のステロイドを用いるようにし，1～2時間以上かけた点滴での投与を行う．経口ステロイドではこのような反応はないため，できれば経口ステロイドを使用するほうが安全である．

Nakamura H, Matsuse H, Obase Y, et al. Clinical evaluation of anaphylactic reactions to intravenous corticosteroids in adult asthmatics. Respiration 2002 ; 69 : 309-13.　PMID : 12169742

B 造影剤アレルギーによるアナフィラキシー様反応とは何か？

X線検査における造影剤によって，蕁麻疹，嘔気といった軽度な反応から，呼吸困難，意識消失，心肺停止といった重篤な反応がみられることがある．造影剤によるこのような反応のほとんどの症例に，造影剤に特異的なIgEは関与しない．このため，古典的な「アナフィラキシー反応（anaphylactic reaction）」と区別して「アナフィラキシー様反応（anaphylactoid reaction）」と呼ばれる．このアナフィラキシー様反応の正確な機序は明らかではないが，造影剤の高浸透圧やイオン性という特性によって，肥満細胞や好塩基球からのメディエーターの直接的放出を惹起することが原因の1つになるといわれる．IgEに依存する反応ではないため，その診断に特異的IgE抗体検査や皮膚テストは利用できない．リスク因子としては，(1) 過去に造影剤を用いた検査で過敏性反応がみられた，(2) アトピー素因がある，(3) 重篤な心血管疾患がある，などが挙げられ，これらの病歴聴取が重要になる．確実な予知法がないため，造影剤の投与前にはリスクを説明して承諾をとり，検査時には医師が患者の近くで注意深い観察を行うようにする．

Katayama H, Yamaguchi K, Kozuka T, et al. Adverse reactions to ionic and nonionic contrast media. A report from the Japanese Committee on the Safety of Contrast Media. Radiology 1990 ; 175 : 621-8.　PMID : 2343107

A 重症薬疹とは何か？

重症薬疹とは，命にかかわるような重症な薬疹をいう．早期の診断と（皮膚科コンサルトを含めた）適切な治療が重要となる．重症薬疹の診断基準は，厚生労働省の『重篤副作用疾患別対応マニュアル』に掲載されており，ここで重症薬疹として扱われている疾患は，SJS，TEN，DIHS，AGEP★である．これら重症薬疹を見逃すことは致命的な結果になりかねないため，これらの原因となることが多い薬物を含めて知っておく必要がある．

厚生労働省．重篤副作用疾患別対応マニュアル（皮膚）（www.mhlw.go.jp/topics/2006/11/tp1122-1a.html）．閲覧日：2015/4/17

★── AGEP　急性汎発性発疹性膿疱症（acute generalized exanthematous pustules）

B SJS（Stevens-Johnson症候群），TEN（中毒性表皮壊死症）とは何か？

SJSとその重症型であるTENは，高熱とともに皮膚粘膜の壊死性障害をきたす重篤な疾患である．水疱，びらんなどの壊死性障害が表皮の10％未満である場合をSJS，10％以上をTENとし，TENの致死率は50％にも達する．口腔粘膜，眼，外陰部などの皮膚粘膜移行部の壊死性，出血性の粘膜疹を伴い，さらに肝臓，腎臓，肺，消化器などの臓器障害をきたすことも多い．

　薬剤特異的な細胞障害性T細胞が関与すると考えられ，原因薬剤としては，抗けいれん薬（カルバマゼピン，フェノバルビタール，フェニトイン，ゾニサミド），アロプリノール，サルファ薬，オキシカム系NSAIDsなどがよく知られる．治療としては，原因薬剤の中止，皮疹部の局所処置に加えて厳重な眼科的管理，補液・栄養管理，感染防止が重要となる．治療薬はステロイドを第1選択とし，ステロイドで効果が不十分な場合には，免疫グロブリン製剤静注療法や血漿交換療法を併用する．

橋本公二．Stevens-Johnson症候群, toxic epidermal necrolysis（TEN）とhypersensitivity syndromeの診断基準および治療指針の研究．厚生科学特別研究事業 平成17年度総括研究報告（2005）．

C DIHS（薬剤性過敏症症候群）とは何か？

DIHSは，紅斑が全身に拡大し，高熱，リンパ節腫脹，肝機能障害，白血球増加，HHV★-6の再活性化などを伴う重症薬疹である．原因薬剤の投与後2週間以上経ってから発症することが多く，また，原因薬剤を中止した後も何週間も続くことがしばしばある．アレルギー免疫反応と感染症が複合してDIHSを発症すると考えられている．DIHSは麻疹や伝染性単核球症と似ており，これらを疑う際にはDIHSを鑑別する必要がある．DIHSの発症頻度は，原因薬剤を使用する1,000～10,000人に1人程度と推定される．原因となる薬剤は比較的限られており，抗けいれん薬（カルバマゼピン，フェノバルビタール，フェニトイン，ゾニサミド），アロプリノール，サラゾスルファピリジン，メキシレチン，ミノサイクリン，ジアフェニルスルホン（ダプソン）などがある．TEN／SJSとDIHSの原因薬剤は共通したものが多く，日常診療で用いられる機会も多いので注意を要する．治療は，原因薬剤を中止し，薬剤治療としてステロイド全身投与とその漸減（HHV-6の再活性化を防ぐために急に中止しない）を行う．

橋本公二．Stevens-Johnson症候群, toxic epidermal necrolysis（TEN）とhypersensitivity syndromeの診

断基準および治療指針の研究. 厚生科学特別研究事業 平成17年度総括研究報告(2005).

★― HHV　ヒトヘルペスウイルス(human herpesvirus)

AGEP（急性汎発性発疹性膿疱症）とは何か？

AGEPでは，38℃以上の高熱とともに，紅斑が頸部や腋窩・鼠径部などに出現し，1～2日後に無数の非毛包性の無菌性小膿疱が全身に急速に拡大する重症薬疹である。血中には白血球増加（好中球優位）をみる。ペニシリン系・マクロライド系などの抗菌薬，テルビナフィン・カルバマゼピン・ジルチアゼムなどの薬剤による遅延型アレルギー反応である。基礎疾患に乾癬・関節リウマチ・潰瘍性大腸炎・掌蹠膿疱症・糖尿病・骨髄性白血病をしばしば伴う。原因薬剤を中止すれば15日以内に自然消失し，粘膜発疹や重度の臓器障害は伴わないことが普通である。治療は，原因薬剤の中止と補液・栄養管理，ステロイド全身投与が中心となる。

厚生労働省. 重篤副作用疾患別対応マニュアル（皮膚）(www.mhlw.go.jp/topics/2006/11/tp1122-1a.html). 閲覧日：2015/4/17

蕁麻疹・血管浮腫

蕁麻疹の病型について説明せよ。

蕁麻疹を持続期間で分類すると，発症して1か月以内のものを急性蕁麻疹，1か月以上続くものを慢性蕁麻疹と呼ぶ。蕁麻疹で最も多いのは，特発性（＝原因不明）の蕁麻疹である。特発性の急性蕁麻疹の多くは一過性であり，細菌ウイルス感染が原因となっていることが多い。特発性の慢性蕁麻疹は臨床上最も頻繁に遭遇し，数か月から数年の長期にわたって毎日のように繰り返し発症することが典型的である。

次いで，物理性蕁麻疹，コリン性蕁麻疹，食物・薬剤などによるアレルギー性蕁麻疹がこれに続く。物理性蕁麻疹は，擦過（機械的蕁麻疹）・寒冷（寒冷蕁麻疹）・日光（日光蕁麻疹）・温熱（温熱蕁麻疹）などの物理的刺激によって誘発される蕁麻疹である。コリン性蕁麻疹は運動や入浴などの発汗刺激で誘発され，かゆみとチリチリした刺激感を伴う多数の点状の皮疹を生じる。これらでは，判明している誘発因子の除去・曝露予防が治療の中心となる。

秀 道広, 森田栄伸, 古川福実ほか. 蕁麻疹診療ガイドライン. 日皮会誌 2011；121：1339-88.

慢性蕁麻疹とはどういう疾患か？

慢性蕁麻疹の場合，その多くは原因不明（特発性）であり，長期にわたって毎日のように繰り返し症状がみられる。前向き研究では，慢性特発性蕁麻疹は1年後で70％，5年後でも14％が持続しており，何年間にもわたって症状がみられることも普通にある。慢性蕁麻疹の原因検索のために安易なスクリーニング検査を行うことは，ほとんどの場合に意味がなく，一般的に勧められない。慢性蕁麻疹において，ヒスタミン遊離性の自己抗体の存在が報告されており，これは患者の自己血清を用いた皮内テストによってスクリーニングし，健常人末梢血好塩基球からのヒスタミン遊離試験により検出することができる。しかし，検査結果によって治療法などが変わるわけではな

く，日常臨床でこのような検査は通常行われない。

秀 道広, 森田栄伸, 古川福実ほか. 蕁麻疹診療ガイドライン. 日皮会誌 2011；121：1339-88.
Toubi E, Kessel A, Avshovich N, et al. Clinical and laboratory parameters in predicting chronic urticaria duration：a prospective study of 139 patients. Allergy 2004；59：869-73.　PMID：15230821
秀 道広. 慢性蕁麻疹の自己血清皮内テスト. 臨皮 2004；58：66-71.

A 蕁麻疹はどのように治療するか？

蕁麻疹の治療は，原因や誘発因子がある場合はその除去や曝露予防が基本となる。薬剤治療としての蕁麻疹の第1選択薬は，H_1ブロッカー（抗ヒスタミン薬）である。H_1ブロッカーの効果が不十分な場合には，補助的治療薬（H_2ブロッカー，抗ロイコトリエン薬など）の使用を考える。これらでも効果が不十分な場合には，全身ステロイドが用いられる場合もあるが，できるだけ短期間・最小限の使用とする。近年，慢性蕁麻疹に対する抗IgE抗体の有効性が報告されているが，その使用に関してはコスト面なども含めて課題は大きい。

秀 道広, 森田栄伸, 古川福実ほか. 蕁麻疹診療ガイドライン. 日皮会誌 2011；121：1339-88.

C HAE[★1]（遺伝性血管性浮腫）とは何か？

HAEは補体抑制因子のC1-INH[★2]の遺伝的欠損によって，全身性に突発性の浮腫を生じる疾患である。皮膚では顔面や口唇浮腫などをきたし，腸管に起きれば強い腹痛を生じ，喉頭に浮腫を生じると窒息をきたしうる。10〜20代に発症し，月に1回以上の頻度で繰り返し症状が出現することが多い。あまり周知されていない疾患であるが，喉頭浮腫などで致死的となることもあり，また適切な治療が存在することから知っておくべき疾患である。

　1型（HAE全体の85％）は常染色体優性遺伝でC1-INH量，C1-INH活性ともに低下している。2型（HAE全体の15％）も常染色体優性遺伝であるが，C1-INH量は正常（または上昇）で，C1-INH活性が低下している。ほかに3型（まれ）があり，これはほとんどが女性に発症し，C1-INH欠損はなく，一部に血液凝固第XII因子の異常を認める。関連する遺伝子としては，1，2型では*SERPING*1，3型では*FXII*が報告されている。発作に関連する補体の活性化によって補体成分のC4が低下する。HAEを疑った場合には，補体C4濃度の低下，C1-INHとその活性の低下を確認する。C1-INH遺伝子異常を同定すれば確定診断となる。治療・発作予防には，C1-INH製剤，トラネキサム酸，蛋白同化ホルモン（ダナゾール）などが用いられる。

Walford HH, Zuraw BL. Current update on cellular and molecular mechanisms of hereditary angioedema. Ann Allergy Asthma Immunol 2014；112：413-8.　PMID：24484972

★1— HAE　遺伝性血管性浮腫（hereditary angioedema）
★2— C1-INH　C1エステラーゼ阻害薬（C1 esterase inhibitor）

13 HIV感染症

青柳有紀

ヒト免疫不全ウイルス（HIV）総論

A HIV[*1]診療における総合内科医の役割について簡潔に述べよ。

HIV診療は，高度かつ専門的なトレーニングを受けた医師により提供されるべきものである。良質なHIV診療を可能にするためには，おのおのの患者のプライマリ・ケア医として機能するための十分な内科知識とともに，日々進歩する抗レトロウイルス薬はもちろんのこと，多様なOI[*2]の表現およびそれらへの対処法を理解していなくてはならない。

だが，これは決して感染症専門医に限ってのみHIV診療が許されるべきということを意味しない。実際に，筆者がトレーニングを受けた米国では，特に，僻地など一部の地域で，プライマリ・ケア医が抗レトロウイルス薬の処方をはじめ，HIV診療における中心的な役割を果たしている。

しかしながら，プライマリ・ケア医や総合内科医が専門的にHIV診療を学ぶ機会に乏しい現在の日本では，やはり，感染症専門医がHIV診療の中心を担うということにならざるをえないだろう。また，医学的のみならず，社会的および心理的側面など，多角的かつ継続的にHIV患者を支えるにはチーム医療が不可欠であり，一部のAIDS[*3]診療拠点病院以外でこうしたサービスを提供するのは容易ではない。

こうした現状を踏まえたうえで，プライマリ・ケア医あるいは総合内科医がこの分野において果たしうる主な役割は，以下のようにまとめることができるであろう：

1. 診断
日常診療のなかで積極的にHIVを考慮し，スクリーニングを行うことでHIV感染者の早期診断を可能にし，彼らの予後の改善に寄与すること。また，HIVに関する知識を深めることで，さまざまなOIの診断と適切な治療を可能にし，臨床的アウトカムの向上に貢献すること

2. 連携
感染症専門医へのタイムリーかつ十分に準備された新規患者の紹介および継続的な連携

3. 管理
さまざまな理由で総合内科を受診するHIVの既往をもつ患者の多様なニーズに対応し，特に急性期，および必要に応じて内科的慢性疾患の管理に貢献すること

4. 啓発と予防
非HIV患者に対しては日常診療のなかでHIV感染予防のための積極的な患者教育を行い（例：コンドームの使用），リスク因子の軽減に努めること（例：STD[*4]の診断と治

療)。また，HIVの既往をもつ者に対しては，服薬アドヒアランスの維持および向上のため，可能な限りサポートを提供し，耐性出現および感染拡大の防止に寄与すること

★1— HIV　ヒト免疫不全ウイルス(human immunodeficiency virus)
★2— OI　日和見感染(opportunistic infection)
★3— AIDS　後天性免疫不全症候群(acquired immunodeficiency syndrome)
★4— STD　性感染症(sexually transmitted disease)

A　HIVの自然史について述べよ。

未治療HIV感染の場合，基本的に表13–1のような転帰をとる。抗レトロウイルス薬の進歩が著しい現在では，早期の診断と適切な治療の継続によりAIDSの発症を抑えることができれば，HIV感染者の予後は非感染者とほとんど変わらない。その意味で，今やHIV感染は慢性疾患の1つとして捉えることができる。

表 13–1　未治療HIV感染患者の転帰

HIVへの初期感染	
2〜3週間後	急性レトロウイルス症候群(acute retroviral syndrome)の出現
その2〜3週間後	急性症状からの回復およびセロコンバージョン
その2〜4週間後	無症候性慢性HIV感染
その8年後(平均)	症候性HIV感染もしくはAIDS
その1年後(平均)	死亡

(Bartlett JG, Gallant JE, Pham PA. Medical Management of HIV Infection, 2012 ed. Durham : Knowledge Source Solutions, 2012 : 1.より転載)

Bartlett JG, Gallant JE, Pham PA. Medical Management of HIV Infection, 2012 ed. Durham : Knowledge Source Solutions, 2012 : 1.

A　HIV感染のリスク因子を挙げよ。

- 男性の同性愛者との肛門，腟，あるいは口腔を介したコンドームなしの性交
- 複数の相手，あるいは知らない相手との肛門，腟，あるいは口腔を介したコンドームなしの性交
- 薬物やステロイド注射の際に針や注射器を自分以外の人とシェアすること
- 梅毒，陰部ヘルペス，クラミジア，淋病，細菌性腟炎，トリコモナスなどのSTDに感染していること
- 肝炎，結核，あるいはマラリアの既往
- 薬物や金と引き換えに性交すること
- 妊娠中あるいは出生時のHIVへの曝露，あるいは母乳を介したHIVへの曝露
- 上記のリスク因子のいずれかが該当する人物とのコンドームを使用しない性交

NIAID (national Institute of Allegy and Infectious Deseases). HIV / AIDS(www.niaid.nih.gov/topics/hivaids/understanding/pages/riskfactors.aspx). 閲覧日：2014/10/29

A HIVに感染した母親は子どもに母乳を与えてもよいか？

母乳にはウイルスが含まれているため，母乳による哺育は避けること。母乳を介した垂直感染も報告されている。

国立感染症研究所感染症情報センター. 出生後の感染と推定された HIV 母子感染例. 病原微生物検出情報(IASR) 2012 年 3 月号；33：70-11(www.nih.go.jp/niid/ja/aids-m/aids-iasrd/1730-kj3852.html). 閲覧日：2014/10/29
HIV 感染症治療研究会. HIV 感染症「治療の手引き」, 第 17 版. 東京：HIV 感染症治療研究会, 2013(www.hivjp.org/guidebook/hiv_17.pdf). 閲覧日：2014/10/29

A HIV患者における各種ワクチン接種について，知っておくべきことを述べよ。

原則として，CD*4値が 200/μL 未満の患者には生ワクチンは禁忌である。この点を踏まえたうえで，HIV患者に適応がある主なワクチンは表 13–2 のとおり。

表 13–2　HIV患者に適応がある主なワクチン*

ワクチン	コメント
肺炎球菌ワクチン	HIV患者における侵襲的肺炎球菌感染のリスクは非HIV感染者の 50～100 倍である
インフルエンザワクチン（筋注）	季節性インフルエンザの流行期間に合わせて毎年実施。経鼻ワクチン（生ワクチン）はCD4値にかかわらず禁忌
A型肝炎ワクチン	性的に活発な男性同性愛者，途上国への出張や旅行を予定している患者，B型肝炎あるいはC型肝炎に感染している患者 投与後 1～3 か月に抗体の有無を確認する
B型肝炎ワクチン	1～3 か月に抗体の有無を確認する。HIV患者には，特に，B型肝炎ワクチンの non-responder（3 回目のワクチン投与後，1 か月の時点での HBsAg[*1] が 10 IU/mL 未満の者）がしばしばみられる。こうしたケースでは，再度一連のワクチン接種を繰り返すか，通常使用するワクチンの倍量を投与したり，Twinrix®（A型およびB型肝炎ワクチンの合剤）を倍量で使用するなど，いくつかのアプローチが可能である
破傷風/ジフテリアワクチン	10 年ごと，もしくは破傷風菌（Clostridium tetani）への曝露が疑われる受傷の場合

＊一注　MMR[*2]，水痘ワクチンは，生ワクチンであっても CD4 値が＞200/μL であれば安全と考えられている。そのほか，渡航に関するワクチンの適応と使用に関しては渡航医学の成書を参考のこと。
★1—HBsAg　B型肝炎表面抗原(hepatitis B surface antigen)
★2—MMR　麻疹・ムンプス(流行性耳下腺炎)・風疹(measles, mumps, and rubella)
〔Centers for Disease Control and Prevention (CDC). Vaccine Information for Adults (www.cdc.gov/vaccines/adults/rec-vac/health-conditions/hiv.html)をもとに作成〕

Centers for Disease Control and Prevention（CDC）. Vaccine Information for Adults（www.cdc.gov/vaccines/adults/rec-vac/health-conditions/hiv.html）. 閲覧日：2014/10/28

★— CD　分化抗原群（cluster of differentiation）

A 救急部にレイプされた女性が搬送されてきた。HIV感染のリスク評価および予防に関して，どのように対応すべきか？

性行為に関連したHIV感染のリスクは表13-3のとおりである。

表13-3　性行為に関連したHIV感染のリスク

曝露のタイプ	感染リスク（10,000件あたり）
受動的肛門性交（receptive anal intercourse）	50
受動的腟性交（receptive vaginal intercourse）	10
能動的肛門性交（insertive anal intercourse）	6〜7
能動的腟性交（insertive vaginal intercourse）	5

（Bartlett JG, Gallant JE, Pham PA. Medical Management of HIV Infection, 2012 ed. Durham：Knowledge Source Solutions, 2012：174. のTable 4-48を改変して転載）

上記の症例の場合，CDC[★1]のnPEP[★2]に関するガイドラインを参考にリスクアセスメントを行う。

1. **72時間以内の重大な曝露リスクがあり，かつ以下の条件に合致すれば曝露後予防を推奨**
 (1) 腟，肛門，目，口，その他の粘膜表面，傷ついた皮膚，あるいは皮下における曝露，かつ
 (2) 血液，精液，腟分泌液，肛門分泌液，母乳，血性体液を介した曝露，かつ
 (3) 曝露元がHIV感染者と考えられ，かつ
 (4) 曝露から72時間未満
2. **以下の条件に合致すれば曝露後予防は推奨されない**
 (1) 曝露から72時間が経過，もしくは
 (2) 曝露元のHIV感染の有無にかかわらず血液による汚染がなく，尿，鼻汁，唾液，汗，あるいは涙を介した軽微な曝露
3. **以下の条件に合致する場合はケース・バイ・ケースで曝露後予防が推奨される**
 (1) 重大な曝露リスクがあり，かつ
 (2) 72時間以内の曝露であり，かつ
 (3) 曝露元のHIV感染の有無が不明

曝露元がHIV感染者であることが判明している場合，感染のリスクは曝露元のウイルス量（viral load）に比例して上昇する。このため，曝露元の抗レトロウイルス薬使用歴やコントロールについて情報が得られるようであれば参考にする。また，適切な曝露後予防内服薬を選定するうえでも，過去の耐性遺伝子検査結果が利用可能であれば

参考にすること．

　nPEP内服薬についてはいくつかのオプションが考えられるが，基本的に以下の2つの3剤併用レジメンの服用（28日間）が推奨される．

(1) テノホビル＋エムトリシタビン＋ラルテグラビル（TDF＋FTC＋RAL）
(2) テノホビル＋エムトリシタビン＋ダルナビル／リトナビル（TDF＋FTC＋DRV／r）

　(1)のレジメンの利点は，あえていえば，副作用や薬物相互作用がきわめて少ないことで，(2)のレジメンは，仮に耐性遺伝子をもつウイルスが関与していたとしても，効果が最も期待できる組み合わせであるという点だろう．いずれも妊婦に対して安全に使用可能なレジメンである．

　なお，ベースラインとして，患者のHIV抗体検査，血算，生化学，肝酵素，B型肝炎およびC型肝炎血清検査，STDスクリーニング（淋病，クラミジア，梅毒），および妊娠検査をオーダーし，曝露後予防内服薬の如何にかかわらず，4～6週間後に以上の項目の再検査と，ウイルス量検査，耐性遺伝子検査，CD4値を調べる．また，初期ワークアップの時点から患者のための十分なカウンセリングや各種サポートを継続的に提供すること．

Smith DK, Grohskopf LA, Black RJ ; U.S. Department of Health and Human Services. Antiretroviral postexposure prophylaxis after sexual, infection-drug use, or other nonoccupational exposure to HIV in the United States : recommendations from the U.S. Department of Health and Human Services. MMWR Recomm Rep 2005 ; 54 (RR-2) : 1-20.　PMID：15660015

★1 ― CDC　米国疾病対策センター（Centers for Disease Control and Prevention）
★2 ― nPEP　非職業性曝露後予防（nonoccupational postexposure prophylaxis）

A　HIVのスクリーニングの適応について述べよ．

上記のHIV感染のリスク因子に1項目でも該当する者すべて．また，それ以外でも，**性的に活発な者でスクリーニングに同意した者すべて**に検査を行うことが望ましいと筆者は考えている（プライマリ・ケア医あるいは総合内科医の日常診療のなかで，患者の性生活歴の聴取は，主訴の如何にかかわらず必須である）．またその際に，検査の利点や手順などの説明を含めた検査前カウンセリング＊を行うことが重要である．

　近年の抗レトロウイルス薬の進歩により，HIV感染は慢性疾患の1つとして管理することができるようになった．HIV感染を早期に診断することは，AIDS発症予防と予後の大幅な改善だけでなく，二次感染の防止や医療費の削減など，公衆衛生学的な観点からもきわめて重要な意味をもつ．

　なお，2004年の診療報酬改定に関する厚生労働省の通達により，HIV検査に関しては，「間質性肺炎等後天性免疫不全症候群の疾病と鑑別が難しい疾病が認められる場合や，HIVの感染に関連しやすい性感染症が認められる場合でHIV感染症を疑わせる自他覚症状がある場合は，本件を算定できる」という追記がなされている．

厚生労働科学研究費補助金エイズ対策研究事業「HIV検査相談体制の充実と活用に関する研究」（研究代表者　加藤真吾）．保健所等におけるHIV即日検査のガイドライン　第3版（www.hivkensa.com/tantousha/img/guideline_v3.pdf）．閲覧日：2014/10/29

＊一注　詳細については，『保健所等におけるHIV即日検査のガイドライン　第3版』（HIV検査相談体制の充実と活用に関する研究，2012年3月）（www.hivkensa.com/tantousha/img/guideline_v3.pdf）を参照のこと．

A 急性HIV感染(急性レトロウイルス症候群)の臨床像を述べよ。

HIVに曝露および感染後,約2〜3週間後に40〜90%の患者においてみられる徴候および症状であり,その内訳は以下のとおりである。

- 発熱(最高体温の中央値は38.9℃):80〜90%
- 倦怠感:70〜90%
- 皮疹(斑状丘状疹で多くの場合,体幹や顔面にみられる):40〜80%
- 頭痛:32〜70%
- リンパ節腫脹:40〜70%
- 咽頭炎:50〜70%
- 関節痛もしくは筋肉痛:50〜70%
- 嘔気・嘔吐,もしくは下痢:30〜60%
- 無菌性髄膜炎:24%
- 血小板減少:45%
- 白血球減少:40%
- 肝酵素上昇:21%

急性HIV感染の徴候や症状は非特異的であり,インフルエンザや「かぜ」,咽頭炎などと混同されやすい。ゆえに,プライマリ・ケアや総合内科に従事する医師にとって,該当するリスク因子の精査や,説明のつかない発熱疾患の鑑別として急性HIV感染を考慮することは非常に重要である。

そのほか,急性HIV感染の鑑別診断としては,EBV[★1]やCMV[★2]感染症(伝染性単核球症),ウイルス性肝炎,エンテロウイルス(enterovirus)感染症,第二期梅毒,トキソプラズマ症,薬剤性(薬疹),Behçet病,急性ループスなどが挙げられる。

Kahn JO, Walker BD. Acute human immunodeficiency virus type 1 infection. N Engl J Med 1998;339:33-9. PMID:9647878

★1— EBV　エプスタイン-バーウイルス(Epstein-Barr virus)
★2— CMV　サイトメガロウイルス(cytomegalovirus)

B HIV患者にみられる下痢症状の鑑別診断について述べよ。

アプローチとして,(1)急性(軟便もしくは水様便が1日3回以上で3〜10日間),(2)亜急性/慢性,(3)薬剤性,という3つのカテゴリーから表13-4の鑑別診断を考える。

表13-4に加えて,患者の疫学的リスクを考慮したうえで,必要があれば,さらに鑑別を広げる(例:ヒストプラズマ症,コクシジオイデス症,リーシュマニア症など)。

B HIV感染を患者にどう伝えるか?

HIV感染の告知と検査後カウンセリングは,経験を積んだ医師,看護師,臨床心理士もしくはソーシャルワーカーなどから構成されるチームにより,複数回にわたって実施するのが望ましい。告知に際し,通常,患者は大きなショックを受けるため,特に初回のカウンセリングにおいては,患者にとって「情報過多」の状態に陥りやすく,その後のフォローアップに関して重要な情報が患者に理解されないという状況が容易に起こりうる。各病院のプロトコールにもよるが,筆者は,初回のカウンセリングの

表 13-4 HIV患者の下痢症状の鑑別診断

	原因
急性下痢症状	非HIV関連ウイルス〔ノロウイルス(norvirus)，アデノウイルス(adenovirus)，アストロウイルス(astrovirus)，ピコルナウイルス科(Picornaviridae)，カリシウイルス(calicivirus)，など〕，サルモネラ(Salmonella)，赤痢菌(Shigella spp.)，カンピロバクター(Campylobacter)，クロストリジウム・ディフィシル(Clostridium difficile)，ランブル鞭毛虫(Giardia lamblia)，サイクロスポラ(Cyclospora)，赤痢アメーバ(Entamoeba histolytica)
亜急性/慢性下痢症状（多くの場合，CD4低値と関連する）	ランブル鞭毛虫，クリプトスポリジア(Cryptosporidia)，ミクロスポリジア(Microsporidia)，イソスポラ(Isospora)，CMV，HSV[★1]，MAC[★2]，結核菌(Mycobacterium tuberculosis)，HIV腸炎，リンパ腫(腸管)，Kaposi肉腫(腸管)
薬剤性	リトナビルを加えたプロテアーゼ阻害薬の使用，アバカビル過敏性反応の一部

★1— HSV　単純ヘルペスウイルス(herpes simplex virus)
★2— MAC　マイコバクテリウム・アビウムコンプレックス(Mycobacterium avium complex)

場合，まず，チームの経験豊富な臨床心理士，ソーシャルワーカー，あるいは看護師が同席のもと，担当医師からの告知およびカウンセリング(以下参照)を行い，引き続いて臨床心理士やソーシャルワーカーによるカウンセリングを別途実施するのが効果的だと考えている。

● **陽性結果の告知およびカウンセリングの例**
告知の前に以下を確認すること
(1) 患者情報と確定検査結果
(2) 患者のプライバシーに十分配慮した環境の確保
(3) 拠点診療施設への紹介手順と，診療施設に関する患者向けの情報
(4) 利用可能な各種相談窓口や関連資料，カウンセリング体制についての患者向けの情報*

● **告知内容と手順の例**
(1) 検査結果の伝達(陽性であることを明確に伝える)
(2) ポーズ(患者それぞれの感情的反応を許容し，医療従事者側はあえて沈黙することで患者に感情表現の時間を与える)
(3) この時点で患者から質問や懸念が表明されれば，それに対してゆっくりと落ち着いて答える(ここで患者から発せられる言葉を遮ることがないように)
(4) HIVの自然史と抗レトロウイルス薬の役割についての簡潔な説明(HIV感染は現在では慢性疾患の1つであり，その予後は，抗レトロウイルス薬を適切に使用すれば，非HIV感染者とほとんど変わりないという点を強調する)
(5) HIV感染に関して，どの程度患者が周囲(特に性的パートナーや家族)の理解やサポートを得られる環境にあるかどうかについてのアセスメント
(6) セーフセックスを含めた感染予防および健康管理全般に関するアドバイス

(7) 紹介先となる医療施設や相談窓口などリソースについての説明
(8) 次回のカウンセリングのスケジュール確認
(9) 看護師および臨床心理士などによる別途カウンセリングへの移行

厚生労働科学研究費補助金エイズ対策研究事業「HIV検査相談体制の充実と活用に関する研究」(研究代表者 加藤真吾). 保健所等におけるHIV即日検査のガイドライン 第3版 (www.hivkensa.com/tantousha/img/guideline_v3.pdf). 閲覧日：2014/10/29

*一注　東京都福祉保健局健康安全部感染症対策課. たんぽぽ(www.fukushihoken.metro.tokyo.jp/iryo/koho/kansen.files/tanpopo.pdf)など.

Ⓑ HIV感染と潜在結核(latent tuberculosis)の関係について述べよ。

HIVに感染していない潜在結核患者の結核発症率は生涯のうちに約10％であるが，HIV患者では，そのリスクは1年あたり約10％にまで上昇する。WHOによれば，2012年に全世界で結核を発症した860万人のうち，13％にあたる110万人がHIV患者であり，うち75％はアフリカ地域における患者であった。

World Health Organization. Tuberculosis (TB)：Global Tuberculosis Report 2014 (www.who.int/tb/publications/global_report/en/). 閲覧日：2014/10/28

Ⓑ HIV感染者におけるその他の性感染症のワークアップに関して述べよ。

新たにHIV感染が判明した患者に対しては，性生活歴の聴取と，それに基づく各種リスク因子の同定，外陰部を含む身体診察，および梅毒のスクリーニング(RPR[★1]もしくはVDRL[★2])，尿のNAAT[★3]を用いた淋病およびクラミジアのスクリーニングを実施する。また，すべての女性患者に対し腟分泌液を用いたトリコモナスのスクリーニング，25歳以下の女性患者に対しては子宮頸部スワブ(NAAT)によるクラミジアのスクリーニングが推奨される。受動的肛門性交を行っている場合は，肛門スワブ(NAAT)による淋病およびクラミジアのスクリーニングも行う。オーラルセックスを行っている患者に対しては，咽頭スワブ(NAAT)による淋病のスクリーニングも推奨される。これら初期のワークアップで検査結果が陽性であった患者に対しては，再感染の可能性があるため，3か月後に以上の検査を繰り返す。他者へのHIV感染や，耐性をもつHIVへの新たな感染，およびそれ以外のSTD感染を防ぐためのカウンセリングは，3～6か月ごとの定期的な外来フォローアップのたびに行う。

Aberg JA, Kaplan JE, Libman H, et al.；HIV Medicine Association of the Infectious Diseases Society of America. Primary care guidelines for the management of persons infected with human immunodeficiency virus：2009 update by the HIV medicine Association of the Infectious Diseases Society of America. Clin Infect Dis 2009；49：651-81. PMID：19640227

★1— RPR　急速血漿レアギン(rapid plasma reagin)
★2— VDRL　Venereal Disease Research Laboratory
★3— NAAT　核酸増幅検査(nucleic acid amplification test)

Ⓑ HIV感染の既往がある妊婦が陣痛を訴えて救急部に搬送されてきた。患者は処方されていた抗レトロウイルス薬を使用していないだけでなく，妊娠判明時から現在に至るまで産科を受診していないという。児の垂直感染予防に関して適切な対応について述べよ。

この症例の場合，母親に対しては，ジドブジン(AZT)の継続的点滴静注*をすぐに開

始する(2 mg/kgを1時間かけて静注。引き続いて，1 mg/kg/時を分娩まで継続)。児に対しては，出生後，可能な限り早く，ジドブジンによる6週間の予防投与を開始する。加えて，出生後1週間はネビラピンを計3回併せて投与する(出生時，48時間後，2回目の投与から96時間後)。

そのほか，HIVに感染した妊婦の周産期管理の詳細については，以下の文献を参照のこと。

HHS Panel on Antiretroviral Guidelines for Adults and Adolescents —A Working Group of the Office of AIDS Research Advisory Council (OARAC). Recommendations for Use of Antiretroviral Drugs in Pregnant HIV-1-infected Women for Maternal Health and Interventions to Reduce Perinatal HIV Transmission in the United States (aidsinfo.nih.gov/contentfiles/lvguidelines/perinatalgl.pdf). 閲覧日：2014/10/29

＊一注　ジドブジンの注射剤は，厚生労働省・エイズ治療薬研究班(labo-med.tokyo-med.ac.jp/aidsdrugmhw/)より入手可能である。

Ⓑ HIV感染の判明時，CD4値が200/μL未満であったためにAIDSと診断された患者が，その後の抗レトロウイルス薬の内服によりCD4値が200/μL以上に回復した。この患者の現在の状態はAIDSではないといえるか？

過去において一度でもAIDSの定義を満たした患者は，その後の臨床症状やCD4値の回復の如何にかかわらず，サーベイランスの目的上，常にAIDS患者として判断される。

1993 revised classification system for HIV infection and expanded surveillance case definition for AIDS among adolescents and adults. MMWR Recomm Rep 1992 ; 41 : 1-19.　PMID : 1361652

Ⓑ PMLとは何か？

progressive multifocal leukoencephalopathy(進行性多巣性白質脳症)のこと。主にCD4値が200/μL以下に低下したAIDS患者にみられ，AIDS defining diseasesの1つである。免疫機能の低下に伴うJCウイルスの再活性化により生じ，脳白質の脱髄性変化がこの疾患の特徴であったことから「白質脳症」と名づけられたが，しばしば灰白質においても脱髄性変化を起こすことが知られている。

四肢筋力低下，意識障害，歩行障害，視覚障害，構音障害，失語など多様な神経症状を呈する。なかでも，けいれん発作は18％の患者に認められる。

JCウイルスは人口の多くが小児期に不顕性感染するウイルスで，成人の約90％は抗体を有している。

Berger JR, Kaszovitz B, Post MJ, et al. Progressive multifocal leukoencephalopathy associated with human immunodeficiency virus infection. A review of the literature with a report of sixteen cases. Ann Intern Med 1987 ; 107 : 78-87.　PMID : 3296901

Ⓒ AIDSはいつ，どのように世界で最初に報告されたか？

1981年6月5日，CDCが発行するMMWR[★1]に，ロサンゼルスに在住する既往歴のない若い男性5人にみられたカリニ肺炎(当時の名称)の症例報告が掲載された。この5人の男性はすべて同性愛者であった。この症例報告に続いて，ニューヨークやサンフランシスコといった都市における同様の症例も報告された。CDCは公式に疫学的調査を開始し，AIDS(acquired immunodeficiency syndrome：後天性免疫不全症候

群）と名づけられた，この新しい疾患の臨床像やリスク因子が明らかになっていった．

この世界初のAIDSの報告は，臨床研究における症例報告およびケースシリーズの重要性について，我々が再認識するための重要な機会を提供している．RCT[★2]をはじめとする他の臨床研究法と比較して，ケースシリーズはエビデンスの質の点から軽視されがちだが，新しい疾患やまれな疾患を認識し，理解するうえで非常に有用であることをこの事例は証明している．

Centers for Disease Control (CDC). Pneumocystis pneumonia —Los Angeles. MMWR 1981 ; 30 : 250-2.　PMID：6265753

★1— MMWR　Morbidity and Mortality Weekly Report
★2— RCT　無作為化比較試験（randomized controlled trial）

Ⓒ HIVを最初に発見したのは誰か？

フランスのリュック・モンタニエ〔Luc Montagnier（1932年～）〕とフランソワーズ・バレ＝シヌシ〔Françoise Barré-Sinoussi（1947年～）〕．パスツール研究所に所属していた両氏は1983年にHIVを発見し，2008年にノーベル医学・生理学賞を受賞している．

Gallo RC, Montagnier L. The discovery of HIV as the cause of AIDS. N Engl J Med 2003 ; 349 : 2283-5.　PMID：14668451

Ⓒ HIVの起源とされているウイルスは何か？

SIV[★]．アフリカ大陸に生息する霊長類を自然宿主として分布しており，何らかのきっかけでヒトと接触し，変異することでHIVが生まれたと考えられている．現在，世界で最も多くみられるHIV-1グループMは，カメルーン南東部に生息していたチンパンジーの*SIVcpz*遺伝子の変異がその起源であると考えられている．

Sharp PM, Hahm BH. Origins of HIV and the AIDS pandemic. Cold Spring Harb Perspect Med 2011 ; 1 : a006841.　PMID：22229120

★— SIV　サル免疫不全ウイルス（simian immune-deficiency virus）

Ⓒ HIV-2について述べよ．

1985年にセネガルで最初に発見されたHIV-2の流行地は主に西アフリカ地域だが，特に，ポルトガルやその旧植民地であるアンゴラやモザンビーク，インド南西部やブラジルにも症例の集積がみられる．WHOによれば，現在，全世界で約3,300万人がHIV-2に感染しており，流行地ではHIV-1との重複感染もみられる．

感染経路はHIV-1と同様だが，HIV-2はHIV-1と比較して病原性は低く，無症候性の期間がより長いほか，CD4値の低下も緩徐である．

現在，HIV検査のスクリーニング段階で使用されている検査法では，HIV-2抗体の検出は可能だが，確認段階で用いられるWB[★1]法やHIV viral load（HIV RNA PCR[★2]）ではHIV-2を適切に検出できない．このため，スクリーニング段階での検査が陽性で確認検査が保留もしくは陰性だった場合，HIV-2 WB法で確認検査を行う必要がある．

筆者はHIV-2感染症例の治療経験があるが，HIV-2はNNRTI[★3]やHIV融合阻害薬（fusion inhibitor）に対して抵抗性をもつため，テノホビル（TDF）をバックボーンにプ

ロテアーゼ阻害薬を加えたレジメンを中心に組み立てる必要があり，OI（日和見感染）の種類や合併症によって管理も複雑になるため，HIV診療を専門とする医療機関への早期の紹介が望ましい．

Sankalé JL, Kanki JP. Virologic and Biologic Features of Human Immunodeficiency Virus Type 2（HIV-2）. In : Wormser GP. AIDS and Other Manifestations of HIV Infection, 4th ed. Waltham : Academic Press / Elsevier. 2004.

- ★1 — WB　ウエスタンブロット（Western blotting）
- ★2 — PCR　ポリメラーゼ連鎖反応（polymerase chain reaction）
- ★3 — NNRTI　非核酸系逆転写酵素阻害薬（non nucleoside reverse transcriptase inhibitor）

C 急性HIV感染を治療すべきか？

妊娠中の女性の急性HIV感染については，児への感染リスクを最小限にするため，すみやかに治療を開始すべきである．ただし，それ以外の急性HIV感染に関しては，治療を開始すべきかどうかについて意見が分かれる．治療の利点としては，抗レトロウイルス薬により早期に血中ウイルス量を低下させることで，急性症状を緩和し，免疫機能への影響を抑制できる可能性があること，また，新たなHIV感染を防ぐことができると考えられること（特にdiscordant couple, すなわち，患者の性的パートナーが非HIV感染者の場合など）などが挙げられる．治療に伴うリスクとしては，長期的な効果が不十分にもかかわらず，より長い期間，抗レトロウイルス薬を内服することで耐性発現や副作用のリスクなどが生じることが挙げられる．

　急性HIV感染の治療は，選択肢として患者に常に提示されるべきものであり，患者のおかれている状況を十分に考慮し，リスクとベネフィットを勘案したうえで決定されるべきものである．2013年12月発行のHIV感染治療研究会『HIV感染症「治療の手引き」』では，急性HIV感染について「治療開始を推奨」とされている．なお，急性HIV感染の診断を下した場合，治療が選択される可能性を考慮してすみやかにHIV耐性の検査を施行すること．

HHS Panel on Antiretroviral Guidelines for Adults and Adolescents — A Working Group of the Office of AIDS Research Advisory Council（OARAC）. Guidelines for the Use of Antiretroviral Agents in HIV-1-Infeced Adults and Adolescents（aidsinfo.nih.gov/contentfiles/lvguidelines/adultandadolescentgl.pdf）． 閲覧日：2014/10/29

HIV感染症治療研究会. HIV感染症「治療の手引き」，第17版. 東京：HIV感染症治療研究会, 2013（www.hivjp.org/guidebook/hiv_17.pdf）の11ページ． 閲覧日：2014/10/29

疫学

A 日本におけるHIVの有病率はどれくらいか？

2014年6月29日現在における国内のHIV感染者およびAIDS患者の合計は23,699人（男性 20,721人，女性 2,978人）であり，有病率は約0.02％である．

厚生労働省エイズ動向委員会. 平成25（2013）年エイズ発生動向—概要—（api-net.jfap.or.jp/status/index.html）． 閲覧日：20104/10/29

A 日本におけるHIV感染者数の動向について述べよ。

各都道府県からの報告に基づき，3か月ごとに日本国内の患者発生動向を調査し，公表している厚生労働省エイズ動向委員会によれば，2013年に報告されたHIV感染件数は1,590件（うちAIDS患者数は484件）であった。これは，前年と比較して141件多い報告件数であり，2008年に続いて過去2番目に多い。

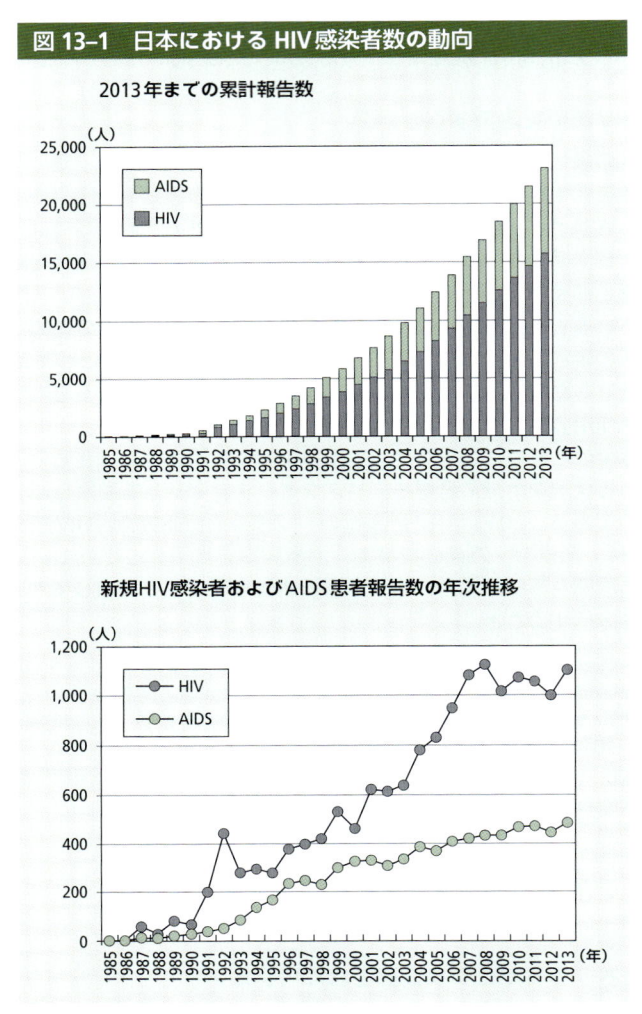

図13-1　日本におけるHIV感染者数の動向

〔厚生労働省エイズ動向委員会．平成25（2013）年エイズ発生動向―概要―（api-net.jfap.or.jp/status/2013/13nenpo/h25gaiyo.pdf）．より転載）〕

厚生労働省エイズ動向委員会．平成25（2013）年エイズ発生動向―概要―（api-net.jfap.or.jp/status/2013/13nenpo/h25gaiyo.pdf）．閲覧日：2014/10/29

A 世界全体および各地域における HIV の感染者数はどれくらいか？

UNAIDS★のデータによれば，2012年の時点で，全世界に約3,530万人のHIV感染者が存在し，HIVの流行開始からの感染者総数はおよそ7,500万人に達した。

世界の各地域の感染者数をみてみると，驚くべきことに，世界の感染者の約70％（2,500万人）がサハラ以南のアフリカに集中している。次に感染者が多い地域は南アジア・東南アジア地域（390万人）で，ラテンアメリカ（150万人），北米（130万人），東欧・中央アジア（130万人），東アジア（88万人）と続く。

国連合同エイズ計画（UNAIDS）. Fact sheet（www.unaids.org/en/resources/campaigns/globalreport2013/factsheet/）．閲覧日：2014/10/29

★— UNAIDS　国連合同エイズ計画（Joint United Nations Programme on HIV / AIDS）

B 「保健所等における HIV 抗体検査件数」の動向について述べよ。

日本では，1987年から保健所や各自治体が解説した特設検査施設において HIV 抗体検査を無料かつ匿名で実施している。保健所での検査件数は2008年に146,880件に達したが，その後，2012年（102,512件）までは継続して減少傾向にあった。同様に，特設検査施設における検査数も，2008年にピーク（30,276件）を記録後，減少傾向にあったが，2010年以降は徐々にではあるが増加し，2012年の検査件数は28,723件まで回復しつつある。

また，2008～2012年における保健所等検査陽性率は 0.22～0.27％であり，特設検査施設における陽性率は 0.6～0.7％であった。日本のHIV感染者のうち，保健所等検査での陽性数の占める割合は2012年の時点で47％であり，国内HIV患者の補足に関して大きな役割を果たしていることから，利用者とさらなる検査体制の拡充が求められている。

国立感染症研究所感染症情報センター. 保健所等における無料匿名 HIV 検査の現状とその課題. 病原微生物検出情報（IASR）2013年9月号；34：253-4（www.nih.go.jp/niid/ja/iasr-sp/2255-related-articles/related-articles-403/3898-dj4031.html）．閲覧日：2014/10/29

C 未治療の PCP★の死亡率はどれくらいか？

100％。したがって，PCPを見逃すことはすなわち，患者の死を意味する。

Gigliotti F, Wright TW. Pneumocystis : where does it live? PLoS Pathog 2012；8：e1003025. PMID：23209406

★— PCP　ニューモシスチス肺炎（*Pneumocystis* pneumonia）

C 日本における献血件数（10万件あたり）の HIV 陽性件数の割合はどれくらいか？

2013年における献血件数は5,205,819件であり，うち63件がHIV抗体・核酸増幅検査陽性（10万件あたり1.2件）であった。献血血液においては，1999年に抗体検査をすり抜け，ウインドウ期の輸血によるHIV感染が判明したことから，以後，すべての献血血液において核酸増幅検査が導入されている。

エイズ予防情報ネット. 日本の状況＝エイズ動向委員会報告(api-net.jfap.or.jp/status/index.html). 閲覧日：20104/10/29

検査

A PCPの診断法について述べよ。

まずは病歴から検査前確率(pretest probability)を考える。HIV感染者におけるPCPの90〜95％はCD4値が200/μL以下の患者に認められる。その他のリスク因子として、PCPの既往、繰り返す原因不明の発熱、盗汗、口腔咽頭カンジダ、CD4値が200/μL以下の患者における意図しない体重減少、がある。

CD4値が100/μL以下の患者におけるPCPのリスクは40〜50％/年と高い。また、PCPの既往があり、かつ抗レトロウイルス薬を内服していない患者では、そのリスクは60〜70％/年にまで上昇する。CD4値が200/μL以下の患者で、スルファメトキサゾール・トリメトプリム(ST合剤)の予防内服をしていなかった場合、PCPの発症リスクは予防内服をしていた患者と比較して約9倍に上昇する。

PCPの特徴的な症状や症候としては、呼吸苦、低酸素血症、咳嗽(乾性＞湿性)、発熱、1-3-β-D-グルカンの上昇(＞80 pg/mL)、LDH[*1]上昇(＞400 IU/L)などが挙げられる。胸部聴診ではクリアの場合もあるし、クラックルを聴取することもある。

PCPにおける典型的な胸部X線所見はびまん性に広がる両肺野の間質性陰影とされているが、肺胞性陰影や大葉性肺炎に類似した所見を呈することもあり、また、疾患の初期においては、約25％の胸部X線所見が正常であることから、除外診断には使用できない。ただし、胸部高解像度CTは疾患の初期においても特徴的なスリガラス様陰影を示すことが多く、その感度は100％という報告もあり、所見が正常であった場合のPCPの診断可能性は低いと考えていい。

喀痰誘発・染色法の特異度は100％だが、その感度は当然、検体や染色技術の質に依存するため55〜90％とバラツキがあり、除外診断には十分ではない。喀痰誘発による検査が陰性であった場合、次の手段としてBAL[*2]を行う。免疫蛍光染色法を用いた場合、その感度は90％以上であり、経気管支生検を追加すれば、感度はほぼ100％にまで上昇する。これらの検査によっても診断が確定しない場合、肺生検も考慮するが、侵襲性が高く、現実的に施行されることはまれである。

ちなみに、筆者が働いているアフリカの医療施設では、CTや気管支鏡はもちろん、確定診断のための染色法も存在しない。このため、アドヒアランスが不良なHIV患者が呼吸苦を訴えて来院した場合や、呼吸苦を訴える患者が新たにHIV検査で陽性を示した場合には、病歴と経皮的酸素飽和度(安静時に正常でもベッドサイドで足踏みをさせるなど運動負荷を行うとしばしば急激に値が低下する)、肺野の聴診所見(特にクリアであった場合)などから臨床的に診断し、結核や細菌性肺炎の合併も考慮しつつ、すみやかにエンピリックな治療を開始する。

Stansell JD, Osmond DH, Charlebois E, et al. Predictors of Pneumocystis carinii pneumonia in HIV-infected persons. Pulmonary Complications of HIV Infection Study Group. Am J Respir Crit Care Med 1997 ; 155 : 60-6.　PMID : 9001290
Hartman TE, Primack SL, Müller NL, et al. Diagnosis of thoracic complications in AIDS : accuracy of CT. AJR Am J Roentgenol 1994 ; 162 : 547-53.　PMID : 8109494

★1 ─ LDH　乳酸脱水素酵素(lactate dehydrogenase)
★2 ─ BAL　気管支肺胞洗浄(bronchoalveolar lavage)

Ⓑ 急性HIV感染の診断法について述べよ。

急性HIV感染では，セロコンバージョン前のためにHIV抗体は多くの場合，陰性であり，診断のためには早期の感染において，より検査感度の高いHIV抗原・抗体検査法と，HIV viral load(HIV RNA PCR)を併用する。現在日本では，第4世代と呼ばれるHIV-1抗体に加えて，HIV-1 p24抗原と抗体の両方を測定する方法がスクリーニングで広く用いられるようになっている。これにより，感染があっても抗体が検出できないために偽陰性となるウィンドウピリオドが，最短17日と短縮されている。本来はHIV RNA PCRを併用することで，より診断精度が高まるのだが，現時点は，急性HIV感染診断の目的では保険適応がないことは留意が必要である。

　急性HIV感染の場合，ウイルス量はしばしば＞100,000 copies/mLと高値を示すが，ウイルス量が低い場合(100,000 copies/mL未満)には偽陽性の可能性があるため，その場合にはすぐにviral loadを施行し直し，数週間後に再々度，viral loadとHIV抗体の検査を行う。

Rich JD, Merriman NA, Mylonakis E, et al. Misdiagnosis of HIV infection by HIV-1 plasma viral load testing : a case series. Ann Intern Med 1999 ; 130 : 37-9.　PMID：9890848
国立国際医療研究センター エイズ治療・研究開発センター. HIV感染症の診断(www.acc.go.jp/doctor/diacrisis.html)．閲覧日：2015/3/23

Ⓑ HIV rapid test(迅速検査)をスクリーニングに使用する際の問題点について述べよ。

現在，日本で認可されている迅速(即日)検査キットには，ダイナスクリーン®・HIV1／2(HIV-1およびHIV-2抗体を検出)とエスプライン® HIV Ag★1／Ab★2(HIV-1およびHIV-2抗体，HIV-1 p24抗原を検出)の2種類がある。検査結果は約15分で判明し，感度，特異度はそれぞれ，100％，99.5％以上と高いが，有病率が0.02％と低い日本で，これらの検査キットを用いてスクリーニング(すなわち，無症状の人に対して行う検査)に使用する場合，0.2〜0.5％の偽陽性のリスクがあることに留意する必要がある。このスクリーニング段階での偽陽性率は，検出感度のより高い別のスクリーニング検査キット(バイダスアッセイキット HIVデュオⅡ®，など)を用いて追加検査することでさらに低下させることができる。追加検査で再度陽性が出た場合，確認検査としてWB法および必要に応じて，HIV viral loadを調べ，診断を確定する。

厚生労働科学研究費補助金エイズ対策研究事業「HIV検査相談体制の充実と活用に関する研究」(研究代表者 加藤真吾). 保健所等におけるHIV即日検査のガイドライン 第3版(www.hivkensa.com/tantousha/img/guideline_v3.pdf)の6〜7ページ．閲覧日：2014/10/29

★1 ─ Ag　抗原(antigen)
★2 ─ Ab　抗体(antibody)

Ⓑ HIV検査が陽性だった場合の初期ワークアップについて述べよ。

HIV感染が新たに診断された場合，以後の患者のフォローアップや，紹介先となる拠点病院等における円滑な診療ために行われるべきルーチン検査として，表13-5が挙げられる。これら以外にも，紹介先の専門医や医療機関によって求めるデータが異な

表 13-5　HIV 検査が陽性だった場合の初期ワークアップ

HIV に関連した検査項目	コメント
ウイルス量定量（HIV viral load）	ベースラインとして
CD4 値と CD4％	ベースラインとして
HIV 薬剤耐性遺伝子検査	ベースラインとして
血清 / 生化学 / その他の検査	**コメント**
HA[★1]抗体（HAV[★2]-IgG 抗体）	HAV ワクチンの必要性を考慮
HBsAg[★3]	HBV 重複感染のスクリーニング
HBsAb[★4]	ワクチンの必要性を考慮
HCV[★5] Ab	HCV 重複感染のスクリーニング
トキソプラズマ IgG[★6]	ベースラインとして
水痘 IgG	ワクチンの必要性を考慮
血算, 生化学, 空腹時血糖, 肝酵素, 脂質	ベースラインとして
尿検査	蛋白尿, 血尿の検索
ツベルクリンもしくは IGRA[★7]	ベースラインとして（ただし CD4 値が 200/μL 未満の場合, 偽陰性になることがある）
胸部 X 線写真	ツベルクリン検査または IGRA が陽性, もしくは肺疾患の既往がある場合
子宮頸部細胞診	スクリーニング
RPR もしくは VDRL	梅毒のスクリーニング
クラミジアおよび淋病検査	詳細については 402 ページ「HIV 感染者におけるその他の性感染症のワークアップに関して述べよ」を参照

★1― HA　A 型肝炎（hepatitis A）
★2― HAV　A 型肝炎ウイルス（hepatitis A virus）
★3― HBsAg　B 型肝炎ウイルス表面抗原（hepatitis B virus surface antigen）
★4― HBsAb　B 型肝炎ウイルス表面抗体（hepatitis B virus surface antibody）
★5― HCV　C 型肝炎ウイルス（hepatitis C virus）
★6― IgG　免疫グロブリン G（immunoglobulin G）
★7― IGRA　インターフェロンγ遊離検査（interferon-gamma release assay）

る可能性があるので，前もって先方と連絡をとり，確認しておくのが望ましいだろう．

Aberg, JA, Kaplan JE, Libman H, et al. Primary care guidelines for the Management of Persons Infected with Human Immunodeficiency Virus : 2009 Update by the HIV Medicine Association of the Infectious Disease Society of America. Clin Infect Dis 2009 ; 49 : 651-81. PMID : 19640227

Ⓑ 血清および髄液クリプトコッカス抗原検査の感度と特異度はどれくらいか？

使用する検査キットにもよるが，血清クリプトコッカス抗原検査の感度と特異度はそれぞれ，93〜100％，93〜98％であり，髄液抗原検査の感度と特異度はそれぞれ，93〜99％，93〜98％と報告されている．墨汁染色は迅速性に勝るが，感度は60〜80％であり，かつoperator dependent（検査結果が検査者の技術に左右される）であることを考慮すれば，クリプトコッカス抗原検査の有用性は高い．

　ちなみに，筆者が活動しているサハラ以南のアフリカでは，CD4値が100/μL未満の患者に対して，血清クリプトコッカス抗原検査を用いてスクリーニングを行い，陽性であった場合は，抗真菌薬による治療を開始することで有意にクリプトコッカス性髄膜炎の発症と死亡率を下げることが複数の臨床研究によって明らかにされており，一部の国ではガイドライン化されている．

Tanner DC, Weinstein MP, Fedorciw B, et al. Comparison of commercial kits for detection of cryptococcal antigen. J Clin Microbiol 1994 ; 32 : 1680-4. PMID : 7929757
Bartlett JG, Gallant JE, Pham PA. Medical Management of HIV Infection, 2012 ed. Durham : Knowledge Source Solutions, 2012 : 434.

Ⓒ Blipsとは何か？

抗レトロウイルス薬を適切に服用し，既に血中ウイルス量が検出限界以下に抑制されている患者のウイルス量を定期的にモニタリングしていると，しばしば，一過性に少量のウイルスが検出されることがある（平均で79 copies/mL）．これはblipsと呼ばれ，従来臨床的な意義はないものと考えられてきたが，最近の研究で500 copies/mLを超えるblipsはウイルス抑制の失敗に有意に関連することがわかってきた．

Grennan JT, Loutfy MR, Su D, et al. Magnitude of virologic blips is associated with a higher risk for virologic rebound in HIV-infected individuals : A recurrent events analysis. J Infect Dis 2012 ; 205 : 1230-8. PMID : 22438396

Ⓒ 臨床的にHIV感染が進行しているにもかかわらず，CD4値が異常に高い場合，どのような疾患を疑うか？

HTLV[*]-1感染．HIVとHTLV-1の重複感染では，CD4値が高値を維持しているにもかかわらず，HIVによる日和見感染の進行がみられることがある．日本では，九州や奄美大島，沖縄などがHTLV-1の侵淫地となっている．また，脾臓摘出（脾摘）後の患者でも，CD4値が異常に高い値を示すことがあり，注意が必要である．

Mazanderani AFH, Ebrahim O. Progressive HIV infection in the presence of a raised CD4+ count : HIV / HTLV-1 co-infection. S Afr J HIV Med 2013 ; 14 : 92-4.

★— HTLV　ヒトT細胞白血病ウイルス（human T-lymphotropic virus）

日和見感染症（OI）

B いわゆる AIDS defining disease にはどのようなものがあるか？

2014年4月に改訂されたCDCによる「サーベイランスのためのHIV感染における症例定義（Revised surveillance case definition for HIV infection — United States, 2014）」によれば，6歳以上の患者では，以下のいずれかの条件を満たすときにHIV感染第3期（すなわち，AIDS）と定義される。すなわち，(1) CD4値が 200/μL 未満，あるいは（CD4値が不明の場合）CD4の割合が 14% 未満であること，(2) CD4値にかかわらず，以下に挙げるHIV第3期指標疾患を認めること。

- 気管，気管支，あるいは肺におけるカンジダ症
- カンジダ食道炎
- 浸潤性子宮頸がん
- 播種性，あるいは肺外コクシジオイデス症
- 肺外クリプトコッカス症
- 1か月以上続く慢性腸管性クリプトスポリジウム症
- 肝臓，脾臓，リンパ節以外のCMV感染症
- 失明を伴うCMV性網膜炎
- HIV脳炎
- 1か月以上続く慢性のHSV潰瘍，またはHSVによる気管支炎，肺臓炎，食道炎
- 播種性，あるいは肺外ヒストプラズマ症
- 1か月以上続く慢性腸管性イソスポラ症
- Kaposi肉腫
- Burkittリンパ腫
- 免疫芽球性リンパ腫
- 原発性脳リンパ腫
- 播種性，あるいは肺外MAC，もしくはマイコバクテリウム・カンサシイ（*Mycobacterium kansasii*）感染症
- 播種性，もしくは肺外におけるマイコバクテリウム属による感染
- 肺結核，肺外結核，びまん性結核感染，その他の部位における結核
- PCP
- 繰り返す肺炎（1年に2回以上）
- PML
- 繰り返すサルモネラ菌血症（腸チフス，パラチフスを除く）
- 生後1か月以降に発症するトキソプラズマ脳症
- HIVによる消耗症候群（意図しない，本来の体重の10%を超える体重減少に加えて，慢性の下痢症状もしくは30日以上にわたる発熱と慢性衰弱症状）

Centers for Disease Control and Prevention（CDC）. Revised surveillance case definition for HIV infection — United States, 2014. MMWR Recomm Rep 2014；63（RR-03）：1-10. PMID：24717910

B CD4値がどれだけ下がれば，どの感染症に対してどんな予防内服が必要か？

表13-6を参照。

表13-6 CD4値と予防内服

感染症	予防内服の適応	予防薬
PCP	CD4値 200/μL	ST合剤/ダプソン(ジアフェニルスルホン)/ペンタミジン/アトバコン，など
トキソプラズマ症	IgG陽性かつCD4値 100/μL	ST合剤/ダプソン＋pyrimethamine(ピリメタミン)*，など
MAC	CD4値 50/μL	アジスロマイシン/クラリスロマイシン
その他，地域性を考慮した際に必要となる予防内服		
ヒストプラズマ症〔ヒストプラズマ・カプスラーツム(H.capsulatum)感染〕	CD4値≦150/μLかつ職業的曝露のリスクがある，もしくは高リスク地域に在住する患者(＞10症例/100人年)	イトラコナゾール
コクシジオイデス症	流行地出身でIgGもしくはIgM★が陽性であり，CD4値＜250/μLの患者	フルコナゾール
ペニシリウム症	CD4値＜100/μLで，タイ北部，ベトナム，中国南部の僻地に長期間滞在する患者	イトラコナゾール/フルコナゾール

(Sax PE, Cohen CJ, Kurtizkes DR. HIV Essentials, 7th ed. Burlington : Jones & Bartlett Learning, 2014.のTable 5-2より改変して作成)
★― IgM 免疫グロブリンM(immunoglobulin M)
＊―注 熱帯病治療薬研究班保管薬剤。

Sax PE, Cohen CJ, Kurtizkes DR. HIV Essentials. 7th ed. Jones & Bartlett Learning. Burlington, MA. 2014 : 73-80.

A クリプトコッカス性髄膜炎の臨床像について述べよ。

多くの場合，CD4値が100/μL未満のAIDS患者にみられ，1〜2週間かけて症状が増悪する，亜急性髄膜炎の経過をとる。最も一般的な症状は頭痛，嘔気・嘔吐，発熱であり，しばしば意識障害，複視などの症状を伴う。播種性感染の進行による，水疱や丘状疹を呈す特徴的な皮膚病変がみられることもある。

AIDS患者が頭痛と発熱を訴えた場合には，必ずこの疾患を考え，詳細な病歴聴取，

神経所見の精査を含めた身体診察，頭部CT（クリプトコッコーマと呼ばれる腫瘤性脳病変を認めることがある），腰椎穿刺などによるワークアップをすみやかに実施する。

Bartlett JG, Gallant JE, Pham PA. Medical Management of HIV Infection, 2012 ed. Durham：Knowledge Source Solutions, 2012：433-4.

A クリプトコッカス性髄膜炎の患者に対して，アムホテリシンBとフルシトシンを用いた導入療法（induction therapy）を2週間行い，地固め療法（consolidation therapy）に移行できるかを判断するために腰椎穿刺を施行した。髄液の墨汁染色（india ink）は陽性で，培養は陰性だった。地固め療法に移行することはできるか？

クリプトコッカス性髄膜炎の治療では，アムホテリシンBおよびフルシトシンを用いた導入療法を2週間継続後，腰椎穿刺を施行し，髄液の培養で陰性結果が得られたら，フルコナゾールなどを用いた8週間の地固め療法に移行する。この際，本来，再施行する必要のない髄液の墨汁染色やクリプトコッカス抗原検査が誤ってオーダーされてしまい，結果の解釈に戸惑うことがある。墨汁染色や抗原検査は効果的な導入治療後にも陽性のままであることがあり，それは予後を反映するものではない。導入療法の目的は髄液培養の陰性化であり，培養結果が陰性であれば，地固め療法へ移行できる。

Perfect JR, Dismukes WE, Dromer F, et al. Clinical practice guidelines for the management of cryptococcal disease：2010 update by the infectious diseases society of america. Clin Infect Dis 2010；50：291-322．PMID：20047480

B クリプトコッカス性髄膜炎と診断され，治療が開始されたHIV患者が遷延する激しい頭痛のため嘔吐を繰り返している。この場合の適切な対処法について述べよ。

クリプトコッカス性髄膜炎では，アムホテリシンBおよびフルシトシンによる導入治療開始後も，激しい頭痛の遷延や視覚および聴覚障害，脳神経症状などがみられることがある。こうした場合にはすみやかに腰椎穿刺を行い，髄液をドレナージする必要がある。髄液初圧を20 cmH$_2$O以下に保つことが望ましいが，特に初圧が高い場合には，その50％程度までに軽減することを目標にする。場合によっては，著しい圧の上昇によりドレーンの設置が必要になることもある（この場合，医療機関によっては，麻酔科にコンサルトすることで圧のモニタリングとドレナージが同時に行えることがある）。何らかの理由で髄液初圧の計測ができない場合，1回の腰椎穿刺につき30 mLを目安に髄液を取り除く。

　クリプトコッカス性髄膜炎の治療開始後，2週間以内にみられた死亡例の93％が頭蓋内圧の亢進によるものだったという報告もあり，該当する症状がみられた場合，すみやかな腰椎穿刺および髄液のドレナージがきわめて重要である。

Graybill JR, Sobel J, Saag M, et al. Diagnosis and management of increased intracranial pressure in patients with AIDS and cryptococcal meningitis. The NIAID Mycoses Study Group and AIDS Cooperative Treatment Groups. Clin Infect Dis 2000；30：47-54．PMID：10619732

A PCPの治療法について述べよ。

表13-7を参照。

表 13-7　PCPの治療法

	治療薬	投与法
第1選択	ST合剤*1	トリメトプリム換算で15～20 mg/kg/日を6～8時間ごとに静注（症状の改善があれば経口に変更）で21日間*2
PaO₂が70 mmHg未満，もしくはA-a gradientが35 mmHgを超える場合	ST合剤＋プレドニゾロン*3	・40 mg　1日2回を5日間 ・40 mg　1日1回を5日間 ・20 mg　1日1回を11日間（計21日間）

*1─注　何らかの理由でST合剤が使用できない場合については，以下の「サルファ薬にアレルギーの既往をもつPCP患者の治療について述べよ。」を参照のこと。
*2─注　重症例でなければ経口で治療を開始することも可能だが，その場合はトリメトプリム換算で5 mg/kgを1回投与量とし，1日3回を21日間。
*3─注　経口摂取ができない場合，メチルプレドニゾロンを使用（プレドニゾロンに対して75％の投与量）。

PCPは，治療開始から症状の改善をみるまでに，しばしば5～7日程度かかる。「治療を開始したが熱が下がらない」，「呼吸苦が改善しない」，「別の抗菌薬を追加すべきか」といった懸念を理由に，PCPの治療に関して感染症科がコンサルトを受けることは非常に多い。

Bartlett JG, Gallant JE, Pham PA. Medical Management of HIV Infection, 2012 ed. Durham : Knowledge Source Solutions, 2012 : 477-88.

Ⓑ PCPのリスク因子について述べよ。

HIV患者におけるPCPのリスクは，免疫不全状態の進行と関連しており，その約90％はCD4値200/μL以下，またはCD4の割合が14％以下にみられる。その他のリスク因子として，以下が挙げられる。

- PCPの既往
- 口腔カンジダ症
- 繰り返す細菌性肺炎
- 意図しない体重減少
- 血漿HIV RNA数の増加*

Centers for Disease Control and Prevention, National Institutes of Health, HIV Medicine Association of the Infectious Diseases Society of America. Guidelines for the prevention and treatment of opportunistic infections in HIV-infected adults and adolescents（aidsinfo.nih.gov/contentfiles/lvguidelines/adult_oi.pdf）．閲覧日：2014/10/29

*─注　ウイルス量がそれぞれ7,000～19,999，20,000～54,999，55,000～149,999，あるいは150,000 copies/mLもしくはそれ以上の場合のPCP発症のリスク比は，それぞれ，1.6，1.9，2.7，3.5と上昇する。

Ⓑ サルファ薬にアレルギーの既往をもつPCP患者の治療について述べよ。

アレルギーの既往や，その他，何らかの理由でST合剤が使用できない場合の治療法

として，重症例（顕著な低酸素血症や A-a gradient の乖大を認める場合）では，ペンタミジンを使用する（4 mg/kg/日を 1 時間以上かけて静注）。ペンタミジンは，腎機能障害や低血糖，不整脈（QT 間隔の延長から torsade des points）といった重篤な副作用を起こしうるので，使用する場合はこれらのリスクを考慮して適切なモニタリングを行う。重症例では，primaquine（プリマキン）とクリンダマイシンの併用も治療オプションとなりうるが，primaquine は日本では未認可のため熱帯病治療薬研究班（www.nettai.org）から取り寄せなくてはならない。

中等度もしくは軽症例の場合，ダプソン（ジアフェニルスルホン）（100 mg/日）とトリメトプリム（5 mg/kg を 1 回分として 1 日 3 回）の併用か，アトバコン（750 mg を 1 日 2 回）を単剤で 21 日間使用する。

primaquine やダプソンを使用する場合，薬剤性溶血性貧血のリスクを考慮し，G6PD★欠損症のスクリーニングを検討する（日本における頻度はおよそ 0.1％）。

Bartlett JG, Gallant JE, Pham PA. Medical Management of HIV Infection, 2012 ed. Durham：Knowledge Source Solutions, 2012：478.

★── G6PD　グルコース−6−リン酸脱水素酵素（glucose-6-phosphate dehydrogenase）

Ⓑ HIV 陽性患者（CD4 値 25/μL）が新規に飛蚊症を自覚している。どれだけ早く何の検査をすべきか？

すみやかに習熟した眼科医による眼底検査を行う。CMV 網膜症は CD4 値が 50/μL 以下の，advanced HIV 症例にみられる疾患で，眼底検査では特徴的な「ケチャップとマスタード様」と表現される出血性網膜炎の所見が認められる。

Bartlett JG, Gallant JE, Pham PA. Medical Management of HIV Infection, 2012 ed. Durham：Knowledge Source Solutions, 2012：441-4.

Ⓑ 入院中に HIV の診断がついた患者で CD4 値が低ければ，抗レトロウイルス薬より前に開始すべき薬剤はあるか？

基本的なアプローチとして，急性の OI（日和見感染）を発症している患者に対しては，OI の治療を優先する。CD4 値がとりわけ低い患者の OI を治療する場合，IRIS（次ページを参照）のリスクが伴うが，いくつかの OI に関しては，過去のデータから抗レトロウイルス薬の導入時期について具体的に推奨されている。たとえば結核の場合，CD4 値＜50/μL であれば，抗レトロウイルス薬を結核の治療開始から 2 週間以内に開始し，CD4 値＞50/μL の場合は 8 週間後に抗レトロウイルス薬を開始する。PCP の場合であれば，抗レトロウイルス薬は PCP の治療開始から 2 週間以内に開始する。クリプトコッカス性髄膜炎における抗レトロウイルス薬開始の時期については，まだデータが十分に蓄積されておらず，専門家によって 2 ～ 8 週の間で意見が分かれるが，筆者はこれまでの経験から 8 週間後に開始する。

Bartlett JG, Gallant JE, Pham PA. Medical Management of HIV Infection, 2012 ed. Durham：Knowledge Source Solutions, 2012：433-8, 462-74, 477-80.

Ⓑ HIV 陽性の患者（CD4 値は 34/μL）でリング状に造影効果がある多発脳腫瘍がみつかった。この患者に次にすべきことは何か？

advanced HIV の患者に認められる「リング状に造影効果」をもつ多発性占拠性病変

の鑑別診断としては，トキソプラズマ脳症と原発性中枢神経リンパ腫を筆頭に，脳膿瘍，結核腫，ノカルジア症，クリプトコッカス症，転移性脳腫瘍，PML（進行性多巣性白質脳症）などが挙げられる．適切な治療を開始するうえで最も重要なのは「診断をつける」ことであり，そのためには脳生検が必要になる．

筆者が活動する途上国の臨床現場では，確定診断に必要な脳生検が行えないため，こうした症例の場合には，まずトキソプラズマ抗体の有無を検査し，陽性であればエンピリックに抗菌薬による治療を開始し，臨床的な反応から診断可能性を推測するという方法をとらざるをえない．

IRISとは何か？

IRISとはimmune reconstitution inflammatory syndrome（免疫再構築症候群）のことで，抗レトロウイルス薬を開始後に，それまで改善傾向にあった既知の感染が悪化したり（paradoxical IRIS），免疫機能の改善に伴いそれまで認識されていなかった感染が新たに顕在化する（unmasking IRIS）といった，一連の症候群のことをいう．頻度については異なる報告が存在するが，10〜30％と考えられている．

60％のIRIS症例では抗レトロウイルス薬の開始から60日以内に起こるが，報告されている期間には3〜658日と幅がある．リスク因子として，マイコバクテリウム属（結核やMAC）への感染，advanced HIV症例，ベースラインのウイルス量が高値であることなどが挙げられる．

IRISへの対処法についてのエビデンスはいまだ十分なものではないが，NSAIDs★やステロイド（プレドニゾロン 1〜2 mg/kg/日を1〜2週間使用後，漸減）がしばしば用いられる．

Bartlett JG, Gallant JE, Pham PA. Medical Management of HIV Infection, 2012 ed. Durham : Knowledge Source Solutions, 2012 : 525-30.

★── NSAIDs　非ステロイド性抗炎症薬（nonsteroidal anti-inflammatory drugs）

bacillary angiomatosis（細菌性血管腫症）とは何か？

bacillary angiomatosisは，バルトネラ属〔バルトネラ・ヘンセラエ（*Bartonella henselae*），バルトネラ・クインターナ（*B. quintana*）〕への感染によって起こる疾患で，多くの場合，CD4値が50/μL以下のadvanced HIVの症例にみられる日和見感染症である．皮膚病変が主だが，呼吸器やリンパ節に病変がみられることもある．病変の性状は，丘状疹，結節，疣贅，有茎性病変といったように多彩である．バルトネラにはホスト細胞の血管内皮細胞成長因子を誘発する機能があり，これが特徴的な血管腫形成に寄与している．

bacillary angiomatosisとKaposi肉腫は外観が類似しており，視診のみで両者を鑑別することはできないため，診断には皮膚生検が必要である．

Webster GF, Cockerell CJ, Friedman-Kien AE. The clinical spectrum of bacillary angiomatosis. Br J Dermato 1992 ; 126 : 535-41.　PMID : 1610703
Kempf VA, Volkmann B, Schaller M, et al. Evidence of a leading role for VEGF in *Bartonella henselae*-induced endothelial cell proliferations. Cell Microbiol 2001 ; 3 : 623-32.　PMID : 11553014

カポジとは誰か？

モーリッツ・カポジ〔Mortitz Kaposi（1837～1902年）〕はハンガリー出身の医師。ウィーン大学で医学を修めた後，同大学の皮膚科教授として活躍した。1872年に初めてKaposi肉腫を報告した（当初はidiopathic multiple pigmented sarcomaと名づけられた）。そのほかにも，色素性乾皮症や紅斑性狼瘡について初めて研究するなど，医学史に多大な功績を残している。

Oriel JD. Moritz Kaposi（1837-1902）. Int J STD AIDS 1997；8：715-7.　PMID：9363550

JCウイルスのJCとは何の略か？

John Cunninghamの略。1971年にHodgkin病の患者の脳から初めて分離されたこの二本鎖DNAポリオーマウイルス（polyomavirus）は，その患者のイニシャルからJC virusと名づけられた。

Padgett BL, Walker DL, ZuRhein GM, et al. Cultivation of papova-like virus from human brain with progressive multifocal leucoencephalopathy. Lancet 1971；1：1257-60.　PMID：4104715

*Penicillium marneffei*とは何か？

タイ北部，インド，ベトナム，中国南部においてしばしばみられる日和見感染の原因菌（真菌）で，主にCD4値が50/μL以下のadvanced HIV症例に合併する。発熱は80％以上の患者に，皮膚病変（丘状疹，膿疱，結節など）は70％以上の患者に認められる（図13-2）。そのほか，咳嗽（40％），腹痛（32％），下痢（30％）などの症状を伴う。診断は主に血液培養や，皮膚病変の生検と染色〔ライト（Wright）染色〕や培養による。治療には，アムホテリシンBやイトラコナゾールを使用する。

Le T, Wolbers M, Chi NH, et al. Epidemiology, seasonality, and predictors of outcome of AIDS-associates Penicillium marneffei infection in Ho Chi Minh City, Viet Nam. Clin Infect Dis 2011；52：945-52.　PMID：21427403

治療薬

抗レトロウイルス薬の適応について述べよ。

2013年12月発行のHIV感染症治療研究会『HIV感染症「治療の手引き」，第17版』によれば，日本における未治療患者に対する抗HIV療法の開始基準は表13-8のとおりである。

HIV感染症治療研究会. HIV感染症「治療の手引き」，第17版. 東京：HIV感染症治療研究会, 2013（www.hivjp.org/guidebook/hiv_17.pdf）の10～11ページ．閲覧日：2014/10/29

ST合剤の副作用について述べよ。

非HIV患者の10％，HIV患者では50％に何らかの副作用が報告されている。最も多いものは，嘔気・嘔吐，瘙痒，皮疹，発熱，好中球減少，トランスアミナーゼ値の上昇であり，時として重篤なStevens-Johnson症候群やTEN*も生じうる。軽度の消化器症状や皮疹の場合，そのまま治療を続ける場合もあるが，PCP予防に使用する場合，

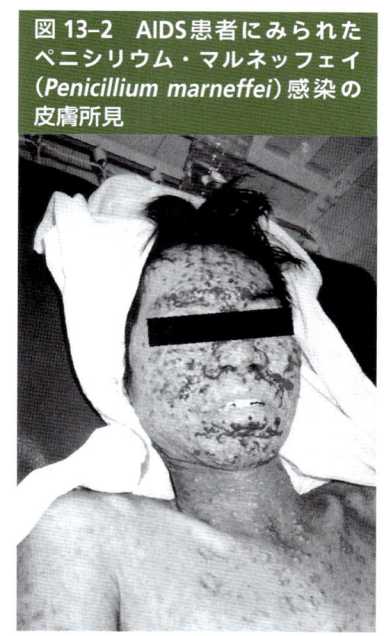

図 13-2　AIDS患者にみられたペニシリウム・マルネッフェイ(*Penicillium marneffei*)感染の皮膚所見

カラー写真は 580 ページを参照。
(Hien TV, Loc PP, Hoa NT, et al. First cases of disseminated penicilliosis marneffei infection among patients with acquired immunodeficiency syndrome in Vietnam. Clin Infect Dis 2001；32：e80. の Figure 1 より転載)

表 13-8　抗レトロウイルス薬の適応

状態	抗HIV療法開始の推奨度
AIDS発症(HIV関連認知症を含む) CD4値＜350/μL	ただちに治療開始
CD4値 350〜500/μL	治療開始を強く推奨
CD4値＞500/μL	治療開始を推奨
妊婦，HIV腎症，HBV重複感染者	治療開始を強く推奨
急速なCD4値低下(例：年間100/μLを超えるCD4値低下)	治療開始を強く推奨
HCV重複感染者	治療開始を推奨
高ウイルス量(例：HIV RNA＞100,000 copies/mL)	治療開始を推奨

急性HIV感染症/HIV感染早期	治療開始を推奨
性的パートナーへの二次感染リスクを有する患者	効果的な抗HIV療法はHIV感染者から性的パートナーへのHIV感染を予防するので，二次感染リスクを有する患者には抗HIV療法が勧められるべきである

〔HIV感染症治療研究会．HIV感染症「治療の手引き」，第17版．東京：HIV感染症治療研究会，2013（www.hivjp.org/guidebook/hiv_17.pdf）の10ページの表4より転載）〕

1～2週間の休薬期間後に投与量を下げるか，脱感作（desensitization）を行うという方法もある。

Bartlett JG, Gallant JE, Pham PA. Medical Management of HIV Infection, 2012 ed. Durham：Knowledge Source Solutions, 2012：409-11.
Lin D, Li WK, Rieder MJ. Cotrimazole for prophylaxis or treatment of opportunistic infections of HIV／AIDS in patients with previous history of hypersensitivity to cotrimazole. Cochrane Database Syst Rev 2007；CD005646. PMID：17443608

★— TEN　中毒性表皮壊死症（toxic epidermal necrolysis）

Ⓑ エファビレンツ（EFV）の副作用について述べよ。

およそ15～27％のEFV使用患者に斑状丘状疹がみられるが，これに対して投与を中止する必要はない。しかしながら，皮疹が水疱や落屑を伴う場合（約1～2％）には，すみやかに投与を中止すべきである。EFV使用に伴うStevens-Johnson症候群のリスクは約0.05％である。

　めまい，抑うつ，集中力の低下，異常思考，鮮明な夢，幻覚，健忘，多幸感などの中枢神経症状は約50％の患者にみられるが，通常は2～4週間以内に消失するため，投与を中止する必要は少ない。しかし，就業時間が不規則な職業などに患者が就いている場合，EFV使用に伴う中枢神経症状による影響がより大きく，投与を中止しなくてはならない場合もある。そのほか，総コレステロール値の上昇などの脂質代謝異常もしばしばみられる。

　EFVは妊婦（胎児）への危険度（pregnancy category）Dに分類され，特に，妊娠初期（8週間以内）における神経管欠損などの催奇性が指摘されてきた。妊娠中の抗レトロウイルス薬の変更にはウイルス抑制の低下および児への感染リスク上昇などの問題が伴うため，2014年3月改訂の米国保健社会福祉省（Department of Health and Human Services）によるガイドラインでは，妊娠が判明したEFV使用中の患者で，コントロールが良好な患者に対しては，治療選択肢としてEFVの継続も許容されるようになった。しかしこれは，あくまでリスクとベネフィットを考慮したうえで許容される選択肢であり，抗レトロウイルス薬を開始する時点で，患者と将来の妊娠の可能性や希望に関して十分に話し合い，該当する場合はEFV以外のレジメンをあらかじめ選択する重要性をないがしろにするものではない。

HHS Panel on Treatment of HIV-Infected Pregnant Women and Prevention of Perinatal Transmission — A Working Group of the Office of AIDS Research Advisory Council (OARAC). Recommendation for Use of Antiretroviral Drugs in Pregnant HIV-1-Infected Women for Maternal Health and Interventions to Reduce Perinatal HIV Transmission in the United States (aidsinfo.nih.gov/contentfiles/lvguidelines/

perinatalgl.pdf）．閲覧日：2014/10/29

Ⓑ ネビラピン（NVP）の副作用について述べよ。

特に，重篤な転帰をとりうる副作用として，肝毒性（hepatotoxicity）が挙げられる。通常は投与開始から6週間以内に生じ，薬疹，好酸球増加，DRESS*症候群を伴うことがある。ベースラインのCD4値が比較的高い患者に有意に関連していることから，女性ならCD4値≧250/μL，男性ならCD4値＞400/μLのtreatment naïve（抗レトロウイルス薬を初めて使用する）患者に対してはNVPを使用すべきではない。

また，皮疹はNVP使用者の約17％にみられる副作用である。Stevens-Johnson症候群やTENの報告もあり，皮疹が発熱や水疱形成，粘膜や眼瞼結膜の障害，浮腫，関節痛，倦怠感を伴う場合にはNVPの使用をすみやかに中止する。

Bartlett JG, Gallant JE, Pham PA. Medical Management of HIV Infection, 2012 ed. Durham：Knowledge Source Solutions, 2012：330-4.

★― DRESS　drug reaction with eosinophilia and systemic symptoms

Ⓑ アバカビル過敏症について述べよ。

アバカビル開始後4〜6週間後までにみられる過敏性症候群で，致死的な転帰をとりうることから，すみやかな内服の中止が求められる。発熱，皮疹（斑状丘状疹や膨疹），消化器症状（食欲不振，腹痛，嘔気・嘔吐，下痢），倦怠感，頭痛，肝酵素上昇，血糖値の異常な上昇，乳酸アシドーシスといった症状および症候がみられる。HLA*-B 5701遺伝子と関連しており，抗レトロウイルス薬の一部にアバカビルの使用を考慮する際は，HLA-B 5701遺伝子マーカー検査をあらかじめ施行し，除外する必要がある。また，アバカビル過敏症の既往がある患者へのアバカビル再使用は禁忌である。

Bartlett JG, Gallant JE, Pham PA. Medical Management of HIV Infection, 2012 ed. Durham：Knowledge Source Solutions, 2012：179-86.

★― HLA　ヒト白血球抗原（human leukocyte antigen）

Ⓑ 抗レトロウイルス薬（テノホビル，エムトリシタビン，エファビレンツ：TDF／FTC／EFV）を内服中のHIV患者が交通外傷で救急搬送されてきた。気道確保のため気管挿管されており，ICUにて人工呼吸管理されている。抗レトロウイルス薬による治療をどのように継続すべきか？

抗レトロウイルス薬はジドブジン（AZT）を除いて静注用がなく，何らかの理由で経口摂取ができなくなったHIV患者における抗レトロウイルス薬の使用には戸惑うことが多い。特に，ICUで管理されている重症患者の場合，抗レトロウイルスの投与法，腸管からの吸収不全や耐性発現のリスク，頻繁にICUで使用される薬物との相互作用（例：ミダゾラムとエファビレンツなど），といった種々の問題を考慮しなくてはならない。可能であれば，抗レトロウイルス薬は継続することが望ましいが，場合によっては，投与を一時的に中止せざるをえないことがある。

この症例の場合，抗レトロウイルス薬の継続を続けるのであれば，たとえば，ツルバダ®（テノホビルとエムトリシタビンの合剤）は簡易懸濁法を用いた経管投与が可能であり，エファビレンツは200mg錠を使用すれば，同様に経管投与が可能である（各

薬剤の経管投与の可否については薬剤部に問い合わせること）。

　中止せざるをえない場合に注意しなくてはならないのは，それぞれの薬剤の半減期の違いである。テノホビルとエムトリシタビンは血清中の半減期がそれぞれ17時間と10時間程度と短いのに対して，エファビレンツの場合，40～55時間と長く，この薬の代謝を司るCYP2B6遺伝子の違いによっては半減期が100時間にまで及ぶこともある。したがって，このレジメンを同時に中止してしまうとエファビレンツが血清中に残り，結果として単剤投与に近い状態となり，耐性（K103N変異）が選択されやすくなるというリスクが生じうる。K103Nによるエファビレンツへの耐性獲得は，同時にネビラピン（NVP）への耐性も意味するため，4～7日程度はテノホビルとエムトリシタビンのみの投与を続けることが望ましいと考えられているが，明確なエビデンスは存在しない。

Ribaudo HJ, Haas DW, Tierney C, et al. Pharmacogenetics of plasma efavirenz exposure after treatment discontinuation : an adult AIDS clinical trials group study. Clin Infect Dis 2006 ; 42 : 401-7.　PMID : 16392089

C　ジドブジン（AZT）を開発したのは誰か？

満屋裕明（1950年～）熊本大学教授。1985年に世界初の逆転写酵素阻害薬であるジドブジンの開発に成功した。その後，世界で2番目および3番目の抗レトロウイルス薬となるジダノシン（ddI）やザルシタビン（ddC）の開発にも成功した。

　さまざまな抗レトロウイルス薬が利用可能な現在でも，多くの途上国においてジドブジンは第1選択薬として使われている。また，満屋教授はHIVプロテアーゼ阻害薬のなかでも特に耐性が生じにくい特性をもつダルナビル（DRV）の開発に際しても大きな役割を果たし，HIV/AIDSに関する医学史にその名を残す偉大なclinician-scientistである。

　なお，ジドブジンの開発に際しては，開発に協力していた米国の製薬会社が満屋教授に無断で特許を取得し，当初1錠1ドル88セント（1年間に1万ドル以上かかる）という高価格で販売されることになった。このことに憤った満屋教授は，後継となる抗レトロウイルス薬の開発を急いだという。

American Society for Microbiology (ASM). HIROAKI MITSUYA (academy.asm.org/index.php/fellows-info/fellows-elected-in-2012/330-hiroaki-mitsuya).　閲覧日：2014/10/29
「朝日新聞」2011年2月15日

14 神経

成相宏樹

脳血管障害

A 脳梗塞における，tPA[*1]製剤の適応と除外条件について述べよ。

脳梗塞急性期において，tPA製剤投与を迅速に行うことは非常に重要であり，日米にかかわらず標準治療となっている．治療3か月後に神経学的後遺症なく回復できる可能性は1.9倍（オッズ比）となり，治療の副作用による死亡率はプラセボ群と相違ない．tPA適応の条件は，患者年齢が18歳以上で，神経学的局所所見の発生後3時間以内に投与開始できることである．主な除外条件は，過去3か月以内に脳梗塞や重度の頭部外傷の既往がある場合，症状がくも膜下出血を疑う場合，圧迫が不可能な部位の動脈穿刺が7日以内に行われていた場合，頭蓋内出血の既往がある場合，脳腫瘍，AVM[*2]，脳動脈瘤がある場合，頭蓋内や脊椎内手術の既往がある場合，収縮期血圧が185 mmHg以上，あるいは拡張期血圧が110 mmHg以上の場合，血小板が10万/μL以下の場合，発症前48時間以内にヘパリンなどの抗凝固療法を受けており，APTT[*3]が延長している場合，あるいはワルファリンなどの慢性的な抗凝固療法を受けており，PT-INR[*4]>1.7，PT[*5]>15秒の場合，血糖値が50 mg/dL以下の場合，頭部CTで低吸収領域が脳半球の1/3以上を占める場合，などである．神経学的局所所見の発生後3〜4.5時間でもtPAは投与可能だが，年齢が81歳以上，PT-INRに関係なく抗凝固療法を受けている，NIHSS[*6]が26以上，脳梗塞が中大脳動脈の1/3以上の領域に及んでいる，脳梗塞と糖尿病の両方の既往がある場合には適応の可否を慎重に判断する必要がある．

ちなみに，欧米でのtPAの使用量は0.9 mg/kg/日であるが，日本では疫学的に頭蓋内出血が多いことが考慮され，2/3の用量の0.6 mg/kg/日が臨床試験に採用され，そのまま認可されている．

Jauch EC, Saver JL, Adams HP Jr, et al ; American Heart Association Stroke Council ; Council on Cardiovascular Nursing ; Council on Peripheral Vascular Disease ; Council on Clinical Cardiology. Guidelines for the early management of patients with acute ischemic stroke : a guideline for healthcare professionals from the American Heart Association/American Stroke Association. Stroke 2013 ; 44 : 870-947. PMID : 23370205

[*1] ─ tPA　組織プラスミノゲン活性化因子（tissue plasminogen activator）
[*2] ─ AVM　動静脈奇形（arteriovenous malformation）
[*3] ─ APTT　活性化部分トロンボプラスチン時間（activated partial thromboplastin time）
[*4] ─ PT-INR　プロトロンビン時間国際標準比（prothrombin time-international normalized ratio）
[*5] ─ PT　プロトロンビン時間（prothrombin time）
[*6] ─ NIHSS　National Institutes of Health stroke scale

A 脳梗塞発生機序をどのように分類するか？ また，その分類は臨床的になぜ重要か？

神経内科医が標準的に使用する脳梗塞発生機序の分類にTOAST*がある．これは，脳梗塞発生機序を，心原性脳塞栓(cardioembolism)，小動脈閉塞(small-artery occlusion)，大動脈アテローム硬化(large-artery atherosclerosis)，その他(undetermined etiology)に分類するものである．Kolominsky-Rabas PLらの文献によると，欧州の583人の脳梗塞患者で，その発生の機序は心原性脳塞栓30.2%，小動脈閉塞25.8%，大動脈アテローム硬化15.3%であった．脳梗塞発生2年後の生存率は，小動脈閉塞による脳梗塞患者は，心原性脳塞栓による患者に比べ3倍高かった．脳梗塞発生機序を明らかにすることで，脳梗塞発生の急性時の予後を予想できるだけでなく，今後の脳梗塞再発防止に取り組むこともできる．

Kolominsky-Rabas PL, Weber M, Gefeller O, et al. Epidemiology of ischemic stroke subtypes according to TOAST criteria : incidence, recurrence, and long-term survival in ischemic stroke subtypes : a population-based study. Stroke 2001 ; 32 : 2735-40. PMID : 11739965

★── TOAST　Trial of Org 10172 in Acute Stroke Treatment

A 急性発症の頭痛患者を診療し，臨床的に急性くも膜下出血を疑った．頭部CTは陰性であった．次のステップは何か？

頭部CTは，急性くも膜下出血を疑うとき必ず施行する．頭部CTの感度はくも膜下出血発生初期には非常に高い(発生後6〜12時間ではほぼ100%)が，その後徐々に低下し，発生5日目には感度は58%まで低下する．頭部CTが陰性のとき，くも膜下出血を除外するために，腰椎穿刺が必要である(推奨度：I，エビデンスレベル：B)．頭部CTと腰椎穿刺を組み合わせることで，致命的な急性くも膜下出血を見逃すことはない．頭部MRIはrule inに役立つことがあるが，rule outには使ってはいけない．逆に，病歴や身体所見などの臨床診断のみに頼ると，急性くも膜下出血を見逃すリスクがある．

Connolly ES Jr, Rabinstein AA, Carhuapoma JR, et al ; American Heart Association Stroke Council ; Council on Cardiovascular Radiology and Intervention ; Council on Cardiovascular Nursing ; Council on Cardiovascular Surgery and Anesthesia ; Council on Clinical Cardiology. Guidelines for the management of aneurysmal subarachnoid hemorrhage : a guideline for healthcare professionals from the American Heart Association/american Stroke Association. Stroke 2012 ; 43 : 1711-37. PMID : 22556195

A 大脳半球に脳梗塞が起きたときの左右差について述べよ．また下記の症状の患者を診た場合，どの大脳半球支配血管の脳梗塞を疑うか？

大脳半球の脳梗塞の特徴として，左半球が障害されたときの失語，右半球が障害されたときの半側空間無視が特徴的である．それぞれの支配血管で梗塞が起きたとき，臨床症状は以下である．

1．左前大脳動脈
右下肢麻痺・皮質性感覚障害，行動障害(前頭葉障害)，超皮質性失語

2. **右前大脳動脈**
左下肢麻痺・皮質性感覚障害，行動障害（前頭葉障害），左半側空間無視
3. **左中大脳動脈**
右半身麻痺・皮質性感覚障害（特に顔面，上肢），右同名半盲，全般失語
4. **右中大脳動脈**
左半身麻痺・皮質性感覚障害（特に顔面，上肢），左同名半盲，左半側空間無視
5. **左後大脳動脈**
右同名半盲。梗塞範囲が広ければ，右半身麻痺・感覚障害，失語
6. **右後大脳動脈**
左同名半盲。梗塞範囲が広ければ，左半身麻痺・感覚障害

Hal Blumenfeld. Cerebral Hemispheres and Vascular Supply. In : Neuroanatomy through clinical cases. 2nd ed. Massachusetts : Sinauer Associates, 2010 : 400-1.

Ⓑ 脳幹梗塞を示唆する病歴，身体所見を挙げよ。

脳幹梗塞を示唆する臨床症状として，めまい，嘔気，複視，失調，歩行障害，構音障害，嚥下障害，頭痛，意識障害がある。これらの症状があり，さらに身体所見上，脳神経障害（特に眼球運動障害，眼振，瞳孔異常），小脳障害（finger to nose test 異常，Romberg sign 陰性）がある場合は，脳幹梗塞を除外することが重要である。また，失語，半側空間無視，同名半盲，けいれんなどの臨床所見があるときには脳幹梗塞ではなく，大脳半球の障害を疑う。

Hal Blumenfeld. Brainstem Ⅲ : Internal Structures and Vascular Supply. In : Neuroanatomy through clinical cases. 2nd ed. Massachusetts : Sinauer Associates, 2010 : 654-5.

Ⓑ TIA★（一過性脳虚血発作）を疑う患者で，脳梗塞発生リスクを迅速，正確に予想する方法を述べよ。

神経内科医の間で標準的に利用されているのが，$ABCD^2$ score である。年齢（**A**ge）60歳以上で1点，初診時の血圧（**B**lood pressure）が収縮期血圧 140 mmHg 以上，または拡張期血圧 90 mmHg 以上で1点，臨床症状（**C**linical features）で半側の麻痺があれば2点，発語の障害があれば1点，その他の症状は0点，症状の持続時間（**D**uration）が60分以上で2点，10〜59分で1点，9分以下で0点，糖尿病（**D**iabetes）があれば1点を与える。発症から2日間の脳梗塞のリスクは，合計点数が0〜3点の場合は約1％（低リスク），合計点数が4〜5点の場合は約4％（中等度リスク），合計点数が6〜7点の場合は約8％（高リスク）である。インターネットでTIA，$ABCD^2$ score と入れれば，いくつかの種類のオンライン計算機が出てくる〔MD Calc（www.mdcalc.com/）のものが一番有名〕。患者の情報を指示に従って入れていけば，脳梗塞のリスクが何％かはじき出してくれるのでとても便利である。

Johnston SC, Rothwell PM, Nguyen-Huynh MN, et al. Validation and refinement of scores to predict very early stroke risk after transient ischaemic attack. Lancet 2007 ; 369 : 283-92. PMID : 17258668

★— TIA　一過性脳虚血発作（transient ischemic attack）

Ⓑ 心房細動(atrial fibrillation)患者では,脳梗塞予防のための抗凝固療法の適応をどのように考えるか?

患者個別に,抗凝固療法をしない場合の脳梗塞発生リスクと,抗凝固療法をした場合の出血のリスクの評価(特に転倒のリスク)を考える必要がある。心房細動患者における脳梗塞発生リスクは,CHADS$_2$ scoreを用いるのが標準的である。うっ血性心不全(**C**ongestive heart failure)で1点,高血圧(**H**ypertension)で1点,年齢(**A**ge)が75歳以上で1点,糖尿病(**D**iabetes)で1点,脳梗塞かTIAの既往(prior **S**troke or TIA)で2点を与える。合計点数ごとにおける抗凝固療法の有無に応じた脳梗塞のリスクは表14-1のようになる。ほとんどの専門家は,CHADS$_2$ scoreが2点以上であれば抗凝固療法を推奨する。CHADS$_2$ scoreが0点や1点の場合でも,CHADS$_2$ scoreをさらに改変したCHA$_2$DS$_2$-VASc〔動脈障害(**V**ascular disease)の既往があれば1点,年齢(**A**ge)が65〜74歳で1点,性別(**S**ex category)が女性であれば1点〕を用いることによって,より正確な脳梗塞のリスクを評価しようという動きがある。

表14-1 抗凝固療法の有無に応じた脳梗塞の発生リスク

CHADS$_2$ score	100人年あたりの発生率	
	ワルファリンあり	ワルファリンなし
0	0.25	0.49
1	0.72	1.52
2	1.27	2.5
3	2.2	5.27
4	2.35	6.02
5〜6	4.6	6.88

(Gage BF, Waterman AD, Shannon W, et al. Validation of clinical classification schemes for predicting stroke : results from the National Registry of Atrial Fibrillation. JAMA 2001 ; 285 : 2864-70. をもとに作成)

Go AS, Hylek EM, Chang Y, et al. Anticoagulation therapy for stroke prevention in atrial fibrillation : how well do randomized trials translate into clinical practice? JAMA 2003 ; 290 : 2685-92. PMID : 14645310
Gage BF, Waterman AD, Shannon W, et al. Validation of clinical classification schemes for predicting stroke : results from the National Registry of Atrial Fibrillation. JAMA 2001 ; 285 : 2864-70. PMID : 11401607

Ⓑ TIAあるいは脳梗塞で来院した患者に,将来の脳梗塞発生を予防するためにどのような薬剤を使用するか?

TIAあるいは脳梗塞の原因として,明らかに心原性(不整脈など)が疑われる場合,抗凝固療法が中心となる。その他の原因の場合,抗血小板薬(アスピリンかクロピドグ

レル)を使用する。高脂血症は重要な脳梗塞のリスク因子であり，スタチンの使用が推奨される。Amarenco Pらの文献におけるSPARCL[★1] trialでは，非心原性のTIAあるいは脳梗塞患者にLDL[★2]コレステロールが100 mg/dL以上の場合に，抗血小板薬に加えアトルバスタチン80 mg/日を投与すると，5年間の脳梗塞発生リスクが2.2％低下することが示された。アトルバスタチンをこれだけの高用量で投与しなければならないかどうかは議論のあるところであるが，米国の一般的な施設では現在でもこのSPARCL trialに沿って治療が行われている。なお，2013年に発表されたCHANCE[★3] studyでは，TIAや脳梗塞の原因にかかわらず，アスピリンとクロピドグレルを90日間併用することによって脳梗塞発生リスクを3.5％低下させることができた。この研究は中国での大規模研究であり，人種差や基礎疾患の違いから欧米ではこれを一般化させる動きはまだ乏しいが，動脈病変の関与が強く疑われる症例ではアスピリンとクロピドグレルの併用は標準的になりつつある。

Amarenco P, Bogousslavsky J, Callahan A 3rd, et al ; Stroke Prevention by Aggressive Reduction in Cholesterol Levels (SPARCL) Investigators. High-dose atorvastatin after stroke or transient ischemic attack. N Engl J Med 2006 ; 355 : 549-59.　PMID : 16899775
Wang Y, Wang Y, Zhao X, et al ; CHANCE Investigators. Clopidogrel with aspirin in acute minor stroke or transient ischemic attack. N Engl J Med 2013 ; 369 : 11-9.　PMID : 23803136
篠原幸人，小川彰，鈴木則宏ほか．脳卒中治療ガイドライン2009. 東京：協和企画，2010：89.

★1— SPARCL　Stroke Prevention by Aggressive Reduction in Cholesterol Levels
★2— LDL　低比重リポ蛋白(low-density lipoprotein)
★3— CHANCE　Clopidogrel in High-risk patients with Acute Nondisabling Cerebrovascular Events

中脳梗塞による同側動眼神経麻痺と反対側片麻痺をきたす症候群を何というか？　また，その症候群にちなんだ人物について述べよ。

中脳梗塞による同側動眼神経麻痺と反対側片麻痺をきたす症候群をWeber症候群と呼ぶ。これを最初に記述したのは，ドイツで生まれ，ロンドンで診療を行っていたHerman David Weber(1823〜1918年)である。ちなみに，彼の息子のFrederick Parkes Weber(1863〜1962年)は英国で皮膚科医として大成し，Sturge-Weber症候群，Osler-Weber-Rendu病，Klippel-Trénaunay-Weber症候群，Weber-Christian病などを記述している。

Weber H. A contribution to the pathology of the crura cerebri. Med Chir Trans 1863 ; 46 : 121-39. PMID : 20896209

延髄外側症候群について述べ，その症候群にちなんだ人物について述べよ。

延髄外側症候群の症状は，嘔吐・めまい(前庭神経核の障害)，同側の失調(下小脳脚の障害)，同側の顔面の温痛覚障害(三叉神経脊髄路核の障害)，反対側の頸部以下の温痛覚障害(外側脊髄視床路の障害)，同側のHorner症候群(交感神経下行路の障害)，同側の味覚障害(孤束核の障害)，同側の嚥下障害・嗄声(疑核の障害)，である。これを最初に記述したのはドイツ人のAdolf Wallenberg(1862〜1949年)であり，延髄外側症候群は，別名Wallenberg症候群と呼ばれる。彼は事故が原因で頭蓋底骨折を負い，複視と嗅覚障害に悩まされていたという。臨床神経症状を主に神経解剖学と剖検によって説明する大家となり，ドイツでの名声を確立した。彼はユダヤ人であり，

第二次大戦を機にナチスドイツの迫害から逃れるために英国へ移住しオックスフォード大学(University of Oxford)で4年間過ごしたのち，米国のシカゴへ移住した。米国でも神経内科医として，またコンサルタントとして活躍し，86歳で心筋梗塞で死亡した。

Shoja MM, Tubbs RS, Loukas M, et al. Adolf Wallenberg (1862-1949): physician and neuroanatomist. Childs Nerv Syst 2008; 24: 979-81.　PMID: 18431555

神経集中治療

A　ICH[★1](頭蓋内出血)の予後をどのように予想するか？

簡単で正確なスコアリングシステムであるICH scoreをお勧めしたい。神経内科医のみならず，脳外科医と患者についてコミュニケーションをとるときに非常に有効である。GCS[★2]が3～4で2点，GCSが5～12で1点，GCSが13～15で0点。ICHの容積(CT上，血腫の長径×短径×深さ÷2)が30 cm^{3}以上で1点，30 cm^{3}未満で0点。脳室内穿破があれば1点，なければ0点。出血源がテント下であれば1点，それ以外であれば0点。年齢が80歳以上で1点，80歳未満で0点。ICH発生から30日後の死亡率は合計点数が0点で0%，1点で13%，2点で26%，3点で72%，4点で97%，5点で100%であった。たとえば，MD Calc(www.mdcalc.com/)で患者データを入力することで，オンラインで簡単に死亡率を概算することができる。

Hemphill JC 3rd, Bonovich DC, Besmertis L, et al. The ICH score: a simple, reliable grading scale for intracerebral hemorrhage. Stroke 2001; 32: 891-7.　PMID: 11283388

★1— ICH　頭蓋内出血(Intracranial hemorrhage)
★2— GCS　グラスゴー昏睡尺度(Glasgow Coma Scale)

A　あなたは夜間に救急外来で外傷性急性硬膜下血腫の患者を診ている。意識清明で，神経学的所見も正常であった。どのような治療方針を立てるか？

急性硬膜下血腫の患者を診るとき，「意識清明期(lucid interval)」の存在を忘れてはならない。半数近くの患者で，診察当初は意識清明で神経学的所見は正常でも，数時間の経過で血腫が拡大し，状態が悪化すると報告されている。基本的に急性硬膜下血腫を診断したら脳外科医を呼ぶべきであるが，患者の状態が以下の条件を1つでも満たしている場合は即座に手術適応となることを頭に入れておくとよい。

(1) 血腫の容積が30 cm^{2}以上
(2) 血腫の厚さが1.5 cm以上
(3) 画像上正中の偏位(midline shift)が5 mm以上
(4) GCSが7以下

Bullock MR, Chesnut R, Ghajar J, et al; Surgical Management of Traumatic Brain Injury Author Group. Surgical management of acute epidural hematomas. Neurosurgery 2006; 58: S7-15.　PMID: 16710967

A 救急外来に，けいれん重積（status epilepticus）の患者が搬送されてきた。どのような流れで薬物治療を行うか？

ABC*を確保し，経静脈ルートからのベンゾジアゼピン投与が最初のステップである。米国ではロラゼパム*かミダゾラムが第1選択として挙げられる（推奨度：Ⅰ，エビデンスレベル：A）。日本では保険適応上ジアゼパム 10 mgの静注が第1選択とされるが，欧米の報告では推奨度は少し低い（推奨度：Ⅱa，エビデンスレベル：A）。ジアゼパム投与後，フェニトイン 20 mg/kgを 50 mg/分以下の速度で静注する。この時点でけいれんが持続しているようであれば，再度，ジアゼパム 10 mgを静注する。これ以上の治療は ICU の管理下で行うべきである。気管内挿管の後，フェノバルビタール，チオペンタール，プロポフォールなどで脳波上けいれん波の消失，あるいは burst suppression を 24〜48 時間を目安に維持し，徐々に薬剤を漸減していく。

Brophy GM, Bell R, Claassen J, et al ; Neurocritical Care Society Status Epilepticus Guideline Writing Committee. Guidelines for the evaluation and management of status epilepticus. Neurocrit Care 2012 ; 17 : 3-23. PMID : 22528274

★— ABC 気道確保（airway）-呼吸（breathing）-循環（circulation）

*—注 日本にはロラゼパムの静注製剤はない。

B 脳浮腫の分類を挙げ，そのなかでステロイド治療が有効であるものを述べよ。

脳浮腫は，vasogenic（血管性：血液脳関門の破綻によるもの），cytotoxic（細胞毒性：脳虚血や毒素による細胞障害によるもの），osmotic（浸透圧性：低ナトリウム血症など浸透圧差によるもの），interstitial（間質性：血液脳脊髄液関門の破綻によるもの）に分類される。このうち，ステロイド（デキサメタゾン）が有効なのは脳腫瘍〔特に神経膠腫（glioma）〕による血管性脳浮腫の場合のみである。ステロイドは VEGF*産生を抑制することにより，浮腫の増大を防ぐと報告されている。その他の脳浮腫の場合，ステロイドは予後を悪化させるので注意が必要である。

Heiss JD, Papavassiliou E, Merrill MJ, et al. Mechanism of dexamethasone suppression of brain tumor-associated vascular permeability in rats. Involvement of the glucocorticoid receptor and vascular permeability factor. J Clin Invest 1996 ; 98 : 1400-8. PMID : 8823305

★— VEGF 血管内皮細胞増殖因子（vascular endothelial growth factor）

B 搬送されてきた昏睡状態の患者が片側の瞳孔麻痺と片麻痺を伴っている場合，どのような病変を疑うか？ また，片麻痺の位置で病変を予測できるか？

昏睡，片側の瞳孔麻痺，片麻痺は鉤ヘルニアの三徴であり，頭蓋内占拠性病変を疑う。病変により中脳の網様賦活体が障害されることで昏睡が起こり，動眼神経が障害されることで，病変側の瞳孔拡大，瞳孔麻痺が起こる。しかし片麻痺は病変の反対側でなく，同側にも認められることがしばしばあり，これを Kernohan's phenomenon という（図 14-1）。頭蓋内占拠性病変に押された反対側の皮質脊髄路が小脳テントに圧迫されることにより，病変と同側の片麻痺が出現するのである。以上より，臨床症状だ

けで病変を局在診断しようとすると失敗することもあるため，すみやかな画像検査の後，その所見に基づいた脳外科的治療が必要である。

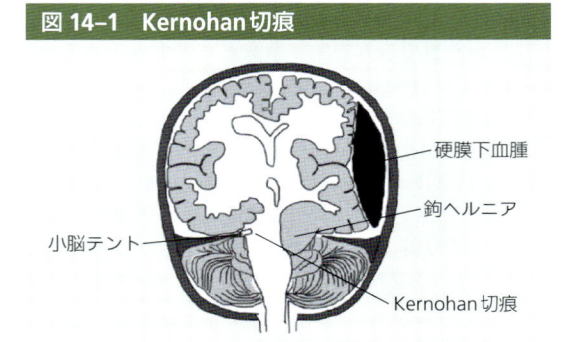

図 14-1　Kernohan 切痕

硬膜下血腫
鉤ヘルニア
小脳テント
Kernohan 切痕

(Ragesh Panikkath, Deepa Panikkath, Sian Yik Lim, and Kenneth Nugent, "Kernohan's Notch : A Forgotten Cause of Hemiplegia—CT Scans Are Useful in This Diagnosis," Case Reports in Medicine, vol. 2013, Article ID 296874, 3 pages, 2013. doi : 10. 1155/2013/296874. より転載）

Panikkath R, Panikkath D, Lim SY, et al. Kernohan's Notch : A Forgotten Cause of Hemiplegia-CT Scans Are Useful in This Diagnosis. Case Rep Med 2013 : 296874.　PMID：24348572

B　意識混濁（clouding of consciousness），昏蒙（obtundation），昏迷（stupor），昏睡（coma）の定義を述べよ。

意識障害を分類する上記のそれぞれの言葉の定義は，患者の状態を正確に伝え合うという意味で重要である。筆者が研修を受けた米国の施設では，上記の言葉は紛らわしいから使わず，診たまま表現しなさいと教わった（患者は痛み刺激に反応し，開眼するが話さない，など）。さらに，教科書や文献によっても上記の言葉の定義が異なる。昏睡のバイブルといわれる"Plum and Posner's Diagnosis of Stupor and Coma, 4th ed"[*]での定義を以下に示す。

- **意識混濁**：軽度の意識障害であり，傾眠傾向で注意散漫で，時間や場所を正確に答えられないことがある。日中は傾眠傾向が強く，夜間にせん妄を起こすことがよくみられる
- **昏蒙**：言葉の意味は「意識が鈍磨する」ことであり，軽度から中等度の注意力低下がある。周囲の状況に興味がなくなり，刺激に対する行動も遅くなる。睡眠時間の延長，日中の傾眠傾向もみられる
- **昏迷**：深い眠りに落ちている状態に近く，患者は強い持続的な刺激を受けなければ起きない。そして起きたときも限られた反応しか示さない
- **昏睡**：強い刺激を与えても起きない。患者は刺激に対して少し顔を歪めたり，除脳・除皮質肢位をとったりするかもしれないが，痛みを取り除こうとする目的のある動きは決してしない

Posner JB, Saper CB, Schiff N, et al. Plum and Posner's Diagnosis of Stupor and Coma, 4th ed. Oxford : Oxford University Press, 2007.

*―注　日本語版はメディカル・サイエンス・インターナショナルから発刊されている(太田富雄 監訳. プラムとポスナーの昏迷と昏睡. 東京：メディカル・サイエンス・インターナショナル, 2010)。

Ⓑ くも膜下出血の患者の臨床所見をもとに，生命予後を大まかに予測せよ。

古くからあるが今でも脳外科医の間でよく認知されており臨床的にも使われるものには，Hunt and Hess分類がある(表14–2)。これは，簡単な病歴と神経診察から，大まかな生命予後を予測できる。

表14–2　Hunt and Hess分類

グレード	神経学的状態	生存率
1	無症状，または軽度の頭痛と項部硬直	70%
2	重度の頭痛，項部硬直，脳神経麻痺以外の神経学的局所所見なし	60%
3	傾眠，混乱傾向，軽度の神経学的局所所見あり	50%
4	昏迷状態，中等度以上の片麻痺あり	20%
5	昏睡状態，除脳硬直	10%

(Hunt WE, Hess RM. Surgical risk as related to time of intervention in the repair of intracranial aneurysms. J Neurosurg 1968；28：14-20. を改変して転載)

Hunt WE, Hess RM. Surgical risk as related to time of intervention in the repair of intracranial aneurysms. J Neurosurg 1968；28：14-20.　PMID：5635959

Ⓒ Cushingの三徴について述べ，さらにこれを記述した人物について述べよ。

Cushingの三徴とは，頭蓋内圧亢進時に高血圧，徐脈，呼吸不整が起こることをいう。これを記述したのはHarvey Williams Cushing(1869～1939年)である。彼は米国クリーブランドに生まれ，ハーバード大学医学大学院(Harvard Medical School)を卒業。マサチューセッツ総合病院(Massachusetts General Hospital)で外科インターンを終了後，ジョンズホプキンス病院(Johns Hopkins Hospital)にて外科レジデンシーを修了。ボルチモア滞在中には無菌手術や乳がんの根治手術を確立したHalstedや，ウイリアム・オスラー〔William Osler(1849～1919年)〕に多大な影響を受けたといわれる。ジョンズホプキンス病院で脳外科の准教授まで務めた後，ハーバード大学医学部主任教授に就任した。彼のライフワークは脳下垂体の研究であり，Cushing症候群を記述したのはあまりにも有名である。彼はハーバード大学医学部を定年退官後，イェール大学(Yale University)で教授として仕事を続けた。著作家としても才能を有し，William Oslerについての"The Life of Sir William Osler"などが有名である。

MacCallum WG. Biographical Memoir of Harvey Cushing 1869-1939. National Academy of Scienses, 1940.

認知障害

A 認知症を疑う患者を診たとき，最初のスクリーニングとしてどのような診察，検査を行うか？

家族や患者から病歴上，記憶障害，言語障害，実行機能障害，社会機能障害などが示唆される場合，認知症のスクリーニングを行うべきである．MMSE★は世界的に広く認知されているスクリーニングツールであり，客観的に認知症の程度をスコアリングするのに有効である．スコアが30点満点中24点未満であれば，感度87％，特異度82％で患者は認知症（あるいはせん妄）と診断されるというデータがある．治療可能な疾患をみつけることも重要で，必ずビタミンB_{12}欠乏症，甲状腺機能低下症，うつ病を鑑別する必要がある．高リスクの患者では神経梅毒も考慮すべきである．画像検査では頭部CTかMRIを行い，器質的疾患を除外する．

Knopman DS, DeKosky ST, Cummings JL, et al. Practice parameter : diagnosis of dementia (an evidence-based review). Report of the Quality Standards Subcommittee of the American Academy of Neurology. Neurology 2001 ; 56 : 1143-53. PMID : 11342678

★— MMSE　Mini-Mental State Examination

A 失語（aphasia）を簡単に分類し，どのような失語のときにどのような脳領域が障害されているか述べよ．

失語の患者を診るとき，3つの言語機能に注目すると簡単に失語を分類できる．具体的には，患者は流暢に話しているか，患者はあなたのいっていることを理解しているか，そして患者はあなたがいったことを繰り返していえるか，ということを評価する．

(1) 患者が上記の何もできなければ，全般失語（global aphasia）であり，左大脳半球の広汎な障害が疑われる
(2) 患者が流暢に話さない，また繰り返すことができないものの，あなたのいっていることを理解している場合は，Broca失語であり，前頭葉のBroca野の障害が疑われる．これは，左中大脳動脈の上終末枝（left middle cerebral artery, superior division）の脳梗塞のときによくみられる所見である
(3) 患者は流暢に話すが，あなたのいっていることを理解できない，また繰り返すことができない場合は，Wernicke失語であり，側頭葉のWernicke野の障害が疑われる．これは，左中大脳動脈の下終末枝（left middle cerebral artery, inferior division）の脳梗塞のときによくみられる所見である
(4) 患者が流暢に話し，あなたのいっていることを理解できるが，繰り返すことができなければ，伝導性失語（conduction aphasia）であり，Wernicke野とBroca野を連結する領域，特に弓状束（arcuate fasciculus）の障害が疑われる

Blumenfeld H. Higher-Order Cerebral Function. In : Neuroanatomy through clinical cases, 2nd ed. Massachusetts : Sinauer Associates, 2010 : 892-4.

B Alzheimer病の臨床的診断基準を述べよ．

2013年に改定されたDSM-5★によれば，Alzheimer病による認知症の臨床的診断基

準は以下であり，A～Fを満たす必要がある．

A. 著明な認知機能の低下が以下の1つ以上の領域で認められる：学習と記憶，言語，実行機能，複雑性注意，認知行動，社会的認知
B. 認知機能の低下が日常生活を独立して送るのに支障になる．たとえば，請求書を処理したり，服薬をするなどの複雑な行動に手助けが必要になる
C. 認知機能の低下がせん妄状態のとき以外でも認められる
D. 認知機能の低下がうつ病や統合失調症などの精神疾患によって説明できない
E. 2つ以上の領域の認知機能の低下が，緩やかな発症と進行を示す
F. Alzheimer病の遺伝子変異がある，あるいは家族歴から疑われる．そうでなければ，以下の3つの条件をすべて満たす必要がある．(1) 明確に記憶と学習の障害，そして最低でも1つのほかの領域の認知障害がある．(2) 着実な病勢の進行があり，認知機能の低下が徐々に認められる．(3) 神経変性疾患，脳血管障害，あるいは認知機能低下に影響を与えるほかの神経，精神，身体疾患がない

American Psychiatric Association. Diagnostic and Statistical Manual of Mental Disorders, 5th ed (DSM-5). Arlington, VA : American Psychiatric Association, 2013.

★―DSM-5　精神疾患の診断統計マニュアル第5版(Diagnostic and Statistical Manual of Mental Disorders, 5th edition)

Alzheimer病を最初に記述した人物について述べよ．

Alzheimer病を最初に記述したのはAlois Alzheimer(1864～1915年)である．彼はドイツ生まれの精神科医，神経病理医である．フランクフルトの精神病院で働いているときの同僚に神経のNissl染色を考案した神経内科医のFranz Nissl(1860～1919年)がおり，Alzheimer病患者の病理組織にアミロイド斑や神経原線維変化をみつける過程で大きな影響を与えたという．彼がフランクフルトにいるときに51歳の重度の認知症症状を呈する女性患者(Auguste D)を診察し，経過観察を続けた．彼がフランクフルトからミュンヘンに異動した後もその患者の経過を調べ続け，遂に患者が死亡した際には医療記録と神経組織をフランクフルトからミュンヘンに運んだとされる．Alzheimerがミュンヘンにいたとき，躁うつ病，統合失調症を分類した現代精神医学の創始者ともいわれるEmil Kraepelin(1856～1926年)がおり，彼がAlzheimerの仕事を学会や文献で紹介したことで，Alzheimer病が広く知られるようになったといわれる．Alzheimerはリウマチ熱に罹り，それが原因で心不全となり，51歳の若さで死亡している．

Maurer K, Volk S, Gerbaldo H. Auguste D and Alzheimer's disease. Lancet 1997；349：1546-9. PMID：9167474

Wernicke失語とWernicke脳症の関係について述べよ．

Carl Wernicke(1848～1905年)がWernicke失語とWernicke脳症を記述した．ちなみに，Wernicke脳症とは古典的に，外眼筋麻痺，失調，混乱の三徴を伴う，チアミン(ビタミンB_1)の欠乏から生じる症候群である．Wernickeはドイツ人の精神科医，神経内科医，神経病理医である．ポーランドのヴロツワフ(ポーランド語：Wrocław，ドイツ語：Breslau)に生まれ，そこで精神科医となった．同時代に活躍したフランス人のPaul Broca(1824～1880年)が言語のBroca野を記述したことに刺

激を受け，受容失語の研究を開始したといわれる。当時ウィーンにいた神経精神科の大家，Meynertに数か月教えを請い，その後，ヴロツワフに戻って多くの受容失語症例を集め，左側頭葉，Wernicke野の障害が受容失語にかかわっていることを記述した。この成功によりベルリンに招聘され，神経解剖学の大家，Westphalのもとで働くことになる。この後にWernicke脳症を記述したり，閉塞性水頭症の手術，脳膿瘍の手術の原理を提案したパイオニアとしても知られるようになった。彼は自転車事故で58歳という若さで亡くなっている。

Pillmann F. Carl Wernicke (1848-1905). J Neurol 2003 ; 250 : 1390-1. PMID : 14648163

C 平野小体（Hirano body）とその発見者について述べよ。

平野小体は平野朝雄によってグアム島のALS[★1]／PDC[★2]の患者から最初に発見され，1965年に報告された。平野小体はH&E[★3]染色で赤く染まる棒状構造物で，アクチンやその関連蛋白によって神経細胞内に構成される細胞内凝集体で，Alzheimer病，Creutzfeldt-Jakob病などの神経変性疾患にみられる。平野朝雄は群馬県富岡市に生まれ，京都大学医学部を卒業。大阪市の陸軍病院でインターンを修了後，神経内科の研修をするために渡米。マンハッタンのハーレム総合病院（Harlem Hospital Center）で内科インターンを修了後，ベルビュー・ホスピタル・センター（Bellevue Hospital Center）で神経内科研修を開始。神経内科研修2年目より，現所属のモンテフィオーレ・メディカルセンター（Montefiore Medical Center）に異動。神経内科研修中に神経病理の大家であるZimmermanに師事し，その後も神経病理を専門とすることになった。平野朝雄は一般病理学のレジデントを経ないで，神経内科のバックグラウンドをもち，神経病理の大家となった異色の経歴をもつ人物である。1965年にモンテフィオーレ・メディカルセンターの神経病理部門の主任となり，1971年よりアルバート・アインスタイン医学校（Albert Einstein College of Medicine）の教授となり，現在でも医学生，研修医（主に病理学や神経内科レジデント）の教育を続けている。

Hirano A. My academic life in neuropathology. J Neuropathol Exp Neurol 2010 ; 69 : 760-6. PMID : 20592564

★1— ALS　筋萎縮性側索硬化症（amyotrophic lateral sclerosis）
★2— PDC　Parkinson認知症複合（parkinsonism-dementia complex）
★3— H&E　ヘマトキシリン・エオジン（Hematoxylin-Eosin）

神経感染症

A 細菌性髄膜炎を疑う病歴，身体所見を挙げ，腰椎穿刺の適応を述べよ。

発熱，頭痛，項部硬直，意識障害の4つは細菌性髄膜炎によくみられる所見である。古典的な細菌性髄膜炎の三徴は発熱，項部硬直，意識障害であるが，これらがすべてみられる症例は44％にすぎないと報告されている。一方，細菌性髄膜炎と確定診断された患者のほぼ全例で，発熱，頭痛，項部硬直，意識障害のうち2つの所見があった。細菌性髄膜炎は見逃すと重大な結末につながる疾患であるため，腰椎穿刺の適応閾値は低く設定すべきである。発熱，頭痛，項部硬直，意識障害のうち2つの所見がある場合はもちろん，たとえ1つの所見しか認められなくても，少しでも細菌性髄膜

炎を疑うときには，腰椎穿刺を施行すべきである．特に高齢者，糖尿病，免疫不全の患者は古典的な症状が出現しにくいことがあるので注意が必要である．

van de Beek D, de Gans J, Spanjaard L, et al. Clinical features and prognostic factors in adults with bacterial meningitis. N Engl J Med 2004 ; 351 : 1849-59.　PMID : 15509818

A 臨床的に細菌性髄膜炎を疑う患者に腰椎穿刺を行う前に，必ず頭部 CT を施行すべきか？

答えは No である．特に頭部 CT をすみやかに施行できないことの多い米国で多くの研究が行われた結果，頭部 CT を施行したために，腰椎穿刺の施行が 2 時間，治療の開始が 1 時間遅れたという報告がされている．IDSA[1] が 2004 年に作成したガイドラインによれば，免疫不全（HIV[2] 感染症，免疫抑制剤，固形臓器や造血幹細胞の移植），中枢神経病変（占拠性病変，脳梗塞，局所性感染症），新規発症のけいれん（来院 1 週間以内），乳頭浮腫，意識障害，神経学的局所所見がない場合には，頭部 CT を施行せずに腰椎穿刺を施行してもよいとされている．米国では眼底鏡で乳頭浮腫を診察できない神経内科レジデントは一人前とみなされないが，これは一般内科医にも当てはまるかもしれない．一方，頭部 CT が正常だからといって，安全に腰椎穿刺が施行できるわけではない．急速に進む意識障害（GCS＜11），脳幹反射の異常（瞳孔異常，異常肢位，呼吸障害），あるいは新規発症のけいれんがある場合は腰椎穿刺を躊躇すべきだとされる．このような場合は，血液培養だけ採取し，抗菌薬をすみやかに開始すべきである．

Tunkel AR, Hartman BJ, Kaplan SL, et al. Practice guidelines for the management of bacterial meningitis. Clin Infect Dis 2004 ; 39 : 1267-84.　PMID : 15494903

[1] ― IDSA　米国感染症学会（Infectious Disease Society of America）
[2] ― HIV　ヒト免疫不全ウイルス（human immunodeficiency virus）

B 細菌性髄膜炎の治療におけるステロイドの役割について述べよ．

現時点では，肺炎球菌（*Streptococcus pneumoniae*）性髄膜炎の場合，あるいはそれを疑う場合は，抗菌薬投与直前にデキサメタゾン投与が推奨される．これは 2002 年に「NEJM」に発表された大規模前向き介入研究に基づいている．細菌性髄膜炎を疑う患者に対して，抗菌薬投与の 15 〜 20 分前にデキサメタゾン 10 mg を投与し，以後 4 日間にわたって 6 時間ごとの投与を行った．その結果，患者全体で死亡率の低下と，臨床的予後（生活自立度に基づいた GOS[*]）の改善が認められた．原因菌ごとによるサブグループ分析では，肺炎球菌のみでこの結果が認められた．ちなみに，本研究では以前に報告されていたような，デキサメタゾンの投与による神経学的後遺症（難聴など）の改善は認められていない．IDSA が 2004 年に作成したガイドラインでもこの方針を支持している．

de Gans J, van de Beek D ; European Dexamethasone in Adulthood Bacterial Meningitis Study Investigators. Dexamethasone in adults with bacterial meningitis. N Engl J Med 2002 ; 347 : 1549-56.　PMID : 12432041

[*] ― GOS　グラスゴー転帰尺度（Glasgow Outcome Scale）

B 救急外来にHIV感染症と片頭痛の既往がある患者が頭痛を訴えてきた。彼は頭痛の程度は軽いが、いつもの症状と違うといっている。あなたはすぐに頭部CTを施行すべきか？

HIV感染症の患者が多い米国では、神経内科研修医は、HIV感染症の患者が頭痛を含む神経学的主訴で来院した場合は、必ずすみやかに頭部CTを施行するように教わる。一般的な患者層と違い、HIV感染症の患者が神経学的主訴で来院する場合、頭部CTの陽性率は非常に高い(25%)。特にけいれん、抑うつ、意識障害、頭痛は要注意である。HIV感染症に特徴的な、トキソプラズマ症、中枢神経リンパ腫、クリプトコッカス髄膜炎、PML*を鑑別診断に入れる必要がある。

Rothman RE, Keyl PM, McArthur JC, et al. A decision guideline for emergency department utilization of noncontrast head computed tomography in HIV-infected patients. Acad Emerg Med 1999 ; 6 : 1010-9. PMID : 10530659

★── PML　進行性多巣性白質脳症(progressive multifocal leukoencephalopathy)

C 神経梅毒を世界で初めて記述したのは誰か？

野口英世(1876〜1928年)がロックフェラー研究所(Rockefeller Institute)に在籍中、進行性麻痺と精神症状を示す梅毒患者において、中枢神経に梅毒トレポネーマ(*Treponema pallidum*)が存在していることを初めて証明した。これは、当時原因不明であった進行性麻痺の原因を明らかにしたという意味、そして中枢神経の感染症で精神症状が引き起こされることを明らかにしたという意味で画期的であった(しかし、それ以外のポリオや狂犬病の病原体を発見したという成果は、のちに覆されている)。野口英世は晩年、黄熱病の研究を行い、原因を解明できないまま自らも黄熱病に倒れた。当時、黄熱病で死亡した遺体は米国に帰還できないことになっていたが、ロックフェラー研究所が政府に働きかけ、例外的に彼の遺体はニューヨークのウッドローン墓地に安置されることとなった。彼の妻だったMary Loretta Dardisも死後一緒の墓地に安置されている。現在でもNY野口英世記念会などの協力によって彼の墓所は清潔に管理されている。

Haas LF. Hideyo Noguchi (1876-1928). J Neurol Neurosurg Psychiatry 2002 ; 73 : 147.

神経毒

A 地元のギャング団の一員が道路で気を失って倒れていた。搬送時、瞳孔が縮小している。ギャングの仲間によれば、その患者はヘロイン中毒である。ほかにどのような所見に注意し、どのように治療を開始するか？

病歴より、オピオイド中毒を考える。古典的なオピオイド中毒の臨床症状は、意識障害、呼吸数減少(1回換気量減少)、腸蠕動音低下、縮瞳である。臨床的に少しでもオピオイド中毒を疑うとき、ナロキソンを投与すべきである。オピオイド中毒を疑うとき、ドラッグの添加物で交感神経刺激薬が入っていることもあり、しばしば瞳孔のサイズが正常、あるいは散瞳していることもあるので注意が必要である。ある研究によ

れば，オピオイド中毒を疑うときに最も信頼できる臨床症状は，呼吸数 12 回/分以下とされる。

Hoffman JR, Schriger DL, Luo JS. The empiric use of naloxone in patients with altered mental status : a reappraisal. Ann Emerg Med 1991 ; 20 : 246-52.　PMID : 1996818

広範な脳梗塞を起こす前触れを示す身体徴候について述べよ。

筆者が研修医を始めたばかりの頃，神経内科医が脳梗塞患者を診察するときに最も重要な神経診察以外の一般身体所見は頸動脈雑音（carotid bruit）であると教わった。これは局所的な大動脈アテローム硬化を示唆するものであり，これが局所で閉塞あるいは塞栓を形成して遠位へ移動すれば広範な脳梗塞を引き起こす。動脈硬化が 1 か所に認められれば，ほかの部位も影響が及んでいると考えるべきであり，後大脳動脈系の閉塞，あるいはラクナ脳梗塞のリスクも高いことを認識すべきである。

Myers JD, Murdaugh HV, Mcintosh HD, et al. Observations on continuous murmurs over partially obstructed arteries ; an explanation for the continuous murmur found in the aortic arch syndrome. AMA Arch Intern Med 1956 ; 97 : 726-37.　PMID：13312714
Wolf PA, Kannel WB, Sorlie P, et al. Asymptomatic carotid bruit and risk of stroke. The Framingham study. JAMA 1981 ; 245 : 1442-5.　PMID : 7206146

サリン中毒の臨床症状と治療について述べよ。

サリンは半世紀前にドイツの化学者が殺虫剤を研究中に作成したものである。一般市民に対してテロ目的で使用されたのは，1994年の松本サリン事件，1995年の地下鉄サリン事件が初めてである。サリンは有機リン殺虫剤と構造がきわめて似ており，その作用機序はアセチルコリンエステラーゼの阻害であり，コリン過多による症状が起こる。地下鉄サリン事件では重症患者には，意識障害，縮瞳，筋攣縮，紅潮，血圧上昇，頻脈，弛緩性麻痺が認められた。これらの患者には，通常有機リン中毒でみられる徐脈や体液分泌過多は認められなかった。この所見により，サリンによるコリン過多は主にニコチン受容体を介して症状を発生させるということが示唆されている。有機リン中毒の場合はムスカリン受容体に作用した症状である，唾液分泌，流涙，尿・便失禁が通常認められる。治療は大きく 2 通りあり，まずはコリン過多を直接阻害するアトロピン投与が有効である。もう 1 つはプラリドキシムヨウ化メチル（パム®）であり，これはサリンや有機リンにより不活化されたアセチルコリンエステラーゼに結合し，再び正常な機能を取り戻す作用がある。地下鉄サリン事件の被害者が東京大学医学部付属病院と慶應義塾大学病院に搬送時，重症例にアトロピンとパム®の投与が有効だったと報告されている。米国では常にテロの脅威にさらされており，「サリンによるテロで被害を受けた患者が救急外来に搬送されてきたらどうする？」などという質問を日常のラウンドで指導医から聞かれたりする。

Suzuki T, Morita H, Ono K, et al. Sarin poisoning in Tokyo subway. Lancet 1995 ; 345 : 980. PMID：7715304
Nozaki H, Aikawa N, Shinozawa Y, et al. Sarin poisoning in Tokyo subway. Lancet 1995 ; 345 : 980-1.　PMID：7715305

C フグを釣ってそのまま丸ごと食べてしまった。どのような中毒症状が予想されるか？

食後20分～数時間で初期症状が出現し始める。初期症状で多いのは，唇や舌先のしびれなどである。重症の場合は呼吸筋麻痺により死亡する。フグ毒はテトロドトキシンであり，電位依存性ナトリウムチャネルを選択的に阻害することで毒性を発揮する。電位依存性ナトリウムチャネルは神経細胞の伝達に非常に重要な役割を果たしている。この作用機序は楢橋敏夫*(1927～2013年)が発見したものである。有効な解毒薬はなく，毒性が切れるまで人工呼吸を行う，などの対症療法を行うしかない。

Cranmer JM. A memorial to Toshio Narahashi, PhD: An international leader of neurotoxicology and the Father of Cellular Neuropharmacology. Neurotoxicology 2013；37：134-5.

*—注　東京大学卒，2013年に逝去するまで米国ノースウェスタン大学(Northwestern University)薬理学主任教授。

運動障害疾患

A 特発性Parkinson病に典型的な症状を挙げ，それらがどのように進行してくるか述べよ。

Parkinson病の古典的な症状は振戦，寡動，筋硬直であり，これに姿勢保持障害を加えて四徴ということもある。振戦は最も頻度の高い(約70％)初発症状であり，通常は片側性で，安静時に生じ，その周波数は3～7Hzである。そして，数年の経過を経て両側性に移行する。これは非常に重要で，もし新規発症のParkinson様症状を認め，振戦が両側性であれば，二次性Parkinson症候群，特に薬剤性Parkinson病症候群を疑う。疾病が進行にするにつれ，寡動はすべての症例に出現するが，これは患者本人も認知しにくい症状である。通常，寡動は遠位から出現し，手指運動がぎこちなくなり，ボタンの留め外しが難しい，などの症状が出る。筋硬直についても通常片側性に出現するが，病変が進行しても両側対称になることは少ない。姿勢保持障害について，通常は病変が進行してから出現することが多いので，もしParkinson様症状を示す患者で，初期から姿勢保持障害が認められる場合，進行性核上性麻痺，多系統萎縮症などを疑う必要がある。また，神経症状以外に，認知症，妄想や幻覚，あるいは抑うつなどの精神症状が合併することが多いので注意が必要である。Parkinson病患者の死亡率に最も影響を与える要因は，年齢，運動障害の程度，認知症，精神症状である。

Forsaa EB, Larsen JP, Wentzel-Larsen T, et al. What predicts mortality in Parkinson disease？：a prospective population-based long-term study. Neurology 2010；75：1270-6.　PMID：20921512

B Parkinson病様の症状をきたす，特発性Parkinson病でない神経変性疾患を挙げよ。

これらの神経変性疾患を以下に示す。

- **Lewy小体病(Lewy body disease)**：Parkinson病症状，日によって変動のある認知

障害，幻覚（幻視）が特徴である．失神，自律神経症状，抑うつ，睡眠障害などの合併も多い．Alzheimer病の次に認知症の原因として多い神経変性疾患である
- **大脳皮質基底核変性症（corticobasal degeneration）**：Parkinson病症状（通常振戦はあまりみられない）に加え，観念運動失行（ideomotor apraxia），失語，皮質性感覚障害が起こる．振戦が認められず，ドパミン製剤による治療に反応しないことが多い
- **多系統萎縮症（multiple system atrophy）**：小脳症状を主徴とするオリーブ橋小脳萎縮症，Parkinson病症状を主徴とする線条体黒質変性症，自律神経障害を主徴とするShy-Drager症候群を総称したものである．臨床症状が対称的で，ドパミン製剤に反応しないことが多い．これらの疾患は組織学的に α-シヌクレインが認められるため，α-シヌクレイン病（alpha-synucleinopathy）といわれる
- **進行性核上性麻痺（progressive supranuclear palsy）**：病初期には特発性Parkinson病との見分けが難しい．垂直注視障害，姿勢保持困難が病初期より出現するのが特徴である．安静時振戦が出現することは少なく，筋硬直や寡動などの症状が左右対称で，ドパミン製剤に反応しないことが多い

Ahlskog JE. Diagnosis and differential diagnosis of Parkinson's disease and parkinsonism. Parkinsonism Relat Disord 2000 ; 7 : 63-70. PMID : 11008198

B Wilson病の神経症状について述べよ．

Wilson病の主要三徴は，肝機能障害，神経症状，精神症状である．小児期に無症候性肝機能障害で精査の結果，診断に至ることが多いが，小児期以降は神経症状が初発症状となることが多い．頻度の高い神経症状は，構音障害，歩行障害・失調，振戦，Parkinson病症状である．ほかに，ジストニア，アテトーゼ，舞踏病，認知症，けいれんなどを伴うこともある．また，抑うつ，行動障害，幻覚・妄想などの精神症状の合併率が高い．筆者が神経内科の病棟当番をしているときに複数のアテンディングにいわれたことは，「比較的若年の患者で，原因不明の神経症状（特に運動機能障害）を訴えたときにはWilson病を疑え」である．スクリーニング検査としては，肝機能，血算（Wilson病には貧血が伴う），血清セルロプラスミン，血清銅，眼科検査（Kayser-Fleisher ringの有無を確認），尿中セルロプラスミンを調べる．Wilson病の原因遺伝子は*ATP7B*であり，常染色体劣性遺伝である．

Lorincz MT. Neurologic Wilson's disease. Ann N Y Acad Sci 2010 ; 1184 : 173-87. PMID : 20146697

C Wilson病を初めて記述した人物について述べよ．

Samuel Alexander Kinnier Wilson（1878～1937年）は米国，ニュージャージー州生まれの神経内科医である．Wilsonは父の死後，幼少時に英国に移住している．パリに遊学した際，当時の神経内科の権威であったPierre Marie（1853～1940年）やJoseph Babinski（1857～1932年）に臨床神経学を学んでいる．ロンドンに在住時，1912年に医学博士の学位論文でWilson病を発表し，一躍有名になった．Wilsonは臨床神経学に多大な貢献をし，1920年代，1930年代の最高の神経内科医といわれた．運動機能障害における「錐体外路」の概念を提唱したのもWilsonである．また，現在でも権威のある医学雑誌，「Journal of Neurology, Neurosurgery, and Psychiatry」

を創刊した。

Reynolds EH. Kinnier Wilson and Sherrington. J Neurol Neurosurg Psychiatry 2008 ; 79 : 478-9. PMID：18344400

C Parkinson病を記述した人物について述べよ。

James Parkinson(1755～1824年)は英国，ロンドン生まれの医師である．父が外科医であり，London Hospital Medical Collegeで学んだのち，父のもとで6年間修業した．29歳のときに一人前の医師として独立した．3人のParkinson病の患者の観察をもとに"An essay of the shaking palsy"を執筆した．その発表から60年後，臨床神経内科の大家，Jean-Martin Charcot(1825～1893年)がその文献をもとに，Parkinson病の名前を確定させた．Parkinsonはそのほか，急性虫垂炎の臨床症状を発表し，それによって穿孔し，死亡しうることを世界で初めて記述したとされる．また，Parkinsonは弱者を救済するための政治活動に邁進したり，考古学分野などへの広い学問的興味があったことで知られる．

McCall B. Dr. James Parkinson 1755-1824. Parkinson's Disease Society Information Sheet 2003.

頭痛性疾患

A 片頭痛の前駆症状と前兆について説明せよ。

片頭痛の前駆症状とは頭痛発症前の1～2日前に感じ始める症状であり，多幸感，抑うつ，不機嫌，空腹，便秘，肩こり，あくびなどの症状である．これらは片頭痛患者の60％程度に認められる．一方，片頭痛の前兆(aura)で最も多いのは視覚症状である．中心視野近くの閃輝点，あるいは盲点から始まり，数分から1時間程度の経過で，徐々にほかの視野に拡大する．この過程で視野にジグザグ状のラインが出現することもある．視覚症状は通常，最初に侵された中心視野近くから改善する．感覚症状は次に多い前兆であり，通常，手足の先や片側顔面のしびれで始まり，それが徐々に拡大する．しびれの後に感覚の低下が起こることが多い．視覚症状や感覚症状より頻度が低いものでは，言語の障害があり，構音障害や，喚語障害が起こる．これらの前兆は片頭痛患者の25％程度に認められる．片頭痛患者で，前兆だけで頭痛を伴わないことが4％程度あるといわれており，特に高齢者の場合に脳梗塞やTIAとの鑑別が難しい．

Russell MB, Olesen J. A nosographic analysis of the migraine aura in a general population. Brain 1996 ; 119 : 355-61. PMID：8800932

A 片頭痛を惹起する要因について述べよ。

臨床研究で明らかにされている片頭痛を惹起する要因は，頻度の高い順に，心理的ストレス，生理周期，空腹，天候の変化，睡眠不足，臭気，頸部痛，光，アルコール，タバコ，夜更かし，高温，特定の食事，運動，性的活動，である．グルタミン酸ナトリウムは一般的な頭痛の誘因因子として知られているが，片頭痛の惹起要因ということは示されていない．ワイン，チーズ，チョコレート等は頭痛患者で避けるように指導される代表的な食品であるが，片頭痛や頭痛一般を惹起することが科学的に示され

ているわけではない（反応には個人差がある）。

Kelman L. The triggers or precipitants of the acute migraine attack. Cephalalgia 2007；27：394-402. PMID：17403039

Ⓑ 救急外来に片頭痛の既往のある患者が激しい頭痛で来院した。あなたの手元には静注のバルプロ酸，メトクロプラミド，ketorolac がある。あなたはどれを使用すべきか？

近年発表された臨床研究によれば，このなかではメトクロプラミドが一番有効である。痛みスケール（患者が主観的に痛みの程度に応じて 0～10 までスコアリングをする）では，メトクロプラミド 10 mg の静注時，平均 4.7 改善した。ketorolac 30 mg の静注時は 3.9，バルプロ酸 1,000 mg の静注時は 2.8 の改善に留まっている。初期治療後に次の薬剤を必要とした割合は，メトクロプラミドが 33％，ketorolac が 59％，バルプロ酸が 69％であった。救急外来では既往歴に確証がもてないことが多く，エルゴタミン製剤を使うのに躊躇することが多い。米国ではそのため，救急外来で片頭痛を治療するとき，バルプロ酸，メトクロプラミド，ketorolac などが使用されることが多い。最も一般的な静注治療は，ketorolac とメトクロプラミド〔とその副作用を軽減するためのジフェンヒドラミン（Benadryl®）〕を一緒に投与する方法である。第 2 の方法としてバルプロ酸静注を行うことが多い。

Friedman BW, Garber L, Yoon A, et al. Randomized trial of Ⅳ valproate vs metoclopramide vs ketorolac for acute migraine. Neurology 2014；82：976-83. PMID：24523483

Ⓒ 片頭痛の機序について説明せよ。

筆者が学生の頃には片頭痛の機序は脳血管拡張によるものという説が一般的に認知されていたのだが，最近はその説が疑問視されている。PET[★1]や fMRI[★2]を用いて片頭痛患者の脳血流を測定した研究で，脳血流が低下しているとき既に片頭痛が生じており，しばらく時差をおいて頭痛が治まるときに脳血流の増加が起こることが示されている（つまり，頭痛が起きている間はどちらかというと血管が収縮している）。現在提唱されている片頭痛の発生機序で最も支持されているのは，CSD[★3]が前兆を生じさせ，その後，三叉神経終末に変化が生じ，頭痛が引き起こされるというものである。CSD は何らかの刺激が大脳皮質に与えられたとき，局所的に脱分極が起こり，それがゆっくり 2～3 mm/分の速さで周囲に伝播する現象である。これはたとえば，頭痛前に前腕のしびれを感じ，それがゆっくりと体全体に広がっていく，などの片頭痛の前兆の症状とよく一致する。前兆を伴わない片頭痛にもこのような CSD が起こっている（患者は無症状にもかかわらず）ことが示されている。セロトニン受容体作動薬であるトリプタンは血管収縮作用があるが，片頭痛への作用はそれとは関係なく，セロトニン受容体を介し，三叉神経の痛み受容体に作用してその効果を発揮するといわれている。

Charles A. Advances in the basic and clinical science of migraine. Ann Neurol 2009；65：491-8. PMID：19479724

★1 ─ PET　ポジトロン断層撮影（positron emission tomography）
★2 ─ fMRI　functional magnetic resonance imaging
★3 ─ CSD　大脳皮質拡延性抑制（cortical spreading depression）

けいれん，てんかん

A 新規発症のてんかん(epilepsy)患者を診る場合どのような検査を行うか？ また，若年者と高齢者で大きく違うてんかんの原因とは何か？

けいれんで来院した患者に対する一般的な検査としては，電解質(カルシウム，マグネシウムを含む)，糖，血算，肝機能，腎機能，薬物スクリーニング，心電図，脳波，頭部画像検査(CTかMRI)である。場合によっては腰椎穿刺を検討する。若年者(59歳以下)では，新規発症のてんかんの原因がわからない場合が過半数(62％)なのに対し，高齢者(60歳以上)では，ほとんどの場合は原因がある。たとえば，49％は脳血管障害，11％は腫瘍が原因でてんかんを発症する。若年者はいわゆる遺伝性，特発性のてんかんが多いため，頭部画像検査が陰性のことが多いが，高齢者は上記の理由のため，必ず頭部画像検査を行うべきである。

Sander JW, Hart YM, Johnson AL, et al. National General Practice Study of Epilepsy : newly diagnosed epileptic seizures in a general population. Lancet 1990 ; 336 : 1267-71. PMID : 1978113

A けいれん患者に対して，抗てんかん薬はいつ開始すべきか？

通常，たとえば電解質異常時などの誘発因子のある初回のけいれん発作時(provoked seizure)，抗てんかん薬は開始しない。初回の誘発因子のない場合のけいれん発作時(unprovoked seizure)に治療を行うかどうかは議論のあるところである。そのような患者が2年間以内にけいれんの再発が起こる可能性は40～50％ぐらいである。しかし，たとえ抗てんかん薬を投与しても，最初の1年間のけいれんの再発のリスクは減らす(30～50％程度)が，その後の予後は変わらないという報告がある。脳波異常がある場合，けいれんの原因(脳腫瘍，脳発達奇形など)が明確でそれが慢性的な場合，神経学的所見に異常がある場合などは高リスクに分類され，けいれんの再発率がより上昇するため，抗てんかん薬の開始を検討する必要がある。2回以上のけいれん発作が起こった場合，通常抗てんかん薬を開始する。

Kim LG, Johnson TL, Marson AG ; MRC MESS Study group. Prediction of risk of seizure recurrence after a single seizure and early epilepsy : further results from the MESS trial. Lancet Neurol 2006 ; 5 : 317-22 PMID : 16545748

B 抗てんかん薬を定期的に服用した場合，どれだけの割合でけいれんを起こさなくて済むか？

2000年に「NEJM」に発表された論文が臨床現場で多くの場合引き合いに出されるので，頭に入れておくとよい。これは525人のてんかん患者を対象にした前向き研究で，未治療のてんかん患者が最初の抗てんかん薬を内服し，コンプライアンスも問題なく，副作用もなく規定量を内服した場合，約半数(47％)の割合でけいれんが起こらなくなった。最初の抗てんかん薬が効果不十分で，2番目の抗てんかん薬単剤でけいれんが起こらなくなった割合は13％，そして3番目の抗てんかん薬単剤でけいれんが起こらなくなった割合はわずか1％である。最初・2番目の抗てんかん薬の併用を継続してけいれんが起こらなくなった割合は3％であった。この研究から示唆されることは，よく適応を検討した結果2剤の抗てんかん薬を試行し，その効果が不十

分であった場合は難治てんかんに移行する確率が非常に高いため，経験のある専門医や地域のてんかんセンターに患者を紹介すべきである．局所病変のあるてんかん症例の場合（脳腫瘍や側頭葉てんかん），てんかん手術によって成功率が 80％を超える場合もあるため，てんかん手術の適応を検討することが非常に重要である．

Kwan P, Brodie MJ. Early identification of refractory epilepsy. N Engl J Med 2000 ; 342 : 314-9. PMID : 10660394

てんかんは歴史上，どのように解釈されてきたか？

てんかんの記述は非常に古くから存在し，古代メソポタミア文明（紀元前 2000 年），エジプト文明（紀元前 1700 年）にも記述があり，主に悪魔が乗り移った状態だと考えられていた．古代ギリシア時代には逆に，神が乗り移った神聖な状態と考えられていた．シーザーやヘラクレスがてんかんを患っていたと示唆する文献もある．てんかんを最初に悪魔や神と関係のない，身体の疾病だと主張したのは医学の父と呼ばれるヒポクラテス（紀元前 460～370 年）である．彼はさらに遺伝がてんかんに関係しているということも示唆している．しかし宗教の影響が大きかったため，中世の間はてんかんは神と関連づけられることとなった．てんかん患者に対する差別，偏見は近代以降も続き，ヨーロッパ諸国でもてんかん患者は知的障害者，末期梅毒患者，あるいは犯罪者などと一緒に隔離されることがあった．1800 年代中頃に臭化物（bromide），1912 年にフェノバルビタールという効果的な抗てんかん薬ができて初めて，てんかんは身体疾患として適切に治療できるようになったといえる．

Magiorkinis E, Sidiropoulou K, Diamantis A. Hallmarks in the history of epilepsy : epilepsy in antiquity. Epilepsy Behav 2010 ; 17 : 103-8. PMID : 19963440

EEG★（脳波）の歴史について述べよ．

初めて動物の脳から EEG を記録し，報告したのは英国人の Richard Caton（1842～1926 年）である．ドイツ人の Hans Berger（1873～1941 年）が試行錯誤の末，1924 年にヒトの EEG を記録し，再現実験を繰り返しつつ，1929 年に一連の EEG 記録と技術を発表した．初期の EEG 記録で α 波が記述されていたことから，α 波は Berger's wave ともいう．1935 年，Gibbs，Davis，Lennox が欠神発作の患者から全般性 3 Hz 棘徐波を記録し，また翌 1936 年，Gibbs と Jasper が発作間欠期棘波がてんかんの診断の根拠になると発表し，これが臨床 EEG 学の先駆けとなった．Gibbs，Davis，Lennox らは同年にマサチューセッツ総合病院〔Massachusetts General Hospital（MGH）〕の EEG 検査室を開設し，ここから EEG の臨床応用が本格的に始まった．

Collura TF. History and evolution of electroencephalographic instruments and techniques. J Clin Neurophysiol 1993 ; 10 : 476-504. PMID : 8308144

★— EEG　脳波（electroencephalogram）

脱髄疾患

A 多発性硬化症患者はどのような症状で来院するか？ また多発性硬化症に特徴的な所見を述べよ。

多発性硬化症患者は，以下のような症状（頻度）で来院する。手足の感覚障害（31％），視覚障害（16％），亜急性の運動障害（9％），複視（7％），歩行障害（5％），急性の運動障害（4％），バランスの問題（3％），顔面の感覚障害（3％），Lhermitte徴候（2％），めまい（2％），膀胱障害（1％），四肢の失調（1％），急性横断性脊髄炎（1％），痛み（1％以下）。複数の症状を訴えることが14％の割合で認められる。多発性硬化症を強く示唆する所見は，年齢が15～50歳，寛解と増悪を繰り返す，視神経炎，Lhermitte徴候，核間性眼球麻痺，疲労感，暑さへの感受性増加（Uhthoff現象），などである。

Paty D, Studney D, Redekop K, et al. MS COSTAR : a computerized patient record adapted for clinical research purposes. Ann Neurol 1994 ; 36 : S134-5. PMID : 8017875

B 多発性硬化症の診断基準について述べよ。

多発性硬化症の診断基準である，McDonald criteriaは2001年に提唱され，2005年と2010年に改訂された。その診断の概念は変化しておらず，最も重要な概念は，脱髄による中枢神経病変が，空間的，時間的に多発して出現することである。脳室周囲，皮質直下，テント下，脊髄のうち，2つに病変が存在することを示せれば病巣が空間的に多発しているといえる。以前のMRIには存在しなかった，T2高信号，あるいはガドリニウムで造影される病巣があるか，あるいは1つのMRIでガドリニウムで造影される病巣と，造影されない病巣が同時に存在することで，病巣が時間的に多発しているといえる。この2010年に改訂された診断基準には，腰椎穿刺によるオリゴクローナルバンドの存在は診断には必要ないが，他の鑑別疾患の除外のためには重要と考える。

Polman CH, Reingold SC, Banwell B, et al. Diagnostic criteria for multiple sclerosis : 2010 revisions to the McDonald criteria. Ann Neurol 2011 ; 69 : 292-302. PMID : 21387374

C NMO[★1]（視神経脊髄炎）は日本ではどのように認知されてきたか？

NMOは最初，1894年にフランスのDevicらによって報告された，視神経炎と横断脊髄炎を特徴とする疾患である。20世紀半ばに多発性硬化症の概念が確立していき，中枢神経の空間的および時間的多発性の病巣が出現するという考え方が導入されたとき，NMOは診断基準上，多発性硬化症と矛盾しないことがあり，診断の混乱をきたすようになった。特に日本では，多発性硬化症の頻度が低いうえに，多発性硬化症の診断基準を重視するあまり，NMOと診断すべきものも視神経脊髄型多発性硬化症として考えられてきた。この間に1999年に米国のメイヨークリニック（Mayo Clinic）を中心に，NMOの臨床的診断基準が作成され，この日本の視神経脊髄型多発性硬化症はNMOの診断基準を満たすようになり，現場にさらなる混乱が生じた。2004年にメイヨークリニックのグループがNMO特異的なIgG[★2]抗体を発見し，さらに翌年にはそれが抗アクアポリン4抗体であることを証明した。日本の従来いわれてきた視神経脊髄型多発性硬化症の半数以上で抗アクアポリン4抗体が陽性となったことで，NMOと視神経脊髄型多発性硬化症が同一の疾患であることが確認されたのである。

現在のNMOの診断基準は，視神経炎と急性脊髄炎を伴い，以下の3項目のうち2項目以上を満たす。(1) 3椎体以上の連続性の脊髄病変，(2) 多発性硬化症の脳MRI基準を満たさない，(3) NMO-IgG (抗アクアポリン4抗体) 陽性である。

日本神経治療学会治療指針作成委員会. 標準的神経治療：視神経脊髄炎(NMO). 神経治療 2010 ; 30.

★1— NMO　視神経脊髄炎(neuromyelitis optica)
★2— IgG　免疫グロブリンG(immunoglobulin G)

C 多発性硬化症の歴史について述べよ。

Jean-Martin Charcotが1868年に多発性硬化症を sclerose en plaquesとして1868年に発表した。若い女性患者が振戦，構音障害，眼振を呈し，Charcotはこのような症状を呈する疾患を診たことがなく，診断が下せなかった。女性患者の死後，脳を解剖し，現在典型的といわれるであろうプラークを認めた。Charcotはこの患者の死亡前，思考の鈍化なども記録していた。多発性硬化症の原因は長らく不明であった。19世紀終わりにウイルスが発見され，多発性硬化症がウイルスによって起こるのではないかという説が出た。1916年には神経病理学と顕微鏡の進歩により，多発性硬化症患者の脳血管周囲に炎症性細胞が出現することが発見されている。1919年には多発性硬化症患者の髄液に異常蛋白が出現することが発見されたが，誰もこの意味づけをすることができなかった。第二次世界大戦の頃，重要な発見が動物実験によってなされた。ワクチン接種後や，ミエリンを注射した動物に多発性硬化症のような症状が出ることが注目され，免疫がその病態に関係しているかもしれないと示唆された。1947年にコロンビア大学(Columbia University)のElvin Abraham Kabat(1914～2000年)が多発性硬化症の患者の髄液にオリゴクローナルバンドが出現することを証明し，多発性硬化症は自己免疫疾患であるという概念が定着した。

Rolak LA. The history of MS, National MS Society 2009.

神経筋疾患

A 患者が，「全身に力が入らない」と訴えて来院した。どのように臨床診断を下していくか？

まずは全身疾患による虚弱なのか，それとも本当に筋肉に力が入らないのかを鑑別する必要がある。心肺疾患，膠原病，炎症性疾患，貧血，悪性腫瘍，うつ病などがないかを確認する。身体診察をするとき，上記のような全身疾患の場合は，訴えの程度に比較して筋力自体は比較的保たれていることが多い。関節痛や筋肉痛がある場合も，その関節や四肢を支持して痛みを与えないように検査をすれば，筋力を正確に判断できることが多い。実際に筋力が落ちていると判断したら，局所的であるか，左右対称であるか，筋力低下が近位優位であるか，遠位優位であるか，などをチェックすることにより，大まかに診断を絞ることができる(図14-2)。重症筋無力症は，筋力低下を全身性・局所性，非対称性・対称性，近位・遠位にもきたしうることを認識すべきである。

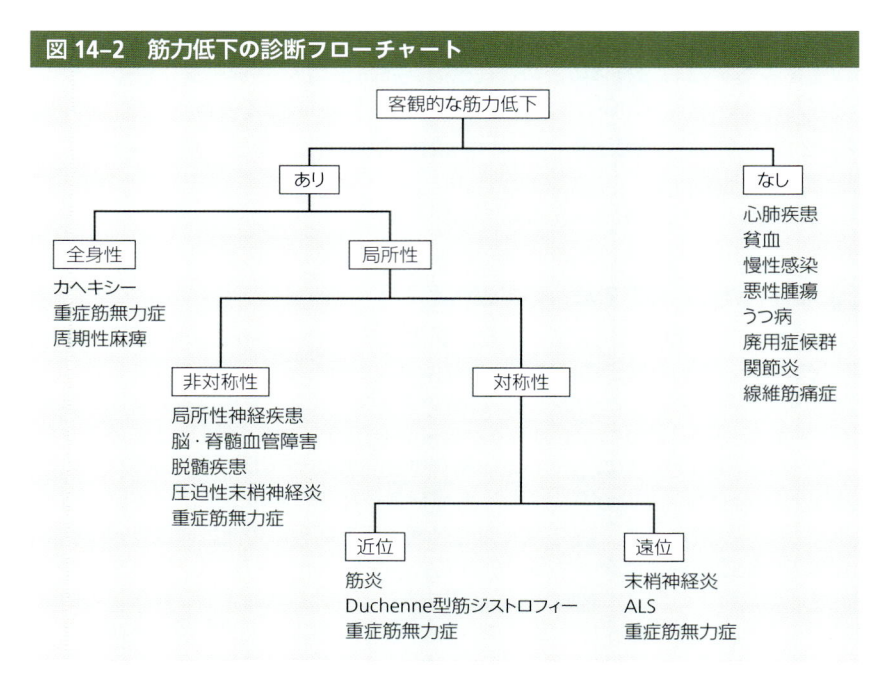

図14-2 筋力低下の診断フローチャート

```
                    客観的な筋力低下
                    ┌─────┴─────┐
                   あり            なし
         ┌─────────┴─────────┐    心肺疾患
        全身性                局所性    貧血
     カヘキシー         ┌─────┴─────┐   慢性感染
     重症筋無力症      非対称性      対称性   悪性腫瘍
     周期性麻痺    局所性神経疾患            うつ病
                 脳・脊髄血管障害           廃用症候群
                 脱髄疾患                  関節炎
                 圧迫性末梢神経炎           線維筋痛症
                 重症筋無力症
                            ┌──────┴──────┐
                           近位            遠位
                         筋炎            末梢神経炎
                    Duchenne型筋ジストロフィー  ALS
                        重症筋無力症        重症筋無力症
```

〔Approach to the adult patient with the complaint of weakness (67588) Reproduced with permission from : Miller ML. Approach to the patient with muscle weakness. In : UpToDate, Post TW (Ed), UpToDate, Waltham, MA. (Accessed on [DATE].) Copyright © 2015 UpToDate, Inc. For more information visit www.uptodate.com.〕

Miller ML. Approach to the patient with muscle weakness. UpToDate(www.uptodate.com/contents/approach-to-the-patient-with-muscle-weakness). 閲覧日：2014/12/19

Ⓑ 末梢神経炎（peripheral neuropahty）を疑う患者が来院した。どのように診断を進めていくか？

臨床的に，四肢遠位の，左右対称のしびれ，感覚低下，灼熱感，筋力低下などを訴えて来院する患者では末梢神経炎を疑う。糖尿病，甲状腺機能亢進・低下症，アルコール摂取，性病の有無（梅毒，HIV），摂取薬剤，末梢神経炎の家族歴などを聴取する。神経診察では，反射の低下，感覚障害（温痛覚，触覚，位置覚，振動覚），四肢筋の萎縮，筋力低下の有無を確かめる。病歴上，末梢神経炎が確からしいと思ったら筋電図・神経伝導検査を行い，さらに鑑別を進めていく。筋電図・神経伝導検査を早めに実施することで，筋疾患，神経根炎，脊髄炎などのほかの疾患も除外することができる。初診時の血液検査は，血糖，HbA1c[*1]，ビタミンB_{12}，血沈，RPR[*2]，ANA[*3]，血清蛋白電気泳動などをチェックする。筋電図・神経伝導検査の結果に基づき，さらに適切な血液検査を追加する（図14-3）。筋電図・神経伝導検査で診断がつかない場合，神経生検を検討する。末梢神経の小径線維が障害されている場合は筋電図・神経伝導検査や神経生検が正常な場合があり，その場合は皮膚生検を考慮する。

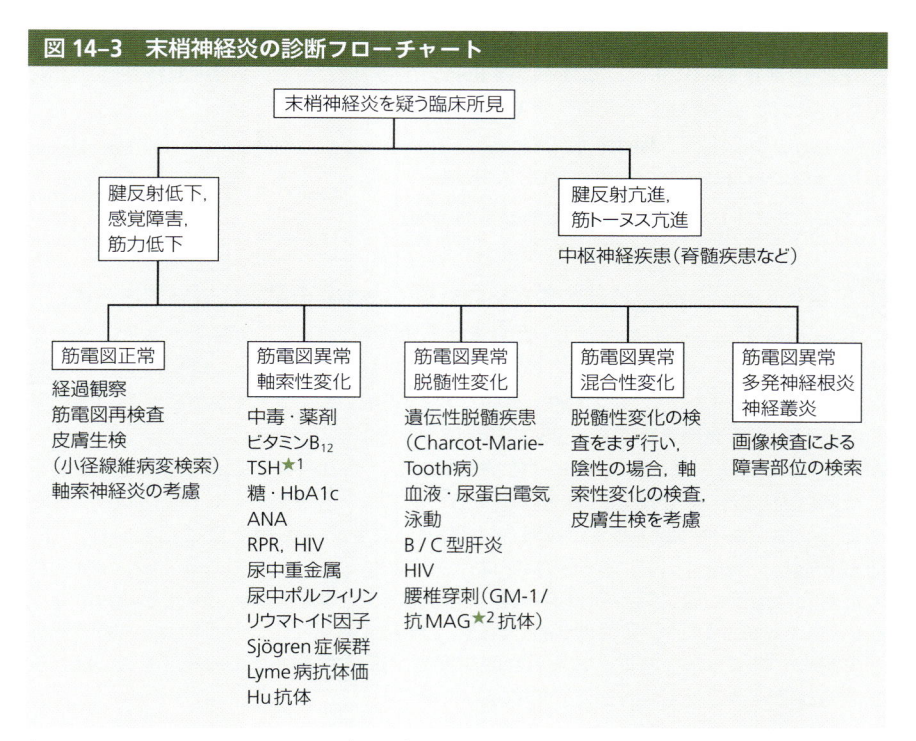

図 14-3　末梢神経炎の診断フローチャート

```
                    末梢神経炎を疑う臨床所見
                    ┌──────────┴──────────┐
            腱反射低下,                腱反射亢進,
            感覚障害,                   筋トーヌス亢進
            筋力低下
                                      中枢神経疾患(脊髄疾患など)
```

筋電図正常	筋電図異常 軸索性変化	筋電図異常 脱髄性変化	筋電図異常 混合性変化	筋電図異常 多発神経根炎 神経叢炎
経過観察 筋電図再検査 皮膚生検 (小径線維病変検索) 軸索神経炎の考慮	中毒・薬剤 ビタミンB$_{12}$ TSH★1 糖・HbA1c ANA RPR, HIV 尿中重金属 尿中ポルフィリン リウマトイド因子 Sjögren症候群 Lyme病抗体価 Hu抗体	遺伝性脱髄疾患 (Charcot-Marie-Tooth病) 血液・尿蛋白電気泳動 B/C型肝炎 HIV 腰椎穿刺(GM-1/抗MAG★2抗体)	脱髄性変化の検査をまず行い,陰性の場合,軸索性変化の検査,皮膚生検を考慮	画像検査による障害部位の検索

〔Diagnostic approach to polyneuropathy (77479) Reproduced with permission from : Rutkove SB. Overview of polyneuropathy. In : UpToDate, Post TW (Ed), UpToDate, Waltham, MA. (Accessed on [DATE].) Copyright © 2015 UpToDate, Inc. For more information visit www.uptodate.com.〕

★1─ TSH　甲状腺刺激ホルモン(thyroid stimulating hormone)
★2─ MAG　ミエリン関連糖蛋白(myelin-associated glycoprotein)

Rutkove SB. Overview of polyneuropathy. UpToDate(www.uptodate.com/contents/overview-of-polyneuropathy). 閲覧日：2014/12/19

★1─ HbA1c　ヘモグロビンA1c(hemoglobin A1c)
★2─ RPR　急速血漿レアギン(rapid plasma reagin)
★3─ ANA　抗核抗体(antinuclear antibody)

Ⓑ あなたは GBS★(Guillain-Barré症候群)らしい患者を診ている。どのような症状・徴候を確認するか？　また，どのような症状が致死的なものになりうるか？

GBSは，急性発症の(数日から数週間)，左右対称の筋力低下と深部腱反射消失(低下)が特徴である。通常下肢から症状が上向するが，上肢や顔面から症状が始まることも10％程度ある。結果的に顔面の筋力低下は50％程度に起こり，上咽頭筋の低下も50％程度で起こる。眼球筋の低下は15％程度で起こる。手足の感覚障害は80％に起こるが，感覚障害の程度は通常軽微である。背部痛や四肢痛が初期症状として確認されることが66％ある。自律神経障害，特に頻脈が起こることも多く(70％)，バイタルサインの変化には注意すべきである。なかでも，重篤な呼吸障害が合併すること

があり(10〜30％)，死亡率に最も関係する．初診時より必ず呼吸機能(肺活量や陰性吸気圧)を定期的にチェックすべきである．少しでも患者の呼吸・血行動態が不安定だと思ったら，ICUで管理すべきである．

Alshekhlee A, Hussain Z, Sultan B, et al. Guillain-Barré syndrome : incidence and mortality rates in US hospitals. Neurology 2008 ; 70 : 1608-13. PMID : 18443311

★── GBS　ギランバレー症候群(Guillain-Barré syndrome)

現代の神経内科学の創始者といわれる Charcot の業績について述べよ。

Jean-Martin Charcotはフランス，パリ生まれの神経内科医，病理医である．彼の父は貧しかったが，子どもに学業で身を立てることを促し，Charcotは猛勉強し医学部に入学を許可された．フランス語，英語，ドイツ語，イタリア語を解し，若い頃に多くの文献を読み見識を深めた．23歳の頃からフランスのピティエ＝サルペトリエール病院(Pitié-Salpêtrière Hospital)で診療を開始し，その場所を神経内科の拠点にすることに尽力した．彼が神経内科を診療するうえで，"my master in neurology" と呼んだ Duchenne de Boulogne(1806〜1875年)に多くの影響を受けたといわれる．そもそも Duchenne以前に神経内科学は存在しなかったともいわれる．Charcotが育てた有名な弟子には，Sigmund Freud，Charles Babinski，Gilles de la Touretteなどがいる．Charcotは，多発性硬化症，ALS，Charcot関節，Charcot-Marie-Tooth病などを初めて記述した，歴史上類まれな臨床家で，近代神経学の創始者，あるいはフランスでは神経学のナポレオンといわれる．

Kumar DR, Aslinia F, Yale SH, Mazza JJ. Jean-Martin Charcot : the father of neurology. Clin Med Res 2011 ; 9 : 46-9. PMID : 20739583

日本では神経内科は内科の一部門として扱われることが多いが，欧米では neurology は内科とは独立した診療科であり，むしろ精神科と近い。これはなぜか？

Jean-Martin Charcot，Carl Wernicke，Alois AlzheimerなどのNeurologyの大家とされる人物は，そもそも神経内科と精神科の両領域で多大な貢献をしており，この頃は両者に明確な区別はなかったようである．時代とともに，欧米で両者は徐々に分かれていった．元東京帝国大学内科学名誉教授の三浦謹之助(1864〜1950年)がパリに自費留学したとき，Charcotに師事して神経学を学んだとされる．三浦謹之助は東京帝国大学に神経内科学講座を創設しようとしたが，何らかの理由で国会審議で却下されたという．日本はドイツ医学の影響を深く受けており，精神科の一部としてAlzheimer病やPick病が診療されており，脳梗塞などの脳血管障害は内科で診療されていた．しかし，内科医，精神科医，脳外科医で神経内科疾患を扱う有志の働きかけ(東京大学の沖中重雄，慶應義塾大学の相澤豊三，九州大学の勝木司馬之助などが中心)で1960年に第1回日本神経学会が開催され，神経内科独立の動きが進んだ．そして独立した神経内科が日本に初めて，九州大学にできたのが1963年のことである(黒岩義五郎)．下記の参考文献の著者であり，このときの九州大学神経内科助教授を務めた荒木淑郎は日本の神経内科学のパイオニアの1人といわれる．彼は米国モンテフィオーレ・メディカルセンターで神経内科レジデントを修了してから帰国しており，現代でも神経内科学のバイブルである "Merritt's Neurology" の著者，Merritt

に師事している。同時期に平野朝雄がモンテフィオーレ・メディカルセンターで神経内科レジデントをしており，のちに平野朝雄はそのまま米国に残り，神経病理学の大家となっている。荒木淑郎は九州大学勤務後，川崎医科大学，宮崎医科大学，そして母校の熊本大学で神経内科学講座を創設した。同時期に日本各地で神経内科学講座の新設が進むことになる。

荒木淑郎. 日本神経学会の独立は神経学の発展の原動力となった. 臨床神経 2009；49：731-6.

15 内科コンサルト

石山貴章

コンサルト総論

A メディカルクリアランスとは何か？

通常，総合内科領域で「メディカルクリアランス」といった場合，外科手術，あるいは侵襲的な内科検査に対して，「内科的にその手術あるいは検査の施行の許可を与えること」と捉えられる．米国においてはこの役目を通常，プライマリ・ケア医あるいはホスピタリストが，内科コンサルタントとして担うことになる．

その目的は，対象となる手技に対する患者のリスクを見極め，そしてそのリスクを最小限にすることである．それを成し遂げるためには，以下の4つが重要となる．

(1) これまで指摘されてこなかった重大な疾患や，手術に伴う内科的な合併症を見極める
(2) 術前における健康状態を最適化する
(3) 起こりうる合併症を見極め，治療する
(4) 周術期管理のチームメンバーとして，効果的に働く

術前メディカルクリアランスの目的は，患者の手術に対する，いわばハードルを「クリア」することにある．ただし，「内科的にクリアした(medically cleared)」というコメントは，「その患者にはリスクがない」という誤解を与えかねず，控えるべきである．通常どのような患者であっても，手術やそれに伴う麻酔など，リスクは必ず潜在的についてまわる．

また，コンサルトをした側の医師との，効果的なコミュニケーションは必須であり，どのような意図でコンサルトされたのか，何を確認したいかなどをはっきりさせる必要がある．

術前の検査においては，健康成人における外科手術のリスクは一般的にきわめて低い．そのような低リスク症例に術前検査を行うことで生じる偽陽性，それに伴う必要な外科処置あるいは侵襲検査の遅れ，そして，それに起因して生じる不必要なコストは，大きな問題となる．そのため，明確な臨床的な適応がない限り，術前の検査は推奨されない．

いい換えるならば，術前の検査は事前に知られている，あるいは疑われる疾患に基づいてオーダーすべきであり，さらに，その結果がマネージメントを変えると考えられるときにのみ，オーダーする必要がある．これが鉄則であろう．

逆に，循環器系や呼吸器系のリスクが考えられる患者に対しては，術前リスクと手術そのもののリスクを考慮する必要があり，そちらは，472，476ページを参照してほしい．

Cohn SL, Macpherson DS. Overview of the principles of medical consultation and perioperative medicine. UpToDate（www.uptodate.com/contents/overview-of-the-principles-of-medical-consultation-and-perioperative-medicine）. 閲覧日：2015/3/30

A quality improvement（QI）とは何か？

医療の質（quality of care）とは，「個人や集団に対して行われる医療サービスが，望まれる健康アウトカムをどの程度高くもたらし，そしてまたそのサービスがどの程度現状の医療専門知識に合致しているか，という度合い」と定義される．

　一方で，QIとは，「医師や看護師，患者，医療教育者，そしてその他，医療にかかわるすべての医療従事者の協力によってなされるべき努力であり，それにより，よりよい患者管理，患者の健康状態，そして医療プロフェッショナルの発展が見込まれる」と定義されている．一言でその目標をいえば，「提供する医療の質の改善」となる．hospital quality measuresとして，心筋梗塞，心不全，肺炎などといった疾患で，重要なケアが実践されているかどうかのリストが作成されている．

　なお，QIの実践として導入されたものが，"pay for performance"，"Never Events"である．"pay for performance"とは，高品質の仕事に対して個人がボーナスを得るのと同様に，病院やオフィスといったヘルスケアシステムも，提供するその品質に基づいてボーナスを受けるべきである，という概念であり，収入増を医療の質のインセンティブに使用するというものである．一方，"Never Events"とは，米国でメディケアが既に導入した「償還不可」リストであり，「診療中に生じたカテーテル関連感染や褥瘡など，いわゆる医療合併症に対しては，保険支払いを認めない」，という概念になる．こちらは，収入減ペナルティーを課すことにより医療の質を上げよう，という試みといえる．

　どちらも，現在，米国では大きなうねりとなっており，押さえておく必要があろう．

Lohr KN. Medicine : A Strategy for Quality Assurance, Vols Ⅰ and Ⅱ. Washington, DC : National Academy Press, 1990.
Bataladen PB, Davidoff F. What is "quality improvement" and how can it transform healthcare? Qual Saf Health Care 2007 ; 16 : 2-3.　PMID：17301192
Lindenauer PK, Ramus D, Roman S, et al. Public reporting and pay for performance in hospital quality improvement. N Engl J Med 2007 ; 356 : 486-96.　PMID：17259444

C コンサルタントの十戒とは何か？

米国でホスピタリストとして働く筆者にとって，コンサルトとは「する」ものであって，「受ける」場面というのは，実はそう多くはない〔例外は，外科手術などに対するメディカルクリアランスである（451ページ）〕．ただし，日本における総合内科医の場合は，また状況が異なる．本章でこれから述べるように，さまざまな場面で，さまざまな科から，さまざまな症状に対して，コンサルトを「受ける」場面も多いと思われる．

　そのため，本章の最初に，コンサルトを「受け」，コンサルタントと「なる」際に重要な点，「コンサルタントの十戒」をまとめておきたい．これは，1983年にGoldmanらにより提唱され，2007年にSalernoらによって更新されたもので，よいコンサルタントとなるための注意事項，その目安を「十戒」としてまとめたものである．以下に，それを示す．

（1）**Determine your customer**：お客を確定せよ
（2）**Establish urgency**：緊急性を規定せよ
（3）**Look for yourself**：自ら探せ
（4）**Be as brief as appropriate**：可能な限り簡潔に
（5）**Be specific, through, and descend from the ivory tower to help when requested**：明確で，徹底的あれ，そして必要があれば象牙の塔から降りよ
（6）**Provide contingency plans and discuss their execution**：代替案を提示し，その実行を議論せよ
（7）**Thou may negotiate joint title to thy neighbor's turf**：汝，他人の領分を欲すべからず
（8）**Teach with tact and pragmatism**：配慮とともに実用性に悟らせよ
（9）**Talk is essential**：話すことは，本質的なことである
（10）**Follow-up daily**：毎日フォローを

以上の10項目である。

　ほぼ毎日コンサルトを「する」立場としての感想であるが，筆者が「よいコンサルト医」だと感じるのは，やはり上記の条件を満たしている医師であるといえる。そして何よりも，コミュニケーションの重要性を，ここで改めて訴えたいと思う。

　あえて，それぞれの項目に関しては説明を加えなかった。それぞれの項をじっくりと読み，ぜひ深く味わってみてほしい。なお，詳しい説明は，下記文献で述べられている。ご参照いただきたい。

清田雅智. コミュニケーション能力. Hospitalist 2013 ; 1 : 85-94.

外来診療コンサルト

A 健診で尿酸値が高いことを指摘された場合，薬を出すべきか？

おそらく，会社の健診や人間ドックで，「尿酸値が高い」と指摘を受けて外来を受診される患者を受けもったことがあるのではないだろうか？　その場合，薬を出すべきなのだろうか？

　通常，尿酸値は7 mg/dL以上をもって高値とされるが，これは尿酸塩の体液に対する可溶性の限界値をもって定義されており，実際にはその体液分布の不均衡性などもあって，実はその定義が難しい。高尿酸血症に関連する3大疾患に挙げられるのが，「痛風」，「尿酸結石」，「尿酸腎症」である。かつて高尿酸血症は痛風の初期とされていたが，現在，急性痛風発作，尿酸結石，痛風結節，そして腎症の発症は，長期の高尿酸血症患者であっても比較的まれであることがわかっており，高尿酸血症は「疾患」ではなく，注意深い経過観察が必要な「状態」であるといえる。

　無症候性の高尿酸血症に対する抗高尿酸薬の投与は，そのリスクとベネフィットを比較した際，正当化されえず，また発症した際にも，その値と症状はすぐに投薬により改善しうる。また，高尿酸血症は，高血圧や慢性腎炎，あるいは心血管病変との関連があるとされるものの，どの病態にとってもその原因と呼べるものではない。

　以上より，無症候性の高尿酸血症に対する投薬は，現在推奨されていない。ただし，

上述した疾患リスクが高まることは事実であり，注意深い経過観察が必要となるのはいうまでもない．16章の509ページも参照．

Becker MA. Clinical aspects of monosodium irate monohydrate crystal deposition disease（gout）. Rheum Dis North Am 1988；14：377-94. PMID：3051156
Campion EW, Glynn RJ, DeLabry LO. Asymptomatic hyperuricemia. Risks and consequences in the Normative Aging Study. Am J Med 1987；82：421-6. PMID：3826098

Ⓑ 高脂血症，ACCORD study でわかったことは何か？

ACCORDとは，Action to Control Cardiovascular Risk in Diabetes（ACCORD）の頭文字をとったもので，2型糖尿病をもつ，10,251人の心血管疾患高リスク患者の血糖値あるいは血圧に対するintensive treatment（積極的治療）の効果を評価するようにデザインされた，米国とカナダで行われた研究である．糖尿病領域においては，目標平均HbA1c*値を6.0%以下においた積極的血糖コントロール群では，目標値を7.0〜7.9%においた消極的コントロール群に比し，明らかに心血管系の死亡率と全死亡率において上昇を認める，という結果を示した．

では，高脂血症に対してはどうであろうか？　こちらは，ACCORD lipid trialと呼ばれ，その内容は，スタチン＋フィブラートとスタチン単独療法とを，同じく2型糖尿病で心血管疾患高リスク患者において比較した試験である．

その結果だが，予想に反しフェノフィブラートとシンバスタチンの併用療法は，シンバスタチン単独療法に比較し，致死的心血管疾患イベント，非致死的心筋梗塞，非致死的脳梗塞，いずれにおいても有意差を認めなかった．高リスクを伴う2型糖尿病の患者への，心血管疾患リスクを下げるためのフェノフィブラートとシンバスタチンのルーチンでの併用療法は，残念ながら，この研究では支持されない結果となった．

ACCORD Study Group；Ginsberg HN, Elam MB, Lovato LC, et al. Effects of combination lipid therapy n type 2 diabetes mellitus. N Engl J Med 2010；362：1563-74. PMID：20228404

★── HbA1c　ヘモグロビンA1c（hemoglobin A1c）

Ⓒ ビタミンD欠乏症を疑うのはいつか？

ビタミンD欠乏症は近年，内分泌領域においてホットトピックとなっている．元来，骨代謝，そしてそれにかかわるいわゆる骨の健康（skeletal health）にその重点がおかれてきたが，近年，ビタミンDが骨以外の健康（extraskeltal health）に関連があることがわかってきた．

ビタミンDの欠乏あるいは不足の診断は通常，血清25-ヒドロキシビタミンD$_3$（25-OH Vit D$_3$）値の測定によって行う．これは，血清25-OH Vit D$_3$値の測定が，食事摂取，太陽光照射，そして肝臓からの転化などによる，すべての体内ビタミンDの値を反映するためである．その値は20〜30 ng/mLのあたりでいまだ議論の的であるが，一般的に血清25-OH Vit D$_3$値 20 ng/mL以下をもって欠乏と定義するようである．残念ながら，日本では25-OH VitD$_3$は保険収載されておらず自費検査である．

症状はその重症度と期間によるが，無症状の場合も多い．長期の，そして重度ビタミンD欠乏症の場合，典型的な症状としては骨の自発痛や圧痛，筋力低下，頻回の骨折，そして歩行困難が挙げられる．

これら筋骨格関連の症状以外に，冒頭に挙げた extraskeletal health への関与が，現在取り沙汰されている。脳，前立腺，乳房，そして大腸といった組織に加え，免疫細胞にもビタミン D に対する受容体があることがわかっており，その機能にビタミン D が関与していると思われる。高緯度地域に住む者の大腸，膵臓，前立腺，卵巣，乳，そして他のがん，そして Hodgkin リンパ腫のリスクが高いことは知られており，25-OH Vit D_3 値との関連がいわれている。同様に，糖尿病，多発性硬化症，そして Crohn 病なども高緯度生活者において高リスクであり，ビタミン D 欠乏症との関連がいわれている。統合失調症やうつ病も同様である。ただし，これら extraskeletal health との関連はまだはっきりと証明されたわけではなく，今後の研究が待たれる領域である。

Holick MF. Vitamin D deficiency. N Engl J Med 2007；357：266-81．　PMID：17634462
Rosen CJ. Vitamin D insufficiency. N Engl J Med 2011；364：248-54．　PMID：21247315

A　めまいの症状を訴える患者の6大疾患は何か？

「めまい（dizziness）」を主訴に患者が来院した場合，まず最初に行うことは，"vertigo" と "lightheadedness" あるいは "presyncope" との鑑別である。正確な原因究明のためには，日本語で一括りに「めまい」と総称されるこれらの主訴を，その症状からさらに細かく色分けする必要がある。

　そのためには，患者の症状を細かく聴取することが，まず何よりも重要である。患者が「部屋がぐるぐると回っているような」と訴えた場合，これは通常 vertigo であり，前庭器官の障害であることが多い。ただし，「回転性のめまい」を訴えないからといって前庭疾患を除外はできない。またその一方で，血管迷走神経反射や循環器障害からくる（たとえば，不整脈性の）めまいであっても，回転性と認識されることもあり，注意が必要である。

　この問いにおける「めまい」を，英語における "vertigo" に限定した際，上のようにまず鑑別すべき疾患は「末梢性前庭疾患」であり，その上位6つとして，以下の疾患が挙げられる。(1) 良性発作性頭位めまい症，(2) Ménière 病，(3) 前庭神経炎，(4) 両側前庭機能低下症，(5) 血管神経圧迫症候群，(6) 上半規管裂隙症候群，の6つである。

　なお，その手前で鑑別分類すべきものに，「中枢性めまい（central vertigo）」があるが，一般に5％以下でまれである。鑑別としては，片頭痛性めまい，脳幹虚血，小脳梗塞や出血，多発性硬化症などがある。ただし，"vertigo" の訴えの80％以上は，その原因が末梢性（peripheral）にあることは，心にとめておきたい。

Strupp M, Brandt T. Peripheral vestibular disorders. Curr Opin Neurol 2013, 26：81-9．　PMID：23254559
Newman-Toker DE, Dy FJ, Stanton VA, et al. How often is dizziness from primary cardiovascular disease true vertigo? A systematic review. J Gem Intern Med 2008；23：2087-94．　PMID：18843523

A　腰痛に対して画像検査は必要か？

外来でみる急性腰痛は，その70％以上が良性の筋骨格系由来であり，通常，自然緩解する。そのため，最初の診断精査で問題になるのは，悪性腫瘍や感染，全身疾患などの非筋骨格系を除外することにある。

その際，最も有効なものは年齢も含めた病歴聴取である。年齢は最も有効なスクリーニング項目であり，がん，圧迫骨折，腰椎管狭窄の発症リスクは高齢者になるほど上昇していく。過去の悪性腫瘍の既往や，排尿排便困難等の有無，そして神経学的所見の有無は，確実に聴取する必要がある。

筋力低下や腱反射減弱，SLR[★1]テスト陽性といった身体診察所見の有無も重要となる。もしこのような所見を認めず，また，病歴聴取やその症状から上述した項目も認めない場合，ルーチンでの画像検査は通常勧められない。ACP[★2]が急性腰痛に画像検査を勧めるのは，重篤かつ進行性の神経学的所見を認める場合のみである。その際には，MRIがその選択となることが多い。これは，軟部組織や脊髄に，優れた画像描出を認めるためである。

Chou R, Qaseem A, Snow V, et al ; Clinical Efficacy Assessment Subcommittee of the American College of Physician ; American College of Physicians ; American Pain Society Low Back Pain Guidelines Panel. Diagnosis and treatment of low back pain : a joint clinical practice guideline from the American College of physicians and the American Pain Society. Ann Intern Med 2007 ; 147 : 478-91　PMID : 17909209

★1── SLR　下肢伸展挙上(straight leg rising)
★2── ACP　米国内科学会(American College of Physican)

A 体重減少の精査で内科コンサルトを受けたときに鑑別すべき疾患は何か？

体重減少，特に意図しない体重減少(unintentional weight loss)は，その裏に重大な疾患が潜んでいることが多く，臨床医としては注意が必要である。通常，臨床的に重要と捉えられる体重減少は，「6〜12か月の期間に4.5 kg(10ポンド)の減少か，もしくは通常の体重の5％の減少を認めたもの」と定義される。その原因は大きく，「器質的疾患」，「心理社会的原因」，そして「原因不明」の3つに分類される。最もすぐに頭に浮かぶ悪性腫瘍は当然器質的疾患に含まれるが，呼吸器疾患としてのCOPD[★]や腎疾患としての尿毒症，そして認知症やうつ病と，そのほかにも考えるべき疾患はいくつもある。

特に，高齢者の体重減少に関しては鑑別が重要で，Robbinsらは「高齢者の体重減少における9D」として，きれいにまとめている。たいへんに役に立つため，ここで紹介したい。

Dentition(歯の問題)，Dysgeusia(味覚不全)，Dysphagia(嚥下障害)，Diarrhea(下痢)，(chronic)Disease(慢性疾患)，Depression(うつ病)，Dementia(認知症)，Dysfunction(機能不全)，Drugs(薬剤)の9つである。それぞれの英語の頭文字をとって9Dとしている。

実地臨床の場で役に立つ覚え方(mnemonics)として，秀逸である。ぜひ覚えて，積極的に活用していただきたい。

Bouras EP, Lange SM, Scolapio JS. Rational approach to patients with unintentional weight loss. Mayo Clin Proc 2001 ; 76 : 923-9.　PMID : 11560304

★── COPD　慢性閉塞性肺疾患(chronic obstructive pulmonary disease)

A 50歳以上の鉄欠乏性貧血をみたら，どの程度消化管悪性腫瘍の可能性を考慮するか？

若い女性の鉄欠乏性貧血はたいへんよくみかける病態であり，これは毎月の月経出血に起因する．これに対し，さらに踏み込んだ貧血の精査を行うことは，通常はない．一方，50代以上の女性や男性での鉄欠乏性貧血をみた場合，消化管悪性腫瘍の可能性を考え，家族歴の聴取や最近の体重減少，食思不振や夜間発熱の有無を問うとともに，消化管内視鏡を考慮する必要がある．では，どの程度疑う必要があるのか？

欧州において James MW らが，2005年に「Eur J Gastroenterol Hepatol」に発表した計695人の患者（男性236人，平均年齢68.5歳，女性459人，平均年齢66.2歳）の前向き研究では，がんは全体の13.1％，消化管悪性腫瘍は11.2％の鉄欠乏性貧血患者に，それぞれ認められた．また，「男性，50歳以上，ヘモグロビン値9.0 g/dL以下」が，有意なリスク因子として示された．

一方，米国からは，2002年に Ioannou GN らが「Am J Med」に，9,024人の患者群に対して行った前向き研究が発表されている．それによると，閉経前女性の鉄欠乏患者では，貧血の有無にかかわらず消化管悪性腫瘍はまれであること，鉄欠乏性貧血を認めた男性と閉経後女性では，認めない場合に比べ，消化管悪性腫瘍の比率は31倍になることが示されている．

本問の最初で述べた，一般的なワークアップの根拠を示すに足りる，十分な数字といえよう．

Ioannou GN, Rockey DC, Bryson CL, et al. Iron deficiency and gastrointestinal malignancy : a population-based cohort study. Am J Med 2002 ; 113 : 276-80.　PMID : 12361812
James MW, Chen CM, Goddard WP, et al. Risk factors for gastrointestinal malignancy in patients with iron-deficiency anemia. Eur J Gastroenterol Hepatol 2005 ; 17 : 1197-203.　PMID : 16215432

C CVS*（周期性嘔吐症）ついて述べよ．

器質的な原因なく発作的な嘔吐を頻回に繰り返すが，その発作の間は全くの健康状態を示す病態は，CVSと呼ばれる．従来，子どもに多かったが，近年，成人にも多くみられるようになってきた．

病態や原因はいまだはっきりしないが，片頭痛との関連や，食物アレルギー，代謝性障害などが原因として報告されている．ただし，さまざまな病態の集合の可能性はある．米国では慢性的な大麻使用（cannabis use）が多くみられ，CVSとの関連も取り沙汰されている．これに関しては，cannabis hyperemesis syndromeとして次問でも取り上げる．そちらも参照されたい．

診断は病歴と器質的疾患の除外からなり，Rome Ⅲ criteriaでは以下のものが挙げられている．

(1) 急性発症で，1週以内に収まるステレオタイプな嘔吐発作
(2) 年に3回かそれ以上の，個別発作
(3) 発作間には，全く嘔気や嘔吐を認めない
(4) 補助的な条件として，片頭痛の既往，あるいは家族歴

原因がはっきりとしないため，治療も補助的にならざるをえず，輸液，制吐薬，そして時折鎮痛薬などである．特定の薬剤が効果的であるというデータは，今のところな

い。

Desilets DJ. Cyclic vomiting syndrome. UpToDate（www.uptodate.com/contents/cyclic-vomiting-syndrome）．閲覧日：2015/3/30

★─ CVS　周期性嘔吐症(cyclic vomiting syndrome)

C cannabis hyperemesis syndromeについて述べよ．

1996年，オーストラリアの精神科医であるJ.H. Allenは，自分が担当した慢性の心因性嘔吐患者に奇妙な行動がみられたことを，自国の医学雑誌に発表した．この患者は，1日に何度も熱いシャワーを浴び，時に10回以上もシャワーを浴びていた．また，入院していると改善するこの嘔吐症状は，退院するとまたぶり返す．

　長期にわたるマリファナの重度常用者であったこの患者に対し，Allenはある仮説を立てた．すなわち，このマリファナ使用がこの患者の症状の原因ではないか，という仮説である．

　その後数年にわたって，異常嘔吐で入院した別の患者たちにも同様のパターンをみい出したAllenは，2001年に，これを"cannabinoid hyperemesis"と命名し，論文に発表した．これが現在，cannabis hyperemesis syndromeとして知られる病状の，最初の論文である．

　前問で述べたCVSとの大きな違いは，CVSが発作間に全く症状を認めないのに比し，こちらは常に症状を伴うこと，そして最初に述べた，頻回に体を洗うこととの関連である．その一方，CVSの多くの患者がself-medicationとしてのマリファナ使用者であることが多く（マリファナは制吐作用があることで知られる），その鑑別に苦慮することとなる．

松村理司監修．患者はだれでも物語る─医学の謎と診断の妙味．東京：ゆみる出版, 2012.

B 急性閉塞隅角緑内障に関して，総合内科医として知っておくべきことは何か？

急性閉塞隅角緑内障は，眼科領域で総合内科医が知っておくべき内科エマージェンシーの1つである．治療が遅れると視神経障害から失明へと至るため，緊急の眼科コンサルトが総合内科医としての治療のカギとなる．

　臨床症状として挙げられるのは，視力低下，光に伴うハロー，頭痛，激しい眼痛，そして嘔気・嘔吐である．これらは皆隅角の閉塞に伴う急速な眼内圧上昇に伴う症状であり，所見としては，結膜の充血，角膜浮腫，対光反射の減弱と中度の瞳孔散大が挙げられる．眼底検査で"cupping"や"hollowing out"を示し，上記症状や所見を認めた場合，総合内科医としても眼底検査は必須であろう．

　患者は単に頭痛や嘔気のみを訴えることも多く，付随症状を逃さないことが診断のカギとなる．病歴聴取が重要なのはいうまでもなく，視神経萎縮を防ぐための緊急眼科コンサルトの重要性を，再度強調しておきたい．

Pokhrel PK, Loftus SA. Ocular emergencies. Am Fam Physician 2007；76：829-36．PMID：17910297
Magauran B. Conditions requiring emergency ophthalmologic consultation. Emerg Med Clin North Am 2008；26：233-8．PMID：18249265

B 受胎前カウンセリングの内容について述べよ。

日本ではまだまだ一般的ではないが，受胎前カウンセリングは米国のプライマリ・ケア領域において，非常に大切な診療である。プライマリ・ケア医（日本におけるかかりつけ医にあたる）は，妊娠可能年齢の女性患者に対して，妊娠を考えているか，あるいは妊娠の可能性があるかをルーチンに確認し，妊娠意志のある女性に対しては，受胎前の教育，およびリスクアセスメントを行う必要がある。

具体的には，喫煙および飲酒の中止，そして健康的なライフスタイルに関する教育，体重管理などが含まれる。さらに，もし患者が糖尿病などの内科疾患を抱える場合，事前の内服薬のコントロール，場合によっては専門医への紹介などを行う必要もある。一例を挙げれば，高血圧に対するACE*阻害薬の使用は，受胎前に中止することが必須である。さらに，神経管欠損症（neural tube defect）の予防のための葉酸投与の開始も重要となる。こういったカウンセリングは妊娠前，産婦人科の門をくぐる前に，プライマリ・ケア医によって行われるのが一般的である。

日本でのこうした教育は，かかりつけ医，あるいは産婦人科医によって行われるべきであろう。

Berghella V, Buchanan E, Pereira L, et al. Preconception care. Obster Gynecol Surv 2010 ; 65 : 119-31. PMID : 20100361

★― ACE　アンジオテンシン変換酵素（angiotensin-converting enzyme）

A OCP*（経口避妊薬）の副作用は何か？

OCPはたいへん優れた避妊の手段であり，飲み忘れなく内服していた場合，失敗する率は0.3％以下といわれている。服薬アドヒアランスを考慮に入れても，実質の失敗率は2～3％ほどであり，たいへん信頼しうる避妊手段といえる。その他，高アンドロゲン血症，月経困難症や月経過多症の治療にも有効な治療となる。

OCPには大きく，エストロゲン・プロゲステロン合剤とプロゲステロン単剤とがあり，その作用機序は主に，排卵阻害，子宮頸部粘液の変性，そして子宮内膜増加抑制がある。初期の副作用としては，腹部膨満感，嘔気，そして乳房の圧痛が挙げられる。これらは通常数か月で消失する。

突発的な出血（breakthrough bleeding）は最も多くみられる副作用であり，内服を忘れた際に起こることが多い。通常は内服の継続で収まることが多いが，もし出血が継続する場合は内診とエコーにて精査が必要となる。

最も心配すべき副作用に，冠動脈疾患，高血圧，脳梗塞，そして深部静脈血栓症などの，心血管病変の増加がある。このため，35歳以上で，1日15本以上喫煙している女性に対してのエストロゲン含有ピルは原則禁忌であり，この点には注意が必要である。

Petitti DB. Combination estrogen-progestin oral contraceptives. N Engl J Med 2003 ; 349 : 1443-50. PMID : 14534338

★― OCP　経口避妊薬（oral contraceptive pill）

C 尿失禁（urinary incontinence）の種類とその診断および治療について述べよ。

尿失禁は，その罹病率が低く見積もられ，そして，そのため治療も十分ではない疾患と考えられる。その一番の理由は，羞恥のため患者が医師にその存在を述べないためである。逆にいえば，医師側からのスクリーニングが非常に大切な疾患といえる。

その種類には大きく4つあり，それぞれ，urge，stress，mixed，そして overflow incontinence と呼ばれる。

1. 切迫性尿失禁（urge incontinence）
強い切迫感を伴う尿失禁であり，排尿筋過活動によって生じるとされる

2. 腹圧性尿失禁（stress incontinence）
労作時，咳嗽時，くしゃみなどに伴い生じる尿失禁。若い女性に最も多い尿失禁であり，膀胱括約筋の機能障害がその原因である。また，中年以降の女性では，1. と共存することが多い

3. 混合型尿失禁（mixed incontinence）
1. と2. の混合である。前述のように，中年以降の女性に多くみられる

4. 溢流性尿失禁（overflow incontinence）
持続する非自発的な尿失禁であり，膀胱下尿道閉塞あるいは排尿筋収縮障害により生じる。不完全な尿排出を伴い（incomplete emtying），男性の前立腺肥大によるものがその代表である

治療としてまず大切になるのが，上記のどの種類が優位なのかを考えることである。一般的な治療としては，まずカフェイン，水分制限と（肥満体型であれば）体重減少である。骨盤底筋体操（Kegel体操）や膀胱訓練は行動療法として切迫性，腹圧性，そして混合型尿失禁に効果があるといわれる。

切迫性尿失禁に対する薬物治療としては，抗ムスカリン薬であるオキシブチニンやソリフェナシンなどが日本でも使用可能である。腹圧性失禁に対しては，保険適応はないが，SNRI[★1]であるデュロキセチンが症状を軽減し，QOL[★2]を改善したというデータがある。ただし，治癒は望めなかった。

溢流性尿失禁に対しては，その閉塞原因あるいは排尿筋収縮障害を解除する必要があり，男性における前立腺肥大の治療は，その1つである。排尿筋収縮障害を生じうる薬剤，たとえば，カルシウム拮抗薬などは，中止することが望ましい。

Shamliyan TA, Kane RL, Wyman J, et al. Systematic review : randomized, controlled trials of nonsurgical treatments for urinary incontinence in women. Ann Intern Med 2008 ; 148 : 459-73. PMID : 18268288

Mariappan P, Ballantyne Z, N'Dow JM, et al. Serotonin and noradrenaline reuptake inhibitors (SNRI) for stress urinary incontinence in adults. Cochrane Database Syst Rev 2005 ; (3) : CD004742. PMID : 16034945

★1— SNRI　セロトニン・ノルアドレナリン再取り込み阻害薬（serotonin-norepinephrine reuptake inhibitor）
★2— QOL　生活の質（quality of life）

B 咽頭痛のある患者のコンサルトを受けたときに確認すべき内容は何か？

患者が咽頭痛を訴えている場合，最も考えられるのは急性咽頭炎（acute pharyngitis）であり，その原因としては通常，ウイルス感染が最も多い．ただし，まれではあるが重篤で致死的疾患となりうる咽喉感染症である，喉頭蓋炎，扁桃周囲膿瘍，下顎下あるいは咽頭後領域の感染を，まず除外する必要がある．

GAS[★1]感染の診断は重要であり，これは適切な抗菌薬治療によって将来における急性リウマチ熱の発症を予防しうるためである．一方で，このリウマチ熱の予防という観点から，抗菌薬の過剰使用が問題にもなっている．

ていねいな病歴聴取と身体診察が重要となるのはいうまでもないが，さらに日常診療において，centor criteriaは GAS感染の可能性をもつ患者を割り出すのに，たいへん有用なツールとなる．これは，tonsillar exudates（滲出性扁桃炎），tender anterior cervical adenopathy（圧痛を伴う前頸部のリンパ節腫脹），fever（発熱），absence of cough（咳がないこと）の4つの評価項目からなり，その数が増えるほどGASの可能性（陽性尤度）は高まる．ただし，このcentor criteriaは，GAS感染の診断というよりも，その後の細菌学的検査や抗菌薬治療を「必要としない」患者を割り出すのに有効だということには留意する必要がある．

もしこのcriteriaスコアが3より小さい場合（0～2），抗菌薬やその後の診断テストは施行する必要がない．また，もしこれが3以上であればGASのRADT[★2]を施行するが，もしRADTが陰性ならば咽頭培養は必要ない．これは，その感度が非常に高いためである．

centor criteriaはもともと成人用に作成されたものだが，現在それに年齢を加味したmodified centor criteriaも考案されており，小児と成人両方へ用い，同様な結果が示されている．さらに2013年，英国でGAS感染の検査のための新たなツールとして考案された，FeverPAIN scoreを用いた研究が「BMJ」に発表された．より詳細な検証が待たれるが，これもGAS感染を除外するのを助けるツールとして，今後期待される．

Centor RM, Witherspoon JM, Dalton HP, et al. The diagnosis of strep throat in adults in the emergency room. Med Decis Making 1981；1：239-46.　PMID：6763125
Mclassc WJ, Kellner JD, Aufricht P, et al. Empirical validation of guidelines for the management of pharyngitis in children and adults. JAMA 2004；291：1587-95.　PMID：15069046
Little P, Moore M, Hobbs FD, et al. PRImary care Streptococcal Management（PRISM）study：identifying clinical variables associated with Lancefield group A β-haemolytic streptococci and Lancefield non-Group A streptococcal throat infections from two cohorts of patients presenting with an acute sore throat. BMJ Open 2013；3：e003943.　PMID：24163209

★1── GAS　溶連菌（A群レンサ球菌：group A streptococcus）
★2── RADT　迅速抗原検査（rapid antigen detection test）

C 溶連菌咽頭炎において，リウマチ熱を起こす頻度はいかほどか？

急性リウマチ熱は，先行するGASによる咽頭感染症の続発症である．咽頭炎症状ののち，2～3週後に初発症状が現れる．その症状はさまざまだが，発熱，移動性関節炎，心筋炎，皮下結節，あるいは輪状紅斑などが挙げられる．

いわゆる途上国では，いまだリウマチ熱とリウマチ性心疾患はその頻度が高く，ほ

ぼ2,000万人が罹患していると見積もられ，小児心血管疾患死亡の最多原因である。その罹病率は10万人に19人といわれる。

先進国における頻度はこれに比しかなり低く，米国での頻度は10万人あたり2〜14人である。これは，衛生面が優れていることに加え，急性咽頭炎に対する抗菌薬治療が半ばルーチン化しているためである。ただし，この抗菌薬の多用は問題にもなっており，咽頭痛できた患者に対し，抗菌薬使用を避けるべき症例を見いだすツールが必要とされる。詳しくは前問を参照されたい。

Allan Gibofsky A, Zabriskie JB. Epidemiology and pathogenesis of acute rheumatic fever. UpToDate (www.uptodate.com/contents/epidemiology-and-pathogenesis-of-acute-rheumatic-fever)．閲覧日：2015/3/30
Myake CY, Gauvreau K, Tani LY, et al. Characteristics of children discharged from hospitals in the United States in 2000 with the diagnosis of acute rheumatic fever. Pediatrics 2007；120：503-8. PMID：17766522

C 顔面の帯状疱疹のコンサルトを受けたときに確認すべき場所はどこか？

帯状疱疹とは，知覚神経節に潜伏した水痘帯状疱疹ウイルス（varicella-zoster virus）の再活性化により生じる，疼痛を伴う片側の皮膚水疱性疾患であり，神経デルマトームに沿って現れるのがその特徴である。

高齢者によくみられるこの帯状疱疹であるが，当然，三叉神経節にも生じることがある。三叉神経第1枝を巻き込むと眼球へも波及し，これをHZO★と呼ぶ。重篤な視力障害をもたらすことで知られ，早急に治療を開始しないと永続的な視力喪失につながる。

鼻上部に病変を伴う帯状疱疹の場合，水痘帯状疱疹ウイルスが三叉神経のnasociliary branchを巻き込んでいることを示唆し，この部位の病変は，HZOの出現リスクと高い相関を示す。これをHutchinson徴候といい，1865年に英国の医師Jonathan Hutchinson（1828〜1913年）が初めて報告し，以後その名を冠した。

帯状疱疹の患者でこの部位に病変を認めた場合，失明のリスクを考え，即座の眼科コンサルト，およびアシクロビルでの治療が必要となる。総合内科医として知っておくべき，眼科領域での内科エマージェンシーの1つである。

Tomlinson A, Roblin DG, Brown MJ. Hutchinson's sign and its importance in rhinology. Rhinology 1995；33：180-2．PMID：8560175
Zaal MJ, Volker-Dieben HJ, D'Amaro J. Prognostic value of Hutchinson's sign in acute herpes zoster ophthalmicus. Grease Arch Clin Exp Ophthalmic 2003；241：187-91．PMID：12644941
Pavan-Langston D. Herpes zoster ophthalmicus. Neurology 1995；45：S50．PMID：8545020

★— HZO　眼部帯状疱疹（herpes zoster ophthalmicus）

A UTI★（尿路感染症）の診断と治療のポイントは何か？

UTIは，性的に活発な（sexually active）女性に多い疾患であり，日常臨床でたいへんよく遭遇する。その診断で最も重要になるのは，まずその症状と徴候，性交歴も含めた病歴聴取である。患者が従来健康な成人の場合，これらの情報がUTIに典型的であれば，尿検査などの検査をオーダーすることなく診断が可能であり，尿検査における膿尿や細菌尿などの存在は，診断サポートの意味しかない。

一方，症状や病歴が非典型的な場合，尿検査は除外診断の意味からもたいへん重要

になってくる．その際，尿検査上の膿尿は，診断上，たいへん意味のある検査であり，白血球数 10/μL 以上をもって陽性とする．尿試験紙（dipstick）による好中球エラスターゼや亜硝酸陽性も比較的感度，特異度が高く，診断に有用である．細菌尿に関しては，患者の性別，妊娠の有無などにより，その定義が異なるため，注意が必要である．uncomplicated UTI に対し，尿培養は必須ではない．

　治療に関しては，UTI が complicated か uncomplicated かにより，抗菌薬の選択肢やその期間といった治療方針が異なることをまず押さえる．そのうえで追加ポイントとして，入院が必要な患者に対しては，静注抗菌薬を用いること，腎盂腎炎に対して経口βラクタム系は有用性が低く勧められないこと，そして，抗菌薬の選択に関しては，その近隣の抗菌薬抵抗性のアンチバイオグラムを参考にすべきこと，が挙げられよう．抗菌薬とその期間に関しては成書を参照されたい．

Nicolle LE, Bradley S, Colgan R, et al；Infectious Diseases Society of America；American Society of Nephrology；American Geriatric Society. Infectious Diseases Society of America guidelines for the diagnosis and treatment of asymptomatic bacteriuria in adults. Clin Infect Dis 2005；40：643-54. PMID：15714408

★— UTI　尿路感染症（urinary tract infection）

A QI（quality impruvement）に関連づけて，肺炎球菌（*Streptococcus pneumoniae*）に対するワクチン接種について述べよ．

QI における hospital quality measures の1つに，65歳以上のすべての患者，および 19〜64歳までの患者のうち特定のリスク因子をもつ患者に対する，入院中の肺炎球菌ワクチンの接種がある．特定のリスク因子として挙げられるものに，高血圧を含めた慢性心血管疾患，喘息や COPD などの慢性呼吸器疾患，糖尿病，喫煙，アルコール中毒，そして肝疾患などがある．さらに，HIV[★1]感染，慢性腎不全，免疫抑制剤使用，脾臓摘出（脾摘），そして悪性腫瘍といった，免疫不全患者群もこのリスク因子に挙げられる．

　PPSV23[★2]が一般的には用いられ，重症肺炎球菌感染症のリスクを低下させる．前述のとおり，このワクチン接種は米国医療においては，452ページでみた hospital quality measures の1つであり，これがなされていない場合，医療の質を保っていないものとみなされる．日本では2014年10月1日より，65歳以上のすべての成人に対して定期接種の一部に公費助成が行われている．また，米国での予防接種の推奨をつかさどる CDC[★3]の下部組織である ACIP[★4]は，2014年9月から CAPiTA[★5]研究を根拠に，PPSV の接種既往がある人を含む65歳以上の高齢者に PPSV23 と PCV13[★6]の両方の接種を推奨している．接種タイミングとしては，可能であれば，PCV13接種の8週後に PPSV23 を接種する．その CAPiTA 研究では，PCV13 を接種した人において，血清型が一致する侵襲性肺炎球菌感染症が75％，同様の市中肺炎が45％減少した．ただし，市中肺炎全体では減少せず，PPSV23 を未接種の患者群での研究であり，両方を接種する根拠としては弱い．今後の動向が注目されるが，患者によっては PCV13 の接種も考慮する価値がある．

CDC Advisory Committee on Immunization Practices（ACIP）(www.cdc.gov/vaccines/acip/index.html).　閲覧日：2015/3/21
厚生労働省. 肺炎球菌感染症（高齢者）(www.mhlw.go.jp/stf/seisakunitsuite/bunya/kenkou_iryou/kenkou/kekkaku-kansenshou/haienkyukin/index_1.html).　閲覧日：2015/3/21

Bonten MJ, Huijts SM, Bolkenbaas M, et al. Polysaccharide conjugate vaccine against pneumococcal pneumonia in adults. N Engl J Med 2015 ; 372 : 1114-25.　PMID：25785969

★1── HIV　ヒト免疫不全ウイルス（human immunodeficiency virus）
★2── PPSV23　23価肺炎球菌多糖体ワクチン（23-valent pneumococcal polysaccharide vaccine）
★3── CDC　米国疾病対策センター（Centers for Disease Control and Prevention）
★4── ACIP　ワクチン接種に関する諮問委員会（Advisory Committee on Immunization Practices）
★5── CAPiTA　Community-Acquired Pneumonia Immunization Trial in Adults
★6── PCV13　13価肺炎球菌結合型ワクチン（13-valent pneumococcal conjugate vaccine）

B　成人に対して勧めるべきワクチンで肺炎球菌以外は何があるか？

　以下は，CDCのACIPに基づいて解説させていただく。これは，（1）米国においては，小児のみならず成人に対してのワクチンによる予防接種が，社会的な感染蔓延予防という観点から一般化していること，そして，（2）残念ながら米国に比べ，いまだ成人向けワクチンがルーチンとして日本では一般化していないこと，の2点からである。無論，たとえば，以下に述べるHPV★1のワクチンのように，日本の厚生労働省が公的に勧めていないものもあり，すべてをそのまま日本に輸入できるわけではないが，米国でどのように対応されているのかを知ることは，十分に意味があると考える。

　まず挙げるべきは，肺炎球菌ワクチンである。これは，65歳以上のすべての成人と，そして19～64歳までの成人でかつ何らかのリスク因子をもつ者すべてに対して勧められており，入院時におけるhospital quality measuresの1つに挙げられていることは前問で述べた。

　続いて述べるべきはインフルエンザワクチンであり，これはすべての成人に対して勧められている。感染しやすい，あるいは感染により重篤な合併症をきたすと考えられるものに対しては，優先的に接種すべきであるとされる。医療従事者もその対象となる。米国では，成人はTd★2ワクチンを10年ごとを接種することが勧められているが，日本ではTdワクチンがなく，三種混合（破傷風，ジフテリア，百日咳）ワクチン＊が全国で定期接種となった1968年以前に生まれた人や，接種していない人には破傷風トキソイドワクチンを3回，接種した人には10年に1回のブースターが推奨される。

　すべての成人ではないが，ある一定の条件下で勧められるものとして，水痘帯状疱疹（var cella-herpes zoster）ワクチン（65歳以上のすべての高齢者），HPVワクチン，MMR★3ワクチンが挙げられる。日本の水痘ワクチンは，医学的には帯状疱疹予防目的で有用であるが，その目的では認可はされていない（第1章の14ページ参照）。

　A型肝炎ワクチンは，流行地への旅行者や男性間性行為者，あるいは薬物乱用者に勧められる。同様にB型肝炎ワクチンも流行地への旅行者，男性間性行為者や多数の性的パートナー保持者などの性感染リスク保持者，HIV感染や慢性肝不全などの重篤な疾患保持者に勧められる。

Bridges ⊂B, Coyne-Beasley T ; Advisory Committee on Immunization Practices. Advisory Committee on immunization practices recommended immunizedion schedule for adults aged 19 years or older : United States, 2014. Ann Intern Med 2014 ; 160 : 190.　PMID：24658695

★1── HPV　ヒトパピローマウイルス（human papillomavirus）
★2── Td　破傷風・ジフテリアトキソイド（tetanus and diphtheria toxoid）
★3── MMR　麻疹・ムンプス（流行性耳下腺炎）・風疹（measles-mumps-rubella）

＊一注　日本で使用されている三種混合ワクチンはDTaPである。

Ⓑ CHF[★1]（うっ血性心不全）に対するスピロノラクトンの適応に関する最近の変化を述べよ。

RALES[★2] trialにてその効果と安全性が示されて以来，アルドステロン拮抗薬の1つスピロノラクトンによる治療は，収縮期うっ血性心不全(systolic CHF)に対する内科的薬物治療の1つとして，現在，大きな地位を占める．ただし，その適応となる患者選択を誤るとベネフィットよりもリスクが高まるため，その使用には注意を要する．

　数年前まで，心不全に対するアルドステロン拮抗薬の適応は，NYHA[★3]心機能分類Ⅲ～Ⅳで，かつLVEF[★4]の低下を認め，かつ正常腎機能と血清カリウム濃度とを注意深くモニタリングできる患者，とされていた〔これは，2005 ACC[★5] / AHA[★6] heart failure guidelines(with 2009 update)によって示されている〕．

　その後，アルドステロン拮抗薬の1つであるエプレレノン（スピロノラクトンでない）が，軽度CHFの患者に対して死亡率，および入院リスクを低下させるという，EMPHASIS-HF[★7] trialの結果が示された．その結果，現在その適応はより軽度の，しかし，低LVEFの心不全に対しても広げられる傾向にある．具体的には，2013 ACCF[★8] / AHA Guideline for the Management of Heart Failureにおいて，「NYHA心機能分類Ⅱ～ⅣでかつLVEF＜35％，かつ正常腎機能と血清カリウム濃度を注意深くモニタリングできる患者」とされている．

　また，最近「NEJM」に掲載されたTOPCAT[★9] trialでは，HFpEF[★10]に対して，スピロノラクトン治療は有効性を示さなかった．今後，HFpEFに対してスピロノラクトンが適応にはならないであろうことを示した点で，ネガティブリザルトであるが，たいへん重要な結果だと思える．

2005 American College of Cardiology / American Heart Association ACC / AHA heart failure (HF) guidelines with 2009 update.
Yancy CW, Jessup M, Bozkurt B, et al. 2013 ACCF / AHA guideline for the management of heart failure : executive summary : a report of the American College of Cardiology Foundation / American Heart Association Task Force on practice guidelines. Circulation 2013 ; 128 ; 1810-52.　PMID : 23741057
Effectiveness of spironolactone added to an angiotensin-converting enzyme inhibitor and a loop diuretic for severe chronic congestive heart failure (the Randomized Aldactone Evaluation Study [RALES]). Am J Cardiol 1996 ; 78 : 902-7.　PMID : 8888663
Zannad F, McMurray JJ, Krum H, et al. Eplerenone in patient with systolic heart failure and mild symptoms. N Engl J Med 2011 ; 364 : 11-21.　PMID : 21073363

★1 ― CHF　うっ血性心不全(congestive heart failure)
★2 ― RALES　Randomized Aldactone Evaluation Study
★3 ― NYHA　ニューヨーク心臓協会(New York Heart Association)
★4 ― LVEF　左室駆出率(left ventricular ejection fraction)
★5 ― ACC　米国心臓病学会(American College of Cardiology)
★6 ― AHA　米国心臓協会(American Heart Association)
★7 ― EMPHASIS-HF　Eplerenone in Mild Patients Hospitalization and Survival Study in Heart Failure
★8 ― ACCF　米国心臓病学会財団(American College of Cardiology Foundation)
★9 ― TOPCAT　Treatment of Preserved Cardiac Function Heart Failure with an Aldosterone Antagonist
★10 ― HFpEF　駆出率が保たれた心不全(heart failure with preserved ejection fraction)

B 心不全に対する ACE 阻害薬と ARB[*1]（アンジオテンシン受容体拮抗薬）の併用療法に意味はあるか？

収縮不全による慢性の心不全に対し，ACE 阻害薬や ARB はその治療の主軸となる。その働きは，後負荷の減少による体循環系のベネフィットと，RAAS[*2] の抑制による神経ホルモン系のベネフィットとに分けられる。

ACE 阻害薬による RAAS の抑制は，心不全患者の罹患率や死亡率を改善し，心不全における慢性治療の主軸と呼んでよい。

一方，ARB は ACE 阻害薬同様，RAAS に働きかけるものの，その作用機序は異なる。そして，そのベネフィットに関しては，いまだ情報が十分であるとはいえない。Heran らの示したレビューでは，ARB 治療はベネフィットを示すものの，ACE 阻害薬に比べて弱いものであった。現在のところ，積極的に ACE 阻害薬よりも ARB を用いるべきというデータは出ておらず，ACE 阻害薬に副作用のある患者，あるいは咳嗽によって ACE 阻害薬が内服できない患者への代替療法，というのがその現状である。

では，併用療法はどうか？ こちらも ACE 阻害薬に対して ARB を加えることに対する，積極的なエビデンスはない。先ほどの Heran らのレビューにおいては，ARB を加えることによる全死亡率や入院率に変化を認めず，また副作用による試験中止は明らかに併用療法に多いことが示された。一方，Val-HeFT[*3] や CHARM[*4]-Added trial においては，併用療法と ACE 阻害薬単独では，その死亡率に有意な差を認めないものの，入院率は併用療法によって低下を認めた。

2013 ACCF / AHA guideline では現在，ACE 阻害薬と ARB の併用療法は "not recommended" である。これは，腎不全，高カリウム血症，そして低血圧といった副作用のリスクを考慮した結果である。ただし，「意味があるか？」という問いに対しては，「意味はある可能性がある」と答えるべきと考える。今後の研究が待たれる領域である。

Phillips CO, Kashani A, Ko DK, et al. Adverse effects of combination angiotensin II receptor blockers plus angiotensin-converting enzyme inhibitors for left ventricular dysfunction : a quantitative review of data from randomized clinical trials. Arch Intern Med 2007 ; 167 : 1930-6.　PMID : 17923591

Heran ES, Usini VM, Bassett K, et al. Angiotensin receptor blockers for heart failure. Cochrane Database Syst Rev 2012 ; 4 : CD003040.　PMID : 22513909

Cohn JN, Tognoni G ; Valsartan Hear Failure Trial Investigators. A randomized trial of angiotensin-receptor blocker valsartan in chronic heart failure. N Engl J Med 2001 ; 345 : 1667-75.　PMID : 11759645

McMurray JJ, Ostergren J, Swedberg K, et al ; CHARM Investigators and Committees. Effects of candesartan in patients with chronic heart failure and reduced left-ventricular systolic function taking angiotensin-converting-enzyme inhibitors : the CHARM-Added trial. Lancet 2003 ; 362 : 767-71.　PMID : 13678869

★1 ─ ARB　アンジオテンシン受容体拮抗薬（angiotensin receptor blocker）
★2 ─ RAAS　レニン・アンジオテンシン・アルドステロン系（renin-angiotensin-aldosterone system）
★3 ─ Val-HeFT　Valsartan in Heart Failure Trial
★4 ─ CHARM　candesartan in heart failure assessment of reduction in mortality and morbidity program

Ⓑ PPI★1（プロトンポンプ阻害薬）によるクロピドグレルの効能低下は本当か？

PUD（消化性潰瘍）やGERD（逆流性食道炎）に対し，現在，PPIはその治療の主軸をなしている。PUDに対しPPIは，H₂ブロッカーよりも治療効果上優れていることが示されている。

一方で現在，虚血性心疾患後のDES★2や脳梗塞後の抗血小板療法としてクロピドグレルが処方されることが多くなってきている。そしてその際，gastrointestinal prophylaxisとしてPPIやH₂ブロッカーの使用が推奨されてきた。

クロピドグレルはその作用の際，肝CYP★3 2C19による代謝が必要であり，またPPIもCYP2C19によって代謝を受ける。そのため，両者の相互作用によるクロピドグレルの血小板凝集抑制作用の低下が，かつて取り沙汰されていた。2009年に発表されたコホート研究では，両者の同時使用が心疾患イベントリスクを高めるとのデータが示され，その結果，FDA★4とEMA★5は同年，両者の同時使用を控えるように声明を出した。これが，本問の由来である。

ところが，これはまた後に一転する。その後，最近になりいくつかの研究で，クロピドグレル単独とクロピドグレル＋PPIとの比較の結果，心疾患イベントリスクに差を認めないことが示された。また，消化管出血リスクの高い患者に対するPPIの使用は，その患者の潜在的な心疾患リスクと比較しても明らかに有用であり，現在，両者の同時使用は再び推奨されることとなった。

すなわち，本問の答えは現在の時点で，「効能低下の可能性は低く，同時使用が推奨される」ということになる。

Drepper MD, Spahr L, Frossard JL. Clopidogrel and proton pump inhibitors ― where do we stand in 2012? World J Gastroenterol 2012；18：2161-71． PMID：22611308

★1― PPI　プロトンポンプ阻害薬（proton pump inhibitor）
★2― DES　薬剤溶出性ステント（drug-eluting stent）
★3― CYP　チトクロームP450（cytochrome P450）
★4― FDA　米国食品医薬品局（Food and Drug Administration）
★5― EMA　欧州医薬品庁（European Medicine Agency）

Ⓑ OSA★1（閉塞性睡眠時無呼吸）の診断におけるSTOP-BANG questionnaireとは何か？

OSAは，睡眠中に生じる上気道の虚脱による閉塞性の無呼吸，あるいは低呼吸であり，症状としては，日中の過度の眠気，睡眠時のいびき，あるいは喘ぎ呼吸，そして頻回な睡眠覚醒がある。早朝時の頭痛もよく知られるが，これはあまり頻度は高くない。

放置すると，高血圧，肺高血圧症，心不全，そして糖尿病といった，他の内科疾患の発症リスクを高めるため，早期の診断と治療が必要となる。しかし，どの症状や症候をとっても感度・特異度いずれも今ひとつであり，その1つひとつはOSAの診断，あるいは除外診断の決定打とならない。

このように，診断に苦慮するOSAであるが，現在いくつかのスクリーニングツールがあり，そのなかの1つがSTOP-BANG questionnaireである。**S**nore（いびき）/ **T**ired（疲労感）/ **O**bserved（無呼吸被観察）/ blood **P**ressure（血圧）/ **B**MI★2（肥満度指

数）/ Age（年齢）/ Neck circumference（首周囲長）/ Gender（性別）の頭文字をとって名づけられた。これは，yes-no で答える 8 つの質問からなる簡便な質問票であり，yes が 3 以上の場合の感度・特異度はそれぞれ 92％と 63％と，OSA を除外するスクリーニングとして優れている。

　ただし，これらは全般としてスクリーニングツールであり，上述したように特異度はそれほど高くはない。除外には優れているが，「診断の確からしさを高めるには適さないこと」を肝に命じておきたい。

Myers KA, Mrkobrada M, Simel DL. Does this patient have obstructive sleep apnea? : The Rational Clinical Examination systematic review. JAMA 2013 ; 310 : 731-41.　PMID : 23989984
Vasu TS, Doghramaji K, Cavallazzi R, et al. Obstructive sleep apnea syndrome and postoperative complications : clinical use of the STOP-BANG questionnaire. Arch Otolaryngol Head Neck Surg 2010 ; 136 : 1020-4.　PMID : 20956751

★1— OSA　閉塞性睡眠時無呼吸（obstructive sleep apnea）
★2— BMI　肥満度指数（body mass index）

B 肥満を手術で解消できるか？　また，バリアトリック手術の適応は何か？

肥満は現在，増加傾向であり，大きな問題となってきている。WHO と NIH[★1] は BMI を用いて肥満の分類を行っており，30 以上を肥満と定義している※。肥満はさらに class Ⅰ～Ⅲ まで 3 段階に分類され，35 以上は class Ⅱ，40 以上は class Ⅲ となる。

　肥満治療の主軸となるのは周知のごとく，食事と運動からなるライフスタイルチェンジであり，それに加えて現在日本でも，肥満に対する薬剤が選択肢となっている。

　こういった，食事，運動，そして薬剤によっても改善しない class Ⅱ あるいは class Ⅲ（つまり，BMI 35 以上）の高度肥満患者に対して，近年行われてきているのが，肥満に対する外科的治療，すなわち，バリアトリック手術である。NIH によるこの手術に対する適応基準は以下のとおりとなる。

（1）患者が十分に説明を受け，動機づけされており，長期の治療とフォローアップに参加意志があること，そしてそのリスクを理解していること
（2）BMI 40 以上
（3）BMI 35～40，かつ肥満に関連した合併症（OSA，糖尿病，重度関節疾患など）を伴うこと
（4）内科，外科，精神科，そして栄養士からなる多職種チームによる評価を患者が受けること

主な外科手術には，胃への流入を押さえるラップバンド手術，Roux-en Y バイパス術による胃のバイパス手術があり，その短期手術リスクは低い（死亡率は 1％以下とされる）。長期的には，胃をバイパスすることに伴う吸収不良症候群がその合併症とされ，年に 2 回のビタミン D，カルシウム，リン，副甲状腺ホルモン，そして ALP[★2] のフォローが勧められる。

DeMaria EJ. Bariatric surgery for morbid obesity. N Engl J Med 2007 ; 356 : 2176-83.　PMID : 17522401

★1— NIH　国立衛生研究所（National Institutes of Health）

★2— ALP　アルカリホスファターゼ（alkaline phosphatase）
＊一注　日本での肥満の定義は 25 以上である。

C メタボリックシンドローム（metabolic syndrome）の謎，日米の違いについて述べよ。

肥満，特に腹部周囲の脂肪増加はインスリン抵抗性と関連し，ひいては糖尿病，そして心血管疾患のリスク上昇をまねくといわれてきた。

　インスリン抵抗性とそれに伴う血中インスリンの上昇と高血糖，さらに高脂血症は，血管内皮細胞の機能不全と炎症を生じさせ，動脈硬化性の心血管疾患へと至る。この概念は 1988 年に Reaven によって提唱され，"syndrome X" と名づけられた。その後，"insulin resistant syndrome" あるいは "obesity dyslipidemia syndrome" などさまざまな名称を経て現在，"metabolic syndrome" として一般化している。これは，「糖尿病と心血管疾患のリスク因子のいくつかを併せもつ状態」とされ，現在さまざまな定義が存在する。最も一般的なものは NCEP / ATP[★1] Ⅲ による criteria であり，これは以下の 5 つのうち，3 つ以上あてはまるものと定義する。

(1) ウエスト周囲長：男性≧102 cm（40 インチ），女性≧88 cm（35 インチ）
(2) 中性脂肪≧150 mg/dL（1.70 mmol/L）
(3) HDL[★2] コレステロール：男性＜40 mg/dL（1.04 mmol/L），女性＜50 mg/dL（1.30 mmol/L）
(4) 血圧≧130/85 mmHg
(5) 空腹時血糖≧110 mg/dL

さて，前述のようにさまざまな定義がある metabolic syndrome であるが，それはもちろん，さまざまな議論が噴出しているからである。なかでも一番の議論は，「これを syndrome と捉えることの意義」であるといってよい。この criteria に含まれた患者のすべてにおいて「インスリン抵抗性」がその病態であるかもはっきりせず，専門家のなかには，個々の構成要素をそれぞれ治療することが重要であり，syndrome としてまとめることの意義を疑問視する者もいる。その一方，名称をつけることにより一般への普及と教育が容易になり，また，患者の生活習慣改善の面からも意義がある，とする意見もある。

　syndrome としてあるのかないのか，いまだ謎の「症候群」であるが，筆者としてはこの概念の提唱は患者の理解を促す意味で，意義があると考える。ただ，もう 1 つの謎がある。それが，日本独自の定義である。日本人向けに定められたであろう「メタボリックシンドローム」の定義。厚生労働省のウェブサイトに行くと，5 つの条件を提示している。これらは上述した ATP Ⅲ の条件とほぼ同じなのだが，腹囲（ウエスト周囲長）の数字が異なっている（男性≧85 cm，女性≧90 cm）。欧米では BMI＞30 の人が 10〜20％ いるのに対して，日本人は 2〜3％ しかいないことから，独自の基準を策定したことに由来する。全体に日本人の体型のほうが小さいからで，これは，理解できる。理解できないのは，「女性の腹囲のほうが男性のそれよりも大きい点」である。腹囲のカットオフ値は，CT で計測された内臓脂肪面積 100 cm^2 を基準として設定された経緯がある。日本の大規模な疫学研究である久山町研究によれば，心血管病発症との相関は，この腹囲に関してはあまり相関がないことが示されている

（余談であるが，日本以外で使用されている腹囲の基準は，ATP Ⅲ同様，男性のほうが大きい）。

Reaven GM. Banting lecture 1988. Role of insulin resistance in human disease. Diabetes 1988 ; 37 : 1595-607.　PMID : 3056758
Mottillo S, Filion KB, Benest J, et al. The metabolic syndrome and cardiovascular risk a systematic review and meta-analysis. J Am Coll Cardiol 2010 ; 56 : 1113-32.　PMID : 20863953
Examination Committee of Criteria for 'Obesity Disease' in Japan ; Japan Society for the Study of Obesity. New criteria for 'obesity disease' in Japan. Circ J 2002 ; 66 : 987-92.　PMID : 12419927
清原 裕, 土井康文, 二宮利治. メタボリックシンドロームの実態. 日内会誌 2006 ; 95 : 1710-5.

★1 ― NCEP-ATP　National Cholesterol Education Program-Adult Treatment Panel
★2 ― HDL　高比重リポ蛋白(high-density lipoprotein)

Ⓑ palliative care consultationについて述べよ。

"palliative care"という言葉は，まだまだ日本では馴染みがないと思われる。米国においても，この言葉はまだ社会一般には浸透していない。日本語では「緩和ケア」と訳されるこの言葉は，hospice(ホスピス)とも混同されている(日米ともに)。ここでは，その定義と目的，ホスピスとの違いなどについて述べてみたい。

　最も重要なpalliative careの目的，それは患者の苦しみを軽減し，患者とその介護者のQOLを改善することにある。その治療の目標を明確にし，患者の症状に焦点を当て，リソースを有効に利用するよう，さまざまな面からアプローチをしていくのが，palliative careの大きな特徴である。

　palliative careは一般的にend-of-life care(終末期ケア)のみ，と思われがちだがそれは誤解であり，より広く捉える必要がある。具体的には，疼痛緩和，苦痛あるいは不安の除去，呼吸苦，嘔気・嘔吐，そしてうつ病といった，治療中のさまざまなレベルでもち上がる問題をその焦点とする。さらにいえば，palliative careは延命や根治治療を行わない，というのも誤解である。その目的の一義が，QOLの向上，というだけである。

　一方，hospice(ホスピス)は患者がまさにその人生の最後の数週から数か月，延命治療や根治を目指した治療が患者の利害でみたとき，害のほうが大きいと思われる時点に到達した際，選択されるケアである。その際，そういった延命治療や根治目的の治療は中止される。よくある誤解であるが，「ホスピス」とは建物の名前ではなく，そのケアの総称である。

　筆者はしばしば米国においてpalliative care teamにコンサルトを頼むが，必ずしも今現在末期の患者やがん患者に対してのみ，これを行うわけではない。激しい疼痛や末期の心不全による呼吸苦の治療，あるいは社会的問題のある患者など，その対応範囲は多岐にわたる。日本でもこのpalliative careが，今後いっそう浸透することが望まれる。

Morrison RS, Meier DE. Clinical practice. Palliative care. N Engl J Med 2004 ; 350 : 2582-90.　PMID : 15201415

15章●内科コンサルト

周術期管理コンサルト

B 日帰り手術に対するメディカルクリアランスのポイントは何か？

入院費用が非常に高額であり，また，医療保険も高額な米国においては，シンプルな整形外科的手術や足専門医（podiatrist）による足の手術などは日帰りで行われることが多い。こういった日帰り手術だが，そのためにはメディカルクリアランスが必要であり（451ページ参照），プライマリ・ケア医，あるいはホスピタリストが内科コンサルタントとして，院内でそれを担当する。

その際のポイントは，基本的には451ページで述べたポイントと変わらない。通常，日帰り手術の危険性は非常に低く，術前検査などは必要とされない。大切な点は，手術当日の体調の確認，急性の循環器疾患または呼吸器疾患を示唆する症状の有無，そしてもし疑わしい場合の，日帰り手術の延期の判断である。たとえば，重度の高血圧や高血糖などもその判断のポイントの1つとなる。

この，病院内における日帰り手術という概念は，それ自体が日本ではまだまだ一般的ではないが，医療費削減の機運が高まってくる昨今，将来的に一般的になってくると思われる。

A 精神科患者に対するECT[*1]（電気けいれん療法）クリアランスの必要なポイントは何か？

ECTは，精神科領域で主に重症のうつ病に用いられる治療法である。それ以外の適応としては，双極性障害，統合失調症，統合失調感情障害，せん妄，そして神経遮断薬による悪性症候群，などが挙げられる。全身麻酔下に小電流を流すことにより人為的に大脳領域にけいれんを生じさせるこの治療法は，中枢神経系に大きな変化を生じることで効果を発揮し，その効果と安全性には現在疑問の余地はないとされる。1930年代より用いられているこのECTだが，その作用機序はいまだ定かではなく，現在多くの仮説が唱えられている。

pre-ECT evaluation（ECTクリアランス）で総合内科医が果たす大きな役割，それは，「ECTから生じうる内科的合併症のリスク管理」である。これには大きく，心臓，肺，そして中枢神経系の3つに注目する必要がある。具体的には，

(1) 不安定，あるいは重症心血管障害
(2) 頭蓋内圧亢進を伴う，頭蓋内病変
(3) 最近の脳出血あるいは脳梗塞
(4) 出血，あるいは不安定動脈瘤病変
(5) 重症肺病変

などである。適切な病歴聴取と身体診察が重要となるのはいうまでもなく，これによって重大なリスク因子を術前に発見しうる。なかでも，ECT施行中あるいは施行後に最もよく認められる重症合併症はCAD[*2]であり，CADの既往のある患者に対しては，注意深い循環器系の既往歴とECG[*3]が必要となる。

脳腫瘍などの頭蓋内病変に対しては，かつてECTは禁忌とされていた。だが近年，頭蓋内圧亢進を伴わない患者に対しては比較的安全に施行できることがデータとして示されてきた。また，最近の脳梗塞や脳腫瘍の既往に対しては，ECTは比較的安全で

はあるものの，念のため脳外科医のコンサルトが勧められる．
　なお，不安定狭心症や非代償性心不全，重症血管病変などの大きな冠動脈リスクのない場合，ほとんどの患者に対しては，術前の検査なしに安全にECTを施行しうる．476ページも参照してほしい．

Lisanby SH. Electroconvulsive therapy for depression. N Engl J Med 2007；357：1939-45. PMID：17989386
Tess AV, Smetana GW. Medical evaluation of patients undergoing electroconvulsive therapy. N Engl J Med 2009；360：1437-44. PMID：19339723
Amerian Psychiatric Association. The Practice of Electroconvulsive Therapy：Recommendations for Treatment, Training, and Privileging, 2nd ed. Virginia：American Psychiatric Publishing, 2001.

★1— ECT　電気けいれん療法(electroconvulsive therapy)
★2— CAD　冠動脈疾患(coronary artery disease)
★3— ECG　心電図(electrocardiogram)

A　手術前の喫煙中止は有益か？

喫煙が術後の合併症に大きく関連するのは，明らかである．そしてそれは，呼吸器，非呼吸器合併症の両方に及ぶ．したがって，術前の禁煙指導は理にかなっていると思える．だが，本当だろうか？
　実は，少なくとも現状までの研究では，その答えははっきりしない．手術施行2か月以内の禁煙行為に対するその有益性に関しては，その問いに関して結論が出ていない．有益性を示すものがある一方，手術直前の禁煙が，術後の呼吸器合併症を増加させたという研究もある．ただし，術前2か月以上の禁煙に関しては，明らかに有益であるようだ．
　ただし，術後合併症以外の長期管理を考えた場合，喫煙の継続が有害であるのは，これは疑うべくもない事実であり，もし患者が禁煙意志を示したならば，やはりそれを尊重すべきであろう，と，これは筆者の個人的な意見である．

Wong J, Lam DP, Abrishami A, et al. Short-term preoperative smoking cessation and postoperative complications：a systematic review and meta-analysis. Can J Anaesth 2012；59：268-79. PMID：22187226

C　非心臓手術での術前の呼吸機能はどのような内容を確認すべきか？

無気肺，肺炎，呼吸不全，そして既存の慢性呼吸器疾患の増悪などといった，術後の呼吸器合併症は手術や麻酔のリスク，そして患者の予後に重要な役割を果たす．周術期合併症として通常注意を喚起するのは循環器合併症であるが，呼吸器合併症は，それとほぼ同様のレベルで，術後の致死率，疾病率，そして院内滞在日数に関与している．そのため，術前の呼吸機能評価は非常に大切となる．
　まず重要となるのは，どのような手術を受けるのか，である．これは非常に重要な呼吸器合併症リスクの予測因子であり，最もリスクの高い手術は胸郭内手術，それに腹部大動脈瘤手術，そして腹腔内手術が続く．呼吸機能検査としてのFEV_1[★1]やFVC[★2]と周術期呼吸器合併症との関連はなく，ルーチンとしての術前スパイロメトリーは通常は必要としない．ただし，COPDや喘息の既往のある患者に対しては適切であると，ACP guidelineでは触れられている．
　OSAの既往は，術前の挿管困難や術後無呼吸のリスクを上昇させるため，この把

握は重要であるが，あまり強調されていない。スクリーニングとしての STOP-BANG questionaire に関しては，既に 467 ページで触れている。そちらを参照されたい。

Qaseem A, Snow V, Fitterman N, et al ; Clinical Efficacy Assessment Subcommittee of the American College of Physicians. Risk assessment for and strategies to reduce perioperative pulmonary complications for patients undergoing noncardiothoracic surgery : A guideline from the American College of Physicians. Ann Intern Med 2006 ; 144 : 575-80.   PMID : 16618955
Perioperative Medicine. In : Tabas GH, Ende J, Aronowitz PB, et al. MKSAP 16 General Internal Medicine. Philadelphia : American College of Physicians, 2013 : 128-9.

★1 ― FEV_1　1秒量（forced expiratory volume in 1 second）
★2 ― FVC　努力肺活量（forced vital capacity）

C 黄疸の患者で，肝移植でない他の手術が可能かどうかはどのようなことで判断しているか？

アルコール中毒の既往があり，黄疸を伴い，肝硬変を生じていると考えられる患者が，腹痛を主訴に来院。AST★1 / ALT★2 比は 2 以上あり，アルコール性肝炎像を示す。エコーの結果，胆石に加え急性胆嚢炎もありそうな気配。さて，外科医にコンサルトをしようとしてハタと迷う。この患者，手術に耐えうるであろうか？

このような患者に遭遇したことが，一度はあるのではないだろうか？　このような場合，肝機能異常を伴う患者に対する手術リスクの評価が必要となるが，その前にまずは手術が禁忌となるものをいくつか挙げたい。

(1) 急性，あるいは劇症肝炎
(2) アルコール性肝炎（上で述べた患者は，この観点からだけでも手術適応から外れる）
(3) 重度の慢性肝炎

肝機能不全患者に対する手術リスクの評価として，かつて用いられていたのが CTP★3 classification である。しかし近年，新たなスコア法として考案されたのが MELD★4 score であり，こちらのほうがリスク評価としてより優れているといわれている。これはもともと，肝移植患者の評価のために考案されたものであるが，このスコア法が非移植手術のリスク評価に有効であると示されて以来，肝機能低下患者の手術リスク評価は，この方法に置き換わってきている。

MELD score が 10 点未満の患者は安全に待機手術が可能，10 〜 15 点の患者は注意を伴う，そして 16 点以上の患者は待機手術を避けるべきとされる。

ちなみに，この項の最初に示した患者は MELD score が 18 点．消化器内科医は外科リスクが高いと判断し，保存的治療の対象となった。

Friedman LS. Assessing surgical risk in patients with liver disease. UpToDate（www.uptodate.com/contents/assessing-surgical-risk-in-patients-with-liver-disease）．閲覧日：2015/3/30
Friedman LS. Surgery in the patient with liver disease. Trans Am Clin Climatol Assoc 2010 ; 121 : 192-204.   PMID：20697561

★1 ― AST　アスパラギン酸アミノトランスフェラーゼ（aspartate aminotransferase）
★2 ― ALT　アラニンアミノトランスフェラーゼ（alanine aminotransferase）
★3 ― CTP　Child-Turcotte-Pugh
★4 ― MELD　Model for End-Stage Liver Disease

NPO before surgery は，どれくらいの長さが必要か？

伝統的に，全身麻酔の手術の前には患者は NPO★ におかれる（NPO に関しては 486 ページを参照）。しかし，どれくらいの時間，どのように経口摂取を避けるべきかというのは，おそらく経験則に基づいている。

医学の歴史をひも解くと，1882年に既に Joseph Lister（1827 〜 1912年）が，クロロホルムによる麻酔の際には，その2時間前までは水分摂取は大丈夫とのコメントを残している。1946年には Curtis Mendelson が，全身麻酔下の婦人科手術の際，誤飲の発生率が高いことを既に述べている。

その一方，絶食下では患者は脱水や循環血漿量の減少，そして低血糖といった合併症をきたすことも知られている。1999年に米国麻酔科学会（American Society of Anesthesiologists）によってまとめられ，2011年に改定された絶食のガイドライン（Practice Guidelines for Preoperative Fasting）では，誤飲はまれであり，また絶食時間と胃容量あるいは pH との相関は小さいこと，長時間の絶食は悪影響となりうること，などが述べられている。

2011年のガイドラインでは，健康な患者に対する最短の術前絶食は，清澄水（clear liquid）で2時間，母乳で4時間，人工乳・牛乳，軽食で6時間とまとめられている。

以上は米国でのデータである。日本では，麻酔科学会がガイドラインを出しているが，そのデータは上述した米国麻酔科学会の内容に準じている（ただし，固形物に関しては明確な絶食時間を示さない，としている）。おそらく麻酔科医，あるいは外科医の経験則に基づくのが実情であろう。だが，以上のようなデータが海外にあるということは，知っておく意味があると思われる。

American Society of Anesthesiologists Committee. Practice guideline for preoperative fasting and the use of pharmacologic agents to reduce the risk of pulmonary aspiration : application to healthy patients undergoing elective procedures : an updated report by American Society of Anesthesiologists Committee on Standards and Pracitice Prameteres. Anesthesiology 2011 ; 114 : 495-511.　PMID：21307770

日本麻酔科学会．術前絶飲食ガイドライン（www.anesth.or.jp/news2012/pdf/20120712.pdf）．閲覧日：2015/3/30

★― NPO　非経口（*nil per os*）

手術前に RAS★（レニン・アンジオテンシン系）阻害薬は中止すべきか？

術前から RAS 阻害薬を内服中の患者に，術前管理として内服を中止させるかに関しては明確な答えはない。

RAS の不活性化により，心血管系・非心血管系の手術にかかわらず，麻酔導入時や術後に血圧の低下を認めやすく，一部の研究では昇圧薬が必要となる場合もあった。しかし，入院中の合併症の発生率や1か月後の死亡率には違いはなったとされる。

一方で，RAS 阻害薬の継続により急性腎障害のリスクが上昇することから，慢性腎臓病患者における周術期の RAS 阻害薬に関しては使用を控えることを勧めている研究が多い。

多くの場合では，心不全の既往や血圧低値の有無にかかわらず，術前10日前程度から中止し，術後の血圧と腎機能が問題なければ再開することを推奨することが多い。

Rosenman DJ, McDonald FS, Ebbert JO, et al. Clinical consequences of withholding versus administering renin-angiotensin-aldosterone system antagonists in the preoperative period. J Hosp Med 2008；3：319. PMID：18698608
Turan A, You J, Shiba A, et al. Angiotensin converting enzyme inhibitors are not associated with respiratory complications or mortality after noncardiac surgery. Anesth Analg 2012；114：552-60. PMID：22253266
Onuigbo MA. Can ACE inhibitors and angiotensin receptor blockers be detrimental in CKD patients? Nephron Clin Pract 2011；118：c407-19. PMID：21389735

★── RAS　レニン・アンジオテンシン系（renin-angiotensin system）

A 周術期におけるワルファリン管理はいつ止めるか？　PT-INR★（プロトロンビン時間国際標準化比）の目標は何か？

ワルファリン内服中の患者に対して，侵襲的な手技や手術が必要になる場面は臨床の現場で多々ある．この状況に対して，ワルファリンの内服をいつ止めればよいのか，ヘパリンのブリッジは必要なのか，PT-INRはどれくらいにすればよいのか，など，さまざまな疑問を抱いたことのある内科医は多いのではないか？　常に考えるべきは，内服中止によるリスクと，手技によるリスクのバランスである．

　まず，それぞれの手技による出血リスクを考える必要がある．白内障手術や歯科治療，非主要臓器の生検などは通常リスクが低く，これらは low bleeding risk に分類される．その場合，周術期のワルファリン内服は継続とされ，手術時の PT-INR の目標は 1.3 ～ 1.5 となる．

　それ以外の手術は high bleeding risk に分類され，これらの手技に対しては内服を中止する必要があるが，その際今度は，内服中止によるリスク分類から治療を分ける必要がある．

　ワルファリン内服の理由にはさまざまなものがあるが，内服を止めることによる患者のリスクを考慮する．具体的には，主な内服理由である心臓機械弁，心房細動，静脈血栓症のそれぞれに対し，血栓リスクを低，中等度，高リスクに分類する．

　低リスク患者に関しては，術前 4 ～ 5 日前にワルファリンを中止し，ヘパリンブリッジは必要としない．中等度リスクあるいは高リスク患者に対しては，低リスク患者と同様に術前 4 ～ 5 日前にワルファリンを中止し，中等度リスク患者に関してはブリッジを考慮，高リスク患者に関してはブリッジを施行する必要がある．

　ヘパリンブリッジには，低分子ヘパリンの皮下注と未分画ヘパリンの静注とが考えられるが，いずれにせよ内服中止 1 ～ 2 日後に開始する．低分子ヘパリンは術前 24 時間前に，未分画ヘパリンは術前 4 ～ 6 時間前にそれぞれ中止し，術後 12 ～ 24 時間後に可能な限り早くヘパリンを再開する．患者の術後出血リスクが低下した時点でワルファリンを再開，PT-INR が治療域に達した時点でブリッジは中止することとなる．

　外科医との術前術後の密接なディスカッションが，何より重要となろう．

Douketis JD, Spyropoulos AC, Spencer FA, et al；American College of Chest Physicians. Perioperative management of antithrombotic therapy：Antithrombotic therapy and prevention of thrombosis, 9th ed：American College of Chest Physicians Evidence-Based Clinical Practice Guidelines. Chest 2012；141：e326S-50S. PMID：22315266

★── PT-INR　プロトロンビン時間国際標準化比（prothrombin time international normalized ratio）

Ⓑ 非心臓血管周術期管理に関するRCRI[*1]（Revised Cardiac Risk Index）について述べよ。

非心臓手術周術期管理における心筋梗塞の発症は，憂慮すべき合併症である。だが，その合併症の頻度は低く，すべての術前患者に対してCADの精査を行うことは生産的でなく，また費用対効果も低い。

そのため，非心臓血管手術に対する術前の心臓リスクの評価のために考案されたのが，RCRIである。これは現在最も一般的に用いられる術前のリスク階層化（risk stratification）ツールであり，全部で6項目からなる。すなわち，(1)虚血性心疾患の既往，(2)現在代償されている，あるいは過去の心不全歴，(3)インスリン治療を必要とする糖尿病，(4) CKD[*2]の既往，(5) CVA[*3]の既往，(6)高リスク手術（胸腔内手術，腹腔内手術，鼠径上部の血管手術）の計6つである。

それぞれにつき1点であり，合計点が上がるたびにそのリスクは上がる。RCRIは高リスク患者と低リスク患者とを区別する，最も役に立つリスク評価ツールといわれている。

このRCRIをもとに患者側のリスクを評価するとともに，手術側のリスク因子も評価し，併せて手術リスクを決定する必要がある。図15-1を参考にしてもらいたい。ポイントは患者側のリスク因子がよほど高くない限り，通常術前の心臓検査，特に侵襲性の検査は必要とならない，という点である。

Devereaux PJ, Goldman L, Cook DJ, et al. Perioperative cardiac events in patients undergoing noncardiac surgery : a review of the magnitudee of the problem, the pathophysiology of the events and methods to estimate and communicate riks. CMAJ 2005 ; 173 : 627-34.　PMID : 16157727
Fleisher LA, Beckman JA, Brown KA, et al. 2009 ACCF / AHA focused update on perioperative beta blockade incorporated into the ACC / AHA 2007 guidelines on perioperative cardiovascular evaluation and care for noncardiac surgery : a report of the American college of cardiology foundation/American heart association task force on practice guidelines. Circulation 2009 ; 120 : e169-276.　PMID : 19884473

★1— RCRI　Revised Cardiac Risk Index
★2— CKD　慢性腎臓病（chronic kidney disease）
★3— CVA　脳血管障害（cerebral vascular accident）

Ⓑ 非心臓手術でワルファリンを止めるべき状況である。僧帽弁置換術後と大動脈弁置換術後の管理の違いは何か？

機械弁置換術後は弁血栓形成のリスクが高まるため，抗凝固療法が必要となる。一般的なものはワルファリンの内服で，通常，大動脈弁置換後はPT-INR 2〜3，僧帽弁置換後は2.5〜3.5がその目標値となる。これは，僧帽弁流入血液のほうがその速度が遅く，血栓形成のリスクがより高いためである。

機械弁置換患者で問題となるのは，出血リスクの高まる侵襲的な手技，あるいは手術が必要となる場合である。その場合，当然だが出血リスクを考え，ワルファリンを中止する必要があるわけだが，その後の管理はどうするか？

この問いは，僧帽弁置換後か大動脈置換後か，すなわち，中止後の弁血栓リスクの多寡によって決まってくる。前述のように，僧帽弁領域の機械弁置換は弁血栓の高リスクとなるため，ワルファリン中止後は未分画ヘパリン，あるいは低分子ヘパリンによるブリッジが必要となる。

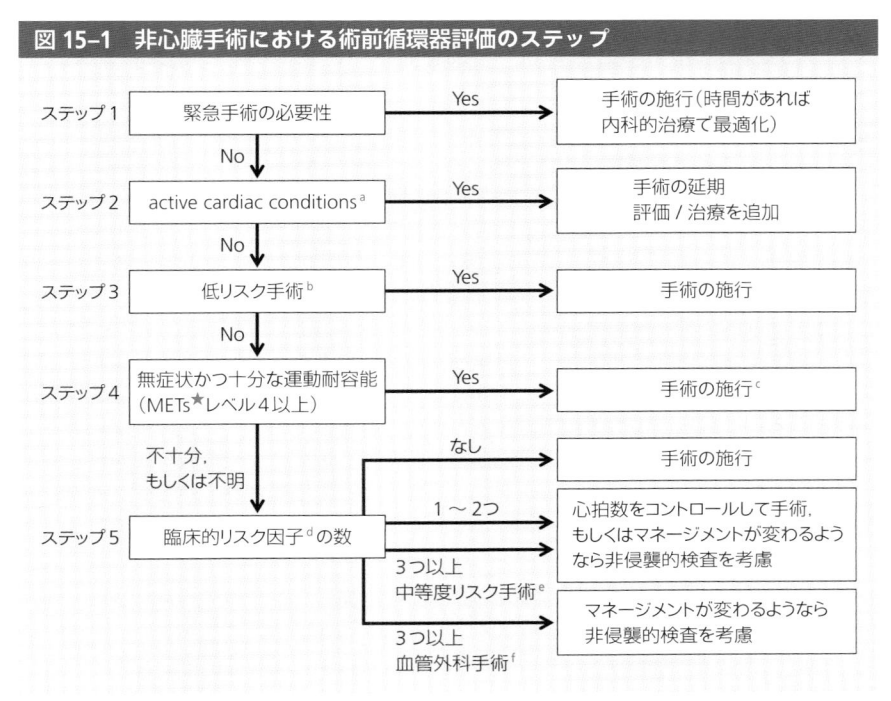

図 15-1　非心臓手術における術前循環器評価のステップ

ステップ	判定	Yes	No
ステップ 1	緊急手術の必要性	手術の施行(時間があれば内科的治療で最適化)	↓
ステップ 2	active cardiac conditions[a]	手術の延期 評価／治療を追加	↓
ステップ 3	低リスク手術[b]	手術の施行	↓
ステップ 4	無症状かつ十分な運動耐容能 (METs★レベル4以上)	手術の施行[c]	不十分, もしくは不明 ↓
ステップ 5	臨床的リスク因子[d]の数	なし → 手術の施行 1〜2つ → 心拍数をコントロールして手術, もしくはマネージメントが変わるようなら非侵襲的検査を考慮 3つ以上 中等度リスク手術[e] → 心拍数をコントロールして手術, もしくはマネージメントが変わるようなら非侵襲的検査を考慮 3つ以上 血管外科手術[f] → マネージメントが変わるようなら非侵襲的検査を考慮	

a 不安定冠動脈症候群(発症1か月以内の心筋梗塞,不安定狭心症,重症狭心症),非代償性心不全,重症不整脈,重症弁膜症.
b 内視鏡手術,表在臓器の手術,乳腺手術,白内障手術,日帰り手術.
c リスク因子が1〜2つあり,血管外科手術を予定する患者には,マネージメントが変わるようなら非侵襲的検査を考慮.
d 虚血性心疾患の既往,現在代償されている,あるいは過去の心不全歴,脳血管障害の既往,腎不全,糖尿病(RCRIと異なり,ACC/AHA guidelines では,インスリン治療を必要とする糖尿病に限らない).
e 腹腔内手術,胸腔内手術,血管内大動脈瘤手術,頸動脈内膜剥離術,頭頸部手術,整形外科手術,前立腺手術
f 動脈手術,大血管手術,末梢血管手術
〔Medical Knowledge Self-Assessment Program, 16th edition (MKSAP 16), General Internal Medicine. Philadelphia, PA : American College of Physicians ; 2012 : 128. Copyright 2012, American College of Physicians. より許可を得て転載〕
★ — METs　代謝率(metabolic equivalents)

　一方,大動脈弁領域の機械弁置換患者は比較的弁血栓リスクが低い.そのため,通常ブリッジ療法は必要なく,ワルファリンは手術の48〜72時間前に中止し,術後24時間以内に再開できる.再開に際しては,無論外科医に出血のリスクの有無を確認する必要がある.ただし,大動脈弁領域であっても,旧式のボール型機械弁,心房細動のある患者,血栓の既往のある患者,収縮不全,そして血栓凝固亢進状態の患者に関しては,高リスクのため大動脈弁置換後であっても,ブリッジが必要となることには留意が必要である.

Baron TH, Kamath PS, McBame RD. Management of antithrombotic therapy in patients undergoing invasive procedures. N Engl J Med 2013 ; 368 : 2113-24.　PMID : 23718166

C ステロイド投与中の患者が，手術を受けるときにいわゆるストレスドーズはどのようにしたらよいか？

何らかの内科的理由による長期のステロイド投与は，副腎不全の一番の原因となる。長期間のステロイド投与は，視床下部におけるCRH[★1]や下垂体におけるACTH[★2]分泌を抑え，いわゆるHPA axis[★3]を抑制する。抑制されたこのaxisは，患者の体が予定外のストレスにさらされた際に，必要とされるストレス反応としてのコルチゾールの産生を行うことができない。その結果として，中枢性副腎不全を生じることとなる。これがいわゆる，相対的副腎不全(relative adrenal insufficiency)である。

術後の相対的副腎不全の発症率は55歳以上の患者において通常の2.5倍といわれ，少なくともそのベースラインドーズは維持する必要がある。さらに，もし患者がよりストレスの多い手術を受ける場合，補充としてのグルココルチコイドの付加的投与が必須となる。非経口グルココルチコイドとその投与量はそのストレスの程度によって決まり，投与量はいまだに議論の余地がある。ただし近年，従来の教科書が示したよりも低用量での使用が，エキスパートオピニオンとして推奨されている。参考文献として示した論文内のTable 2が，たいへんよくまとまっている。参考にしていただきたい。

Coursin DB, Wood KE. Corticosteroid supplementation for adrenal insufficiency. JAMA 2002 ; 287 : 236-40.　PMID : 11779267

★1— CRH　副腎皮質刺激ホルモン放出ホルモン(corticotropin-releasing hormone)
★2— ACTH　副腎皮質刺激ホルモン(adrenocorticotropic hormone)
★3— HPA axis　視床下部−下垂体−副腎系(hypothalamic-pituitary-adrenal axis)

入院管理コンサルト

A 病院内血糖コントロールにおける，タイトコントロール vs. 非タイトコントロール，勝者はどっちか？

高血糖が周術期管理や感染症管理に大きな影響を与えることは，よく知られている。では，血糖コントロールを厳しくすればするほど，その結果はよい方向に向かうのであろうか？　無論その際には，厳しいコントロールに伴う，低血糖のリスクを負わなければならない。

van den Berghe らによる，2001年の「NEJM」の"Intensive insulin therapy in critically ill patients"という論文。外科ICU内の患者1,548人に対し，12か月にわたって行った無作為化前向き研究の結果，血糖値を80〜110 mg/dL以内に押さえたタイトコントロールが有意に罹患率と死亡率を下げたというこの研究の結果は，その後の病院内血糖コントロールに強烈なインパクトを与えた。

その後，同じ著者が，同じ「NEJM」で，2006年，今度は内科ICUにおける血糖のタイトコントロールの研究を発表した。しかし，この結果は，残念ながら両者に有意差を認めず，クリアカットなものとはならなかった。この頃より実地臨床の現場でも少しずつ，タイトコントロールに対する疑問が生じ始めていた。

そしてそこから3年後，2009年に発表されたNICE-SUGAR[★] Studyと名づけられた，全世界規模，42の病院施設，6,012人の患者群からなる多施設研究が，この論

争に 1 つの結論を下すことになった。外科, 内科両方の ICU を含めたこの大規模, 国際間無作為化試験の結果は, 血糖目標値を 81 〜 108 mg/dL に定めたタイトコントロール群が, 180 mg/dL 以下に定めた非タイトコントロール群に比べて, ICU 患者の死亡率を有意に上昇させた, という結果を示すものだった。

以上より, 現在 ACP のガイドラインでは, ICU, 非 ICU ともに血糖のタイトコントロールは推奨しておらず, また外科 ICU, および内科 ICU での血糖目標値は, 140 〜 200 mg/dL とされている。

van den Berghe G, Wouters P, Weekers F, et al. Intensive insulin therapy in critically ill patients. N Engl J Med 2001 ; 345 : 1359-67.　PMID : 11794168
NICE-SUGAR Study Investigators, Finfer S, Chittock DR, Su SY, et al. Intensive versus conventional glucose control in critically ill patients. N Engl J Med 2009 ; 360 : 1283-97.　PMID : 19318384

★ー NICE-SUGAR　Normoglycemia in Intensive Care Evaluation and Surviving Using Glucose Algorithm Regulation

A スタチン, アスピリン, β遮断薬, 急性心筋梗塞に対する QI(quality impruvement) に必須の薬剤は何か?

JCI[1] の hospital quality measures における急性心筋梗塞の項目。そのなかで必須項目に挙げられるもののなかに, 必須薬剤の使用の有無がある。具体的には, 急性心筋梗塞患者に対する, 病院到着後 24 時間以内のアスピリン使用および退院時のアスピリン処方, 退院時における β遮断薬の処方, そして梗塞後の左室不全患者に対する, ACE 阻害薬あるいは ARB の使用である。特にアスピリンと β遮断薬は, 急性心筋梗塞後の患者に対する必須薬剤とされ, quality measures の重要な項目である。心筋梗塞(STEMI[2], NSTEMI[3] いずれに対しても)には外せない。

一方, スタチンも心筋梗塞後の二次予防に対し重要な役割を示すことが知られており, 入院中の開始が勧められている。MIRACL[4] と PROVE IT[5] の両方の試験で, ACS[6] 発症直後の高用量スタチン開始が, それぞれ 18 か月後と 2 年後の心血管イベントの発症リスクを抑制したことが認められている。現在, JCI の 2013 年改訂版では, 投与禁忌を除くすべての急性心筋梗塞の患者に対して, 退院時のスタチン投与が必須項目として挙げられている。

Amsterdam EA, Wenger NK, Brindis RG ; ACC/AHA Task Force Members. 2014 AHA / ACC guideline for the management of patients with non-ST-elevation acute coronary syndromes : a report of the American College of Cardiology / American Heart Association Task Force on Practice Guidelines. Circulation 2014 ; 130 : e344-426.　PMID : 25249585

★1ー JCI　国際医療機能評価機構(Joint Commission International)
★2ー STEMI　ST 上昇を伴う心筋梗塞(ST-elevation myocardial infarction)
★3ー NSTEMI　ST 上昇を伴わない心筋梗塞(non ST-elevation myocardial infarction)
★4ー MIRACL　Myocardial Ischemia Reduction with Acute Cholesterol Lowering
★5ー PROVE IT　Pravastatin or Atorvastatin Evaluation and Infection Therapy
★6ー ACS　急性冠症候群(acute coronary syndrome)

A TIMI[1](thrombolysis in myocardial infarction) スコアはいつ使うか?

ACS の管理において, 重要なポイントの 1 つが早期におけるリスクの階層化(early risk stratification)である。高リスク患者に対しては, より積極的な診断あるいは治療

アプローチをとるべきであり，できるだけ早期にこれらの患者を同定することは，ACSの管理のうえで，非常に大切となる。

さて，その際に有力な武器となるスコアリングシステムの1つが，このタイトルにあるTIMIスコアである．TIMI 11BとESSENCE[★2] trialsの2つのデータから得られた，7つの項目をもとにスコアリングし，患者のリスクを階層化しうるもので，その項目は，（1）年齢，（2）CADのリスク因子，（3）CADの既往，（4）心電図上のST低下，（5）24時間以内の狭心症発作，（6）心筋酵素の上昇，（7）発症7日以内のアスピリン内服歴，の7つとなる．それぞれに対して，1点が加算される．

スコア上，0～2点は低リスク，3～4点は中等度リスク，5～7点は高リスクとされる．それぞれに伴い，治療に対する積極度が異なるため，このスコアを把握することは，UA[★3] やNSTEMIの管理において，非常に重要となる．

なおSTEMIに対しても，異なる変数を用いたTIMIスコアが用意されている．ただしこちらは，診断がついた時点で治療はすぐに血行再建となるため，UA/NSTEMIのそれに対してその意義はあまり大きくないといえよう．

Antman EM, Cohen M, Bernink PJ, et al. The TIMI score for unstable angina / non-ST elevation MI : A method for prognostication and therapeutic decision making. JAMA 2000 ; 284 : 835-42. PMID : 10938172

★1— TIMI thrombolysis in myocardial infarction
★2— ESSENCE Efficacy and Safety of Subcutaneous Enoxaparin in Non-Q wave Coronary Events
★3— UA 不安定狭心症（unstable angina）

A HCAP[★1]（医療ケア関連肺炎）の管理のポイントは何か？

ATS[★2] におけるHCAPの定義は，「以下に述べる条件に1つ以上当てはまる，病院外での医療管理下の患者に生じた肺炎」とされる．その条件とは，（1）30日以内における，点滴静注療法，創部ケア，あるいは静注化学療法，（2）ナーシングホーム，あるいは長期滞在型ケア施設（long-term care facility）在住の患者，（3）90日以内に，2日以上の急性期病院入院歴のある患者，（4）30日以内に病院，あるいは透析施設への滞在歴がある患者，の4条件である．

通常，HCAPといった場合，厳密にはHAP[★3] とは定義上区別される．ちなみに，HAPの定義は「入院時には潜伏していなかったと思われる，入院48時間以内に発症した肺炎」である．ただし，日本における病院や施設は米国のそれとは異なるため，HCAPといった場合，日本では病院内で入院中に生じた肺炎も含んで用いられることが多いようである．

いずれにせよ，上記の状況での管理のポイントは「多剤耐性菌のカバー」であり，それは，以前の抗菌薬の使用歴，その施設におけるアンチバイオグラム（菌感受性検査），そして患者のもともとの病態（たとえば，基礎疾患としての糖尿病）などに基づく．エンピリックな治療としては当然，広域スペクトル抗菌薬の使用が勧められ，その後，喀痰培養などからもし原因菌が同定されたならば，その時点でより狭域スペクトルのものに，deescalateする必要がある．

ATSによる，多剤耐性菌リスクのある場合のHAP，あるいはHCAP患者に対する抗菌薬の選択は以下のとおりである．基本的には嫌気性菌およびグラム陰性桿菌をカバーする広域スペクトラムの抗菌薬に，非定型肺炎および緑膿菌（*Pseudomonas aeruginosa*）をカバーするキノロン，そしてMRSA[★4] をカバーのためのバンコマイシ

ンあるいはリネゾリド，である．また，非定型肺炎に対してはマクロライド系もその適応となる．マクロライド系の抗菌薬は，その抗炎症作用も取り沙汰されている．

なお，MRSAに関しては，米国に比べ日本ではまだまだリスクが低いため，一般的には第1選択としては含まれないようだ（米国では，HCAPを疑った場合，必須である）．それぞれの施設，および近隣一帯のアンチバイオグラムにのっとった調整が必要と思われる．

American Thoracic Society；Infectious Diseases Society of America. Guidelines for the management of adults with hospital-acquired, ventilator-associated, and healthcare-associated pneumonia. Am J Respir Crit Care Med 2005；171：388-416. PMID：15699079

★1— HCAP 医療ケア関連肺炎（healthcare-associated pneumonia）
★2— ATS 米国胸部学会（American Thoracic Society）
★3— HAP 院内肺炎（hospital-acquired pneumonia）
★4— MRSA メチシリン耐性黄色ブドウ球菌（methicillin-resistant *Staphylococcus aureus*）

A CAP★1（市中肺炎）の管理のポイントは何か？

CAPは，「最近の入院歴を認めず，またナーシングホームなどのヘルスケア施設にも入居していない患者に発症した急性肺炎」と定義される．その管理上まず重要となるのが，前問で述べた，HCAPとの鑑別である．そのためにも，HCAPの定義と，患者診察時の充分な病歴聴取は必須となる．

次に重要となるのが，入院の必要の有無の判断となる．よく用いられる判断ツールにCURB-65がある．これは，(1) **C**onfusion（意識状態），(2) **U**rea（尿素窒素），(3) **R**espiratory rate（呼吸数），(4) **B**lood pressure（血圧），(5) age（年齢：**65**歳以上），の5つの項目を用いて判断するもので，スコアで2の場合は入院，3以上（特に4か5）の場合はICU管理を考慮する．

最も頻繁に認める原因菌は肺炎球菌であり，インフルエンザ桿菌（*Haemophilus influenzae*），そして非定型性肺炎がそれに続く．ブドウ球菌（*Staphylococcus*）による重症肺炎が増加している，という報告もある．

原因菌を同定できることは通常少なく，治療は基本的にエンピリックな治療である．IDSA★2／ATSガイドラインは，最低5日の抗菌薬治療を推奨しており，治療反応性のよい症例に対しては計5～7日の抗菌薬投与が一般的とされる．治療反応性が悪い場合，あるいは重症例に対しては，個々のケースで柔軟に対応することとなる．

IDSA／ATSガイドラインでは，入院管理における抗菌薬の選択としてβラクタム系＋マクロライド系またはドキシサイクリンの組み合わせ，もしくはキノロン単剤を推奨しており，一方，外来管理としてはマクロライド系かドキシサイクリンの単剤を推奨している．

入院時における血液培養，肺炎球菌やレジオネラ（*Legionella*）の尿検査は議論が分かれるところである．

Mandell LA, Wunderink RG, Anzueto A, et al；Infectious Diseases Society of America；American Thoracic Society. Infectious Diseases Society of America／American Thoracic Society consensus guidelines on the management of community-acquired pneumonia in adults. Clin Infect Dis 2007；44：S27-72. PMID：17278083

★1— CAP 市中肺炎（community-acquired pneumonia）
★2— IDSA 米国感染症学会（Infectious Diseases Society of America）

Ⓑ PT / OT evaluationsとは何か？

PTは理学療法士（physical therapist），OTは作業療法士（occupational therapist）のことを表す，いわゆる略語である．米国でPT / OT evaluationsという場合，通常は病院内において，それぞれの療法士が患者を評価して，患者の身体能力，および自立活動能の有無をみることを指し，特に高齢者の退院の際に重要となる評価項目である．

　何らかの理由で独居している高齢者の場合，特に短期間で退院を強いられる米国の入院事情では，自宅への退院が困難となる場合が多い．米国ではその場合，SNF★といわれる高度看護施設への転院が一般的であり，その際にもこのPT / OT evaluationsは必須である．さらに，保険会社の患者評価にもこの項目が大きく響いてくる場合がある．

　日本における理学療法，作業療法と同様，患者の社会復帰において，大きな意味をもつ分野といえよう．

★── SNF　skilled nursing facility

Ⓑ 急性膵炎のコンサルトを受けたときに重症度は何で測るか？

急性膵炎の2大原因は大量の飲酒習慣と胆石であり，急性の腹痛や背部痛と発熱のある患者では，必ず鑑別を考えるべきである．重症の急性膵炎は，時にARDS★1やDIC★2を生じ，これは致死的になりうる．そのため，入院時の重症度判断はたいへんに重要となる．

　急性膵炎の重症度を測る（リスクの階層化）ためのスコアリングシステムがいくつかあるが，現在最も用いられているものはAPACHE★3 IIスコアである．これは，全部で17の項目からなるスコアリングシステムであり，もともとはICU疾患の重症度分類に用いられていた．スコアと重症度とに，たいへんよい相関がある．

　一方，かつてよく用いられたスコアリングシステムにRansonスコアがある．こちらは，かつていわれたほど相関が高くないことが現在明らかになり，また48時間にわたるフォローアップが必要なため，その煩雑さと時間差との問題から，現在はあまり用いられていない．APACHE IIスコアに取って代わられたのが現状である．簡便さからは，ベッドサイドで行えるBISAP★4 score〔BUN★5＞25 mg/dL，精神障害（GCS★6＜15），SIRS★7，60歳以上，胸水〕というのがあり，APACHE IIスコアと遜色ないことが検証されている．

　日本では，重症急性膵炎は特定疾患事業として医療費助成の対象疾患であったため，重症度判定は厚生労働省の分類が用いられていたが，平成27年1月より対象から外れた．

Banks PA, Freeman ML ; Practice Parameters Committee of the American College of Gastroenterology. Practice guidelines in acute pancreatitis. Am J Gastroenterol 2006 ; 101 : 2379-2400.　PMID : 17032204
Fisher JM, Gardner TB. The "Golden Hour" of management in acute pancreatitis. Am J Gastroenterol 2012 ; 107 : 1146-50.　PMID : 22858994
難病情報センター．重症急性膵炎（www.nanbyou.or.jp/entry/119）．閲覧日：2015/3/21
急性膵炎診療ガイドライン2010改訂出版委員会編．急性膵炎診療ガイドライン2010，第3版（www.suizou.org/APCGL2010/APCGL2010.pdf）．閲覧日：2015/3/21

★1 — ARDS　急性呼吸窮迫症候群（acute respiratory distress syndrome）
★2 — DIC　播種性血管内凝固（disseminated intravascular coagulation）
★3 — APACHE　acute physiology and chronic health evaluation
★4 — BISAP　Bedside Index of Severity in Acute Pancreatitis
★5 — BUN　血中尿素窒素（blood urea nitrogen）
★6 — GCS　グラスゴー昏睡尺度（Glasgow Coma Scale）
★7 — SIRS　全身性炎症反応症候群（systemic inflammatory response syndrome）

Ⓑ ショック状態でアルブミンの低値にはアルブミン投与は必要か？

体組織への低灌流状態，ひいてはそれによって引き起こされる細胞レベルでの低酸素状態を，ショックと呼ぶ。血圧の低下と臓器の機能不全がその特徴であり，治療としてはまず「水を加える」ことが重要となる。これを輸液蘇生（fluid resuscitation）と呼ぶが，その際に使用すべき輸液として晶質液（クリスタロイド：crystalloid）か膠質液（コロイド：colloid）かは，いまだ議論が分かれるところである。いくつかのデータをみてみたい。

1998年にCochrane Injuries Groupが発表した論文は，アルブミン投与が生理食塩水（生食）投与に比べ有害である可能性を示している。その後のメタアナリシスは，はっきりとしないものであった。

その後，2004年に発表されたSAFE[1] studyでは，4％アルブミン輸液と生食とを比較した結果，アルブミン輸液は安全であること，死亡率の低下傾向を認めるものの統計学的には有意でないことが示された。

その後，2014年に，ALBIOS[2] trialが「NEJM」において発表された。これはイタリアの100のICUにおけるオープンラベルのRCT[3]であり，生食＋アルブミンと生食単独との輸液蘇生を比較した研究である。この研究の結果は，アルブミンの安全性を示したものの，生食単独に比べて生存率に差を示すものではなかった。ただ血行動態上，有意な改善を認めるものであった。

結論としては，ショックに際してのアルブミン投与は，いまだにその優位性がはっきりとしない，と述べるしかない。筆者の私見であるが，このレベルのエビデンスであれば費用対効果も考えた場合，生食投与で十分であると考える。

Finfer S, Bellomo R, Boyce N, et al ; SAFE Study Investigators. A comparison of albumin and saline for fluid resuscitation in the Intensive Care Unit. N Engl J Med 2004 ; 350 : 2247-56.　PMID : 15163774
Caironi P, Tognoni G, Masson S, et al ; ALBIOS Study Investigators. Albumin replacement in patients with severe sepsis or septic shock. N Engl J Med 2014 ; 370 : 1412-21.　PMID : 24635772

★1 — SAFE　Saline versus Albumin Fluid Evaluation
★2 — ALBIOS　Albumin Italian Outcome Sepsis
★3 — RCT　無作為化比較試験（randomized controlled trial）

Ⓑ PCI[1]（経皮的冠動脈形成術）後の待機的手術において，BMS[2]（ベアメタルステント）vs. DES[3]（薬剤溶出性ステント）のどっちがよいか？

PCIは現在，STEMIやNSTEMIに対する主要な血流再灌流療法となっている。かつてはバイパス手術の適応であったLMA[4]病変に対しても，近年の研究でステントによりよいアウトカムが得られたことが示された。そしてそれを支えるのが，近年のステント技術の発達である。かつて使用されていたBMSに対し，現在はDESが主流と

なってきている。これは、BMSに比べ再狭窄率が低く、その結果としてTLR★5の率を下げるためである。

ステント挿入後にはDAPT★6として、アスピリンとクロピドグレルの投与が一般的である。ただ、その投与期間に関しては、いまだ議論をし尽くされたとはいえない。現在のところ、その投与期間は両者ともに最低1年とされている。ただ、冠動脈疾患を伴う患者が、心臓以外の待機手術に臨む場合もあり、この場合、出血リスクが問題となる。表題の疑問は、ここに由来する。

もしも待機手術が延ばせる場合、ステントの種類にかかわらず挿入後最低6か月、可能なら1年手術を待つ、というのが理想である。ただし、これは現実的には難しい。DESに比しBMSに対するDAPTの必要投与期間は一般的に短く、これはBMSにおいて、内皮化が起こる時間が短いためと考えられる。そのため、BMSに対するDAPTは最低1か月、DESに対しては最低6か月（出血リスクが少ない場合1年）とされるが、理想的にはどちらも挿入後1年、というのは先に述べたとおりである。

以上から、もし待機手術に向かうことがステント挿入前にわかっている場合、DESではなくBMSを選択し、DAPTの投与期間を短くすることは、選択肢の1つとなる。3章の84ページも参照。

Stefanini GG, Holmes DR Jr. Drug-eluting coronary-artery stents. N Engl J Med 2013 ; 368 : 254-65. PMID : 23323902

★1 — PCI　経皮的冠動脈形成術（percutaneous coronary intervention）
★2 — BMS　ベアメタルステント（bare metal stent）
★3 — DES　薬剤溶出性ステント（drug-eluting stent）
★4 — LMT　左冠動脈主幹部（left main trunk）
★5 — TLR　標的病変血行再建（target lesion revascularization）
★6 — DAPT　抗血小板薬2剤併用療法（dual antiplatelet therapy）

C　ACE阻害薬が治療薬となる腎機能低下状態。その疾患とは何か？

ACE阻害薬は高血圧、心不全、そして糖尿病における蛋白尿および糖尿病性腎症の抑制のために、現在広く用いられるが、その一方、副作用としての腎不全もよく知られている。

腎血流量の減少を認める高血圧や糖尿病などでは、アンジオテンシンIIにより後糸球体細動脈の血管抵抗を上げることでGFR★1が保たれている。しかし、ACE阻害薬の使用によりアンジオテンシンIIの生産が減少し、糸球体内圧は低下する。これがGFRの低下を引き起こす。これがこの合併症の病態である。

通常、ACE阻害薬使用例に腎機能の低下を認めた場合には、即座にACE阻害薬の使用は中止する必要があるが、腎機能低下をきたす疾患のなかで唯一、ACE阻害薬がその治療薬となる病態がある。それをご存知だろうか？

このまれな病態、それがSRC★2である。全身性強皮症に合併するこの病態は、急性発症の高血圧、腎不全、そして微小血管症性溶血性貧血として発症する。ステロイドがその増悪因子として知られている。

ACE阻害薬はこの治療のいわば「要（かなめ）」であり、できるだけ早く、かつ積極的に開始しなければならない。これは、治療が遅れると通常1〜2か月でESRD★3へと至り、時には死に至ることもあるためである。ただし、ACE阻害薬による治療にもかかわらず、SRCを伴う患者の20〜50％はESRDへと至ることが知られており、その予後

は決してよくない．ただ，透析導入となった患者に対してもACE阻害薬を継続することで，腎機能の改善とそれに伴う透析からの離脱を得た，という報告もかなりある．

日常臨床で腎不全を生じた場合，「目の敵」にされるACE阻害薬だが，これは唯一の例外といえよう．むしろ，積極的に使用する必要があるというのだから，今さらながら，臨床とは難しいものだ．

Penn H, Howie AJ, Kingdon EJ, et al. Scleroderma renal crisis : patient charcteristics and long-term outcomes. QJM 2007 ; 100 : 485.　PMID : 17601770
Steen VD, Medsger TA Jr. Long-term outcomes of scleroderma renal crisis. Ann Intern Med 2000 ; 133 : 600-3.　PMID : 11033587

★1― GFR　糸球体濾過量 (glomerular filtration rate)
★2― SRC　強皮症腎クリーゼ (scleroderma renal crisis)
★3― ESKD　末期腎不全 (end stage kidney disease)

B　ヘロイン離脱に関して，ヘロイン禁断症状について述べよ．

米国内における2012年の試算では，計460万人が，その人生のなかのある一定期間，ヘロインを使用したことがある，とされ，近年その使用数は上昇傾向を示している．すなわち，それだけヘロインの禁断症状をきたす患者の数も多いことになる．

ヘロインの学術名は3,6-ジアセチルモルヒネである．モルヒネの派生物質であり，μ，κ，δといった神経伝達物質受容体を活性化させることにより作用する．常用性，そして禁断症状が強く，一度使用するとなかなかそこから抜け出せないのが特徴である．

禁断症状として挙げられるのは，以下のとおりである．

- **血中濃度低下後3～4時間**：薬物への渇望，不安，禁断恐怖
- **8～14時間**：不安神経症，不穏状態，不眠，鼻汁涙液分泌，発汗，腹痛，散瞳
- **1～3日**：震戦，筋攣縮，嘔気・嘔吐，下痢，高血圧，頻脈，発熱，悪寒，立毛

ちなみに禁断症状は，"cold turkey（冷たい七面鳥）"と呼ばれる．米国において"turkey（七面鳥）"は，たいへん重要な食用鳥である．ナショナルホリデーである感謝祭では，それこそ「山ほど」食べられる（日本でいう，お正月のお餅のような印象である）．その割には何故か，こういったマイナスイメージの言葉が多い．なぜなのかは，謎だ．たいへん気の毒な鳥である．

Yin S. Opioid withdrawal in adolescents. UpToDate （www.uptodate.com/contents/opioid-withdrawal-in-adolescents）．閲覧日：2015/3/30
石山貴章．米国ホスピタリストの『無知の知』第21回―忍び寄る，恐怖の七面鳥 !! JIM 2014 ; 24 : 266-7.

C　抗菌薬で治療可能な悪性腫瘍は何か？

悪性腫瘍に対しては現在，さまざまな治療手段が考案されつつある．従来の手術，および化学療法や放射線治療に加え，テーラーメードともいえる，分子生物学的治療も実際に臨床応用されている．肺がんにおけるイマチニブなどは，その最たる例であろう．

さて，星の数ほどある（は少しいいすぎかもしれないが）腫瘍のなかで，抗菌薬によって治療が可能な悪性腫瘍があるのはご存じだろうか？　それがこれ，MALT[1]リ

ンパ腫である。

　MALTリンパ腫は，CD20陽性のB細胞由来の腫瘍であり，胃に発症するリンパ腫の50％を構成する。REAL[*2]／WHO classificationでは，非Hodgkinリンパ腫の1つの辺縁帯B細胞性リンパ腫の一亜型，という位置づけである。近年，多くの研究によって，MALTリンパ腫は細菌，ウイルス，あるいは自己免疫刺激に由来する慢性免疫反応に関連していることが示されている。なかでも，ピロリ菌（Helicobacter pylori）との関連は，面白い。

　ピロリ菌による胃炎は，T細胞およびB細胞の増殖活性，およびリンパ濾胞形成を促し，これが単クローン性B細胞リンパ腫へと発展していく。この，MALTリンパ腫とピロリ菌との関連のため，ピロリ菌に対する抗菌薬およびPPIの併用療法は，化学療法なしでも初期病変に対し完全あるいは長期寛解をもたらす。なお，胃MALTリンパ腫の90％以上は，ピロリ菌陽性であることが知られている。

　抗菌薬で悪性腫瘍を治療。こう書くといかにも胡散臭いが，事実である。実に，面白い。

Zucca E, Bertoni F, Roggero E, et al. The gastric marginal B-cell lymphoma of MALT type. Blood 2000 ; 96 : 410-9.　PMID：10887100

Hussell T, Isaacson PG, Crabtree JE, et al. The response of cells from low-grade B-cell gastric lymphomas of mucosa-associated lymphoid tissue to Helicobacter pylori. Lancet 1993 ; 342 : 571-4. PMID：8102718

★1── MALT　粘膜関連リンパ組織（mucosa-associated lymphoid tissue）
★2── REAL　Revised European-American Lymphoma

非経口摂取を意味するNPOは何の略か？

欧米での診療カルテでみかけるNPOという言葉。日本人医師が米国臨床に入った際，たいていさまざまな略語（abbreviation）に困惑するのだが，これはその筆頭であると思われる。

　NPOという言葉。これは当然だが，non-profit organizationのことではない。これはラテン語の"nil per os"の頭文字をとったもので，英語では"nothing by mouth"。日本語で「食事水分摂取禁止」を意味する，医療従事者の用いる言葉である。そういわれると当たり前のように聞こえるだろうが，内服薬の投与法をP.O.と表現するのもこのper osから由来し，それを否定している形がNPOである。

　余談だが，米国の医師でもこのNPOを何の略か知らない人は多い。欧米の医師相手にもトリビアになりうる貴重な知識といえよう。

ジギタリスは何の草花から取れるか？

1775年，医師であり植物学者でもあった英国のウィリアム・ウィザリング〔William Withering（1741〜1799年）〕が，世界で初めてジギタリスを用いた。これが，近代的心臓病治療の幕開けである。

　当時ウィザリングは，英国のシュロップシャーに住む老婦人が，「医者がさじを投げた」浮腫を，薬草を使って治療していることを知った。優れた植物学者でもあったウィザリングは，彼女の用いる20種類以上の薬草のなかから，有効成分を含む1つの植物を発見し，これを医薬品として昇華させた。赤紫がかった花が咲くこの植物の名は「キツネノテブクロ」。そしてその葉に含まれる成分こそが，現在医薬品として

用いられる強心性配糖体，ジギタリスであった．そしてその後200年以上，この薬はいまだに心臓病薬として心不全，および心房細動に対して用いられ続けている．

　余談だが，「キツネノテブクロ」という名は英名のfoxgloveの直訳であり，その学名は *Digitalis purpurea* L. だ．digitalisという名はラテン語で「指」を表すdigitusに，種名のpurpureaは「紫」に，それぞれ由来するとのことである．

小泉直子訳．医師はなぜ治せないのか．東京；築地書館, 1988．

C 近年，一部の州で嗜好品として扱われるようになってきた，一般的にはいまだ違法の薬物は何か？

「マリファナ」，日本語名では「大麻」である．*Cannabis sativa* L. の学名で知られ，その含有化学物質はカンナビノイド（cannabinoid）と呼ばれる．これが，その薬理作用である多幸感，鎮痛，食用増進などをもたらすおおもとである．このマリファナ，世界中で最も頻繁に使用される違法薬理物質であり，およそ1億6千万人，つまり，15～64歳までの世界人口の約4％の人が，昨年1年の間に1回はマリファナを使用した経験があるという．

　薬理物質としてのカンナビノイドは，現在米国においては，23州において医療大麻として合法化されており，合成カンナビノイドであるTHC★はMarinol® という商品名で販売されている．医師の処方が必要なのは当然である．一方，日本では，いまだ医薬品としても取り扱いされていない．

　さて，このように米国においては医薬品としての取り扱いもされているマリファナであるが，2014年の時点で，ワシントン州とコロラド州の2州において，嗜好品としても認められている．米国全体としての法律である連邦法ではいまだ違法であるマリファナだが，米国では一般法としては州法のほうが連邦法に優先されるため，このような矛盾が生じている．

　中毒はもちろんのこと，脳発育障害，精神疾患との関連，さらに交通事故やがんとの関連などがいわれており，また医薬品としてもそのエビデンスはいまだ限られている．

　まだまだ，注意が必要といえそうである．

Leggett T, United Nations Office on Drugs and Crime. A review of the world cannabis situation. Bull Narc 2006 ; 58 : 1-155.　PMID : 19066071
Volkow ND, Baler RD, Compton WM, et al. Adverse health effects of Marijuana use. N Engl J Med 2014 ; 370 : 2219-27.　PMID : 24897085

★── THC　Δ₉テトラヒドロカンナビノール（delta-9-tetrahydrocannabinol）

16 健診

桑間雄一郎

総論

A 検診など予防医療の対象とすべき項目の原則は何か？

検診や予防医療を行う際は，まず第1に，対象になる疾患はその対象集団内に多く発生し，害が大きな病気であるべきである．日本にほんの数例しか発生しないような病気に対して，国民全員にスクリーニング検診や予防医療行為を実施することの意義は少ない．そして第2に，検診による早期発見や予防医療が，疾患の治癒または予防につながるものでなければならない．治療法や予防法がないのであれば，早期発見しても不治の病に変わりはなく，その意義はなくなる．そして第3に，その検診や予防医療が，高い感度と特異度（次で解説）をもち，普遍的に行えるように，経済的，身体的コストが低くなければならない．仮に，たくさんある病気で早期発見や予防医療の意義があったとしても，経済的コストが膨大であったり，検査のリスクが高くては実施は不可能である．

Fletcher RH, Fletcher SW, Fletcher GS. Clinical Epidemiology : The Essentials, 5th ed. Philadelphia : Lippincott Williams & Wilkins, 2014 : 155-9.

A スクリーニング検査では，感度と特異度のいずれがより大切か？

スクリーニング検査においては「見逃し＝偽陰性」があってはならず，感度の高い検査が望まれる．甘めの診断基準を設定し，疑わしきは罰する姿勢で検査すれば感度が高くなる．その方針のもとでは，見逃しは少なくても，「お騒がせ異常値＝偽陽性」が多く発生することになる．新聞記事によくある，「新しい検査が開発され，がん症例のなんと95％までもを検出する」などと紹介される検査では，感度が95％もあってスクリーニングには適する検査だという趣旨で報道がなされるのだ．ただ，注意しなければならないのは，感度を無理やり高める診断基準設定のことが多く，この種の多くの検査は特異度が低いことが多い．すなわち，健常人にもかかわらず異常だという通知を受ける人がわんさか出てしまい，お騒がせ異常値のオンパレードになることが多い．あまりにも多くの異常値が通知され，そのほとんどが実際には病気ではないのだから，「オオカミ少年のうそ」のごとく，異常値であってもたぶん病気ではないだろうと高をくくられるようになり，検査の信頼は結局崩れていくことになる．スクリーニング検査では感度をより大切にするが，異常値の場合には，次の特異度の高い精密検査で診断を確定する必要が生じる．

A 感度の高い検査とは，どのような検査か？ どのようなエラーが少ないか？

ズバリ，「見逃し＝偽陰性」が少ない検査である。「残念ながら，みつけることができませんでした」ということが少ない検査なのだ。見逃しを避けたいスクリーニング検査では，高い感度が大切である。すなわち，結果が正常であれば，本当に正常だとの安心感が高いことを意味し，除外診断(rule out)目的に適する検査である。病人が100人いたならば，そのうち何人を検査異常値としてみつけることができるかで感度は表される。仮に感度が98％の検査では，100人の病人を検査して98人をみつけることができ，2人の病人は見逃されることになる。数式で書けば，感度は，真陽性/病人，すなわち，真陽性/(真陽性＋偽陰性)で表され，偽陰性が0に近ければ近いほど，感度は100％に近いものになる。したがって感度の高い検査は，見逃しをなるべく避けたいスクリーニング検査の目的にかなうものである。検査の判定基準を緩めることで，なるべく多くの受診者を異常値側に誘導すれば，病人の見逃しは少なくなる。しかし，感度を高めようと判断基準を緩めに設定すれば，病気でもないのに異常値を告げられる偽陽性がたくさん発生し，特異度が低下することになる。

A 特異度の高い検査は，どのような検査か？ どのようなエラーが少ないか？

ズバリ，「お騒がせ異常値＝偽陽性」が少ない検査である。「異常値が出たけど，精査すると結局は病気ではなかった」ということが少ない検査なのだ。異常値であれば本当に病気である，と判断しやすい検査である。すなわち，確定診断(rule in)目的に適する検査である。特異度は，100人の健常人のうち何人をその検査が正常と判断するかで表す。仮に特異度が96％の検査では100人の健常人の検査で，96人に正常が通知され，4人に異常値が通知される。この4人には残念ながら，無用の心配や，精密検査として侵襲の大きな検査が無駄になされていく結果になる。数式で書けば，特異度は，真陰性/健常人，すなわち，真陰性/(真陰性＋偽陽性)で表されるので，偽陽性が0に近ければ近いほど，特異度が100％に近いものになる。

B lead-time bias とは何か？

肺がんの胸部X線写真による検診の効果を例に考えてみる。仮に患者Aさんには，検診をして早期発見されても全く効果がなく，早期発見されようが，あるいは病気が進行して症状が出てから発見されようが，いずれにせよ今から3年後に死亡する運命の肺がんがあるとする。Aさんは3年後に死亡するのだが，担当医の目からすれば，検診で早期発見がなされれば，発見から3年生存したと観察される。同じAさんが検診を受けずに2年後に症状を呈し進行肺がんになってから発見された場合，それから1年後，すなわち，同じ3年目に死亡する。この場合は，担当医の視点からは，Aさんが病気発見後に1年しか生存しなかったと観察されることになる。早期発見しようがしまいが，いずれも3年後の同じ日に死亡するのだから，検診の効果はないのが真実である。しかし，担当医の視点での観察，すなわち，医学データ上は，検診をした場合は3年延命，しないと1年しか生存できないと解釈される。あたかも検診によって2年余計に延命できたような勘違いをしてしまう。このような症例をたくさん経験して得られた印象が蓄積すれば，本当は効果がないのに，あたかも効果があるよ

うな錯覚で物事を分析してしまう。早期発見により，観察期間が長くなっただけなのに，検診により延命効果が得られたような錯覚をすることになるのだが，この勘違いを lead-time bias と呼ぶ。このように，胸部 X 線写真による肺がん検診に効果があるような印象を，医師は経験することがある。しかし，lead-time bias がないように工夫した臨床研究データでは，胸部 X 線写真による検診の効果はほとんどないことが示されている。図 16–1 参照。

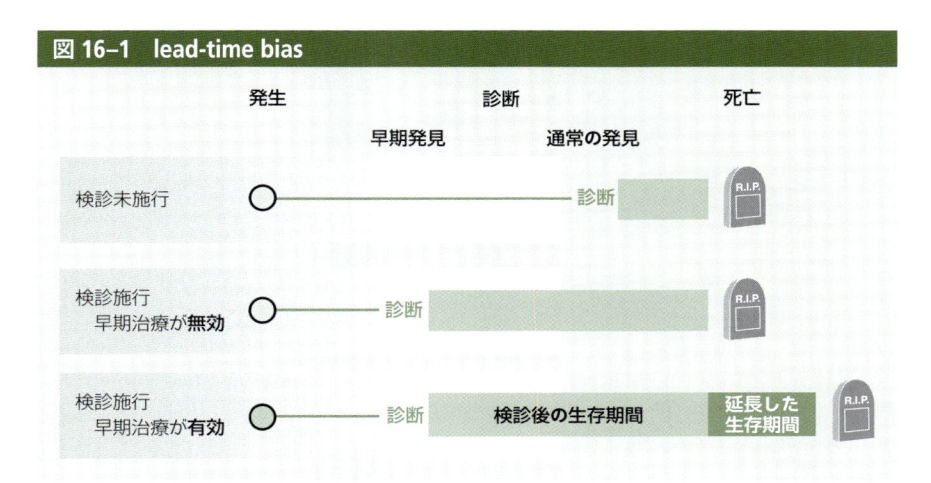

図 16–1　lead-time bias

発生　　診断　　死亡
早期発見　通常の発見

検診未施行 ──── 診断

検診施行
早期治療が**無効** ──── 診断

検診施行
早期治療が**有効** ──── 診断　検診後の生存期間　延長した生存期間

(Fletcher RH, Fletcher SW, Fletcher GS. Clinical Epidemiology : The Essentials, 5th ed. Philadelphia : Lippincott Williams & Wilkins, 2014 : 160. の Figure 10.4 より転載)

Fletcher RH, Fletcher SW, Fletcher GS. Clinical Epidemiology : The Essentials, 5th ed. Philadelphia : Lippincott Williams & Wilkins, 2014 : 160.

Ⓑ length-time bias とは何か？

これも肺がんの胸部 X 線写真による検診の効果を例に考えてみる。肺がんのなかには，ゆっくり進むタイプもあれば，かなり悪性度が高くて急速に進展するタイプもある。ゆっくり進むタイプが，仮に 3 〜 4 年かかってゆっくり進行がんに進展するものであった場合，このタイプのがんはその 3 〜 4 年間に検診がなされれば，がんが検診で発見されることになる。その一方で，急速に進展するタイプでは，仮にこれが 1 年以内であっという間に進行するタイプだとすると，検診で発見されないうちに症状が現れてから診断されることになりがちである。すなわち，検診で発見されるがんは一般的におとなしい性格のがん，すなわち，相対的に質のよいがんである傾向があるのだ。その一方で，急速に進展する悪性度の高いがんは検診では発見されにくい。実際は，おとなしい肺がんが検診でみつかりやすいだけなのに，担当医師の経験あるいはデータ収集のやり方次第では，検診をしたお陰で肺がんは質のよい早期の段階でみつけることができたと勘違いしてしまう。この勘違いを length-time bias と呼ぶ。図 16–2，3 参照。

Fletcher RH, Fletcher SW, Fletcher GS. Clinical Epidemiology : The Essentials, 5th ed. Philadelphia : Lippincott Williams & Wilkins, 2014 : 161.

図 16-2　length-time bias

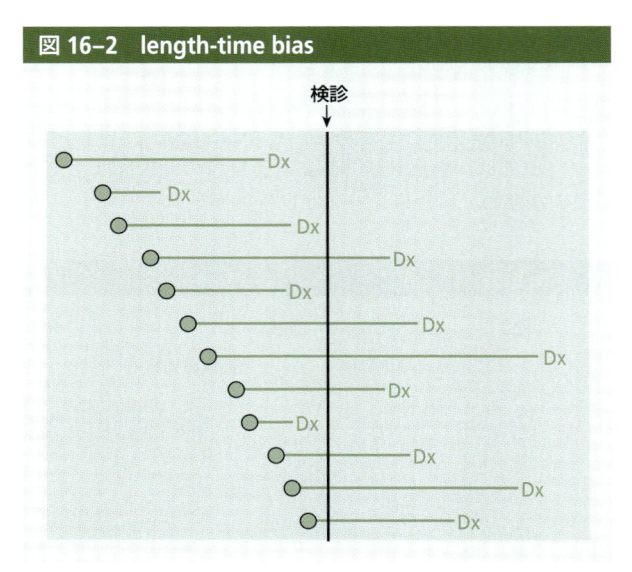

Dx：発症後の診断
(Fletcher RH, Fletcher SW, Fletcher GS. Clinical Epidemiology : The Essentials, 5th ed. Philadelphia : Lippincott Williams & Wilkins, 2014 : 161. の Figure 10.5 より転載)

図 16-3　length-time bias と腫瘍の進展速度

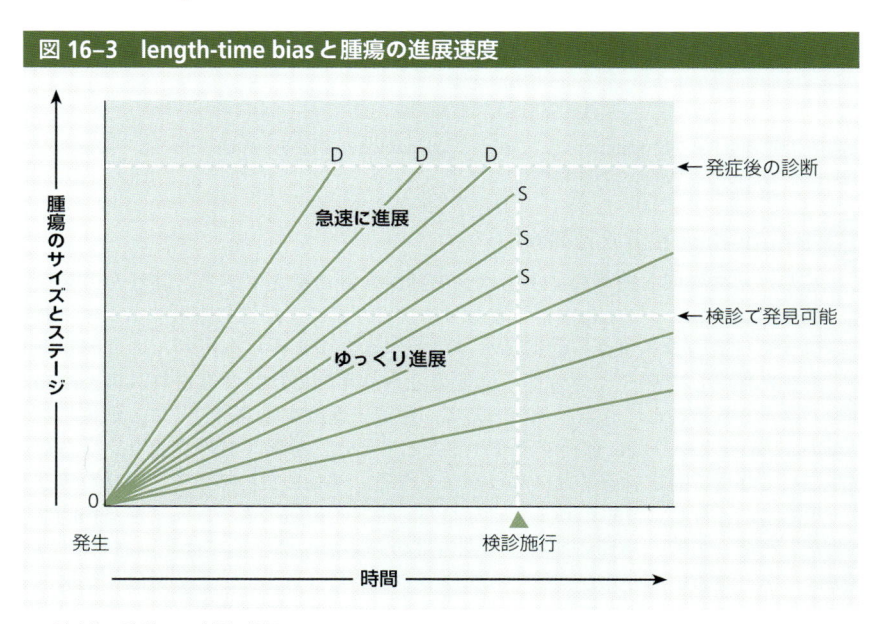

Dは発症後に診断，Sは検診で発見。
(Fletcher RH, Fletcher SW, Fletcher GS. Clinical Epidemiology : The Essentials, 5th ed. Philadelphia : Lippincott Williams & Wilkins, 2014 : 161. の Figure 10.6 より転載)

B overdiagnosis とは何か？

がんのなかには非常にゆっくり進み，がんがあってもそれが直接の死因にならないまま，別の病気で天命を全うするようながんがある．たとえば，高齢者の前立腺がんは，全く治療せずとも，10〜20年といった単位でほとんど進行しない患者もたくさんいる．乳がんの上皮内がんも，静かに悪さをせずに長期経過するようなものが少なからずある．ほかの病気で亡くなる運命にあるのだから，そのがんを治療するか否かは，その患者の余命とは関係がないことになる．このように，一生悪さをしないがんを，無理やりみつけて，手を加えることは，治療による合併症をもたらす分，有害である．放置しても一生悪さをしないがんを発見診断することを，overdiagnosis という．overdiagnosis が引き起こす害を象徴的に示した例は，日本の国家レベルで長年にわたり続けられてきたにもかかわらず，近年中止された小児の神経芽細胞腫スクリーニングである．スクリーニングでみつかる神経芽細胞腫の 2/3 の症例は，放置しておくと自然消滅していき，治療が不必要であることがドイツでの研究で判明した．すなわち，スクリーニングでみつかった神経芽細胞腫はなんと 2/3 が overdiagnosis 症例なのだ．その一方で，スクリーニングで正常とされた受診者のなかから，のちに神経芽細胞腫の死亡症例が発生してくることが少なからずあることがわかり，死亡するような進行性の神経芽細胞腫はスクリーニングでそれほど発見できていないことがわかった．自然消滅して治癒する運命にある症例に有害な治療を行い，そして，死亡症例はあまり救えていない害が浮き彫りになった．

厚生労働省雇用均等・児童家庭局 母子保健課.「神経芽細胞腫マススクリーニング検査のあり方に関する検討会報告書」について（www.mhlw.go.jp/shingi/2003/08/s0814-2.html）. 閲覧日：2015/2/17
Fletcher RH, Fletcher SW, Fletcher GS. Clinical Epidemiology : The Essentials, 5th ed. Philadelphia : Lippincott Williams & Wilkins, 2014 : 167-8.

B 検診などの医療行為の効果を表す指標である，RRR[*1]（相対リスク減少）と ARR[*2]（絶対リスク減少）の違いを述べよ．

欧州で現在継続中の PSA[*3] 値測定による前立腺がんスクリーニングの効果を検証する臨床研究である ERSPC[*4] のデータを紹介しながら，これらの言葉を理解したい．RRR とは，字のごとく比率としてどれだけリスクが減ったかを表す指標だ．検診開始後 13 年間の追跡データでは，前立腺がんの死亡リスクが RRR で 21％減少した．検診をすることで死に至る運命にあった前立腺症例のうち 21％，すなわち，5人中約1人を救う効果であった．同じ効果を ARR で表現してみる．検診を提供した群の絶対死亡リスクは，1,000 観察人-年（100人を10年検診した場合に相当）あたり 0.43人で，検診を提供しなかった群では 0.54人であった．確かに，比率では 0.43/0.54＝0.79で 1－0.79＝21％の RRR だが，絶対値でみれば，死亡者が 0.54－0.43＝0.11人減っただけで，ARR は 100人を 10年間検診することあたり 0.11人だけ，ということになる．医学データでは，もともとのリスクが少ない病態への治療効果を RRR で表現することで，効果が大きいような印象を与えようとする論文が多い．いつでも ARR がどれだけであるのかに着目する習慣をつける必要がある．

Schröder FH, Hugosson J, Roobol MJ, et al. Screening and prostate cancer mortality : results of the European Randomised Study of Screening for Prostate Cancer（ERSPC）at 13 years of follow-up. Lancet 2014 ; 384 : 2027-35.　PMID：25108889

★1 — RRR　相対リスク減少（relative risk reduction）
★2 — ARR　絶対リスク減少（absolute risk reduction）
★3 — PSA　前立腺特異抗原（prostate specific antigen）
★4 — ERSPC　European Randomized Study of Screening for Prostate Cancer

Ⓑ 日本人の死亡原因をトップから順番に挙げよ．

死因順位を第10位まで死亡総数に占める割合（％）で示す：悪性新生物 28.8％，心疾患 15.5％，肺炎 9.7％，脳血管疾患 9.3％，老衰 5.5％，不慮の事故 3.1％，自殺 2.1％，腎不全 2.0％，慢性閉塞性肺疾患 1.3％，大動脈瘤および解離 1.3％．悪性新生物が断然トップであり，次に，動脈硬化を主原因とする心疾患や脳血管疾患，そして，肺炎が上位を占める．したがって，検診などの予防医療では，悪性新生物と動脈硬化対策が重要である．そのほか，肺炎予防の肺炎球菌（Streptococcus pneumoniae）予防注射（ニューモバックス®）投与，不慮の事故の多くを占める交通事故死を減らすための飲酒運転禁止とシートベルト装着へのカウンセリング，自殺を防ぐためのうつ病のスクリーニングが大切であることを，検診の際にいつも念頭におく必要がある．予防医療は予防する病気は何であるべきかを念頭に実施すべきであり，検査施設や機器で何の診断ができるかを出発点に考える発想は本末転倒である．

厚生労働省大臣官房統計情報部人口動態・保健社会統計課．平成25年（2013）人口動態統計（確定数）の概況（www.mhlw.go.jp/toukei/saikin/hw/jinkou/kakutei13/dL/00_all.pdf）．閲覧日：2015/2/18

Ⓑ 日本人の最新がん統計の死亡原因を上位から挙げよ．

男女合計では，肺がん，胃がん，大腸がん，肝がん，膵がんの順であり，男性だけをみてもこの順番である．女性だけをみると，大腸がん，肺がん，胃がん，膵がん，乳がんとなる．男性では前立腺がん，女性では乳がんが罹患率ではかなり高いのに，実際に死に至る患者数をみると順位が下位にあることから，これらは予後の比較的よいがんであることに着目したい．

がん情報サービス 最新がん統計（ganjoho.jp/public/statistics/pub/statistics01.html）．閲覧日：2015/2/18

Ⓒ 日本のがん死亡率をみると，過去50年間で著しく減少したがんがある．それは何がんか？

男女の胃がん，女性の子宮頸がんである．この50年間で，これらのがんの死亡率は何と1/3以下にまで低下した．胃がんは年齢調整罹患率も低下している．ピロリ菌（Helicobacter pylori）感染率が衛生環境の改善とともに大きく減少してきているために，胃がんの症例数そのものが減少してきていることが大きな要因と考えられる．そして，日本特有の積極的な胃がんスクリーニング検査によって，進行がんになるのを防ぐことができたから，死亡に至らずに済んでいることも理由として想定される．第二次世界大戦後の極度の衛生環境悪化時代に，日本人の多くがピロリ菌感染者になり，その世代が高齢化して多くの胃がん死亡を発生させたことが，日本で胃がんが多くなった原因だと推定される．衛生環境が改善し，特に若い世代のピロリ菌感染率が低下しているので，これからますます日本の胃がん罹患率と死亡率は低下していくことが期待できる．女性では子宮頸がんの死亡率が著しく低下している．これは，広く子宮頸がん検診が行われることによると考えられる．今後はHPV★ワクチンの普及

で，罹患率そのものが低下していくことも期待できる。

がん情報サービス　最新がん統計（ganjoho.jp/public/statistics/pub/statistics02.html）．　閲覧日：2015/2/18

★— HPV　ヒトパピローマウイルス（human papilloma virus）

A 一次予防，二次予防，三次予防とはそれぞれ何を意味するか？　例を挙げて説明せよ．

一次予防とは病気の発生そのものを防ぐ予防である．たとえば，禁煙指導を徹底させて喫煙率を下げれば肺がんの発生そのものを防ぐことになる．また，乳がん発生リスクが高い人に女性ホルモン拮抗薬を予防的に投与することで，乳がんの発生を未然に抑える効果も期待できる．さらには，HPVワクチンの若年者への投与によって，子宮頸がんの発生を予防できる．そして，シートベルトをすれば交通事故によるけがを予防できる．二次予防とは，病気が発生してしまっていても，これを早期発見することで，病気の害を最小限に食い止める予防法である．検診でがんを早期発見して完治を目指すことや，健診で軽度の高血圧や体重増加を発見して生活改善や薬物治療を始めることがこれに当たる．三次予防とは病気がさらに悪化して末路をたどることを防ごうとすることである．たとえば，虚血性心疾患を発症した後でβ遮断薬やアスピリンの投与，といった治療を行うこと，糖尿病の管理で眼底病変の早期発見，足の管理で感染や切断の予防，ACE★阻害薬を投与して腎障害を防ぐ，といった治療がこれに当たる．以上は大まかな考え方であり，予防医療行為のなかには，一次と二次，あるいは二次と三次予防の中間に位置するようなものもたくさんある．一次予防，二次予防，三次予防のために同じ医療行為がなされることもあり，近年，その区分は不明瞭になってきている．

★— ACE　アンジオテンシン変換酵素（angiotensin-converting enzyme）

A 受診者の健診に寄せる期待は何か？

受診者の多くが，健診でかなりの病気が早期発見され，治療可能になると期待している．健診現場でよく耳にする受診者の言葉は，「血液検査をすればだいたいのことがわかるんですよね？」，という質問だ．すなわち，健診を受けてさえいれば，かなりの期待度で健康が保証されるというものである．この質問に科学的根拠に基づいて答えるのであれば，「血液検査だけでは無数にある病気の一部分しかみつけることができない．また，その他の検査をたくさん追加しても，発見できる病気にはやはり限りがある．そして，病気には早期発見で救われるものもあるが，医学が無力で病気の運命を変えることができないものが多い．健診でできることは，医学が何とか対処できる限られた種類の病気に対応することであり，健康上のリスクを少しでも下げていく努力しかできない．人事を尽くして天命を待つことにとどまる」，ということであろう．しかし，多くの受診者が，科学的効果がないことを知ったうえでも，健診で正常を確認できれば，安心の気持ちを手に入れることは事実だ．実際には，検査の宿命としての偽陽性と偽陰性のデメリットがかなりあって，デメリットが利益よりも大である検査であっても，健診をして，つかの間の安心を得たいというのが，受診者，すなわち消費者の心理なのだ．健診のデータが正常であれば，少なくとも今後半年間ぐら

いは健康上ひどいことは起こらないであろうという期待は，筆者の私ですらもつ．たくさんの検査機器や検査項目の健診を受診する人の数は増加の一途をたどっている．受診者の期待や心理という社会的因子と検査のリスクとベネフィットという医学の科学的根拠を，上手にバランスをとり，しっかり上手に患者に説明する技量が医療従事者に求められている．

Jackson JL, Berbano E, O'Malley P. Full body CT scan for screening. UpToDate（www.uptodate.com/contents/full-body-ct-scan-for-screening?source=search_result&search=whole+body+imaging&selectedTitle=1％7E28）．閲覧日：2015/2/18

がんの検診

A 子宮頸がんの予防医療の方法は何か？ 子宮頸がんの検診はどのくらいの頻度で実施するのが適切か？

予防医療としては，HPVワクチン，PAP[★1]スメア（子宮頸部細胞診）などの細胞診，HPVウイルス検査，さらにはコルポスコピー，組織生検，がある．子宮頸がんの自然経過は，頸部粘膜のごく表層に発生する細胞異型から，上皮内がん，浸潤がんへと進展するのに，ざっと10年はかかるゆっくりとした経過をとるので，その間にみつければよい．その一方で，特に小さな病変だと，PAPスメアなどの細胞診の感度が高くないため見逃すリスクも少なくない．そこで，10年間で3回ぐらいPAPスメアをすれば見逃しは少ないという分析のもとで，現在のガイドラインは作成されている．USPSTF[★2]のガイドラインでは，HPVのワクチンの接種を若年者に行い，21〜29歳まではPAPスメアなどの細胞診を3年に1回ずつ，30〜65歳までの場合はHPVウイルス検査も同時に施行すれば，5年に1回でもよいというオプションがある．65歳以上では子宮頸がんが新たに発生するリスクは低いので，それまで子宮頸がん検診を受けていて正常であった65歳以上の女性には子宮頸がん検診は推奨されない．

Moyer VA. Screening for cervical cancer : U.S. Preventive Services Task Force recommendation statement. Ann Intern Med 2012 ; 156 : 880.

★1— PAP　Papanicolaou
★2— USPSTF　米国予防医療専門委員会（U.S. Preventive Services Task Force）

C HPVへのワクチンが広く接種されるようになると，PAPスメアは将来不要になる時代が来るのか？

HPVワクチンは，子宮頸がん発生リスクを高めやすいサブタイプのHPVを4種類（ガーダシル®は6型と，11型，16型，18型），もしくは2種類（サーバリックス®は16型と18型）に対する免疫を惹起するように製造されている．これは，大多数の子宮頸がんの発生を防ぐ効果が期待できるが，完璧ではない．したがって，PAPスメアは5年に1回ぐらいの頻度で当面は実施し続ける必要があるだろう．

C 卵巣がんの予防医療の手段は何か？ そしてその効果は何か？

腫瘍マーカーのCA125[★1]，経腟超音波検査が主な検診手段である．しかし，U.S. investigators for PLCO[★2] Cancer Screening Trialという1993〜2001年にかけて行

われた大規模な無作為化比較試験の追跡調査結果が2009年に発表され，これらの検査を組み合わせても，卵巣がん死亡者を減らすことが全くできなかったうえに，振り返れば，がんではなくて（偽陽性）不必要な卵巣手術がたくさん行われた実態が明らかにされた．したがって，一般的リスクと思われる人々へ卵巣がん検診を広く勧めることは有害であると判断された．その一方で，家系に多くの乳がんや卵巣がんがいる人など，BRCA遺伝子の変異が疑われるような高リスクの人では，遺伝子検査で変異を確認した後，予防的卵巣摘出手術により救命が期待できる．また，経口避妊薬を10年以上使用した人では，卵巣がん発生のリスクが半減されるというデータも出てきているので，薬物による卵巣がんの一次予防も考慮すべきである．

Buys SS, Partridge E, Black A, et al. Effect of screening on ovarian cancer mortality : The Prostate, Lung, Colorectal and Ovarian (PLCO) Cancer Screening Randomized Controlled Trial. JAMA 2011 ; 305 : 2295-303. PMID：21642681〔Kaunitz AM. Ovarian Cancer Screening : No Advantage. NEJM Journal Watch（www.jwatch.org/wh201106160000001/2011/06/16/ovarian-cancer-screening-no-advantage#sthash.K3daq9Zr.dpuf）．閲覧日：2015/2/18も参照〕
Havrilesky LJ, Moorman PG, Lowery WJ, et al. Oral contraceptive pills as primary prevention for ovarian cancer : A systematic review and meta-analysis. Obstet Gynecol 2013 ; 122 : 139-47. PMID：23743450〔Kaunitz, AM. Oral Contraceptives in the Prevention of Ovarian Cancer. NEJM Journal Watch（www.jwatch.org/na31600/2013/07/19/oral-contraceptives-prevention-ovarian-cancer#sthash.qYBvRByS.dpuf）．閲覧日：2015/2/18も参照〕

★1 — CA125　　cancer antigen 125
★2 — PLCO　　Prostate, Lung, Colorectal and Ovarian

A　胃がんの検診法について述べよ．

画像診断としてのバリウムによる胃二重造影検査，胃内視鏡検査が盛んに行われてきた．さらに，胃ペプシノーゲン血液検査，そして，最近はピロリ菌の有無を調べる胃がんリスク検診が広まりつつある．そのほか，新しい試みとしては，TFF3[★1]血液検査やマイクロRNAを用いた検査などの有用性が研究されている．胃がんが早期に発見されると，特に隆起性の病変では，内視鏡による腫瘍切除術（EMR[★2]，さらにはESD[★3]）での治療が可能になり，低い治療侵襲にもかかわらず，高い治療成績が期待できる．ただし，観察研究で死亡率低下が示された検診項目は，今までのところ，胃二重造影検査と胃内視鏡検査のみである．したがって，この2つの検診法が，現時点で正式に推奨される胃がん検診項目であることは，「有効性評価に基づく胃がん検診ガイドライン」2014年版に明記されている．このガイドラインには，それ以外の検診法は，lead-time biasやlength-time biasといったバイアスに影響されない臨床研究で，胃がん死亡率や総死亡率などの前向き試験をアウトカムとして評価したデータがない限り，全国民にあまねく推奨するにはまだ早急であるとまとめられている．

国立がん研究センター，がん予防・検診研究センター．有効性評価に基づく胃がん検診ガイドライン2014年版（canscreen.ncc.go.jp/pdf/iganguide2014_150421.pdf）．閲覧日：2015/5/20

★1 — TFF3　　trefoil factor 3
★2 — EMR　　内視鏡的粘膜切除術（endoscopic mucosal resection）
★3 — ESD　　内視鏡的粘膜下層剥離術（endoscopic submucosal dissection）

B　胃がんの検診は今後，ピロリ菌対策が主流になるのか？

前問で触れた，胃がん検診ガイドライン2014年版には，将来注目される胃がん検診

として，ピロリ菌検査（以下，HP検査）およびペプシノーゲン検査（以下，PG検査）が紹介されている．年齢50歳程度の数千人をHP検査とPG検査の正常と異常に分類し，約5〜10年の期間，観察した際の，胃がん発生リスクのデータが紹介されている．ピロリ菌の陽性者は陰性者の1.4倍（4.7年観察）〜6倍（7.7年観察）の胃がん発生リスクで，観察期間を長くして生涯発生リスクを調べれば，さらに高い数値が得られるであろう．PG検査異常者の胃がん発生リスクはさらに高く，両方が揃うと15倍程度に上昇する．また，PG検査異常者の多くがピロリ菌感染者である事実も示されている．したがって，ピロリ菌感染者が多い日本では，ピロリ菌感染対策が，将来の胃がん死亡率を低下させる有効な手段として期待される．最近，ピロリ除菌後10年目のデータが出てきているが，胃がん発生リスクはたった10年の観察で半分近くにまで低下している．もっと長期のデータでは，胃がん発生リスクのさらなる低下が期待できる．現時点のガイドラインでは，ピロリ菌の検査と除菌はその効果がまだ保証されないが，患者が希望するならば，実施するのもよしという任意検診の位置づけである．衛生環境の改善，さらにはHP検査でスクリーニングして除菌治療をあまねく行うことも，将来の胃がん対策法として想定でき，日本人からピロリ菌感染が少なくなり，その結果，PG検査異常者も減少し，そして，日本の胃がん発生がかなり減少することも期待できる．

　第二次世界大戦後の悪い衛生環境で，日本人の多くがピロリ菌感染者であったと推定され，日本で胃がん発生が著しく高まったものと想像される．そして，水道や冷蔵庫の普及などで食衛生環境が改善し，ピロリ菌保有者が減少して，胃がん発生が日本で著しく低下してきているのが現在の状況だろう．

国立がん研究センター，がん予防・検診研究センター．有効性評価に基づく胃がん検診ガイドライン2014年版（canscreen.ncc.go.jp/pdf/iganguide2014_150421.pdf）．閲覧日：2015/5/20
Ford AC, Forman D, Hunt RH, et al. Helicobacter pylori eradication therapy to prevent gastric cancer in healthy asymptomatic infected individuals : Systematic review and meta-analysis of randomised controlled trials. BMJ 2014；348：g3174．PMID：24846275〔Mueller PS. Eradicating Helicobacter pylori Lowers Risk for Gastric Cancer in Asymptomatic Adults. NEJM Journal Watch（www.jwatch.org/na34742/2014/06/05/eradicating-helicobacter-pylori-lowers-risk-gastric-cancer#sthash.WN9rp0DY.dpuf）閲覧日：2015/2/18も参照〕

A 肺がんの検診法について述べよ．

次の設問で述べるが，肺がん死亡率が低下すると証明されているのは高リスク患者における低線量肺CTのみである．しかし，実際には，胸部X線写真，胸部CT，喀痰細胞診，PET★スキャンなどが盛んに使われている現状にある．異常の場合，PETスキャンによる組織推定，そして，肺門部に近い病変では気管支鏡による生検，または胸壁に近い病変ではCTガイド下での針生検などで確定診断を追及する．

★— PET　ポジトロン断層撮影（positron emission tomography）

B 胸部X線写真により，肺がんの死亡率はどの程度低下するか？

胸部X線写真では，データ上は肺がん死亡者数を減らすことができないとされている．PLCO研究では，154,901人が毎年の胸部正面X線を4年間受ける群と受けない群に無作為に割り付けられ，13年間フォローアップされたが，肺がんで死亡したのは検診群で1,213人，対照群で1,230人（死亡率のリスク比0.99；95％信頼区間0.87

〜1.22）と有意差を認めなかった．ただし，診療現場の経験からは，小さな肺がんが早めに捉えられ，その結果，早期がんの段階で根治手術が行われ完治する症例に時々は出合うのは事実である．どうやら，このように救命される症例の多くが，もともと静かにゆっくり限局性に進展するタイプの肺がんであり，検診を受けずに早期発見をせずとも，何らかの症状が出現した段階で発見しても結局は治療できていたものであるという可能性が高い．検診でみつかり治癒する症例は，もともと治りやすいタイプのものが多くを占めるということだ．実際は検診のお手柄ではないのだが，あたかも検診により救命されたと医療従事者が錯覚させられるこの現象は，length-time bias と呼ばれている．また，検診で肺がんが発見されると，死亡するまでの期間が長い，すなわち予後がよい印象をもつものだが，これも錯覚の部分が大きく，lead-time bias と呼ぶことについては 490 ページを参照いただきたい．

Oken MM, Hocking WG, Kvale PA, et al. Screening by chest radiograph and lung cancer mortality : The Prostate, Lung, Colorectal, and Ovarian (PLCO) randomized trial. JAMA 2011 ; 306 : 1865-73. PMID：22031728

B 胸部 CT 検査により，肺がんの死亡率はどの程度低下するか？

55 〜 74 歳の喫煙者，もしくは禁煙から 15 年を経過していない人で，生涯喫煙量が 1 日 1 箱 30 年相当を対象にした，胸部 CT 検査によるスクリーニングと胸部 X 線検査によるスクリーニングを比較した無作為化比較試験（NLST★，調査対象者 53,454 人）によると，100,000 人年あたり，胸部 CT 検査の群は 247 人の肺がん死亡数，胸部 X 線検査の群は 309 人の肺がん死亡数であった．別のいい方をすれば，肺がんによる相対死亡リスクを 20％低下（247/309＝0.799）させることができた．すなわち，5 人肺がんで死亡する運命にある患者のうち 1 人が，毎年，CT 検査を受けることで救命される効果であった．裏返せば，肺がんで死亡する運命にある 5 人に 4 人までが，たとえ毎年 CT 検査をしても亡くなられると解釈できる．誤解を防ぐために念のため注釈を加えると，肺がんのなかにも，細胞の悪性度が比較的低くて，ある程度進行した段階で発見されても治癒する症例は少なからずあるのだから，肺がんの死亡率が 80％という意味ではない．とにかく，CT 検査ですら，この程度の効果なのだから，胸部 X 線写真では効果が認められないことには合点がいく．肺がん対策のためには，喫煙を減らす，大気汚染対策を徹底するなどの，一次予防が圧倒的に重要であることがわかる．

National Lung Screening Trial Research Team, Aberle DR, Adams AM, Berg CD, et al. Reduced lung-cancer mortality with low-dose computed tomographic screening. N Engl J Med 2011 ; 365 : 395-409. PMID：21714641

★— NLST　National Lung Screening Trial

A 喫煙を原因とする肺がんは，肺がん症例全体のどのくらいの割合を占めるか？　予防医療として禁煙指導を実践して，これがうまくいった場合，肺がん発生リスクはどの程度下がるか？　また，期待される寿命に及ぼす影響は何年か？

肺がん症例の 90％が喫煙を原因とするものであるといわれている．すなわち，この世から喫煙がなくなれば，肺がんの発生は 9 割減ることが期待できる．また，40 年

にわたり毎日1箱のタバコを喫煙した人の生涯肺がん発生リスクは，非喫煙者の20倍である。60歳，50歳，40歳，30歳まで喫煙して止めた人の生涯肺がん発症率は，それぞれ10％，6％，3％，2％で，非喫煙者の1％未満よりかなり高い。生涯の喫煙者は寿命が10年短いといわれ，60歳，50歳，40歳，30歳までに禁煙できた場合は，7年，4年，1年，0年の寿命短縮で済む。タバコを止めることは喫煙を続ける人と比較すれば，これほど大きな利益につながるのだから，禁煙が肺がん対策の最も大切な要素なのである。胸部X線による検診は効果がないし，胸部CT検査による検診も効果は決して高くない。禁煙が圧倒的に大きな効果を示すことが理解できる。この事実を喫煙者に伝え，受診者の喫煙習慣を絶つカウンセリングのほうが，画像診断で肺がんを早期発見しようという努力よりも圧倒的に効果的である。

Doll R, Peto R, Boreham J, et al. Mortality in relation to smoking : 50 years' observations on male British doctors. BMJ 2004 ; 328 : 1519.　PMID : 15213107
Peto R, Darby S, Deo H, et al. Smoking, smoking cessation, and lung cancer in the UK since 1950 : combination of national statistics with two case-control studies. BMJ 2000 ; 321 : 323-9.　PMID : 10926586

B 乳がんの視触診とマンモグラフィーの乳がん所見を述べよ。

診察では，視診にて乳首の陥凹などの乳房変形，えくぼ症状（皮膚の凹み）を探す。そして，乳腺組織を指先で強弱を織り交ぜ，満遍なく触診する。一般的にがんは硬く，腫瘤に芯があるような感触があるとがんの可能性が高まり，均一で境界明瞭かつ弾力に富んだ腫瘤は良性を示唆する。診察による乳がんの検出力は，あるデータでは感度54％，特異度94％で，感度が低く，診察テクニックの良し悪しに大きく左右され見逃しが多い。自己乳房触診の効果の研究は，乳がんの死亡率は減少しないのに，良性腫瘍への無駄な検査をたくさん生み出すことが明らかにされた。しかし，乳がん発見のきっかけが腫瘤触知であることは臨床現場の紛れもない事実で，視触診の功罪を理解したうえで臨床判断していく姿勢が望まれる。マンモグラフィーは乳がんの死亡率低下（相対リスクが20％ほど低下）が示された唯一の検診法だ。腫瘤（形，辺縁，濃度を観察し，辺縁が毛羽立つ像のスピキュラがあればがんを強く疑う），石灰化（形や分布），乳腺構造の乱れ（がん組織が周囲の正常組織をひきつる様子）などを検出する。デジタル画像化やコンピューター読影も加わり，精度の向上が期待される。対象となる人種や年齢で異なるが，マンモグラフィーの乳がん検出力は感度80％程度だ。その一方で，検診を長年受けていると，なんと健常人の50％もの人が異常値を指摘され，「お騒がせ異常値」で精密検査に回される。すなわち，長年のマンモグラフィー検査を総括すると，偽陽性が50％，特異度は真陰性/(真陰性＋偽陽性)であるため，50/(50+50)＝50％とかなり低い。この多くの「お騒がせ異常値」の害も深刻で，米国では40〜50歳の乳がん発生頻度がまだ少なめの年代には，無条件にマンモグラフィー検診を勧めないよう，方針変換がなされた。

鎌田正晴. 診療の基本 A Standard for Medical Care and Clinical Practice―乳がん検診 Breast Cancer Screeming. 日産婦誌 2006 ; 58 N41-7（www.jsog.or.jp/PDF/58/5804-041.pdf）．閲覧日：2015/2/18
Barton MB, Harris R, Fletcher SW. The rational clinical examination. Does this patient have breast cancer? The screening clinical breast examination : should it be done? How? JAMA 1999 ; 282 : 1270-80.　PMID : 10517431
National Cancer Institule. Breast Cancer Screening Concepts. In : Breast Cancer Screening（PDQ®）

(www.cancer.gov/cancertopics/pdq/screening/breast/healthprofessional/page4). 閲覧日：2015/2/18
National Cancer Institule. Overview. In：Breast Cancer Screening(PDQ®) (www.cancer.gov/cancertopics/pdq/screening/breast/healthprofessional/Page1#Section_7). 閲覧日：2015/2/18

乳房超音波検査や乳房 MRI 検査の意義について述べよ。

超音波検査は，視触診やマンモグラフィーで腫瘤が指摘された場合に，腫瘤の質的診断を行うことに活躍する。無エコーの均一な腫瘤は囊胞と診断され，境界明瞭内部均一で扁平な形では線維腺腫，境界が不明瞭で形がいびつなものではがんを疑う。乳腺濃度が高く，X線の透過性が低い乳房の人では，超音波検査をスクリーニング検査に加えてマンモグラフィーと一緒に行うこともある。見逃しは少なくなるが，偽陽性（すなわち「お騒がせ異常値」）がたくさん発生するデメリットがある。さらに，MRIによる乳がん検診は，マンモグラフィーよりも，さらに小さい乳がんをみつける能力に優れる。一方で，「お騒がせ異常値」はさらに多く，特異度が低くなる難点がある。BRCA遺伝子変異などの高リスクの人々に限って施行するのが適切である。

Berg WA, Blume JD, Cormack JB, et al. Combined screening with ultrasound and mammography vs mammography alone in women at elevated risk of breast cancer. JAMA 2008；299：2151. PMID：18477782

乳がんの検診の効果はどの程度あるのか？ マンモグラフィーを受けずに治療を受けた乳がん死亡症例の 1,000 人あたり何人が，マンモグラフィー検診で救命されるか？

マンモグラフィー検診を受ける年齢によってもデータが異なるので，50歳から検診を始めた場合の効果モデルを紹介する。1,000人を10年間にわたり検診すると，マンモグラフィーでなんと半数以上の615人の患者に何らかの異常値が通知され，再検査さらには生検などの精密検査が行われることになる。このなかでがんの診断に至る症例が25人である。このうち7人が上皮内がんで放置しておいても非常に緩徐な進展をする運命にある。また，17人が検診を受けずとも患者がしこりに気づいた時点で治療が開始されても治癒するタイプの質の穏やかな運命の症例である。どうやら，検診をしたからこそ救命されるのは25人のがん症例のうちたったの3人と推定される。そして，検診をしていても死亡する症例もある。つまり1,000人に10年検診して，約600人の偽陽性を出して，3人の乳がんを救命するというのがマンモグラフィー検診の効果である。1976～2008年への米国の乳がんデータの変遷をみると，10万人あたりの早期乳がん患者数は112人から234人へと増加し，早期発見が社会に浸透している姿が読み取れる一方で，進行乳がん患者数は102人から94人とごく少数の減少にとどまっている。早期発見が盛んになされれば，進行乳がん症例は減るはずなのに効果があまりない。かなりのoverdiagnosisがあり，早期発見が乳がん救命効果につながっていない事実が浮き彫りにされつつある。近年は，ホルモン関連治療薬や抗がん剤の進歩などの総合的な乳がん治療法が向上し，乳がんの治療効果の多くが早期発見以外の要素で持ち上げられているようだ。

Fletcher RH, Fletcher SW, Fletcher GS. Clinical Epidemiology：The Essentials, 5th ed. Philadelphia：Lippincott Williams & Wilkins, 2014：171.
Welch HG, Passow HJ. Quantifying the benefits and harms of screening mammography. JAMA Intern Med 2014；174：448-54. PMID：24380095

Bleyer A, Welch HG. Effect of three decades of screening mammography on breast-cancer incidence. N Engl J Med 2012；367：1998-2005. PMID：23171096〔Brett AS. Overdiagnosis of Breast Cancer in the Mammography Era（www.jwatch.org/jw201211290000001/2012/11/29/overdiagnosis-breast-cancer-mammography-era）. 閲覧日：2015/2/18も参照〕

A 大腸がんの検診法と効果を述べよ。

検診法として，直腸診，便潜血検査（Guaiac法，ヒトヘモグロビン法），便DNA検査，注腸造影検査，S状結腸内視鏡検査，大腸内視鏡検査，CT大腸検査，がある。大腸がんの約4人に1人が直腸に生じるので，大腸がんのスクリーニング検査が行えないでいる人には直腸診を行う価値はある。また，男性では前立腺に腫瘍がないかを同時に診断できるメリットもある。一方，大腸がんスクリーニング検査を近年にすでに受けている患者の場合には，直腸診を行う意義はほとんどない。大腸がんは進行がんでも治療効果が比較的良好なタイプのがんである。したがって，便潜血検査や便DNA検査などの，比較的進行した腺腫やがんを発見しても治療効果が大きい。特に便DNA検査の精度は向上し，早期がんでも90％以上の感度で発見可能とのデータが出始めている。年1回の便潜血検査とその異常に対する大腸内視鏡検査の組み合わせで大腸がん死亡率を30％程度低下させることができるともいわれ，乳がんへの毎年マンモグラフィーの死亡率20％低下よりも効果が大きいぐらいである。1回のS状結腸内視鏡検査だけでも10年間の観察で30％程度の死亡率低下を報告する研究が多く，大腸内視鏡検査では10年に1回の検査だけで死亡率が1/4になるという報告もある。今後，期待される検査法にCT大腸検査もある。最新の試みでは，経口的に造影剤を加えておき，前処置の下剤による大腸クリーニングをせずに撮影し，CT画像の作成時に造影剤が混ざった便を差し引いて大腸画像を合成する方法がある。1cm以上のポリープ検出率は大腸内視鏡検査に引けをとらない。前処置も麻酔もかける必要がないので，患者への負担が少ないだけではなく，予後にあまり影響を与えないような小さなポリープを無理に切除してしまう際のリスクと無駄を避ける副次的効果も期待される。現在，その効果が検証されている段階である。

Nishihara R, Wu K, Lochhead P, et al. Long-term colorectal-cancer incidence and mortality after lower endoscopy. N Engl J Med 2013；369：1095-105. PMID：24047059

B 大腸がん検診の大腸内視鏡検査は何年に一度行えばよいか？

多くの大腸がんは，小さな腺腫が大きくなり，異形成が発生し，そして，がんになるのに約10年の経過をとる。553人の大腸検査初回正常例を約11年後にもう一度検査したデータでは，1人もがんを発生しなかった。また別のデータでは，1,256人の正常例を5年後に再検査したところ，16人（1.3％）の1cm以上などの進行した腺腫が観察されたが，がんの発生はなかった。したがって，10年に1回の大腸検査でかなりの効果が期待できる。50歳になったら，10年に1回は大腸内視鏡検査を行うべしというガイドラインが，米国では複数の団体から出されている。そして，1cm以下の大きさ，かつ，2個以下の管状腺腫ポリープが発見された場合の経過観察の大腸内視鏡検査は5〜10年後に行い，3個以上10個以下，絨毛性腺腫，高度異型性の場合は3年後，11個以上の場合は3年以内といった目安で，大腸内視鏡検査を繰り返していく。その一方で，発生から比較的短期間でがんへ進展していく症例もある。鋸歯状腺腫（serrated adenoma）で異型性のあるものや右側結腸にあるもののリスクが高

い。また，上記のガイドラインは，大腸内視鏡検査でポリープが発見された場合に，その場で内視鏡的に切除することを基本方針とする前提なので，何らかの理由で病変を切除せずに残した場合などは，より早期の再検査を予定する必要が当然生じる。

Imperiale TF, Glowinski EA, Lin-Cooper C, et al. Five-year risk of colorectal neoplasia after negative screening colonoscopy. N Engl J Med 2008 ; 359 : 1218-24. PMID : 18799558〔Brett AS. What Is the Optimal Interval for Screening Colonoscopy? NEJM Journal Watch（www.jwatch.org/jw200809230000001/2008/09/23/what-optimal-interval-screening-colonoscopy#sthash.zVAtL6IH.dpuf）. 閲覧日：2015/2/18も参照〕

Rondagh EJ, Masclee AA, Bouwens MW, et al. Endoscopic red flags for the detection of high-risk serrated polyps : An observational study. Endoscopy 2011 ; 43 : 1052-8. PMID : 21971921〔Rex DK. Advanced Serrated Polyps Are Associated with Advanced Neoplasia. NEJM Journal Watch（www.jwatch.org/jg201203230000006/2012/03/23/advanced-serrated-polyps-are-associated-with#sthash.aVz0pxy1.dpuf）. 閲覧日：2015/2/18も参照〕

A 前立腺がんスクリーニングの方法を述べよ。

前立腺がんは多くの症例が非常にゆっくりとした経過をたどる。スウェーデンでは，積極的に治療しない症例がたくさんあって，10年以上放置した場合の自然経過が治療群と比較して長期生存率に大差ないことが報告されている。PSAで早期発見された症例ではなく，直腸診で触知するようなやや進行したがんを治療群と経過観察群に分けて18年間観察した時点で，ようやくある程度の差が目立つようになった。したがって，余命10年程度と思われる高齢者には，PSA値による前立腺がんの検診は勧められていない。ごく早期の前立腺がんをPSAの血液検査でみつけ，手術や放射線治療を行っても，前立腺がんを原因として死亡することになる前に，ほかの病気で天命を全うしてしまうからだ。さらに，尿漏れ，排便障害，性機能喪失などの合併症を早期治療時点で発生させ，その後の生活が不便になる害だけを残すことにもなる。さらに，PSA値の上昇症例にたびたび行われる前立腺生検は，痛みや尿路感染の合併症も多い。直腸診で発見されるようなある程度進行した症例でも前立腺がんの治療成績はよく，また，放置しても自然経過が悪くない前立腺がんに，無理に早期に発見することの意義が疑われ始めている。近年，PSAによる前立腺がん検診を行うべきではないというガイドラインも出始めている。最もよくエビデンスを吟味し，専門科バイアスが少ない包括的な健診ガイドラインであるUSPSTFも，年齢にかかわらず，PSA検査を「推奨しない：D recommendation」と2012年に発表した。

Bill-Axelson A, Holmberg L, Garmo H, et al. Radical prostatectomy or watchful waiting in early prostate cancer. N Engl J Med 2014 ; 370 : 932-42. PMID : 24597866〔Brett AS. Updated Results from the Scandinavian Study of Early Prostate Cancer. NEJM Journal Watch（www.jwatch.org/na33729/2014/03/13/updated-results-scandinavian-study-early-prostate-cancer#sthash.WLsSktlQ.dpuf）. 閲覧日：2015/2/18も参照〕

U.S. Preventive Services TASK FORCE. Prostate Cancer : Screening（www.uspreventiveservicestaskforce.org/Page/Topic/recommendation-summary/prostate-cancer-screening）. 閲覧日：2015/2/18

C 皮膚がんの検診法とその効果について述べよ。

皮膚の悪性腫瘍で致命的なものはメラノーマである。他の主な悪性腫瘍の扁平上皮がんと基底細胞がんの予後は非常によいので，事実上，メラノーマに気を配ることが大切である。以下に示すメラノーマのA，B，C，D，Eをチェックする。

A（**A**symmetry）：ほくろの非対象性
B（**B**order irregularity）：ほくろの境界不整
C（**C**olor variegation）：ほくろの色の多彩性
D（**D**iameter greater than 6 mm）：ほくろの直径が 6 mm 以上
E（**E**nlargement or evolution of color change, shape, or symptoms）：大きさ，色調，形の増大や変化

これらのいずれかが認められれば皮膚科医に紹介し，精査を依頼する。皮膚検診へのUSPSTFの勧告は，I（検診の意義の判断はデータ上はまだ確認できない）となっており，中立的な立場である。ただし，ドイツの36万人の大々的なメラノーマ検診のデータでは，皮膚検診がメラノーマによる死亡を減らすことが示され，その意義が証明された。77％の受診者が一般医の皮膚検診を受け，その約1/4は皮膚科の精査へ回された。残り23％の受診者は最初から皮膚科受診で検診を受け，その約半数がリスクありと判断された。結局，36万人の受診者のうち，8万人がリスクありと判断され，1.6万人が皮膚生検をする結果になった。このうち，約3,000人が悪性腫瘍で，メラノーマは約600人にみつかった。その5年後のデータで，検診を実施した地域のメラノーマによる死亡率が有意に低下した。メラノーマには長年静かにしている時期があり，どこかの時期を境目に急激に成長し始める自然経過をとる。この静かな時期のうちに切除してしまえば治癒するので，早期発見の効果はある。ただし，有色人種の日本人は白色人種のドイツ人よりも悪性黒色腫の発症リスクが少ない現状もあるので，あまねく皮膚検診を全国民に勧める効果はもっと少ないかもしれない。日本の患者の病気に対する意識はかなり高いので，あまねく皮膚検診をせずとも，上記のポイントを啓蒙するだけでも意義はありそうだ。

A 肝がんの検診法と予防医療のありかたについて述べよ。

原発性肝がんは肝細胞がん（90％以上がこのタイプ）と胆管細胞がんに分類される。大多数を占める肝細胞がんは，BおよびC型肝炎ウイルスによる慢性肝炎，環境に存在する肝臓毒素，ヘモクロマトーシス，アルコールなどを原因とするが，そのなかで大多数を占める肝炎ウイルスによる慢性肝炎対策が重要である。肝炎がない健常人全員に肝がんのスクリーニング検査を行うと，たくさんの偽陽性が発生する。すなわち，画像診断で腫瘤が捉えられても結局は良性病変であることがほとんどで，これらに不必要な侵襲的検査を加えていくと有害である。仮に，まれな悪性腫瘍を少々早期発見できても，これが治癒につながるとも限らず，効果も定かでない。肝がん対策は，肝炎の感染予防が第1である。B型肝炎は，母体から子どもへの垂直感染を防ぐために，子どもへのワクチン投与や免疫グロブリン投与を行う。また，小児期に広くワクチン投与を行い，水平感染も予防する。C型肝炎は，体液の交換を未然に防ぐための安全対策として，注射針の扱い，1つのバイアルの薬剤を複数の患者に使用しないといった医療現場での感染防止，性交渉時の感染防止にプロテクション使用，違法薬剤使用の取締りの徹底，などである。次に，今では慢性肝炎はB型もC型も，薬剤治療法の進歩が著しい。治療により肝がんへ進展するリスクを減らすことになる。そして，肝細胞がん発生リスクの高い集団に対して超音波検査による早期発見を目指した定期健診を6か月に一度の頻度で施行する。αフェトプロテイン値を加味した定期健診は，肝細胞がんの発見率を高めるが，逆に偽陽性（お騒がせ異常値）も多く出す結果

膵がんの検診法とその効果について述べよ。

ERCP[*1]，スパイラルCT，経腹壁超音波検査，EUS[*2]，CA19-9，MRIなどが，検診法として試されている．膵がんの治療効果は高くない．唯一の根治療法である手術は20％の症例しか適応にならない．そして，手術ができた症例でも2年生存はたったの10〜20％である．よりよい治療成績を追求するには，膵がんの前がん病変といわれるIPMN[*3]とhigh-grade PanIN[*4]をみつけ，膵がんの高リスク患者（Peutz-Jeghers症候群，遺伝性膵炎，膵がんの既往がある第1〜3度近親者が3人以上いる患者，あるいは膵がんの既往がある第1度近親者がいる患者）では，これを積極的に外科的切除して治療することが必要なのかもしれない．ただし，この前がん病変が実際にがんへ進展するか否かの確率は未知であるし，手術侵襲が大きいので気軽に念のため施行しておこうという姿勢で手術を決断することもできない．もしも上記のリスクのない人の前がん病変に対して手術をすれば，たくさんの無駄な膵臓摘出による合併症を不要につくり出す羽目に陥ることになるかもしれない．これでは害がはるかに上回ることになる．医学界は膵がんに対して有効な手立てを持ち合わせていないのが現状だ．

★1 ─ ERCP　内視鏡的逆行性胆道膵管造影法（endoscopic retrograde cholangiopancreatography）
★2 ─ EUS　超音波内視鏡検査（endoscopic ultrasonography）
★3 ─ IPMN　膵管内乳頭粘液性腫瘍（intraductal papillary mucinous neoplasm）
★4 ─ PanIN　膵上皮内腫瘍性病変（pancreatic intraepithelial neoplasia）

動脈硬化の検診

動脈硬化の検診法について述べよ。

まず，動脈硬化を発生するリスク因子を確認し，そのリスク因子を取り除く治療につなげていく．血圧測定で高血圧を発見，コレステロール値の測定，糖尿病の有無，動脈硬化疾病の家族歴，喫煙の有無，の確認をする．そして，動脈硬化を実測することで病気を早めに認識する．頸動脈の超音波検査，CT検査による動脈石灰化測定，ABI[*1]検査（基準値0.9〜1.3），PWV[*2]検査（速ければ動脈硬化が進行していることを意味する）などを調べる．

★1 ─ ABI　足関節上腕血圧比（ankle brachial index）
★2 ─ PWV　脈波伝播速度（pulse wave velocity）

無症状の人の検診で心電図を施行する意義はあるのか？

USPSTFの勧告によると，冠動脈疾患低リスクの受診者への心電図はすべきではない．そして，冠動脈疾患の中等度と高リスクのある受診者でさえ，効果が不明なため，勧められもしないし，すべきでないとも表現しない判断不能のカテゴリーになっている．確かに，心電図を低リスクの受診者に施行しても，予後にほとんど影響を与えない右脚ブロックや，一度の心房心室ブロックなどの所見にたくさん遭遇するだけで，治療を必要とする病態が発見されることはまれだ．心電図によってヒトの健康を増進

したり，死亡を防いだりしている実感は実際に診療をしていてもわかない。無症状で何らリスクのない受診者に心電図検査をやる意味がないことは，多くの医療従事者の共通理解になりつつある。その一方で，すでに高血圧，糖尿病，高コレステロール血症などの持病をもって，リスクが中程度以上ある受診者には，高電位とか，T波の平定化とか，時として心房細動などがみつかり，これがもとでさらなる検査や治療の開始に結びつくことがある。また，将来胸病を生じた際の心要因と比較するため，無症状時の心電図を記録しておく意義がある。

NCBI, Bookshelf. Chou R, Arora B, Dana T, et al. Screening Asymptomatic Adults for Coronary Heart Disease With Resting or Exercise Electrocardiography : Systematic Review to Update the 2004 U.S. Preventive Services Task Force Recommendation [Internet]. (www.ncbi.nlm.nih.gov/books/NBK63669/#ch4.s1). 閲覧日：2015/2/24

Ⓑ 高血圧の治療により，虚血性心疾患や脳梗塞のリスクはどの程度減少するか？

高血圧の治療をすることで，虚血性心疾患は5年間の治療期間あたり相対リスクで16％減少，絶対リスクで0.7％減少するというデータがある。脳梗塞は相対リスクで40％減少，絶対リスクで1.3％減少するというデータであった。高血圧を治療することに加えて，運動，禁煙の徹底，コレステロールの治療，食生活の改善など，集約的に動脈硬化を防ぐ努力で，虚血性心疾患や脳梗塞をかなり減らすことが期待できる。健診で高血圧症例を発見する意義はここにある。

Hebert PR, Moser M, Mayer J, et al. Recent evidence on drug therapy of mild to moderate hypertension and decreased risk of coronary heart disease. Arch Intern Med 1993 ; 153 : 578-81. PMID：8439221
Chapter1. Evidence-based management of hypertension : how much should you reduce blood Pressure? In : Weir MR. Evidence-based Management of Hypertension. Shrewsbury : tfm Publishing, 2010.
Beckett NS, Peters R, Fletcher AE, et al ; HYVET Study Group. Treatment of hypertension in patients 80 years of age or older. N Engl J Med 2008 ; 358 : 1887-98.　PMID：18378519〔JoAnne M. Foody, MD. You're Never Too Old to Start Treatment for Hypertension. NEJM Journal Watch (www.jwatch.org/jc200803310000002/2008/03/31/you-re-never-too-old-start-treatment#sthash.WWLfadLL.dpuf). 閲覧日：2015/2/24も参照〕

Ⓑ 高脂血症の治療で心筋梗塞のリスクはどう変わるか？

ロスバスタチン20 mgを，LDL[*1] 130 mg/dL以下ではあるもののCRP[*2]が2 mg/L以上で動脈硬化があると考えられる症例に投与した約2年間のJUPITER[*3]という臨床研究データでは，なんと虚血性心疾患のイベントを相対リスクで46％，1年あたりの絶対リスクで0.59％も予防できた。10年間投与すれば治療症例100人あたり5.9人もの虚血性心疾患を防ぐ一次予防の効果が認められた。すべての病気による死亡リスクも相対リスクで20％減少させ，同様に10年100人あたり2.5人の命を救った。このようにスタチンによる治療は著しい効果があらゆるデータで示されている。その一方で，スタチン以外の薬剤では効果が明らかではない。中性脂肪だけを下げる目的であっても，スタチンを使用すべきであることが臨床研究で明らかにされてきている。ACC / AHA[*4]が2013年に改定したコレステロール治療ガイドラインは，非常に簡単にまとめると，(1) LDL 190 mg/dL以上の人，(2) 糖尿病の人，(3) ウェブにあ

るリスク計算機(www.cardiosource.org/science-and-quality/practice-guidelines-and-quality-standards/2013-prevention-guideline-tools.aspx)で, 向こう10年での虚血性心疾患の発生リスクが5％以上の人にはスタチンをしっかりと投与していこうという方針を示している.

Ridker PM, Danielson E, Fonseca FA, et al ; JUPITER Study Group. Rosuvastatin to prevent vascular events in men and women with elevated C-reactive protein. N Engl J Med 2008 ; 359 : 2195-207. PMID : 18997196〔Kirsten E. Fleischmann, MD. More Data on Statins in Primary Prevention—The JUPITER Study. NEJM Journal Watch(www.jwatch.org/jw200811180000001/2008/11/18/more-data-statins-primary-prevention-jupiter#sthash.5k3lmUbp.dpuf). 閲覧日：2015/2/24も参照〕

★1— LDL　低比重リポ蛋白(low density lipoprotein)
★2— CRP　C反応性蛋白(C-reactive protein)
★3— JUPITER　Justification for the Use of Statins in Primary Prevention : An Intervention Trial Evaluating Rosuvastatin trial
★4— ACC / AHA　American College of Cardiology / American Heart Association

B 高脂血症の治療で脳梗塞のリスクはどう変わるか？

脳梗塞症例に対し, アトルバスタチン80 mgを約5年間投与したSPARCL★という臨床研究データでは, 脳梗塞や一過性脳虚血発作の発症を相対リスクで16％, 5年間投与すれば治療症例100人あたり2.2人の再発を防ぐ効果が認められた. すべての病気による死亡リスクでは差が示されるほどの効果はなかった. ただし, スタチンは, 血管の炎症を抑えたり, 動脈硬化性病変を安定化させたりと, コレステロール値の低下以外の機序による効果もある. スタチン使用者が脳梗塞になった症例89人を, 発症直後の3日間だけ休薬した群と, 薬を連続して投与し続けた群に分けた無作為化比較試験では, 3か月後の死亡または非自立症例がそれぞれ60％と39％と大きな差を示した. たった3日間の休薬が大きな悪影響を与えたことが示されている.

Amarenco P, Bogousslavsky J, Callahan A 3rd, et al ; Stroke Prevention by Aggressive Reduction in Cholesterol Levels (SPARCL) Investigators. High-dose atorvastatin after stroke or transient ischemic attack. N Engl J Med 2006 ; 355 : 549-59.　PMID : 16899775
Blanco M, Nombela F, Castellanos M, et al. Statin treatment withdrawal in ischemic stroke : A controlled randomized study. Neurology 2007 ; 69 : 904-10.　PMID : 17724294

★— SPARCL　Stroke Prevention by Aggressive Reduction in Cholesterol Levels

A 糖尿病の検診法について述べよ。

空腹時血糖値(126 mg/dL以上), 経口糖負荷試験(2時間値200 mg/dL以上), 空腹時ではない無作為に採血した血糖値(200 mg/dL以上), ヘモグロビンA1c値(6.5％以上)が診断基準である. その名は糖尿病であるが, 尿検査でスクリーニングする意味は現代にはない. 尿検査で糖が検出されれば, 結局は血液検査が必要になる. また, 血糖値は基準範囲内なのに腎臓の近位尿細管での糖の再吸収能が低いために尿糖を示す腎性尿糖の人も少なくないが, この場合は糖尿病としての病的意義がない.

A 糖尿病の検診の意義は何か？

糖尿病では, 心筋梗塞など心血管系疾患の死亡リスクや罹患率が約2倍に高まる. このリスクを糖尿病の早期発見と治療でどれだけ減らすことができるかには, 実はあま

り明確な答えがない。糖尿病を検診で発見することの価値は次の過程にかかっている。(1) まず、糖尿病を早期に確実に捉える。(2) 次に、糖尿病を上手に治療する。(3) そして最後に、糖尿病を治療することが将来の合併症を減らす効果につながらなければならない。特に最後の(3)に対して、医学界は論争を続けてきた。糖尿病は血糖値がコントロールできなくなることが目立つ病態ではあっても、治療して血糖値を下げることで糖尿病の合併症を減らせるかは論理的には別問題であったからだ。インスリンに対する抵抗性がある普通の2型糖尿病では、血中インスリン値が高まる。動脈硬化は高インスリン血症を原因とするのではないかといった意見もあった。それが事実であれば、血糖値を下げるためにインスリンを投与することは動脈硬化の予防に全くならないことになる。この論争に終止符をうつために、糖尿病患者の血糖値を下げることで、どの程度の心血管系疾患や脳血管系疾患の発症を防げるかを探る研究結果が近年盛んに出てきた。この研究結果については、次の設問で述べる。

Emerging Risk Factors Collaboration, Sarwar N, Gao P, Seshasai SR, et al. Diabetes mellitus, fasting blood glucose concentration, and risk of vascular disease : a collaborative meta-analysis of 102 prospective studies. Lancet 2010 ; 375 : 2215-22. PMID : 20609967

Ⓑ 糖尿病の治療で網膜症などの微小血管性病変や心筋梗塞などの大血管病変の合併症のリスクはどの程度減らせるか？

血糖値を下げる治療によって、糖尿病合併症を減らす効果があるか否かをめぐる臨床研究で有名なものは、無作為化比較試験のUKPDS[*1]である。この試験では、血糖値を強く下げる群と、ほどほどに下げる群を10年以上観察し、糖尿病の合併症が減るか否かを観察し比較した。血糖値を下げる治療を強く行った群では合併症が確かに減ったのだが、その一方で効果は大きくはなく、期待外れだったことも事実だ。10年間の観察で、血糖値はヘモグロビンA1c値で0.9％の違いであり、糖尿病合併症を相対リスクで12％程度下げたにすぎなかった。その効果の大部分が糖尿病性網膜症の微小血管病変(相対リスク25％減)での効果であり、心筋梗塞など大血管病変の予防効果(追跡調査も含め17年後に相対リスク15％減)は小さかった。そして、強力な治療をした人々には、低血糖による多くのデメリットが発生した。血糖値そのものを下げる治療の効果が小さいのに対し、禁煙、高血圧治療、高コレステロール治療の効果は、最近のさまざまな研究結果で大きいことが示されている。血糖値を下げる努力よりも、糖尿病患者の血圧管理、コレステロール管理、禁煙といった、動脈硬化のほかの因子を積極的に治療する意義のほうが大きいことがわかってきた。つまり、検診で早期の糖尿病を一生懸命にみつけ出し、強力な血糖コントロールに一途になることには疑問が残る。むしろ、ほかの高血圧、喫煙、高コレステロール治療に尽力したい。USPSTFでは、血圧130/85 mmHg以上の受診者には、糖尿病検診を行うことを推奨度B(強いデータに裏打ちされた、中等度以上に有効な予防医療行為)として賛同しているが、血圧がよい人に一律の糖尿病検診をすることへは疑問を呈し、推奨度I(EBM[*2]の手法で利益と害の分析の結論が出せない医療行為であり、これを患者が理解したうえで行うべきもの)の効果不明のランクを与えているくらいである。

Intensive blood-glucose control with sulphonylureas or insulin compared with conventional treatment and risk of complications in patients with type 2 diabetes (UKPDS 33). UK Prospective Diabetes Study (UKPDS) Group. Lancet 1998 ; 352 : 837-53. PMID : 9742976
Holman RR, Paul SK, Bethel MA, et al. 10-year follow-up of intensive glucose control in type 2

diabetes. N Engl J Med 2008 ; 359 : 1577-89.　PMID：18784090

★1― UKPDS　United Kingdom Prospective Diabetes Study
★2― EBM　根拠に基づいた医療(evidence-based medicine)

その他

A 飲酒と健康度の関係について述べよ。

飲酒と健康についてはたくさんの医学研究データが発表されている。あえて簡単にまとめると，少量のアルコールをたしなむ人は，全くたしなまない人よりも健康度が高く長生きする。具体的には，男性で1日あたり1～2杯(たとえば，ビール1～2缶，ワイン1～2グラス)，女性では1杯の飲酒は，特に心血管系の病気の予防効果があって健康上好ましいというデータになっている。しかし，それ以上の飲酒では，害の側面が強くなっていくので大酒は禁物である。アルコールは頭頸部のがん，食道がん，肝がん，乳がんのリスクを上昇させる。また，高齢者の飲酒は転倒のリスクを高め，骨折の大きなリスクの1つに挙げられている。1章の37ページも参照。

B 尿酸値を健診で測定する意義は何か？

高尿酸血症によってもたらされる主な病態は，痛風関節炎，尿路結石，痛風腎の3つである。ただし，血中の尿酸値が高いまま長年放置した多くの症例の観察から，これらの病態の発生頻度は低いことが明らかになってきている。そして，尿酸そのものは，高血圧や動脈硬化の原因ではないとされる。尿酸値を下げるための薬物治療は，その開始から数か月，また中止から数か月は，痛風発作のリスクが逆に上昇することが知られている。血中の尿酸値に一喜一憂して，投薬を始めたり止めたりを繰り返せば，かえって痛風のリスクを高めることが懸念される。したがって，無症状の高尿酸血症の場合は，尿酸値が男性で13 mg/dL，女性で10 mg/dLを超えた時点で初めて治療を始め，その値に達しない無症状の高尿酸血症は投薬すべきでないという方針があるくらいである。すると，無症状の人に健診で尿酸値を測定する意義は非常に少ないことになる。

A 身長体重測定の意義は何か？

体重，身長，腹囲測定は長年にわたり健診項目の大切な項目として扱われてきた。第二次世界大戦後の栄養環境の悪い時代には，体重減少を察知して，過少栄養状態を改善する目的が大きかった。時代の変遷とともに栄養失調はなくなり，今では肥満対策を主目的とする項目になった。体重は適正体重(BMI★18.5～25)を超えると，糖尿病，高血圧，高脂血症，虚血性心疾患，脳卒中，睡眠時無呼吸，がんなどの原因になる。体重測定が健診項目にあることで，受診者は自分の体重を適正に保とうとする生活改善の意識をもたされる。体重抑制のためには，ダイエットが最も大切で，運動だけではなかなか体重は減らないというデータが多数を占める。さまざまなダイエット療法(糖質を控える方針，脂質を控える方針など)が提唱されているが，どれをとっても一長一短で大きな差があるわけではない。体重を減らそうという患者の気構えが最も大切である。健診では患者の肥満傾向を的確に察知し，患者が適正体重を保つ気構えをカウンセリングでサポートする。

Jensen MD, Ryan DH, Apovian CM, et al ; American College of Cardiology / American Heart Association Task Force on Practice Guidelines ; Obesity Society. 2013 AHA / ACC / TOS guideline for the management of overweight and obesity in adults : a report of the American College of Cardiology / American Heart Association Task Force on Practice Guidelines and The Obesity Society. J Am Coll Cardiol 2014 ; 63 : 2985-3023.　PMID : 24239920

★― BMI　肥満度指数(body mass index)

全身画像診断の意義は何か？　この結果が正常ならば大丈夫と考えてよいか？　逆にデメリットはあるのか？

健診で全身CT検査やさらにはPETスキャンが行われることがある。USPSTFは次の理由で，全身画像診断はしないほうがよいという勧告を出している。世界で最も検査機器がたくさん配備されている日本医療の文化として，とにかく何でも検査しまくることは，しないでいるよりいいはずだ，と多くの医療従事者や受診者が盲目的に信じている現状がある。そのために，全身画像診断が健診でなされることも少なくない。しかし，ここでは検査のデメリットをしっかり勉強したい。まずは，偽陽性の乱発から，さらなる侵襲的な検査へたくさんの受診者を送り込み，その結果，合併症をたくさん発生させることになるリスクがある（496ページの「卵巣がんの予防医療の手段は何か？　そしてその効果は何か？」参照）。また，偽陽性は患者に不要な心理的負担もかける。さらに，真の病気を発見したとしても必ずしも患者のためになるとは限らない。かなり緩徐な経過をたどり一生害にならないような病気をみつけてしまうoverdiagnosisで（503ページの「前立腺がんスクリーニングの方法を述べよ。」参照），不要な治療を施行して合併症を起こすリスクもある。治療の効果が期待できないのに病気を知れば，心理的負担を一生背負うだけの結果になることも多々ある。ちなみに1,192人の全身CT検査のデータでは，なんと何らかの異常を指摘された受診者が86％，つまり正常という結果を得た患者はたったの14％であった。1人の受診者あたり平均2.8件の異常値，肺または縦隔の異常を指摘される受診者が42％，腹部または骨盤内の異常を指摘される受診者が69％であり，まさに異常値のオンパレードであった。重要な所見が仮にあっても，あまりにもたくさんのお騒がせ異常値に埋もれてしまう。全身画像診断を行っても，信頼性の低い異常値がたくさん出るだけで，人の命を実際に救うことが少ないのだ。さらに，画像診断による人類のX線被曝量は，検査回数の著しい増加に伴って近年著しく増大し，将来のがんの原因として無視できなくなってきた。近い将来の全がん症例の何と2％が今の時代の画像診断被曝によりもたらされるであろうとの予測もある。特に日本は世界でも最も気軽に画像診断がなされる環境であり，欧米の予測よりもさらにリスクが高いということになる。

Smith-Bindman R, Miglioretti DL, Johnson E, et al. Use of Diagnostic Imaging Studies and Associated Radiation Exposure for Patients Enrolled in Large Integrated Health Care Systems, 1996-2010. JAMA 2012 ; 307 : 2400-9.　PMID : 22692172

腫瘍マーカーを測定する価値とデメリットについて述べよ。

がんの早期発見を血液検査だけで可能にすると期待されて，腫瘍マーカーが健診で広く採用されてきた。腫瘍マーカー測定は，（1）がん早期発見へのスクリーニング，（2）病変がみつかった際のがんか否かの判定，（3）がんの進行速度を測定して予後を予測，（4）ある治療に反応するか否かの予測，（5）治療中の効果判定，（6）がん再発の発見，

に応用されている。しかし，次の理由でがん早期発見へのスクリーニングに使うデメリットが目立ってきている。(1) 健常人にも少量の腫瘍マーカーが検出される。(2) 腫瘍マーカーはがん細胞の量が少ない早期には増加しないことが多い。(3) がんがあっても腫瘍マーカーが上昇しない症例もある。(4) 逆に，腫瘍マーカーが上昇してもがんでない症例がある。(5) がんの種類はさまざまであり1つの腫瘍マーカーだけでは検知しきれない。検診項目としてまだ盛んになされる前立腺がんのPSA測定と卵巣がんのCA125測定も，496ページに述べたように測定の価値が否定される論調下にある。今でも，検診で腫瘍マーカーが測定されることが多いが，たくさんの偽陽性，すなわちお騒がせ異常値が噴出し，その対処に悩まされるのが実情だ。現在，感度と特異度がともに高い新たな腫瘍マーカーとして micro RNA が注目されている。偽陽性が少なく，異常値であれば本当にがんがあると判断できる腫瘍マーカーとして，検診の実用に耐えることを期待したい。ただし，検査が開発された後に，早期発見が有効な治療につながり，さらには overdiagnosis（自然に消えていくような運命にあるごく少量のがん組織や，長期にわたり進展しない静かながんで放置しても予後に影響がないようながん，いわゆるがんもどき）までも無意味に拾ってしまうことがないことの確認が大切になる。

Tumor Markers. National Cancer Institute（www.cancer.gov/cancertopics/diagnosis-staging/diagnosis/tumor-markers-fact-sheet）．閲覧日：2015/3/16
THE HUFFINGTON POST. マイクロRNAでがん診断法開発が始動（www.huffingtonpost.jp/science-portal/microrna_b_5689718.html）．閲覧日：2015/2/24

Ⓑ 転倒リスクの検診では何をするか？

高齢化社会での検診は，老人の転倒リスクの評価が大切である。転倒，骨折，寝たきり，認知症といったシークエンスを避けるために，転倒リスクを簡単に問診することから始める。まずは，最近，転倒したことがあるか否かの質問をする。また，転倒しそうで怖いと感じるか否かも質問する。もしも，いずれかが該当するようであれば，クラクラするといった心血管系または神経系の症状がなかったか，家の中が散らかっていたり暗がりが多かったりという転びやすいような環境要因がないか，睡眠薬やアルコールの摂取がないかを質問する。そして，運動機能の簡単な評価の一環として，いすから立ち上がって歩き，戻ってきて座る，という一連の動きを観察して，バランスが悪いのか，筋力が落ちているのかといった印象をつかみ，必要に応じてリハビリテーションなどの専門家へ紹介する。

Ⓒ うつ病がないかどうかを調べる簡単な検診の方法は何か？

簡単な2つの質問をするだけで，たくさんの質問による本来のうつ病の検査に迫る高い感度と特異度をもって，うつ病のスクリーニングができる。次の2つの質問をして，1つでも当てはまれば，詳しい問診を加えたり，専門医への受診を勧める。

質問その1：「過去1か月を振り返り，暗い気持ちになったり，気分が落ちたり，希望を失うようなことが多かったですか？」
質問その2：「過去1か月を振り返り，物事に興味がもてなくなったり，何をしても楽しくなくなってしまったということが多かったですか？」

Kroenke K, Spitzer RL, Williams JB. The Patient Health Questionnaire-2 : validity of a two-item depression screener. Med Care 2003 ; 41 : 1284-92. PMID : 14583691

A 性感染症のリスク因子と主な感染微生物を挙げよ。

性感染症のリスク因子は，(1) 若年年齢，(2) 独身者，(3) 過去60日以内の新たなセックスパートナーがいる，(4) 複数のセックスパートナーがいる，(5) 過去の性病歴，(6) セックスにより性器に外傷を得た既往，(7) 性商売の利用，(8) インターネットで出会ったパートナーがいる，(9) 違法ドラッグ使用歴，などである。感染症の種類としては，(1) 淋病，(2) クラミジア，(3) 梅毒，(4) 単純ヘルペスⅠ・Ⅱ型，(5) A・B・C型肝炎，(6) ヒトパピローマウイルス，(7) HIV★，が挙げられる。

★― HIV　ヒト免疫不全ウイルス（human immunodeficiency virus）

C 聴力検査にオーディオメトリーの機械がない場合は，どのような診察をすれば代用できるか？

患者の前でひそひそ声で話し，相手が聞き取れるか否かを調べる。また，患者の耳の近くで軽く指をこすり合わせて，これが聞こえるか否かを観察する。これだけで，25～30 dBを異常とする日本の検診基準での聴力障害をほぼ90％以上の感度でみつけることができる。

McGee S. Evidence-Based Physical Diagnosis, 3rd ed. Philadelphia ; Saunders, 2012 : 189-91.

B 緑内障のスクリーニングでは，何をするか？

緑内障は徐々に視野が周縁部から欠損しはじめ，最終的には中心部の視野が欠損して失明する病気である。早期発見をして眼圧を下げる点眼薬を投与することにより，病気の進展を防ぐことができる。緑内障の早期発見には眼圧検査と眼底検査が行われる。眼底検査では，視神経乳頭のなかに陥凹がないかを観察する。陥凹があってこれが視神経乳頭の直径の半分以上の大きさであれば異常値と判断する。ただし，緑内障をみつけるためのこの基準は，感度や特異度が高いものではなく，たくさんのお騒がせ異常値や見逃しを発生させるので，問題視されている。眼圧上昇例や眼底検査の異常者には，精密検査を勧めることになる。精密検査では，より詳しい視神経乳頭の検査や，まっ暗な中で白点を次から次へと点滅させ感知できるか否かを探る視野検査を行う。

C 無症状の健診受診者の診察で心雑音を聞き取ろうとする際には，何に注目して聴取することに意味があるか？

医師として実際にたくさんの無症状者の健診を担当してきた経験からいうと，健診で無症状の患者に心臓の聴診をする意義は少ないというのが素直な感想である。もちろん，たまに出会う心雑音などはあっても，多くがLevine分類で2/6以下の臨床的に意味の少ない収縮期雑音であり，これらをすべて超音波検査に回しても治療を要するものはほとんどない。よく出会う僧帽弁逸脱の雑音をみつけても，心内膜炎予防の抗菌薬投与対象の疾患ではないので，これをみつける意義もあまりない。無症状者では，あえて特殊な疾患に着目して聴診することを勧めたい。35歳以下の若年者では，

たまに耳にするスポーツでの突然死予防を観点とし，肥大型心筋症の収縮期雑音所見がないことだけは確認したい．そして，健診で心電図がなされていれば，突然の致死的な心室性不整脈の原因になるQT延長症候群とBrugada症候群（右脚ブロックと右側胸部誘導のST上昇）の所見がないことをチェックする．もちろん，問診にて原因不明の失神症状の経験の有無，血縁者に突然死がなかったかどうかは確認しておく必要がある．一方で，35歳以上の突然死の原因は虚血性心疾患が多く，診察所見は参考にならない．高齢者の大動脈弁領域での収縮期雑音は加齢に伴った石灰化による大動脈弁狭窄である．治療対象になるような重症の大動脈弁狭窄のほとんどが明らかな雑音を伴うので，雑音がなければ，大動脈弁狭窄は臨床的に除外してよい．最後に，拡張期雑音が聞かれた場合は，病的なものがほとんどなので，迷わず心臓超音波検査を申し込む．

Maron BJ, Thompson PD, Ackerman MJ ; American Heart Association Council on Nutrition, Physical Activity, and Metabolism. Recommendations and considerations related to preparticipation screening for cardiovascular abnormalities in competitive athletes : 2007 update : a scientific statement from the American Heart Association Council on Nutrition, Physical Activity, and Metabolism : endorsed by the American College of Cardiology Foundation. Circulation 2007 ; 115 : 1643-55.　PMID : 17353433
McGee S. Evidence-Based Physical Diagnosis, 3rd ed. Philadelphia ; Elsevier / Saunders, 2012 : 373-8.

A 健診で無症状の受診者に腹部診察を行う場合に，臨床的に意味のある着目点は何か？

全員に施す腹部診察上の着目すべき所見は，腹部大動脈瘤を触知しないか否かを探ることである．腹部大動脈瘤は径が5.5 cmを超えると破裂のリスクが高まるとされている．比較的小さな体型の日本人では，大動脈瘤が5 cm程度になる以前に，これを上腹部の拍動性腫瘤として触知発見できる期待は高いので着目に値する．USPSTFでも，65〜75歳で喫煙歴のある男性に限って，一度は腹部超音波検査で腹部大動脈瘤の有無を健診で確認しようという推奨がなされている．日本人では，たとえ超音波検査が検査項目に入っていない健診であっても，上腹部を短時間でも触診しておくことに意味があるといえる．その他の所見では，血圧が高い症例に腎動脈で血管雑音が聞こえないかの聴診，飲酒家には肝臓が腫れていないかの触診や腹水が溜まっていないかの打診など，病歴で疑った病態に対して偶然に強い所見が発見されることがある．また，無症状でも偶然に発見される所見の例として，硬く触れる肝硬変，大きな腎がんを上側腹部に触知，強大な脾臓を触知，婦人科系統の腫瘍（大きな筋腫，卵巣腫瘍）の触知などがある．しかし，いずれも腹部診察で受診者の予後を改善する期待があるような事項ではなく，受診者全員に行うべき健診項目とはいえない．無症状の健診受診者から病気を発見できるほど，腹部診察の感度は高くはない．

McGee S. Evidence-Based Physical Diagnosis, 3rd ed. Philadelphia ; Saunders, 2012 : 423-56.

C 尿検査は病気の発見に役立つのか？

尿検査は健診での定番の検査項目だ．しかし，健診担当医としてたくさんの尿検査結果を扱った経験からは，あまり意味のある病気の発見につながることはない．その一方で，わずかなお騒がせ異常値（偽陽性）はたくさん噴出して，これらにあいまいなコ

メントをつけて無視するのに苦労する。血液検査が検査項目として定着した昨今は，糖尿病の発見は血液検査のほうが優れているし，健診受診者に治療を要するような腎症を発見することも非常に少ない。尿潜血が認められても，その全例に膀胱鏡検査をするわけにもいかないので，結局はごく初期の膀胱がんの発見につながることは少ない。USPSTFの健診項目への格づけでも，慢性腎疾患や膀胱がんを健診で発見しようとする医療行為は，推奨度I（EBMの手法で利益と害の分析の結論が出せない医療行為であり，これを患者が理解したうえで行うべきもの）のランクをつけて勧告していて，その意義に疑問を投げかけている。健診での尿検査の意義は消滅しつつある。

U.S. Preventive Services. Chronic Kidney Disease（CKD）: Screening（www.uspreventiveservicestaskforce.org/Page/Topic/recommendation-summary/chronic-kidney-disease-ckd-screening?ds=1&s=CKD）. 閲覧日：2015/2/24

U.S. Preventive Services. Bladder Cancer in Adults : Screening（www.uspreventiveservicestaskforce.org/Page/Topic/recommendation-summary/bladder-cancer-in-adults-screening?ds=1&s=bladder%20cancer）. 閲覧日：2015/2/24

Ⓑ 骨粗鬆症のリスク因子を挙げよ。

骨粗鬆症の予防，発見，治療は，高齢者の骨折予防を目的とする。一生涯で女性の17.6％，男性の6％に大腿骨頸部骨折が発生するとするデータもある。骨密度の低下が骨折リスクと大きな相関をもつ。しかし，骨折では他のリスクも重要で，骨密度はリスクの1つにすぎない。実際，単純に骨折症例実数をみると，骨粗鬆症より圧倒的に多い骨減少症の人口数が影響して，骨粗鬆症（T-score －2.5以下）に生じる骨折症例数よりも，骨減少症（T-score －1.0～2.5）に生じる骨折症例数のほうが多いくらいだ。WHOのFRAX★（www.shef.ac.uk/FRAX/tool.aspx?country=3）で，10年間の大腿骨頸部骨折リスクおよび椎体骨折を含むさまざまな骨折の総合リスクを算出できる。骨折のリスクとして，年齢，性別，体重，身長，骨折既往の有無，大腿骨頸部骨折の家族歴，喫煙，副腎皮質ホルモン使用，リウマチ，二次性骨粗鬆症，1日あたり3杯以上の飲酒の有無を入力し，最後に骨密度を入力する。薬剤治療は次の場合に考慮する。骨粗鬆症，または骨減少症で大腿骨頸部骨折の10年リスクが3％を超えるか，骨折の総合リスクが20％を超えた場合である。

Melton LJ 3rd. Who has osteoporosis? A conflict between clinical and public health perspectives. J Bone Miner Res 2000 ; 15 : 2309-14.　PMID：11127196

★— FRAX　Fracture Risk Assessment Tool

Ⓑ 骨粗鬆症の検診は何歳に始めればよいか？

骨密度測定の開始年齢には，さまざまな意見がある。女性では閉経段階で骨密度が測定されることも多い。検査で啓蒙され，骨を保つライフスタイルを始めるきっかけになる。ただし，若い年齢で測定する必要度は科学的には高くはない。USPSTFでは骨粗鬆症のリスクのない女性では，65歳のときに初めて骨密度測定をし，それから必要に応じて治療を開始するのがほどよい方針だと述べている。転倒で骨折が起こりやすい75歳以上の年齢に達する前に，10年間の治療期間を確保する方針だ。薬物治療では骨折リスクをよくても半減できる程度なので，記述のほかのリスク回避も重要である。男性の骨折リスクが女性より低いことから，男性に一律に骨密度測定を行うこ

とに関しては疑問があり，推奨度I（EBMの手法で利益と害の分析の結論が出せない医療行為であり，これを患者が理解したうえで行うべきもの）の効果不明のランクが与えられている。

U.S. Preventive Services. Osteoporosis : Screening（www.uspreventiveservicestaskforce.org/Page/Topic/recommendation-summary/osteoporosis-screening）．閲覧日：2015/2/24

B 脳ドックを受けることのメリットとデメリットを論じよ．

MRIやMRA★の普及とともに，無症状者への脳の画像診断が検診として提供されることが多くなった．治療可能かつ早期発見に意義のある疾患が少数ながらある一方で，発見しても治療法のないものも多い．仮にAlzheimer病による認知症の脳萎縮を早期に発見しても，有効な治療法がないのだから医療が介入することができない．問診や簡単な認知力テストをまず先に行い，異常が認められた後に治療可能な病態が影に隠れているかどうかを探るのが基本だ．さらに，無症状の脳動脈瘤がたまたま発見された場合の対処法が悩ましい．破裂してくも膜下出血に至る運命にある脳動脈瘤はごく一部だ．発見された脳動脈瘤を片っ端から外科的にクリッピングあるいはカテーテル治療をすると，ある程度の確率で発生する治療の合併症例数がかなりの数になる．破裂する運命にある脳動脈瘤を処置しくも膜下出血を防ぐ利点と，破裂する運命になかった脳動脈瘤に不要に手を加えて合併症の害を生じるリスクのどちらが大きいのか，医学界は議論を続けている．瘤径7mm以下の脳動脈瘤の5年間の観察による破裂リスクは，内頸，前・中大脳動脈領域の前方のもので0％，後方のものでは2.5％というデータがある．また，脳ドックが盛んな日本のデータでは，極小の3～4mm大の瘤と比較し，破裂リスクの倍率は，5～6mmで1.13倍；7～9mmで3.35倍；10～24mmで9.09倍；25mm以上で76.26倍と，7mmを超えると，リスクが急激に高まる．一方で，クリッピング手術での死亡率は0.6％，カテーテル治療は1.6％というデータがある．治療後の脳梗塞の合併症は4.3％と9.0％だ．脳動脈瘤のサイズ，位置，さらには症例の年齢などを熟慮して，病気をみつけても小さなものは経過観察にとどめる，などの冷静な判断がなされなければ，脳ドックはかえって有害になるリスクをもっている．

UCAS Japan Investigators. Natural course and management risks of Unruptured Intracranial Aneurysms UCAS Japan Interim report（ucas-j.umin.ac.jp/UCAS2007/index.html）．閲覧日：2015/2/24
Wiebers DO, Whisnant JP, Huston J 3rd, et al ; International Study of Unruptured Intracranial Aneurysms Investigators. Unruptured intracranial aneurysms : natural history, clinical outcome, and risks of surgical and endovascular treatment. Lancet 2003 ; 362 : 103-10.　PMID：12867109
UCAS Japan Investigators, Morita A, Kirino T, Hashi K, et al. The natural course of unruptured cerebral aneurysms in a Japanese cohort. N Engl J Med 2012 ; 366 : 2474-82.　PMID：22738097

★── MRA　磁気共鳴血管画像（magnetic resonance angiography）

A 米国予防医療専門委員会（USPSTF）とは何か？

USPSTFは1984年に設立された．EBMの手法で，予防医療行為を吟味検討し，予防接種，検診，カウンセリング，事故防止などのさまざまな医療行為の勧告を行うボランティアの非政府委員会である．専門医の職域を守る姿勢が強くなりがちな各専門医学会が，その領域の医療行為を必要であるとした勧告を出す傾向にあるのに対し，USPSTFは医療産業の権益を離れて独立した立場でEBMを最大限に取り入れた勧告を

たゆみなく出し続けている。勧告内容はウェブにて閲覧可能で，日本で行われている人間ドックなどの予防医療行為内容との大きな違いが随所にみられる。さまざまな予防医療行為に対し，A（強いデータに裏打ちされた，かなり有効な予防医療行為），B（強いデータに裏打ちされた，中等度以上に有効な予防医療行為），C（ケースバイケースで有効なので，裁量にて取捨選択すべき予防医療行為），D（強いデータに裏打ちされて，無効か有害であるのですべきでないとされる予防医療行為），I（EBMの手法で利益と害の分析の結論が出せない医療行為であり，これを患者が理解したうえで行うべきもの）のランクをつけて勧告を出している。勧告内容，勧告の根拠などは，www.uspreventiveservicestaskforce.org/index.html で閲覧できる。

17 老年医学

小林正樹, 綱分信二, 洪 英在, 岩田 勲

高齢者医療

A 何歳から高齢者として扱うべきなのか？

決められた定義はなく，さまざまな状況によって，高齢者のイメージは異なってくる。高齢者人口，高齢化率という場合は，65歳以上が高齢者として扱われており，WHOにおける高齢者の定義も65歳以上である。後期高齢者医療制度では65歳以上を高齢者とし，75歳を境に前期高齢者，後期高齢者と定めている。道路交通法では，もみじマーク，四つ葉マークを70歳以上でつけることが義務づけられており，道路交通法上では70歳以上が高齢者となる。

臨床における面談などで「もう高齢ですから……」と切り出す年齢は70歳代だと早く，80歳代後半以降に切り出すと違和感が少ない，という印象をもっている医師も多いだろう。時と場合によって高齢者の定義が異なってくるという認識が重要であろう。

<洪 英在>

厚生労働省. メタボリック症候群が気になる方のための健康情報サイト e-ヘルスネット（www.e-healthnet.mhlw.go.jp/information/dictionary/alcohol/ya-032.html）. 閲覧日：2015/4/26
警視庁ホームページ. 自動車の運転者が表示する標識（マーク）について（www.keishicho.metro.tokyo.jp/kotu/shosinmark/mark.htm）. 閲覧日：2015/3/9

C ヒトは生物学的に何歳まで生きられるのか？

これには，ヒトの生理的寿命はおおよそ120歳（2014年までに認定されている最高齢者は122歳）であり，どれほど健康であってもそれ以上は生きられないという説と，ヒトの寿命は遺伝子操作や老化プロセス（senescence）の治療によって，今後さらに延長することができるとする説がある。また，人工臓器・組織の開発もヒトの寿命延長に貢献するであろう。単純に何歳まで生きられるのか，ということだけでなく，何歳まで「健康に」生きられるのか（健康寿命）ということも非常に重要である。寿命が本当に延長できるのかどうかについては科学者に任せることにして，健康寿命をできるだけ延ばし，要介護状態を防ぐということは，高齢者医療にかかわるすべての人の目標であろう。

<岩田 勲>

Arking R, Novoseltsev V, Novoseltseva J. The human life span is not that limited : the effect of multiple longevity phenotypes. J Gerontol A Biol Sci Med Sci 2004 ; 59 : 697-704. PMID : 15304534

C 2020年に日本で起こりうる問題は何か？

2020年には日本は東京オリンピックが開かれる予定だが，高齢化社会としては，さ

らに現在より深刻化する事態となる。65歳以上の高齢者人口は，1950年代には総人口の5％に満たなかったが，1970年に7％を超え，さらに1994年には14％を超えており，高齢化は急速となっている。現在，団塊の世代が65歳以上になっており，2020年にはさらに高齢化が進み，総人口の30％程度になるのではないかと予測されている。世界的にみても，諸外国に例をみないスピードで日本の高齢化は進行している。また，現在の高齢化の進行に伴い，認知症高齢者の増加，独り暮らしと高齢者夫婦世帯の増加，都市部の高齢者人口の増加，そして多死社会とさまざまな問題がさらに今より進んでいくものと思われる。この高齢化を深刻にとらえ，意識しながら，そして個で支えることが困難な時代であり，地域社会での援助を進めていくことが大事と思われる。

<小林正樹>

厚生労働省. 今後の高齢者人口の見通しについて(www.mhlw.go.jp/seisakunitsuite/bunya/hukushi_kaigo/kaigo_koureisha/chiiki-houkatsu/dl/link1-1.pdf). 閲覧日：2015/3/9

C 世界で最も高齢化率（65歳以上人口／全人口）が高い国はどこか？

2013年の世界銀行によるデータでは，日本が第1位(25％)，続いて，ドイツ，イタリア(21％)，ギリシア，スウェーデン，ブルガリア(19％)と続く。アジアでは，香港：中国(14％)，韓国(12％)，シンガポール，タイ(10％)，北朝鮮，中国(9％)と続き，日本の高齢化率はアジアのなかでも群を抜いている。欧米諸国のうち，英国が17％，米国は14％である。高齢化率が高い社会での医療の提供のあり方は，世界的にみて日本の対応が1つのモデルとなるはずである。

<岩田 勲>

The World Bank. Working for a World Free of Poverty. Population ages 65 and above (% of total) (data.worldbank.org/indicator/SP.POP.65UP.TO.ZS?order=wbapi_data_value_2013+wbapi_data_value+wbapi_data_value-last&sort=desc). 閲覧日：2014/10/23

B 高齢になると筋力を増強することは無理だというのは本当か？

本当ではない。加齢により筋力および筋肉量が減少し，脂肪が増加するのは事実であるが，定期的なレジスタンス運動と有酸素運動によって筋力（筋肉量）を増加させることは可能と考えられている。しかし，高齢者にみられる筋肉量減少（サルコペニア）を対象にした複数の研究においてレジスタンス運動（3〜18か月）が筋力を改善したと報告しているが，筋肉量増加に関しては一貫した成果が認められていない。サルコペニアはphysiological frailtyとして独立した病態生理をもつ症候群と捉えられており，サルコペニアのある高齢者では，筋肉量の増加は難しいということかもしれない。

<岩田 勲>

Cruz-Jentoft AJ, Landi F, Schneider SM, et al. Prevalence of and interventions for sarcopenia in ageing adults : a systematic review. Report of the International Sarcopenia Initiative (EWGSOP and IWGS). Age Ageing 2014 ; 43 : 748-59.　PMID : 25241753

B フレイル（frailty）とは何か？ 臨床上，どういう意味合いがあるのか？

生理的老化によって身体精神機能は徐々に低下していくものの，その程度や進行の速さはまちまちである。また，年を経ていくうちに，積み重なった併発症（高血圧，糖尿病，慢性肺・心疾患など）の1つひとつも高齢者をより脆弱にしていく。その結果，同じ年齢だといっても，その健康状態や日常生活機能，さらには生命予後において個々人で大きく異なり，この違いは何らかのストレスや侵襲を受けた際に顕著とな

る。このような高齢期の生理的予備能の低下をきたす病態をfrailty（日本ではフレイル）と呼び，さまざまな角度から研究がなされてきた。Friedらはフレイル（frailty）を生理学的プロセスであるとする仮説のもと，5つの特徴〔frailty phenotype：（1）体重減少，（2）疲労，（3）身体活動低下，（4）歩行速度低下，（5）筋力（握力）低下〕を提唱した。一方，このような生理学的プロセスを想定せず，単純に疾患，症状，生活動作機能，認知機能など機能不全状態の集積（deficit accumulation）としてfrailtyを捉えようとする説もある（548ページの「低栄養の人を見逃さないための方法はあるか？」を参照）。このように，フレイル（frailty）の定義はいまだコンセンサスを得られず，そのため，フレイル（frailty）を同定ならびに定量化するためのスケール（frailty scale）は数多く存在し，その多くのものが生命予後，施設入所，入院後あるいは手術後の予後，がん治療に対する反応，副作用とその予後などを予測するのに有用だと報告している。しかし，手術あるいは侵襲的治療（がん治療としての化学療法や放射線治療，入院あるいは集中治療室での高度医療）の適応を決定するのに使えるほど正確なものはまだ存在しないようである。

　日本老年医学会は2014年5月にフレイルワーキンググループを形成し，フレイル（frailty）を「高齢期に生理的予備能が低下することでストレスに対する脆弱性が亢進し，生活機能障害，要介護状態，死亡などの転帰に陥りやすい状態で，筋力の低下により動作の俊敏性が失われて転倒しやすくなるような身体的問題のみならず，認知機能障害や抑うつなどの精神・心理的問題，独居や経済的困窮などの社会的問題を含む概念である」とした。これは，Friedらのphenotypeよりもっと包括的な立場をとっており，近い将来，日本独自の診断基準が提案されることになるだろう。＜岩田 勲＞

Chapter 23 Frailty. In : Durso SC, Sullivan GM, eds. Geriatrics Review Syllabus : A Core Curriculum in Geriatric Medicine, 8th ed. New York : American Geriatrics Society, 2013.
一般社団法人日本老年医学会．フレイルに関する日本老年医学会からのステートメント（www.jpn-geriat-soc.or.jp/info/topics/pdf/20140513_01_01.pdf）．閲覧日：2014/10/23

geriatricsという用語をつくったのは誰か？

英国のIgnatz Leo Nascher医師（1863～1944年）が1904年にニューヨーク医学誌への寄稿で最初に用いたといわれている。1914年には，"Geriatrics：The Diseases of Old Age and Their Treatment"という最初の老年医学の教科書を出版した。geriatricsはギリシャ語の"geron（高齢）"と"iatrikos（医学治療）"という言葉からの造語である。　　　　　　　　　　　　　　　　　　　　　　　　　　＜岩田 勲＞

Clarfield AM. Dr. Ignatz Nascher and the birth of geriatrics. CMAJ 1990 ; 143 : 944-5, 948. PMID : 2224727

日本で最初の老年医学講座は，いつ，どこにできたのか？

尼子富士郎（1893～1972年）は，東京帝国大学を卒業し，法医学教室にて研究後，稲田龍吉（Weil病の病原体の発見者）の第3内科に入局した。大正12年財団法人浴風会という日本最古の老人施設が関東大震災の結果，設立され，稲田教授の推薦により尼子先生が勤務された。長年老年医学に貢献され，東京大学に老年病学講座が創設される際に沖中重雄教授より初代教授として推挙された。しかし，講座新設の認可に10年かかり，1962年に講座が誕生した際には尼子先生がすでに60歳を超えていたため，東京大学第三内科の沖中重雄教授が兼任したのが始まりである。ちなみに，

2000年には，全国80医科系大学中19大学（23.7％）に老年学・老年医学講座が存在したが，その後，減少傾向にあるといわれる。　　　　　　　　　　　　　　　　　＜岩田 勲＞

大友英一．日本における老年医学の創設期．日本老年医学会誌 2008；45：579-581．
日本学術会議第7部 癌・老化研究連絡委員会老化専門委員会．老年学・老年医学の教育・診療・研究システム整備の必要性．「癌・老化研究連絡委員会老化専門委員会報告」（平成12年5月29日）（www.scj.go.jp/ja/info/kohyo/17htm/1752z.html）．閲覧日：2015/3/9

高齢者機能評価

A　CGAとは何か？

CGAとは Comprehensive Geriatric Assessment の略で，高齢者総合機能評価と訳されている。「評価」となっているが，CGAは多職種によるマネージメントプランまでを含む概念であることに注意。1935年に英国の女性医師ウォーレン〔Marjory Wallen（1897～1960年）〕が身寄りのない老人を医学的評価だけでではなく，ADL[*1]や感情，コミュニケーションなどを合わせて評価し，その結果に基づいて老人ホームに入所させたり，入院させたりと個別にサービスの提供を行った。その結果，多くの高齢者の症状が改善したというのがCGAの始まりである。1984年にルーベンスタイン（Rubenstein）がCGAは生命予後や機能予後を改善するための評価手技であることを発表し，その後，メタアナリシスも行われた。

CGAは急性期病棟や外来で扱われている虚弱高齢者のアクティブな問題点だけでなく，医学（老年症候群，転倒リスク，多剤服用など），心理（抑うつ，認知症など），社会（経済状況や家屋，家族，地域資源など），介護（どのような生活のための支援が必要か）など，高齢者特有の問題も含めて多面的に高齢者の全体像を把握し，その結果に基づいて多職種で介入し改善させる方法である。CGAは病気だけをみていては見逃されるさまざまな問題に気づかせてくれる。CGAで明らかになった問題に介入することで，虚弱から要介護などの依存状態への移行を防ぐ，積極的予防や治療のためのストラテジーとなる。

米国ではソーシャルワーカーがCGAにかかわるさまざまな評価を行う。それには一般的な病歴，社会歴や家族関係，経済状況や心理検査などの多くが含まれている。それらの情報を踏まえて，医師，看護師，薬剤師，セラピスト（PT[*2]/OT[*3]/ST[*4]など），栄養士などの多職種がかかわって評価し，治療プランを検討する。治療プランを実行に移し，それが有効かどうかを再度評価し，プランの見直しが図られている。CGAにかかわる多職種のチームメンバー全員が高齢者医療と老年医学に精通しているのが特徴である。

一方，日本では，高齢者総合機能評価が「評価」のみにとどまってしまい，虚弱高齢者と診断しても，多職種チームとして評価，介入が測られるという現状はまだ少ない。入院病棟で介護保険の被保険者に該当する患者に対して，CGAの項目に当てはまることを評価すれば算定される総合評価加算（入院中1回100点）があるが，実際には評価後の介入までは要求されていないこともその要因の1つであろう。外来診療においてもCGAを行ったところで特別な保険点数としては算定されず，CGAを行うには時間もかかるため，忙しい一般的なクリニックではまだ普及していないのが現状である。

＜綱分信二＞

鳥羽研二. 高齢者総合機能評価ガイドライン. 日老医誌 2005；42：177-180.

★1— ADL　日常生活動作（activities of daily living）
★2— PT　理学療法士（physical therapist）
★3— OT　作業療法士（occupational therapist）
★4— ST　言語聴覚士（speech-language-hearing therapist）

B CGAでは，どのようなことを行えばよいか？

虚弱高齢者に対して，高齢者の全体像を把握し，多職種の連携により介入していくプロセスである。まずは全体像を把握するための評価を行う。

　病歴（現在の主な問題，既往歴，家族歴，生活歴，アレルギー，薬剤歴など）により，現在アクティブな問題も含めた医学情報の収集を行う。

　生活機能の評価目的に，Advanced ADL（仕事や社会参加，旅行や文化芸術活動ができているか），IADL★1，ADL（Barthel Index）を確認することを含める。

　栄養状態の評価には，身長，体重，BMI★2（18.5未満は高リスク），簡易栄養状態評価表（MNA®★3）のチェックを行う。

　転倒のリスク評価を念頭におき，歩行の観察とTimed Up and Go test（椅子に深く座った状態からスタートし，無理のない速さで歩き，3m先の目印で折り返し，再び椅子に座るまでの時間を測定），握力，転倒リスク評価表（22項目の質問表で10点以上を転倒高リスクと評価する）を確認する。

　精神機能の評価として認知症を念頭におき，認知機能検査（mini-Cog：3単語再生＋時計描画テスト，MMSE★4，MoCA®★5），うつ病を念頭におき，GDS★6簡易版またはPHQ★79を行う。認知症があれば，BPSD★8の評価としてDBDスケール★9を介護者に依頼し行う。DBDスケールでは，28項目の認知症に伴う問題行動を0～4点で定量でき，項目ごとの重症度を評価できる利点がある。

　患者の主訴からは見逃されがちな老年症候群（起立性低血圧や頻尿・尿失禁，視力障害，難聴など）の確認も行う。

　高齢者では多剤内服により有害作用が出やすくなるため内服薬数も確認する（5種類以上は有害事象の高リスク。7剤以上内服する82％の患者に有害事象が起こるといわれている）。

　環境や社会的状況を確認するために，家族背景（家族関係や第1キーパーソン，第2キーパーソンは誰かなども），経済状況，生活環境を確認する。

　これらすべてを医師のみで行うにはかなりの時間が割かれるため，多職種との連携（主にはケアマネージャーやソーシャルワーカー，担当看護師，PT／OT／STなど）して評価する。

　上記の情報をもとにして，どうすれば要介護状態，依存状態を予防しうるか，また，生活を支え，治療がスムーズにできるかについて多職種でマネージメントプランを話し合う。チーム構成は患者が抱える問題によっても変わりうる。倫理的な側面も踏まえて患者ケアのゴールについても話し合いを行い，患者，家族も含めたチーム全体で共通認識をもっておく。話し合ったプランを実行し，効果についても評価を行いプランの修正を行っていく。

　CGAは，評価だけで終わるのではなく，その結果を踏まえて多職種チームで行うマネージメントプランまでをも含む概念であることに注意すること。　＜綱分信二＞

Geriatrics, Interprofessional Practice and Interorganizational Collaboration（GiiC）. Polypharmacy
(www.rgpc.ca/best/GiiC%20Resources/GiiC/polypharmacy.html). 閲覧日：2014/11/4
日本老年医学会編集. 健康長寿診療ハンドブック. 東京：メジカルビュー社, 2011：5-11.
鳥羽研二監修. 高齢者総合的機能評価ガイドライン. 東京：厚生科学研究所, 2003：72-177.

★1―IADL　手段的日常生活動作（instrumental activities of daily living）
★2―BMI　肥満度指数（body mass index）
★3―MNA®　簡栄養状態評価表（Mini Nutritional Assessment）
★4―MMSE　Mini-Mental State Examination
★5―MoCA®　Montreal Cognitive Assessment
★6―GDS　高齢者用うつ尺度（Geriatric Depression Scale）
★7―PHQ　Patient Health Questionnaire
★8―BPSD　認知症の行動・心理症状（behavioral and psychological symptoms of dementia）
★9―DBDスケール　認知症行動障害尺度（Dementia Behavior Disturbance Scale）

B　簡便に行うCGAはあるか？

1935年，英国のウォーレン（Wallen）が慢性期病棟において，虚弱高齢者を医学的のみならず，ADL，認知機能，コミュニケーションなどの評価も行い，その評価結果を元に包括的な介入を行った．それがCGAの始まりとされる．1980年代以降，徐々に世界各国に広まり，日本においても1993年にガイドラインが策定された．CGAでは，虚弱高齢者に対して医学的評価のみならず，ADL（基本的ADLと手段的ADL），認知機能，精神的状態，社会的支援状況や終末期に対する意思表示などを評価する．その結果をもとに問題点をピックアップし，適切な介入を行う．その後，機能の変化を再評価する，というステップが行われる．CGAで用いられる評価尺度はさまざまあるが，各項目をそれぞれの評価尺度で行うと非常に時間がかかり，すべての人に行えるものではない．そこで，簡便にCGAを施行する方法であるが，厚生労働省が作成した基本チェックリストは25項目の「はい」，「いいえ」で答えることができる自記式のアンケートであり，フレイル（frailty）の検出に有用であるとの報告が近年散見されるようになった．外来などの待ち時間に患者に渡して記入してもらうことでのスクリーニングが可能となりうる．

<洪　英在>

鳥羽研二監修. 高齢者総合的機能評価ガイドライン. 東京：厚生科学研究所, 2003：21.
John P.Sloan著　藤沼康樹訳. プライマリ・ケア老年医学. 大阪：プリメド社, 2001：26-38.
厚生労働省「介護予防のための生活機能評価に関するマニュアル」分担研究班. 介護予防のための生活機能評価に関するマニュアル（改訂版, 平成21年3月）(www.mhlw.go.jp/topics/2009/05/dl/tp0501-1c_0001.pdf). 閲覧日：2015/3/9
Fukutomi E, Okumiya K, Wada T, et al. Importance of cognitive assessment as part of the "Kihon Checklist" developed by the Japanese Ministry of Health, Labor and Welfare for prediction of frailty at a 2-year follow-up. Geriatr Gerontol Int 13：654-62.　PMID：23170783

C　ベッドサイドで行える最も有用な聴力スクリーニング法は何か？

本人に，聞こえ方に問題があるかどうか質問することと，ささやき試験（whispered voice test）である．

　米国の統計によると65歳以上の高齢者で聴力障害の頻度は25〜40％，75歳以上では40〜66％，85歳以上では80％と頻度が高く，検査前確率は年齢が上がるほど高くなる．「聞こえ方に問題がありますか」と質問して，その答えが「はい」（陽性尤度比 2.5）であれば聴力検査を行う．「いいえ」（陰性尤度比 0.13）であれば，ささや

き試験を行う。ささやき試験が陰性（陰性尤度比 0.03）であれば聴力検査は必要ないが，陽性（陽性尤度比 6.1）であれば聴力検査を行う。

- **ささやき試験の行い方**：検者は患者の後ろに 60 cm 離れて立つ。検査しないほうの片方の耳穴を指で塞ぎ，指を擦り合わせる（塞ぐだけでは十分にマスクできないため）。まず，大きな声で 99 といって，何をいったかを答えてもらい，検査の方法を確認する。検者は自分の息を吐き切って，3つの無作為な数字〔原著では，数字と文字の組み合わせ（5，B，6 など）〕をささやく。3つすべてを正確に答えることができない場合や，全く答えることができなかった場合には，別の無作為な数字を使って（答えを学習しないように）再度テストする。2回行って，3つ以上の正確な数字を答えることができれば合格とする（3/6 以上で合格）。他方の耳も同様の方法で行うが，同じ組み合わせを使用しないようにする。

＜綱分信二＞

Bagai A, Thavendiranathan P, Detsky AS. Dose this patient have hearing impairment? JAMA 2006 ; 295 : 416-28.　PMID : 16434632

A 高齢者の入院関連機能障害とは何か？

入院によって生じた日常生活機能障害のことで，Cobinsky らの報告では，入院した 70 歳以上の患者のうち少なくとも 30％が，退院時に入院時にはなかった何らかの障害を有していたという。特に，虚弱高齢者の場合は入院することで，治療による合併症や有害作用，感染症，せん妄，低栄養，転倒による外傷，褥瘡，尿閉，尿失禁などの問題が生じやすい。高齢者の入院適応の判断時には，単に急性疾患の治療だけに注目するのではなく，入院関連機能障害という入院による害のことも考慮し，これらを天秤にかけて患者のメリットが最大となるよう考慮する。食事摂取が可能でバイタルサインが安定していれば，外来治療と注意深い経過観察で慎重に入院適応を見極めることも考慮する。

＜綱分信二＞

Covinsky KE, Pierluissi E, Johnston CB. Hospitalization-associated disability : "She was probably able to ambulate, but I'm not sure". JAMA 2011 ; 306 : 1782-93.　PMID : 22028354
Ettinger WH. Can hospitalization-associated disability be prevented? JAMA 2011 ; 306 : 1800-1. PMID : 22028358

薬物療法・polypharmacy（多剤併用）

A 高齢者特有の薬物動態とは何か？

高齢者では，薬物処方に際しては薬物動態の特徴を把握しておく必要がある。薬物動態には，吸収，分布，代謝，排泄の過程があり，それぞれにおいて加齢での変化がみられる。

- **吸収**：経口投与される薬剤の吸収は，加齢により変化する胃腸の機能に応じて変化する。胃は萎縮性胃炎のため pH が上昇し，胃の排泄は年齢の変化から腸管の血流（20 歳と比べて 70 歳では 30〜40％減少する），蠕動，吸収細胞に応じて低下する。ただ，たいていの薬の吸収効率は加齢に大きく影響を受けることはなく，受動拡散

の過程を経て，バイオアベイラビリティーの低下はみられない
- **分布**：加齢に伴う生理機能変化は薬物の分布に影響を及ぼす．20歳から70歳になると，体重に対する脂肪の割合は男性は18％から36％，女性は33％から45％と増える．循環血液量は20歳から80歳で8％，細胞外液量は20歳から80歳で40％減少するといわれている．その結果として，水溶性薬剤濃度は上昇し，脂溶性薬剤濃度は低下する．
- **代謝**：薬物の代謝はさまざまな臓器で行われるが，多くは肝臓においてなされている．肝臓は30歳以降で肝血流，肝容量が年1％ずつ減少する．そして，代謝には酸化反応と抱合反応がある．しかし，酸化反応は加齢により低下し，その原因は加齢に伴う肝容量の減少，また，酸化反応に必要なCYP[★1]に影響する．このCYPも，一部は加齢の影響を受けて活性が低下する．そして，加齢に伴う肝臓の変化により三環系抗うつ薬，リドカイン，オピオイド，プロプラノールなどは特に影響を受けやすくなってくる．また，肝臓での代謝は高齢者でも，人種，性別，喫煙，虚弱状態，薬物相互作用などさまざまな要因で変わってくる．
- **排泄**：加齢に関する胆汁排泄の報告は少ないが，腎臓に関しては加齢において腎容量，ネフロンの数の減少が関係し，GFR[★2]は20歳以降，年に0.5％低下するといわれている．多くの薬剤は腎臓で排泄されることが多い．そのなかで，特に治療域が限られている薬剤（ジゴキシン，アミノグリコシド，化学療法薬）は，副作用が出るリスクがあるので注意が必要になってくる．また，腎機能に応じて投与量を調整することが必要になってくる．

<小林正樹>

Iber FL, Murphy PA, Connor ES. Age-related changes in the gastrointestinal system. Effects on drug therapy. Drugs Aging 1994；5：34-48.　PMID：7919638
Woodhouse K, Wynne HA. Age-related changes in hepatic function. Implications for drug therapy. Drugs Aging 1992；2：243-55.　PMID：1606355
Sotaniemi EA, Arranto AJ, Pelkonen O, et al. Age and cytochrome P450-linked drug metabolism in humans：an analysis of 226 subjects with equal histopathologic conditions. Clin Pharmacol Ther 1997；61：331-9.　PMID：9091249

★1── CYP　チトクロームP450（cytochrome P450）
★2── GFR　糸球体濾過量（glomerular filtration rate）

A 高齢者で使用を控えるべき薬剤にはどのようなものがあるか？

高齢者への薬剤使用に対して，近年，薬物副作用の問題が多く指摘されている．救急外来に来院した高齢者のうち12.6％に薬物有害事象があったという報告や，外来にくる高齢者のうち1年間で5.5％が有害事象を経験し，またそのうちの27％は予防可能であったという報告，などがなされている．

　そのなかで，最近，米国ではBeers Criteria，欧州ではSTART[★1] / STOPP[★2] criteriaが提唱され，薬剤使用に対しての注意が促されている．

　Beers Criteriaは1991年に初めて発表されたが，2012年にはAGS[★3]のリーダーシップのもと，エビデンスを踏まえ，さらに改訂された．そのなかで高齢者への投与が一般的に不適切である薬剤，併発疾患により不適切と判断される薬剤，高齢者には注意して使用すべき薬剤が計53種提示されている．たとえば，ジゴキシンは0.125mgより高用量の使用は避けるべきで，抗コリン作動薬，ベンゾジアゼピン系

などの使用は避けるべきとされている。

　また欧州では，別の基準として START / STOPP criteria が提唱されており，これらでは，65の不適切処方と22の使用すべき処方について検討されている．使用を控えるべきものとしては，心不全徴候のない足背浮腫へのループ利尿薬，慢性便秘患者でのカルシウム拮抗薬，心，脳，末梢血管の閉塞症状がない患者へのアスピリンなどが指摘されている．

　Beers Criteria や START / STOPP criteria については，ぜひ一読をお勧めする．

<小林正樹>

Yee JL, Hasson NK, Schreiber DH. Drug-related emergency department visits in an elderly veteran population. Ann Pharmacother 2005 ; 39 : 1990-5.　PMID : 16288080
Gurwitz JH, Field TS, Harrold LR, et al. Incidence and preventability of adverse drug events among older persons in the ambulatory setting. JAMA 2003 ; 289 : 1107-16.　PMID : 12622580
American Geriatrics Society Updated Beers Criteria for Potentially Inappropriate Medication Use in Older Adults Clinical Guides(2012)(www.americangeriatrics.org/health_care_professionals/clinical_practice/clinical_guidelines_recommendations/2012).　閲覧日 : 2015/3/9
Gallagher P, Ryan C, Byrne S, et al. STOPP（Screening Tool of Older Person's Prescriptions）and START（Screening Tool to Alert doctors to Right Treatment）. Consensus validation. Int J Clin Pharmacol Ther 2008 ; 46 : 72-83.　PMID : 18218287

★1— START　Screening Tool to Alert doctors to Right Treatment
★2— STOPP　Screening Tool of Older Person's Prescriptions
★3— AGS　米国老年医学会(American Geriatrics Society)

Ⓑ 高齢者の polypharmacy はどうしていけないのか？

polypharmacy（多剤併用）は，一般には4種類以上の薬剤の定期的服用として定義され，高齢者における薬物有害反応（adverse drug reaction）の重要な要因の1つである．その理由としては，薬物相互作用に加え，アドヒアランスの低下などが考えられるが，polypharmacy は一般に不適切と思われる薬剤（Beers Criteria による）の投与とも関連することが示されている．

　複数の慢性疾患をもつ高齢者において，次々に新しい薬が増やされがちで，薬を減らしていくには，医療従事者の強い意識づけが重要である．さらに，入院高齢者に薬剤師が内服薬の説明を行い，その後6か月の服薬アドヒアランスを評価したところでは，介入群のほうがアドヒアランスはよく，また，内服薬数も減少していた．他の老年症候群へのアプローチと同様に，薬剤師を含めて多職種ケアチームによる薬物治療のマネージメントが重要である．

<小林正樹>

Edwards IR, Aronson JK. Adverse drug reactions : definitions, diagnosis, and management. Lancet 2000 ; 356 : 1255-9.　PMID : 11072960
Cannon KT, Choi MM, Zuniga MA. Potentially inappropriate medication use in elderly patients receiving home health care : a retrospective data analysis. Am J Geriatr Pharmacother 2006 ; 4 : 134-43.　PMID : 16860260
Lipton HL, Bird JA. The impact of clinical pharmacists' consultations on geriatric patients' compliance and medical care use : a randomized controlled trial. Gerontologist 1994 ; 34 : 307-15.　PMID : 8076871

Ⓑ 内服薬の数を減らすためにどのようなアプローチをとればよいのか？

polypharmacy をしている高齢者に対して，以下のようなアプローチをお勧めする．

- ●ステップ0：飲んでいる薬を正確に把握する

  頓服，サプリメントも含めて日常飲んでいるすべての薬を持参してもらい，内服状況を含めて確認する。

- ●ステップ1：薬の適応症を確認する

  それぞれの薬がいつ，何のために処方されたのかを確認する。適応がはっきりしない場合は中止を考慮するが，長期内服されている薬は数日から数週間かけて漸減ののち中止する。

- ●ステップ2：薬の効果を評価する

  いったん薬を始めると，その効果を評価しないまま漫然と継続されるということが多くある。効果が不十分であれば，投与量を増やすか他の薬剤に変更を検討。効果がない場合，あるいは副作用が現れた場合には中止。

- ●ステップ3：薬の副作用の有無を確認する

  高齢者は症状を過小評価したり，医師に打ち明けるのをためらったりしがちであるため，高齢者に多くみられる症状（むかつき，便秘，下痢，尿失禁，夜間頻尿，めまい，ふらつき，転倒など）の既往は，具体的に尋ねることが重要である。「薬剤の副作用を別の薬で治療しない」というのは老年医学の鉄則の1つである（prescribing cascade）。

- ●ステップ4：高齢者に対して一般に不適切とされる薬剤をみつける

  日本老年医学会から発表された「高齢者に対して特に慎重な投与を要する薬剤のリスト」や米国のAGS Beers Criteriaを利用し，不適切と考えられる薬剤を同定，中止および変更を考慮する。

- ●ステップ5：内服回数を減らす

  徐放性製剤を用いて，1日の内服回数を減らすことで，服薬はシンプルになり，アドヒアランスの改善も期待される。

<岩田 勲>

日本老年医学会.「高齢者に対して特に慎重な投与を要する薬物のリスト」, 2005（www.jpn-geriat-soc.or.jp/proposal/pdf/drug_list.pdf）. 閲覧日：2015/3/9

American Geriatrics Society Updated Beers Criteria for Potentially Inappropriate Medication Use in Older Adults Clinical Guides（2012）（www.americangeriatrics.org/health_care_professionals/clinical_practice/clinical_guidelines_recommendations/2012）. 閲覧日：2015/3/9

岩田 勲. 若手医師への老年医学のすすめ—多剤使用の高齢者，薬の数と量を減らしてますか. 日経メディカルオンライン 2014/10/6（medical.nikkeibp.co.jp/leaf/mem/pub/series/iwata/201410/538752.html）. 閲覧日：2015/3/9

B 食欲不振の薬物療法は有効か？

高齢者における食欲不振はさまざまな原因で起こりうる。身体疾患の影響で食欲不振がある場合はもちろん，身体疾患の是正が重要となるが，食欲不振は低栄養になりうるため，原因の改善とともに介入が必要となる。ただ，食欲不振に対して有効な薬物治療は示されていない。悪性腫瘍やAIDS*患者とは違うため，ステロイドなどのホルモン剤などは高齢者の食欲不振に対しては推奨されない。dronabinolという医療麻薬がAlzheimer型認知症患者への体重増加に効果がみられた報告があるが，日本では承認されていない。また，megestrol acetateはがん患者やAIDS患者において食欲増進および体重増加の効果があるとされているが，水分貯留，電解質異常，血栓傾向をきたすことから，高齢者には一般には推奨されない。抗うつ薬であるミルタザピン

は低用量で食欲増進作用をもつといわれているが、うつ病患者以外への有用性は否定的である。

Volicer L, Stelly M, Morris J, et al. Effects of dronabinol on anorexia and disturbed behavior in patients with Alzheimer's disease. Int J Geriatr Psychiatry 1997 ; 12 : 913-9.　PMID : 9309469
AGS Choosing Wisely Workgroup. American Geriatrics Society identifies another five things that healthcare providers and patients should question. J Am Geriatr Soc 2014 ; 62 : 950-60.　PMID : 24575770

★― AIDS　後天性免疫不全症候群(acquired immunodeficiency syndrome)

認知症

A 認知症の鑑別診断に必要な病歴と最低限鑑別すべき疾患は何か？

認知症とは、ICD[★1]-10では、「慢性、進行性の脳疾患によって、複数の高次脳機能障害(記憶、思考、見当識、判断など)が障害され、それは意識障害ではない状態」と定義されている。またMCI[★2]でも、複数の高次脳機能障害を認めるが、日常生活に支障を認める程度まで障害が進行すると認知症、日常生活に支障を認めない段階ならばMCIと生活障害の有無で区別される。認知症と診断された後に、その原因疾患の特定(病型診断)を行う。

　この項目では、認知症と診断する際の鑑別診断を行う。認知症と診断後に認知症の原因疾患(病型診断)を行う流れは次の問いを参照していただきたい。

　認知症の鑑別診断としては、認知症の定義からも、「慢性、進行性」であることを確認することから始める。病歴には、慢性と進行性があるので「いつから始まったのかわからない」経過を確認する必要がある。慢性、進行性の経過をたどるなかで、認知症との鑑別が必要となるのはtreatable dementia(治療可能な認知症)であるが、その原因としては多岐にわたる。最低限、鑑別しなくてはならないのはガイドラインでは、抑うつ、ビタミンB$_{12}$欠乏、甲状腺機能低下症である。ビタミンB$_{12}$、甲状腺機能低下症に関しては、認知症を疑ったなら、経過のなかで一度は血液検査にて確認をすればよいだろう。抑うつに関しては、MMSE、長谷川式簡易認知機能スケールなどを行った際に、返答に時間を要したり、「わからない」という返答が多く、途中で涙ぐむ、などの状況があれば抑うつを疑うべきであろう。また、「抑うつ気分」、「興味の減退」を聴取することが、抑うつのスクリーニングに有意義であると報告されており、この質問項目を診察に組み込むことが有効であろう。　　　　　　　　　　　＜洪 英在＞

ICD-10 Version : 2010 (apps.who.int/classifications/icd10/browse/2010/en).　閲覧日 : 2015/4/26
Petersen RC, Stevens JC, Ganguli M, et al. Practice parameter : early detection of dementia : mild cognitive impairment (an evidence-based review). Neurology 2001 ; 56 : 1133-42.　PMID : 11342677
Knopman DS, DeKosky ST, Cummings JL, et al. Practice parameter : diagnosis of dementia (an evidence-based review). Neurology 2001 ; 56 : 1143-53.　PMID : 11342678
Ebell MH. Screening instruments for depression. Am Fam Physician 2008 ; 78 : 244-6.　PMID : 18697510

★1― ICD　国際疾病分類(International Classification of Diseases)
★2― MCI　軽度認知機能障害(mild cognitive impairment)

A Alzheimer病の臨床的特徴は何か？

認知症の原因として，Alzheimer型認知症（AD[*1]）が最多である．よって，典型的なADが診断できれば，認知症の病型診断に威力を発揮する．ADは，他の疾患の除外がなされて初めて診断できる診断基準となっている（Alzheimer病の診断基準については，14章の432～433ページを参照）が（NINCDS-ADRDA1[*2]），典型的なADの特徴は，いつから始まったのかわからない（緩徐進行性），物忘れから始まる経過，物盗られ妄想が多い，といった特徴がある．また，ADは日常生活上の複雑なADLから徐々に障害される経過をたどる．すなわち，手段的ADLから障害され，その後に基本的ADLが障害される．また，ADは神経学的な異常を病初期には認めない．心理検査においては，3単語再生の失点（近時記憶障害）→日時の項目での失点（時間の見当識障害）→場所の項目での失点（場所の見当識障害）が出現するという典型的な経過をたどる．また，診察室では「取り繕い」が目立ち，質問されると，すぐに付き添いの人を見て聞くhead turning signを示す．このような所見があるならば，ADの可能性が高まる（表17-1）．このように，典型的なADをrule inで診断し，典型的なADではない例に対して，画像診断（MRIやSPECT[*3]など）を施行して診断すればよいと筆者は考え，実践している．典型的なADではない例のなかに，treatable dementiaやLewy小体型認知症，前頭側頭葉変性症，脳血管性認知症などが存在している．＜洪 英在＞

表17-1　典型的なAlzheimer型認知症

経過，診察室での所見	心理検査の失点順序
● 緩徐進行性の経過：いつから始まったかわからない ● 手段的ADLから障害（金銭管理，料理，買い物など） ● 物盗られ妄想 ● "head turning sign" ● 取り繕い	3単語再生の項目 ↓ 日時の項目 ↓ 場所の項目

McKhann G, Drachman D, Folstein M, et al. Clinical diagnosis of Alzheimer's disease : report of the NINCDS-ADRDA Work Group under the auspices of Department of Health and Human Services Task Force on Alzheimer's Disease. Neurology 1984 ; 34 : 939-44.　PMID : 6610841

[*1] ─ AD　Alzheimer病（Alzheimer's disease）
[*2] ─ NINCDS-ADRDA1　National Institute of Neurological and Communicative Disorders and Stroke─Alzheimer's Disease and Related Disorders Association
[*3] ─ SPECT　単光子放出コンピュータ断層撮影法（single photon emission computed tomography）

A Lewy小体型認知症（DLB*）の臨床的特徴は何か？

認知症の診断を満たし（2つ前の問いを参照），注意や覚醒レベルの変動，具体的な生々しい繰り返し出現する幻視，パーキンソニズムの存在といった中核的特徴をもつのがLewy小体型認知症である．それ以外にも，レム睡眠行動異常（夜間突然大声を上げたり，異常行動を起こしたり），繰り返す原因不明の失神発作，向精神薬への過敏（メジャートランキライザーだけではなく，マイナートランキライザーや抗ヒスタミン薬など中枢に作用のある薬剤は何でも），繰り返す転倒など多彩な症状を呈することがある．

この疾患の症状だけをみると診断は非常に容易であると思われるが，病初期は症状が揃わないことも多い。また，病初期には身体的な不定愁訴や不眠，抑うつなど精神的な不安定さが顕著な人，せん妄をよく起こす人が多いことがいわれており，経過をみるうちにLewy小体型認知症の症状が揃う人も多い。高齢者の不定愁訴，せん妄などで原因が特定できない場合は，Lewy小体型認知症を疑う必要がある。
　この疾患は小阪憲司（1939年～）によって1976年に報告された疾患で，Alzheimer型認知症に次いで2番目に多い疾患である。日本人では，欧米と比べて40歳前後で発症する症例があり，高齢者の認知症では概ね20％程度の頻度でみられるとされる。

<洪 英在>

McKeith IG, Dickson DW, Lowe J, et al. Diagnosis and management of dementia with Lewy bodies : third report of the DLB Consortium. Neurology 2005 ; 65 : 1863-72.　PMID : 16237129
Onofrj M, Bonanni L, Manzoli L, et al. Cohort study on somatoform disorders in Parkinson disease and dementia with Lewy bodies. Neurology 2010 ; 74 : 1568-606.　PMID : 20479358
小阪憲司, 池田 学. レビー小体型認知症の臨床《神経心理学コレクション》. 東京：医学書院, 2010：56-76.

★── DLB　Lewy小体病を伴う認知症（dementia with Lewy body）

A 認知症患者の外来診療で大切なことは何か？

認知症は緩徐に進行する疾患である。また，原因疾患だけではなく，本人の今までの生活歴，職歴，性格，家族との関係など，さまざまな要因に左右され，症状は多種多様である。同じ疾患でも症状は全く異なり，経過も大きく異なる。また，病状の進行によって大きく様相が変わってくるのも特徴である。高齢者が多いのもあるが，薬剤の副作用も出やすく，薬剤への反応も人によって大きく異なる。
　以上のことを意識し，究極の個別対応が必要となるのが認知症患者の診療になることを覚悟して，外来診療を行う必要がある。
　しかし，原因疾患の特徴を把握し，次に起こることを予測できれば，患者や家族にとっては心強いことである。病状の進行を把握し，どのような症状が次に起こりうるかを常に予測する。その予測から外れた場合に，当初の診断が正しいのかと原点に立ち返り，予測から外れる原因となるような事象（身体疾患によるせん妄や社会環境的な要因の変化がなかったかなど）が生じていないか，治療や対応が必要な事態が起こっていないかを検討する必要がある。
　認知症患者の外来診療においては，「常に次に起こりうることを予測して前もって情報提供を行う」，「常に診断が正しいかを再検討する姿勢」，「治療が必要な病態，対応が必要な環境要因の変化を見逃さない」，ということが最重要であろう。
　これらを意識して，認知症患者が最期まで本人らしさを保ち続けることができる手伝いをすることが必要である。

<洪 英在>

A 認知症患者とその家族との面談の際に注意することは何か？

認知症患者との面談の際には，患者にとって診察室が自尊心を傷つけられない安全な場所で，居心地がよい空間であるよう気をつけるのが原則である。認知機能が低下している場合は，見当識障害があり，自分がなぜ，どこへ，何のために連れて来られているかも理解できていないことがあり，病院へ行くことそのものが強いストレスになり，緊張する原因になる。患者が困っていることがあれば，それに注目し，医療従事

者が協力者であることを理解してもらう。患者の思いと世界観に共感して対応し，患者にとって医療従事者がよき理解者であると思ってもらえるよう対応する。笑顔で対応し，診察後も本人にとって安心でき心地よいと思える診察環境，雰囲気をつくることを心がける。記憶障害があっても診察時に良好な患者医師関係を築く努力を怠ってはならない。

　MMSEなどの心理検査を行うときは，検査前にその必要性をわかりやすく説明し，わからないことがあっても，もともと難しい検査であることを伝え，本人が自信を失わないよう配慮する。検査は本人の同意をもって開始すべきで，拒否しているときに無理強いはしない。Alzheimer型認知症が進行した重度の状態であっても，感情の記憶は残る（エピソード記憶の中枢である海馬は早期から障害されるが，感情の記憶は末期まで残る）といわれているため，患者に悪い印象が残ると受診拒否につながりかねない。

　本人の前で介護者から話を聞こうとするときは，本人に断ってから話を聞くようにする。しかし，介護者は患者のことで困っていることが多いため，患者に対する悩みを聞くのは本人の前では控える。患者と介護者／家族の関係がよくないことが予想されるときや，BPSDなどの問題があることがあらかじめわかっているときには，介護者／家族からの話は本人とは別に聞く。

　家族への面談の際には，原則として，患者本人とは別の場所で話を聞くようにする。介護者を心理社会的側面から支援することは患者の施設入所までの期間を延長するというエビデンスがある。患者のQOL★をよくすることは，介護者／家族のQOLがよくなければ難しい。

　介護者は患者の近くにいる分，物盗られ妄想の犯人にされることも多く，たいへんな思いを経験していることが多い。介護者が抱える辛い思いを傾聴し，共感的に対応する。介護者の介護負担を減らし，介護者自身のための時間も得られるよう，介護保険サービスの使用（デイサービスやデイケア，ショートステイなど）を勧める。認知症患者の家族会への参加や認知症介護のセミナーなどへの参加を促すのも，介護者のストレス軽減に寄与しうる。

　介護する家族は進行していく認知症患者とどう向き合っていけばよいか，常に葛藤を抱えている。その辛さを分かち合い，労を労い，できていることをほめて支えていく。多職種や地域を巻き込んで皆で認知症患者，介護者を支える姿勢が重要である。

〈綱分信二〉

日本神経学会監修．「認知症疾患治療ガイドライン」作成合同委員会編集．認知症疾患治療ガイドライン2010 コンパクト版2012（www.neurology-jp.org/guidelinem/degl/sinkei_degl_c_2012_01.pdf）．閲覧日：2015/3/9

★— QOL　生活の質（quality of life）

A　抗認知症薬はどのように使えばよいのか？

ここでは，抗認知症薬を認知症の中核症状に対する薬剤として解説する。現在，日本では，抗認知症薬として4種類が使用可能である。4種類ともに，Alzheime型認知症に対する適応があり，そのうち，ドネペジルのみがLewy小体型認知症に対して保険適応となった（2014年9月より）。前頭側頭型認知症に対して適応となっている薬剤は現時点では存在しない。4種類のうち，3種類はコリンエステラーゼ阻害薬であり，

もう1種類はNMDA★拮抗薬のメマンチンである。コリンエステラーゼ阻害薬の3種類の併用は不可能であるが，メマンチンとの併用は可能であるために，最大2種類の併用が可能である。

どの抗認知症薬も根本的な治療薬ではなく，進行を一定期間抑制する程度（長期的な効果ははっきりしておらず，半年～1年は進行抑制効果がある）の作用であり，効果は限定的である。コリンエステラーゼ阻害薬の3種類は効能効果に関して大きな違いはない，ということは報告されている。そのために，投与法，剤形などは，本人，家族の希望に応じて選択するのがよいだろう。また，保険適応となっている投与時期（初期はドネペジルのみ。メマンチンは中期以降など）に合わせた選択が必要となる。

コリンエステラーゼ阻害薬に関しては，嘔気，頭痛などの副作用もあり，メマンチンに関しては，めまい，ふらつき，眠気などの副作用がある。そのために，認知症と診断されたら，必ず内服しないとならない，というものではない。

文献などでは記載が少ないが，実臨床における投与経験からは，コリンエステラーゼ阻害薬は脳を活性化させる作用があり，意欲低下の症例に効果的である。逆に，元気がありすぎて怒りっぽくて困っているような症例には投与すると，症状が増悪することも多く，投与は慎重にしたほうがよい，という印象を筆者はもっている。メマンチンに関しては活性化される例よりは，穏やかになる例が多い印象である。

どの薬剤も効果は限定的であり，その人の年齢，身体合併症，生命予後などと照らし合わせ，内服を本人，家族と相談して開始することが必要であろう。　＜洪 英在＞

Trinh NH, Hoblyn J, Mohanty S, et al. Efficacy of cholinesterase inhibitors in the treatment of neuropsychiatric symptoms and functional impairment in Alzheimer disease : a meta-analysis. JAMA 2003 ; 289 : 210-6.　PMID：12517232

★― NMDA　*N*−メチル−D−アスパラギン酸（*N*-methyl-D-aspartic acid）

Ⓑ 認知症の行動，心理症状（BPSD）はどうして起こるのか？

認知症の症状は，記憶障害や実行機能障害といった中核症状と，BPSD（behavioral and psychological symptoms of dementia）と呼ばれる行動心理症状に分けられる。このBPSDでの機能低下が本人にとって苦痛となり，さらに介護者への精神的ストレスになっている。BPSDは患者を観察することに基づく行動症状（攻撃性，叫ぶ，落ち着かない，焦燥感，徘徊，性的脱抑制，収集癖，罵る，つきまとう，など）と，患者や介護者との面接に基づく心理症状（不安，抑うつ気分，幻覚，妄想など），に分けられる。BPSDは認知症の診断基準にはなっていないが，認知症の経過中，少なくとも1つはBPSDの症状を呈するといわれる。

BPSDの病因については，神経病理学，遺伝学，神経伝達物質など生物学的側面からさまざまに報告がなされている。たとえば，攻撃性はGABA★，セロトニン，ノルアドレナリン系の調節異常と指摘されている。患者の精神心理的要因に加え，介護者の心理的要因や性格，患者の居住環境などを重視する報告も多数みられる。そのため，BPSDは認知症の進行だけでなく，環境の変化（引っ越しなど），介護者の変化（新しい介護者，異なる接し方）によっても増悪することがある。　＜小林正樹＞

Aarsland D, Sharp S, Ballard C. Psychiatric and behavioral symptoms in Alzheimer's disease and other dementias : etiology and management. Curr Neurol Neurosci Rep 2005 ; 5 : 345-54.　PMID：16131417

★— GABA　γアミノ酪酸(gamma aminobutyric acid)

A　BPSDのマネージメントで最初に行うことは何か？

以前は介護者の視点からの「問題行動」という表現であったり，記憶障害などの高次脳機能障害の中核症状と対比して周辺症状といわれたりしていたものである．BPSDの具体的な症状としては，妄想や不穏，興奮，脱抑制，不安，抑うつ，幻覚などがある．中核症状に対する薬物治療には根本的なものがなく，進行を遅らせるのが精一杯な現状であるが，BPSDは適切に対応することで症状緩和を図ることができるために，認知症の人への対応としては，BPSDをいかに少なくしていくか，という対応が最重要となる．

　BPSD増悪の要因としては，心理社会的要因，身体的な要因などさまざまであるが，まずは，薬剤性の有害事象ではないか，ということと，身体的な要因を検索することが重要である．原因となる薬剤としては，Beers Criteriaや高齢者薬物治療ガイドラインにある，認知機能低下やせん妄の原因となる薬剤(抗コリン薬など)があれば，中止にできないかどうかを検討することから開始する．また，身体的な不調(便秘や睡眠障害など)，治療で改善できるものがないかを検討する．

　その後に，心理社会的要因ではないかと考え，本人が不快と感じるような要因がないかを検索する，という流れが重要である．また，BPSDの程度によっては要因検索と並行して，症状軽減のための薬物治療が必要となるが，その際は，基礎疾患がLewy小体型認知症ならば，薬剤過敏性があるために，通常よりもさらに減量して使用するなど慎重さを要する．

　よって，BPSDの対応で最初に確認することは，以下の3つであろう．

(1) 薬剤や身体的な不調が原因であるならまず除外
(2) BPSDの程度を確認し，薬物治療が最初から必要かどうかを確認
(3) Lewy小体型認知症がベースにないかどうかを確認

<洪　英在>

American Geriatrics Society. Beers Pocket Card-AGS 2012 Updated Beers Criteria for Potentially Inappropriate Medication Use in Older Adults Pocket Card. New York：American Geriatrics Society, 2012.
日本老年医学会編. 高齢者の安全な薬物療法ガイドライン2005. 東京：メジカルビュー社, 2005.

B　BPSDへの薬物治療について述べよ．

BPSDに対して薬物治療は行われているが，効果は実際のところ限定的である．現在は，非薬物療法などで効果がみられず，重度の苦痛やリスクを伴う攻撃性や精神症状がみられるときに短期間使用することが推奨されている．BPSDに対しての薬物では，非定型抗精神病薬(リスペリドン，オランザピン，クエチアピンなど)が限定的な効果を期待して使用されるが，2004年に英国の医療品安全委員会(Medicines and Healthcare Products Regulatory Agency)は脳卒中のリスクを，また2005年に，FDA[*1]は高齢者の認知症患者の死亡率上昇の警告を行っている．そのため，使用する場合は少量，短期間，また，有効性と有害反応についてモニタリングをしながら使用することが望ましい．さらに定型抗精神病薬，特にハロペリドールでは，攻撃性への緩和が報告されている．抑うつ状態に対してはSSRI[*2]が使用されるが，その投与により攻

撃的行動が緩和されるとの報告もある。　　　　　　　　　　　　　　　＜小林正樹＞

Ballard C, Howard R. Neuroleptic drugs in dementia : benefits and harm. Nat Rev Neurosci 2006 ; 7 : 492-500.　PMID：16715057
Lonergan E, Luxenberg J, Colford J. Haloperidol for agitation in dementia. Cochrane database syst Rev 2002 ; CD002852.　PMID：12076456

★1─ FDA　米国食品医薬品局(Food and Drug Administration)
★2─ SSRI　選択的セロトニン再取込み阻害薬(selective serotonin reuptake inhibitor)

Ⓑ 加齢に伴う物忘れと，早期認知症はどう違うのか？

物忘れとよくいわれるが，実際には加齢変化で病的ではない場合と，早期の認知症という疾患としての可能性が存在する。

　認知症は一般に緩徐進行性であり，また，認知機能障害により日常生活に支障をきたしている状態である。その一方で，加齢変化に伴う物忘れは，記憶や情報処理に対しての軽度な変化はあるものの，日常生活機能は維持されている状態である。特に，学習，獲得する能力は低下するが，記憶障害としての進行はみられないという報告がある。実際に，年齢変化での物忘れの場合は主観的には物忘れの訴えがあるものの，簡易的な認知機能評価（長谷川式，MMSE）では基準範囲内である。物忘れの主訴であった場合には，認知機能評価に合わせて，生活機能についての詳細な病歴聴取（家族や介護者からも情報収集する）ならびに経過観察が大切である。　　　　＜小林正樹＞

Shadlen M-F, LarsonEB. Evaluation of cognitive impairment and dementia. UpToDate（www.uptodate.com/contents/evaluation-of-cognitive-impairment-and-dementia）．閲覧日：2015/3/9
Peterson RC, Smith G, Kokmen E, et al. Memory function in normal aging. Neurology 1992 ; 42 : 396-401.　PMID：1736173

Ⓑ 認知症の予後はどうやって予測するか？

認知症患者の予後は平均4.5年程度という報告があったが，これは診断時の年齢によって大きく異なり，60代であれば10年以上となる。また，現在は認知症の早期診断がなされることもあり，もう少し長いといわれている。認知症のなかでも，Alzheimer型認知症よりも他の認知症の予後が悪いと一般的には思われている。

　Alzheimer型認知症の典型的な経過であるが，MMSEの点数は，1年におよそ2～4点ずつ低下し，10点を下回るようになると，失禁や歩行障害など基本的ADLの低下も認めることが増えてくる。その時期に入院などのイベントがあると，ADLの低下が加速する。MMSEの1年での失点の増加程度を勘案すれば，ADLが低下し，寝たきりに近い状態に至るまでの年数などが把握できる。

　認知症患者の生命予後に関しては概ね6か月未満かどうかを確認する指標が出ている。FAST★1分類での7c以降，すなわち，ひとりで移動ができず，意味のある会話ができず，ADLはほぼ全依存，尿便失禁の状態が認知症患者の末期とみなされることが多い（NHPCO★2）。さらに踏み込んで，6か月以内の死亡率を評価する報告，MRI★3，ADEPT★4などもあり（米国のnursing homeの入居者を対象にしており，そのまま日本に適応できるかは不明），終末期が近くなってくると参考にできるであろう。

　認知症診療を行う際は，MMSEの点数，ADLの状態から次を予測し，前もって終末期を意識した対応ができればよいであろう。　　　　　　　　　　　　＜洪 英在＞

Xie J, Brayne C, Matthews FE ; Medical Research Council Cognitive Function and Ageing Study collaborators. Survival times in people with dementia : analysis from population based cohort study with 14 year follow-up. BMJ 2008 ; 336 : 258-62.　PMID : 18187696
Agüero-Torres H, Fratiglioni L, Winblad B. Natural history of Alzheimer's disease and other dementias : review of the literature in the light of the findings from the Kungsholmen Project. Int J Geriatr Psychiatry 1998 ; 13 : 755-66.　PMID : 9850872
Mitchell SL, Kiely DK, Hamel MB, et al. Estimating prognosis for nursing home residents with advanced dementia. JAMA 2004 ; 291 : 2734-40.　PMID : 15187055
Mitchell SL, Miller SC, Teno JM, et al. The advanced dementia prognostic tool : a risk score to estimate survival in nursing home residents with advanced dementia. J Pain Symptom Manage 2010 ; 40 : 639-51.　PMID : 20621437

★1 ─ FAST　Functional Assessment Staging
★2 ─ NHPCO　National Hospice and Palliative Care Organization
★3 ─ MRI　Mortality Risk Index
★4 ─ ADEPT　Advanced Dementia Prognostic Tool

Ⓑ 認知症の予防法はあるか？

認知症の予防に関しては，原因疾患ごとに異なる．血管性認知症の予防に関しては，血管リスクの軽減（高血圧，脂質異常症，糖尿病の管理）が重要である．Alzheimer型認知症の予防に関しては，リスク因子，防御因子を以下にまとめる．

- **リスク因子**：収縮期高血圧（160 mmHg以上），脂質異常症（251 mg/dL以上），現在の喫煙，頭部外傷（意識消失を伴うもの），低学歴（教育歴　12年未満）
- **防御因子**：適量の飲酒（ワイン 250 ～ 500 mL/日），活動量の多い定期的な運動

魚の摂取，食事中の脂肪分を減量する，などには十分なエビデンスがない．また，NSAIDs★の内服している人はAlzheimer型認知症への発症リスクが低いということもいわれているが，Alzheimer型認知症の予防のためにあえて内服するほどの推奨はされていない．また，防御因子に適量の飲酒とあるが，欧米での報告であり，日本でそのまま当てはまるかは検証が必要である．また，血管リスクの増大がリスク因子となっているが，中年期では厳密にコントロールが必要である．しかし，高齢になってからも厳密なコントロールが必要かは評価が分かれている．

以上からも，予防が完全にできるわけではなく，予防法も評価が分かれている方法が多く存在している．完全な予防法があるわけではないことを認識することが重要となる．　　　　　　　　　　　　　　　　　　　　　　　　　　　　　　＜洪　英在＞

Patterson C, Feightner JW, Garcia A, et al. Diagnosis and treatment of dementia : 1. Risk assessment and primary prevention of Alzheimer disease. CMAJ 2008 ; 178 : 548-56.　PMID : 18299540
Kivipelto M, Helkala EL, Laakso MP, et al. Midlife vascular risk factor and Alzheimer's disease in later life : longitudinal, population based study. BMJ 2001 ; 322 : 1447-51.　PMID : 11408299
Yamada M, Kasagi F, Sasaki H, et al. Association between dementia and midlife risk factors : the Radiation Effects Research Foundation Adult Health Study. J Am Geriatric Soc 2003 ; 51 : 410-4.　PMID : 12588587

★ ─ NSAIDs　非ステロイド性抗炎症薬（nonsteroidal anti-inflammatory drugs）

Ⓒ 痴呆症が認知症と名称変更された背景について述べよ．

現在，認知症といわれる前にdementiaの訳としてさまざまな言葉が用いられていた．

1878年の『医語類聚』では,「狂ノ一種」と訳されていた。その後も複数の訳語で表され,一定していなかったが,1908年頃に呉秀三が,「狂」の文字を避ける意味から「痴狂」に対して「痴呆」を提唱した。それが徐々に一般化していった。しかし,「痴呆」という表現は,尊厳の保持とはいえず,痴呆への恐怖心,羞恥心を増幅させ,誤解や偏見の原因となり,また,早期診断,早期発見の妨げになるということから,呼称の見直しに関する検討会が開かれ,2004年に厚生労働省が行政用語として「認知症」を使用することを決定した。さらに,2005年の日本痴呆学会においても学術用語として「認知症」を使用することとなり,学会名も日本認知症学会と名称変更となった。

<小林正樹>

日本認知症学会編. 認知症テキストブック. 東京:中外医学社, 2009:8-14.
厚生労働省.「痴呆」に替わる用語に関する検討会資料. 2004年.

C frontal release sign とは何か?

frontal release signとは,前頭葉解放徴候,同義的にはprimitive reflex,いわゆる原始反射のことである。正常な乳児期に存在し,中枢神経系の正常な成熟につれて消失する。そして,加齢や障害に伴い,再び出現することがある。この症状は,認知症やParkinson病など慢性経過の疾患の進行に伴い出現し,前頭葉の障害で生じるといわれている。signとしては,glabbelar tap(眉間反射),palmomental reflex(手掌頤反射),snout reflex(口すぼめ反射),suck(吸啜反射),palmar grasp(把握反射),rooting(口唇反射),などが挙げられる。ただ,これらのprimitive reflexは,必ずしも障害があることを指摘するものではない。上記のなかでpalmomental reflexについてここでは述べる。手掌頤反射は,母指筋を刺激することで,同側の頤筋が短時間収縮することにより下口唇が突出および挙上,あるいは皺ができるものである。この反射は健常人にも出現することがあることから,感度,特異度ともに高くはなく,診断的な価値には乏しいものではある。正常加齢でもみられるが,この所見が得られた場合には,認知機能評価も合わせて評価することが大切である。なお,反復性で強陽性の所見である場合には,中枢性の障害を示唆すると報告されている。

<小林正樹>

Owen G, Mulley GP. The palmomental reflex : a useful clinical sign? J Neurol Neurosurg Psychiatry 2002 ; 73 : 113-5.　PMID : 12122165
van Boxtel MP, Bosma H, Jolles J, et al. Prevalence of primitive reflexes and the relationship with cognitive change in healthy adults : a report from the Maastricht Aging Study. J Neurol 2006 ; 253 : 935-41.　PMID : 16511641

せん妄

B せん妄になりやすいのはどのような人か?

高齢者の10〜40%は入院中にせん妄をきたし,せん妄を発症した人の入院中の致死率は高いと報告されており,せん妄の予測,前もっての予防が重要となる。認知症は最大のリスク因子であり,認知症を有する人は高率でせん妄を発症する。また,重篤な疾患に罹患した場合,視力障害や聴覚障害を有する場合はせん妄になりやすい。高齢になると認知症への罹患率も高まり,視力障害,聴力障害を有する人も多いために,

高齢者はすべてせん妄になりやすいと考えたほうがよいだろう。
　高齢者以外でせん妄になりやすい人であるが，入院中のがん患者の25％，入院中のAIDS患者の30～40％という報告もあるために，がん患者，AIDS患者に関してはせん妄の可能性が高いことを念頭におく必要があるだろう。　　　　　　＜洪 英在＞

Lipowski ZJ. Delirium (acute confusional state). JAMA 1987 ; 258 : 1789-92.　PMID : 3625989
Rabins PV, Folstein MF. Delirium and dementia : diagnostic criteria and fatality rates. Br J Psychiatry 1982 ; 140 : 149-53.　PMID : 7074297
Cole MG. Delirium in elderly patients. Am J Geriatr Psychiatry 12 : 7-21.　PMID : 14729554
Stiefel F, Holland J. Deriliumi in cancer patient. Int Psychogeriatr 1991 ; 3 : 333-6.　PMID : 1811785
Perry S. Organic mental disorders caused by HIV : update on early diagnosis and treatment. Am J Psychiatry 1990 ; 147 : 696-710.　PMID : 2188514

A　せん妄と診断したら何を最初に考えればよいか？

せん妄は高齢者に特徴的な急性の神経精神症候群であり，急性変化，症状の変動，注意障害，認知機能障害など臨床症状から判断され，多くの場合，CAM*という簡易ツールを用いて診断が可能である（せん妄の診断については，18章の572ページを参照）。
　原因は急性疾患，合併症，薬剤，環境変化など多様な因子があり，特に病院では多くみられる。そして，せん妄を起こすと，入院の長期化，施設入所率，また死亡率が上昇することが示されている。実際の臨床現場では，せん妄が診断されていないことがしばしばあり，高齢者における急性の意識レベルや行動の変化が診られた場合は，まず，せん妄の存在を疑うことが重要である。
　では，実際にせん妄と診断した場合は何を最初に考えればよいのだろうか？　せん妄は時に慢性化し，後遺症を残す可能性もあるが，一般には一過性，可逆的な病態である。そのため，せん妄と認識したときには，早急にアプローチを始める必要がある。
　まずはせん妄を引き起こしている急性疾患の存在を確認することであり，病歴，身体所見から急性疾患の存在を考察し，治療を進めることである。そして，その一方で同時にせん妄へのアプローチが望まれる。せん妄の治療として，病院では身体抑制がなされたり，抗精神病薬などが投与されがちであるが，それは望ましくなく，第1選択としては非薬物的介入をとるべきである。具体的には，静かな環境設定，感覚障害の場合は，眼鏡，補聴器の使用，日中は離床を促し，夜は睡眠確保を行い，昼夜のリズムをつくること，などである。また，睡眠を促すために温かいミルク，ハーブティー，リラックスできる音楽の提供，背中のマッサージなどを行うことで，効果が一部実証されている。ケアの視点では，せん妄および認知症のある高齢者に対して欧州で普及しているユマニチュードという包括的ケアメソッドがあり，近年，日本へ取り入れられてきており，今後の普及が望まれる。
　そのような非薬物的な介入を行っても患者および医療スタッフに危害が及ぶ，あるいは治療に支障が出る場合に限り，薬物治療の選択（少量のハロペリドール，リスペリドンなどの抗精神病薬）を考える。
　最も大事なことは病院に入院した際に，せん妄の予防を行い，もし，せん妄が発生しても，早急に認識し，介入することである。また，これは医師だけでなく，看護スタッフ，理学療法士，薬剤師などの多職種で介入すべき問題である。　　＜小林正樹＞

Inouye SK, van Dyck CH, Alessi CA, et al. Clarifying confusion : the confusion assessment method.

A new method for detection of delirium. Ann Intern Med 1990 ; 113 : 941-8. PMID : 2240918
McDowell JA, Mion LC, Lydon TJ, et al. A nonpharmacologic sleep protocol for hospitalized older patients. J Am Geriatr Soc 1998 ; 46 : 700-5. PMID : 9625184
Fong TG, Tulebaev SR, Inouye SK. Delirium in elderly adults : diagnosis, prevention and treatment. Nat Rev Neurol 2009 ; 5 : 210-20. PMID : 19347026

★― CAM　Confusion Assessment Method

転倒・骨折

A　どういう人が転倒しやすいのか？

転倒は老年医学において大きな分野であり，老年症候群の1つである。高齢者のもつ複合的な要因により，転倒を引き起こし，その結果，骨折や脳挫傷など深刻な身体への影響を及ぼすことがある。転倒は，入院や施設への入所になる可能性を高くし，また，高齢者の死亡の誘因の1つであるといわれている。

高齢者が転倒のしやすい要因として，大きく内因性，外因性の2つを考える必要がある。

内因性については表17-2のようなリスクが挙げられ，そのリスクが増えるほど転倒リスクは上昇する。特に，薬剤の影響は大きな転倒のリスクとなる。多種類の内服，また，抗精神病薬，抗不安薬，抗けいれん薬，降圧薬などの使用はバランスの不安定，覚醒不良，めまいなどを起こす可能性がある。

外因性については表17-3のような生活などの環境要因が挙げられる。自宅での日常生活において，使用する部屋，道具，光などの要因により転倒が引き起こされるリスクがあり，意識しておく必要がある。

このような内因性，外因性の要因が複合的に重なり，転倒を引き起こしているものと思われる。そのため，高齢者では特に，転倒歴，歩行の様子，薬剤使用状況を確認し，評価，介入をしていくことが重要である。　　　　　　　　　　　　　＜小林正樹＞

Tinetti ME, Kumar C. The patient who falls : "It's always a trade-off". JAMA 2010 ; 303 : 258-66. PMID : 20085954
Studenski SA. Chapter 106- Falls. In : Fillit HM, Rockwood K, Woodhouse K. Brocklehurst's Textbook of Geriatric Medicine and Gerontology, 7th ed. Philadelphia : Saunders / Elsevier, 2010.

C　なぜ，健康な人は転倒しないのか？

二足歩行ロボットのぎこちない歩き方をみればわかるように，歩行は非常に複雑な筋肉，関節およびバランスのコントロールによって可能となる。正常の歩行は歩行周期（gait cycle）と呼ばれる連続的なプロセスによって成り立っている。大きく分けて，足が地面についている stance phase（立脚相）と，空中で動いている swing phase（遊脚相）に分けられ，stance phase の始めと終わりには，左右の足がオーバーラップして地面に接している double support time（両脚支持期）があるが，それは1サイクルのうちの20％である。すなわち，歩行時間の8割は片足のみが地面に接していることになる。その間，その片足で踵から足裏での着地に伴う衝撃吸収，バランス保持，そして，推進のためのつま先での蹴りへと続く過程で，重心が踵からつま先へとエネルギーのロスを最小にしながら移動し，次のステップへの準備へと向かう。これを可

表17-2 内因性の転倒要因

1年以内の転倒歴
バランスの不安定
筋力低下
視力障害
4種類以上の内服または抗精神病薬の内服
歩行障害
抑うつ状態
めまいまたは起立性低血圧
BADL★, IADLの障害
80歳以上
女性
痩せ型
尿失禁
認知機能障害
関節炎
糖尿病
疼痛

(Chapter 106- Falls. In : Fillit HM, Rockwood K, Woodhouse K. Brocklehurst's Textbook of Geriatrics and Gerontology, 7th ed. Philadelphia : Saunders / Elsevier, 2010. をもとに作成)
★─ BADL 基本的日常生活動作能力(basic activity of daily living)

表17-3 外因性の転倒要因

暗い環境
滑りやすい床
手すりがない
コードやワイヤーの存在
浴室の手すりがない
靴の適合
眼鏡
アルコール摂取

(Chapter 106- Falls. In : Fillit HM, Rockwood K, Woodhouse K. Brocklehurst's Textbook of Geriatrics and Gerontology, 7th ed. Philadelphia : Saunders / Elsevier, 2010. をもとに作成)

能にするのは柔軟かつよく支持された足関節，下腿の筋肉群，膝関節，そして大腿および臀部・腰部の筋肉と股関節であり，関節の位置覚と平衡覚を統合し，筋肉群を正確にコントロールするには中枢神経および末梢神経機能が正常に保たれていなければならない。これらのいずれかの機能が障害されれば，正常な歩行は失われ，転倒のリスクが増すことになる。こう考えると，毎日転倒せずに二足歩行できているのは奇跡に近いように感じられる。高齢者における転倒のリスク因子については，1つ前の問いの「どういう人が転倒しやすいのか？」を参照。　　　　　　　　　<岩田 勲>

Esquenaz A, Talaty M. Chapter 5-Gait Analysis : Technology and Clinical Applications. In : Braddom RL, Chan L, Harrast MA, et al. Physical medicine and rehabilitation, 4th ed. Philadelphia : Saunders / Elsevier, 2011.

Ⓑ 転倒後骨折するのはどのくらいの割合か？

米国CDC★によると，65歳以上の高齢者の3人に1人は，過去1年間に一度は転倒し，そのうち病院を受診するのはその1/3であるという。ほとんどの転倒による外傷は軽度の軟部組織損傷であるが，10～15％の転倒患者に骨折がみられ，5％が重傷の外傷および頭部外傷に至る。日本では，地域在住高齢者の転倒率は10～20％，骨折合併率はその5～10％という報告があるが，過小評価されている可能性が高い。

＜岩田 勲＞

Centers for Disease Control and Prevention. Falls Among Older Adults : An Overview（www.cdc.gov/homeandrecreationalsafety/Falls/adultfalls.html）．閲覧日：2015/3/9
川上 治，加藤雄一郎，太田壽城．高齢者における転倒・骨折の疫学と予防．日老医誌 2006；43；7-18.

★― CDC　米国疾病対策センター（Centers for Disease Control and Prevention）

Ⓒ marche à petits pasとは何か？

老人の歩行障害は，筋肉，関節，神経疾患などさまざまな要因で起こることが知られている。歩行障害の程度により，lowest-level，middle-level，highest-levelという分類がある。そのなかで，前頭葉や白質病変などから起こるfrontal gait disorderと呼ばれるものが，highest-level gait disordersに分類され，概ね高齢者の20％の原因とされる。frontal gait disorderは，古くは"marche à petits pas"とも呼ばれていた歩行障害で，これは1910年，von Malaiseによって記述されたものである。

　小さな歩幅での行進，すなわち，小刻み歩行の意味。Parkinson症候群での歩行障害を含むこともあるが，本来は上肢の異常（腕のふり，固縮，振戦）を伴わない小刻み歩行を指し，大脳（特に前頭葉）機能の異常を示唆する。　　　　　　＜岩田 勲＞

Lam R. Office management of gait disorders in the elderly. Can Fam Physician 2011；57：765-70. PMID：21753097
Nutt JG, Marsden CD, Thompson PD. Human walking and higher-level gait disorders, particularly in the elderly. Neurology 1993；43：268-79.　PMID：8437689

Ⓒ 白内障の手術は転倒のリスクを減らすことができるのか？

白内障手術前と手術後の転倒リスクを比較した研究の多くは，白内障手術が転倒のリスクを減少させると報告している。65歳以上の白内障と診断された患者の観察研究では，白内障手術を受けた患者では受けなかった患者に比較し，白内障手術後1年以内の大腿骨骨折が16％少なかった。さらに，片方の手術終了後，もう一方の目の手術を待っている間には転倒のリスクが増加するという報告があり，最初の白内障手術直後には転倒防止に十分配慮する必要がある。　　　　　　　　　　　＜岩田 勲＞

Tseng VL, Yu F, Lum F, et al. Risk of fractures following cataract surgery in Medicare beneficiaries. JAMA 2012；308：493-501.　PMID：22851116
Meuleners LB, Fraser ML, Ng J, et al. The impact of first- and second-eye cataract surgery on injurious falls that require hospitalisation : a whole-population study. Age Ageing 2014；43：341-6. PMID：24192250

在宅医療・チーム医療・終末期医療

A 在宅医療の導入時に確認しておくべきことは何か？

在宅医療に求められるのは，患者本人と家族の希望をかなえつつ，双方の不安を軽減して安楽に自宅で生活することを支援することである．そこで，(1) 予後を考慮したうえでの目標 / ゴールの設定，(2) 目標を達成するための医学的管理，(3) 生活を支えるための介護支援，について確認する．これらを在宅医療の導入時に確認することが理想ではあるが，実際の在宅導入の場合はさまざまであり，入院中から始まり在宅になったときのように，入院中にある程度情報が収集されている場合もあれば，突然の往診依頼から始まることもあり，その場合，情報収集は患者の状態や状況に応じて少しずつ行っていく(予後が長く見積もれるようであれば，数か月かけての情報収集でよいかもしれない．逆に，がん末期の患者のように短い予後である場合は，導入時に可能な限り確認しておく)．また，在宅医療は外来診療を継続しつつ，訪問看護師のみによって行われる場合もあるため，確認すべきことの優先順位は患者の状態や状況によって大きく左右される．

(1) 目標設定を行うには，可能であれば，本人とキーパーソン(第1，第2)のそれぞれから，在宅医療への希望(最後は家で逝きたい，入院はしたくない，など)と，不安(急変時は大丈夫か，これからどうなるのか，など)を確認する．同時に，急変時の対応(心肺蘇生を行うかどうか，入院したいか，その場合の搬送先の病院をどうするか，など)，経口摂取が困難になった場合の栄養療法について(皮下輸液，末梢点滴，中心静脈栄養の点滴，経鼻胃管，胃瘻，寿命と考えて積極的に行わない，など)，抗菌薬の使用について(経口，点滴，寿命と考えて使用しない，など)を確認する．また，もし，寝たきりになって下の世話が必要になった場合にも自宅でよいか，施設を検討するか，なども話し合っておく．まだ決めかねる場合は，その都度相談していくとして，カルテに記載しておく．可能な限り本人の希望を尊重するが，介護者の思いも聞きつつ在宅医療のゴールについて話し合う．当然のことながら，在宅医療の現場では，入院医療と同じ医療を実現することは難しいため，個々の施設における在宅医療の限界を超えない範囲で実現可能なゴールとして，患者や家族に納得してもらうことも大切である．

(2) 医学的管理のための情報収集は，ケアの移行 / care transitions(入院から在宅など)を意識して，現病歴，既往歴など，一般的な医学情報に加えて，特に，アレルギー情報，禁忌薬や転倒，せん妄のリスクなどを含めた注意事項，入院中や外来診療中にあった注意点など，詳細な情報を確認しておく．そのうえで，今後起こりうる急変や予測される臨床経過を，患者や家族を含めた医療チームで共有しておく．また，その対応について，患者と家族 / 介護者にわかりやすく説明し，前もって話し合っておく(anticipatory guidance)．予想される急変に対応できるよう屯用薬(解熱鎮痛薬など)の処方も行っておく．

(3) 介護支援には，日中，夜間の生活状況の確認と最低限，ADL(日常生活動作)，認知症があれば IADL(手段的日常生活動作)，介護者の介護力の評価が必要である．主にケアマネージャーが，生活に必要な介護の評価と介護プラン作成を行う．初回の訪問診療時には，患者が歩けるのであれば，患者に生活の導線を実際にたどってもらい，安全性について評価(転倒リスクを考慮して障害物や不安定な家具などの危険が

ないか）する．手すりなど介入の必要があれば，ケアマネージャーに相談する．

　個々の施設での在宅医療の限界や緊急時に対応できる時間帯，急変時の連絡先（救急車を呼ぶ前の）を患者や家族に伝えておくのは当然である．　　　＜綱分信二，洪 英在＞

C 在宅医療の導入に最低限必要な人材について述べよ．

介護保険の受給者（65歳以上の第1号被保険者，16の特定の疾患に限られる40〜64歳までの第2号被保険者）なら，ケアマネージャー，訪問看護師，医師が最低限必要である．介護保険のサービスの1つとして，訪問看護サービス，医師による訪問診療サービス，がある．在宅医療においては，医師による訪問診療は必ずしも必要ではなく，外来通院ができている場合は，訪問看護師のみでも在宅医療は成り立つ〔状態観察，排便コントロール，服薬管理や入浴介助，カテーテル管理，点滴，褥瘡処置，リハビリテーション（リハビリ）などを含めた看護や急変時や看取りの対応など〕．ただし，現状では，医師の指示下に訪問看護などの医療を行っていることになっているため，外来主治医による訪問看護指示書は必要になる．たとえ，他施設の訪問看護ステーションに依頼するとしても，可能な限り訪問看護師と医師は顔の見える良好な関係を築くこと，すなわち，看護師が困ったらすぐに主治医に相談でき，看護師が相談しやすい関係を築くことが重要である．訪問看護師が主に在宅医療を支えているので，医師にとって何より重要なのは，看護師を支える姿勢である（医師が看護師に指示するのではない）．　　　＜綱分信二，洪 英在＞

A 高齢者診療では，なぜ，多職種のチームケアが大事か？

高齢者には，生活機能障害，精神機能障害，経済的問題などを含む社会や環境要因によるさまざまな要因が複雑に影響し合っていることが多い．医師が行う医学的管理だけでは，高齢者の全体像を把握して，それぞれに介入を行うのは困難である．そのため，多職種によるチームケアが重要となる．高齢者の生活を支えるのには，介護保険が重要な役割を果たしており，多職種チームでキーとなるのは医師ではなく，ケアマネージャーであることが多い．ケアマネージャーは介護職（介護士など）に属する人の場合もあるので，チーム内での会話は専門的な医学用語の使用は避ける必要がある．ケアマネージャーに伝わらない内容は，患者や家族にはまず伝わっていないと心得るべきである．

　多職種チームでの医師の役割は，患者の病状，問題点，予後をわかりやすくチーム内で共有することと，それぞれの職種が十分な能力を発揮できるように支援すること，である．チームのメンバーと良好な信頼関係を構築することが高齢者のチームケアの成功の秘訣である．　　　＜綱分信二＞

B 終末期医療における症状や緩和ケアの評価はどうやって行うか？

痛みなどの症状は10ポイントスケール（10：今までで経験した最悪の痛み，0：痛みなし）による定量的評価が有用である．自分で苦痛を訴えることができない重症の認知障害患者の評価には，患者の，(1) 表情，(2) 声や話し方，(3) 体の動き，(4) 様子や行動，他人とのかかわりの変化，(5) 日常生活パターンの変化，(6) 精神状態の変化を観察することが参考になる．

　患者や家族，緩和ケアチームも含めた全体の評価ができるものとして，STAS★-J★がある．これには，「痛みのコントロール」，「症状が患者に及ぼす影響」，「患者の不

安」,「家族の不安」,「患者の病状認識」,「家族の病状認識」,「患者と家族のコミュニケーション」,「医療専門職種間のコミュニケーション」,「患者・家族に対する医療専門職とのコミュニケーション」の9項目の評価が含まれており,緩和ケアの評価として非常に有用である。定期的に,または何らかの介入後や患者に変化があった際に繰り返し評価を行う。　　　　　　　　　　　　　　　　　　　　　　　＜綱分信二＞

特定非営利活動法人 日本緩和医療学会　緩和医療ガイドライン作成委員会編. がん疼痛の薬物療法に関するガイドライン 2010年版（www.jspm.ne.jp/guidelines/pain/2010/chapter02/02_02_02.php#s01）. 閲覧日：2015/4/26

STAS ワーキング・グループ編. STAS-J（STAS日本語版）スコアリングマニュアル―緩和ケアにおけるクリニカル・オーディットのために 第3版. 大阪：日本ホスピス・緩和ケア研究振興財団（plaza.umin.ac.jp/stas/stas_manualv3.pdf）　閲覧日：2015/4/26

★— STAS　Support Team Assessment Schedule

＊—注　STASの日本語版。

Ⓑ 終末期の意思決定支援はどうやって行うか？

終末期において,自ら意思表示ができる人は,自らの意思を最大限に尊重するのはいうまでもない。終末期の段階になって,自らの意思表示ができない状態の人の意思決定支援が特に問題となる。国立長寿医療研究センターの end-of-life care team は,厚生労働省の終末期医療の決定プロセスに関するガイドラインから,独自の意思決定支援方法を行っているので,その取り組みを紹介する。

3本の柱（過去,現在,未来）を軸に,その患者にとっての最善の医療を模索することが意思決定支援につながる。

- **「過去」**：事前の意思表示〔リビングウィルやACP★（1章の5ページ参照）など〕があるのか。記録された事前の意思表示がないなら,患者・家族（や代理人）の人生の物語を傾聴し,今までの人生を振り返るなかで,本人の意思を支援者,家族などで推定する
- **「現在」**：コミュニケーションができそうにない患者でも,本人の微弱なサイン（手を握り返す,うなずく,目をそむけるなど）をあらゆる手段で確認する。その手段から,患者の今の気持ちを類推する
- **「未来」**：その患者にとって,最善の利益が何かについて,家族（や代理人）を交えて話し合う。具体的には,治療を施した場合の生活,療養場所,家族（や代理人）の生活,などを治療内容によって具体的にイメージする。

過去,現在,未来の軸に沿って情報を整理して,意思決定支援を end of life care team が行っている。

この方法は情報整理に役立ち,本人の意思を尊重した最善の意思決定につながると思われるために紹介した。　　　　　　　　　　　　　　　　　　　　＜洪　英在＞

厚生労働省. 終末期医療の決定プロセスに関するガイドライン 平成19年5月（www.mhlw.go.jp/shingi/2007/05/s0521-11.html）. 閲覧日：2015/4/26

★— ACP　アドバンス・ケア・プランニング（advanced care planning）

老年症候群

A 高齢者の感染症の非典型的な症状とは何か？

虚弱高齢者での発熱の定義は，腋窩で 37.3℃以上，または平熱の体温から 1.1℃上昇していることであり，成人の発熱の定義（38℃以上）とは異なる．また，感染症があったとしても，微熱程度だったり，平熱だったり，低体温だったりすることもあるため，熱がないからといって，重症感染症を除外することはできない．高齢者の細菌感染症では，肺炎や尿路感染症，蜂窩織炎などが多いが，高齢であることが感染症のリスクであり，高齢者でなければまれな深部感染症（化膿性脊椎炎や腸腰筋膿瘍など）の頻度も高くなる．日本では，いまだに結核を発症する患者が多いが，そのほとんどが高齢者における結核の再活性化である．したがって，すべての肺炎に結核の除外を行う．そして，結核が除外できるまでは，安易に抗結核作用のあるレスピラトリーキノロンの使用を避けるべきである（ニューキノロン系抗菌薬の使用で平均 2 週間結核の診断が遅れるといわれている）．

高齢者では，感染症であっても発熱が主訴とはならず，機能の低下，新たな意識障害の出現または悪化（認知症の悪化，せん妄状態，幻覚や妄想，易怒性なども含む），尿失禁，ふらつきや転倒，移動能の悪化，食欲不振，これまでなかった介護者への拒否（非協力），倦怠感や元気のなさ，嘔気・嘔吐などの非典型的な症状が主訴となることがある（重症肺炎にもかかわらず，咳も痰も発熱もないことがある）．感染症が疑われれば基本である感染臓器の特定，感染微生物の同定（推定），患者の重症度の見積もりを行って診断し，治療を開始する． 〈綱信二〉

岩田健太郎. 特集 高齢者の感染症―1. 高齢者感染症診断のコツとピットフォール. 日老医誌 2011；48：447-50.
High KP, Bradley SF, Gravenstein S, et al. Clinical practice guideline for the evaluation of fever and infection in older adult residents of long-term care facilities : 2008 update by the Infectious Diseases Society of America. Clin Infect Dis 2009；48：149-71. PMID：19072244

B 褥瘡治療の原則とは何か？

徐圧（褥瘡予防マットレス，体位，クッションなどの工夫），褥瘡部の感染コントロール，栄養療法を含めた全身管理，滲出液コントロール，皮下組織より深い真皮が欠損している褥瘡では，創部の変形を防ぐために固定することである．

寝たきり高齢者に出来る褥瘡は全身疾患の一部（老年症候群の一部）と考える．基礎疾患（Parkinson 病，屈局拘縮，円背など）や全身状態，姿勢，動き，向き癖，環境要因など全体を観察して，どうして，この患者のこの部位に褥瘡が形成されたのかを評価する．褥瘡部にはどのような外力が加わったか（傷の出来ている向きをみる），どのような姿勢でいるときに出来たのか（寝ているときか，座っているときか，移動のときか），骨との関係はどうかが治療への糸口になる．たとえば，転子部の褥瘡であれば，テレビの位置や窓の位置などが向き癖の要因になっているかもしれない．ベッドの位置を変えることが治療に結びつきうる．

日常生活のなかで，どのようにして患部を徐圧し，創処置をするかが重要である．この点は患者のおかれている状況（入院，施設や在宅など）の介護力に影響されるため，個々に応じて工夫する必要がある（現実的に可能な処置で最大限の効果が得られ

るように)。

　壊死組織の除去(デブリードマン)と感染のコントロール(蜂窩織炎，壊死性筋膜炎，ガス壊疽などの治療，など)をすることは治療上，重要である。また，褥瘡部の適度な湿潤環境(浸軟せず，乾燥しない創傷環境，など)を維持するように，ドレッシング剤や外用薬を選択する。外用薬の選択時には，その基剤の特性が鍵となる。保湿を目的とするなら油脂性基剤を，乾燥しすぎていて湿潤環境にしたいときには水分含有量の多い乳剤性基剤を，逆に，水分が多すぎて親軟しているときには吸水性の水溶性基剤(マクロゴール基剤など)を選択する。　　　　　　　　　　　　　　　＜綱分信二＞

日本褥瘡学会学術教育委員会ガイドライン改訂委員会編．褥瘡予防・管理ガイドライン(第3版)(www.jspu.org/jpn/info/pdf/guideline3.pdf)．閲覧日：2015/4/26
古田勝経，磯貝善蔵編．早くきれいに褥瘡を治す「外用剤」の使い方．東京：照林社，2013：11-29.

C 尿失禁の最もよいスクリーニング方法は何か？〔15章の「尿失禁(urinary incontinence)の種類とその診断および治療について述べよ」(460ページ)も参照〕

尿失禁は加齢に伴い増加し，高齢者の診療のなかで重要な病態の1つで，老年症候群にも含まれる。尿失禁の特徴や分類を評価するうえで重要なのは，詳細な病歴聴取，そして身体所見と尿検査である。

　病歴としては，尿路症状の確認，QOLへの影響，全身疾患の症状有無，可逆性の要素を確認する(表17-4)。失禁への訴えは自発的に出ないこともあるので，排尿や排便について困っていないかを直接尋ねることが大切である。尿失禁があれば，さらに回数，1回尿量，失禁の増悪因子，夜間頻尿，尿勢，残尿感，持続性，力んでいるかを確認する。さらに，3IQ★の質問を聴取することで切迫性，腹圧性尿失禁の鑑別に役立つ。この質問には，(1) 3か月以内に尿失禁があるか，(2) 3か月以内に尿漏れがある状況として，運動時か・切迫感があるが間に合わないときか・切迫感がないときか，(3) そしてその状況として最も多い場合は，どのようなときか，などが含まれている。この質問は，切迫性尿失禁には感度 75％，特異度 77％，腹圧性尿失禁には感度 86％，特異度 60％と報告されている。さらに，排尿日誌をつけてもらうことが大事になる。ただ，日誌で排尿動態の原因を特定することは難しいので，特に夜間頻尿，尿失禁の回数が多い場合や，病歴聴取が難しい場合の尿失禁の評価に有用である。QOLへの影響としては，生活への問題も生じることがあるので，抑うつや不安とも関係するといわれている。全身症状としては，失禁の発症様式，神経学的症状，腹痛など器質的な問題が関係することもあるので，聴取する必要がある。また，可逆性で介入できる要素としての問題点としては，生活機能の問題(トイレの位置)，認知機能障害，便秘，薬剤，アルコール，カフェイン摂取が挙げられる。　＜小林正樹＞

Wagg A. Chapter 109-urinary incontinence. In : Fillit HM, Rockwood K, Woodhouse K. Brocklehurst's Textbook of Geriatric Medicine and Gerontology, 7th ed. Philadelphia : Saunders / Elsevier, 2010.
Brown JS, Bradley CS, Subak LL ; Diagnostic Aspects of Incontinence Study (DAISy) Research Group, et al. The sensitivity and specificity of a simple test to distinguish between urge and stress urinary incontinence. Ann Intern Med 2006 ; 144 : 715-23.　PMID : 16702587

★── 3IQ　three incontinence questionnaire

表 17-4 尿失禁を評価するうえで重要な病歴

尿路感染症
萎縮性腟炎
前立腺術後
宿便
薬剤の副作用
水分過剰摂取
高血糖
高カルシウム血症
浮腫を伴う静脈灌流障害
心不全
トイレまで移動困難
せん妄
外傷
身体抑制
心理的要因

A 高齢女性の排尿障害をみたら注意すべきことは何か？

POP★の関与に注意する。下垂症状があるかどうかを確認する。下垂症状としては，ピンポン球のようなものが出てくるという訴えが多く，入浴時や排便時のみ→長時間の立ち仕事，歩行や重いものを持ったとき（特に夕方）→日中立位で出る→臥床時を含めて出っぱなし，と進行する。診察時に力ませて骨盤臓器の下垂があるかを確認する。POPは排尿困難，過活動膀胱，腹圧性尿失禁（排尿困難が強いと潜在性となる）のいずれにも合併しうる。まだ入浴時や排便時だけ脱出する程度の軽症であれば，骨盤底筋体操と「3ない＋押し戻せ＊」の生活指導で改善が見込める。逆に，下垂症状の訴えを聞いたら，排尿障害にも注意する姿勢が重要である。 ＜綱分信二＞

加藤久美子，鈴木省治，鈴木弘一ほか．女性高齢者における骨盤臓器脱POPと排尿機能障害（特集 高齢者の排尿機能障害）．日老医誌 2013；50：453-7．

★― POP　骨盤臓器脱（pelvic organ prolapse）

＊―注　（1）重いものを持たない，（2）便秘で力まない（力むときは前を押さえて），（3）体重を増やさない。とにかく指で押し戻せ（排尿の前，座る前）。

B 便失禁の訴えのある患者には，どのようにアプローチすればよいか？

便失禁とは，WHOの定義では液状，固形の便が不随意的に排泄され，社会的，衛生面的問題になっている状態とされている。この便失禁は，高齢者にとって苦痛な問題，社会的に孤立する問題，そして，疾病罹患率，死亡率，依存度が高くなるリスクになるといわれている。多くの高齢者は訴えないこともあるので，隠れた問題となることに留意しておく必要がある。

　まずは，しっかりとした高齢者総合機能評価を意識した病歴聴取と直聴診による身体診察である。排便については，排便状況，便失禁の頻度，過敏性腸症候群の症状の有無，肛門痛や血便の有無，緩下薬の使用，排便の生活にかかわる影響，尿失禁や下部尿路症状の有無や下着の変化，パッドの使用などを確認する。さらに，高齢者であるため，認知機能や体重減少，食欲不振などの全身症状，併存疾患（糖尿病，神経疾

患など）薬剤の使用状況，食事の内容，トイレの位置などを聴取しながら，全体像の把握を行う。それに加えて，直聴診や腹部診察，神経学的所見を行う。体重減少や貧血，血便，最近の排便習慣の変化などあれば，器質的疾患の除外が必要となる。

そして，そのなかで便失禁に対して，次のようなタイプに分けて多面的なアプローチを行う。

- **溢流性の便失禁**：定期的な排便の促し。直腸の定期的な診察や排便状況のモニタリング，直腸のクリアランスをすぐに改善することは高齢者には難しいので，時間をかけながら対応していくのがよい
- **認知症関連での便失禁**：認知症の場合はまず，他の要因として，便秘，薬剤，生活機能低下による部分がないかどうかを確認する必要がある。そして，病院や施設ではおむつでの使用となることが多く，トイレの使用を増やしていくことも効果的である
- **括約筋が弱いための便失禁**：高齢者や特に女性では，括約筋の筋力低下が起こるので，括約筋を増強するための運動を行うことがよいと思われる
- **軟便が続いている便失禁**：感染症などの身体疾患の除外に加えて，過剰の緩下薬の使用やPPI★の内服，SSRI，コリンエステラーゼ阻害薬，抗菌薬の使用など薬剤による影響，副作用などの可能性もあるので，薬剤を見直すことも大事である

<小林正樹>

Edwards NI, Jones D. The prevalence of faecal incontinence in older people living at home. Age Ageing 2001；30：503-7. PMID：11742780

Nelson R, Norton N, Cautley E, et al. Community-based prevalence of anal incontinence. JAMA 1995；274：559-61. PMID：7629985

★— PPI　プロトンポンプ阻害薬(proton pump inhibitor)

A 高齢者の便秘へのアプローチについて述べよ。

便秘は機能性便秘（弛緩性，けいれん性，直腸性），薬剤性便秘，器質性便秘（消化管の癒着や大腸がんなど），症候性便秘（代謝内分泌疾患）に分類される。

症状では便が硬く排便後もスッキリしない，数日間便が出ない，食欲不振，硬い便が出た後に下痢になる，腹部膨満感，間欠的腹痛などが主訴となることが多い。

高齢者では，加齢に伴い生理的に腸管の蠕動運動が減弱するため，弛緩性機能性便秘となる頻度が最も高く，老年症候群の1つでもある。頻尿にならないようにと水分摂取を控えていたり，食事が偏っていたり，運動の習慣がなかったりと生活習慣が便秘を助長していることがあるため，生活習慣の確認と指導は便秘治療の重要な要素である。また，ストレスも便秘を助長するため，生活の変化がなかったか，ストレスと感じる出来事がなかったかを確認し，あれば，環境調整やストレスマネージメントの支援を行う。

高齢者は多剤を内服していることが多く，便秘の発症や増悪と関連する薬剤の有無を確認する（カルシウムチャネル拮抗薬や抗コリン作用のある過活動性膀胱治療薬，抗ヒスタミン薬，抗うつ薬，など）。疑わしい薬剤があれば，中止あるいは便秘の副作用がないか少ないものに変更する。また，加齢は悪性腫瘍の代表的なリスク因子であり，悪性腫瘍による便秘は常に念頭においておく必要がある。悪性腫瘍を疑えば，非侵襲的な便潜血検査などから精査を考慮する。

診察では，腹部診察以外に直腸指診を行うように心がける。便が直腸に栓をしている状態であれば，摘便が必要であることがわかるし，大腸がんの好発部位は直腸であり，原因の評価にもなりうるからである（直腸とS状結腸で大腸がん全体の70％を占める）。

治療は原因に応じて開始する。食事，飲水や運動，ストレスマネージメントの生活指導，被疑薬のスイッチまたは減量か中止は全例に行う。必要があれば摘便を行う。病棟や外来では，グリセリン浣腸はすぐに効果が期待でき，有効である。便が硬い場合は，マグネシウム製剤（腎機能低下時には高マグネシウム血症に注意。併用注意薬が多いので注意）やラクツロースなどの緩下薬を使用する。腸管蠕動の低下に対しては，刺激性下剤（センノシド，ピコスルファートなど）の併用も考慮する。新薬（ルビプロストン）も発売されているが，高齢者では肝機能や腎機能の低下を考慮し，使うとしても少量から慎重に投与する。 ＜綱分信二＞

American Geriatrics Society Updated Beers Criteria for Potentially Inappropriate Medication Use in Older Adults Clinical Guides (2012) (www.americangeriatrics.org/health_care_professionals/clinical_practice/clinical_guidelines_recommendations/2012). 閲覧日：2015/3/9

A 不眠症の訴えでまず確認すべきことは何か？

高齢者では不眠症の有病率は高い。不眠症は症状から入眠困難，中途覚醒，早朝覚醒，熟眠障害に分けられる。

まずは不眠に関係する睡眠衛生，薬剤，ストレス因子や環境の変化，精神疾患，身体疾患について確認していく。

睡眠衛生としては，睡眠環境が適切か（温度，暗さ，騒音がないなど），日中に昼寝をしていないか，眠くなってから床に就くようにしているか，カフェインやアルコール，ニコチン（喫煙）を摂取していないか，寝る6時間前までに適度な運動をしているか，を確認する。

薬剤では，かぜ薬（抗ヒスタミン薬，カフェイン，エフェドリンなどの成分），降圧薬の一種，ステロイド薬，抗うつ薬，抗がん剤，インターフェロンなど，さまざまな薬剤が原因となりうるため，服薬のタイミングと不眠の関係を確認する。

高齢者では，死別体験（家族，友人や知人の死）が多くなってくるため，最近のストレスとなった出来事や生活環境の変化についても聴取する。

精神疾患では，高齢者に多いうつ病や不安，認知症も不眠症をきたすことがあるため，それらの有無について確認する。

身体疾患では，心不全による夜間発作性呼吸困難，甲状腺機能異常，夜間頻尿，乾燥性湿疹によるかゆみ，疼痛なども睡眠を妨げる因子になるため，それらの確認も行う。

厚生労働省は睡眠に対しての非薬物的な介入を勧めている。上記のような睡眠環境の調整のための12の項目を紹介しており，患者教育も重要である。 ＜綱分信二＞

厚生労働省健康局．健康づくりのための睡眠指針2014 (www.mhlw.go.jp/file/04-Houdouhappyou-10904750-Kenkoukyoku-Gantaisakukenkouzoushinka/0000042751.pdf). 閲覧日：2015/3/9

A 高齢者不眠症の薬物治療で注意すべきことは何か？

高齢者の多くは，夜間にトイレに行く（80歳以上の夜間2回以上のトイレに行く頻度は男性84％，女性71％）ので，中途覚醒時にトイレに行こうとして転倒しないよう

注意が必要である。ベンゾジアゼピン系睡眠薬には筋弛緩作用があり，転倒するリスクが高くなる。また，夜間せん妄や日中の眠気や認知機能の低下の要因にもなりうるため，高齢者におけるベンゾジアゼピン系睡眠薬の使用は老年医学の観点からは推奨されない。

メラトニン受容体作動薬や非ベンゾジアゼピン系睡眠薬では，筋弛緩作用の少ないゾピクロンやゾルピデムを少量から使用することは副作用が少ないという観点で推奨される。

入院中などせん妄のリスクが高いと思われる場合には，せん妄のリスクが低い抗うつ薬であるトラゾドンやミルタザピンを少量から使用する。

Lewy小体型認知症の患者では，睡眠薬が効きすぎる場合があるため，少量を慎重に使用する。また，レム睡眠関連異常症には，クロナゼパムが有効とされているが，高齢者ではふらつきによる転倒のリスクになりうるため，注意して使用する。

＜綱分信二＞

青木芳隆. 特集 高齢者の排尿機能障害―6. 高齢者夜間頻尿の病態と対処. 日老医誌 2013；50：434-9.
日本神経学会監修.「認知症疾患治療ガイドライン」作成合同委員会編集. 認知症疾患治療ガイドライン 2010 コンパクト版 2012(www.neurology-jp.org/guidelinem/degl/sinkei_degl_c_2012_01.pdf). 閲覧日：2015/3/9

A 経管栄養によって誤嚥性肺炎は予防できるのか？ 予後は改善できるのか？

経鼻，胃瘻からの経管栄養は，意識障害(頭部外傷，ICU管理の重症疾患)，神経疾患(脳卒中，認知症，運動ニューロン障害，Parkinson病など)，頭頸部悪性腫瘍，熱傷，悪性腫瘍による低栄養状態などを抱える患者に栄養，水分，薬剤投与のために行われることが目的である。高齢者においては，誤嚥および誤嚥性肺炎を生じた際に，胃瘻設置が検討されることがあるが，実際誤嚥が起きる病態を考えると，誤嚥の予防にはならないというのが事実である。経管栄養導入によって誤嚥性肺炎を減少させることができるというエビデンスはない。

胃瘻実施群と胃瘻未実施群との予後比較をした研究では，30日での予後は11％ vs. 36％，1年では41％ vs. 74％と報告されている。短期的予後は経管栄養そのものよりも背景疾患に関連し，長期的予後はADLの程度，併存疾患に依存するため，背景疾患や合併症，ADL，介護状況，本人，家族の意向に応じて経管栄養を検討していくことが重要なことと思われる。

＜小林正樹＞

DeLegge MH. Gastrostomy tubes：Uses, patient selection, and efficacy in adults. UpToDate (www.uptodate.com/contents/gastrostomy-tubes-uses-patient-selection-and-efficacy-in-adults). 閲覧日：2015/3/9
Kurien M, Leeds JS, Delegge MH, et al. Mortality among patients who receive or defer gastrostomies. Clin Gastroenterol Hepatol 2013；11：1445-50. PMID：23639596

A 低栄養の人を見逃さないための方法はあるか？

なぜ，低栄養に気づく必要があるのか。それは，フレイル(frailty)サイクルを断ち切るためである。加齢や慢性疾患などにより，筋肉量が減少し，歩行能力などが落ちている状態をサルコペニアというが，サルコペニアが存在すると活動量が減少し，エネ

ルギー消費も低下する．そこに低栄養状態が存在すると，さらに筋肉量減少，サルコペニアの進行につながる，というフレイル（frailty）サイクルが提唱され（図17-1），そこに対しての対策が望まれている．その対策において，低栄養は，適切に評価してアプローチすれば，対応が可能である病態もあるために，低栄養を適切にみつけ，対応することがフレイル（frailty）サイクルを断ち切るために重要である．一般的には，栄養状態はBMIやアルブミン，リンパ球数などで栄養状態を評価している施設も多いであろうが，米国栄養士会（American Dietetic Association）と米国静脈経腸栄養学会（American Society for Parenteral and Enteral Nutrition）のコンセンサスを紹介する．そこでは，下記の6項目のうち，2項目以上に該当する場合を低栄養の診断として推奨している．

- insufficient energy intake（エネルギー摂取不十分）
- weight loss（体重減少）
- loss of muscle mass（筋肉量減少）
- loss of subcutaneous fat（皮下脂肪減少）
- localized or generalized fluid accumulation that may sometimes mask weight loss（浮腫）
- diminished functional status as measured by handgrip strength（握力低下）

それぞれの程度によって低栄養の重症度が分類されており，上記6項目を意識して診療を行うことで，低栄養の見逃しは減るであろう．しかし，握力，皮下脂肪，筋肉量など評価が難しい項目もある．体重測定も不要で，簡便に栄養状態の評価が可能なMNA®は簡便に栄養状態の評価を行うことができ，栄養状態のスクリーニングで用いてもよいだろう．

　なお，frailtyは日本において，「虚弱」や「フレイル」と訳され，要介護状態へのリスク，入院のリスク，転倒のリスク，死亡率などが高い状態であり，要介護状態に至る前段階の状態である． 　　　　　　　　　　　　　　　　　　　　＜洪　英在＞

Fried LP, Tangen CM, Walston J, et al. Frailty in older adults : evidence for a phenotype. J Gerontol A Biol Sci Med Sci 2001 ; 56 : M146-56.　PMID：11253156
White JV, Guenter P, Jensen G, et al. Consensus statement : Academy of Nutrition and Dietetics and American Society for Parenteral and Enteral Nutrition : characteristics recommended for the identification and documentation of adult malnutrition（undernutrition）. JPEN J Parenter Enteral Nutr 2012 ; 36 : 275-83.　PMID：22535923
Nestle Health Science. MNAとは―MNA（高齢者の栄養状態を知る）（www.nestlehealthscience.jp/mna）．閲覧日：2015/3/9

Ⓑ 高齢者の身体表現性障害で注意すべき疾患は何か？

高齢者うつ病とLewy小体型認知症に注意する．高齢者のうつ病では，抑うつ気分や興味，喜びの喪失といったうつ病の大項目が訴えが前面に出ずに，さまざまな身体症状の訴えが目立つことがある．また，Lewy小体型認知症も抑うつ状態の合併が多く（40％程度），身体症状としての訴えが全面に出る場合が多い．さらに，体感幻覚（強い腹痛など）が生じることもあり，注意が必要である．

　高齢者で身体表現性障害と診断した場合には，高齢者うつ病とLewy小体型認知症の症状発現を念頭におきながら経過観察する必要がある．　　　　　　　　　＜綱分信二＞

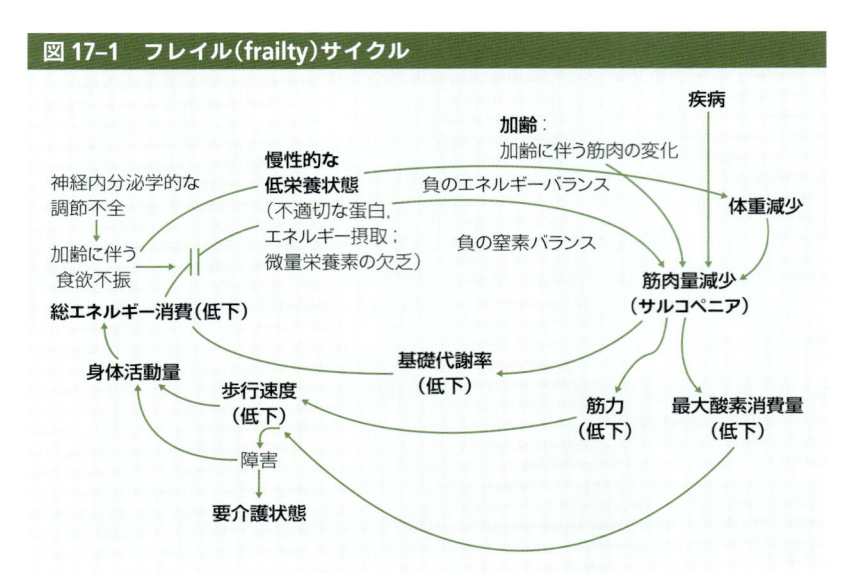

図 17-1　フレイル(frailty)サイクル

(Halter JB, Ouslander JG, Tinetti ME, et al. Hazzard's Geriatric Medicine and Gerontology, 6th ed. Copyright © 2009 The McGraw-Hill Companies, Inc. All rights reserved. を改変して転載)

Klatka LA, Louis ED, Schiffer RB. Psychiatric features in diffuse Lewy body disease : a clinicopathologic study using Alzheimer's disease and Parkinson's disease comparison groups. Neurology 1996 ; 47 : 1148-52. PMID : 8909420
水上勝義. 特集 うつ病と認知症の間―DLBとうつ状態. 精神経誌 2012 ; 114 : 289-96.

C　CBS★(Charles Bonnet syndrome)とは何か？

CBSは，もともとは1760年にスイスの哲学者が，自分の祖父に起こった現象を記述したもので，精神的に正常な人に複雑な幻視が起こることに由来している。現在では，CBSは，脳，視神経，視交叉に関する疾患により，一度獲得された視力の低下がある際に起こる幻視のことを指す。この現象は全年齢で生じうるが，特に，高齢者，視力低下，認知機能障害，脳血管疾患，画像上での脳萎縮，社会との隔離がリスクとなる。その原因としては，視神経の求心性線維による視皮質への脱抑制がかかり幻視が起こるというのが広く示唆されている。幻視として見えるものは，線，光などの本質的なものもあれば，動物，ヒト，地形など複雑に構成されたものも存在する。持続時間は2〜3分で毎日，毎週と繰り返されることがある。診断としては，基本的に視力低下の際に生じるものであり，視力低下の病歴がない場合には，毒性物質のスクリーニング，眼科での診察，神経学的所見，画像診断などを要する。鑑別疾患としては，片頭痛，てんかん，Lewy小体型認知症，Parkinson病，薬剤，アルコール離脱，代謝性疾患，せん妄，ナルコレプシー，精神疾患，下肢の幻覚，が挙げられる。治療としては，基本的には患者にとって不快でなければ経過観察でよい。目を閉じると消失することもある。ただし，患者にとって不快なものであれば，少量の抗精神病薬，コリンエステラーゼ阻害薬，抗てんかん薬を投与することもある。CBSは実際に感じているが，精神疾患と思われる恐れから，自身で訴えないことも多いので，視力障害のある患者に対して幻視の有無について直接尋ねることが大事である。　　＜小林正樹＞

Pelak VS. Visual release hallucinations (Charles Bonnet syndrome). UpToDate (www.uptodate.com/contents/visual-release-hallucinations-charles-bonnet-syndrome). 閲覧日：2015/3/9
Teunisse RJ, Cruysberg JR, Hoefnagels WH, et al. Visual hallucinations in psychologically normal people : Charles Bonnet's syndrome. Lancet 1996 ; 347 : 794-7.　PMID：8622335
Menon GJ, Rahman I, Menon SJ, et al. Complex visual hallucinations in the visually impaired : the Charles Bonnet Syndrome. Surv Ophthalmol 2003 ; 48 : 58-72.　PMID：12559327

★— CBS　　Charles Bonnet syndrome

18 精神科*

文 鐘玉

*―注 本章では，疾患名は原則的に DSM-5® での表記に従った。

総論

B 主要な精神疾患の有病率について述べよ。

国・地域により相当ばらつきがある。WHOの調査では，たとえば不安障害*（DSM★-Ⅳ）の12か月有病率は，日本 5.3％，フランス 12％，ドイツ 6.2％，米国 18.2％，上海 2.4％ である。日本におけるその他の精神疾患の12か月有病率は気分障害 3.1％，衝動制御障害 1.0％，物質使用障害 1.7％，何らかの精神障害 8.8％ となっている。統合失調症については，従来1％程度の罹患率といわれていたが，これも研究により大きく異なる。なお，統合失調症は男性（1.4：1），移民，先進国，都会，高緯度に多い。

Demyttenaere K, Bruffaerts R, Posada-Villa J, et al ; WHO World Mental Health Survey. Prevalence, severity, and unmet need for treatment of mental disorders in the World Health Organization World Mental Health Surveys. JAMA 2004 ; 291 : 2581-90.　PMID：15173149
McGrath J, Saha S, Chant D, et al. Schizophrenia : a concise overview of incidence, prevalence, and mortality. Epidemiol Rev 2008 ; 30 : 67-76.　PMID：18480098

★― DSM　精神疾患の診断統計マニュアル（Diagnostic and Statistical Manual of Mental Disorders）

*―注　疾患名は原則 DSM-5® に従うが，DSM-Ⅳ® などで定義される疾患であると明らかな場合には，その表記に従った。

B 主要な精神疾患の自殺頻度について述べよ。

精神疾患は自殺の重要なリスク因子である。90％以上の例で，自殺時に何らかの精神疾患を患っているといわれている。主要な精神疾患の自殺リスクはそれぞれ，うつ病で20倍，双極性障害で15倍，統合失調症で8倍，気分変調症で12倍，不安症・神経症圏障害で3～14倍，パーソナリティ障害では7倍，物質使用障害で11倍，てんかんで5倍になる。日本の調査でもサンプル数は少ないが類似の傾向が出ている。累積の自殺率（36年追跡）をみた報告では，うつ病，双極性障害，統合失調症ではそれぞれ5～7％程度である。

Harris EC, Barraclough B. Suicide as an outcome for mental disorders. A meta-analysis. Br J Psychiatry 1997 ; 170 : 205-28.　PMID：9229027
Hirokawa S, Kawakami N, Matsumoto T, et al. Mental disorders and suicide in Japan : a nation-wide psychological autopsy case-control study. J Affect Disord 2012 ; 140 : 168-75.　PMID：9229027
Nordentoft M, Mortensen PB, Pedersen CB. Absolute Risk of Suicide After First Hospital Contact in Mental Disorder. Arch Gen Psychiatry 2011 ; 68 : 1058-64.　PMID：21969462

Ⓑ 自殺の重要なリスク因子は何か？

自殺のリスク因子や関連因子は数多くあるが，特に重要なものとして，希死念慮または自殺企図の既往があると自殺率は47倍になる。自傷行為の既往も同様に重要なリスク因子である。前の設問でも言及したように，精神疾患は自殺率上昇に寄与している。悲観主義，絶望感，攻撃性，衝動性は自殺行為へつながる気質となりうる。そのほかには，高齢，男性，繰り返す自傷行為，自殺への強い意思，孤立，ライフイベントなどもリスク因子となる。また，若い人は，他人の自殺行為や自殺のニュースなどに影響を受ける傾向もある。

ある報告では，自殺の4週間以内に1/3の人がプライマリ・ケア医を，1/5の人が精神科医を受診しているとされており，プライマリ・ケアにおける自殺予防は大切である。

なお，世界の国々の自殺率はずいぶん違いがある。日本は自殺率が高いことで有名で（20～25人/10万人），世界平均（約14～15人/10万人）と比べるとずいぶん高い。しかし，北欧，旧ソ連の国々も自殺率は高く，特に，リトアニアは約40人/10万人と突出している。また，同じ国内でもサブポピュレーション（たとえば米国のネイティブアメリカンは自殺率が高い）により違いがある。ちなみに医師や看護師，なかでも麻酔科医は多くの国で自殺率が高いようなので注意が必要である。

Harris EC, Barraclough B. Suicide as an outcome for mental disorders. A meta-analysis. Br J Psychiatry 1997；170：205-28. PMID：9229027
Hawton K, van Heeringen K. Suicide. Lancet 2009；373：1372-81. PMID：19376453
Foster T, Gillespie K, McClelland R. Mental disorders and suicide in Northern Ireland. Br J Psychiatry 1997；170：447-52. PMID：9307695

Ⓒ 対応が難しい患者（difficult patient encounter）にコツはあるか？

どの職業でも難しい顧客にめぐり合うことがあるように，医師も対応困難な患者に必ず直面することがある。そういった患者の特徴として，精神疾患を患っている，多主訴，慢性疼痛がある，機能レベルが低い，期待が満たされていない，満足度が低い，ヘルスケアサービスを過剰利用している，などが挙げられる。しかしながら，「困難」と感じる医師の側にも特徴がある。それは，ソーシャルスキルが低い，若い，経験不足，女性，ストレスレベルが高い，過剰労働，抑うつ症状や不安症状，完璧主義，好かれたいという欲求，である。医師は患者に怒りや悲しみを感じていても案外その感情に気づかないものである。冷静に自分の感情を把握できると，困難なのは患者側だけでなく，自分の側にも問題があるからだ，と気づくかもしれない。

困難な患者を診察する前に，どうして対応困難なのか，自分はどういう目でこの人をみているのか，自分のやりたいことと患者のやりたいことはどう違うのか，困難となっている理由（生活歴など）はあるのか，などを少し立ち止まって考えて，深呼吸をしてみるとよい。けんかをするよりは協調を，医師の権限を振り回すよりは適切に使い，共感性をもつことが大切である。

Edgoose J. Rethinking the difficult patient encounter. Fam Pract Manag 2012；19：17-20. PMID：22963098

うつ病

B うつ病の疾病負荷はどの程度か？

WHOがDALY★という指標を用いて各疾患の疾病負荷を算出している。DALYは簡潔にいえば，死亡や障害により失われた健康な生活年数である。WHOの統計によると，全世界において，うつ病は下部呼吸器感染症，下痢症に続き第3位の疾病負荷がある。特に中・高所得国では，うつ病の疾病負荷は第1位で，高所得国の全DALYの8.2%を占めている。このように，うつ病は循環器疾患や脳血管疾患などよりも生活に与えるインパクトが大きく，その診断・治療はきわめて重要である。

World Health Organization. The global burden of disease : 2004 update（www.who.int/healthinfo/global_burden_disease/2004_report_update/en/）．閲覧日：2015/2/16

★── DALY　障害調整生命年（disability-adjusted life year）

A 抑うつ状態で鑑別に挙げるべき疾患は何か？

抑うつ状態をきたす原因は実にさまざまで，すべてを網羅することは困難である。抑うつ状態の鑑別については，まず身体疾患によるものと精神疾患によるものとを分けて考える。身体疾患では，神経疾患（認知症，Parkinson病，睡眠時無呼吸など），がん，感染症（伝染性単核球症，HIV★など），内分泌疾患（甲状腺機能低下，Cushing症候群，副腎不全など），膠原病（線維筋痛症など）が抑うつ状態の原因となりうる。薬剤性に抑うつ状態を呈するものは，ステロイド，β遮断薬，インターフェロンなどが有名である。一方，精神疾患では，適応障害，物質使用障害（特にアルコール），不安症，摂食障害，双極性障害，統合失調症（陰性症状を呈する場合）などが挙げられる。特に，双極性障害の抑うつ状態は，一般的なうつ病とは治療法が異なるため，慎重な病歴聴取が求められる。

Major Depression and Bipolar Disorder. In : Sadock BJ, Sadock JA. Kaplan & Sadock's Synopsis of Psychiatry : Behavioral Sciences / Clinical Psychiatry, 11th ed. Illinois : LWW, 2014 : 347.
Tesar GE. Recognition and Treatment of Depression. In : Cleveland Clinic（www.clevelandclinicmeded.com/medicalpubs/diseasemanagement/psychiatry-psychology/recognition-treatment-of-depression/）．閲覧日：2015/2/16

★── HIV　ヒト免疫不全ウイルス（human immunodeficiency virus）

A うつ病を合併しやすい身体疾患は何か？

身体疾患，特に慢性の場合は，うつ病を併発しやすい。たとえば，糖尿病（11～15%），冠動脈疾患（15～23%），HIV（4～23%），脳卒中（9～31%），Parkinson病（20～30%），がん（10～50%）などである。また，これらの疾患にうつ病が併発すると，身体疾患の治療経過に悪影響を与えることがわかってきた。したがって，うつ病のスクリーニングと治療が重要である。可能であれば，CBT[★1]などの非薬物治療から試みるとよい。心筋梗塞・脳梗塞などではセルトラリン，citalopram（エスシタロプラムのラセミ体）などのSSRI[★2]が比較的安全なようである。

American College of Physicians. The ACP Depression Care Guide is No Longer Available（depression.acponline.org/pp/chapters/dcg_s5_1）．閲覧日：2015/2/16

Katon WJ. Clinical and health services relationships between major depression, depressive symptoms, and general medical illness. Biol Psychiatry 2003 ; 54 : 216-26. PMID : 12893098
Massie MJ. Prevalence of depression in patients with cancer. J Natl Cancer Inst Monogr 2004 : 57-71. PMID : 15263042

★1― CBT 　認知行動療法(cognitive behavioral therapy)
★2― SSRI 　選択的セロトニン再取り込み阻害薬(selective serotonin reuptake inhibitor)

A うつ病の薬物治療の第1選択は何か？

うつ病の薬物治療は，軽症と中等症以上とで治療を分けることが一般的となっている。軽症うつ病では薬物は使わず，心理教育，精神療法が第1選択である。ただし，患者自身の希望や過去の治療歴から薬物治療が効果的と考えられる場合はSSRI，またはデュロキセチン・ミルナシプラン・ミルタザピンなどの新しい抗うつ薬を考慮する。中等症以上のうつ病では，これらの薬物治療が第1選択となる。特に重症では，三環系抗うつ薬も選択肢に加える。なお，日本では，添付文書上で自動車運転が禁止されていないSSRIはセルトラリンとエスシタロプラムである。

Bauer M, Pfennig A, Severus E, et al ; World Federation of Societies of Biological Psychiatry. Task Force on Unipolar Depressive Disorders. World Federation of Societies of Biological Psychiatry (WFSBP) guidelines for biological treatment of unipolar depressive disorders, part 1 : update 2013 on the acute and continuation treatment of unipolar depressive disorders. World J Biol Psychiatry 2013 ; 14 : 334-85. PMID : 23879318

A SSRIの副作用について述べよ。

嘔気が有名であるが，そのほかに口渇，頭痛，傾眠，不眠，性機能障害などがある。特に，性機能障害は自主的に報告しない傾向があり，注意が必要である。また，体重はSSRI使用当初は減ることがあるものの，長期の投与により増加に転じることが多い。
　SSRIを使用している患者へのインターネットによる調査でも，SSRIの副作用として性機能障害・傾眠・体重増加がそれぞれ7～8％と最も多い副作用であった。この調査では，患者の約4割しか副作用を主治医に報告していないという結果も出ている。

Cascade E, Kalali AH, Kennedy SH. Real-World Data on SSRI Antidepressant Side Effects. Psychiatry (Edgmont) 2009 ; 6 : 16-8. PMID : 19724743
Ferguson JM. SSRI Antidepressant Medications : Adverse Effects and Tolerability. Prim Care Companion J Clin Psychiatry 2001 ; 3 : 22-7. PMID : 15014625

A SSRIは急に内服を中止してもよいか？

SSRI内服の急な中止や減量は中断症候群を起こす可能性がある。これには気分症状の悪化や易変性，易怒性，焦燥，混乱，不眠などの精神症状や，めまい，頭痛，嘔気，発汗，下痢などの身体症状などさまざまな症状が含まれる。特に，パロキセチンは中断症候群が深刻な傾向がある。したがって，SSRIを減量するときは，少量ずつ時間をかけることが原則である。

Renoir T. Selective serotonin reuptake inhibitor antidepressant treatment discontinuation syndrome : a review of the clinical evidence and the possible mechanisms involved. Front Pharmacol 2013 ; 4 :

45. PMID：23596418
Rosenbaum JF, Fava M, Hoog SL, et al. Selective serotonin reuptake inhibitor discontinuation syndrome：a randomized clinical trial. Biol Psychiatry 1998；44：77-87. PMID：9646889

B CBTとは何か？

CBT とは cognitive behavioral therapy の略で，日本語では認知行動療法という。CBT は米国の Aaron Beck により開発された。従来の精神力動学的精神療法と比べて，よく構造化され，ある面で理解しやすい精神療法である。その基本は，患者自身が気づいていない不全な思考や信念のパターンを同定し，さまざまなテクニックを用いてそのパターンを修正することで，気分や行動の変調も修正しようとするものである。また，精神力動学的精神療法とは異なり，過去ではなく現在に焦点をおき，問題解決の方法を具体的に考える。その適応は，うつ病や不安症から物質使用障害，摂食障害などと多岐に及ぶ。日本でもここ10数年の間に急速に広がった。しかしながら，本格的な CBT を行うには相当のトレーニング・スーパービジョンが必要であり，本を読んだりセミナーに出席すればマスターできる類いのものではない。

Introduction. In：Beck JS. Cognitive Therapy：Basics and Beyond. New York：The Guilford Press, 1995：1.

A ECT*（電気けいれん療法）とはどのような治療法か？

16世紀から樟脳を使用したけいれん療法が精神疾患の治療に用いられていた。初めての ECT は1938年にイタリアで精神病患者に施行された。ECT では頭部に2か所電極を当て，電流を流すことで人工的にけいれんを起こす。ECT の治療効果のメカニズムはいまだにはっきりわかっていないが，しっかりと効果を得るには脳の深部を巻き込んだ両側の全般性発作が必要であると考えられている。ECT の適応は幅広くある。うつ病に対しては ECT が最も早く，よく効く治療法である。躁状態や統合失調症にも効果的であるが，慢性期の統合失調症では効果が小さいといわれている。ECT には絶対禁忌はない。2000年代に入り，日本でも ECT は全身麻酔下で筋弛緩をかけて行われるようになり，通常は安全な治療法である。よくある副作用には，頭痛，麻酔から覚めたときの混乱，記憶障害がある。記憶障害は通常6か月以内に元に戻るといわれている。

Electroconvulsive Therapy. In：Sadock BJ, Sadock JA. Kaplan & Sadock's Synopsis of Psychiatry：Behavioral Sciences / Clinical Psychiatry, 11th ed. Illinois：LWW, 2014：1065.

★— ECT　電気けいれん療法（electroconvulsive therapy）

A うつ病の再発率について述べよ。

メディアなどでうつ病は「心のかぜ」といわれることがある。これは精神科受診の敷居を下げる意味ではいいことかもしれないが，うつ病をかぜのように短期間で治るものと理解するのは間違いである。実はうつ病は慢性の，再発率の高い疾患である。抑うつエピソードを1回経験すると50%，2回では70%，3回では90% もの高率で再発し，そして回数を追うごとに重症化する。心因・環境要因も再発回数が増えると不明瞭になり，特に要因が見当たらないのに再発するようになる。しかし，寛解後も維持療法を継続していると再発率は低下する。したがって，急性期の治療のみでなく

維持期の治療もたいへん重要といえる。なお，軽症エピソード，良好な人間関係や社会環境，遅い発症年齢，他の精神疾患の併存がないことは，予後良好な指標である。

CANMAT. Treating Depressive Disorder(www.canmat.org/cme-depression-relapse-and-recurrence.php). 閲覧日：2015/2/16
Major Depression and Bipolar Disorder. In：Sadock BJ, Sadock JA. Kaplan & Sadock's Synopsis of Psychiatry：Behavioral Sciences / Clinical Psychiatry, 11th ed. Illinois：LWW, 2014：347.

双極性障害

B 双極性障害の薬物治療には何があるか？

双極性障害の治療は，気分安定薬といわれる薬剤群と非定型抗精神病薬が中心となるが，躁状態と抑うつ状態とでやや異なる。まず躁状態について，従来はリチウムがゴールドスタンダードであったが，治療効果発現が遅いため，他剤と併用されることが増えてきた。また，非定型抗精神病薬は躁状態の治療薬としての認知度が急速に上昇した。米国では非定型抗精神病薬のほとんどが急性躁病に適応があるが，日本では，オランザピンとアリピプラゾールに限られている。バルプロ酸も近年，広く使われている。ローディングドーズとして 15 ～ 20 mg/kg/日で忍容性がよいとされる。カルバマゼピンは副作用プロファイル・薬剤相互作用に気をつける必要がある。

一方，抑うつ状態の治療は，単極性うつ病の治療とは異なる。抗うつ薬の単独使用は効果が乏しく，かつ急速交代・躁状態を惹起するといわれ，通常は付加的に使用される。中心となるのはやはり気分安定薬と非定型抗精神病薬である。特に，リチウムには抗自殺作用が認められている。ラモトリギンも抑うつ状態に効果があるといわれている。抗精神病薬ではクエチアピンやオランザピンが推奨されている。また，ECT も適応となる場合がある。

急性期の躁状態または抑うつ状態を乗り越えた後の維持療法として，リチウム・バルプロ酸・オランザピン・ラモトリギン・アリピプラゾールなどが推奨されている。

Major Depression and Bipolar Disorder. In：Sadock BJ, Sadock JA. Kaplan & Sadock's Synopsis of Psychiatry：Behavioral Sciences / Clinical Psychiatry, 11th ed. Illinois：LWW, 2014：347.
日本うつ病学会治療ガイドライン．Ⅰ．双極性障害 2011(www.secretariat.ne.jp/jsmd/mood_disorder/img/110310.pdf)．閲覧日：2015/2/16

B リチウム，バルプロ酸，カルバマゼピンの副作用について述べよ。

リチウム，バルプロ酸，カルバマゼピンのすべてが定期的な血中濃度の検査を必要とする。

リチウム内服者の 80％ 以上が副作用を経験する。代表的または深刻な副作用は，不整脈・徐脈・心電図変化(T波の平坦化ほか)などの心血管系，嘔気・嘔吐・下痢など消化器系，振戦・認知機能障害・Parkinson症候群・失調など脳神経系，多飲多尿(腎性尿崩症)・体重増加・甲状腺腫・甲状腺機能低下など腎内分泌代謝系など多岐にわたる。リチウム濃度 1.5 mEq/L 以上はリチウム中毒を心配する必要があるが，それ以下の治療域でも中毒は報告されている。中毒では上記症状のほか，意識障害，ミオクローヌス，けいれんなどがあり，即座の治療が必要である。

バルプロ酸の副作用のうち，まれであるが深刻なものは，劇症肝炎などの重篤な肝

障害と膵炎である。トランスアミナーゼ値の上昇は比較的よくみられるが，重篤な肝障害の発現との関連はない。そのほか，高アンモニア血症，血小板減少もみられる。妊娠前期に母親がバルプロ酸を内服していると，神経管奇形が1〜4%程度に起こるため，可能であれば他剤に変更するか，葉酸の内服が必要である。よくある副作用は，嘔気・嘔吐，下痢，体重増加，鎮静である。時に抜け毛もみられる。

カルバマゼピンの副作用は血中濃度と関連しており，9 mg/mL以上で多くなる。複視やめまい，消化器症状，認知機能障害などがある。まれであるが深刻な副作用には，無顆粒球症や再生不良性貧血，Stevens-Johnson症候群，肝炎がある。トランスアミナーゼの上昇は通常経過観察でよいが，基準上限の3倍以上の場合は中止すべきである。

Sadock BJ, Sadock JA. Kaplan & Sadock's Synopsis of Psychiatry : Behavioral Sciences/Clinical Psychiatry, 11th ed. Illinois : LWW, 2014 : 959, 983, 1045.

統合失調症

A 統合失調症の主要な症状は何か？

幻覚・妄想・思考障害・行動障害（解体または緊張病性）などの陽性症状と呼ばれる症状群はよく知られている。一方で，意欲低下や感情の平板化などの陰性症状もよくみられる症状である。DSM-5では，これらの症状が2つ以上，かつ1か月のうち大部分の期間続き，6か月以上にわたって障害の持続が認められれば，統合失調症と診断可能である。最近では認知機能障害も注目されている。

なお，緊張病という言葉は聞きなれないかもしれないが，昏迷・拒絶・強剛・興奮・ある姿勢で「固まる」などさまざまな動作の著明な障害を特徴とする。通常は発語もなくなる。時に突然興奮して暴れることがあり，注意が必要である。

Schizophrenia. In : Sadock BJ, Sadock JA. Kaplan & Sadock's Synopsis of Psychiatry : Behavioral Sciences / Clinical Psychiatry, 11th ed. Illinois : LWW, 2014 : 300.

B 統合失調症の平均寿命はどの程度か？

統合失調症の患者の平均寿命は，一般人口と比較すると短いことが知られている。最近のスウェーデンでの国民全員を対象としたコホート研究によると，男性は15年，女性は12年平均寿命が短いとの結果であった。自殺や事故など異常死に分類される死亡が一般人口より高い事実はあるものの，それだけではこの短寿命の説明をつけられない。統合失調症患者の最大の死因は虚血性心疾患とがんであった。彼らは一般人口よりも外来受診は頻回であったが，生前にこれらの診断がなされている割合は低かったのである。つまり，統合失調症患者はこれらの深刻な病態について過少診断されているといえ，プライマリ・ケアではこのことを念頭においた診療が求められる。もちろん，患者の訴えが乏しかったり，詳細な検査を拒むこともありうるため，粘り強い姿勢が必要である。

Crump C, Winkleby MA, Sundquist K, et al. Comorbidities and mortality in persons with schizophrenia : a Swedish national cohort study. Am J Psychiatry 2013 ; 170 : 324-33 PMID : 23318474

A 統合失調症以外でも精神病症状を呈することはあるか？

たくさんの精神疾患，身体疾患において統合失調症類似の症状を呈することがある。これらの症状を呈する精神疾患として，双極性障害，うつ病，妄想性障害，パーソナリティ障害などが代表的である。精神病症状を伴う躁病エピソードや抑うつエピソードでは統合失調症と区別が困難な例もあり，縦断的な経過観察が必要である。パーソナリティ障害(たとえば，境界性パーソナリティ障害)の患者は，時に被害妄想や「自殺しろ」などの幻聴や，"quasipsychosis" または "micropsychosis" と呼ばれる精神病症状を呈することがある。

身体疾患では，側頭葉てんかん，腫瘍，頭部外傷，ポルフィリアなどの内分泌代謝疾患，SLE[★1]などの自己免疫疾患などで精神病症状をきたす可能性がある。薬物性では，アルコール離脱，覚せい剤やコカインなどの精神刺激薬，LSD[★2]などの幻覚剤による精神病症状が従来からみられている。最近では，危険ドラッグでも精神病症状がみられることがある。

Schizophrenia Spectrum and Other Psychotic Disorders. In : Black DW, Andreasen NC. Introductory Textbook of Psychiatry, 6th ed. Virginia : American Psychiatric Publishing, 2014 : 125.
Paris J. Why Psychiatrists are Reluctant to Diagnose : Borderline Personality Disorder. Psychiatry (Edgmont) 2007 ; 4 : 35-9. PMID : 20805927

★1 ― SLE　全身性エリテマトーデス(systemic lupus erythematosus)
★2 ― LSD　リゼルグ酸ジエチルアミド(lysergic acid diethylamide)

A 非定型抗精神病薬の副作用について述べよ。

従来の定型抗精神病薬から非定型抗精神病薬が処方の中心となるにつれ，副作用プロファイルも変わってきている。定型抗精神病薬に関して，ハロペリドールなど高力価薬はEPS[★]，クロルプロマジンなど低力価薬は便秘・尿閉・起立性低血圧・鎮静などが主要な副作用であった(もちろん副作用はこれだけではない)。2000年代に入り，定型抗精神病薬に代わって非定型抗精神病薬と呼ばれる薬剤群が処方の中心となってきた。これらの薬剤の作用機序・副作用にはかなり違いがあるが，大ざっぱにいって，鎮静や抗コリン作用，EPSのリスクが低い代わりに，血糖上昇，脂質異常，体重増加など代謝系の副作用が目立つ。特に，クロザピンと，そこから派生したオランザピンやクエチアピンなどの薬剤はこれらの副作用がよくみられる。一方で，アリピプラゾールやziprasidoneは比較的これらの副作用が少ない。

Psychopharmacology and Electroconvulsive Therapy. In : Black DW, Andreasen NC. Introductory Textbook of Psychiatry, 6th ed. Virginia : American Psychiatric Publishing, 2014 : 541.

★ ― EPS　錐体外路症状(extra pyramidal symptom)

A EPSの治療に使われる薬剤は何か？

EPSは抗精神病薬治療の副作用として生じる。Parkinson症候群，ジストニア，アキネジア，アカシジア，TD[★]が代表的である。可能であれば原因薬剤の減量または中止が望まれるが，それが困難な場合は薬物治療を行う。治療の中心は抗コリン薬で，ビペリデンやトリヘキシフェニジルが日本ではよく使われる。抗コリン薬には，口渇・便秘・イレウス・尿閉・せん妄といった副作用があり，使わずに済めばそれにこした

ことはない．ジフェンヒドラミン，プロメタジンなどの抗ヒスタミン薬も使われることがある．アカシジアに対しては β遮断薬のプロプラノロールや α遮断薬のクロニジンも使われる．注意を要するのは TD である．残念ながら，上記の薬剤は TD に対する効果はあまり見込めない．TD の徴候を発見した時点で慎重に原因薬剤を漸減するのがよい．急速な断薬は TD の悪化を惹起しうる．クエチアピンやクロザピンなどの非定型抗精神病薬は比較的 TD のリスクが低いといわれている．テトラベナジン＊も有効とされている．

Psychopharmacological Treatment. In : Sadock BJ, Sadock JA. Kaplan & Sadock's Synopsis of Psychiatry : Behavioral Sciences/Clinical Psychiatry, 11th ed. Illinois : LWW, 2014 : 910.
Waln O, Jankovic J. An update on tardive dyskinesia : from phenomenology to treatment. Tremor Other Hyperkinet Mov（N Y）2013 ; 3. PMID : 23858394

★― TD　遅発性ジスキネジア（tardive dyskinesia）

＊―注　テトラベナジンは，日本では 2013 年に Huntington 病治療薬として承認されている．

A　NMS[1]（神経遮断薬による悪性症候群）とは何か？

NMS は，抗精神病薬の副作用のうち最も深刻で生死にかかわり，米国では死亡率 10% とされている．以前よりも発生頻度は下がり，最近のデータでは罹患率は 0.01 〜 0.03% である．発症時期は，抗精神病薬開始後 24 時間以内が 16%，1 週間以内が 66%，30 日以内にほぼ全例が発症する．抗精神病薬増量や追加もきっかけとなる．診断にはシビアな筋強剛と発熱が必要であるが，このような症状の顕在化以前に精神状態・神経症状の変化が 80% 以上のケースで先行するといわれ，その時点で NMS を疑った対応が望まれる．ラボデータは除外診断などに必要であるが，NMS に特異的なものはない．横紋筋融解症がよくみられ，CK[2]，LDH[3]，トランスアミナーゼ値の上昇やミオグロビン尿症から腎不全に至ることもある．NMS を疑った場合，抗精神病薬のすみやかな中止が必要で，たいていは 7 〜 10 日，長くても 30 日以内に自然に改善する．症状が中等度以上の場合は十分な補液・電解質補正・クーリングなどサポーティブケアが必要である．薬物治療にコンセンサスはなく，ダントロレン，ベンゾジアゼピン，アマンタジンやブロモクリプチンなどのドパミンアゴニストが使用される．難治性の場合は ECT も考慮すべきである．

Strawn JR, Keck PE Jr, Caroff SN. Neuroleptic malignant syndrome. Am J Psychiatry 2007 ; 164 : 870-6.　PMID : 17541044

★1― NMS　神経遮断薬による悪性症候群（neuroleptic malignant syndrome）
★2― CK　クレアチンキナーゼ（creatine kinase）
★3― LDH　乳酸脱水素酵素（lactate dehydrogenase）

C　統合失調症の薬物治療は長年必要か？

一般的に統合失調症の患者は，生涯にわたる薬物治療が必要であると認識されている．統合失調症の再発予防に関するメタアナリシスでは，当然のことながらプラセボ群より抗精神病薬群のほうが 1 年後の再発率は低いとの結果であった（27% vs. 64%）．しかしながら，プラセボ群でも 36% の患者は 1 年間再発していない．さらに，統合失調症患者を数年おきに 20 年間追跡した調査では，調査のたびに 30 〜 40% の人が抗精神病薬を内服しておらず，それらの患者は精神病症状が軽く，回復

期間も長かったという結果であった。この調査では抗精神病薬を内服していない群では，病前の機能レベルが高く認知機能もよいなど，予後良好な徴候がみられた患者であった。つまり，統合失調症の患者は全員が生涯抗精神病薬を必要とするわけではなく，機能レベルのよい患者では，断薬できる可能性があると考えられる。

Leucht S, Tardy M, Komossa K, et al. Antipsychotic drugs versus placebo for relapse prevention in schizophrenia : a systematic review and meta-analysis. Lancet 2012 ; 379 : 2063-71. PMID : 22560607
Harrow M, Jobe TH, Faull RN. Do all schizophrenia patients need antipsychotic treatment continuously throughout their lifetime? A 20-year longitudinal study. Psychol Med 2012 ; 42 : 2145-55. PMID : 22340278

不安症

Ⓑ 代表的な不安症は何か？

DSM-5では9つの不安症が挙げられており，代表的なものを概観する。(1) パニック症は，「予期せぬ」パニック発作のために常に不安を抱いたり，行動パターンが変わるなどを特徴とする。パニック発作自体は社交不安症（社交恐怖）やPTSD[★1]でも起こる。(2) 広場恐怖症とは，電車など公共機関，駐車場などオープンスペース，店・会議など閉じられたスペースなどで，倒れる・失禁する・パニック様発作を起こすなどの極端な心配・恐怖を指す。(3) 限局性恐怖症は，たとえば，クモや刃物の先端などさまざまなもの・こと・状況に対する恐怖症である。(4) 社交不安症（社交恐怖）は他人の面前で恥ずかしい思いをする・侮辱されるとの恐怖から社交の場を避ける行動をとることである。(5) 全般不安症はたくさんのこと（たとえば仕事など）へのコントロール困難で慢性的な過度の不安が特徴である。常に緊張・疲労・易怒性・集中力低下・筋緊張・睡眠障害などを認める。その他の不安症には，身体疾患による不安症，物質・医薬品誘発性不安症，分離不安症，選択的緘黙がある。

なお，DSM-5では不安症からOCD[★2]，PTSD，ASD[★3]が除かれ，理解しやすくなった印象がある。

Anxiety Disorders. In : American Psychiatric Association. Diagnostic and Statistical Manual of Mental Disorders, 5th ed : DSM-5. Verginia : American Psychiatric Publishing, 2014 : 115.

★1— PTSD　心的外傷後ストレス障害（post traumatic stress disorder）
★2— OCD　強迫症（obsessive-compulsive disorder）
★3— ASD　急性ストレス障害（acute stress disorder）

Ⓐ 身体症状を訴える一般内科受診者のうち，不安症患者はどのくらいいるか？

身体症状を訴えて一般内科に受診する患者のうち，10〜20%に不安症を認めたとの報告がある。症状の数が増えるほど，また症状が身体疾患として説明できない場合，不安の確率は上がる（気分障害でも同様の傾向がある）。患者のほとんどは，自ら精神症状を訴えることはないものの，こちらから不安や気分について尋ねれば症状を話せる。不安症のなかではPTSD，全般不安症，パニック症，社交不安症がよくみられる。不安症にはうつ病がよく合併し，さらに複数の不安症の合併や物質使用障害の合併もまれではない。

Kroenke K, Spitzer RL, Williams JB, et al. Anxiety Disorders in Primary Care : Prevalence, Impairment, Comorbidity, and Detection. Ann Intern Med 2007 ; 146 : 317-25.　PMID : 17339617
Kroenke K. Patients presenting with somatic complaints : epidemiology, psychiatric co-morbidity and management. Int J Methods Psychiatr Res 2003 ; 12 : 34-43.　PMID : 12830308
Hassan I, Ali R. The association between somatic symptoms, anxiety disorders and substance use. A literature review. Psychiatr Q 2011 ; 82 : 315-28.　PMID : 21505886
Anxiety Disorder. In : Black DW, Andreasen NC. Introductory Textbook of Psychiatry, 6th ed. Virginia : American Psychiatric Publishing, 2014 : 191.

Ⓑ 不安症の治療について述べよ。

不安症は気分障害と同様に精神疾患のなかで最もよくみられる病態である。生涯有病率は女性 30.5％，男性 19.2％との米国の調査がある。ただし，精神疾患の有病率は地域・国によりばらつきがかなりあり（553ページ），不安症もその一例である。DSM-Ⅲ-Rを基準としたWHOの調査では，生涯有病率はメキシコの 5.6％から米国の 25％まで幅がある。これには精神疾患への考え方や文化的背景も影響していると思われる。

　さて，不安症の治療は，薬物治療と非薬物治療に分けられる。薬物治療はSSRIまたはSNRI★が中心となる。難治例には抗けいれん薬（気分安定薬）や非定型抗精神病薬の追加を考慮する。アルプラゾラム，クロナゼパムなどのベンゾジアゼピン系抗不安薬も有効で，特に，SSRIやSNRIと比較して作用発現が早い。依存・耐性が心配であるが，不安症の患者にそれらが生じるエビデンスはほとんどない。それでも眠気や認知機能障害，筋弛緩などのリスクもあり，できれば，他剤が効いてくるまでの初期治療にとどめるのが無難であろう。非薬物治療では，CBTが最もよく研究され，効果があるとされている。特定の恐怖症に対しては，行動療法，特に系統的脱感作療法が効果がある。これは不安に対する対処法（薬剤，催眠，筋弛緩法など）を学び，それらを使いながら不安を惹起する刺激のレベルを段階的に高めていく方法である。

Anxiety Disorder. In : Sadock BJ, Sadock JA. Kaplan & Sadock's Synopsis of Psychiatry : Behavioral Sciences / Clinical Psychiatry, 11th ed. Illinois : LWW, 2014 : 389.
Ravindran LN, Stein MB. The pharmacologic treatment of anxiety disorders : a review of progress. J Clin Psychiatry 2010 ; 71 : 839-54.　PMID : 20667290
Cross-national comparisons of the prevalences and correlates of mental disorders. WHO International Consortium in Psychiatric Epidemiology. Bull World Health Organ 2000 ; 78 : 413-26. PMID : 10885160

★― SNRI　セロトニン・ノルアドレナリン再取り込み阻害薬（serotonin-norepinephrine reuptake inhibitor）

Ⓑ ASD，PTSDの診断・治療について述べよ。

PTSDは 1980年にDSM-Ⅲに，ASDは 1995年にDSM-Ⅳに収載された。両者の違いは発症時期と発症期間である。PTSDは症状が 1か月以上持続することが条件で，つまりトラウマから 1か月以内は診断できない。その間を埋めるため，またPTSDに移行する患者を予測するためにASDが導入された面がある。ASDの条件はトラウマから 4週間以内の発症で，持続期間は最大 4週間である。ASD，PTSDとも中核の症状は同じで，再体験・回避／麻痺・過覚醒である。そのほかにも若干の違い（ASDでは解離症状も必須）はある。

実は多くの人(50〜90%)はトラウマティックな出来事があってもASDやPTSDを発症しない。また、必ずしも常にASDからPTSDに移行するわけではなく、ASDがなくともPTSDを発症することもある。

　治療のゴールは、症状の改善はもちろん、患者の心理的な安心感・信頼感を取り戻すことである。治療は精神療法が第1選択で、そのほか心理教育、薬物治療などからなる。精神療法としてはCBT、なかでも持続エクスポージャー法が有効であるが、EMDR★も効果がある。しかし、これらを行えるセラピストの数が限られることが問題である。心理的デブリーフィング(トラウマ直後に自分の体験を話すこと)は症状を悪化させることがあり、勧められない。薬物治療はSSRIやSNRIが第1選択であるが精神療法より劣る。ベンゾジアゼピンも不安・不眠の改善に役立つかもしれない。そのほか、非定型抗精神病薬や抗てんかん薬、α_2アゴニスト、β遮断薬も考慮に入れてもよい。

　なお、DSM-5ではPTSDに認知・気分の変調が追加され、ASDはその不均一性を考慮して、さまざまな14の症状から9個以上を認めれば診断されるようになった。

Ursano RJ, Bell C, Eth S, et al ; Work Group on ASD and PTSD ; Steering Committee on Practice Guidelines. Practice guideline for the treatment of patients with acute stress disorder and posttraumatic stress disorder. Am J Psychiatry 2004 ; 161 : 3-31.　PMID：15617511
Sareen J. Posttraumatic stress disorder in adults : impact, comorbidity, risk factors, and treatment. Can J Psychiatry 2014 ; 59 : 460-7.　PMID：25565692

★── EMDR　眼球運動による脱感作および再処理法(eye movement desensitization and reprocessing)

A　OCD(強迫症)の診断に際して留意すべきことは何か？

OCDの生涯有病率は2〜3%といわれ、うつ病や不安症(DSM-5では不安症から独立している)と比べると少ない印象がある。しかしながら、診断基準は満たさないものの強迫症状を経験した人は4人に1人以上いるとの報告もあり、かなりの人が実は苦悩している可能性がある。一方、症状が深刻なほど病識が乏しい傾向があり、これらの人々は診察場面に現れなかったり、病状を話さないために診断がなされない可能性がある。確認行為やためこみの頻度が高い〔なお、ためこみはためこみ症(hoarding disorder)としてDSM-5ではOCDから独立している〕。

　また、OCDには不安症や気分障害、衝動制御障害の合併頻度が高く、これら併存症の治療は受けていることはあるため、主訴が異なっても強迫症状も念頭において診察するとよい。

Ruscio AM, Stein DJ, Chiu WT, et al. The epidemiology of obsessive-compulsive disorder in the National Comorbidity Survey Replication. Mol Psychiatry 2010 ; 15 : 53-63.　PMID：18725912
Obsessive-Compulsive and Related Disorders. In : Black DW, Andreasen NC. Introductory Textbook of Psychiatry, 6th ed. Virginia : American Psychiatric Publishing, 2014 : 219.

C　日本のベンゾジアゼピン使用量はほかの先進国と比べて多いか？

日本では抗不安薬や睡眠薬などのベンゾジアゼピンの使用量が多いといわれている。国際連合の一機関であるINCB★1はS-DDD★2という単位を使い、各国におけるベンゾジアゼピンの使用量(1997〜1999年と2007〜2009年の2回、1,000人あたり、1日あたり)を抗不安薬、睡眠薬とに分けて推定した。それによると、確かに、抗不安薬についてはアジアで日本が一貫して使用量が多く、約20〜25 S-DDD/1,000人

/日（以下 S-DDD と記載）である．しかしながら，世界で最も使用量が多いのは欧州で，最も少ないマルタでも約 30 S-DDD，最も多いベルギーでは約 100 S-DDD である．なお米国では 1997 ～ 1999 年に約 25 S-DDD であったが，2007 ～ 2009 年に約 40 S-DDD と大幅に増えている．一方，睡眠薬の処方は日本が多いようである．日本は 38 ～ 46 S-DDD でアジアでは断トツの 1 位で，使用量の多い欧州の国々と比較してもベルギーと 1，2 位を争っている．なお米国では 4 ～ 8 S-DDD である．このようにみると，日本のベンゾジアゼピン使用は，特に，睡眠薬において改善の余地が大きそうである．

International Narcotics Control Board 2010. Report of the International Narcotics Control Board on the availability of internationally controlled drugs : ensuring adequate access for medical and scientific purposes. New York : United Nations, 2011.

★1 — INCB　国際麻薬統制委員会（International Narcotics Control Board）
★2 — S-DDD　defined daily doses for statistical purposes

C 森田正馬とは誰で，どのようなことをした人か？

森田正馬（まさたけ）（1874 ～ 1938 年）は精神科医で，1920 年頃に森田療法を創始した．森田療法は神経症（不安症）の治療法であるが，神経症を病気や障害として扱うよりは，性格としての神経質と捉えている．よりよく生きたいという欲求「生の欲望」が神経質な人には強くあり，何らかの不調や変調をきっかけとして「死の恐怖」に転じると考える．不調に注意が向くと不安が惹起され，余計に気になってしまうという悪循環「精神交互作用」を呈する．これを治そうとしても治らず余計に悩むのが「思想の矛盾」である．森田療法の基本は入院治療で，1 週間程度の絶対臥褥期を経て作業療法期に移行する．絶対臥褥期は何もせずにひたすら症状と向き合い，あるがままに受け入れるようにする．その後，軽作業・作業・社会復帰準備を経て退院する．外来では日記指導を行う．症状を除去するというよりは，やるべきことをやる目的本位の生活を送り，結果として症状が軽減・消退することを目指す．

伊藤克人. 森田療法. 女性心身医 2013 ; 8 : 317-21.
古閑義之. 森田療法について. 精神身体医学 1962 ; 2 : 2-13.

認知症

A 主要な認知症には何があるか？

認知症や認知症状を呈する疾患は多岐にわたる．世界では AD[★1] による認知症の頻度が最も高く，60 ～ 80 ％を占めるといわれる．日本では，AD，VD[★2]，DLB[★3] の順で頻度が高いといわれる．AD の臨床的特徴は近似記憶障害であり，HDS-R[★4] や MMSE[★5] の遅延再生で失点する．VD はさらに細かくタイプ別に分類されるが，詳細は省く．記憶障害のほかに遂行機能障害（食事をつくるなど計画を立てて実行すること）がよくみられるともいわれる．また，麻痺や腱反射亢進などの神経症状の随伴も診断の一助となる．ただし，特に高齢者ほど AD と VD の病理が合併することがあることに留意すべきである．DLB は Parkinson 症候群，認知機能の動揺，具体的な幻視を特徴とする．そのほか，REM[★6] 睡眠行動障害や抗精神病薬への過感受性も認めることがある．その他の認知障害として，前頭側頭型認知症（Pick 病）などもある．

「認知症疾患治療ガイドライン」作成委員会編集, 日本神経学会. 認知症疾患治療ガイドライン 2010. 東京；医学書院, 2010：1, 219, 251, 295.
Daviglus ML, Bell CC, Berrettini W, et al. National Institutes of Health State-of-the-Science Conference statement : Preventing alzheimer disease and cognitive decline. Ann Intern Med 2010；153：176-81. PMID：20547888

- ★1— AD　Alzheimer病（Alzheimer's disease）
- ★2— VD　血管性認知症（vascular dementia）
- ★3— DLB　レビー小体病を伴う認知症（dementia with Lewy bodies）
- ★4— HDS-R　改訂 長谷川式簡易知能評価スケール（Revised Hasegawa's dementia scale）
- ★5— MMSE　Mini Mental State Examination
- ★6— REM　rapid eye movement

A 認知症状を呈する代表的な身体疾患は何か？

認知症状を呈しうる身体疾患には，感染症から代謝性，栄養性，神経系疾患とたくさんある。そのうち，日常臨床で遭遇する頻度が比較的高いものを挙げる。慢性硬膜下血腫では，硬膜と脳実質との間の静脈からの出血が血腫として徐々に溜まり，認知症状を呈することがある。通常は頭部外傷を契機とし，時に外科的なドレナージを必要とする。外傷性脳損傷も脳への衝撃が原因であるが，頭蓋内の出血はみられなくともかまわない。これは比較的有病率が高く，一般人口の約2％と推定されている。認知機能の変化の出現パターンはさまざまである。さらに易怒性などの感情の変化，無気力や脱抑制などのパーソナリティの変化，頭痛やめまいなど身体症状もみられる。正常圧水頭症は何らかの理由で髄液の流れや吸収が阻害され，脳室が髄液の過剰な蓄積により開大し，脳実質を少しずつ圧迫する。典型的には認知症状，歩行障害，尿失禁が三徴といわれる。アルコール使用障害によるチアミン欠乏ではWernicke-Korsakoff症候群を呈し，認知症類似の症状を呈することがある。その他の原因としては，Huntington病，プリオン病（Creutzfeldt-Jakob病），感染症（神経梅毒，HIV脳症，日和見感染），脳炎，甲状腺機能低下症，ビタミンB_{12}欠乏，うつ病などがある。

Neurocognitive Disorders. In : Black DW, Andreasen NC. Introductory Textbook of Psychiatry, 6th ed. Virginia : American Psychiatric Publishing, 2014：433.
Adelman AM, Daly MP. Initial evaluation of the patient with suspected dementia. Am Fam Physician 2005；71：1745-50. PMID：15887453

パーソナリティ障害

B パーソナリティ障害にはどんなタイプがあるか？

パーソナリティ障害は旧約聖書で嫉妬からカインがアベルを殺した頃より認識されている。現在DSM-5（DSM-Ⅳでも同じ）では10種類の障害が記述されている。実臨床では，この10種類のどれかの診断基準を純粋に満たすよりは，それぞれのパーソナリティ障害の特徴をいくつかもつことが多い。したがって，大ざっぱに捉えることが有用である。

　DSM-5では，パーソナリティ障害をA〜C群に分類している。A群は「奇妙」なパーソナリティ障害である。認知（勘繰り・疑いやすさなど），自己表現（おかしな話し方など），他人とのコミュニケーション（自閉傾向など）に問題がある。ここには，

猜疑性・統合失調型・シゾイドパーソナリティ障害が含まれる。B群は「ドラマティック」なパーソナリティ障害である。社会規範や他人の権利の侵害，衝動性，感情の易変性，誇大性，行動化（アクティングアウト）などに特徴づけられる。ここには，反社会性・境界性・演技性・自己愛性のパーソナリティ障害が含まれる。C群は「不安」なパーソナリティ障害である。社交・分離・物事を思うとおりにコントロールすること，などについて過度の不安を抱える。ここには，回避性・依存性・強迫性のパーソナリティ障害が含まれる。

Personality Disorders. In : Black DW, Andreasen NC. Introductory Textbook of Psychiatry, 6th ed. Virginia : American Psychiatric Publishing, 2014 : 461.

B　防衛機制（defense mechanism）とは何か？

防衛機制とは，心の葛藤や不安を軽減・解放しようとする無意識の精神的プロセスである。「無意識」であることがポイントで，我々の生活上も日常的にたくさんの防衛機制が働いている。防衛には成熟した防衛とそうでない防衛があり，その一部を紹介する。たとえば，成熟した防衛には，利他主義（他人の気持ちに立って他人を喜ばせるような行動をすること），ユーモア（自らの不安・衝動を軽妙なジョークに転換すること），昇華〔受け入れられない思考・感情・衝動（以下，単に「思考など」と記載）を，受け入れられるような行動に変換すること（たとえば，暴力衝動がラグビーで活かされる）〕などがある。そうでない防衛には，行動化（受け入れられない思考などを，極端な行動で表すこと），投射〔受け入れられない思考などを，他人のものだとすること（たとえば，自分が嫌っている人に対して，あたかもその人が自分を嫌っていると感じること）〕，否認（受け入れられない事実をあたかも存在していないものとすること），置き換え〔受け入れられない思考などを，本来とは別の対象に向けること（たとえば，職場で上司に怒りを感じたときに，配偶者に当たり散らすなど）〕，退行（受け入れられない思考などを前にして，成長過程を逆戻りすること），抑圧（受け入れられない思考などを抑え込むこと），合理化（受け入れられない行動・事実などを，本来とは違う理由をつけることで受け入れられるものに転換すること），解離（受け入れられない思考などから逃げるために一時的に自らの人格や同一性が劇的に変わること），などがある。

Sigmund Fred : Founder of Classic Psychoanalysis. In : Sadock BJ, Sadock JA. Kaplan & Sadock's Synopsis of Psychiatry : Behavioral Sciences/Clinical Psychiatry, 11th ed. Illinois : LWW, 2014 : 151.

依存

A　アルコール依存とは何か？

依存の定義はICD[*1]-10とDSM-5で異なる。DSM-5では依存という呼称はなくなり，依存と乱用をまとめて使用障害と呼んでいる。両者の診断基準を大ざっぱに統合すると，(1) アルコール摂取への強い欲求・衝動，(2) 飲酒行動の制御困難，(3) 離脱症状（または離脱を抑えるための再摂取），(4) 耐性，(5) 飲酒以外の楽しみや興味の喪失，(6) 身体や社会生活への悪影響などの副作用を認識しながらも摂取を続けること，である。

　日本では，2003年の調査でICD-10の診断基準によるアルコール依存症の有病率

は男性 1.9％，女性 0.1％ で，計 80 万人と推計されている．一方，次の設問にある AUDIT[*2] 13 点以上をカットオフ値とすると，該当者は男性 7.7％，女性 1.2％ であった．

融 道男. ICD-10 精神および行動の障害—臨床記述と診断ガイドライン. 東京；医学書院, 1993.
Substance-Related and Addictive Disorders. In：American Psychiatric Association. Diagnostic and Statistical Manual of Mental Disorders, 5th ed：DSM-5. Virginia：American Psychiatric Publishing, 2014：227.
樋口 進. アルコール関連問題の疫学（特集 アルコール関連精神障害の最近の話題）. 臨精薬理 2007；36：1231-9.

★1— ICD　国際疾病分類（International Classification of Diseases）
★2— AUDIT　アルコール使用障害特定テスト（Alcohol Use Disorders Infentification Test）

A　AUDIT とは何か？

AUDIT（表 18-1）は WHO により開発されたアルコール依存症のスクリーニングテストである．多くの国で，本テストの良好な妥当性と信頼性が確認されている．10 個の質問から成り，2 分程度で完了できるため，プライマリ・ケアや救急の現場でも有用である．質問 1 ～ 3 は問題飲酒について，質問 4 ～ 6 は依存症状について，質問 7 ～ 10 は有害な飲酒についての設問である．8 点以上（女性と 65 歳以上の男性は 7 点以上）が問題飲酒者を示唆する．8 ～ 15 点の人には簡単な助言，16 ～ 19 点の人には短期のカウンセリングと経過観察，20 点以上の人にはさらなるアルコール依存のアセスメント・治療を要するとされている（厚生労働省のウェブサイトでは 8 ～ 14 点で減酒の支援，15 点以上でアルコール依存が疑われるとしている）．

表 18-1　AUDIT（アルコール使用障害スクリーニング）

質問	スコア	基準
1．あなたはアルコール含有飲料（お酒）をどのくらいの頻度で飲みますか？	0	飲まない
	1	1 か月に 1 回以下
	2	1 か月に 2 ～ 4 回
	3	週に 2 ～ 3 回
	4	週に 4 回以上
2．飲酒するときには通常どのくらいの量を飲みますか？ 〔「ドリンク」は純アルコール換算の単位で，1 ドリンクは純アルコール換算で 10 g．1 ドリンクは，ビール中瓶半分（250 mL），日本酒 0.5 合，焼酎（25 度）50 mL に相当〕	0	0 ～ 2 ドリンク
	1	3 ～ 4 ドリンク
	2	5 ～ 6 ドリンク
	3	7 ～ 9 ドリンク
	4	10 ドリンク以上

3. 1回に6ドリンク以上飲酒することがどのくらいの頻度でありますか？ 〔「6ドリンク」とは，ビール中瓶3本，日本酒3合，焼酎（25度）1.7合（300 mL）に相当〕	0	ない
	1	月に1回未満
	2	月に1回
	3	週に1回
	4	毎日あるいはほとんど毎日
4. 過去1年間に，飲み始めると止められなかったことが，どのくらいの頻度でありましたか？	0	ない
	1	月に1回未満
	2	月に1回
	3	週に1回
	4	毎日あるいはほとんど毎日
5. 過去1年間に，普通だと行えることを飲酒をしていたためにできなかったことが，どのくらいの頻度でありましたか？	0	ない
	1	月に1回未満
	2	月に1回
	3	週に1回
	4	毎日あるいはほとんど毎日
6. 過去1年間に，深酒の後，体調を整えるために，朝の迎え酒をしなければならなかったことが，どのくらいの頻度でありましたか？	0	ない
	1	月に1回未満
	2	月に1回
	3	週に1回
	4	毎日あるいはほとんど毎日
7. 過去1年間に，飲酒後，罪悪感や自責の念にかられたことが，どのくらいの頻度でありましたか？	0	ない
	1	月に1回未満
	2	月に1回
	3	週に1回
	4	毎日あるいはほとんど毎日

8. 過去1年間に，飲酒のため前夜の出来事を思い出せなかったことが，どのくらいの頻度でありましたか？	0	ない
	1	月に1回未満
	2	月に1回
	3	週に1回
	4	毎日あるいはほとんど毎日
9. 飲酒のために，あなた自身がけがをしたり，あるいは他の誰かにけがを負わせたことがありますか？	0	ない
	2	あるが，過去1年にはなし
	4	過去1年にあり
10. 肉親や親戚，友人，医師，あるいは他の健康管理に携わる人が，あなたの飲酒について心配したり，飲酒量を減らすように勧めたりしたことがありますか？	0	ない
	2	あるが，過去1年にはなし
	4	過去1年にあり

〔厚生労働省科学研究費補助金 循環器疾患・糖尿病等生活習慣病総合研究事業．保健指導におけるアルコール使用障害スクリーニング（AUDIT）とその評価結果に基づく減酒支援（ブリーフインターベンション）の手引き．より転載〕

Babor TF, Higgins-Biddle JC, Saunders JB, et al ; World Health Organization, Department of Mental Health and Substance Dependence. AUDIT : The Alcohol Use Disorders Identification Test : Guidelines for Use in Primary Care, 2nd ed. 2006.
厚生労働省科学研究費補助金 循環器疾患・糖尿病等生活習慣病総合研究事業．保健指導におけるアルコール使用障害スクリーニング（AUDIT）とその評価結果に基づく減酒支援（ブリーフインターベンション）の手引き．(www.mhlw.go.jp/seisakunitsuite/bunya/kenkou_iryou/kenkou/seikatsu/dl/hoken-program3_06.pdf) 閲覧日：2015/2/16

Ⓑ アルコール離脱の症状について述べよ。

多量のアルコールを長期にわたって飲んでいた人が急に断酒したり減量したりすると，アルコール離脱を生じる恐れがある。通常は断酒から数時間で体の震え（手が目立つ）がみられ，自律神経系の過緊張症状を伴う。たとえば，発汗，頻脈，高血圧，過覚醒，不安などである。易怒性や嘔気・嘔吐もみられる。人によっては幻覚や妄想などといった精神病症状が出現する。たとえば，虫が這っているなどの体感幻覚や，人が見えるなどの幻視や被害妄想などである。断酒後12〜24時間程度で離脱けいれんを起こすこともある。アルコール離脱で最も深刻なのはDT★である。これは断酒から3日程度で起こりやすいが，断酒後1週間は注意が必要である。上記の症状に加え，せん妄で意識障害を伴い激しく暴れることもある。無治療では肺炎などの身体合併症により20％程度の死亡率があるといわれている。特に，身体疾患の治療で入院した患者が突然せん妄を起こして暴れる場合，DTの可能性がある。

Alcohol-Related Disorders. In：Sadock BJ, Sadock JA. Kaplan & Sadock's Synopsis of Psychiatry：Behavioral Sciences / Clinical Psychiatry, 11th ed. Illinois：LWW, 2014：624.

★─ DT　振戦せん妄（delirium tremens）

A　アルコール離脱の治療に使う薬剤は何か？

第1選択はベンゾジアゼピンである．初期より高用量使用し，十分に振戦や自律神経症状をコントロールし，治まった時点で漸減する．ベンゾジアゼピンの種類であるが，（1）作用発現の速さ，（2）作用の持続時間，（3）肝代謝，の3点から考えるとよい．（1）作用発現：速いにこしたことはなく，ジアゼパムがほかよりも速い．（2）作用の持続時間：半減期の長いジアゼパムやクロルジアゼポキシドは効果の「切れる」リスクが低い反面，過鎮静がかかった場合の対応が難しくなる．一方，ロラゼパムのような半減期の短い薬剤は過鎮静が長引くリスクが低く，細かな用量調整を行いやすい．（3）肝代謝：ロラゼパムは肝臓でのCYP★による代謝を受けず直接グルクロン酸抱合されるため，薬剤相互作用やアルコール性肝障害があっても使いやすい．なお，ジアゼパム筋注は吸収が安定しないため避けたほうがよい．また，抗精神病薬は通常必要ない．

Alcohol-Related Disorders. In：Sadock BJ, Sadock JA. Kaplan & Sadock's Synopsis of Psychiatry：Behavioral Sciences / Clinical Psychiatry, 11th ed. Illinois：LWW, 2014：624.
Mayo-Smith MF, Beecher LH, Fischer TL, et al；Working Group on the Management of Alcohol Withdrawal Delirium, Practice Guidelines Committee, American Society of Addiction Medicine. Management of alcohol withdrawal delirium. An evidence-based practice guideline. Arch Intern Med 2004；164：1405-12.　PMID：15249349
Kumar CN, Andrade C, Murthy P. A randomized, double-blind comparison of lorazepam and chlordiazepoxide in patients with uncomplicated alcohol withdrawal. J Stud Alcohol Drugs 2009；70：467-74.　PMID：19371497

★─ CYP　チトクローム P450（cytochrome P450）

A　Wernicke脳症の症状は何か？

Wernicke脳症は長期間飲酒を続けていた人に起こる，チアミン欠乏を原因とした急性の神経疾患である．失調（特に歩行），混乱，眼球運動障害（水平性眼振，外眼筋麻痺など），前庭機能障害が特徴的な症状である．MRIでは典型的には，視床の側脳室周囲部，視床下部，乳頭体，中脳水道周囲，第4脳室底，小脳正中部に左右対称にT2シグナルの増強を認める．しかし大脳皮質や脳梁膨大部などにも所見を認めることがあり，またMRIは特異度は高い（93％）ものの感度は低い（53％）ため，注意を要する．通常はチアミン静注により完全に改善するが，時に，Wernicke-Korsakoff症候群と呼ばれる慢性の健忘症状に移行することがある．

Alcohol-Related Disorders. In：Sadock BJ, Sadock JA. Kaplan & Sadock's Synopsis of Psychiatry：Behavioral Sciences / Clinical Psychiatry, 11th ed. Illinois：LWW, 2014：624.
Sechi G, Serra A. Wernicke's encephalopathy：new clinical settings and recent advances in diagnosis and management. Lancet Neurol 2007；6：442-55.　PMID：17434099

B　断酒治療とは何か？

断酒治療はアルコールリハビリテーションとも呼ばれる．アルコール使用障害の人が

単独で断酒に成功することは通常困難で，断酒治療を行うのが望ましい。これは，まず本人に飲酒の問題点を直面化させ，断酒への動機づけをすることから始める。この直面化は家族からの度重なる指摘や，不眠・抑うつ・肝機能障害・食欲不振などに対する精神科医や内科医からの指摘によりなされる。本格的な断酒治療はアルコール離脱期を乗り切ってから始める。治療は外来でも入院でもなされるが，日本では8週間程度の入院治療が中心である。リハビリ中は，さまざまな講義やグループ療法，カウンセリングなどを通じて繰り返し断酒の必要性が強調され，酒のない生活への適応を図る。家族や親しい友人を巻き込むことも大切である。退院後も定期的にこのような活動を続ける。自助グループとして，日本では，断酒会，AA★，マックなどがある。断酒継続の補助としてシアナミドやジスルフィラムなどの抗酒薬が処方されることがある。これはアルデヒド脱水素酵素の阻害薬で，飲酒をした際にアセトアルデヒドが蓄積して不快な体験をすることによる，飲酒の抑止効果を狙っている。しかしながら，抗酒薬がプラセボより効果があるとの報告は少なく，副作用の観点からもルーチンの使用はなされない。アカンプロサートは最近日本でも承認された薬剤である。NMDA受容体抑制やGABA$_A$受容体作動作用を通じて飲酒欲求を抑えるとされ，通常のリハビリテーションと併用することで断酒率が上がるといわれている。また，オピオイド拮抗薬のnaltrexoneも飲酒欲求や飲酒時の報酬効果を減退させ，断酒に効果があるといわれている。

Alcohol-Related Disorders. In : Sadock BJ, Sadock JA. Kaplan & Sadock's Synopsis of Psychiatry : Behavioral Sciences / Clinical Psychiatry, 11th ed. Illinois : LWW, 2014 : 624.

★— AA　アルコホーリクス・アノニマス（Alcoholic Anonymous）

B 覚醒剤使用で起こりうる精神症状は何か？

覚醒剤（amphetamineやmethamphetamine）は脳内でドパミンを中心としたカテコラミンを放出させる。特に脳内報酬系の神経に作用するため，依存の原因となりうる。さらに，さまざまな妄想や幻聴が出現したり，興奮，易怒性，敵意，落ち着きのなさ，不眠なども認めることがあり，時に統合失調症との鑑別が困難なことがある。そのため，救急の現場でこのようなケースに遭遇した場合は，トライエージDOAを用いる必要がある。一方で，抑うつ気分や不安・パニック症の症状を呈することもあるので，プライマリ・ケアや精神科クリニックでの診療においても注意を要する。

Stimulant-Related Disorders. In : Sadock BJ, Sadock JA. Kaplan & Sadock's Synopsis of Psychiatry : Behavioral Sciences / Clinical Psychiatry, 11th ed. Illinois : LWW, 2014 : 671.

せん妄

A せん妄とは何か？　どうやって診断するのか？

せん妄は意識レベルと認知機能の急速（数時間から数日）な低下に特徴づけられる疾患である。特に注意が低下するが，その他に気分や知覚，睡眠，行動にも異常な変容が生じる。これらの変化は1日のうちでも変動し，全く正常にみえる時間帯もある。基本的に可逆性で，せん妄の原因を取り除けば改善または治癒する。55歳以上のコミュニティー在住者の1%，一般内科の10〜30%，施設入所高齢者の40%，ICU

患者の70〜90%程度にせん妄を認めるといわれる。上記症状を呈しうる他の疾患を除外し，かつせん妄の原因となる疾患や状態（アルコール離脱など）があれば診断する。認知症との鑑別が問題となることがあるが，症状発現までの期間，意識レベル，日内変動の有無で判断できる。もちろん，認知症はせん妄のリスク因子で，認知症の患者にせん妄が起こることもある。

Delirium. In : Sadock BJ, Sadock JA. Kaplan & Sadock's Synopsis of Psychiatry : Behavioral Sciences / Clinical Psychiatry, 11th ed. Illinois : LWW, 2014 : 694.

A せん妄を惹起しやすい代表的な薬剤は何か？

せん妄の原因となる薬剤は多岐にわたる。よくある原因薬剤として，ベンゾジアゼピン（抗不安薬・睡眠薬），鎮痛薬（麻薬），抗コリン薬（抗Parkinson病薬など），ドパミン作動薬（抗Parkinson病薬），抗ヒスタミン薬（風邪薬，H_2ブロッカーなど）が代表的である。そのほか，抗不整脈薬のジソピラミドや三環系抗うつ薬（抗コリン作用），利尿薬（脱水や電解質異常を通じて），ステロイドなどもせん妄を起こしうる。NSAIDs★もせん妄を惹起すると報告されている。また，抗コリン薬やサリチル酸，リチウムなどの中毒や，アルコールやベンゾジアゼピンからの離脱もせん妄を起こしうる。

Alagiakrishnan K, Wiens CA. An approach to drug induced delirium in the elderly. Postgrad Med J 2004 ; 80 : 388-93. PMID：15254302

★— NSAIDs　非ステロイド性抗炎症薬（nonsteroidal anti-inflammatory drugs）

A せん妄の対応法について述べよ。

せん妄の要因となる疾患の治療が大原則である。まずは，現病歴，既往歴，身体所見などよりアセスメントを行うとよい。次に環境要因を調整する。たとえば，時計・カレンダーを部屋におく，見当識を常に確認する，家族写真など身近なものをもち込んだり家族との面会を頻回にするなどして刺激を与える。一方で，夜は静かに休めるようにするとよい。それでも改善が乏しければ薬物治療を行う。最もよく研究されているのはハロペリドールであるが，非定型抗精神病薬も有効である。内服可能であれば，ハロペリドール，リスペリドン，オランザピン，クエチアピン，アリピプラゾールなどを使用する。投与量・頻度に決まったルールはないが，少量から使用すべきである。まれにハロペリドール40 mgなど超高用量を要することもあるが，できるだけ避けたほうがよい。内服不可の場合はハロペリドールの点滴または筋注を行い，落ち着いた時点で内服に変更する。特に，ハロペリドールは心電図上のQT延長に注意しなければならない。

Delirium. In : Sadock BJ, Sadock JA. Kaplan & Sadock's Synopsis of Psychiatry : Behavioral Sciences/ Clinical Psychiatry, 11th ed. Illinois : LWW, 2014 : 694.
Gleason OC. Delirium. Am Fam Physician 2003 ; 67 : 1027-34. PMID：12643363

社会制度

Ⓑ (decision making) capacity とは何か？〔1章の「患者の意思決定能力 (decision making capacity) の有無はどのように評価するか？」(3ページ) も参照〕

医療従事者は治療を行う際にインフォームドコンセントをとることが原則である。しかし、患者本人が治療について理解し、判断できない場合は capacity が障害されているといえる。なお、米国では、competence は法律用語で、医療現場では capacity を用いるが、混同して使われることも多い。米国では3〜25%の精神科コンサルトがこの capacity 関連の依頼であるが、capacity の評価は精神科医でなくとも医師であれば可能である。capacity の評価は次の4段階から成る。(1) 現状を理解し、どのような治療選択肢があるか知ること。(2) 治療選択肢が自らにとってどのような効果があり、治療しないとどうなるか理解すること。(3) これらの情報をもとに自らリスクとベネフィットを考えること。(4) 最終的に自分の意思を明確に述べること。なお、MMSE 19点未満は incompetence を示唆し、23〜26点以上は competence を示唆する。もし、患者に治療決定をする capacity がないことが明らかな場合、緊急であれば通常人が同意するであろう治療を医師が行う。そうでなければ、代理の同意者 (家族) や事前指示書の内容に従うことになる。

Appelbaum PS. Clinical practice. Assessment of patients' competence to consent to treatment. N Engl J Med 2007 ; 357 : 1834-40.　PMID：17978292
Tunzi M. Can the patient decide? Evaluating patient capacity in practice. Am Fam Physician 2001 ; 64 : 299-306.　PMID：11476275

Ⓑ 医療保護入院とは何か？

家族が患者を強制入院させることを「医療保護入院」といい、精神保健福祉法 (精神保健及び精神障害者福祉に関する法律) に基づいてなされる。自傷他害の恐れがなくとも、医療および保護が必要な患者を入院対象として想定している。たとえば、精神症状のために周囲に迷惑となっている、身の回りのことができず生活が成り立たない、などの患者である。同法は2014年4月1日に改正され、医療保護入院における保護者制度が廃止された。従来は家族のなかから1人の「保護者」を決め、保護者の同意により医療保護入院がなされてきた。しかし、2014年から保護者制度はなくなり、家族の誰かの同意があれば医療保護入院が可能となった。

精神保健及び精神障害者福祉に関する法律 (law.e-gov.go.jp/htmldata/S25/S25HO123.html).　閲覧日：2015/2/16

Ⓑ 自傷他害の恐れはないが、入院治療を要する患者に対して、家族が入院治療に反対した場合、強制入院させられるか？

このような場合、医療保護入院が想定されるが、家族が反対すると、どんなに必要性があっても入院は不可能である。家族の責任において外来治療 (または無治療) をすることになる。もし家族の誰か1人でも入院に賛成すれば医療保護入院は可能であるが、その場合はほかの反対する家族にも入院治療の必要性を粘り強く説得することが求められる。なお、家族が全くいないか、いても意思表示ができない状態の場合は、

「市町村長同意」という患者の居住地の市町村長の同意による入院が可能である。

厚生労働省 社会・援護局 障害保健福祉部 精神・障害保健課. 精神保健及び精神障害者福祉に関する法律の一部を改正する法律等の施行事項の詳細について(www.mhlw.go.jp/seisakunitsuite/bunya/hukushi_kaigo/shougaishahukushi/kaisei_seisin/dl/shikou_gaiyo.pdf). 閲覧日：2015/4/30

B 措置入院とは何か？

精神保健福祉法に基づき，自傷他害の恐れのある精神疾患の患者を強制的に入院させることを「措置入院」といい，通常は警察官や検察官，保護観察所，刑務所などの矯正施設長から保健所を経由して都道府県知事に通報がなされる。都道府県知事が2人の精神保健指定医に診察を依頼し，自傷他害の恐れありと認められれば措置入院となる。同法23条に基づいて警察官が行う「23条通報」と呼ばれる警察官通報によるものが一般的である。

プライマリ・ケアや救急の現場で考えられるのは，たとえば暴れている患者に対して警察を呼ぶと23条通報がなされるかもしれない。また，過量服薬などの自殺企図患者において，身体治療終了後も特にリスクが高いと思われれば，警察を呼ぶことは法的に可能であろう（ただし，実際に警察が来てくれるかどうかはわからない）。なお，同法では一般人の通報も可能とされており，直接保健所長に連絡することもできる。

精神保健及び精神障害者福祉に関する法律(law.e-gov.go.jp/htmldata/S25/S25HO123.html). 閲覧日：2015/2/16

その他

A 不眠障害を分類せよ。また，その治療について述べよ。

不眠障害の分類には何種類かあるが，大まかに急性（30日未満）と慢性（30日以上）に分けると，またprimary insomniaとcomorbid insomniaに分けるとわかりやすい。不眠障害の8割以上は，ほかに何かしらの原因や関連因子があるcomorbid insomniaである。そのため，病歴や睡眠日誌，さらに必要であれば，ポリソムノグラフィーやアクティグラフィー，脳画像などで評価をする。急性の不眠の原因として，ストレス，喪失体験，夜間の騒音などがある。慢性の不眠の原因は多岐にわたる。疼痛，がん，心不全，COPD[*1]などの身体疾患，薬剤（抗コリン薬，抗うつ薬，抗てんかん薬，抗がん剤，β遮断薬，精神刺激薬，インターフェロンα，ステロイド，経口避妊薬，甲状腺ホルモン剤など），さまざまな精神疾患，睡眠覚醒サイクルの障害（時差ボケ，シフトワークなど），アルコールやカフェインの使用，薬物からの離脱症状，などである。さらにprimary insomniaとしては，レストレスレッグ症候群，睡眠時無呼吸，周期性四肢運動障害(periodic limb movement disorder)などがある。

不眠障害の治療は，可能であれば非薬物治療から始めるとよい。6～24か月のリラクゼーション法やCBTが勧められているが，訓練されたセラピストが少ないこと，高齢者には効果が薄いことがデメリットである。定期的な運動も効果的である。すぐに効果を得る必要があるときには薬物治療を行う。米国では，OTC[*2]の抗ヒスタミン薬がよく使われるが，睡眠導入には効果は薄く，睡眠の質を悪化させたり，日中までだるさが持ち越したりするので注意が必要である。アルコールは睡眠潜時を短縮す

るが，一方で中途覚醒しやすくなり，REM睡眠を抑制する。依存のリスクもあり，睡眠改善のために飲酒することは勧められない。バルビツール酸も睡眠潜時を短縮するが，REM睡眠を抑制する。2週間程度まではよく効くが，それ以上は耐性・依存のリスクがあり，副作用も多いため勧められない。麻薬は鎮痛・鎮静作用があり，対象を慎重に選べば，痛みに関連する不眠にはよいかもしれない。トラゾドン，アミトリプチリン，ミルタザピン，doxepinなどの抗うつ薬は，睡眠潜時の短縮，中途覚醒の改善，睡眠時間の延長，睡眠効率（睡眠時間／入床時間）・質の改善とよい作用がある一方，REM睡眠は抑制する。これらの薬剤は，抑うつ状態のある不眠障害にはよいであろう。ベンゾジアゼピン系睡眠薬は睡眠時間の延長，睡眠潜時の短縮，中途覚醒の改善，睡眠効率の改善といった作用がある。日本には短時間から長時間作用型まで多数の睡眠薬が認可されている。

　ベンゾジアゼピンを4週間以上連用すると依存と離脱症状のリスクが上昇する。慢性的なベンゾジアゼピン使用者の10〜30%には依存があり，50%は離脱症状を経験する。トリアゾラムなど短時間作用型の薬剤では前向性健忘や自動車事故のリスクが上昇するため注意が必要である。なお，日本の添付文書では，ベンゾジアゼピンに限らず睡眠薬は原則すべて運転させないこととの注意書きがある。非ベンゾジアゼピン系睡眠薬は一般的に，ベンゾジアゼピン系睡眠薬と同様の効果がある一方で，副作用は少ないといわれる。日本では，ゾルピデム，ゾピクロン，エスゾピクロンがある。ラメルテオンはメラトニン受容体アゴニストで，入眠潜時を改善し，睡眠時間を延長する。副作用も少なく安全な薬剤であるが，患者自身の評価は一定しない。2014年11月には，日本で発見されたオレキシン受容体アンタゴニストのスボレキサントが新たな睡眠薬として発売された。

Ramakrishnan K, Scheid DC. Treatment Options for Insomnia. Am Fam Physician 2007 ; 76 : 517-26.　PMID：17853625

★1— COPD　慢性閉塞性肺疾患（chronic obstructive pulmonary disease）
★2— OTC　一般用医薬品（over the counter）

Ⓑ 抗精神病薬，抗うつ薬，抗認知症薬の心臓への影響について述べよ。

抗精神病薬や三環系抗うつ薬は，IKrと呼ばれる再分極相で活性化する遅延整流性カリウム電流の急速活性成分を抑制することで心電図上のQTc延長を引き起こしうる。QTc延長はトルサード・ド・ポアント（torsades de pointes）のリスク因子で，これらの薬剤使用中は定期的に心電図でQTc延長をモニタリングする必要がある。抗精神病薬ではQTc延長は用量依存性のようで，できるだけ少量の使用にとどめたいところである。

　また，うつ病や不安症と冠動脈疾患との関連はさまざまな研究で指摘されており，パロキセチンやセルトラリン，fluoxetineといったSSRIの内服がうつ病だけでなく心機能にもよい影響を及ぼすと示唆されている。

　三環系抗うつ薬は心伝導遅延を引き起こすため，伝導障害の患者への使用は避けなければならない。ドネペジル，ガランタミン，リバスチグミンなどのコリンエステラーゼ阻害薬は副交感神経系を刺激することで徐脈や心伝導系の阻害を起こすと心配されることがあるが，その頻度はまれである。

O'Brien P, Oyebode F. Psychotropic medication and the heart. Adv Psychiatr Treat 2003；9：414-23.
Rowland JP, Rigby J, Harper AC, et al. Cardiovascular monitoring with acetylcholinesterase inhibitors：a clinical protocol. Adv Psychiatr Treat 2007；13：178-84.

Ⓑ ADHD*(注意欠如・多動症)とは何か？

ADHDは，注意が散漫でケアレスミスが多く，衝動的で落ち着かず，じっとすることができず動き回ってしまう，という子どもを指す。単にミスが多いとか落ち着かないだけでなく，その結果として，学校や職場などの生活場面で問題があることが前提である。ICD-10やDSM-ⅣIVでは行動の障害(いわゆる「問題行動」を起こす一群)に分類されていたが，2013年に発行されたDSM-5では発達症(神経発達症)に含められるようになった。遺伝性が示唆されており，ドパミンが関連の神経伝達物質として重要と考えられている。5〜8％の子どもが罹患し，そのうち最大6割程度が成人してからもADHD症状を呈するといわれている。薬物治療が第1選択で，メチルフェニデート，dextroamphetamineなどの精神刺激薬が用いられる。非精神刺激薬として，ノルアドレナリン再取り込み阻害薬のアトモキセチンが日本でも承認された。また，ペアレントトレーニングやCBT，環境の改善などの心理社会的介入も大切である。

多動性障害. In：融 道男. ICD-10精神および行動の障害―臨床記述と診断ガイドライン. 東京；医学書院，1993：272.
Neurodevelopmental Disorders. In：American Psychiatric Association. Diagnostic and Statistical Manual of Mental Disorders, 5th ed：DSM-5. Virginia：American Psychiatric Publishing, 2014：17.
Attention Deficit / Hyperactivity Disorder. In：American Psychiatric Association. Diagnostic and Statistical Manual of Mental Disorders, 4th ed：DSM-IV-TR. Virginia：American Psychiatric Publishing, 2000：65.
Attention Deficit / Hyperactivity Disorders. In：Sadock BJ, Sadock JA. Kaplan & Sadock's Synopsis of Psychiatry：Behavioral Sciences/Clinical Psychiatry, 11th ed. Illinois：LWW, 2014：1169.

★── ADHD　注意欠如・多動症(attention deficit hyperactivity disorder)

Ⓑ 発達症とは何か？

知的能力障害，言語症，学習症，運動症，広汎性発達障害を含む広い概念である。DSM-5ではADHDも発達症(DSM-5では神経発達症と呼ばれる)に含められるようになった。広汎性発達障害の症状は，英国の精神科医Lorna Wing(1928〜2014年)の提唱した3つの症状を中核としている。それは，(1)対人関係の障害(目と目を合わせない，距離が近すぎるなど)，(2)言語・非言語のコミュニケーションの障害(言葉の遅れ，比喩やジョークを理解しない，ボディランゲージがわからない)，(3)想像力の障害(柔軟性に欠けて固執する，興味の範囲が狭く偏るなど)，である。その中心は自閉症とAsperger障害である。両者の大きな違いは，自閉症では通常言語発達の障害と知的能力障害があるが，Asperger障害ではそれらの著しい遅れはないとされている。なお，もともとWingは自閉症もAsperger障害もひと続きのスペクトラムとして考えており，DSM-5では自閉スペクトラム症として包括的な扱いとなった。

Child Psychiatry. In：Sadock BJ, Sadock JA. Kaplan & Sadock's Synopsis of Psychiatry：Behavioral Sciences/Clinical Psychiatry, 11th ed. Illinois：LWW, 2014：1082.
Frances A. Essentials of Psychiatric Diagnosis：Responding to the Challenge of DSM-5. New York：Guilford Press, 2013.

児童青年期の精神疾患. In：大野 裕, 中川敦夫, 柳沢圭子. 精神疾患診断のエッセンス：DSM-5の上手な使い方. 東京：金剛出版, 2014：17.

心理的発達の障害. In：融 道男. ICD-10精神および行動の障害―臨床記述と診断ガイドライン. 東京：医学書院, 1993：243.

Neurodevelopmental Disorders. In：American Psychiatric Association. Diagnostic and Statistical Manual of Mental Disorders：DSM-5. Virginia：American Psychiatric Publishing, 2014：17.

Disorders Usually First Diagnosed in Infancy, Childhood, or Adolescence. In：American Psychiatric Association. Diagnostic and Statistical Manual of Mental Disorders, 4th ed：DSM-Ⅳ-TR. Virginia：American Psychiatric Publishing, 2000：51.

C 文化結合症候群（culture bound syndrome）とは何か？

精神疾患の症状発現の様式はその人の属する文化に大きく影響される。そのため，時として西洋方式の疾患カテゴリーに当てはめるのが難しく，そういった一群をDSM-Ⅳでは文化結合症候群と呼んだ。たとえば，韓国の"shin-byung"やインドの"dhat"など多数挙げられており，そのなかに日本の「対人恐怖症」もある。とある論文では，対人恐怖症とは他人を怒らせたり不快にさせることを病的に恐れ，避けることとされ，日本の文化ではそのような考え方がとても大切だとしている。DSM-5では，このような一群を単にリストとして挙げるのではなく，疾患の表現型の文化的多様性として捉えている。たとえば，社交不安症の診断基準にこの対人恐怖症の概念を取り入れ，「他人を不快にさせることへの恐れ」を加えている。

Culture-Bound Syndromes. In：Sadock BJ, Sadock JA. Kaplan & Sadock's Synopsis of Psychiatry：Behavioral Sciences / Clinical Psychiatry, 11th ed. Illinois：LWW, 2014：145.

Juckett G, Rudolf-Watson L. Recognizing mental illness in culture-bound syndromes. Am Fam Physician 2010；81：206．PMID：20082518

American Psychiatric Publishing. Cultural Concepts in DSM-5（www.psychiatry.org/file library/practice/dsm/dsm-5/cultural-concepts-in-dsm-5.pdf）．閲覧日：2015/2/16

5章のカラー写真

図 5-1　C. Jejuni のグラム染色像

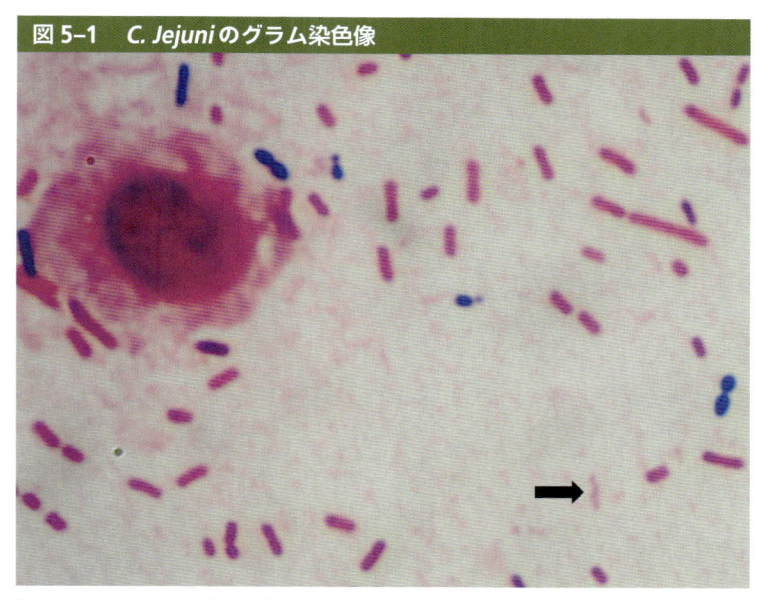

(喜舎場朝和, 遠藤和郎監修. 谷口智宏. 感染症ケースファイル ここまで活かせる グラム染色・血液培養. 東京：医学書院, 2011：151 の図 1a より許可を得て転載：本文 143 ページ)

8章のカラー写真

図 8-9　エチレングリコール中毒患者の尿（蛍光発色尿）と尿シュウ酸カルシウム結晶

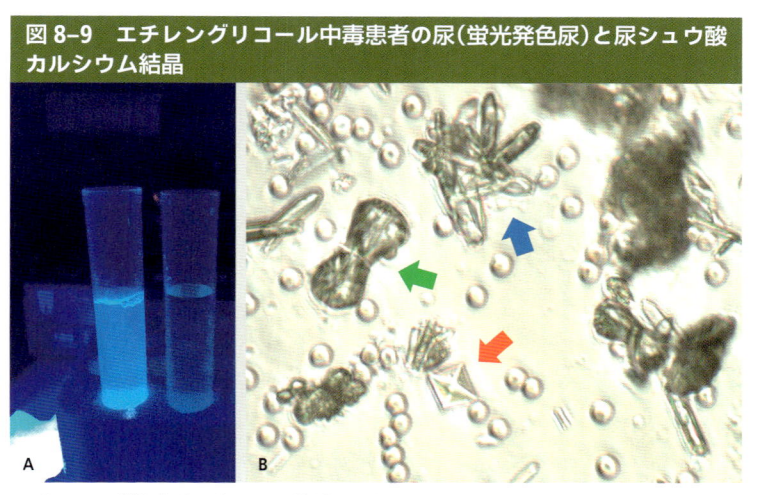

A：左チューブ（患者尿），右チューブ（水）。患者尿はエチレングリコールが含まれているため，Wood 灯で蛍光発色しているが，水は発色しない。**B**：顕微鏡下での尿シュウ酸カルシウム結晶（20×）。緑矢印（ダンベル型）と青矢印（針状）はともに，シュウ酸カルシウム一水和物結晶で，赤矢印（エンベロープ型）は，シュウ酸カルシウム二水和物結晶である（本文 261 ページ）。

9章のカラー写真

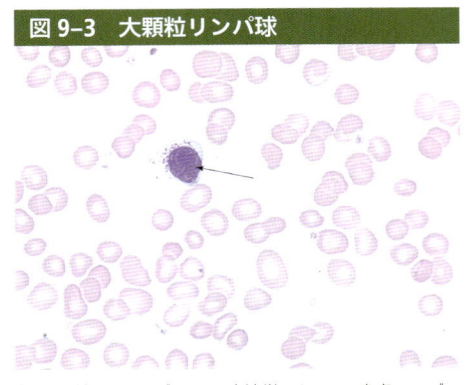

図 9-3 大顆粒リンパ球

(小山高敏訳. アンダーソン 血液学アトラス. 東京：メディカル・サイエンス・インターナショナル, 2014：53.より転載：本文 289ページ)

13章のカラー写真

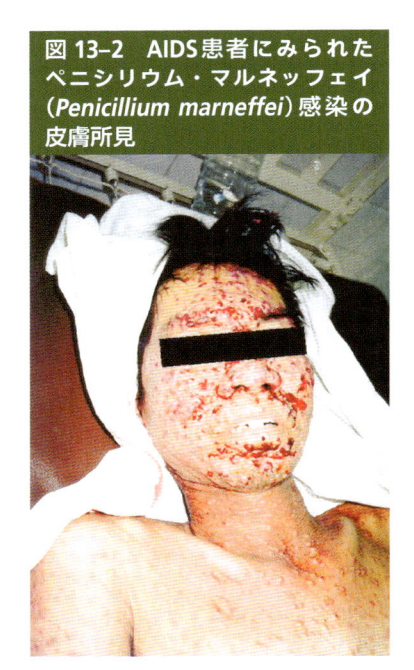

図 13-2 AIDS患者にみられたペニシリウム・マルネッフェイ(*Penicillium marneffei*)感染の皮膚所見

(Hien TV, Loc PP, Hoa NT, et al. First cases of disseminated penicilliosis marneffei infection among patients with acquired immunodeficiency syndrome in Vietnam. Clin Infect Dis 2001；32：e80.の Figure 1より転載：本文 419ページ)

索引

和文索引

●あ

亜鉛欠乏　220
アオカビ　375
アカンプロサート　572
亜急性
　── 甲状腺炎　26
　── 髄膜炎　413
　── 皮膚エリテマトーデス　353
アクアポリン 2（AQP2）　238
悪液質　186
悪性
　── 外耳道炎　109
　── 高血圧　357
　── 黒色腫　177
　── 症候群　561
　── 新生物　282
　── 心嚢液貯留　181
　── 中皮腫　330
　── 副腎腫瘍　51
　── リンパ腫　164, 172, 181, 355
悪性腫瘍　22, 98, 129, 163, 164, 174, 176, 263, 365, 485, 546
　── 患者　314
　── 関連高カルシウム血症　181
　──, 血液の　172
　── 診療　163
アクチノミセス　111, 118
アクティブサーベイランス　200
握力低下　549
アザチオプリン　280, 294, 312
アジ　383
足首の背屈困難　368
アジスロマイシン　361, 413
アシドーシス　261
アジュバント療法　179
アスピリン　12, 263, 286, 294, 427
　── 過敏症　389
　── 三徴　389
　── 喘息　389
　── 中毒　263
アスベスト　330
　── の累積曝露量　330
アスペルギルス　375
アスペルギローマ　310
アセチルコリン受容体　249
アセトアミノフェン　184, 386
アセトアルデヒド　151
　── 脱水素酵素　150
　── 脱水素酵素の突然変異　38
アゾール系抗真菌薬　52
圧較差, 大動脈弁の　76
アーテメター / ルメファントリン　36
アトバコン　413, 416
アドバンス・ケア・プランニング　5, 542
アトピー
　── 型喘息　378
　── 性皮膚炎　33, 371, 378, 381
アドヒアランス　526
アトモキセチン　577
アトルバスタチン　427, 507
アドレナリン　17, 43, 384, 385
　── 自己注射薬　382, 384〜386
　── 受容体　246
アトロピン　437
アナフィラキシー　382, 384〜386, 388, 389
　──, 食物依存性運動誘発　385
　── ショック　280, 384, 385
　── における二相性の反応　385
　── 反応　340, 390
　── 様反応　390
アニオンギャップ（AG）　254, 258
　── 性代謝性アシドーシス　261
アニサキス　143
アバカビル過敏症　421
アバタセプト　347
アピキサバン　283, 286
アポリポ蛋白 E（apoE）　44
　── 遺伝形質　44
尼子富士郎　519
アミオダロン　53, 68
アミトリプチリン　192
アミロイドーシス　226
アミロイド腎症　226

アムホテリシン B　120, 414, 418
アモキシシリン・クラブラン酸　118
アモサイト　330
荒木淑郎　448
アルガトロバン　274
アルカリ化薬　219
アルギニンバソプレシン（AVP）　239, 242
アルキル化薬　171
アルコホーリクス・アノニマス（AA）　572
アルコール　148, 154, 243, 267, 575
　── 依存　567
　── 使用障害　566, 571
　── 使用障害特定テスト（AUDIT）　568
　── 脱水素酵素　150
　── 離脱　570
　── リハビリテーション　571
アルテルナリア　375
アルドステロン　246
アルバート・アインスタイン医学校　434
アルブミン　21, 204, 483, 549
　── 尿　224
アレルギー　371〜393
　── 検査　376〜378
　── 疾患の炎症指標　377
　── 情報　540
　── 性気管支肺アスペルギルス症　376
　── 性結膜炎　371, 386
　── テスト　388
　── マーチ　371
　── 薬　377
アレルギー性鼻炎　371, 373, 375, 377, 379, 380, 386
　──, 季節性　379
　──, 通年性　379
　── の三徴　379
アレルゲン　371
　── エキス　375
アロプリノール　391
アロマターゼ阻害薬　52, 195
アンジオテンシン（Ang）　250
　── Ⅱ受容体拮抗薬（ARB）　76, 466
　── 変換酵素（ACE）　71
　── 変換酵素阻害薬　76, 459, 466, 484
アンチトロンビン欠乏症　311

安定狭心症　83
アントラサイクリン　168, 171, 190, 193
アンピシリン・スルバクタム　118
アンフェタミン　57
アンモニア　149
安楽死　2

● い
イオン化カルシウム　265
胃潰瘍　129
胃がん　131, 163, 164, 175, 177, 194, 197, 494, 497
　── の検診　497
息切れ　29
意義不明の単クローン性免疫グロブリン血症（MGUS）　292, 295
医師　15, 541
意識
　── 混濁　430
　── 障害　110, 115, 384, 413
　── 消失　384, 390
　── 清明期　428
維持期, Prochaska の行動変容のステージの　7
維持血液透析　212
意思決定　542
　── 能力　3, 5
　── プロセス　19
意思疎通　4
異時多発がん　197
胃十二指腸潰瘍　127〜133
易出血性　194
異常赤血球　20
異食症　272
移植腎生着率　225
胃食道逆流症（GERD）　125
移植片対宿主病（GVHD）　278
異所性甲状腺　27
石綿肺　330
イソニアジド　383, 387
イソプロパノール　259
依存　567〜572
依存性パーソナリティ障害　567
一次アウトカム　12, 13
一次予防　12, 495
一尖弁　77
一過性

―― 脳虚血発作(TIA)　425, 426
―― の血管内皮機能不全　295
溢流性尿失禁　460
遺伝子
―― 検査　172
―― 診断　171
―― 操作　517
―― 変異　176, 195
遺伝性
―― 血管性浮腫(HAE)　393
―― 脂質異常症　44
―― 乳がん卵巣がん症候群(HBOC)　170, 200
移動性関節炎　333, 361
意図しない体重減少　456
イトラコナゾール　413, 418
胃内視鏡検査　497
稲田龍吉　519
胃二重造影検査　497
イヌ　375, 376
―― アレルゲン　376
易疲労感　171
イブプロフェン　286
違法薬物　3
イホスファミド　168
イマチニブ　291
イミペネム　118, 122
イヤーピース　38
意欲低下　531
胃流出路閉塞(GOO)　133
医療
―― エラー　15
―― 介護関連肺炎　297, 303
―― 機器関連感染症　109
―― ケア関連肺炎(HCAP)　480
―― の質　452
―― 保護入院　574
―― 用麻薬消費量　10
―― 倫理　3～6
胃瘻　548
院外発症　215
飲酒　509
―― 関連　3
飲水症　42
インスリン　144, 246, 249
―― 注射法　41
―― 抵抗性　469

―― 様成長因子(IGF)　50
陰性症状　559
インターフェロン(IFN)　53, 547
―― α(IFNα)　147
インターロイキン2　53
咽頭
―― 痛　461
―― のかゆみ　382
院内肺炎(HAP)　297, 480
インフォームドコンセント　4, 5, 574
インフルエンザ　114
―― 桿菌b型(Hib)　21
―― ワクチン　167, 397, 464

●う
ウィザリング, ウィリアム　486
ウイルス　304
―― 性肝炎　145～148
植え込み型除細動器(ICD)　67, 68
ウエスタンブロット(WB)法　404, 409
ウォーレン　520
後ろ向き解析　33
右心カテーテル検査　319
右側誘導　89
内原俊記　30
うっ血　189
―― 性心不全(CHF)　207, 209, 465
うつ状態　53
うつ病　511, 547, 555～558
――, 軽症・中等症の　1
―― の再発率　557
―― を合併しやすい身体疾患　555
ヴンダーリヒ　110
運動
―― 時の呼吸困難　29
―― 障害疾患　438～440
―― 能　323
―― 不足　3

●え
英国
―― 血液学標準化委員会　276
―― の医療品安全委員会　532
衛生仮説　372
栄養
―― 欠乏による貧血　272

―― 士　520
―― 失調　144
―― 指導　216
―― 療法　540
腋窩リンパ節腫脹　173
エクリズマブ　291
エコーウイルス　113
エコノミークラス症候群　283
壊死　182
―― 性好酸球性心筋炎　72
―― 性のリンパ節炎　364
―― 組織の除去　544
エストラジオール　57
エストロゲン　58
エスプライン®HIV Ag/Ab　409
エタノール　148, 150, 154, 259, 260
エチレングリコール　259, 260
―― 中毒　259, 261
エチレンジアミン四酢酸（EDTA）採血　22
エドキサバン　283
エネルギー
―― 制限　216
―― 摂取不十分　549
エノキサパリン　284
エビデンスに基づくCKD診療ガイドライン2013　208
エピペン®　382
エピポドフィロトキシン系　193
エファビレンツ（EFV）　420～422
エフェドリン　547
エベロリムス　230
―― 溶出性ステント（EES）　86
エポプロステノール　320
エムトリシタビン（FTC）　399, 421, 422
エリスロポエチン（EPO）　175
―― 製剤（ESA）　180, 271
エリテマトーデス
――, 亜急性皮膚　353
――, 円板状　353
エルシニア　138
エルトロンボパグ　274
エルロチニブ　186
遠位
―― 指節間関節（DIP）　335, 339
―― 尿細管障害　194
塩化
―― カリウム　251

―― リゾチーム　383
遠隔転移　172
演技性パーソナリティ障害　567
嚥下障害　384
炎症性
―― 関節炎　337
―― 腸疾患　25
―― 被膜　223
延髄外側症候群　427
塩素喪失性脱水　262
円柱　205
――, 顆粒　205, 206
――, 細胞　205
――, 脂肪　206
――, 硝子　205
――, 上皮　205
――, 赤血球　205, 208, 212
――, 白血球　205, 206
――, 幅広　206
――, ろう様　205, 206
エンテロバクター　103
円板状エリテマトーデス　353
エンピリックな
―― 抗菌薬　417
―― 治療　408
塩分
―― 感知　220
―― 制限　70, 216
延命　188, 189, 191

●お
嘔気　185, 188, 383, 390, 413, 418, 531
欧州心臓病学会（ESC）のガイドライン　317
黄色爪, 変形を伴う　28
黄色ブドウ球菌　36, 102, 103
黄疸　473
横断性脊髄炎　354
嘔吐　29, 381, 383, 384, 413, 414, 418
大原八郎　108
オキサリプラチン　191
オキシカム系非ステロイド性抗炎症薬　391
オキシコドン　183
オスラー
――, ウイリアム　7
―― の3原則　7

オピオイド　181, 185
　──, 強　183, 184
　──, 弱　183, 184
　── 中毒　436
オマリズマブ　325, 379
オメプラゾール　135
オランザピン　191, 532
オリゴクローナルバンド　444, 445
オリーブ橋小脳萎縮症　439
オンコロジックエマージェンシー　180

● か

外眼筋麻痺　109, 113
開胸肺剥皮術　306
介護
　── 士　541
　── 支援　540
　── 者　530, 531, 533, 540
　── 保険　541
開口障害　109
外耳道のポリープ状肉芽組織　109
外傷性脳損傷　566
咳嗽　408
　──, 2週間以上続く　101
改訂 長谷川式簡易知能評価スケール（HDS-R）　565
回避性パーソナリティ障害　567
改変 Forrest 分類　136, 137
開放腎生検　207
海綿静脈洞　109
　── 血栓性静脈炎　109
　── サンプリング　50
回盲部潰瘍　138
潰瘍　127
　── 性大腸炎　25
外用薬　544
外来診療コンサルト　453 〜 470
カウンセリング　401
化学放射線療法　166, 184
化学療法　164, 166, 167, 177, 184, 187 〜 189, 191, 193, 196, 198
　── 開始前のワクチン接種　167
　── による下痢　181
　── 誘発性末梢神経障害（CIPN）　192
顎角の慢性無痛性腫瘤　111
顎関節
　── 疾患　26

　── 痛　109
顎骨壊死　199
核酸増幅検査（NAAT）　402
覚醒剤　572
覚醒不良　537
喀痰
　── の粘性の増加　320
　── 培養　298
　── 誘発・染色法　408
　── 量　320
確定診断　490
確認カテーテル, 冠動脈ステント留置後の　87
隔離, 院内感染防止目的の　123
過形成性ポリポーシス症候群　139
加湿器肺　330
下肢の紫斑　368
下垂症状　545
下垂体　50
　── 偶発腫瘍　49, 50
加水分解コムギ　383
　── 末含有化粧石鹸　383, 385
仮性膵嚢胞　157
仮説演繹法　18
画像
　── 検査　109, 455
　── 診断　550
家族への面談　530
家族性
　── Ⅲ型高脂血症　44
　── 膵がん（EPC）　158
　── 地中海熱　20
下腿
　── の潰瘍　369
　── の紫斑　369
　── の皮下結節　369
下大静脈フィルター　317, 318
片山熱　112
価値観　4
喀血　309, 310
　──, 大量　309, 310
褐色細胞腫　48, 51
活性型ビタミン D_3 製剤　48
活性化部分トロンボプラスチン時間（aPTT）　281
カットオフ値　30
括約筋の筋力低下　546

家庭医　1
家庭内暴力　10
カテーテル　18
　　──　関連感染症　122
　　──，短期留置　215
　　──，長期留置　215
　　──　治療　98
　　──　抜去　122
過粘稠症候群　181
化膿性
　　──　関節炎　361
　　──　脊椎炎　543
ガバペンチン　185
カビ　375
過敏性肺臓炎　330
　　──，鳥関連　330
　　──，夏型　330
カフェイン　547
下部消化管　138 〜 142
　　──　出血　138, 159
カプノサイトファガ　21
花粉　374, 375
　　──　症　374
　　──　食物アレルギー症候群　380
カポジ，モーリッツ　418
かゆみ　379
カリウム　234
　　──　制限　216
　　──　保持性利尿薬　249
カリニ肺炎　341
顆粒球
　　──　コロニー刺激因子（GCSF）　195
　　──　製剤　196
　　──　性肉腫　289
カルシウム　263
　　──　製剤　18
　　──　の静注　191
カルシトニン　47, 264
カルシフィラキシス　232
カルチノイド　175
　　──　腫瘍　58
　　──　症候群　59
カルトスタット®　182
カルバペネム　103
カルバマゼピン　57, 191, 192, 391, 392, 558
がん　24, 163, 164, 510, 536

──，胃　163, 164, 176, 177, 194, 197
──，異時多発　197
──，肝　176
──，肝細胞　174
──，原発不明　176, 177
──，口腔・鼻腔　176
──，甲状腺　177
──，喉頭　176
──，固形　177 〜 179, 197
──　サバイバー　170, 171, 195
──，子宮頸　176, 182, 194
──　死亡率　494
──　種　166, 167, 188
──　終末期　186
──，絨毛　167
──，消化器　177
──，食道　176 〜 178, 194
──，腎　176, 177, 181
──，腎細胞　174, 175, 187
──，浸潤性膀胱　180
──，腎・膀胱　176
──，膵　176
──　性疼痛　183
──　性腹膜炎　177, 186
──　専門医　183
──，前立腺　176, 177, 181
──　胎児性抗原（CEA）　171, 177
──，大腸　163, 172, 176, 187, 197, 198, 547
──，直腸　176, 180
──　治療　166
──　統計　494
──，頭頸部　164, 176, 182, 194
──，乳　163, 176, 177, 181, 182, 191, 194 〜 196
──，乳頭　56
──，尿管　184
──，尿路上皮　177, 194
──　の検診　496 〜 505
──　の発症パターン　164
──，肺　163, 164, 176, 177, 181, 194, 197
──，肺腺　187
──，皮膚　182, 195
──，噴門部　190
──，膀胱　176

――，幽門や十二指腸近辺　190
――，濾胞　56
癌　163
眼圧検査　512
簡易栄養状態評価表(MNA®)　521, 549
肝移植　225
肝炎　504
　　――　ウイルスの血清抗体価　293
眼窩　113
　　――　隔　113
　　――　隔膜前蜂窩織炎　113
　　――　蜂窩織炎　113
感覚
　　――　異常　191
　　――　障害　173
眼科での診察　550
肝がん　57, 175, 504
　　――　の検診　504
換気血流($\dot{V}/\dot{Q}$)　313
　　――　スキャン　313
肝機能
　　――　異常　188, 362
　　――　障害　391
眼球
　　――　運動痛　113
　　――　突出　113
管腔臓器の閉塞　178
冠血流予備量比(FFR)　83
眼瞼　113
　　――　下垂　109
　　――　充血　113
　　――　腫脹　113
　　――　突出　109
肝酵素上昇　421
肝硬変　148 〜 151, 207, 238
看護師　521
肝細胞がん　150, 174, 504
カンジダ　375
　　――　菌血症　120
　　――　症　44
間質性
　　――　腎炎　205, 206
　　　　　――　の三徴　206
　　――　肺炎　355
患者
　　――　医師関係　530
　　――　管理無痛ポンプ　184

――　生存率　225
――　の価値観，個人的嗜好　4
感受性　102
肝腫瘤　151
肝障害　184, 369
緩衝システム　253
感情不安定　53
緩徐進行性の下肢けい性麻痺　111
関心期，Prochaskaの行動変容のステージの　7
肝腎症候群　225
乾性咳嗽　112
肝性脳症　149
関節液　362
関節炎　333, 336 〜 339, 346, 362, 366, 367
　　――，移動性　333, 361
　　――，炎症性　337
　　――，乾癬性　334, 346
　　――，感染性　334
　　――，結晶性　334, 361, 362
　　――，多　344
　　――，単　334
　　――，反応性　333, 361
　　――，非炎症性　337
　　――，非感染性の炎症性　334
　　――，淋菌性　333
関節症　346
肝切除手術　198
関節痛　350
関節リウマチ　334, 343, 344, 346 〜 349, 369
　　――　血清反応陰性　349
乾癬　334, 361
　　――　性関節炎　334, 346
感染　351
　　――　のコントロール　544
感染症　22, 101 〜 123
　　――　エマージェンシー　21
　　――　科　415
感染性
　　――　関節炎　103, 105, 334, 337
　　――　下痢症　142
　　――　心内膜炎　103, 111, 333, 337, 344
　　――　直腸炎　115
肝臓　270

── の機能的予備能　188
乾燥性湿疹　547
眼痛　113
眼底　39
── 検査　416, 512
肝転移　164
── 巣　197
感度　95, 101, 489, 490
冠動脈
── 狭窄　84
── 疾患　12, 37, 58, 83, 98, 100, 505
── ステント　79, 80, 87
── 造影（法）（CAG）　83, 235
── バイパス術　78
── 瘤　367
肝毒性　421
カンナビノイド　487
肝嚢胞　230
肝脾腫　112
カンピロバクター　117, 138
── ・ジェジュニ　142
眼部帯状疱疹（HZO）　462
ガンマナイフ　176, 198
顔面の紅潮　27
緩和　188, 189, 191
── ケア　5, 8, 10, 13, 163, 167, 470, 541
── ケアチーム　541

● き
奇異性塞栓症　78
偽陰性　489, 490
記憶障害　533
機械的合併症　92
機械弁　78
── 置換術後弁血栓形成のリスク　476
飢餓骨症候群　265
器官形成期　8
気管支
── 炎　328
── 拡張薬　384
── 肺胞洗浄（BAL）　408
── 攣縮　328
気胸　27, 308, 309
菊池・藤本病　364

奇形　8
起座呼吸　29
器質性精神病　354
基質特異性拡張型βラクタマーゼ（ESBL）産生腸内細菌　122
基準値　30
寄生虫感染症流行地域居住歴　115
偽性
── 高カリウム血症　247
── 低カリウム血症　247
── 低ナトリウム血症　240, 241
── 副甲状腺機能低下症　265
気絶心筋　88
季節性
── アレルギー性鼻炎　379
── インフルエンザ　167
── インフルエンザワクチン　170
既存脆弱性骨折　45
喫煙　3, 175, 351, 472, 499, 508
吃逆　190
──, 持続性　190
── 中枢　190
キツネノテブクロ　487
偽低酸素血症　290
基底膜部の線維化　378
気道
── 炎症　378
── 確保　384
── 壁の肥厚　378
── リモデリング　378
キニジン　387
機能性蛋白尿　218
機能不全状態の集積　519
キノコ栽培者肺　330
キノロン系抗菌薬　386
揮発性酸　252, 255
気分
── 安定薬　558
── 不良　27
基本的日常生活動作能力（BADL）　538
逆流性食道炎　125
丘状疹　417, 418
急性
── 咽頭炎　461
── ウイルス性肝炎　145
── 冠症候群（ACS）　11, 93
── くも膜下出血　424

―― 硬膜下血腫　428
―― 呼吸窮迫症候群（ARDS）　279, 327
―― 骨髄性白血病　167, 288, 289
―― 糸球体腎炎　207
―― 腎障害（AKI）　207, 209, 212 〜 215, 356, 357
　　――, 非乏尿性　215
　　――, 乏尿性　215
―― 腎不全（ARF）　110, 213
―― 蕁麻疹　392
―― 膵炎　154 〜 158, 161, 482
―― ストレス障害（ASD）　562, 563
―― 僧帽弁逆流　92
―― 胆管炎　153, 154
―― 胆嚢炎　152, 153, 160
―― 尿細管壊死（ATN）　194, 205
―― 尿細管間質性腎炎（AIN）　206
―― 発症 1 型糖尿病　42
―― 汎発性発疹性膿疱症（AGEP）　391, 392
―― 閉塞隅角緑内障　458
―― 腰痛　455
―― リウマチ熱　461
―― リン酸塩腎症　267
―― リンパ性白血病　167
―― レトロウイルス症候群　400
吸啜反射　535
牛乳　381
吸入アレルゲン　374 〜 376, 378
休薬期間（インターバル）　168
狭域スペクトラム　303
強オピオイド　183
境界性パーソナリティ障害　567
胸腔　48
　　―― ドレーン　306
　　―― ドレーンによるドレナージ　307
　　―― 内圧上昇　29
鏡検法　130, 132
凝固
　　―― 異常　110
　　―― 障害　280 〜 281
胸骨下甲状腺　27
狭窄症　78
狭心症　11, 82
胸水　174, 179, 305 〜 307
　　――, 血性　306

―― 好酸球増加　306
――, 滲出性　305
―― 中の蛋白量　305
―― 中の乳酸脱水素酵素　305
――, 乳び　305
――, 非外傷性　305
――, 漏出性　305
偽陽性　489, 490
強制
　　―― 入院　574
　　―― 利尿　194
胸腺腫　27, 175
強直性脊椎炎　336
胸痛　11
強迫
　　―― 症（OCD）　562, 564
　　―― 性パーソナリティ障害　567
強皮症　358
――, 限局性全身性　358
―― 腎クリーゼ（SRC）　357, 484
――, 斑状　358
――, びまん性全身性　358
胸部
　　―― CT 検査　499
　　―― X 線検査　305, 328
　　―― X 線写真　490, 491, 498
興味の減退　527
巨核球前駆細胞　274
局所的な腫れ　385
虚血
　　―― 心筋範囲　85
　　―― 性心疾患　26, 82 〜 94, 194, 506
　　―― 評価　83
巨細胞性
　　―― 心筋炎　72
　　―― 動脈炎　359
虚弱高齢者　520, 521, 523, 543
巨人症　50
巨大血小板　276
魚鱗癬　294
キラー T 細胞　372
ギランバレー症候群（GBS）　447
起立性低血圧　521
近位指節間関節（PIP）　335, 339
銀色の便　159
筋炎, ステロイド抵抗性の　365
禁煙指導　499

緊急
　　── 電気的除細動　61
　　── 分娩　293
筋骨格系の痛み　195
筋弛緩薬　190, 386
近時記憶障害　528
筋電図　446
筋肉
　　── 痛　112, 350
　　── 量　518
　　── 量減少　518, 549
筋力　518
　　── 低下　446, 519

●く
空中ペットアレルゲン　376
空腹時ホモシステイン値　272
クエチアピン　532
クエン酸採血　21
くしゃみ　379
駆出率
　　── が保たれた心不全（HFpEF）　71
　　── が低下した心不全（HFrEF）　71
くすぶり型多発性骨髄腫　292
口すぼめ反射　535
クマ咬傷　118
くも膜下出血　431
グラスゴー昏睡尺度（GCS）　428
クラックル　408
クラッシュ症候群　213
クラドスポリウム　375
クラミジア
　　──・トラコマチス　115
　　── のスクリーニング　402
グラム陰性桿菌　102, 103
　　── 感染症　121
クラリスロマイシン　112, 413
グリアジン　381
クリオグロブリン血症　355
　　── 関連の血管炎　343, 344, 369
繰り返す
　　── 原因不明の発熱　408
　　── 食後の腹痛　368
グリコシルホスファチジルイノシトール（GPI）　291
グリコール代謝　260
グリセリン浣腸　547

クリソタイル　330
クリニカルパール　19
クリプトコッカス
　　── 抗原検査　411
　　── 性髄膜炎　411, 413, 416
クリプトコッコーマ　414
グリベンクラミド　43
クリーム　33
クリンダマイシン　416
グルカゴン　43
グルココルチコイド　47, 52, 54, 294
グルコース-6-リン酸脱水素酵素（G6PD）　416
グルタミン酸脱炭酸酵素（GAD）　42
　　── 抗体　42
グルテン　381
くる病　268
クレアチニン　201, 208
　　── 値　213
クロシドライト　330
クロストリジウム　118
　　── 腸炎　122, 301
　　──・ディフィシル感染症（CDI）　141
クロナゼパム　548
クローナルセレクション　195
クロピドグレル　286, 427, 467
グロビン蛋白　204
クロラムフェニコール　118
クロルジアゼポキシド　571
クロルプロマジン　190, 560
クローン性大顆粒リンパ球増加　288

●け
ケアマネージャー　521, 540, 541
計画, PDSAサイクルの　176
経カテーテル大動脈弁植え込み術（TAVI）　76
経管栄養　157, 548
経気管支生検　408
ケイキサレート　251
頸胸腹骨盤 CT　172
傾向, 治療・検査が行われる　32
経口
　　── 血糖降下薬　43
　　── 抗凝固薬　283
　　── 避妊薬（OCP）　459
　　── ブドウ糖負荷試験（O-GTT）　224

和文索引 591

―― モルヒネ　10
―― リン酸ナトリウム製剤（OSP）　267
蛍光 in situ ハイブリダイゼーション（FISH）　175
脛骨前粘液水腫　54
形質細胞腫　177
頸静脈拍動　67
頸動脈雑音　437
軽度認知機能障害（MCI）　527
啓発キャンペーン　14
経皮
　―― 経肝ドレナージ　153
　―― 的冠動脈形成術（PCI）　83, 84, 90, 210, 483
　―― 的左室補助装置（PCPS）　73
　―― 的腎生検　207
　―― 的心肺補助装置　73
経鼻
　―― 胃管（NGチューブ）　134, 140, 157
　―― 空腸管（NJチューブ）　157
頸部
　―― ・口腔底の急速進行性壊疽性感染症　111
　―― 超音波　288
　―― リンパ節腫脹　364
鶏卵　381
係留性ヒューリスティックス　19
けいれん　110, 354, 442, 443
　―― 重積　429
　―― 発作　403
劇症
　―― 1型糖尿病　42
　―― 型抗リン脂質抗体症候群　357
　―― 肝炎　146
血圧
　―― 測定　96
　―― 低下　52, 112, 384
血液　269～294
　―― 悪性腫瘍　172, 177
　―― ガス　252
　―― ガス分析　219
　―― 凝固　172
　―― 検査　109, 495, 510, 514
　―― 疾患　340
　―― 腫瘍　188

―― 透析　217, 221
―― 内科医　172
―― 脳脊髄液関門　429
―― 培養　101, 298
結核　110, 264, 310, 416, 543
　―― 菌　117, 304
　―― 腫　178
血管
　―― 外漏出　18
　―― 拡張薬　320
　―― 行性転移　98
　―― 新生阻害薬　194
　―― 性認知症（VD）　565
　―― 性脳浮腫　429
　―― 石灰化　232
　―― 内皮の障害　110
　―― 浮腫　392, 393
　―― 迷走神経反射　455
　―― リスク，血管性認知症予防における　534
血管炎　346, 359, 360
　――，クリオグロブリン血症関連の　369
　――，小血管性　359
　――，大血管性　359
　――，中血管性　359
　――，リウマチ性　347
血管収縮　17
　―― 度　33
　―― 薬　379
血管内皮細胞増殖因子（VEGF）　187, 308
　―― 阻害薬　187
血球減少　188
血行再建　83, 85, 88
血算　172, 293
血漿
　―― 陰イオン　254
　―― 交換　275, 276, 339, 340, 353
　―― 遊離 T_3　55
　―― 遊離 T_4　55
結晶性関節炎　334, 349, 361, 362
血小板　273～276, 294
　―― 減少（症）　273～276, 284, 362
　―― 数　273, 293
　―― 増加症　292
　―― 輸血　276, 277
　――，予防的　278

血清
　　── アルブミン値　226, 305
　　── カリウム異常　246～251
　　── カルシウム異常　263～266
　　── カルシウム値　293
　　── クリプトコッカス抗原検査　411
　　── クレアチニン値　202, 208, 209, 293
　　── 抗ピロリ菌抗体検査　130
　　── 腫瘍マーカー　177
　　── 浸透圧　238～240, 244
　　── 蛋白電気泳動　293
　　── ナトリウム異常　237～245
　　── ナトリウム値　237
　　── の色調　204
　　── 反応陰性関節リウマチ　349
　　── 反応陰性脊椎炎　366
　　── マグネシウム異常　267, 268
　　── リン異常　266, 267
　　── リン値　219
血性胸水　306
結節　417, 418
　　── 性硬化症(TSC)　308
　　── 性紅斑　25, 335, 336
　　── 性多発動脈炎(PAN)　368
　　── 性リンパ過形成　139
血栓症　275
血栓性
　　── 血小板減少性紫斑病(TTP)　274, 357, 363
　　── 疾患　283～286
　　── 微小血管障害症(TMA)　275
血栓塞栓症　61, 69, 180, 194, 195, 291
血栓溶解療法　90, 316
　　──, Nationwide Inpatient Sample の　318
　　── の禁忌　316
血中
　　── コルチゾール検査　52
　　── 尿素窒素(BUN)　258
　　── プロラクチン　49
血沈　21, 22
血糖コントロール　41, 43
　　──, 妊娠初期の　42
　　──, 妊娠に先立つ　42
　　── 目標　44
血糖値　507

　　── の異常な上昇　421
血尿　204, 212
　　──, 顕微鏡的　203
　　──, 糸球体性　203
　　──, 肉眼的　203
　　──, 非糸球体性　203
血便　381
結膜充血　109
血友病, 後天性　280
ケトアシドーシス　42
ケトコナゾール　52
ケトーシス　41, 42
ケトン体　41
　　── 検査　41
ケネディ, ジョン・F　60
ゲフィチニブ　186
下痢　112, 142, 188, 251, 257, 381, 383
　　──, HIV患者にみられる　400, 401
　　──, 化学療法による　181
幻覚　531, 532
減感作療法　380
嫌気性菌感染症　118
限局性
　　── 恐怖症　562
　　── 脂肪織炎　25
　　── 全身性強皮症　358
健康寿命　517
言語聴覚士(ST)　520, 521
検査
　　── 後確率　311
　　── 前カウンセリング　399
　　── 前確率　95, 311, 408
幻視　528
検出力　32
健診　453, 489～516
検診　489
　　──, 胃がんの　497
　　──, 肝がんの　504
　　──, がんの　496～505
　　──, 骨粗鬆症の　514
　　──, 子宮頸がんの　496
　　──, 膵がんの　505
　　──, 前立腺がんの　503
　　──, 大腸がんの　502
　　──, 転倒リスクの　511
　　──, 糖尿病の　507

和文索引 593

──, 動脈硬化の　505
──, 乳がんの　501
──, 肺がんの　498
──, 皮膚がんの　503
倦怠感　176, 183, 188, 421
検体採取　171, 172
見当識障害　529
──, 時間の　528
──, 場所の　528
原発
　── 性アルドステロン症　51
　── 巣　171, 172
　── 不明がん　176, 177
顕微鏡
　── 性多発性血管炎　343, 360
　── 的血尿　203

● こ
コアグラーゼ陰性ブドウ球菌　103
抗
　── β₂グリコプロテイン抗体　345
　── IgE（免疫グロブリンE）モノクローナル抗体　379
　── Jo-1抗体　345
　── RNP抗体　345
　── Scl-70抗体　345
　── Smith抗体　345
　── SS-A（Ro）抗体　345
　── SS-B（La）抗体　345
　── Thermoactinomyces vulgaris抗体　330
　── アクアポリン4（AQP4）抗体　444
　── イソシアネート抗体　330
　── インコ糞抗体　330
　── 核抗体（ANA）　344
　── カルジオリピン β₂グリコプロテインI抗体　284
　── カルジオリピン抗体　284, 345
　── 好中球細胞質抗体（ANCA）関連血管炎　360
　── 線維芽細胞増殖因子23（FGF23）抗体　220
　── セントロメア抗体　345
　── 第Ⅷ因子抗体　281
　── トリコスポロン抗体　330
　── 二本鎖DNA抗体　345
　── ピロリ菌抗体測定　132

　── 分化抗原群（CD）20モノクローナル抗体　287
　── リボソームP抗体　345
抗VEGF阻害薬　194
抗悪性腫瘍治療薬　194
降圧薬　547
広域スペクトラム　303
抗インフルエンザ薬　120
抗うつ薬　547, 556, 558, 575, 576
抗エストロゲン療法　195
口蓋扁桃摘出術＋ステロイドパルス併用療法　227
口渇　192, 237, 238
高カリウム血症　215, 248, 249
高カルシウム血症　47, 175, 199, 263, 264
高カロリー輸液　186
抗がん剤　195, 198, 547
　── 血管外漏出　181
　── 使用時　186〜195
　──に伴う貧血症状　180
　── の血管外漏出　193
　── の投与量調節　188
高感度トロポニン　11, 95
後眼房ぶどう膜炎　336
後期高齢者　517
　── 医療制度　517
好気コロニー数　108
抗凝固薬　79, 81, 285, 312
　── 関連腎症　212
抗凝固療法　69, 81, 317, 426
抗菌薬　118, 119, 149, 153, 273, 386, 485, 540
　── 感受性試験欧州委員会　102
　── 関連下痢症（AAD）　141
　──, キノロン系　386
　──, 腎機能による投与量調節が必要ない　119
　──, セファロスポリン系　386
　── 投与に関連するアナフィラキシー対策のガイドライン（2004年版）　389
　──, 肺炎への　301
　──, ペニシリン系　386
口腔
　── アレルギー症候群（OAS）　382
　── 咽頭カンジダ　408

── がん　26
　　── 頸部顔面感染症　111
　　── 内の異常　26
　　── ・鼻腔がん　175
抗けいれん薬　185, 191, 386, 391
攻撃性　531
高血圧　51, 194, 212, 230, 232, 368, 506, 508, 534
　　──, 腎血管性　368
抗血小板薬　79, 80, 277, 285, 427
　　── 2剤併用療法（DAPT）　79, 86, 87, 484
抗血栓療法　78 〜 82
高血糖　241, 245, 478
膠原病　22, 110, 333 〜 370
抗甲状腺薬　55
抗コリン
　　── 作用　185, 192
　　── 薬　560, 573
好酸球
　　──, 胸水　306
　　── 血症　112
　　── 性気道炎症　378
　　── 性食道炎　384
　　── 性多発血管炎性肉芽腫症（EGPA）　338, 360
　　── 増加　206, 421
高脂血症　195, 454, 506, 507
　　──, 家族性Ⅲ型　44
膠質液　483
膠質浸透圧低下　186
抗酒薬　572
抗腫瘍効果　186
甲状腺　27
　　── 悪性腫瘍, 分化型　56
　　── 炎　53
　　── がん　177
　　── クリーゼ　54, 55
　　── 結節　58
　　── 腫　27
　　── 摘除　55
甲状腺機能
　　── 異常（症）　53, 547
　　── 亢進症　53, 58, 75
　　　──, 潜在性　55, 56
　　── 障害　202
　　── 低下症　53, 54, 56, 57, 60, 75, 527
　　　──, 潜在性　55
甲状腺刺激ホルモン　54, 75
　　── 放出ホルモン（TRH）　56
　　── 産生細胞　56
甲状腺ホルモン　54 〜 56, 246
　　── 補充　56
口唇
　　── 腫脹　382
　　── 反射　535
抗精神病薬　561, 576
向精神薬への過敏　528
厚生労働省　6, 226, 399, 406, 522, 535, 542, 547
高剪断応力　282
高体温　20
　　── 症候群　109
抗体検査, 特異的免疫グロブリン E（IgE）　371, 376, 377
後大脳動脈　425
高窒素血症　215
高・中悪性度非 Hodgkin リンパ腫　167
好中球　294
　　── 減少　178, 196, 418
　　── 性多発血管炎性肉芽腫症　360
　　── 皮膚病　367
　　── 優位　362
紅潮　383
交通事故　3
抗てんかん薬　192, 442
後天性
　　── 血友病　280
　　── 反応性穿孔性膠原線維症　43
　　── フォン・ウィルブランド症候群　282
　　── 免疫不全症候群（AIDS）　356, 395, 526, 536, 403
　　　── の定義　403
喉頭
　　── がん　175
　　── 浮腫　385
行動
　　── 症状　531
　　── 変容　7
高度寄生虫症　110
高トリグリセリド血症　155
高ナトリウム血症　237, 244

和文索引

高乳酸血症　110, 362, 453, 509
抗認知症薬　530, 576
高熱　54, 391, 392
紅斑　392
　　──, 結節性　335, 336
　　──, 蝶型　353
抗ヒスタミン薬　377, 379, 384, 386, 393, 547, 561, 573, 575
抗不安薬　564
項部硬直　434
抗不整脈薬　62
興奮　532
鉤ヘルニア　429, 430
抗マラリア薬　352
高山
　　── 欽哉　161
　　── の圧痛点　161
交絡因子　33
抗利尿ホルモン（ADH）　241, 242
　　── 産生　175
　　── 不適合分泌症候群（SIADH）　181, 237, 241, 242
高リン血症　267
抗リン脂質抗体症候群　284, 364, 365
高齢　109, 188, 545
　　── 化　518
　　── 化率　518
高齢者　56, 169, 188, 517, 522, 523, 529, 535, 541, 547, 548
　　── 医療　517, 520
　　── うつ病　549
　　── 機能評価　520〜523
　　── 総合機能評価（CGA）　520〜522
　　── に対して特に慎重な投与を要する薬剤のリスト　526
　　── の体重減少における 9D　456
　　── の便秘　546
　　── 不眠症　547
　　── 薬物治療ガイドライン　532
　　── 用うつ尺度（GDS）　521
抗レトロウイルス薬　405, 416, 418, 419, 421, 422
抗ロイコトリエン薬　379
抗老化ホルモン　235
誤嚥性肺炎　548
コカイン　94
股関節痛　334

呼気一酸化窒素濃度（FeNO）　378
小刻み歩行　539
呼吸
　　── 機能検査　328
　　── 苦　320, 329, 408
　　── 困難　112, 310, 323, 384, 390
　　── 障害　110
　　── 性アルカローシス　263
　　── 性代償　253
　　── 抑制　185
呼吸器
　　── 関連肺炎　297
　　── 外科　307, 310
呼吸不全　54, 308, 328
　　──, 急性　325, 327
　　──, 慢性　324
　　──, 免疫不全患者の　326
国際疾病分類（ICD）　527
国際肺音学会（ILSA）　27
国際予後スコアリングシステム（IPSS）　290
コクサッキーウイルス　113
コクシジオイデス症　413
黒色表皮腫　43
黒色便　159
国立長寿医療研究センター　542
国連合同エイズ計画（UNAIDS）　406
固形がん　164, 171, 177〜179, 196, 197
牛膝　192
牛車腎気丸　192
五尖弁　77
骨
　　── Paget 病　46
　　── 関連事象　199
　　── 減少症　514
　　── 新生　335
　　── 肉腫　163
　　── 病変　179
　　── 量　46
骨芽細胞　48
骨髄
　　── 異形成症候群（MDS）　290
　　── 移植　291
　　── 炎　102
　　── 関連事象（SRE）　199
　　── 関連臓器障害　292

―― 腫　172, 292
―― 生検　172
―― 穿刺　172
―― 増殖性疾患（MPD）　282, 291
―― 肉腫　289
―― の線維化　274
―― 不全症候群　290, 291
―― 抑制　189
骨折　537 〜 539
骨粗鬆症　1, 45, 514
―― リスク　195
骨転移　164, 177, 178
――, 多発性造骨性　177
骨盤
―― 性器脱（POP）　545
―― 底筋体操　460, 545
―― 部の病変　173
骨密度　46
―― Tスコア　46
―― 低下　46
コデイン　183, 184
コハク酸
―― エステル型ステロイド　390
―― ヒドロコルチゾン　390
鼓膜　297
小麦　381, 385
―― アレルギー　380, 383
コリスチン　36
孤立性
―― 充実性肺結節　330
―― 肺結節　330
ゴリムマブ　347
コリンエステラーゼ阻害薬　530, 531, 576
コリン性蕁麻疹　392
コルヒチン　342, 362
コレステロール　506 〜 508
根拠に基づいた医療（EBM）　508
混合
―― 型尿失禁　460
―― 試験　281
―― 性酸塩基異常　258
コンサルタントの十戒　452
昏睡　430
―― 状態　354
根治　191
昆虫　374

―― 咬傷　117
コントローラー　379
昏迷　430
昏蒙　430

● さ
再灌流　90, 91
猜疑性パーソナリティ障害　567
再狭窄　87
―― 率　80, 84
細菌
―― 学的検査　101, 102
―― 性血管腫症　417
―― 性髄膜炎　434, 435
採血モニタリング　284
再生不良性貧血　290
在宅
―― 医療　540, 541
―― 酸素療法　324
財団法人浴風会　519
サイトメガロウイルス（CMV）　138, 278, 400
―― 陰性赤血球　278
―― 感染　278
―― 網膜症　416
再発　7
細胞性免疫型　373
作業療法士（OT）　520, 521
鎖骨下静脈血栓症　27
ささやき試験　522, 523
匙状爪　27
左室
―― 収縮率の低下　194
―― 自由壁破裂　92
差し控え　6
殺細胞薬　187
サハラ以南のアフリカ　407, 411
サラゾスルファピリジン　391
サリチル酸　208, 263
サリン中毒　437
サルコイドーシス　25, 106, 336, 369
サルコペニア　216, 518, 548
ザルシタビン（ddC）　422
サルファ薬　387, 391
―― へのアレルギー　415
サルブタモール　324
サル免疫不全ウイルス（SIV）　404

サルモネラ　138
　── ・エンテリカ　117
　── 菌　117
酸塩基
　── 異常　252 〜 263
　── 平衡　253
　── 平衡異常　215
三環系抗うつ薬　185, 192, 573, 576
三種混合ワクチン　464
三次予防　495
酸素
　── 投与　384
　── 分圧　329
　── 飽和度　329
サンプルサイズ　32

● し

ジアゼパム　429, 571
シアナミド　572
ジアフェニルスルホン　391, 416
ジアミンオキシダーゼ　205
ジアルジア　117
指炎　335
紫外線　351
耳介の石灰化　57
歯科処置　79, 199
地固め療法　414
歯科フォローアップ　170
子癇前症　357
ジギタリス　71, 486
　── 中毒　71
子宮
　── 頸部細胞診　496
　── 内膜　195
子宮頸がん　175, 182, 194, 494, 496
　── の検診　496
糸球体
　── 障害　229
　── 腎炎　205, 234, 349, 350
　── 性血尿　203
　── 濾過量(GFR)　201, 208 〜 210, 212, 224
　── 減少　229
　── の推定値(eGFR)　201, 202
子宮体がん　195
シクロオキシゲナーゼ(COX)　185, 389
　── -1　185

　── -1 阻害作用　389
　── -2　185
シクロスポリン　289, 354
　── A　312
シクロホスファミド　280, 289, 312, 341, 342, 353, 354
　── パルス　227
止血法　182
試験紙法　204, 205
自己愛性パーソナリティ障害　567
ジゴキシン　72, 524
自己抗体　345, 365
自己免疫疾患　282, 333, 339, 343, 355
自己免疫性
　── 多腺性内分泌不全症候群(APS)2型　49
　── 溶血性貧血　343
自己免疫不全ウイルス　356
自殺　554
　── 頻度　553
四肢
　── の麻痺　173
　── への放散痛　173
脂質　44, 45
　── 異常症　45, 226, 534
　── 蓄積症　294
思春期早発症　51
視床　50
視神経
　── 炎　354
　── 脊髄炎(NMO)　444
　── 脊髄型多発性硬化症　444
シスタチンC　202
シスチン結石　235
システイニルロイコトリエン　389
シスプラチン　168, 169, 190, 194
ジスルフィラム　572
四尖弁　77
シゾイドパーソナリティ障害　567
持続
　── エクスポージャー法　564
　── 性吃逆　190
シダトレンスギ花粉舌下液　380
ジダノシン(ddI)　422
市中肺炎(CAP)　113, 297 〜 299, 302, 481
　── における抗菌薬の投与期間　303

索引

―― の 2 剤併用治療　302
耳痛　109
膝・足首関節痛　369
失禁　533
失語　432
実行, PDSA サイクルの　16
実行期, Prochaska の行動変容のステージの　7
失神発作　528
実測体重　187
疾病負荷　555
柿蔕　191
至適薬物治療（OMT）　84
自動血圧計　96
ジドブジン（AZT）　402, 403, 421, 422
シトロバクター　103
耳鼻科　26
しびれ　192
ジフテリアワクチン　397
耳閉感　27, 109
自閉症　577
死別体験　547
死亡原因　494
脂肪便　159
シメチジン　208
社会
　―― 環境的な要因の変化　529
　―― 制度　574, 575
弱オピオイド　183
弱毒生ワクチン　167
若年者平均値（YAM）　45
社交
　―― 恐怖　562
　―― 不安症　562
蛇食　117
車前子　192
シャント　215
縦隔気腫　29
集学的治療　166, 167
周期性
　―― 嘔吐症（CVS）　457
　―― 好中球減少症　20
　―― 発熱症候群　20
住血吸虫　112
シュウ酸カルシウム
　―― 結晶　259, 261
　―― 結石　235, 236

周産期心筋症　99
収集癖　531
収縮期雑音　513
周術期管理　478
　―― コンサルト　471 〜 478
重症
　―― 筋無力症　175, 445
　―― 熱性血小板減少症候群（SFTS）　106
　―― 貧血　110
　―― マラリア　110
　―― 薬疹　391, 392
重曹　234
重炭酸イオン濃度　219
重篤副作用疾患別対応マニュアル　391
十二指腸　270
　―― 潰瘍　129
終末期　542
　―― 医療　541
　―― がん患者の輸液療法に関するガイドライン 2013 年度版　186
　―― ケア　470
　―― における苦痛緩和　8
絨毛がん　167
熟考期, Prochaska の行動変容のステージの　7
熟眠障害　547
手術　164, 166
　―― 部位感染症　121
手掌
　―― 頤反射　535
　―― 線状黄色腫　45
受胎前カウンセリング　459
手段的日常生活動作（IADL）　521, 538, 540
腫脹　369
出血　182
　―― スコア　281
　―― 性胃十二指腸潰瘍　135, 136
　―― 性膀胱炎　341
　――, 毛細血管性　182
　―― リスク　318
術後
　―― 呼吸器合併症　328, 329
　―― 補助化学療法　167
出生体重　231
術前
　―― 化学療法　166

―― 呼吸機能評価　472
シューハート，ウォルター　17
腫瘍　22, 163 〜 200
　　―― 壊死因子（TNF）阻害薬　347, 348
　　―― 細胞　169
　　―― 症候群　51
　　―― 随伴症候群　175
　　―― 性脊髄圧迫症候群（MSCC）　182
　　―― 熱　179
　　―― 崩壊　168
　　―― 崩壊症候群（TLS）　181
　　―― マーカー　172, 197, 496, 510
腫瘍内科医　171
　　―― の役割　163
腫瘤　174
循環
　　―― 血液量　47, 237
　　―― 不全　54
　　―― 補助装置　73
準備期，Prochaska の行動変容のステージの　7
昇圧薬　295
障害調整生命年（DALY）　555
消化管
　　―― 悪性腫瘍　457
　　―― 間質腫瘍　48, 174
　　―― 出血　135
　　―― 穿孔　194
　　―― 内視鏡　172
　　―― 病変　367
消化器　125 〜 162
　　―― がん　177
　　―― 症状　342, 421
消化性潰瘍（PUD）　127, 130, 135, 136
小血管性血管炎　359
昇汞水　108
猩紅熱　36
小細胞性肺がん　175
硝酸薬　82
晶質液　483
上室性頻拍　63
症状の変動　536
脂溶性薬剤　189
焦燥感　53, 531
上大静脈（SVC）　181
　　―― 症候群　181
小腸

　　―― の内視鏡検査　173
　　―― 閉塞（SBO）　140
上腸間膜動脈（SMA）症候群　144
小動脈閉塞　424
小脳障害　425
上皮
　　―― 細胞成長因子シグナリング　194
　　―― 成長因子受容体（EGFR）　166
　　―― 内好酸球　384
上部消化管
　　―― 出血　133 〜 138, 149, 159
　　―― 内視鏡検査（EGD）　129
漿膜炎　350
静脈血栓症　181
静脈血栓塞栓症（VTE）　311, 312, 314, 318
静脈洞血栓症　367
静脈路の確保　384
除外
　　―― 基準　169
　　―― 診断　490
食事　156
食思不振　52
触診　173
食生活の偏り　3
褥瘡　543
　　―― 治療　543
食道　125, 126
　　―― 胃静脈瘤　125
　　―― 胃静脈瘤破裂　149
　　―― 運動の異常　384
　　―― がん　175 〜 178, 194
　　―― 狭窄　384
　　―― 上皮　384
　　―― の粘膜上皮　384
　　―― 平滑筋腫　48
食物　384
　　―― アレルギー　380 〜 384
　　―― アレルギー診療ガイドライン2012　380
　　―― アレルゲン　377
　　―― 依存性運動誘発アナフィラキシー　385
食欲不振　49, 168, 176, 526
除細動　61, 68
　　――，緊急電気的　61
　　――，電気的　62

―――, 薬物的　62
女性化乳房　57
処置・改善, PDSAサイクルの　16
ショック　52, 110, 388, 389
ショートチューブ　140
ジョブズ, スティーブ　59
ジョリー, アンジェリーナ　200
ジョンズホプキンス大学　29
シラカンバ　382
シラミ媒介性回帰熱　112
視力
　――　障害　521, 535
　――　低下　550
ジルチアゼム　392
耳漏　109
シロスタゾール　13
白石綿　330
シロリムス　230, 308
腎　201 〜 236
　――　移植　220, 221, 224 〜 226
　――　うっ血　229
　――　がん　37, 175, 177, 181
　――　間質の虚血　229
心因性多飲症　243
心エコー　29, 78, 110, 287, 319
新規経口抗凝固薬（NOAC）　79, 283
心機能
　――　障害　229
　――　低下　189
腎機能　188, 227
　――　障害　194, 201, 206, 218, 229, 274, 416
　――　低下　216, 484
　――　低下進行速度　219
　――　による投与量調節が必要ない抗菌薬　119
真菌　109, 374, 375, 418
心筋
　――　壊死とリモデリング　88
　――　虚血　84
　――　梗塞　12, 92 〜 95, 506
　――　症　99
　――　シンチグラム　84
　――　生検　72
　――　のバイアビリティー　88
真菌感染症, 糖尿病患者でみられる　44
神経
　――　学的所見　550
　――　感染症　434 〜 436
　――　疾患　340
　――　集中治療　428 〜 431
　――　症状　176
　――　生検　446
　――　伝導検査　446
　――　毒　436 〜 438
　――　特異性エノラーゼ（NSE）　172
　――　内科　448
　――　梅毒　114, 436
　――　ブロック　185
　――　変性疾患　438
神経炎, 多発単　368
神経芽細胞腫　493
神経管欠損症　459
神経筋疾患　445 〜 449
神経原性疼痛　185
神経遮断薬による悪性症候群（NMS）　471, 561
神経症　171
神経障害性疼痛　192
神経精神症候群　536
心血管
　――　イベント　45
　――　疾患（CVD）　218
　――　障害　282
　――　評価　97
腎血管筋脂肪腫　308
　――　性高血圧　368
腎結石　233, 235
心原性
　――　失神　63
　――　ショック　73
　――　脳塞栓　424
　――　肺水腫　326
進行
　――　がん　173, 178
　――　した乳がん　182
　――　性核上性麻痺　439
　――　性多巣性白質脳症（PML）　287, 403, 436
　――　肺がん　13
人工
　――　臓器　517
　――　組織　517
　――　的栄養水分補給　6

―― 弁置換術　78
腎細胞がん　98, 174, 175, 187
心雑音　512
心室
　―― 細動　61, 65, 69
　―― 中隔破裂　92
　―― 頻拍　63 〜 65, 69
腎疾患　340
　―― 群　226
侵襲性肝膿瘍　106
滲出
　―― 液　182
　―― 性胸水　305
浸潤性膀胱がん　180
腎障害　232
　――, 急性　356, 357
心腎症候群　228, 229
腎心症候群　229
腎性　215
　―― 腎不全　207
　―― 全身性線維症（NSF）　212
　―― 貧血　218, 220
　―― 老化仮説　235
腎生検　207, 208
　――, 開放　207
　――, 経皮的　207
新生児・乳児消化管アレルギー　381
真性多血症（PV）　22, 291
腎前性腎不全　207
新鮮凍結血漿　276, 280
心臓
　―― カテーテル検査　91, 98
　―― 血管病のリスク因子の治療　287
　―― 突然死（SCD）　68, 69
腎臓　232
　―― 至上主義　235
　―― 内科医　225
　―― 内科専門医　221
　―― 病の父　234
迅速
　―― ACTH（副腎皮質刺激ホルモン）負荷試験　52
　―― ウレアーゼ試験　130, 132
身体
　―― 活動低下　519
　―― 合併症　531
　―― 的要因　532

腎代替療法　221 〜 224
診断
　―― の認知エラー　19
　―― プロセス　18
身長体重測定　509
心的外傷後ストレス障害（PTSD）　562, 563
心電図　11, 63, 93, 505
　―― 用のキャリパー　48
浸透圧
　―― ギャップ　258, 260, 261
　―― 性髄鞘崩壊症　244
　―― 性利尿　244, 245
心毒性　193, 194
腎毒性　168
心内膜炎
　――, Libmann-Sacks　110
　――, 感染性　333
　――, 衰弱性　110
　――, 疣贅性　110
心嚢液　174
心肺
　―― 蘇生術（CPR）　5
　―― 停止　390
心拍出量　221
心破裂　94
腎被膜下血腫　230
深部静脈血栓症（DVT）　282, 285, 311, 312
心不全　29, 54, 70 〜 75, 171, 212, 238, 466
腎不全　48, 229, 251, 271
　――, 保存期　219
心房
　―― 細動（AF）　61, 69, 79, 426
　―― 性ナトリウム利尿ペプチド　238
腎・膀胱がん　176
蕁麻疹　112, 383, 386, 389, 390, 392, 393
　――, 急性　392
　――, コリン性　392
　――, 物理性　392
　――, 慢性　392
親密なパートナーの暴力（IPV）　10
腎予後　231
心理
　―― 社会的要因　532
　―― 症状　531

●す

髄液　414
　── クリプトコッカス抗原検査　411
　── 細胞増加　30
　── のドレナージ　414
　── の墨汁染色　414
膵炎　154 〜 157
膵がん　158, 175, 505
　── の検診　505
水銀中毒　272
衰弱性心内膜炎　110
水腎症　184, 229
スイスチーズモデル　15
膵臓神経内分泌腫瘍　59
水槽肉芽腫　112
錐体外路症状（EPS）　560
水痘帯状疱疹
　── ウイルス　462
　── ウイルス特異的細胞性免疫　14
　── ワクチン　464
水痘ワクチン　14
膵肥大　288
水分
　── 制限　70
　── 負荷　172
水疱　420
　── 性鼓膜炎　297
髄膜　106
　── 刺激症状　115
　── 浸潤　181
髄膜炎　30, 107
　── 菌　21, 117
　──, 無菌性　113
睡眠
　── 環境　547
　── 時無呼吸症候群　271, 319
　── 障害　171, 532
　── ポリグラフ検査　320
　── 薬　564, 565
水溶性
　── 基剤　544
　── 薬剤　189
頭蓋内
　── 圧亢進　414, 431
　── 出血（ICH）　428
スギ　374
　── 花粉　371, 374
　── 花粉症　374
スクラッチテスト　371, 377
スクリーニング検査　489
スタチン　45, 506, 507
スタフィロコッカス・ルグドゥネンシス　103
頭痛　109, 112, 176, 413, 414, 421, 436, 531
　── 性疾患　440, 441
スティーブンス・ジョンソン症候群（SJS）　388, 391
ステロイド（薬）　45, 50, 185, 280, 322, 363, 369, 377, 379, 384, 417, 478, 547
　── 外用薬　33
　── 外用薬の分類　34
　──, コハク酸エステル型　390
　── 性筋症　366
　── 治療　359
　── 抵抗性の筋炎　365
　── パルス療法　227
　── ホルモン　190
　──, リン酸エステル型　390
ステント血栓症　79, 80, 86
ストレス　7
　── ドーズ　478
スナップショット診断　19
スナノミ症　117
スニチニブ　53, 187
スパイラルアップ　17
スパイロメトリー　328
スピロノラクトン　465
スピロヘータ　112
スライディングスケール　41
　── ・インスリン　41
スラミン　52
スリガラス様
　── 陰影　353, 408
　── の浸潤　330
スルファサラジン　347
スルファジアジン　35
スルファメトキサゾール・トリメトプリム（ST合剤）　341
スワンガンツカテーテル　74

●せ

生化学　172

生活
　—— 機能障害　541
　—— 習慣　546
　—— 習慣改善　287
　—— の質（QOL）　13, 164, 221, 530
性感染症（STD）　115, 395, 512
性機能障害　171
整形外科　181
生検　174
性交渉関連　3
制酸薬　127
脆弱性骨折　47
正常
　—— 圧水頭症　566
　—— 血清アルブミン値　232
精神
　—— 科　553〜578
　—— 機能障害　541
　—— 刺激薬　577
　—— 疾患　553
　—— 障害　354
　—— 症状　53
　—— 心理的要因　531
　—— 的後遺症　170
　—— 病症状　560
　—— 保健福祉法　574
　—— 療法　556
成人
　—— Still病　20, 345, 362
　—— T細胞白血病/リンパ腫（ATLL）　287
　—— 患者　1
　—— ネフローゼ症候群　226
青石綿　330
精巣
　—— 腫瘍　57
　—— 痛　23
　—— 放散痛　23
生存率の悪化　180
生体腎移植　221
　—— ドナー　231
生体弁　78
成長ホルモン（GH）　50
性的脱抑制　531
制吐
　—— 目的　190
　—— 薬　191

生命維持治療に関する医師指示（POLST）　5
生命予後　186, 221, 531
生理食塩水　240
　—— の輸液　211
生理的予備能　189
咳　329
脊髄
　—— 圧迫　172, 173, 181, 199
　—— 炎　115, 116
　—— 症　111
　—— 転移　181
脊椎
　—— 圧迫骨折　45, 369
　—— 外科　181
　—— のMRI　172, 173
　—— の炎症　367
脊椎炎　336
　——, 血清反応陰性　366
石綿肺　330
赤痢
　—— アメーバ　138
　—— 菌　117
ゼータ電位　21
舌下免疫療法治療薬　380
セツキシマブ　186
積極的安楽死　2
赤血球　204, 294
　——, 異常　20
　——, サイトメガロウイルス陰性　278
　—— 数　271
　—— 造血刺激因子製剤　218
　——, 変形　208
　—— 輸血　276, 279
　—— 輸血のガイドライン　277
　——, 老廃　20
絶対リスク減少（ARR）　493
切迫性尿失禁　460, 544
舌扁桃炎　26
セファロスポリン　106, 386, 388, 389
セフトリアキソン　361
セラチア　103
セリアック病　381
セルピン病　323
セルブロック　175
セロトニン　175, 531
　—— 3受容体拮抗薬　190

──・ノルアドレナリン再取り込み阻
　　害薬(SNRI)　185, 563
線維芽細胞増殖因子23(FGF23)　220, 268
前眼房ぶどう膜炎　336
前期高齢者　517
鮮血便　159, 368
先行的腎移植(PKT)　225
潜在結核　402
前熟考期, Prochaskaの行動変容のステー
　　ジの　7
線状出血　220
線条体黒質変性症　439
染色体検査　172
全身
　── CT検査　510
　── 画像診断　510
　── 倦怠感　49, 112, 350
　── 症状　115
　── 状態(PS)　13, 165
　── 衰弱　110
　── の蕁麻疹　385
　── 皮疹　112
全身性
　── エリテマトーデス(SLE)　110, 226,
　　345, 350～354, 356, 370
　── 強皮症　356～360
全脊椎 MRI　181
喘息　29, 325, 373, 375, 378, 379, 386,
　　389
　──, アトピー型　378
　── 症状　389
　──, 非アトピー型　378
前大脳動脈　424
選択肢の理解　4
選択的セロトニン再取込み阻害薬(SSRI)
　　532, 555, 563, 576
選択バイアス　33
先端巨大症　50, 57
前兆　440
仙腸関節の炎症　367
先天性
　── 角化異常症(DKC)　290
　── 心疾患　22
前頭側頭
　── 型認知症　565
　── 葉変性症　528
前頭葉機能の異常　539

前頭葉の障害　535
センノシド　547
全般
　── 失語　432
　── 不安症　562
せん妄　185, 529, 535～536, 540, 548,
　　572, 573
線溶　172
戦慄　112
前立腺
　── がん　175, 177, 181, 503
　── スクリーニング　493
　── の検診　503
　── 特異抗原(PSA)　172
　── 肥大　192

● そ
造影 MRI　212
造影剤　18, 386
　── アレルギー　390
　── 腎症(CIN)　210, 211, 235
臓器障害　391
早期認知症　533
双極性障害　558, 559
造血機能　188
爪甲
　── 陥凹　334
　── 点状凹窩　28
総合診療医(GP)　1
総合内科(GIM)　1
　── 医　395
　── 医のための専門医制度　1
　── 医の役割　1
　──, HIV診療における　395
早産　55
躁状態　53
創傷治癒阻害　194
爪上皮出血　28
増殖のカスケード　169
相対
　── 的副腎不全　478
　── リスク減少(RRR)　493
早朝
　── 覚醒　547
　── 空腹時血糖値　224
総腸血動脈　285
早発心血管系障害　170

爪半月の消失　220
爪病変　334
創部培養　102
僧帽弁置換術後　476
瘙痒　185, 418
即時型　373
　　──　アレルギー　377
　　──　症状　386
　　──　反応　376
側頭動脈生検　359
組織球
　　──　増殖性疾患　286
　　──　の浸潤　364
組織プラスミノゲン活性化因子(tPA)
　　307, 423
ソーシャルワーカー（SW）　11, 401, 521
措置入院　575
速効型のインスリン　41
ゾニサミド　391
ゾピクロン　548
ソーブサン®　182
ソマトスタチン　230
ソラフェニブ　53
ゾルピデム　548
ゾレンドロン酸　199

● た
第Ⅰ相試験　166
第Ⅱ相試験　166
第Ⅲ相試験　166
第Ⅳ相試験　166
第Ⅴ因子 Leiden 変異　311
第Ⅷ凝固因子　280
体液
　　──　貯留症状　186
　　──　量正常者　207
大顆粒リンパ球（LGL）　288, 289
　　──　性白血病　288
体腔液　175
大血管
　　──　性血管炎　359
　　──　病変　508
大細胞肺がん　175
胎児
　　──　仮死　8
　　──　先天奇形　42
代謝性

　　──　アシドーシス　110, 219, 253, 256〜258, 263
　　──　アルカローシス　262, 263
体重
　　──　減少　52, 112, 456, 519, 549
　　──　測定　509
帯状疱疹　14, 462
　　──　ワクチン　14
対人恐怖症　578
大腿骨
　　──　頸部骨折　369
　　──　頭骨折　58
大腸
　　──　穿孔　166
　　──　内視鏡検査　502
　　──　ファイバー　197
大腸がん　58, 139, 163, 172, 175, 186, 196, 197, 502, 547
　　──, Stage Ⅱの　165
　　──, 転移性　188
　　──　の検診　502
大動脈　48
　　──　アテローム硬化　424, 437
　　──　内バルーンパンピング（IABP）　73
大動脈弁　77
　　──　狭窄　513
　　──　狭窄症（AS）　75
　　──　形成異常　77
　　──　置換術　75, 76
　　──　置換術後　477
体内総溶質　242
ダイナスクリーン®・HIV-1/2　409
大脳
　　──　基底核の病変　367
　　──　機能の異常　539
　　──　皮質拡延性抑制（CSD）　441
　　──　皮質基底核変性症　439
体表腫瘍　182
代表性ヒューリスティック　19
大麻使用　457
代理人　4
大量
　　──　喀血　309, 310
　　──　輸液　168, 215
唾液腺　355
多関節
　　──　炎　344

―― 痛　368, 369
タキサン系　191
多系統萎縮症　439
多血症　175, 271
　　――, 真性　22
　　――, 二次性　22
たこつぼ心筋症　93, 94
多剤併用　523
ダサチニブ　291
多職種　520, 521, 536
　　―― チーム　521, 525, 541
立ちくらみ　49
脱感作　420
脱水　168, 233, 237, 244
脱髄疾患　444, 445
脱毛　193
脱抑制　532
脱力　52
ダナゾール　393
ダナパロイド　274
ダニ　374, 375
　　―― 媒介性回帰熱　112
ターニケット療法　193
多発
　　―― がん　48
　　―― 血管炎性肉芽腫症（GPA）　343, 360
　　―― 性硬化症　444, 445
　　―― 性骨髄腫（MM）　163, 177, 181, 241, 293
　　―― 性占拠性病変　416
　　―― 性造骨性骨転移　177
　　―― 性囊胞　308
　　―― 性囊胞腎　229, 230
　　―― 単神経炎　368
　　―― 内分泌腫瘍症候群（MEN）　47
　　　　―― 1型　47
　　　　―― 1型神経線維腫　51
　　　　―― 2型神経線維腫　51
　　―― 脳腫瘍　416
ダビガトラン　283, 286
ダプソン　391, 413, 416
タモキシフェン　195
ダルテパリン　284
ダルナビル（DRV）　422
胆管細胞がん　504
単関節炎　334

単光子放出コンピュータ断層撮影法（SPECT）　528
炭酸
　　―― カルシウム　199
　　―― 水素ナトリウム　234, 257
断酒治療　571
単純ヘルペス　115
　　―― ウイルス初感染　114
男性
　　―― 型多毛　51, 58
　　―― の乳がん　57
　　―― ホルモン　271
　　　　―― 産生腫瘍　58
　　―― 低下症　271
男性化　58
　　―― 徴候　51
胆石　160
　　―― 性急性膵炎　155
短腸症候群　140
タンニン酸アルブミン　383
胆囊
　　―― 摘出（胆摘）　153
　　―― ドレナージ術　152
蛋白（質）　253, 371
　　―― 制限　216
　　―― 同化ホルモン　393
蛋白尿　194, 204, 218, 224, 226, 227, 368
　　―― 検査　204
　　――, 浮腫を認めない　232

●ち

チアマゾール　55
チアミン　433
　　―― 欠乏　566, 571
遅延型　373
　　―― アレルギー反応　392
　　―― 反応　385
チクングニヤ
　　―― 熱　107
　　―― ウイルス　107
致死的不整脈　65
地中海食　100
腟炎　44
腟断端再発　182
遅発性ジスキネジア（TD）　561
チフス　36

和文索引

痴呆　535
着用型除細動器　68
茶石綿　330
治癒　188
注意
　── 欠如・多動症（ADHD）　577
　── 障害　536
　── や覚醒レベルの変動　528
中腋窩線　24
中カロリー輸液　186
中間感受性　102
中血管性血管炎　359
中手指節関節（MCP）　335
中心静脈栄養用の高張ブドウ糖液　18
中枢
　── 神経系ループス　354
　── 性塩類喪失症候群（CSWS）　242
　── 性副腎不全　478
　── 性めまい　455
中足指節関節（MTP）　339
中大脳動脈　425
中断症候群　556
中途覚醒　547
中毒性
　── 多結節性甲状腺腫　58
　── 表皮壊死症（TEN）　388, 391, 418
中脳梗塞　427
超音波検査（US）　8, 215, 504
聴覚障害　535
腸管
　── 出血性大腸菌　138
　── 蠕動の低下　547
　── 腹膜　223
長管骨
　── のCT　172
　── の単純写真　172
長期
　── 管理薬　379
　── 尿道カテーテル留置　203
　── 輸血療法　279
　── 留置用カテーテル　320
蝶型紅斑　353
腸結核　138
腸骨静脈圧迫症候群　285
長寿遺伝子　235
聴診器　38, 108
超速効型のインスリン　41

腸内細菌　103
腸閉塞症状　223
腸腰筋膿瘍　543
聴力
　── 検査　512
　── 障害　109
　── スクリーニング法　522
直接作用型抗ウイルス薬（DAAs）　147
直腸
　── がん　176, 180
　── 診　502
直感的
　── 思考　19
　── メンタルシミュレーション　19
チリダニ　375
治療
　── 関連性骨髄異形成症候群　195
　── 関連性白血病　195
　── 中止　6
チロシンキナーゼ　291
鎮静　185
　── 効果　190
　── 補助薬　185
　── 薬　573

●つ
通常型間質性肺炎（UIP）　355, 356
通年性アレルギー性鼻炎　379
痛風　333, 337, 346, 349, 361, 362
　── 治療薬　386
爪　27, 28
　──, CKD患者の　220
　── 白癬　44
　── 剥離症　334

●て
手足
　── の痛み　191
　── のしびれ　191
低アルブミン血症　226, 265
低栄養　548
低塩素血症　262
低カリウム血症　246 ～ 248, 262, 267
低カリウム性周期性四肢麻痺　248
低カルシウム血症　265, 267
　──, 慢性の　48
デイケア　530

低血圧　385
低血糖（症）　41, 44, 110, 416
　　　──, 無自覚性　43
デイサービス　530
低酸素血症　308, 328, 408
　　　──, 安静時　324
低出生体重　231
　　　──　児　232
ディスペプシア　142
低体温　54
低ナトリウム血症　237, 240～244
低比重リポ蛋白（LDL）　45
　　　──　コレステロール　45
　　　──　上昇　408
低分子ヘパリン（LMWH）　284, 286, 314
低マグネシウム血症　194, 248, 267
低流量低圧較差重症大動脈弁狭窄症　76
定量噴霧式吸入器（MDI）　324
低リン血症　266
デオキシリボヌクレアーゼ（DNase）　307
テオフィリン製剤　379
デキサメタゾン　52, 181, 429, 435
適度な飲酒　37
デクスラゾキサン　193
デスフェラール　279
鉄
　　　──（Ⅲ）塩　269
　　　──　過剰症　279
　　　──　キレート　279
　　　──　欠乏　272
　　　──　性貧血（IDA）　27, 58, 270, 272, 457
　　　──　代謝　269, 270
　　　──　チャネル　270
　　　──　の治療適応　271
　　　──　の動態　270
　　　──　の量, 1日に最低限必要な　269
　　　──　飽和率　271
徹底検討法　18
テトラサイクリン　119
テトロドトキシン　438
デノスマブ　199
テノホビル（TDF）　399, 404, 421, 422
デービー, ハンフリー　234
デフェラシロクス　279
デブリードマン　544
デミング, エドワーズ　17

デュロキセチン　185, 192
テリー爪　28
テリパラチド注射　46
テルビナフィン　392
テロメア　290
　　　──　逆転写酵素　290
テロメラーゼ　290
転移性大腸がん　188
電解質異常　54, 188
てんかん　442, 443
　　　──　手術　443
　　　──　発作　176
電気
　　　──　けいれん療法（ECT）　471, 557
　　　──　的除細動　62
電子線照射　182
転倒　537～540
　　　──　後骨折　539
　　　──　要因
　　　　　──, 外因性の　538
　　　　　──, 内因性の　538
　　　──　リスク　511
伝導性失語　432

●と

盗汗　408
動悸　383
頭頸部がん　164, 175, 182, 194
統合失調
　　　──　型パーソナリティ障害　567
　　　──　症　559～562
　　　──　症の薬物治療　561
同種免疫感作　279
動静脈瘻（AVF）　26, 221
透析
　　　──　患者　69, 232
　　　──　期間　225
　　　──　時間　221
　　　──　療法　215, 217, 221
糖蛋白　371
疼痛　171
　　　──　コントロール　183
糖尿病　12, 41～44, 57, 106, 109, 212, 216, 224, 232, 507, 508, 534
　　　──　患者でみられる真菌感染症　44
　　　──, 急性発症1型　42
　　　──, 劇症1型　42

── の検診　507
　　── 網膜症　42
糖尿病性
　　── ケトアシドーシス　41, 253
　　── 腎症　226
　　── 水疱　43
　　── 足病変　102
　　── 末梢神経障害　192
頭皮冷却法　193
頭部CT　435, 436
動物アレルゲン　386
動脈炎, 巨細胞性　359
動脈血酸素分圧　324
　　── 低下　290
動脈硬化　505, 508
　　── の検診　505
動脈瘤　27
冬眠心筋　88
動揺性精神神経症状　274
投与プロトコール　15
トガウイルス　107
ドキシサイクリン　112, 119
トキソプラズマ
　　── 抗体　417
　　── 症　413
ドキソルビシン　171, 193
特異的
　　── IgE（免疫グロブリン）抗体　384
　　── 検査　371, 376, 377, 385
　　── 免疫療法　380
特異度　95, 101, 489, 490
毒性物質のスクリーニング　550
特発性
　　── Parkinson病　438
　　── 血小板減少性紫斑病（ITP）　273, 293, 343
　　── 細菌性腹膜炎（SBP）　126
　　── 縦隔気腫　29
　　── 慢性肺血栓塞栓症（肺高血圧型）（CTPH）　318, 319
毒物　3
怒責　29
塗装工肺　330
突発的な出血　459
ドナー　224
　　──, 利他的　226
ドネペジル　530, 531

ドパミン　17, 209
　　── 拮抗薬　185, 190
　　── 作動薬　573
　　── 神話　209
ドブタミン　17
　　── 負荷心エコー　11
トポイソメラーゼ阻害薬　171
トラスツズマブ　194
トラゾドン　548
ドラッグラグ　35
トラネキサム酸　393
トラマドール　183, 194
トランスアミナーゼ値の上昇　418
トリアゾラム　576
トリアムシノロンアセトニド　34
トリグリセリド（TG）　155
トリコスポロン
　　── ・アサヒ　330
　　── ・ムコイデス　330
トリコモナスのスクリーニング　402
トリメトプリム　208, 416
トルエン　247
トルサード・ド・ポアント　62, 576
トルバプタン　229
ドレッシング剤　544
トレッドミル検査　11
トロポニン　11, 95
トロポミオシン　381
トロンビン–アンチトロンビン複合体（TAT）　172
トロンボポエチン　274
　　──, 遺伝子組換え　274
　　──, 遊離　274

● な
内科コンサルト　451～487
内視鏡　136, 197
　　── 検査　129
　　── 的逆行性胆道膵管造影法（ERCP）　153, 155
　　── 的止血術　136
　　── 的食道静脈瘤結紮術（EVL）　126
　　── 的生検　174
　　── 的切除術　131
　　── 的ドレナージ　153
内シャント　221
内臓リーシュマニア症　20

内分泌疾患　59
ナトリウム利尿　209
楢橋敏夫　438
ナロキソン　185
軟膏　33
難治性潰瘍　130
難聴　521
軟部腫瘍　182

● に

肉芽腫性疾患　263
肉眼的血尿　203
肉腫　171
二次アウトカム　13
二次性
　――　血小板増加症　292
　――　多血症　22
　――　肉腫　195
　――　発がん　195
二重効果　8
　――の原則　8
二次予防　12, 495
二尖弁　77
二相性アナフィラキシー　385
日常生活動作（ADL）　173, 520 〜 522, 540
日内変動　50
ニトログリセリン　82
日本
　――　医師会　6
　――　緩和医療学会　186
　――　救急医学会　7
　――　甲状腺学会　60
　――　呼吸器学会のガイドライン　298
　――　集中治療医学会　6
　――　循環器学会　7
　――　乳がん学会　196
　――　認知症学会　535
　――　肺がん学会　197
　――　老年医学会　6, 519, 526
二本鎖 DNA ポリオーマウイルス　418
入院
　――　から再灌流までの時間（DBT）　89, 90
　――　管理コンサルト　478 〜 487
　――　関連機能障害　523
乳がん　58, 163, 176, 177, 181, 182, 191, 194 〜 196, 500
　――, 進行した　182
　――, 男性の　57
　――の検診　501
　――, ホルモン受容体陽性の　195
乳剤性基剤　544
乳酸
　――　アシドーシス　257, 421
　――　脱水素酵素（LDH）　305
乳頭
　――　がん　56
　――　浮腫　435
乳び
　――　胸　308
　――　胸水　305
　――, 外傷性　305
乳房
　――　MRI（検査）　173, 501
　――　触診　172, 500
　――　超音波（検査）　172, 173, 501
入眠困難　547
ニューキノロン系薬剤　302
ニューモシスチス
　――・イロヴェチ　304
　――　肺炎（PCP）　407, 408, 413
　――　の治療法　414, 415
　――　のリスク因子　415
尿
　――　Na$^+$排泄分画（FENa）　207
　――　アニオンギャップ（UAG）　257
　――　検査　172, 507, 513
　――　失禁　460, 521, 544, 545
　――, 赤色　203
　――　潜血　205, 208
　――　潜血陽性　204
　――　沈渣　204, 205
　――　の色　203
　――, 白色　203
　――　漏れ　544
　――, 緑色　203
尿管がん　184
尿細管　194, 205
　――　上皮細胞　205
　――　性アシドーシス　256, 257
尿酸
　――　結石　235
　――　産生阻害薬　361

―― 値　361, 453, 509
尿素
　―― 呼気試験　130, 132
　―― 窒素排泄分画(FEUN)　207
尿蛋白　201, 208, 216
　―― 電気泳動　293
　―― 量　201
尿中
　―― 好酸球　206
　―― ナトリウム　240
尿毒症　277
　―― 症状　215
尿崩症　238, 239, 244
尿路
　―― 感染症(UTI)　122, 462, 543
　―― 結石　46, 235
　―― 上皮がん　177, 194
ニロチニブ　291
妊娠　55, 114, 202, 293
　―― 高血圧　55
　―― 中の女性の画像検査　8
　―― 糖尿病　43
認知
　―― 異常　176
　―― 機能　529
　―― 機能障害　536
　―― 機能低下　171
　―― 機能評価　533, 535
　―― 行動療法(CBT)　557
　―― 障害　432～434
　―― 力テスト　515
認知症　114, 432, 527～535, 546, 547, 565, 566
　――, Alzheimer型　530, 533, 534
　――, Lewy小体型　528, 530, 532, 548, 549
　―― 患者との面談　529
　―― 患者の外来診療　529
　―― 行動障害尺度(DBD)　521
　――, 前頭側頭型　530
　――, 治療可能な　527
　――, 脳血管性　528
　―― の行動・心理症状(BPSD)　521
　―― の中核症状　530
　―― の予後　533
　―― の予防法　534

●ね
ネオアジュバント療法　179, 198
ネコ　375, 376
　―― アレルゲン　376
寝たきり　540
　―― 高齢者　543
熱型　20
熱帯
　―― 性けい性不全対麻痺症　111
　―― 熱マラリア　110, 114
ネビラピン(NVP)　403, 421
ネブライザー　324
ネフローゼ　233, 234
　―― 症候群　194, 208, 212, 226～230, 233
ネフロン　229
　―― 数　231
眠気　183, 192, 531
粘液水腫　54
　―― 性昏睡　54
粘膜
　―― 炎　188
　―― 下腺の過形成　378
　―― 関連リンパ組織(MALT)リンパ腫　485
　―― 疹　391

●の
ノイロトロピン　192
脳
　―― MRI　173, 197
　―― 腫瘍　98
　―― 性ナトリウム利尿ペプチド(BNP)　72, 314
　―― 卒中　58, 532
　―― 転移　176, 198
　―― 動脈瘤　515
　―― ドック　515
　―― の造影MRI　176
　―― 浮腫　429
脳幹
　―― 梗塞　425
　―― (の)病変　354, 367
膿胸　306, 307
脳血管
　―― 障害　423～428
　―― 性認知症　528

濃厚赤血球　276, 278
脳梗塞　12, 37, 61, 423, 424, 437, 506, 507
　── 発生機序　424
　── 予防　426
濃縮尿　204
膿尿　462
脳波（EEG）　443
農夫肺　330
膿疱　418
囊胞性線維症　310
野口英世　436
ノルアドレナリン　17, 43, 531

●は
把握反射　535
肺エコー　308
肺炎　297 〜 305, 328, 543
　──, 医療介護関連　297, 303
　──, 院内　297
　──, 間質性　355
　──, 呼吸器関連　297
　──, 市中　297
　── 随伴性胸水（PPE）　306, 307
　── 治療後のフォローアップ　305
　── への抗菌薬　301
肺炎桿菌　106
肺炎球菌　21, 167, 298
　── 結合型ワクチン（PCV）　21
　── 性髄膜炎　435
　── の耐性菌　300
　── のペニシリン耐性　300
　──, マクロライド耐性　300
　── ワクチン　168, 170, 397, 464
　── ワクチン接種　463
バイオアベイラビリティー　118
徘徊　531
肺拡張症　310
肺がん　27, 163, 164, 175, 177, 181, 194, 197, 305, 310, 330, 331, 490, 491
　── 死亡率　498
　── の検診　498
　── 発生リスク　499
　──, 非小細胞性　197
肺気腫　323
肺吸虫症　306

肺結核　179
肺血行動態　320
敗血症
　── 診療ガイドライン　209
　── 性ショック　107
肺結節　330
肺血流・換気シンチグラフィー　313
肺高血圧症　319, 320
　── の最新分類　321
胚細胞腫瘍　164, 167, 177, 188, 194
肺腫瘤　179
肺水腫　326
肺生検　408
肺腺がん　186
肺塞栓　58, 312, 328
肺塞栓症（PE）　311 〜 319
　── における血栓溶解療法　316
　── の予後不良因子　314
肺動脈カテーテル　74
梅毒　38, 112, 115
　── トレポネーマ　436
　── のスクリーニング　402
肺軟骨腫　48
排尿
　── 時の頭痛　48
　── 時の動悸　48
　── 障害　185, 545
　── 日誌　544
肺膿瘍　310
背部
　── 痛　173
　── 誘導　89
肺浮腫　110
肺胞出血　353
肺マイコバクテリウム・アビウムコンプレックス（MAC）症　329
培養　172
　── 法　130, 132
ハウスダスト　375
ハエ蛆症　117
芳賀竹四郎　108
パーキンソニズム　528
白質脳症　403
白色
　── 尿　203
　── 便　159
バクテロイデス　118

和文索引

白内障　539
パクリタキセル　191
　──　溶出性ステント（PES）　86
バクロフェン　190
破骨細胞　46
パサジー　367
パジェット, ジェームス　46
橋本策　60
播種性血管内凝固（DIC）　21, 172, 349, 357, 362
破傷風ワクチン　397
長谷川式簡易認知機能スケール　527
パーソナリティ障害　560, 566, 567
バソプレシン　17, 238, 239, 241
　──　2受容体拮抗薬　229
パターン認識　18
ハチ毒　384
　──　アレルギー　385
ばち指　25, 27
発汗　112
　──　刺激　392
発がん　8
白金製剤　191
白血球　362
　──　除去　278
　──　数　289, 341
　──　増加　113, 114, 334, 345, 362, 391
　──　尿　206
　──　封入体　276
　──　分画球　172
白血病　163, 171, 172, 175, 188, 290
　──, 急性骨髄性　288, 289
　──, 大顆粒リンパ球性　288
発達
　──　症　577
　──　や成長の障害　8
パッチテスト　388
発熱　20, 36, 101, 109, 112, 113, 115, 117, 206, 274, 369, 408, 413, 418, 421, 543
　──　疾患　400
　──　性好中球減少症（FN）　181, 195
鼻茸　389
パニック症　562
パニツムマブ　186
パミドロン酸　199

バランスの不安定　537
バリアトリック手術　468
パルス療法　353, 354
バルトネラ
　──　・クインターナ　417
　──　・ヘンセラエ　417
バルビツール酸　576
バルプロ酸　57, 441, 558
パルボウイルス B19　36
バレ＝シヌシ, フランソワーズ　404
パロキセチン　556
ハロペリドール　190, 532, 536, 560, 573
パンクレアチン　383
汎血球減少　288, 291
バンコマイシン　387
反社会性パーソナリティ障害　567
斑状
　──　丘状疹　420
　──　強皮症　358
反応性関節炎　333, 337, 361
ハンノキ花粉　382

●ひ
非
　──　アトピー型喘息　378
　──　炎症性関節炎　337
　──　オピオイド鎮痛薬　183
　──　核酸系逆転写酵素阻害薬（NNRTI）　404
　──　活性型ビタミン D　199
　──　感染性の炎症性関節炎　334
　──　結核性抗酸菌　138
　──　甲状腺疾患症候群　54
　──　細菌性血栓性心内膜炎（NBTE）　110
　──　糸球体性血尿　203
　──　小細胞肺がん　13
　──　心原性虚血性脳梗塞患者　13
　──　侵襲的換気（NIV）　325〜327
　──　の禁忌　326
　──　心臓血管周術期管理　476
　──　心臓手術　97, 472, 476, 477
　──　ステロイド性抗炎症薬（NSAIDs）　127, 185, 337, 386, 389, 391, 417, 534
　──, オキシカム系　391

―― 定型抗精神病薬　532, 558, 560, 573
―― 特異性間質性肺炎（NSIP）　355, 356
―― びらん性胃食道逆流症（NERD）　125
―― ヘム鉄　269
―― ベンゾジアゼピン系睡眠薬　548, 576
―― 劣性試験　32
鼻炎, 薬剤性肥厚性　380
日帰り手術　471
皮下脂肪減少　549
ビケン　14
ピコスルファート　547
膝・足首関節痛　369
ひし形　25
肘の色素沈着　321
脾腫　24
脾腫大　292
微小
　　―― クローン　195
　　―― 血管障害性溶血性貧血（MAHA）　356, 357
　　―― 血管性病変　508
　　―― 血管の閉塞　110
　　―― 残存病変　180
　　―― 糸球体変化　226
　　―― 変化群　226, 233
皮疹　20, 36, 115, 186, 206, 350, 418, 420, 421
ヒスタミン　382, 383, 392
　　―― 中毒　382
　　―― 遊離作用　185
　　―― 遊離試験　392
ヒスチジン　383
ヒストプラスマ
　　―― ・カプスラーツム　413
　　―― 症　413
ビスホスホネート　47
　　―― 製剤　199
脾臓
　　―― 摘出（脾摘）　21, 276, 411
　　　　―― 後重症感染症（OPSI）　21
　　―― 破裂　162
ビタミン
　　―― B　191

―― B_{12} 欠乏　272, 527
―― B_{12} 欠乏性貧血　272
―― D　263
―― D欠乏（症）　351, 454
―― K　213
―― K拮抗薬　314
左鎖骨上のリンパ節腫脹　24
ビデオ下胸腔鏡手術（VATS）　306
ヒト
　　―― T細胞白血病ウイルス（HTLV）　411
　　　　―― -1感染　411
　　―― Tリンパ球向性ウイルス　111, 287
　　―― 絨毛性性腺刺激ホルモン（hCG）　57, 172
　　―― の寿命　517
　　―― 白血球抗原（HLA）　276
　　―― パピローマウイルス（HPV）ワクチン　464
　　―― ヘルペスウイルス6　36
　　―― 免疫不全ウイルス（HIV）　115, 273, 395
　　　　―― -2　404
ヒドララジン　387
ヒドロキシウレア　292
ヒドロキシクロロキン　36
ヒドロキシ・メチルグルタリル・コエンザイムA（HMG-CoA）　45
　　―― 還元酵素阻害薬　45
ヒドロコルチゾン　53
皮内テスト　371, 377, 388, 389, 392
ピーナッツ　381, 382
泌尿器科医　173
微熱　350
皮膚
　　―― がん　182, 195
　　―― がんの検診　503
　　―― 腫瘍　182
　　―― 生検　417
　　―― 生検, 動脈を含む　232
　　―― 瘙痒　384
　　―― テスト　371, 377
　　―― 軟部組織感染症　103, 104
　　―― 白癬　44
　　―― 幼虫移行症　117
ビフィズス菌　141
鼻閉　379

── 症状　384
ピペラシリン・タゾバクタム　118
被包化膵壊死（WDPN）　157
肥満　187, 216, 232, 468, 509
　　── 関連腎症　232
　　── 度指数（BMI）　187, 323, 521, 549
びまん性
　　── 胸膜肥厚　330
　　── 全身性強皮症　358
百日咳　101
ヒューリスティックス　19
　　──, 係留性　19
　　──, 代表性　19
　　──, 利用可能性　19
病院内血糖コントロール　478
評価, PDSAサイクルの　16
病原
　　── 菌　3
　　── 微生物　103〜108
表在性血栓性静脈炎　312
標準治療　169
病的
　　── 骨折　199
　　── な肥満症　232
表面マーカー　171
病歴聴取　533
日和見感染（OI）　395, 416
　　── 症　412〜418
平野
　　── 朝雄　434
　　── 小体　434
びらん　127
疲労（感）　52, 519
鼻漏　379
広場恐怖症　562
ピロリ菌　125, 273, 486, 497
　　── 感染（症）　127〜133
　　── 検査　498
　　── の除菌　125, 130
ビンカアルカロイド系　191, 193
ビンクリスチン　275
貧血　218, 270〜272
　　──, 栄養欠乏による　272
　　── 症状, 抗がん剤に伴う　180
　　──, 鉄欠乏性　270, 272
　　──, 微小血管障害性溶血性　356, 357
　　──, ビタミン B_{12} 欠乏性　272

頻尿　521
頻脈　54
　　── 性心房細動　68
　　── 性不整脈　61

● ふ
不安　53, 531, 532, 547
　　── 症　562〜565
　　── 症の治療　563
フィブラート薬　45
フィブリノゲン　21
フィラデルフィア染色体　291
フィルヒョウ, ルードルフ・ルートヴィヒ・カール　24
風疹　36
封入体筋炎　366
フェニトイン　18, 57, 191, 203, 391
フェニレフリン　17
フェノバルビタール　391
フェリチン　362
　　── 値　271
フェロポーチン　270
不穏　532
フォン・ヴィルブランド
　　── 因子（vWF）　275
　　── 症候群（vWD）　282
フォンダパリヌクス　284〜286
負荷試験　388
不揮発性酸　252, 253
腹圧性尿失禁　460, 544
複合
　　── 遺伝子 t(9;22)(q34;q11)　291
　　── エンドポイント　12
副甲状腺
　　── 関連蛋白　263
　　── 機能亢進症　46, 47, 265
　　── 機能低下症　48, 265
　　── 摘除　46
　　── ホルモン（PTH）　46, 263
副雑音　29
複視　413
副腎　50
　　── 機能検査　52
　　── 機能低下症　52
　　── 偶発腫瘍　51
　　── クリーゼ　52
　　── 腫瘍　51

―― 腫瘍の悪性度　51
―― 静脈サンプリング　51
―― 腺腫　48
―― 肥大　51
―― 不全　49, 52, 57
副腎皮質
　―― 刺激ホルモン（ACTH）　50, 175
　　　―― 依存 Cushing 症候群　50
　　　―― 産生下垂体腫瘍　50
　―― ステロイド　273
　―― ホルモン　275, 276, 291, 293
腹水　174, 179
腹痛　112
フグ毒　438
副鼻腔炎　389
腹部
　―― CT（検査）　52, 505
　―― エコー / 超音波検査　172, 197, 513
　―― 診察　513
　―― 疝痛　384
腹膜
　―― 炎, がん性　177
　―― 透析（PD）　217, 221, 223
　―― 平衡試験　224
　―― 劣化　224
服薬アドヒアランス　525
浮腫　226, 237, 549
　―― における overfilling 説　233
　―― における underfilling 説　233
藤原道長　42
婦人科診察　172
不正性器出血　195
不整脈　54, 61 〜 70, 171, 416
フゾバクテリウム　118
ブタレンサ球菌　107
縁取り空胞　366
ブッシュ, ジョージ　59
物理性蕁麻疹　392
ぶどう膜　106
ぶどう膜炎　336
　――, 繰り返す　367
　――, 後眼房　336
　―― 髄膜炎症候群　106
　――, 前眼房　336
不妊　171
不眠（症）　547, 575

不明熱　179
ブライト, リチャード　234
プライマリ・ケア　1, 171
　―― 医　1, 395
プラキニル　347
プラジカンテル　112
プラスミン−α₂ プラスミンインヒビター複合体（PIC）　172
ふらつき　531
プラマー
　―― 爪　58
　――, ヘンリー・スタンリー　57
プラリドキシムヨウ化メチル　437
プリオン病　114
プリックテスト　371, 377, 389
プリマキン　35, 416
フルオシノロンアセトニド　34
フルコナゾール　120, 413
フルシトシン　414
ブルセラ菌　117
フレア　345, 349, 362
ブレイクポイント　102
フレイル　216, 518, 519, 549
　―― ワーキンググループ　519
プレガバリン　185, 191, 192
プレドニゾロン　273, 322, 415, 417
　―― 換算　45
プレボテラ　118
プロカインアミド　387
プロカルシトニン　303
プロゲステロン　58
　―― 類薬　52
フローサイトメトリー　172
プロスタグランジン　249
フロセミド　194, 245
プロテアーゼ阻害薬　404
プロテイン
　―― C 欠乏症　311
　―― S 欠乏症　311
プロテウス　103
　――・モルガニ　383
プロトロンビン
　―― G20210A　311
　―― 遺伝子変異　311
　―― 時間（PT）　281
　―― 時間国際標準化比（PT-INR）　79, 81, 212, 475

プロトンポンプ阻害薬（PPI） 128, 133, 135, 467
プロバイオティクス 141
プロピルチオウラシル（PTU） 55
プロピレングリコール 259
プロラクチノーマ 49, 56
プロラクチン
　—— 産生下垂体腫瘍 49
　—— 産生細胞 56
分化
　—— 型甲状腺悪性腫瘍 56
　—— 抗原群（CD） 287
分解産物抗原 388
文化結合症候群 578
分子
　—— 生物学的治療 485
　—— 標的薬 186
分析的思考 19
噴門部がん 190
ブンヤウイルス 106
分類不能型免疫不全症（CVID） 356

● ヘ

ベアメタルステント（BMS） 84, 86, 87, 483
平滑筋の肥大 378
平均寿命 559
閉経後女性のホルモン補充療法 58
米国
　—— アフェレシス学会 339
　—— 医学研究所（IOM） 17
　—— 栄養士会 549
　—— 感染症学会（IDSA） 167, 298
　　　—— のガイドライン 167
　　　—— ／米国胸部学会（ATS）ガイドライン 298, 300, 301
　—— 胸部学会（ATS） 298
　—— 胸部疾患学会議（ACCP） 282, 307
　　　—— のガイドライン 318, 330
　—— 血液学会 271
　—— 血液バンク協会（AABB） 276, 277
　—— 疾病対策センター（CDC） 167, 412, 538
　—— 腫瘍学会 271
　—— 静脈経腸栄養学会 549
　—— 食品医薬品局（FDA） 17, 532
　—— 心臓協会（AHA） 38
　—— 糖尿病学会（ADA） 12
　—— 内科学会（ACP） 1, 4
　—— 放射線医学会 10
　—— 保健社会福祉省 420
　—— 予防医療専門委員会（USPSTF） 10, 11, 515
　—— リウマチ学会（ACR） 350
　　　—— 基準 350
　—— 臨床腫瘍学会（ASCO） 187, 192
　—— 老年医学会 5
閉鎖不全症，大動脈弁の 78
閉塞
　—— 性黄疸 159
　—— 性障害 323
　—— 性腎症 229
　—— 性睡眠時無呼吸（OSA） 467
ペースト塗布 182
ペースメーカー 65, 67
臍の腫瘤 24
ベタメタゾン 190
ペット 374, 376
ベッド安静 25
ベートーベン 46
ペニシリウム
　—— 症 413
　—— ・マルネッフェイ 419
ペニシリン 103, 387, 388, 392
　—— G 107
　—— アレルギー 388, 389
　—— 系抗菌薬 386
　—— 耐性，肺炎球菌の 300
ペーパーディスク 376
ヘパリン 316, 387, 475
　—— 起因性血小板減少症（HIT） 274
　—— 製剤 274
　—— による抗凝固療法 110
　—— ブリッジ 475
ヘプシジン 270
ペプシノーゲン検査 498
ペプトストレプトコッカス 118
ヘマトキシリンエオジン（HE） 172
ヘマトクリット値 21, 271
ヘム鉄 269
ヘモグロビン（Hb） 204, 271
　—— A1c（HbA1c） 42, 224
　—— 値 218
　—— 尿 203 〜 205

ヘモクロマトーシス　270
ペルオキシダーゼ　204, 205
ヘルパー
　―― T1細胞　372
　―― T2細胞　372
ヘロイン禁断症状　485
便
　―― DNA検査　502
　―― 移植　122
　―― 潜血検査　502
　―― 中ピロリ菌抗原検査　130, 132
変異　8
変形
　―― 性関節症　346
　―― 赤血球　208
　―― を伴う黄色爪　28
弁形成術　78
便失禁　545
　――, 溢流性の　546
　――, 括約筋が弱いための　546
　――, 軟便が続いている　546
　――, 認知症関連での　546
片頭痛　440, 441
ベンゾジアゼピン　185, 564, 571, 573
　―― 系抗不安薬　563
　―― 系睡眠薬　548, 576
ペンタミジン　413, 416
扁桃摘出療法　227
便秘　183, 185, 192, 532
　――, 器質性　546
　――, 機能性　546
　――, 高齢者の　546
　――, 症候性　546
　――, 薬剤性　546
扁平
　―― 呼吸　329
　―― 苔癬　43
弁膜症　75 〜 78

● ほ
防衛機制　567
蜂窩織炎　543
防御因子　534
膀胱　48
　―― がん　175
　―― 訓練　460
房室結節リエントリー頻拍（AVNRT）　67

放射性同位元素　376
放射線
　―― 照射　278
　―― 治療　164, 166, 184, 185, 195, 199
　―― 被曝　8, 98
傍神経節腫瘍　48, 51
放線菌　111
乏尿　213
訪問看護師　539
補液　295
墨汁染色　411
歩行
　―― 周期　537
　―― 障害　533
　―― 速度低下　519
　―― の様子　537
母指筋　535
ホジキン, トーマス　287
ポジトロン断層撮影（PET）　171
ホスピタリスト　1
ホスホジエステラーゼ 3　13
ホスホマイシン　122
補正
　―― カルシウム濃度　265
　―― 体重　187
ボー線条　27
保存期腎不全　219
ホーソン効果　169
補体 C4の低値　369
発作
　―― 上室性頻拍（PSVT）　67
　―― 夜間呼吸困難　29
　―― 夜間ヘモグロビン尿症（PNH）　290, 291
発作治療薬　379
発疹状黄色腫　45
発赤　369
骨
　―― 以外の健康　454
　―― の健康　454
ポパイ　235
ボリコナゾール　119, 120
ポリープ　139
ポリポーシス症候群　139
ポリメラーゼ連鎖反応（PCR）　101, 297
ボルテゾミブ　191

和文索引

ポルフィロモナス　118
ホルマリン固定　172
ホルモン
　──産生腫瘍　51, 175
　──受容体陽性の乳がん　195
本態性血小板血症　292

●ま
マイコバクテリウム
　──・アビウムコンプレックス(MAC)　329, 412, 413
　──・マリナム　112
マイコプラズマ　297
膜性腎症　226
マグネシウム　248, 267
　──製剤　547
　──の静注　191
マクロライド　392
　──系薬剤　302
　──耐性肺炎球菌　300
麻疹　20, 36
　──・ムンプス(流行性耳下腺炎)・風疹(MMR)ワクチン　464
麻酔薬　386
マタス, ルドルフ　26
末期腎不全(ESKD)　201, 227
末梢
　──血塗抹標本　273
　──循環　221
　──神経炎　446, 447
　──神経障害　171, 191
　──神経障害性疼痛　185
　──性前庭疾患　455
マッチング　32
麻痺　181
麻薬　52, 576
マラリア　20
　──, 重症　110
マリファナ　458, 487
マンシェット　26
慢性
　──硬膜下血腫　566
　──骨髄性白血病(CML)　291
　──腎臓病(CKD)　201, 208, 210, 212, 215 ～ 220
　　──教育入院　220
　　──診療ガイド　218
　──ステージ　212, 217
　──蕁麻疹　392
　──肺疾患の増悪　328
　──閉塞性肺疾患(COPD)　320 ～ 324
　　──患者におけるウィーニング　326
　　──, 若年発症の　323
　　──の急性憎悪　322, 326
マンニトール　194, 245
マンモグラフィー　172, 173, 196, 287, 500, 501

●み
ミオグロビン尿　203 ～ 205
味覚障害　220
ミカファンギン　120
三上理一郎　29
眉間反射　535
ミーズ線　28
水
　──再吸収　239
　──中毒　243
　──に浮く便　159
満屋裕明　422
ミトタン　52
ミノサイクリン　391
未分画ヘパリン　286
脈拍コントロール　71
ミュルケ線条　28
ミルタザピン　526, 548

●む
無関心期, Prochaskaの行動変容のステージの　7
無気肺　328
無気力　176
無菌性
　──好中球浸潤　367
　──髄膜炎　113
　──膿尿　206
ムコール症　44
無作為化比較試験　32, 166
無自覚性低血糖症　43
無症候性
　──細菌尿　120
　──多発性骨髄腫(SMM)　292
無脈性心室頻拍　61

● め

迷走神経　26
メイヨー・クリニック　22
メキシレチン　192, 391
メシチリン耐性黄色ブドウ球菌(MRSA)　302, 304
　── PCR検査　302
メタノール　259, 260
メタボリックシンドローム　232, 469
メチラポン　52
メチルドパ　387
メチルフェニデート　577
メチルプレドニゾロン　354, 415
メチルマロン酸値　272
メディカルクリアランス　451, 471
メトクロプラミド　190, 441
メトトレキサート　289, 341, 347, 348
メトホルミン　43
メトロニダゾール　118
めまい　192, 455, 531, 537
メマンチン　530, 531
メラトニン受容体
　── アゴニスト　576
　── 作動薬　548
メラノーマ　503
メロペネム　118, 122
メロリンガーゼ　182
免疫
　── 再構築症候群(IRIS)　417
　── 疾患　340
　── 染色(法)　175, 408
　── 組織染色　172
　── 反応　373
免疫グロブリン(Ig)　20, 276, 293, 339, 340, 371
　── A(IgA)　280
　　── 血管炎　368
　　── 欠損(症)　280, 340
　　── 抗体　344
　　── 腎症　227
　　── の沈着　368
　── E(IgE)　325
　　── 依存型アレルギー　377
　　── 抗体　34
　── G(IgG)　339
　　── 抗体　344
　── M(IgM)
　　── 抗体　344
　　── メモリーB細胞　20
　　── 投与　280
免疫複合体　339
免疫不全(症)　109, 115, 339
免疫抑制剤　146

● も

毛細血管性出血　182
妄想　531, 532
モズ, フレデリック・E　182
物忘れ　533
モメタゾンフランカルボン酸エステル　33
森田
　── 正馬　565
　── 療法　565
モルヒネ　183, 192
モルフェア　358
モンタニエ, リュック　404
モンテフィオーレ・メディカルセンター　434, 449
門脈圧亢進症　125
　── 性胃症(PHG)　126

● や

夜間
　── 睡眠中パルスオキシメーター　320
　── 頻尿　547
　── 発作性呼吸困難　547
薬剤
　── 使用状況　537
　── 性過敏症症候群(DIHS)　387, 391
　── 性血小板減少症　387
　── 性肥厚性鼻炎　380
　── 性溶血性貧血　387
　── 性ループス　350, 351, 387
　── 有害反応(ADE)　525
　── 溶出性ステント(DES)　80, 84, 86, 87, 483
　　──, 日本で使用できる　87
薬疹　421
薬物　384
　── アレルギー　386～392
　── 的除細動　62
　── の吸収　523

── の代謝　524
　　　── の排泄　524
　　　── の分布　524
　　　── 負荷心筋シンチグラフィー　11
　　　── 有害事象（ADE）　16
野兎病菌　108

● ゆ

有意
　　　── 差　32
　　　── 水準　32
優越性試験　32
有機カチオン輸送体（OCT）　208
遊脚相　537
有茎性病変　417
有効循環血漿量　238
疣贅　110, 417
　　　── 性心内膜炎　110
有痛性神経障害　192
幽門や十二指腸近辺のがん　190
輸液　168, 169, 186, 194, 215, 384
　　　── 蘇生　483
　　　──, 大量　168
輸血　115, 135, 276 〜 280
　　　── 関連移植片対宿主病（TA-GVHD）　278
　　　── 関連急性肺障害（TRALI）　279
　　　── 基準ヘモグロビン値　135
　　　──, 血小板　276, 277
　　　── 後紫斑病（PTP）　276
　　　── 後鉄過剰症　279
　　　──, 赤血球　276
油脂性基剤　544
ユマニチュード　536

● よ

溶血性貧血　274
葉酸欠乏　272
陽性
　　　── 症状　559
　　　── 尤度比　48
腰椎穿刺（LP）　30, 414, 424, 435
腰痛　1, 455
溶連菌　364, 461
　　　── 咽頭炎　461
　　　── 感染　25
抑うつ　171, 527, 532

　　　── 気分　527, 531
　　　── 状態　555
予後　200
　　　── 因子　165, 166
　　　── 不良因子　166
予測因子　165, 166
予防
　　　── 医療　1, 489, 496, 499
　　　── 可能な死亡の割合　3
　　　── 的血小板輸血　278
　　　── 的抗凝固療法　181

● ら

落屑　420
ラクツロース　547
ラクトバチルス　141
ラシックス®　245
ラテックス　384, 386
　　　── アレルギー　386
　　　── フルーツ症候群　386
ラメルテオン　576
ラルテグラビル（RAL）　399
卵円形脂肪体　206
卵円孔開存　78
卵巣がん　496

● リ

リウマチ
　　　── 結節　347
　　　── 膠原病疾患　336, 340
　　　── 性血管炎　347
　　　── 性疾患　333, 345
　　　── 性多発性筋痛症（PMR）　363
　　　── 熱　334, 337, 461
リウマトイド因子　344
　　　── 高値　369
理学療法士（PT）　520, 521
リスク
　　　── 因子　534
　　　── 階層化　476
リステリア　114
リスペリドン　532, 536
理想体重　187
利他的ドナー　226
リチウム　57, 558
リツキシマブ　275, 280, 287, 343
立脚相　537

リトナビル　399
リニアック　182
利尿薬　169, 305
　　── 抵抗性の体液過剰　215
リバーロキサバン　283, 286
リビングウィル　542
リファンピシン　203
リポイド類壊死症　43
流産　8, 55
粒子状物質(PM)2.5　374
利用可能性ヒューリスティック　19
両脚支持期　537
良性石綿胸水　330
両大腿前面の色素沈着　321
両乳腺の予防摘出術　200
両肺野の間質性陰影　408
緑色腫　289
緑色爪　28
緑内障　192, 512
緑膿菌　108, 109
リラクゼーション法　575
リリーバー　379
リン　235, 266, 268
淋菌　115
　　── 性関節炎　333, 337
リンゴ病　36
リン酸
　　── エステル型ステロイド　390
　　── カルシウム結石　235
　　── マグネシウムアンモニウム結石　235
臨床
　　── カットオフ　102
　　──・検査標準協会(CLSI)　102
　　── 試験　166, 169, 188, 191
　　── 心理士　401
　　── 推論　18
　　── ブレイクポイント　102
　　── 予測ルール(CPR)　31
リンパ球
　　── 刺激試験　388
　　── 数　549
　　── 性間質性肺炎(LIP)　355, 356
リンパ腫　27, 106, 163, 188, 286
　　── 様ポリポーシス症候群　139
リンパ節
　　── 腫脹　115, 178, 179, 391

　　── 生検　364
リンパ増殖性疾患　282
リンパ脈管筋腫症(LAM)　308
淋病のスクリーニング　402
リン利尿因子　220

● る
類縁疾患　356 ～ 360
涙腺　355
類白血病反応　114
ルキソリチニブ　292
ルードウィッヒ　111
ルビプロストン　547
ループスアンチコアグラント　281, 284
ループス腎炎　353, 354
ループ利尿薬　245
ルーベンスタイン　520

● れ
レジオネラ　304
　　──・ニューモフィラ　300
　　── 尿中抗原検査　300
レジスタンス運動　518
レシピエント　224
レスピラトリーキノロン　543
レニン・アンジオテンシン　238, 239
　　──・アルドステロン系(RAAS)　246, 249, 466
　　── 系(RAS)　201, 474
　　── 系阻害薬　201, 227
レビー小体病を伴う認知症(DLB)　565
レプトスピラ症　112
レボチロキシン　36
レム睡眠
　　── 関連異常症　548
　　── 睡眠行動異常　528
レンサ球菌　102

● ろ
老化プロセス　517
漏出性胸水　305
老年
　　── 医学　517 ～ 551
　　── 医学講座, 日本で最初の　519
　　── 症候群　521, 537, 543 ～ 550
老廃赤血球　20
ローション　33

ロスバスタチン　506
濾胞
　── がん　56
　── 性リンパ腫　178
ロミプロスチム　274
ロラゼパム　571
ロングチューブ　140

● わ
ワイルド, オスカー　329
ワクチン　464
ワクチン接種
　──, 化学療法開始前の　167
　── に関する諮問委員会（ACIP）　14
ワドロー, ロバート　50
ワルファリン　70, 78, 81, 274, 285, 476
　── 管理　475
　── 腎症　212

● 数字・ギリシャ文字
1-3-β-D-グルカンの上昇　408
1型糖尿病　49
1日に最低限必要な鉄の量　269
1秒量（FEV$_1$）　323
2週間以上続く咳嗽　101
3日はしか　36
3相性の皮膚の色調変化　358
3大アレルギー原因食品　381
3ない＋押し戻せ　545
4Tスコアシステム　275
6 cm-6 week criteria　158
6時間ルール　301
10％病　51
10ポイントスケール　541
12誘導心電図　11
23-valent pneumococcal polysaccharide vaccine / 23価肺炎球菌多糖体ワクチン（PPSV23）　21, 168, 463
24時間尿蛋白　293
30% disease　226, 227
^{99m}Tc-大凝集アルブミン　313
^{133}Xe-キセノンガス　313

αエラー　32
α遮断薬　561
αフェトプロテイン（AFP）　172, 177
α_1アンチトリプシン欠乏症　323
β-human chorionic gonadotropin（β-hCG）　178
β遮断薬　125, 561
β-ヒト絨毛性性腺刺激ホルモン　177
βヒドロキシ酪酸　41, 247
βラクタマーゼ　103
βラクタム
　── 環ペニシロイル構造の抗原　388
　── 系薬剤　302
β_2 glycoprotein / グリコプロテインⅠ（β_2GPI）　284
β_2作動薬　379
γアミノ酪酸（GABA）　531
γグロブリン　21
ΔAG/ΔHCO$_3^-$　258
Δ_9テトラヒドロカンナビノール（THC）　487

欧文索引

● A
A型肝炎ワクチン　397, 464
A群レンサ球菌（GAS）　461
ABC〔気道確保（airway），呼吸（breathing），循環（circulation）〕　310
ABCD² score　425
absolute risk reduction（ARR）　493
acquired
　―― hemophilia　280
　―― immunedeficiency syndrome（AIDS）　356, 395, 403, 526, 536
　　―― の定義　403
　　―― defining disease　403, 412
Actinomyces　111
Action to Control Cardiovascular Risk in Diabetes（ACCORD）study　454
activated partial thromboplastin time（aPTT）　281
activities of daily living（ADL）　173, 520〜522, 540
　――, Advanced　521
Acute / acute
　―― coronary syndrome（ACS）　11
　―― Dialysis Quality Initiative（ADQI）　213
　―― generalized exanthematous pustules（AGEP）　391, 392
　―― interstitial nephritis（AIN）　206
　―― kidney injury（AKI）　209, 212, 213, 215
　―― Kidney Injury Network（AKIN）　213
　　―― 基準　213
　　―― 分類　214
　―― pharyngitis　461
　―― physiology and chronic health evaluation（APACHE）Ⅱスコア　327, 482
　―― renal failure（ARF）　213
　―― respiratory distress syndrome（ARDS）　279, 327
　―― stress disorder（ASD）　562, 563
　―― tubular necrosis（ATN）　205
Addison病　60
a disintegrin-like and metalloproteinase with thrombospondin type 1 motifs 13（ADAMTS13）　275
adrenocorticotropic hormone（ACTH）　50, 175
adult T-cell leukemia/lymphoma（ATLL）　287
Advanced / advanced
　―― ADL　521
　―― care planning（ACP）　5, 542
　―― Dementia Prognostic Tool（ADEPT）　533
　―― HIV　416〜418
adventitious sounds　29
adverse drug
　―― event（ADE）　17
　―― reaction　525
Advisory Committee on Immunization Practices（ACIP）　14
Albright Hereditary Osteodistrophy　60
Albumin Italian Outcome Sepsis（ALBIOS）trial　483
alcohol
　―― attack　288
　―― dehydrogenase　150
Alcohol Use Disorders Infentification Test（AUDIT）　568
Alcoholic Anonymous（AA）　572
aldehyde dehydrogenase　150
allergic
　―― asthma　378
　―― bronchopulmonary aspergillosis　376
　―― march　371
"all or none" phenomenon　8
alpha-fetoprotein（AFP）　172, 178
alquili　234
Alternaria　375
altruistic donor　226
Alzheimer型認知症　526, 530, 533, 534
Alzheimer's disease（AD）/ Alzheimer病（AD）　432, 433, 526, 528, 565
American Association of Blood Banks（AABB）　276, 277
American College of
　―― Chest Physicians（ACCP）　282, 307, 318
　　―― のガイドライン　330

―― Physicians(ACP)　1, 4
―― Radiology(ACR)　10
―― Rheumatology(ACR)　350
American Diabetes Association(ADA)　12
American Dietetic Association　549
American Geriatrics Society　5
American Heart Association(AHA)　38
American Society for
　　―― Apheresis　339
　　―― Parenteral and Enteral Nutrition　549
American Society of
　　―― Clinical Oncology(ASCO)　187, 192, 271
　　―― Hematology　271
American Thoracic Society(ATS)　298
aminoglutethimide　52
AmpC　103
amphetamine　572
anaphylactic reaction　390
anaphylactoid reaction　390
anchoring heuristic　19
Angelina Jolie　200
angiotensin(Ang)　250
　　―― converting enzyme(ACE)　71
　　　　―― 阻害薬　459, 466, 484
　　―― receptor blocker(ARB)　466
anion gap(AG)　254, 258
Anisakis
　　―― physeteris　143
　　―― simplex　143
antibiotic-associated diarrhea(AAD)　141
anticipatory guidance　540
antidiuretic hormone(ADH)　175, 241, 242
antineutrophil cytoplasmic antibody(ANCA)　360
antinuclear antibody(ANA)　446
aortic stenosis(AS)　75
aphasia　432
apolipoprotein E(apoE)　44
aquaporin 2(AQP2)　238
arginine vasopressin(AVP)　239, 242
Arozullah respiratory failure index　329
artemether / lumefan trine　36
arteriovenous
　　―― fistula(AVF)　221
　　―― graft(AVG)　221
Asperger障害　577
Aspergillus fumigatus　376
aspirin triad　389
atopic asthma　378
atrial fibrillation(AF)　61, 69, 79, 426
atrioventricular nodal reentry tachycardia(AVNRT)　67
attention deficit hyperactivity disorder(ADHD)　577
aura　440
autoimmune polyglandular failure syndrome(APS)　49
availability heuristic　19
azure lunula　28

● B
B型肝炎　145, 146, 344
　　―― ウイルス(HBV)　115, 146
　　―― ワクチン　397, 464
Bリンパ球　343
bacillary angiomatosis　417
Bacteroides　118
Bainbrige反射　26
Barbara Pierce Bush　59
bare metal stent(BMS)　84, 86, 87, 483
Barthel Index　521
Bartonella
　　―― *henselae*　417
　　―― *quintana*　417
Bartter症候群　247
Basedow病　53〜55, 59
basic activity of daily living(BADL)　538
Bayard Clarkson　294
Bazex syndrome / 症候群　28
BCR-ABL　291
Beau's line　27
BEDREST(Behçet disease, estrogen, drugs, recent infection, enteropathies, sarcoidosis, tuberculosis)　25
beer potomania　243
Beers Criteria　524〜526, 532
behavioral and psychological symptoms of dementia(BPSD)　521, 531, 532
Behçet病　312, 336, 367
bendopnea　29

berton's sign　27
bias
　──, lead-time　490
　──, length-time　491
Bifidobacterium　141
Blips　411
blood urea nitrogen(BUN)　258
Boas' sign　160
BODE index　323
body mass index(BMI)　187, 323, 521, 549
bone marrow failure syndrome　290, 291
brain natriuretic peptide(BNP)　72, 314
Branham sign　26
BRCA　497
　── 1遺伝子　200
　── 1変異キャリア　200
breakthrough bleeding　459
Bright病　234
British Committee for Standards in Haematology(BCSH)　276
broad spectrum　303
Broca失語　432
bronchoalveolar lavage(BAL)　408
Brugada
　── 型心電図　65
　── 基準　63, 64
　── 症候群　65, 513
Bunyaviridae　106
burst suppression　429

● C
C型肝炎　145, 147, 273, 344
　── ウイルス　115
C反応性蛋白(CRP)　363
C1 esterase inhibitor(C1-INH)　393
C1-INH製剤　393
C1エステラーゼ阻害薬　393
CA
　── 15-3　177
　── 19-9　177
　── 125　177, 496
calciphylaxis　232
Campylobacter　138
　── *jejuni*　142
candesartan in heart failure assessment of reduction in mortality and morbidity program(CHARM)-Added trial　466
Candida　375
Canet risk index　329
Can f 1　376
cannabinoid　487
cannabis hyperemesis syndrome　457, 458
Cannabis sativa　487
cannabis use　457
capacity　574
Capnocytophaga　21
capsulated hydrophilic carrier polymer (CAP)　376
carcinoembryonic antigen(CEA)　171, 177
cardiac index　29
cardioembolism　424
cardiopulmonary resuscitation(CPR)　5
cardiorenal syndrome　228
cardiovascular disease(CVD)　218
Carney
　── Complex / 複合　48
　── triad　48
carotid bruit　437
Castell's spot　24
C-C chemokine receptor 4 / CCケモカイン受容体4(CCR4)　378
celiac disease　381
Centers for Disease Control and Prevention(CDC)　167, 412, 538
centor criteria　461
central
　── salt wasting syndrome(CSWS)　242
　── vertigo　455
CHADS$_2$(congestive heart failure, hypertension, age≧75 years, diabetes, prior stroke or transient ischemic attach) score　61, 426
CHANCE(clopidogrel in high-risk patients with acute nondisabling cerebrovascular events) study　427
Charles Bonnet syndrome(CBS)　550
Cheadle　36
Cheinisse　36
chemotherapy-induced peripheral

neuropathy(CIPN)　192
Chertow　235
Chiari網　78
chikungunya virus　107
Children's Oncology Group　170
Child-Turcotte-Pugh(CTP) classification　473
Chlamydia trachomatis　115
chloroma　289
choosing wisely　14
chronic
　── kidney disease(CKD)　201, 208, 210, 212, 215, 216〜220
　── myelogenous leukemia(CML)　291
　── obstructive pulmonary disease(COPD)　320〜326
　── thromboembolic pulmonary hypertension(CTPH)　318, 319
cisatracurium　36
Citrobacter　103
Cladosporium　375
Clarkson syndrome　294
Classification criteria for Psoriatic Arthritis(CASPAR)　334, 335
Clement Dukes　36
Clinical / clinical
　── and Laboratory Standards Institute(CLSI)　102
　── Outcomes Utilizing Revascularization and Aggressive Drug Evaluation(COURAGE)　84
　── prediction rule(CPR)　31
　── reasoning　18
Clostridium
　── 腸炎　301
　── *difficile*　122
　　　── infection(CDI)　141
clouding of consciousness　430
clubbing　25, 27
cluster of differentiation(CD)　287
　── 4
　　　── 抗原陽性　372
　　　── 値　403, 408, 411, 413
　　　── 8抗原陽性　372
c-Mpl　274
cognitive behavioral therapy(CBT)　557, 563, 564, 575, 577
cold turkey　485
colistin　36
Collins' sign　160
colloid　483
coma　430
common variable immunodeficiency(CVID)　356
community-acquired pneumonia / Community-Acquired Pneumonia(CAP)　481
　── -drug-resistant pathogens(CAP-DRP)　303, 304
　── Immunization Trial in Adults(CAPiTA)研究　463
comorbid insomnia　575
competence　574
Comprehensive Geriatric Assessment(CGA)　190, 520〜522
computed tomography(CT)　67
　── 検査　51
　── angiography / 血管造影法(CTA)　310
conduction aphasia　432
Confusion Assessment Method(CAM)　536
congestive heart failure(CHF)　465
consent　4
conservative strategy　91
consolidation therapy　414
contrast induced nephropathy(CIN)　210, 211, 235
conversion therapy　198
cooling　20
COPDGene®(Genetic Epidemiology of COPD) study　324
Cope, Sir Vincent Zachary　24
coronary arteriography(CAG)　235
cortical spreading depression(CSD)　441
corticobasal degeneration　439
Courvoisier徴候　160
coxsackevirus　113
C-reactive protein(CRP)　363
Crohn病　25, 138
Cronkhite-Canada症候群　139
crystalloid　483
Cullen徴候　161

culture bound syndrome　578
CURB-65(confusion, urea, respiratory rate, blood pressure, age≧65)　481
CURVES(choose and communicate, understand, reason, value, emergency, surrogate)　3
Cushing
　── 症候群　48, 50
　── の三徴　431
　── 病　50
cut off point　31
cyclic vomiting syndrome(CVS)　457
cyclooxygenase(COX)　185, 389
CYP2B6遺伝子　422
cytomegalovirus(CMV)　278, 400
　── 網膜症　416

● D
D型肝炎　145
Dダイマー　311
Dahl徴候　321
David Karnofsky　165
DBDスケール(Dementia Behavior Disturbance Scale)　521
DDD(ペースメーカーのモード)　65
de novo発症の白血病　171
decision making capacity　3
deep vein thrombosis(DVT)　282, 285, 311
defense mechanism　567
deficit accumulation　519
definite　111
dehydration　238
Dementia Behavior Disturbance Scale(DBDスケール)　521
dementia with Lewy body(DLB)　528, 529, 565
deoxyribonuclease(DNase)　307
Department of Health and Human Services　420
desensitization　420
dextroamphetamine　577
diabetic ketoacidosis(糖尿病性ケトアシドーシス)　256
diamond　25
Dietary Approaches to Stop Hypertension(DASH)　230, 231

difficult patient encounter　554
Digitalis purpurea　487
diminished functional status as measured by handgrip strength　549
direct-acting antiviral agents(DAAs)　147
directed altruistic donor　226
disability-adjusted life year(DALY)　555
disseminated intravascular coagulation(DIC)　21, 172, 349, 357, 362
distal interphalangeal joint(DIP)　335, 339
dizziness　455
DKC1　290
doctors for adults　1
domestic violence(DV)　10
Donald Castell　24
door to balloon time(DBT)　89, 90
Döring　36
dose
　── -dense　195
　── -intense　195
double
　── effect　8
　── quotidian fever　20
　── support time　537
dronabinol　526
drug
　── -eluting stent(DES)　80, 84, 86, 87, 483
　　──, 日本で使用できる　87
　── -induced hypersensitivity syndrome(DIHS)　387, 391
　── reaction with eosinophilia and systemic symptoms(DRESS)　421
drugs　25
dual
　── antiplatelet therapy(DAPT)　79, 80, 86, 87, 484
　── -energy X-ray absorptiometry(DEXA)　370
Duchenne de Boulogne　448
dyskeratosis congenita(DKC)　290

● E
E型肝炎　114
"Early diagnosis of the acute abdomen"　24

early invasive strategy 91
Eastern Coopertaive Oncology Group (ECOG) 165
echovirus 113
Edwards Deming 17
Eiseman 122
electroconvulsive therapy (ECT) 471, 557
—— クリアランス 471
electroencephalogram (EEG) 443
Elvin Abraham Kabat 445
end-of-life care 470
—— team 542
end-stage kidney disease (ESKD) 201, 227
endoscopic
—— retrograde cholangiopancreatography (ERCP) 153, 155
—— variceal ligation (EVL) 126
Entamoeba histolytica 138
enteopathies 25
Enterobacter 103
enterohemorrhagic *Escherichia coli* 138
eosinophilic granulomatosis with polyangiitis (EGPA) 360
epidermal growth factor 194
—— receptor (EGFR) 166
epilepsy 442
Eplerenone in Mild Patients Hospitalization and Survival Study in Heart Failure (EMPHASIS-HF) trial 465
eruptive xanthoma 45
erythema infectiosum 36
erythropoiesis stimulating agent (ESA) 218, 271
erythropoietin (EPO) 175, 180
esophagogastroduodenoscopy (EGD) 129
estimated glomerular filtration rate (eGFR) 201, 202
Ethics Manual 4
ethylene diamine tetraacetic acid (EDTA)
—— 採血 22
ethylene glycol 256
etomidate 52
European
—— Committee for Antimicrobial Susceptibility Testing (EUCAST) 102
—— League Against Rheumatism (ELAR) 313
—— Randomized Study of Screening for Prostate Cancer (ERSPC) 493
—— Society of Cardiology (ESC) 318
eustachian 弁 78
euthanasia 2
euthyroid sick syndrome 54
Evaluation of Guidelines in Syncope Study (EGSYS) score 63
everolimus-eluting stent (EES) 86
evidence-based medicine (EBM) 30〜33
extended spectrum beta lactamase (ESBL) 122
extra pyramidal symptom (EPS) 560
extraskeltal health 454

● F

FXII 393
familial pancreatic cancer (FPC) 158
family medicine 1
febrile neutropenia (FN) 181, 195
Felty 症候群 347
fever 20
FeverPAIN score 461
fibroblast growth factor 23 (FGF23) 220, 235, 268
fifth disease 36
first disease 36
Fleischner Society 330
Flexo-dyspnea 29
fluid resuscitation 483
fluorescence *in situ* hybridization (FISH) 175
food allergy 380
Food and Drug Administration (FDA) 17, 532
forced expiratory volume in 1 second (FEV_1) 323
fourth disease 36
foxglove 487
fractional
—— excretion of sodium (FENa) 207
—— excretion of urea nitrogen (FEUN) 207
—— exhaled nitric oxide (FeNO) 378

―― flow reserve(FFR) 83
Fracture Risk Assessment Tool(FRAX) 369, 514
frailty 216, 518, 519, 522, 549
―― サイクル 548〜550
―― phenotype 519
Framingham Heart study 29
Francoise Barré-Sinouss 404
Frank徴候 98
Fransisella turarensis 108
Frederic E. Mohs 182
French-American-British(FAB)分類 288
Fried 519
frog sign 67
frontal
―― gait disorder 539
―― release sign 535
Fuller Albright 60
full-house pattern 350, 368
Functional Assessment Staging(FAST)分類 533
fusion inhibitor 404
Fusobacterium 118

● G

gait cycle 537
gamma aminobutyric acid(GABA) 531
gastric outlet obstruction(GOO) 133
gastroesophageal reflex disease(GERD) 125
gastrointestinal
―― prophylaxis 467
―― stromal tumor(GIST) 174
Gell-Coombs分類 373, 387
general
―― internal medicine(GIM) 1
―― practitioner(GP) 1
generalist 1
gentle hydration 168
George Herbert Walker Bush 59
Georta筋膜内 230
GeoSentinel Surveillance Network 117
Geriatric Depression Scale(GDS) 521
geriatrics 519
"Geriatrics : The Diseases of Old Age and Their Treatment" 519
German measles 36

geron 519
Gitelman症候群 247
glabbelar tap 535
Glasgow Coma Scale(GCS) 428
global aphasia 432
Global Initiative for Chronic Obstructive Lung Disease(GOLD)ガイドライン 322
glomerular filtration rate(GFR) 201, 208〜210, 212, 224
―― 推定値(eGFR) 202
glucose-6-phosphate dehydrogenase (G6PD) 416
glycosylphosphatidylinositol(GPI) 291
Godefridus H. W. Jordan 294
good Samaritan donor 226
graft versus host disease(GVHD) 278
granulocyte colony stimulating factor (GCSF) 195
granulocytic sarcoma 289
granulomatosis with polyangiitis(GPA) 343, 360
Graves
―― 病 53
――, Robert James 53
great
―― masquerader 38
―― mimicker 38
green nail 28
group A streptococcus(GAS) 461
growth hormone(GH) 50
Guillain-Barré syndrome(GBS) 447
gulitamic acid decarboxylase(GAD) 42
Gupta calculator for postoperative respiratory failure 329

● H

H₁ブロッカー 393
H₂ブロッカー 133, 208, 393
Haemophilus influenzae 21
―― type b(Hib) 21
half and half nail 28, 220
Hamman's sign 29
Hans Kehr 161
Harris Miller Branham 26
Hartog Jacob Hamburger 240
Hawthorne effect 169

HCO₃⁻　252, 254
head turning sign　528
healthcare-associated pneumonia (HCAP)　480
heart failure with
　── preserved ejection fraction (HFpEF)　71
　── reduced ejection fraction (HFrEF)　71
Helicobacter pylori　125, 273, 486
HELLP (hemolytic anemia, elevated liver enzymes, low platelet count) syndrome / 症候群　293, 357
helper T cell
　── 1　372
　── 2　372
hematoxylin and eosin (HE)　172
hemoglobin (Hb)　271
　── 値　276
　── A1c (HbA1c)　42, 224
Henderson-Hasselbalch の計算式　252
Heneage Ogilvie　159
Henoch-Schönlein purpura / Henoch-Schönlein 紫斑病 (HSP)　338, 368
Henry S. Plummer　57
heparin-induced thrombocytopenia (HIT)　274
hepatitis B virus (HBV)　146
hepatotoxicity　421
hereditary
　── angioedema (HAE)　393
　── breast and ovarian cancer syndromes (HBOC)　170, 200
herpes zoster ophthalmicus (HZO)　462
hibernating myocardium　88
highest-level gait disorders　539
Hirano body　434
Histoplasma capsulatum　413
Hodgkin 病　20
Hodgkin リンパ腫　167, 287
Horner 症候群　427
hospital-acquired pneumonia (HAP)　480
hospital quality measures　452, 463, 479
hospitalist　1
Hugh Spear Pemberton　27
human
　── chorionic gonadotropin (hCG) 57, 172
　── epidermal growth factor receptor type 2〔HER2（ハーツー）〕　166
　── 阻害薬　194
　── herpesvirus 6　36
　── leukocyte antigen (HLA)　276
　── papillomavirus (HPV) ワクチン　464
　── T-lymphotropic virus (HTLV)　287, 411
　── 1 型　111
　── 1 感染　411
human immunodeficiency virus (HIV)　115, 273, 356, 361, 395
　── -2　404
　── 患者における各種ワクチン接種　397
　── 患者にみられる下痢症状　400, 401
　── 感染（症）　109, 395〜422, 436
　──，急性　400, 405, 409
　── 者数の動向，日本における　406
　──，性行為に関連したリスク　398
　── の検査　408〜411
　── の告知　400
　── の治療薬　418
　── のリスク因子　396
　── 関連認知症　114
　── 検査が陽性だった場合の初期ワークアップ　410
　── 抗原・抗体検査法　409
　── 抗体検査件数　407
　── 診療における総合内科医の役割　395
　── に感染した母親の母乳　397
　── の感染者数　406
　── の血清抗体価　293
　── の自然史　396
　── のスクリーニング　399
　── の有病率　405
　── 融合阻害薬　404
　──, advanced　416〜418
　── rapid test　409
　── RNA PCR　404, 409
　── viral load　404, 409
Humphry Davy　234

hungry bone syndrome　265
Hunt and Hess分類　431
Hutchinson徴候　462
hydration　172
hydromorphone　36
hydroxychloroquine　36, 352
hydroxymethylglutaryl-coenzyme A
　（HMG-CoA）　45
hygiene hypothesis　372
hyperthermia　20
hypothetico-deductive approach　18

● I
iatrikos　519
idiopathic
　── multiple pigmented sarcoma
　　418
　── thrombocytopenic purpura（ITP）
　　273, 293
Ignatz Leo Nascher　519
iliac vein compression syndrome　284
immune reconstitution infl ammatory
　syndrome（IRIS）　417
immunoglobulin（Ig）　339, 371
　── A（IgA）　280
　　── 欠損（症）　280, 340
　　── 抗体　344
　── E（IgE）　325, 380
　　── 依存型アレルギー　377
　　── 抗体　372
　── G（IgG）抗体　344
　── M（IgM）
　　── 抗体　344
　　── メモリーB細胞　20
Impella®　73
implantable cardioverter-defibrillator
　（ICD）　67, 68
inclusion criteria　30
incompetence　574
Infectious Diseases Society of America
　（IDSA）　167, 298
　── / American Thoracic Society（ATS）
　　ガイドライン　298, 300, 301, 303
innocent bystander　231
Institute of Medicine（IOM）　17
instrumental activities of daily living
　（IADL）　521, 538, 540

insufficient energy intakev　549
insulin-like growth factor（IGF）　50
intensive care unit（ICU）患者　109, 273
interferon α（IFNα）　147
intermediate　102
International
　── Classification of Diseases（ICD）
　　527
　── Cooperative Pulmonary Embolism
　　Registry（ICOPER）　317
　── Lung Sounds Association（ILSA）
　　29
　── Prognostic Scoring System（IPSS）
　　290
internist tumor　37
intimate partner violence（IPV）　10
intra-aortic balloon pump（IABP）　73
Intracranial hemorrhage（ICH）　428
　── score　428
intrinsic asthma　378
iron-deficiency anemia（IDA）　27
Irwin Page　230
ischemia-guided strategy　92
Ismar Isidor Boas　160

● J
James
　── Paget　46
　── Parkinson　440
Janus kinase 2（JAK2）　291
Japanese Primary Prevention of
　Atherosclerosis with Aspirin for
　Diabeetes（JPAD）　12
Japanese Primary Prevention Project
　（JPPP）　12
Jarisch-Herxheimer反応　112
JC（John Cunningham）virus / ウイルス
　287, 403, 418
Jean-Martin Charcot　445, 448
John
　── Benjamin Murphy　160
　── Cunningham（JC）　418
　　── virus / ウイルス　287, 403
　── Fitzgerald Kennedy　60
　── Zahorsky　36
Joint United Nations Programme on HIV/
　AIDS（UNAIDS）　406

jolt accentuation(JA)test 30
Jonathan Hutchinson 462
Jordan's anomaly 294
Joseph
—— C. Elia 26
—— Kiely 37
Justification for the Use of Statins in Primary Prevention : An Intervention Trial Evaluating Rosuvastatin trial (JUPITER) 506

● K

K⁺交換樹脂 251
K103N 422
Kaposi肉腫 417, 418
Karl Adolph von Basedow 53
Karnofsky performance status(KPS) 165
Kegel体操 460
Kehr's sign 162
Kernohan's phenomenon 429
ketorolac 441
Ki-67 170
*Klotho*遺伝子 235
Klotho蛋白 235
koilonychia 27
Koplik斑 20

● L

lactate dehydrogenase(LDH) 305
lactic acid 256
Lactobacillus 141
Lady Windermere症候群 329
Lambert-Eaton症候群 175
Langerhans cell histiocytosis / 細胞組織球症(LCH) 288
large
—— -artery atherosclerosis 424
—— granular lymphocyte(LGL) 288
Lasix 245
latent tuberculosis 402
lead-time bias 490
Legionella
—— 尿中抗原検査 300
—— *pneumophila* 300
length-time bias 491
Leo Schamroth 25

leukocytelarceny 290
levothyroxine 36
Lewy
—— 小体型認知症 528 〜 530, 532, 548, 549
—— body disease / 小体病 438
Libmann-Sacks心内膜炎 110
Lightの診断基準 305
lightheadedness 455
Lindsay's nail 28, 220
lingual tonsilitis 26
localized or generalized fluid accumulation that may sometimes mask weight loss 549
locked in syndrome 244
Löfgren症候群 25, 369
Lorna Wing 577
loss of
—— muscle mass 549
—— subcutaneous fat 549
Louis Hamman 29
love plot 33
low
—— -density lipoprotein(LDL) 45, 408
—— -flow, low-gradient(LF-LG) 76
—— —— 重症大動脈弁狭窄症 76
—— molecular weight heparin (LMWH) 284, 286, 314
—— T₃ syndrome 54
Luc Montagnier 404
lucid interval 428
Ludwig 111
—— angina 111
—— van Beethoven 46
lumbar puncture(LP) 30
Lumphy jaw 111
Lyme病 112, 334, 337
lymphangioleiomyomatosis(LAM) 308
lymphocytic interstitial pneumonitis(LIP) 355, 356

● M

magnetic resonance imaging(MRI) 10, 67, 87
major determinant 388
malignant spinal cord compression

（MSCC） 181
mammalian target of rapamycin (mTOR) 230, 308
　―― 阻害薬　230
marantic endocarditis　110
marche à petits pas　539
Marjory Wallen　520
Matas, Rudolf　26
May
　―― -Hegglin 異常　276
　―― -Thurner 症候群　285
Mayo Clinic　22
McCune-Albright 症候群　60
McDonald criteria　444
MD Calc　428
measles-mumps-rubella (MMR) ワクチン　464
medical ecology　2
medically cleared　451
Medicines and Healthcare Products Regulatory Agency　532
Mees' line　28
megestrol acetate　52, 526
metabolic syndrome　469
metacarpophalangeal joint (MCP)　335
metatarsopharangeal joint (MTP)　339
metered dose inhaler (MDI)　324
methamphetamine　572
methanol　256
methicillin-resistant *Staphylococcus aureus* (MRSA)　302, 304
metyrosine　35
micoangiopathic hemolytic anemia (MAHA)　356
micropsychosis　560
microscopic polyangiitis (MPA)　343, 360
mild cognitive impairment (MCI)　527
Mini-
　―― Mental State Examination (MMSE)　432, 521, 527, 533, 565, 574
　―― Nutritional Assessment (MNA®)　521, 549
minor determinant　388
mixed incontinence　460
mixing study　281
Model for End-Stage Liver Disease (MELD) score　473
modified
　―― centor criteria　461
　―― FOLFOX6＋bevacizumab　188
Mohs'
　―― chemosurgery　182
　―― paste　182
monoclonal gammopathy with unknown significance (MGUS)　292, 295
Montreal Cognitive Assessment (MoCA®)　521
Morbidity and Mortality Weekly Report (MMWR)　403
Mortality Risk Index (MRI)　533
Mortitz Kapos　418
mucosa-associated lymphoid tissue (MALT) リンパ腫　486
MUDPILES (methanol, uremia, diabetic ketoacidosis, propylene glycol, iron / isoniazid, lactic acid, ethylene glycol, salicylate)　256
Muehrcke's lines　28
multiple
　―― -antigen simultaneous test (MAST)　376
　―― endocrine neoplasia (MEN)　47, 51
　―― myeloma (MM)　292
　―― system atrophy　439
Murphy's sign　161
Mycobacterium
　―― *avium* complex (MAC)　329, 412, 413
　―― *marinum*　112
　―― *tuberculosis*　304
Mycoplasma　297
myelodysplastic syndromes (MDS)　290
myeloid sarcoma　289
myeloproliferative disorder (MPD)　282, 291
myocardial necrosis and remodeling　88
myxedema coma　54

● N
Na^+-K^+-ATPase　246
nafcillin　36
nail

―― fold capillary　28
―― pitting　28
narrow spectrum　303
nasogastric tube(NGチューブ)　134, 140, 157
nasojejunal tube(NJチューブ)　157
National
　―― Cholesterol Education Program-Adult Treatment Panel(NCEP-ATP)Ⅲ criteria　469
　―― Comprehensive Cancer Network (NCCN)　170
　―― Guidelines　170, 196
　―― Glycohemoglobin Standardization Program(NGSP)　224
　―― Hospice and Palliative Care Organization(NHPCO)　533
　―― Institute of Neurological and Communicative Disorders and Stroke ―Alzheimer's Disease and Related Disorders Association(NINCDS-ADRDA1)　528
　―― Institutes of Health stroke scale (NIHSS)　423
Nationwide Inpatient Sampleの血栓溶解療法　318
Natrium　234
Neisseria meningitidis　21, 117
nephrogenic systemic fibrosis(NSF)　212
neural tube defect　459
neuroleptic malignant syndrome(NMS)　561
neuromyelitis optica(NMO)　444
neuron-specific enolase(NSE)　172
Never Events　452
new oral anticoagulant(NOAC)　283
nil per os　486
N-methyl-D-aspartic acid / N－メチル－D－アスパラギン酸(NMDA)　530
　―― 拮抗薬　530
non-allergic asthma　378
non-atopic asthma　378
nonbacterial thrombotic endocarditis (NBTE)　110
nondirected altruistic donor　226
non-erosive reflex disease(NERD)　125
noninvasive ventilation(NIV)　325〜327

―― の禁忌　326
non nucleoside reverse transcriptase inhibitor(NNRTI)　404
non profit organization(NPO)　486
　―― before surgery　474
non-specific interstitial pneumonitis (NSIP)　355, 356
non ST-elevation acute coronary syndrome(NSTE-ACS)　91
non-steroidal anti-inflammatory drugs (NSAIDs)　127, 185, 337, 386, 389, 391, 417, 534
nontuberculous acid-fast bacillus　138
normal saline　240
Normoglycemia in Intensive Care Evaluation and Surviving Using Glucose Algorithm Regulation(NICE-SUGAR) Study　478
nucleic acid amplification test(NAAT)　402
numbered disease　36
numerical rating scale(NRS)　184

● O

obesity related glomerulopathy　232
obsessive-compulsive disorder(OCD)　562, 564
obstructive sleep apnea(OSA)　467
obtundation　430
occult cancer　164
occupational therapist(OT)　520, 521
Ogilvie症候群　159
oligometastasis　198
oncologic emergency　180
one airway, one disease　373
oozing　182
opportunistic infection(OI)　395, 412〜418
OPQRST(onset, position, quantity / quality, radiation, sequence, timing, association)　18
optimal medical therapy(OMT)　84
oral
　―― allergy syndrome(OAS)　382
　―― contraceptive pill(OCP)　459
　―― glucose tolerance test(O-GTT)　224

―― phosphate sodium(OSP) 267
organic cation transporter(OCT) 208
Osler, William 7, 23, 39
osmolar gap 258
osmoregulation 238
overdiagnosis 493
overflow incontinence 460
overwhelming post splenectomy infection (OPSI) 21

● P

paclitaxel-eluting stent(PES) 86
Paddy Collins 160
Page kidney 230
Paget disease 46
palliative care consultation 470
palmar grasp 535
palmomental reflex 535
Papanicolaou(PAP)スメア 496
paradoxical
―― acidosis 257
―― immune reconstitution inflammatory syndrome／免疫再構築症候群 417
paraganglioma 48
parapneumonic pleural effusion(PPE) 306, 307
parathyroid hormone(PTH) 46, 263
―― 関連蛋白質 175
Parkinson病 440, 535
paroxysmal
―― nocturnal hemoglobinuria(PNH) 290, 291
―― supraventricular tachycardia(PSVT) 67
partial pressure of oxygen in arterial blood(PaO$_2$) 324
particulate matter(PM) 374
parvovirus B19 36
patient care 7
patient-controlled analgesia(PCA) 184
Patient
―― Health Questionnaire(PHQ) 521
―― Self-Determination Act 6
pattern recognition 18
pay for performance 452
PCO$_2$ 252, 254

PDCA(plan, do, check, act)サイクル 17
PDSA(plan, do, study, act)サイクル 17
Pel-Ebstein熱 20
pelvic organ prolapse(POP) 545
pencil-in-cup変形 335
penicillin G benzathine 35
Penicillium 375
―― *marneffei* 418, 419
peptic ulcer disease(PUD) 127, 130, 135, 136
Peptostreptococcus 118
percutaneous
―― cardiopulmonary support(PCPS) 73
―― coronary intervention(PCI) 83, 84, 90, 210, 483
performance status(PS) 13, 165
peripheral neuropahty 446
peritoneal dialysis(PD) 217, 223
pH 252, 254
―― 関連 17
PHQ9 521
physical therapist(PT) 520, 521
―― ／occupational therapist(OT) evaluations 482
Physician Orders for Life-Sustaining Treatment(POLST) 5
physiological frailty 518
PIA1陰性 276
Pick病 565
PLACIDE(*Lactobacilli* and *Bifidobacteria* in the prevention of antibiotic-associated diarrhoea and *Clostridium difficile* diarrhoea in older inpatients) trial 141
plasmin-α_2 plasmin inhibitor complex(PIC) 172
Plasmodium falciparum 110
platypnea 329
pleocytosis 30
Plummer
―― 病 58
―― nail 58
―― -Vinson症候群 58
pneumococcal
―― conjugate vaccine(PCV) 21
―― polysaccharide vaccine(PPSV)

463
Pneumocystis
　── *jirovecii*　304
　── pneumonia(PCP)　407, 408, 413
　　── の治療法　414, 415
　　── のリスク因子　415
PO$_2$　252
polyarteritis nodosa(PAN)　368
polycythemia vera(PV)　291
polymerase chain reaction(PCR)　101, 297
polymyalgia rheumatica(PMR)　363
polypharmacy　523〜527
Porphyromonas　118
portal hypertensive gastropathy(PHG)　126
positive likelihood ratio　48
positron emission tomography(PET)　171
　── -CT　172, 197
possible　111
post traumatic stress disorder(PTSD)　562, 563
posttest probability　311
posttransfusion purpura(PTP)　276
potash　234
potassium　234
Powell　36
power　32
　── calculation　32
Pravastatin or Atorvastatin Evaluation and Infection Therapy(PROVE IT)　479
predictive factor　165
prednisone　322
preemptive kidney transplantation(PKT)　225
premature closure　19
prescribing cascade　526
presyncope　455
pretest probability　311, 408
pretibial myxedema　54
Prevention du Risque d'Embolie Pulmonaire par Interruption Caver(PREPIC)　318
Prevotella　118
primaquine　35, 416
primary insomnia　575

primitive reflex　535
pro-gastrin releasing peptide(proGRP)　172
probable　111
Prochaska の行動変容のステージ　7
prognostic factor　165
progressive
　── multifocal leukoencephalopathy (PML)　287, 403, 436
　── supranuclear palsy　439
propensity　32
　── score(PS)　32
　── matching　32
propylene glycol　256
Prospective Investigation of Pulmonary Embolism Diagnosis(PIOPED)Ⅱ研究　313
Prostate, Lung, Colorectal and Ovarian (PLCO)研究　498
prostate specific antigen(PSA)　172
protein-energy wasting(PEW)　216
Proteus　103
　── *morganii*　383
prothrombin time(PT)　281
　── time international normalized ratio(PT-INR)　79, 81, 212, 475
proton pump inhibitor(PPI)　128, 133, 135, 467
proximal interphalangeal joint(PIP)　335, 339
Pseudomonas aeruginosa　108
Pseudoterranova decipiens　143
Pulmonary
　── Embolism Severity Index(PESI)　314, 315
　── Embolism Thrombolysis(PEITHO)　316
pulmonary embolism(PE)　311〜319
　── の予後不良因子　314
pyrimethamine　208, 413

● Q
QT延長症候群　513
QTc延長　576
quad-scope　173
quality
　── improvement(QI)　452, 463, 479

索引

―― of care 452
―― of life(QOL) 13, 164, 169, 186, 191, 200, 221, 530
quasipsychosis 560

R

radioallergosorbent test(RAST) 325, 376
radiologist's tumor 37
Ramsay Hunt症候群 26
Randomized Aldactone Evaluation Study (RALES) trial 465
Ransohoff sign 161
rational clinical examination 30
Raynaud現象 358
recent infection 25
receptor activator of nuclear factor kappa-B ligand(RANKL) 48, 199
red lunula 28
Reduction in the Use of Corticosteroids in Exacerbated COPD(REDUCE) trial 322
refeeding症候群 144
referred
―― otalgia 26
―― scrotal pain 23
relative
―― adrenal insufficiency 478
―― risk reduction(RRR) 493
remitting seronegative symmetrical synovitis with pitting edema(RS3PE) 363
renal
―― dose 209
―― senescence hypothesis 235
renalism 235
renin-angiotensin
―― -aldosterone system(RAAS) 246, 249, 466
―― system(RAS) 201, 227, 474
representative heuristic 19
resistant 102
Revised
―― Cardiac Risk Index(RCRI) 476
―― European-American Lymphoma (REAL) / WHO classification 486
―― Hasegawa's dementia scale

(HDS-R) 565
―― surveillance case definition for HIV infection 412
Rhazes 36
Richard Bright 234
RIFLE(risk, injury, failure, loss, end-stage kidney disease) 213
―― 基準 213
―― 分類 214
rimmed vacuole 366
risk stratification 476
Rome Ⅲ criteria 457
rooting 535
Roseola infantilis 36
Rötheln 36
rubella 36
Rubenstein 520
rule
―― in 490
―― out 490

S

salicylate 256
saline 240
Saline versus Albumin Fluid Evaluation (SAFE) study 483
Salmonella 138
―― *enterica* 117
salt substitute 251
Salvatore Mangione 24
Samuel Alexander Kinnier Wilson 439
Sanders T. Frank 98
sarcoidosis 25
sarcopenia 216
Schamroth diamond 25
Schmidt症候群 49
scleroderma renal crisis(SRC) 484
scombroid poisoning 382
Screening Tool
―― of Older Person's Prescriptions (STOPP) 524
―― to Alert doctors to Right Treatment (START) 524
―― / STOPP criteria 524, 525
seagull wings 142
second
―― disease 36

―― look 136
―― Multicenter Intrapleural Sepsis Trial 2(MIST2) 307
selective serotonin reuptake inhibitor (SSRI) 532, 555, 563, 576
senescence 517
sensitivity rule out(Snout) 30
Sentinel node 24
septal panniculitis 25
Serattia 103
serotonin-norepinephrine reuptake inhibitor(SNRI) 185, 563
SERPING1 393
severe fever with thrombocytopenia syndrome(SFTS) 106
sexually transmitted disease(STD) 395
shared decision making 4, 5
Shewhart, Walter 17
Shy-Drager症候群 439
simian immune-deficiency virus(SIV) 404
single
―― photon emission computed tomography(SPECT) 528
―― -pool Kt/Vurea(spKt/V) 221
Sister Mary Joseph nodule(SMJN) 24
*SIVcpz*遺伝子 404
sixth disease 36
Sjögren症候群 344, 355 〜 356
skeletal
―― health 454
―― related event(SRE) 199
skin fold thickness 48
sliding lung sign 308
sling lung sign 309
small
―― -artery occlusion 424
―― bowel obstruction(SBO) 140
smoldering multiple myeloma(SMM) 292
snout reflex 535
social worker(SW) 11
sodium 234
SPARCL(Stroke Prevention by Aggressive Reduction in Cholesterol Levels) 507
―― trial 427
specificity rule in(Spin) 30

speech-language-hearing therapist(ST) 520, 521
spiral up 17
spontaneous bacterial peritonitis(SBP) 126
spoon nail 27
ST
―― 上昇を伴わない急性冠症候群 (NSTE-ACS) 91
―― -elevation acute myocardial infarction / 上昇を伴う心筋梗塞 (STEMI) 89, 90
―― segment resolution 90
ST(スルファメトキサゾール・トリメトプリム)合剤 413, 415
―― の副作用 418
stance phase 537
Staphylococcus
―― *aureus* 36, 102
―― *lugdunensis* 103
START(Screening Tool to Alert doctors to Right Treatment) / STOPP(Screening Tool of Older Person's Prescriptions) criteria 524, 525
status epilepticus 429
Steven Paul "Steve" Jobs 59
Stevens-Johnson syndrome / 症候群(SJS) 388, 391, 418, 420
STOP-BANG(snore / tired / observed / blood pressure / BMI / age / neck circumference / gender) questionnaire 467
strategy of exhaustion 18
Streptococcus
―― *pneumoniae* 21, 298
―― *suis* 107
stress incontinence 460
stunned myocardium 88
stupor 430
suck 535
sudden cardiac death(SCD) 68, 69
sulfadiazine 35
superior
―― mesenteric artery(SMA) 144
―― vena cava(SVC) 181
Support Team Assessment Schedule (STAS) 541

suramin 52
Surgical Treatment for Ischemic Heart Failure(STICH)試験 88
survivorship 170
susceptible 102
Swan-Ganzカテーテル 74
swing phase 537
syndrome of inappropriate secretion of antidiuretic hormone(SIADH) 181, 237, 241, 242
systemic lupus erythematosus(SLE) 110, 345, 350〜354, 356, 370

● T
Tamm-Horsfallムコ蛋白 205
TandemHeart™ 73
tardive dyskinesia(TD) 560
technetium(Tc)-99-m-labelled macroaggregated albumin(^{99m}Tc-MAA) 313
telomere reverse transcriptase(TERT) 290
telomere RNA component(TERC) 290
TERC 290
Terry's nail 28
TERT 290
Th(helper T)
―― 1細胞 372
―― 2細胞 372
The Great Imitator 37
"The Principles and Practice of Medicine" 7
Thinker's sign 321
third disease 36
Thomas
―― Hodgkin 287
―― sign 159
Thompsonの二杯分尿法 203
three incontinence questionnaire(3IQ) 544
thrombin antithrombin complex(TAT) 172
thrombolysis in myocardial infarction (TIMI)
―― 分類 90, 91
―― score 479
thrombotic
―― microangiopathy(TMA) 275
―― thrombocytopenic purpura(TTP) 274, 357, 363
thymus and activation-regulated chemokine(TARC) 378
thyroid
―― crisis 54
―― stimulating hormone(TSH) 54, 55, 75
―― storm 54
thyrotropin-releasing hormone(TRH) 56
"Tissue is the issue." 174
tissue plasminogen activator(tPA) 307, 423
Togaviridae 107
too late triad 37
torsades de pointes 62, 576
total protein(TP) 305
toxic
―― epidermal necrolysis(TEN) 388, 391, 418
―― multinodular goiter 58
transcatheter aortic valveimplantation (TAVI) 76
transfusion
―― -associated graft versus host disease(TA-GVHD) 278
―― -related acute lung injury(TRALI) 279
transient ischemic attack(TIA) 425, 426
transitional care 540
treatable dementia 527, 528
Treatment of Preserved Cardiac Function Heart Failure with an Aldosterone Antagonist(TOPCAT) trial 465
Treponema pallidum 436
Trial of Org 10172 in Acute Stroke Treatment(TOAST) 424
Trichosporon
―― *asahii* 330
―― *mucoides* 330
triglyceride(TG) 155
Troisierリンパ節 24
tuberous sclerosis complex(TSC) 308
tumor
―― lysis syndrome(TLS) 181
―― necrosis factor(TNF) 347

U

ulcerative colitiss　25
ultrasonography(US)　8
Uniform
　――Health Care Decision Act　6
　――Rights of the Terminally Ill Act　6
unifying diagnosis　368
unintentional weight loss　456
United Kingdom Prospective Diabetes Study(UKPDS)　508
unmasking immune reconstitution inflammatory syndrome / 免疫再構築症候群(IRIS)　417
unprovoked deep vein thrombosis / 深部静脈血栓症(DVT)　281
uremia　256
urge incontinence　460
urinary
　――anion gap(UAG)　257
　――incontinence　460
　――tract infection(UTI)　462
U. S. Preventive Services Task Force (USPSTF)　10, 11
usual interstitial pneumonitis(UIP)　355, 356
uveomeningeal syndrome　106

V

V_1, V_6誘導　64
Valsartan in Heart Failure Trial(Val-HeFT)　466
varicella-zoster virus　462
Varivax®　14
vascular
　――dementia(VD)　565
　――endothelial growth factor(VEGF)　187, 308
Vater乳頭がん　159
venous thromboembolism(VTE)　311, 312, 314
ventilation-perfusion(V̇/Q̇)　313
vertigo　455
video-assisted thoracoscopic surgery (VATS)　306
VINDICATE(vascular, infectious, neoplasma, degenerative, iatrogenic, congenital, autoimmune, trauma, endocrine)　18
Virchow
　――の血栓形成 3 大因子　311
　――リンパ節の腫脹　24
　――, Rudolph　24
Vogt−小柳−原田病　106
volume
　――contraction　262
　――depletion　238, 242〜244, 267,
　――regulation　238
von
　――Hippel-Lindau症候群　51
　――Malaise　539
　――Willebrand disease(vWD)　282
　――Willebrand factor(vWF)　275
　　　――-cleaving protease(vWF-CP)　275
VVI(ペースメーカーのモード)　65

W

Wadlow, Robert　50
walled off pancreatic necrosis(WOPN)　157
Wallenberg症候群　427
Watcher　1
water myth　233
Weber症候群　427
weight loss　549
Wernicke
　――失語　432, 433
　――脳症　433, 571
　――-Korsakoff症候群　566
Westergren法　21
Western blotting(WB)　404, 409
Whipple病　334
whispered voice test　522
wide QRS tachycardia　63
Wilde, Oscar　329
Wilson病　439
Wintersの公式　254
withdraw　6
Withering, William　486
withhold　6
WOEST(What is the Optimal antiplatElet and anticoagulant therapy in patients with oral anticoagulation and coronary StenTing)研究　79, 80

Women's Health Initiative試験　58
World Health Organization(WHO)　230, 404, 545
　── の３段階ラダー　183
　── 分類　288
Wunderlich　110

● X・Y・Z
xanthoma striatum palmare　45

yellow nail　28
Yersinia　138
young adult mean(YAM)　45

zeta-potential　21
Zostavax®　14

- 装丁・本文デザイン：岩崎邦好デザイン事務所
- 表紙イラスト：絵屋ジョナ
- 表紙イラストコーディネーション：有限会社キュービック

総合内科999の謎　　　　　　　　定価：本体5,500円＋税
2015年6月12日発行　第1版第1刷 ©
2015年9月28日発行　第1版第2刷

編　者　清田　雅智（きよた　まさとも）
　　　　八重樫　牧人（やえがし　まきと）

発行者　株式会社 メディカル・サイエンス・インターナショナル
　　　　代表取締役　若松　博
　　　　東京都文京区本郷1-28-36
　　　　郵便番号113-0033　電話(03)5804-6050
　　　　　　　　　　　　　　　　　　印刷：日本制作センター

ISBN 978-4-89592-821-2　C 3047

本書の複製権・翻訳権・上映権・譲渡権・公衆送信権（送信可能化権を含む）は(株)メディカル・サイエンス・インターナショナルが保有します。
本書を無断で複製する行為（複写，スキャン，デジタルデータ化など）は，「私的使用のための複製」など著作権法上の限られた例外を除き禁じられています．大学，病院，診療所，企業などにおいて，業務上使用する目的（診療，研究活動を含む）で上記の行為を行うことは，その使用範囲が内部的であっても，私的使用には該当せず，違法です．また私的使用に該当する場合であっても，代行業者等の第三者に依頼して上記の行為を行うことは違法となります．

JCOPY 〈(社)出版者著作権管理機構　委託出版物〉
本書の無断複写は著作権法上での例外を除き禁じられています．
複写される場合は，そのつど事前に，(社)出版者著作権管理機構（電話 03-3513-6969，FAX 03-3513-6979，info@jcopy.or.jp）の許諾を得てください．